DIOSKURIDES
ARZNEIMITTELLEHRE

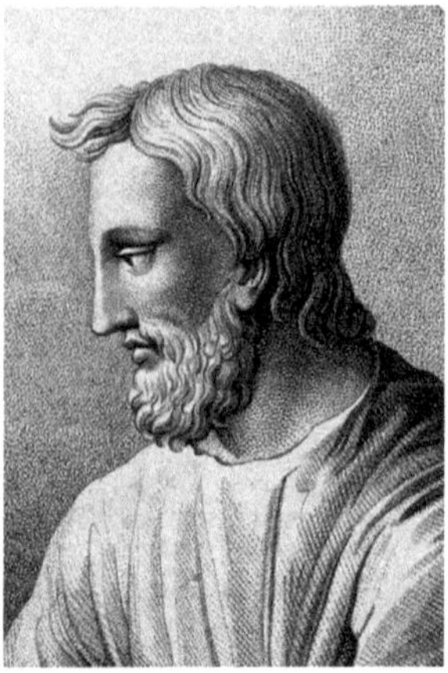

Dioskurides (1. Jahrh. n. Chr.)

[Quelle: wikipedia]

DIOSKURIDES
ARZNEIMITTELLEHRE
[DE MATERIA MEDICA]

Übersetzung und Erklärungen
von Julius Berendes

BOER

Der Text des Neusatzes folgt der Ausgabe Stuttgart 1902, erschienen im Ferdinand Enke Verlag. Die Rechtschreibung wurde behutsam den Regeln der alten deutschen Rechtschreibung angepaßt. Einige Wörter, vor allem Pflanzennamen und viele medizinisch-pharmazeutische sowie chemische Fachbegriffe, wurden beibehalten, ebenso einige Materialbegriffe. Da es sich um ein antikes Werk handelt, sind die darin beschriebenen Rezepturen nicht mehr für den heutige Gebrauch zu empfehlen oder sogar gesundheitsschädigend. Der Verlag übernimmt deswegen keinerlei Verantwortung für die Folgen eventueller Anwendungen.

Gesamtherstellung: Boer Verlagsservice
ISBN 978-3-96662-343-8
www.boerverlag.de

Inhalt

Vorwort

[…] Schon vor längerer Zeit beschäftigte mich der Plan, die *Materia medica* des Dioskurides, das vollkommenste und bedeutendste Werk des griechischen Altertums über die einfachen und zusammengesetzten Heilmittel zu übersetzen und sachlich zu erklären, aber zögernd stand ich vor einer Arbeit, welche so viele verschiedene Gebiete berührt, um so mehr, als ich abseits der großen gelehrten Heerstraße und fern von den Stapelplätzen der Wissenschaften auf die Liebenswürdigkeit einiger Bibliotheken angewiesen war. Erst als die alten Sprachen, besonders die griechische, im Schulunterricht eine Einschränkung erfuhren, als auch den Abiturienten der Realanstalten das Studium der Medizin eingeräumt wurde, habe ich, der Aufforderung hochstehender Medizinhistoriker folgend, das Werk begonnen.

Zugrunde gelegt ist der SPRENGELsche Text in der Ausgabe von KÜHN. Die Übersetzung ist durchaus wörtlich gehalten, um den Eigentümlichkeiten des Autors treu zu bleiben; dabei sind die verschiedenen Lesarten insoweit berücksichtigt, als sie nicht rein philologisches Interesse haben. Die Zahlenbezeichnungen der Kapitel sind die des Textes. Die eckigen Klammern [] gehören dem Texte an, die runden Klammern () beziehen sich auf Zusätze des Übersetzers. Die Synonyma sind, soweit es ging, ohne Zwang zu deuten versucht.

Zu Vergleichungen wurden in erster Reihe Theophrast und Plinius, der Zeitgenosse des Dioskurides, herangezogen.

In den Erklärungen, dem Kommentar, nehmen den breitesten Raum ein die Deutungen der Pflanzen- und Drogennamen. Um die Bestimmung und Identifizierung der Gewächse hat Dr. med. C. FRAAS, der sich acht Jahre in Griechenland, der Halbinsel mit so eigentümlicher Bodengestaltung zu rein botanischen Studien aufgehalten und keine Spalte und Kluft der Berge ununtersucht gelassen hat, sich die größten Verdienste erworben. Denn, haben auch ältere Botaniker bis SPRENGEL, dem hervorragenden Kenner des botanischen Altertums, und LINK viel Mühe und Zeit auf die Aufstellung einer vollendeten Flora verwandt, so kann es doch keine Frage sein, daß das autoptische Studium der Natur jener Heimatländer der alten botanischen Schriftsteller, sowie gewisse örtliche Überlieferungen in bestimmten Grenzen die beste Aufklärung und annähernd sichere Anhaltspunkte geben können.

Fraas stützt seine Forschungen auf die Bestimmungen des unermüdlichen Sibtorp, der in den ehedem griechischen Ländern außerordentlich reiche Sammlungen angestellt hatte und diese bei längerem Aufenthalte daselbst zur größten Vollendung gebracht haben würde. Er mußte jedoch Anstand nehmen an den vielen angeblich erhaltenen alt-griechischen Pflanzennamen, welche sich tatsächlich in das Tagebuch zur Flora graeca (Prodromus florae graecae) des großen Reisenden eingeschlichen hatten und auf falsche Berichte zurückzuführen sind. In dem jungen Königreiche, dem man im Auslande große Sympathien entgegenbrachte, dessen Bewohner aber zu zwei Drittteilen fremde Einwanderer waren, suchte man nämlich, wie Fraas sagt, den von vergangener Größe umwobenen Namen »Hellenen« und deren Erbschaft gegen die Ausländer auszubeuten, besonders durch Aneignung und Verbreitung der alten Sprache. »So war es denn«, führt er weiter aus, »zu Sibtorps Zeiten und auch später ein Bestreben der griechisch redenden Bewohner namentlich der Städte, und darunter vorzüglich der Ärzte und Apotheker, altgriechische Namen wieder aufzuwärmen, welche sie dann oft genug falsch an wandten.« Er zeigt dies an einer Reihe von Beispielen.

In kritischen Fällen sind, soweit es möglich war, die Pflanzen beschrieben.

Im Reiche der Drogen ist Altmeister Flückiger der sicherste Führer. Endlich sind kurze historische Angaben eingeflochten.

Daß die vorliegende Arbeit einen nur beschränkten Interessentenkreis finden wird, verhehle ich mir keinen Augenblick; um so größere Anerkennung verdient die hochangesehene Firma Ferdinand Enke in Stuttgart, welche sich zum Verlage und zur Herausgabe derselben erboten hat. Man sagt so oft, derartigen Werken fehle jeder Anschluß an die neuere Zeit; gewiß nicht, denn wer Augen hat zu sehen, wird darin gerade auf dem Gebiete der Arzneimittellehre und der engeren Pharmazie viele und interessante Anknüpfungspunkte finden, es sei nur auf die Bereitung der Extrakte (III 7) und auf die Darstellung und Reinigung des Wollfettes (II 84) hingewiesen.

Gern statte ich den Verwaltungen der Königlichen Universitätsbibliotheken zu Göttingen und Marburg, sowie der Direktion der Kaiserlichen Universitäts- und Landesbibliothek zu Straßburg, welche stets in der entgegenkommendsten Weise durch Büchersendungen mich unterstützt haben, meinen verbindlichsten Dank ab.

Goslar, im Oktober 1902 *J. Berendes*

Einleitung

DIOSKURIDES – andere nennen ihn DIOSKORIDES, auch bei Errotianos (Exposit. voc. Hippocr. p. 214) und Galen an verschiedenen Stellen heißt er so; welche Lesart die bessere und richtigere ist, wissen wir nicht, doch wird die erstere vorgezogen, weil man sie als die dialektische, die andere als die gemein-griechische betrachtet. Statt PEDANIOS lesen manche PEDAKIOS, die besseren Codices haben die erstere Bezeichnung; die Griechen nahmen, wenn sie in römische Dienste traten, häufig den Namen eines Patriciergeschlechtes an, und so hat unser Schriftsteller den der gens Pedania adoptiert. ANAZARBEUS heißt er von seiner Vaterstadt Anazarba oder Anazarbos – heute Ainvarza – in Kilikien, einer Landschaft Kleinasiens, welche im Osten an Syrien und im Süden an das Mittelmeer grenzte, bei Galen (tom. XIII p. 857 ed. Kühn) auch Tarseus von Tarsos, der Hauptstadt der genannten Landschaft, in deren Nähe sein Heimatstädtchen lag. Daß hier unser Schriftsteller gemeint ist, unterliegt wohl keinem Zweifel, da Galen angibt, er (Dioskurides) habe dem Asklepiaden Areios – der nämliche, welchem er sein ganzes Werk gewidmet hat – ein Arzneimittel gegen Blutspeien mitgeteilt; Fabricius (Bibl. graec.) hält gar das Wort Tarseus für korrumpiert aus Anazarbeus.

Über das Leben des Dioskurides wissen wir nur das, was er selbst mitteilt, und das ist herzlich wenig. In der Vorrede zu seiner *Materia medica* sagt er, daß er in seiner kriegerischen Laufbahn – wie SPRENGEL mit Recht vermutet, als römischer Militärarzt – viele Länder gesehen, und daß er von Jugend auf für die Naturwissenschaften begeistert gewesen sei. Wo er allerwärts gewesen ist, gibt er weiter nicht an; die Römer waren damals unter Claudius (41–54) und Nero (54–68) in Mauretanien beschäftigt und begannen die Unterwerfung von Britannien. Seine Studien machte er wahrscheinlich zu Tarsos mit seiner höheren Lehranstalt für Philosophie und Grammatik und in Alexandrien, dem damals berühmtesten und blühendsten Sitze der Wissenschaften.

Seine Lebenszeit kann mit absoluter Sicherheit nicht bestimmt werden, da feste Zahlen darüber fehlen. Meyer (Gesch. d. Bot. II S. 96) setzt ihn in die Mitte des ersten Jahrhunderts n. Chr. und stützt sich dabei auf SALMASIUS (De homonymis hyles iatricae), LE CLERC (Hist. de la médecine), FABRICIUS (Bibl. graeca, ed. Harles), ACKERMANN und SPRENGEL, welche ihn zu einem Zeitgenossen des Plinius machen, die Abfassung seines Werkes legt er in die Jahre 77, 78, also kurz bevor auch Plinius die letzten Bücher seiner Naturgeschichte schrieb. Dioskurides widmete seine Arzneimittellehre dem Freunde und Kunstgenossen Areios, dem Schützlinge des Laecanius Bassus. Dieser Kunstgenosse kann wohl nur der Asklepiade Areios sein, von dem Galen spricht, und der nach Tacitus (Annal. XV 33) unter dem Consulate des Laecanius Bassus, im Jahre 64, lebte. Einer bestimmten Ärzteschule scheint Dioskurides nicht angehört zu haben.

Werfen wir einen Blick auf die damalige Zeit, so machte sich zu Rom der tiefe Verfall des geistigen Lebens auch auf dem medizinischen Gebiete geltend. Nicht in der versumpften Hauptstadt, die doch als Empore der Wissenschaft und Bildung leuchten sollte, sondern in der Abgeschiedenheit entlegener Provinzstädte (der auch um diese Zeit lebende hervorragende Agronom Columella war Spanier, Galen wie Dioskurides Asiate) wurde hie und da geistiges Leben gepflegt und erhalten. »Die literarischen Produkte waren«, wie Haeser (Gesch. d. Medic.) sagt, »auf die Gunst des großen Haufens berechnet, dem die Medizin nichts als ein Gewerbe, ihre Hauptaufgabe die Sammlung nützlicher Rezepte ist. Am meisten werden die gepriesen, die es verstehen, von ihrer Ware den größten Gewinn zu ziehen.« Die medizinischen Schriftsteller dieser Periode beschäftigten sich daher fast nur mit der Heilmittellehre, von denen die wenigsten Anspruch auf wissenschaftliche Autorität haben. Es gab eine große Zahl Männer, und darunter gekrönte Häupter, welche die Arzneimittellehre und besonders die Toxikologie aus reiner Liebhaberei betrieben, die glaubten, durch sie am leichtesten und bequemsten sich einen Namen und wissenschaftlichen Ruhm erwerben zu können. Neben anerkannter Tüchtigkeit herrschte viel oberflächlicher Dilettantismus; dabei war dem Aberglauben und allen möglichen Abgeschmacktheiten ein breiter Raum gegönnt. Jeder suchte ein Medikament oder ein Gegenmittel von wunderbarer Wirkung zu erfinden, und eine solche Erfindung an seinen Namen zu knüpfen.

Unter allen den Schriften dieser Zeit ragt das Werk des Anazarbeers wohltuend und erhaben nach jeder Richtung hervor, die in fünf Büchern abgefaßte Arzneimittellehre ist die umfangreichste und beste des ganzen Altertums. Galen, der als Kritiker mit seinem Lobe sehr zurückhaltend ist, sagt (XI p. 794): »Aber der Anazarbeer Dioskurides hat in fünf Büchern über die gesammte Arzneimittellehre in nutzbringender Weise geschrieben, indem er nicht nur die Kräuter behandelt, sondern auch die Bäume, Früchte, die natürlichen und künstlichen Säfte und überdies die Metalle und tierischen Substanzen anschließt. Mir scheint er in der Tat die Lehre von den Heilmitteln von allen am vollkommensten vorgetragen zu haben.«

Dioskurides hatte sich die Aufgabe gestellt, die gebräuchlichen Arzneimittel aus allen drei Naturreichen nach Gestalt und Wirkung zu beschreiben; diese Aufgabe hat er dem Standpunkte seines Zeitalters gemäß vollständig gelöst und sich dadurch das unbestrittene Verdienst erworben, die zu einem unübersehbaren Chaos von Kompositionen ausgeartete Heilmittellehre vereinfacht, die sogen. Polypharmacie in ihre richtigen Grenzen beschränkt zu haben.

Die große Bedeutung des Dioskurides'schen Werkes liegt auf zwei Gebieten, auf dem **botanischen** und **pharmakologischen**, doch muß bei ersterem stets im Auge behalten werden, daß Dioskurides keine Botanik, sondern eine Arzneimittellehre zum Gebrauche für die Ärzte, also ein Arzneibuch schreiben wollte. Es ist das reichhaltigste des Altertums an spezieller Botanik und galt lange Zeit für vollständig. Wie er in der Vorrede angibt, will er abweichend von seinen Vorgängern die Pflanzen weder nach dem Alphabet ordnen, weil dadurch notwendig Zusammenhängendes auseinander gerissen wird, noch nach Art der Dogmatiker dieselben nach der Formverschiedenheit, welche durch die Verschiedenheit der Urkörper (ὄγκων) bedingt wird, abhandeln, sondern er stellt sie nach dem äußerlichen Habitus in Gruppen zusammen, so daß wir die Labiaten, Papilionaceen, Umbelliferen, Compositen usw. bei einander finden, wobei allerdings wunderliche Mißgriffe nicht befremden und wir uns nicht wundern dürfen, die Ranunculacee Delphinium, die Composite Anthemis Pyrethrum zwischen den Umbelliferen zu finden. Eine gewisse Zusammstellung bedingt auch die Wirkungsweise, so finden wir z. B. im III. Buche eine Anzahl scharfer Pflanzen zusammen, aber mit solchen, welche Liebesmittel sind. Das Wichtigste bei den Pflanzen – die Mineralien und Tiere sind in dieser Beziehung ziemlich stiefmütterlich behandelt – ist die Beschreibung. Jeder Pflanze, wie überhaupt jedem Artikel ist ein Kapitel gewidmet. Nach dem Namen kommen die Synonyma, denen meist die Angabe der Heimat und darauf die Beschreibung folgt; die Wirkung, Zubereitung, Anwendung und Dosierung machen den Schluß. Die Beschreibung von der Wurzel bis zur Blüte und Frucht gründet sich selbstverständlich nur auf die äußeren Kennzeichen und Merkmale des Gewächses, aber man vermißt vollständig eine Vorstellung von der Organisation desselben und bestimmte Ausdrücke für bestimmte Formen der Pflanzenteile, besonders für die vielfachen

Gestaltungen der Blätter, sie werden nur durch Vergleichung mit den Blättern anderer bekannter Pflanzen angedeutet. Bei der Blüte müssen wir uns mit der Angabe der Farbe begnügen, selten wird eine besondere Eigenschaft der Kronenblätter, vielleicht Größe, Form oder dergleichen angeführt. Dasselbe ist bei den Früchten und Samen der Fall, oft erfahren wir nur ihre Farbe. Trotzdem hat Dioskurides es verstanden, einige Pflanzen so genau zu beschreiben, daß sie sich ohne jede Mühe erkennen lassen, bei der Mehrzahl muß die medizinische Anwendung, der Standort, das Vorkommen überhaupt sowie die Tradition und die jetzige Benennung zu Hilfe genommen werden. Man kann wohl annehmen, daß in dem Zeitraum von 2000 Jahren manche Pflanze im Kampf ums Dasein, wie schon Theophrast dieses (De caus. V 15. 4 sqq.) angibt, und bei Ausrodung der Wälder zugrunde gegangen oder bei fortschreitender Kultur verändert ist, dennoch haben die unermüdlichen Forschungen einer Reihe um die Pflanzenkunde verdienter Männer uns der Identifizierung der Gewächse des Dioskurides nahe gebracht.

Die nächsten Verdienste gebühren ORIBASIOS, welcher im XI., XII. und XIII. Buche seiner »Synagogai« die Arzneimittellehre des Dioskurides wiedergegeben und interpretiert hat, ferner SERAPION, welcher in seinem syrisch geschriebenen »Aggregator« die Geschichte der Heilmittel aus Dioskurides und Galen bezieht, sodann dem Bischof HERMOLAUS BARBARUS zu Aquileja (Corrolaria ad Dioscoridem, Cöln 1530), weiterhin den Botanikern am Ende des Mittelalters, den sogen. Vätern der Botanik, besonders MATTHIOLUS (Comment. in Dioscor., 1558), JANUS CORNARIUS (1557), CLUSIUS (1601), RUELLIUS (De nat. stirp., 1537), LEONH. FUCHS (Paradoxa medizinae, Basel 1535). Nicht unerwähnt bleiben dürfen ANGUILLARA (Semplici dell' eccellente Luigi Anguillara etc. da M. G. Marinelli mandati in luce, Vinegia 1561), welcher botanische Studienreisen durch Griechenland, Makedonien und Illyrien gemacht hat, VALERIUS CORDUS, dessen Annotationes in Dioscoridem von C. Gesner (Frankfurt 1561) herausgegeben sind, FABIUS COLUMNA (Ecphrasis stirp., Rom 1615) und der durch Gelehrsamkeit und in der griechischen wie der arabischen Literatur gleich bewanderte SALMASIUS (Exercitationes Plinianae, adjunctis exercit. de homonym. hyles iatricae, 1689), welche zumeist von BAUHIN et CHERLER (Universalis plantarum historia, 1650) fleißig zitiert werden.

Nach diesen ist es den mühevollen Studien neuerer Reisender, wie u. a. TOURNEFORT, SIBTORP († 1796, Flora graeca), KOCH (Reise durch den kaukasischen Isthmus, 1842–43, Wanderungen durch den Orient, 1846–47), K. Sprengel, dem gründlichen Kenner der Flora der Alten, und Dr. med. C. Fraas (Synopsis plant. florae classic., 1845), gelungen, den bei weitem größten Teil der Dioskurides'schen Pflanzen mit voller Sicherheit oder doch mit großer Wahrscheinlichkeit zu bestimmen.

Gleich großer Ruhm wie als Botaniker gebührt Dioskurides als Pharmakologen. Sowohl bei den selbst bereiteten Präparaten als auch bei den vom Auslande bezogenen Drogen, welche wegen ihrer Kostbarkeit und des hohen Preises Verfälschungen und Nachahmungen ausgesetzt waren, folgt nach der Beschreibung die Prüfung auf Echtheit und Güte, and die Unterscheidung der besseren und schlechteren Sorte, wobei aber stets die Anwendung der besseren empfohlen wird. Die Darstellung der Präparate, der zusammengesetzten Mittel zum innerlichen wie äußerlichen Gebrauche, geschieht mit sorgfältiger Angabe der Gewichte, mit peinlich genauer Bezeichnung des Verfahrens und Beschreibung der anzuwendenden Apparate, so daß wir Dioskurides als einen mit tüchtiger Sachkenntnis ausgerüsteten Praktiker ansehen müssen.

Die Wirkung der Arzneimittel äußert sich bei ihm unter dem Einflusse der vier Elementarqualitäten, des Kalten, Warmen, Feuchten und Trockenen, aber die von Galen später philosophisch-spekulativ durchgeführte Wirkungsintensität nach Graden oder Stufen kennt er nicht.

Bei den giftigen und stark wirkenden Mitteln ist er besonders vorsichtig in der Dosierung, es wird die Art und Weise, wie die Wirkung sich äußert, beschrieben und gleichzeitig das geeignete Gegenmittel und Heilverfahren empfohlen. Wie früher bemerkt, hatte sich Dioskurides keiner der aus Alexandrien hervorgegangenen medizinischen Schulen, an deren Spitze Herophilos und Erasistratos standen, angeschlossen. Die Krankheiten sind, ähnlich wie bei den Hippokratikern, nur in der Minderzahl mit bestimmten Namen bezeichnet.

Ein hervorragender Zug in der ganzen Arzneimittellehre unseres Schriftstellers ist, daß er sich frei hält oder wenigstens frei zu halten sucht von allen abergläubischen und abgeschmackten Dingen, wo er den Gebrauch von Drogen zu Amuletten u. dgl. anführt, setzt er, um die Verantwortung von sich abzuweisen, hinzu: »Es wird erzählt«, oder: »Einige behaupten«.

Einige Worte über die Synonyma. Sie werden meist in Registerform angeführt und teils ganzen Völkern, teils einzelnen Personen zugeschrieben; zu ersteren gehören die Ägypter, Afrikaner, Armenier, Athener, Barbaren (gemeint sind die Küstenbewohner des Roten Meeres), Besser, Böotier, Dakier, Dardaner, Euböer, Galater, Gallier, Italer, Kappadoker, Kilikier, Kyprier, Leukanier, Mysier, Ponter, Römer, Sikuler, Spanier, Syrier, Tusker, zu den letzteren andereas, Krateuas, Osthanes, die Propheten mit ihren Geheimnamen, Pythagoras, Zoroaster. Die Frage, ob die Synonyma sämtlich oder auch nur zum Teil von Dioskurides herrühren – daß er sie auf seinen Reisen gesammelt habe, ist wohl von vornherein ausgeschlossen –, ist eine offene und wird auch eine offene bleiben. Wie schon früher angedeutet, beschäftigten sich einige Schriftsteller besonders mit der Nomenklatur der Pflanzen, die Ἀντιφράζοντες (die das eine durch das andere ausdrücken), wie sie sich selbst nannten, oder die γράψαντες τὰς ὀνομασίας τῶν φαρμάκων (welche die Namen der Mitel verzeichnen), wie Galen (XIX p. 105) sie nennt, von denen Xenokrates, Pamphilos die bekanntesten sind. Aus den Schriften dieser, so nehmen manche an, sei dieser Wortschwall von später Hand zunächst an den Rand der Dioskurides-Handschriften gefügt und allmählich in den Text selbst gekommen, da sie in einem Teile derselben wirklich fehlen oder als Glossen am Rande stehen. Lambecius (Comment. de bibl. Caesar. Vindobon. ed. Haller, II p. 259) behauptet, sie stammten aus der Pflanzengeschichte des Pamphilos, dem Galen (XI p. 792 sqq.) nicht viel Rühmliches ins Stammbuch schreibt: »Er verlor sich in Ammenmärchen und läppische ägyptische Gaukeleien und Zaubersprüche, beim Einsammeln der Pflanzen herzusagen, und benutzte zu Amuletten und anderen Zaubereien nicht allein allerhand wunderliche Dinge, die mit der Medizin nichts zu tun haben, sondern auch viel Erlogenes.« Ackermann (in Fabricii bibl. graec. IV p. 681) hielt sie früher für echt, später erklärte er sie für Exzerpte aus der Pflanzengeschichte eines angeblichen Apulejus Plutonicus, der nach Meyer (Gesch. d. Bot. II 316) wahrscheinlich im 5. Jahrhundert lebte. Saracenus rechnet sie zu den Nothis, d. h. er betrachtet sie als unechte Zusätze. Sprengel tritt im Vorwort zu seiner Dioskurides-Ausgabe voll und ganz für die Echtheit der Synonyma ein, er stützt seine Behauptung auf die Beziehungen der Römer zu den verschiedenen fremden Völkern und sagt: »Nomina ergo plantarum apud eas gentes vulgata scienter collegit Dioscorides (mit Geschicklichkeit sammelte Dioskurides die bei diesen Völkern gebräuchlichen Pflanzennamen)«, ferner darauf, daß dieselben zum Teil auch bei Plinius und Galen, bei Oribasios und Aëtios von Amida sich finden, und daß die in den alten

Codices enthaltenen ohne Unterschied von der hervorragenden Aldina aufgenommen sind. Er setzt sie als Zeichen des Verdachtes meist in Klammern. Bei dem nicht wegzuleugnenden Zusammenhange zwischen der altägyptischen und griechischen Medizin haben die aus dem Nillande entlehnten Namen ein besonderes Interesse. Von manchen Seiten sind daher auch Versuche gemacht, die ägyptischen Pflanzennamen mit denen in griechischer Umschrift bei Dioskurides zu identifizieren, so von Lüring, Wiedemann, v. Oefele, welcher auf zwei Tafeln (Lose Blätter zur altägypt. Medizin) 91 Synonyma zusammenstellt. Es ist aber nicht viel dabei herausgekommen; Lüring selbst (Die über die medizinischen Kenntnisse der alten Ägypter berichtenden Papyri, Leipzig 1888) spricht sich sehr skeptisch über die Möglichkeit der Identifizierung aus. Dabei ist zu bedenken, welche Entstellungen die Namen zu erleiden hatten, bis sie nach Griechenland kamen, teils auch weil sie von Dioskurides selbst vielleicht nicht recht verstanden, teils weil sie von späteren Abschreibern falsch wiedergegeben wurden. Auch kommt hin und wieder derselbe Name, besonders bei den Propheten, für verschiedene Pflanzen vor, so αἶμα Ἡρακλέους (Blut des Herakles) für Crocus und Centaurium, αἶμα Ἄρεως (Blut des Ares) für Asarum und Lilium regium.

Ein allgemeines, fest begründetes Urteil über die Echtheit oder Unechtheit der Synonyma ist bei dem jetzigen Stande der Dioskurides-Forschung nicht möglich gewesen; Wellmann (Hermes 1898, Die Pflanzennamen des Dioskurides, S. 360) ist zu dem Resultat gekommen, daß die griechischen Synonyma alle, die lateinischen zum Teil echt sind.

Wie Dioskurides selbst versichert, hat er die Gelegenheit seiner Reisen zur eigenen Beobachtung lebender Pflanzen und anderer Heilmittel fleißig benutzt. Die Beschreibungen der Pflanzen sind ja auch derartig, daß man annehmen muß, er habe die Mehrzahl derselben entweder nach der Natur selbst entworfen oder sie ergänzt und verbessert. Daß er aber auch seine Vorgänger viel herangezogen hat – er nennt allerdings nur wenige, den Krateuas und andereas, einen Gallos, Nikander– geht aus den vielfachen Übereinstimmungen mit Plinius hervor, dessen Hauptgewährsmann Niger ist. Die oft wörtlichen Parallelstellen bei Plinius haben schon früh die Frage angeregt, ob die beiden Zeitgenossen sich gekannt und der eine den anderen benutzt habe, ohne ihn zu nennen; soll namentlich Plinius des Plagiats beschuldigt werden? Gewiß nicht; sicher würde dieser, der seine

Autoren gewissenhaft anführt, den Dioskurides, hätte er dessen Werk gekannt und daraus geschöpft, als Quelle genannt haben. Die Materia medica des Anazarbeers war aber so epochemachend, daß, sobald sie bekannt wurde, der Verfasser in der Gelehrtenwelt Aufsehen erregen mußte.

Plinius sagt XXXVI 145 beim Hämatites, wo der Text mit dem 143. Cap. des V. Buches des Dioskurides in der Anwendung viel Übereinstimmendes hat: »Haec est sententia eorum, qui nuperrime scripsere, dies ist die Ansicht der neueren Schriftsteller«, und diesen Schlußsatz bezog Salmasius (Exercitat. Plinian. p. 290) früher auch auf Dioskurides, änderte seine Meinung aber später (De homonym. hylae iatric. in prolegom. p. 10) und setzte hinzu: »Sicher hatte also Plinius sein (des Dioskurides) Werk weder gesehen noch davon gehört.« Unter den »neueren Schriftstellern« sind vielmehr Pamphilos, Diodotus, Xenokrates, Niger oder Sextius Niger, von dem er sagt: qui graece scripsit, zu verstehen. Aber auch Dioskurides hatte selbstverständlich von den Arbeiten des Plinius keine Kenntnis, beide haben vielmehr aus gleichen Quellen geschöpft, nämlich Dioskurides aus Krateuas, Plinius aus Sextius Niger, dieser aber hat sein Werk περὶ ὕλης, de materia (medica) auf dem Rhizotomikon des Krateuas aufgebaut, wie M. Wellmann (Krateuas, 1897) aus dem für die Julia Anicia angefertigten Codex Constantinopolitanus, welcher die unzweifelhaft echten Fragmente des Krateuas neben dem Texte des Dioskurides enthält, mit Evidenz nachgewiesen hat. Er führt einige Beispiele an, von denen nur das Kapitel über Anemone herausgegriffen sei (Const. fol. 26r):

Κρατεύας. Ἀνεμώνη ἡ φοινικῆ. Ἀνεμώνη δύναμιν ἔχει δριμεῖαν, ὅθεν ὁ χυλὸς τῆς ῥίζης αὐτοῦ γίγνεται ἔγχυτος πρὸς κεφαλῆς κάθαρσιν · μασηθεῖσα δ' ἡ ῥίζα ἄγει φλέγμα· ἑψηθεῖσα δ' ἐν γλυνκεῖ καὶ καταπλασσομένη ὀφθαλμῶν φλεγμονάς αἴρει · ὁμοίως καὶ τὰς οὐλὰς ἀποσμήχει· τὰ δὲ φύλλα καὶ οἱ καυλοὶ συνεψηθέντα πτισάνῃ καὶ ἐσθιόμενα γάλα κατασπᾷ· ἐν πρασθέτω δ' ἔμμηνα ἄγει· χαταπλασθεῖσα δὲ λέπρας ἀφίστησιν.

Dioskurides II 207. (Ἀνεμώνη [οἱ δὲ ἀγρίαν, οἱ δὲ μέλαιναν καλοῦσι, καὶ ἀνεμώνην φοινικὴν …] δισσή, ἡ μὲν ἀγρία, ἡ δὲ ἥμερος … καὶ τῆς ἡμέρου ἡ μέν τις φοινικὰ φέρει τὰ ἄνθη, ἡ δέ ὑπόλευκα ἢ γαλακτίζοντα ἢ πορφυρᾶ· φύλλα δὲ χοριοειδῆ, λεπτοσχιδεστέρα πρὸς τῇ γῇ …). Δύναμιν δ' ἔχουσι δριμεῖαν ἀμφότεραι· ὅθεν ὁ χυλὸς τῆς ῥίζης αὐτῶν ῥινὶ ἐγχυθεὶς πρὸς κεφαλῆς κάθαρσιν ἁρμόζει· καὶ μασηθεῖσα δ' ἡ ῥίζα ἄγει φλέγμα· ἑψηθεῖσα δ' ἐν γλυκεῖ καὶ καταπλασσομένη ὀφθαλμῶν φλεγμονάς ἰᾶται· καὶ τὰς ἐν ὀφθαλμοῖς οὐλὰς καὶ ἀμβλυωπίας ἀποσμήχει ἀνακαθαίρει δὲ τὰ ῥυπαρὰ τῶν ἑλκῶν· τὰ δὲ φύλλα καὶ οἱ καυλοὶ συνεψηιδέντα πτισάνη καὶ ἐσθιόμενα γάλα κατασπᾷ· ἐν προαθέτω δ' ἔμμηνα ἄγει· καταπλασθέντα δὲ λέπρας ἀφίστησιν.

Plinius XXI 164. Duo ejus genera; prima silvestris, altera in cultis nascens, utraque sabulosis. Hujus plures species; aut enim phoeniceum florem habet, quae et copiosissima est, aut purpureum aut lacteum. Harum trium folia apio similia sunt, nec temere semipedem altitudine excedunt … Prosunt anemonae capitis doloribus et inflammationibus, volvis mulierum, lacti quoque; et menstrua cient cum tisana sumtae aut vellere appositae. Radix commanducata pituitam trahit, dentis sanat, decocta oculorum epiphoras et cicatrices.

Bei dieser Pflanze, welche Dioskurides und Plinius in eine zahme und wilde unterscheiden, Krateuas dagegen nach der Farbe der Blüte μέλαινα und φοινικῆ nennt, sind wir, um die Worte Wellmanns (der aber die Stelle bei Dioskurides und Plinius kürzer angibt) zu gebrauchen, in der glücklichen Lage, mit Hilfe der parallelen Überlieferung bei Plinius ein sicheres Urteil über die Arbeitsweise des Dioskurides zu gewinnen. Die Übereinstimmung, die zwischen beiden Autoren sowohl in der Beschreibung als auch im pharmokologischen Teil besteht, beweist, daß der Plinianische Bericht aus Sextius Niger entlehnt ist. Andererseits tritt aber in dem pharmakologischen Teile der Dioskurides'schen Beschreibung dem Plinius gegenüber eine viel nähere, nicht bloß auf die Reihe der Heilwirkungen, sondern auch auf die Fassung seiner Darstellung bis in die einzelne Wendung hinein bezügliche Übereinstimmung mit Krateuas so deutlich zutage, daß die direkte Benutzung dieses Rhizotomen durch Dioskurides als eine unanfechtbare Tatsache bezeichnet werden muß.

Wenn wir bei Krateuas die Beschreibungen der einzelnen Pflanzen vermissen, so finden wir die Erklärung dafür bei Plinius XXV 8; er sagt: »Die griechischen Schriftsteller, unter diesen Krateuas, Dionysius und Metrodorus haben die Materie in bestechender Weise behandelt, sie haben nämlich die Pflanzen abgebildet und die Wirkungen darunter geschrieben.«

Übrigens ist, wie Wellmann weiter nachweist (Das älteste Kräuterbuch bei den Griechen; vgl auch Berendes, Die Rhizotomen usw. Apoth.-Zeitg. 1899, Nr. 15 u. 16) auch Krateuas nicht die letzte Instanz, sondern das Rhizotomikon des Diokles von Karystos (die erhaltenen Bruchstücke hat Wellmann in seiner Fragmentsammlung griechischer Ärzte, Berlin 1901, zusammengestellt), welcher kurz nach Hippokrates als Arzt in Athen lebte und dort in großem Ansehen stand, so daß er nach Vindicianus Hippokrates der Jüngere genannt wurde.

Die Pflanzengeschichte des Theophrast scheint Dioskurides nicht gekannt zu haben, er erwähnt ihn nur an zwei Stellen, II 79 bei Libanotis und V 124 beim Bimsstein, beide Male am Ende des Kapitels, so daß die Vermutung nahe liegt, es seien spätere Zusätze. Die verhältnismäßig wenigen Beschreibungen der Pflanzen bei Theophrast sind so ausführlich, daß ihre Berücksichtigung wohl am Platze gewesen wäre, andererseits aber weichen sie so sehr von denen des Dioskurides ab, daß, hätte dieser Einsicht in das Werk des Eresiers gehabt, er diese Verschiedenheit wohl kaum unerwähnt würde gelassen haben. Die Übereinstimmungen bei beiden lassen sich auf Krateuas oder einen anderen benutzten Schriftsteller zurückführen. Gewiß würde, wie auch Meyer meint, die Bekanntschaft mit Theophrast dem Werke unseres Schriftstellers ein ganz anderes Gepräge gegeben haben.

Was bei Dioskurides auf eigener Forschung beruht, was er seinen Vorgängern verdankt, welches und wie viel Eigenes er dem von jenen Überlieferten hinzubrachte, läßt sich schwer und höchstens in einigen wenigen Fällen mit Sicherheit darthun. Von eigenem Beobachten spricht er ausdrücklich nur an einer Stelle, II 75, wo er den Einfluß des Genusses schädlicher Pflanzen auf die Milch der Tiere angibt: »wie von mir in den vestinischen Bergen (den heutigen Abruzzen) wahrgenommen ist.« Er scheint die Flora Italiens genauer gekannt zu haben als die Griechenlands, da die Pflanzen jener im Ganzen besser beschrieben sind. Die Schreibweise des Dioskurides ist einfach, klar und leicht verständlich, ohne stilistische Feinheit und rhetorische Schönheit, es ist der Stil eines Arzneibuches, welches keine Unterhaltung gewähren, sondern Anleitung bieten soll. Wenn Galen (De fac. simpl. XI p. 330) dem Dioskurides gar vorwirft, er habe die eigentliche Bedeutung (τὰ σημαινόμενα) der griechischen Wörter nicht gehörig gekannt, da er dem Ziegenfett eine sehr adstringierende Eigenschaft zuschreibe, was er eigentlich nicht habe sagen wollen, so muß man dies nicht allzu tragisch nehmen, da nur wenige Schriftsteller vor seiner Kritik Gnade finden. Übrigens hält er ja mit seinem Lobe über das Werk selbst nicht zurück. Galen, nach Hippokrates der bedeutendste Arzt des Altertums, hatte sich die große Aufgabe gestellt, das wissenschaftliche und künstliche Gebiet der Medizin durch das Band der Philosophie zu verknüpfen (vgl. K. Sprengel, Briefe über Galen's philosophisches System, in dessen Beiträgen zur Geschichte der Medizin, Halle 1794, I S. 117 ff. und Daremberg, Galien considéré comme philosophe, in dessen Fragments du commentaire de Galien sur le Timée de Platon S. S. 352 Nr. 27). Dioskurides besaß nicht die Universalität des Galen, sein ganzes Streben widmete er als Spezialist einem besonderen Zweige der Medizin, der Arzneimittellehre; die Schwächen aber, welche ihm von Neueren vorgerückt werden könnten, beschränken sich einzig auf die polypharmazeutische Richtung. und diese beherrscht ja gerade in der aufdringlichsten Weise die Heilmittellehre der Gegenwart.

Die Arzneimittellehre des Dioskurides behauptete in der Medizin des Mittelalters bis in die Neuzeit eine fundamentale und führende Stelle, und noch heute hat sie bei den Türken dieselbe hohe Bedeutung wie die Schriften Galens bei den Persern.

Die wichtigsten Handschriften des Dioskurides sind bei Sprengel 1. der Codex Constantinopolitanus = C; 2. der Codex Neapolitanus = N – beide zu Wien; 3. der Codex, welchen Joh. Sambucus bei seiner Herausgabe des Dioskurides benutzte, Sprengel bezeichnet ihn als Cod. X; 4. zwei Codices der Mediceischen Bibliothek zu Florenz, von denen einer ein sehr hohes Alter haben soll; sie dienten Marcellus Vergilius als Unterlage zu seiner Dioskurides-Interpretation, welche 1529 zu Cöln in Folio erschien und von Sprengel benutzt wird; 5. Andreas Lacuna aus Segovia in Spanien, Leibarzt des Papstes Julius III., bezeichnet als Vorlage seiner Arbeiten einen ausgezeichneten, wahrscheinlich im Vatican befindlichen Codex.

Wellmann (Krateuas S. 11) gruppiert dieselben in folgender Art:

Cod. Parisin. = P, Pergamenthandschrift; Cod. Marc. = V, gleichfalls Pergamenthandschrift (beide unvollständig); Cod. Laur. = F, vollständig; Cod. Vaticano-Palatinus = H, interpoliert; dazu die beiden Wiener Handschriften C und N, und als dritte Klasse, die mit Hilfe des alphabetischen Dioskurides interpoliert ist, Cod. Paris. = p (9. Jahrh.) und Cod. Marc. = v1, beide aus derselben Quelle; sie liefern die fünf Bücher in ursprünglicher, nicht alphabetischer Anordnung.

Die beiden wichtigsten Handschriften sind der Constantinopolitanus und Neapolitanus, beide als älteste Vertreter der alphabetischen Umarbeitung des Textes und Abschriften eines Archetypus, welcher zwischen Galen (12. Jahrh.) und Oribasios (4. Jahrh.) geschrieben ist. Der erstere wurde durch den Gesandten Busbecq von einem Patricier Ant. Kantakuzenos zu Konstantinopel beschafft und nach Wien gebracht. Es ist eine kostbar ausgestattete, für Julia Anicia, die Tochter des Kaisers Flavius Anicius Olybrius († 472) angefertigte Pergamenthandschrift aus dem Ende des 5. Jahrhunderts. Sie enthält die

Beschreibungen der Pflanzen in alphabetischer Reihenfolge nebst stilisierten Abbildungen, dabei unter dem vielfach gekürzten und umgearbeiteten Texte des Dioskurides von derselben Hand, nur in kleinerer Uncialschrift (welche als mehr abgerundete Form aus der Kapitalschrift hervorging) Parallelüberlieferungen aus Krateuas und Galen.

Ebenso ist der Neapolitanus alphabetisch geordnet und reichlich illustriert; er stammt aus dem 7. Jahrhundert, seine Entstehung fällt aber mit dem Constantinopolitanus in dieselbe Zeit.

Die beste Ausgabe ist die Aldina, gedruckt bei ALDUS MANUTIUS zu Venedig im Jahre 1499, aber wenig bekannt geworden; SPRENGEL, welcher sie besaß, nennt sie kunst- und glanzvoll. Sie hat nur wenig Fehler, die Akzente sind richtiger als in allen früheren Ausgaben, auch enthält sie die besten Lesarten. Es gibt eine zweite Aldina, welche SARACENUS, da er die erste nicht kannte, als die (einzige) Aldina bezeichnet. Sie erschien zu Venedig 1518 von FR. ASULANUS, dem Schwager des Aldus, unter Mitarbeit von HIER. ROSCI, Arzt zu Padua; sie wird von SPRENGEL verurteilt.

JANUS CORNARIUS, wie er sich selbst nennt, oder JANUS CORNARUS, wie er gewöhnlich geschrieben wird, gab im Jahre 1529 den Dioskurides heraus. Es ist fast der Text des Asulanus, nur mehr geläutert, und 20 Jahre später erschien der Dioskurides von JAC. GOUPYLUS mit der Übersetzung von RUELLIUS. Beigefügt sind die verschiedenen Lesarten der Pariser Codices.

Die letzte gründlich revidierte und mit lobenswertem Fleiß bearbeitete Ausgabe rührt von Jan. Saracenus (Frankfurt 1598) her.

Lateinische Übersetzungen des Dioskurides sind nach R. FUCHS (Gesch. der Heilk. bei d. Griechen 1901 S. 350):

a) Dioscorides de herbis femininis: eher eine Bearbeitung der gleichen Quellen als eine Übersetzung, stets illustriert und nur 72 Kapitel stark; b) die gleichfalls illustrierte, aber wörtliche Übersetzung aus der Gothenzeit (493–555 n. Chr. ROSE, Anecd. II 115 sqq.), in der Münchener Handschrift mit 500 Bildern mehr versehen als in der der Wiener Bibliothek, also in dieser Beziehung im Mittelalter erweitert, in sogen. langobardischer Schrift; c) die aus der salernitanischen Schule hervorgewachsene, im Mittelalter überwiegende Übersetzung »Dyascoridis«, auf C beruhend, aber aus Oribasios, Gargilius Marcialis, Pseudapulejus, Galenus ad Paternum, Isidorus etc. bereichert und alphabetisch geordnet. Die letztgenannte Kompilation bestellt aus Bildern des Krateuas, aus den Synonymenverzeichnissen eines den

Pamphilos ausbeutenden Interpolators und aus dem Dioskurides-Text mit Parallelstellen aus Krateuas und Galen.

Die echten Dioskurides-Texte mit der ursprünglichen Anordnung sind im 14. Jahrhundert ausgegraben. Die Vorliebe für die alphabetische Reihenfolge erklärt sich daraus, daß Dioskurides als Schulbuch benutzt wurde und sie dazu bequemer war.

Die Maße und Gewichte

Welches Maß- und Gewichtssystem Dioskurides in seinen Rezepten angewandt hat, ob es das griechische, und zwar das attische (ein Gemisch von Dezimal- und Duodezimalsystem) oder das römische mit griechischer Bezeichnung ist, läßt sich mit absoluter Gewißheit nicht sagen, da er selbst über diese für eine Arzneimittellehre so wichtigen Momente keinerlei Angaben macht.

Die Römer haben, wie Hultsch (Griechische und römische Metrologie S. 81 ff.) nachweist, ihre Hohlmaße nach dem attischen normiert; um so leichter war es daher, daß, nachdem Griechenland unter die Herrschaft der Römer gekommen war, ein Maß des römischen Systems in das griechische überging. Das griechische Gewicht brachte man in der Kaiserzeit mit dem römischen in Verbindung. Bei den griechischen Ärzten war die Drachme, δραχμή, im Gebrauch, in Rom war es der Denar, und auf diesen wurde die Bezeichnung Drachme übertragen. Plinius XXI 185 spricht sich darüber so aus: »Und weil wir bei den Maßen und Gewichten uns häufig der griechischen Namen bedienen müssen, wollen wir hier ein für allemal ihre Erklärung hersetzen. Die attische Drachme – denn die Ärzte richten sich so ziemlich nach der attischen – hat das Gewicht eines Silberdenars, sie macht 6 Obolen Gewicht aus, der Obolus hält 10 Chalci, der Becher (Cyathus) wiegt 10 Drachmen. Wenn man von dem Maß Acetabulum spricht, so ist es der vierte Teil der Hemine, d. h. 15 Drachmen. Die Mna, welche wir Mina nennen, enthält 100 attische Drachmen.«

Drachme (δραχμή) wird nach den Grammatikern abgeleitet von δράσσω, mit der Hand greifen, δράξ, eine Hand voll; Mna, das hebräische XXX ist vermutlich babylonischen oder ägyptischen Ursprungs, es scheint, wie Hultsch meint, anfänglich bloß der Ausdruck für Zahl oder Summe gewesen und erst später auf ein bestimmtes Gewicht übertragen zu sein.

Die Gewichtstafel des Dioskurides[1]

Dieses, mein Lieber, die Abhandlung über die Gewichte und Maße, wobei ich, mit dein Kleinsten beginnend, durch Vervielfältigung zur Mine komme.

Das Keration hat dasselbe Gewicht wie der Chalkos.

Der Obolos hat 3 Chalkoi, daher ½ Obolos 1½ Keratia Gewicht.

Das Gramma enthält 2 Oboloi, das sind 6 Chalkoi.

Die Drachme, auch Holke genannt, enthält 3 Grammata, d. s. 6 Oboloi.

Die Unze hat 8 Drachmen oder 24 Grammata.

Das Pfund (λίτρα) hat 12 Unzen, d. s. 96 Drachmen.

Die Mine der Ärzte enthält 16 Unzen, d. s. 128 Drachmen, in Italien 18 Unzen oder 1½ Pfund oder 144 Drachmen, die alexandrinische 20 Unzen oder 160 Drachmen.

(Keration (κεράτιον) ist der Johannisbrodsame, die römische Siliqua. Holke (ὁλκή) heißt ursprünglich Gewicht und wird selbst in dieser allgemeinen Bedeutung von Dioskurides öfter als »nach Gewicht« den Angaben beigefügt. Der Chalkos (χαλκοῦς) war eine Kupferscheidemünze der Athener, nach welcher der Obolos geteilt wurde, hier in 3, sonst in 8, bei Plinius l. c. in 10 Chalkoi, in einer anderen Tafel (Quarta tabula pond. bei Hultsch, Metrol. Script. Reliq. p. 223) in 6 Chalkoi; dort werden auch auf die attische Unze 7 Drachmen, auf die italische dagegen 8 Drachmen gerechnet. Das Gramma (γράμμα) war das römische Scripulum oder Scriptulum, der Skrupel.)

Die Maße für Flüssigkeiten [Wein, Wasser und Essig]

Es enthalten:

das Keramion 80 Pfund;
die Urna 40 Pfund;
der Chus, d. i. 1 Kongion, 10 Pfund;
das Hemikongion 5 Pfund;
der Xestes 1 Pfund 8 Unzen;
die Hemine oder Kotyle 10 Unzen:

---

1 Hultsch, Metrologicorum Scriptorum Reliquiae I p. 239.

das Tetarton (¼ Xestes) 5 Unzen;
das Oxybaphon, d. i. ¼ Kotyle, 2½ Unzen;
der Kyathos (Becher), d. i. ⅙ Kotyle, 1½ Unzen und 4 Grammata;
die Cheme (¼ Kyathos) 3 Drachmen und 1 Gramma.

Dies ist das Gewicht von Wasser und Essig; man sagt aber, daß das Gewicht von Regenwasser zur Bestimmung am zuverlässigsten sei, der Chus enthalte 720 Drachmen.

(Das Keramion war gleich der Amphora, latinisiert aus ἀμφορεύς, und wie diese ein großes irdenes zweihenkeliges Gefäß zum Aufbewahren von Wein oder Öl, während der Chus (χοῦς oder χοεύς) ein Krug oder eine Kanne, zum Ausschenken diente.)

Für Öl

Es enthalten:
das Keramion 72 Pfund;
die Urna 36 Pfund;
der Chus oder das Kongion 9 Pfund;
das Hemikongion 4½ Pfund;
der Xestes 1½ Pfund;
die Hemine oder Kotyle 9 Unzen;
das Tetarton 4½ Unzen;
das Oxybaphon oder ¼ Kotyle 2 Unzen und 2 Drachmen [oder 2½ Unzen];
der Kyathos, so viel wie ⅙ Kotyle, 1½ Unzen;
die Cheme, ¼ Kyathos, 3 Drachmen.

Für Honig

Es enthalten:
das Keramion 120 Pfund;
die Urna 60 Pfund;
das Kongion 15 Pfund;
das Hemikongion 7½ Pfund;
der Xestes 2½ Pfund;
die Hemine 1 Pfand 3 Unzen;
das Tetarton 6½ Unzen;
das Oxybaphon 3½ Unzen 2 Drachmen;

der Kyathos 2½ Unzen;

die Cheme oder ¼ Kyathos 5 Drachmen.

Mit den hier angegebenen Gewichten und Maßen stimmt das Fragment des Galen überein.

Was die Tafeln betrifft, so läßt die Anrede an einen Freund, die Widmung, darauf schließen, daß die Abhandlung über die Maße und Gewichte auf besondere Veranlassung, vielleicht zur Lösung einer schon damals schwebenden Frage abgefaßt ist. Hultsch (Griech. und röm. Metrologie) setzt die Entstehung der Dioskurides'schen Gewichtstafeln an das Ende des 1. Jahrhunderts; dies dürfte wohl nicht zutreffen, sondern sie scheinen dem 4. Jahrhundert anzugehören, das bestätigt die handgreifliche Übereinstimmung mit der Tafel des Oribasios, welche, wie die Überschrift »κατα εμπειριαν δοκιμον, durch den Versuch erwiesen« auf Grund von Versuchen festgestellt wurde. Auch würde man so kurz nach dem Tode des Dioskurides – wann er gestorben ist, weiß man nicht – wohl kaum sofort zu einer derartigen Ergänzung seiner Schriften geschritten sein. Die Gewichtstabelle beginnt mit dem griechischen χαλκοῦς und κεράτιον, welche beide in der Materia medica des Dioskurides vorkommen, dagegen fehlen das τριωβολον (Triobolon = 3 Oboloi) und mehrere kleinere Gewichte, die weiteren größeren Gewichte sind römisch.

Die Hohlmaße sind nach dem specifischen Gewichte der Flüssigkeiten getrennt, Das Kongion, Hemikongion und die Hemine finden sich bei Dioskurides nicht, dagegen fehlen in der Tabelle von den kleinen Maßen das κοχλιάριον (Kochliarion, Löffel) und das μύστρον (Mystron), κύαμος (Bohne), κάρυον (Nuß), ebenso die χοῖνιξ (Choinix), ursprünglich ein Getreidemaß, so viel wie 2 Sextarii oder 4 Kotylai, d. h. so viel gewöhnliches Getreide, als Tageskost auf einen Menschen gerechnet wurde, und das ἡμιχοινίκιον (Hemichoinikion), eine halbe Choinix, sowie mehrere andere, die Hälften größerer Gewichte bezeichnende Ausdrücke.

Man nimmt an, daß Dioskurides das römische (duodecimale) Gewichts- und Maßsystem gebraucht habe; dies ist auch sehr wahrscheinlich, denn es finden sich häufig rein römische Ausdrücke, wie Urna, die anderen sind einfach Übersetzungen, z. B. Keration für Siliqua, Xestes für Sextarius, Tetarton für Quartarius.

An einigen Stellen, vermutlich an solchen, die schlechthin griechischen Autoren entnommen sind, nennt er ausdrücklich die griechischen Gewichte und Maße, so V 102 die attische Drachme = 4,36 g und die attische Choinix = 1,094 ℓ, II 89 die attische Mine = 436,6 g.

Vermutlich ist an allen Stellen, wo die Choinix, eine rein griechische Bezeichnung, vorkommt, die attische zu verstehen.

Die Tafel der Gewichte bei Dioskurides würde sein:

κεράτιον (Keration), röm. Siliqua (nach HULTSCH)	= 0,189 g
θέρμος (Thermos), Same von Lupinus = 2 Keratia	= 0,378 g
ὄβολος: (Obolos), röm. Obolus	= 0,568 g
κύαμος (ägyptische Bohne) = 1½ Oboloi	= 0,352 g
γράμμα (Gramraa), röm. Scripulum, Scriptulum, Scrupulum	= 1,137 g
τριώβολον (Triobolon, 3 Oboloi)	= 1,794 g
δραχμή, ὁλκή (Drachme, Holke), röm. Drachma	= 3,411 g
κάρυον πόντικον (Haselnuß)	= 3,400 g
κάρυον βασιλικόν (Walnuß)	= 13,644 g
οὐγχια (Utichia), röm. Uncia	= 27,288 g
ξέστης (Xestes), ⅙ Pfund, röm. Sextans	= 54,580 g
τέταρτον (Tetarton), ¼ Pfund, röm. Quadrans	= 81,860 g
λίτρα (Litra), 1 Pfund, röm. Libra	= 327,450 g
μνᾶ (Mna), röm. Mina	= 436,600 g

Das am meisten vorkommende, für die Dosierung der Arzneien vorzugsweise benutzte Gewicht war die Drachme.

Die Tafel der Maße:

χήμη (Cheme)	= 0,0114 ℓ
κύαθος (Kyathos, Becher), röm. Cyathus	= 0,0456 ℓ
ὀξύβαφον (Oxybaphon, Essignäpfchen), röm. Acetabulum	= 0,0684 ℓ
τέταρτον (Tetarton), röm. Quartarius	= 0,1370 ℓ
κοτύλη (Kotyle),τρυβλίον (Tryblion)[1], röm. Hemina	= 0,2740 ℓ
ξέστης (Xestes), röm. Sextarius	= 0,5470 ℓ
χοινῖξ (Choinix) (attisch)	= 1,0940 ℓ
χοῦς (Chus), röm, Cangius	= 3,2820 ℓ
οὔρνα (Urna), röm. Urna	= 13,1300 ℓ
ἀμφορεύς (Amphoreus, Krug), κεράμιον, röm. Amphora	= 26,2600 ℓ
μετρήτης (Metretes), röm. Metreta	= 39,3600 ℓ

---

1 Nach attischem Maß und Gewicht; im Kleopatra-Fragment (HULTSCH, Metrol. Script. Reliq. I p. 236) ist das Tryblion = Oxybaphon, im Eusebius-Fragment (HULTSCH, l. c. p. 277) = 4 Unzen. Das Tryblion kommt bei D. (Dioskurides) nur zweimal vor (IV 69 u. 136).

Weitere kleinere Maße, deren Größe sehr schwankt, sind das μύστρον (Mystron), und zwar das große Mystron, etwa = 0,068 ℓ, das kleine etwas mehr als die Hälfte davon. In einer Tabelle bei HULTSCH (Metrol. Scriptor. Analecta p. 249, Nr. 74) wird das Mystron = 3 Exagia (1 Exagion =18 Keratia) = 4½ Drachmen angegeben. Diese Tabelle stützt sich, wie HULTSCH (l. c. p. 183) bemerkt, zum größten Teil auf die Gewichtstafel des Dioskurides. Damit stimmt nuch das μνῆστρον (Mnestron) der Tafel des Oribasios, welcher gleichzeitig das Mnestron = 3 Exagien oder Stagien, deren 6 auf eine Unze gehen, angibt. Da Dioskurides nur Mystron schlechthin kennt, so dürfte diese Gewichtsannahme den Vorzug verdienen. Nach dem Galen'schen Fragment ist das große Mystron = 3, das kleine = 1½ Oxybapha. Es ist eigentlich ein Flüssigkeitsmaß, Dioskurides gebraucht es auch für trockene Dinge, z. B. I 132. Das κοχλιάριον (Kochliarion), Coclear oder Cochlear der Römer, Löffel, ist in der Tafel der Kleopatra = 1 Drachme, bei Columella (De re r. XII 21) = ¼ Cyathus = 0,012 ℓ, nach Galen so viel als die Kotyle = 0,274 ℓ, bei Oribasios = 7 Drachmen.

Neben diesen bestimmten Maßen kommen häufig auch solche vor, die auf einem Vergleich mit menschlichen oder tierischen Gliedmaßen beruhen, περὶ δάκτυλον τὸ πάχος, fingerdick, περὶ μικρὸν δάκτυλον τὸ πάχος, von der Dicke des kleinen Fingers, σπιθαμαῖος, eine, zwei Spannen lang, πηχυαῖος, eine Elle lang (von der Handwurzel bis zum Armgelenk), ὕψος ποδός, von der Höhe eines Flusses (III 126) u. ä. Ferner ἀστράγαλος ὑός, von der Größe des Sprungbeines des Schweins. Um sehr wenig auszudrücken, heißt es χόνδρος, ein Körnchen, ein Stückchen.

Zum Abmessen bediente man sich des **Pfundhorns**, κέρας λιτραῖον; es war ein aus Horn gefertigtes, durchsichtiges Gefäß, an dessen Außenseite Kreise eingeritzt waren, welche die (metrischen) Unzen bezeichneten. Galen (XIII p. 894) sagt, er habe nach eigener Bestimmung gefunden, daß 12 solcher metrischer Unzen = 10 Gewichtsunzen seien. Dieses Pfundhorn heißt auch **Ölpfund**; es ist aber nicht nach dem Gewicht von Öl berechnet, da es kein römisches Hohlmaß gibt, dessen Ölgewicht 10 Unzen beträgt, auch in allen sonstigen Fällen das Wasser als Norm genommen wird. Es passen 10 Unzen nach dem Wassergewicht auf die Hemine, deren Zwölffaches der Congius ist, welcher 10 Pfund oder 120 Unzen wiegt (vgl. HULTSCH, Metrol. S. 93).

Abkürzungen der wichtigsten Autorennamen

Ach. = Acharius
Ait = Aiton
All. = Allioni
Amor. = Amoreux
Bertol. = Bertoloni
Bibr. = Bibron
Biv. = Bivona-Bernardi
Blum. = Blumenbach
Bonap. = Bonaparte
Briss. = Brisson
Cl. = Claus
Crntz. = Crantz
Curt. = Curtis
Cuv. = Cuvier
C. V. = Cuvier et Valenciennes
D. C. = De Candolle
Desf. = Desfontaines
Desv. = Desvaux
Dum. = Duméril
Ehrbg. = Ehrenberg
Fabr. = Fabricius, Joh. Chr.
Fisch. = Fischer
Flem. = Fleming
Forst. = Forskal
Gärtn. = Gärtner
Gaud. = Gaudin
Geoffr. = Geoffroy St. Hilaire
Haesk. = Haeskel
Hauskn. = Hausknecht
Hoffm. = Hoffmann
Hook. = Hooker
Jacq. = Jacquin
Kit. = Kitaibel
Kregl. = Kreglinger
Labill. = Labillardière.
Lam. = Lamarck
Lath. = Latham
Latr. = Latreille
Laur. = Laurenti
Licht. = Lichtenstein
Lour. = Loureiro
Matth. = Matthioli
Merr. = Merrem
Mill. = Miller
Pall. = Pallas
Pers. = Persoon
Poir. = Poiret
R. Br. = Robert Brown
Rchb. = Reichenbach, L.
Retz. = Retzius
Rösel = Rösel von Rösenhof
Sch. = Schäffer
Schreb. = Sehreber
Scop. = Scopoli
Sibth. = Sibtorp
Sm. = Smith
Spr. = Sprengel
Sw. = Swartz
Vaill. = Vaillant
Vill. = Villars

Die Arzneimittellehre des Dioskurides

Vorrede

Wiewohl viele, nicht nur Ältere, sondern auch Jüngere über die Zubereitung der Arzneimittel, sowie über ihre Heilkraft und Prüfung geschrieben haben, teurer Areios[1)], werde ich dir doch zu beweisen suchen, daß kein vergebliches und grundloses Streben mich zu dieser Abhandlung veranlaßt hat, weil die einen derselben nichts geleistet, die anderen das meiste nach der Erzählung aufgezeichnet haben. Denn Iolas von Bithynien und Herakleides von Tarent[2)] haben dieselbe Materie wohl kurzhin behandelt, aber unter gänzlicher Vernachlässigung der Botanik, die Metalle und Gewürze haben sie sämtlich gar nicht erwähnt. Krateuas[3)] dagegen, der Rhizotom, und der Arzt andereas[4)], diese nämlich scheinen sich eingehender als die Übrigen mit diesem Gegenstande beschäftigt zu haben, haben viele sehr nützliche Wurzeln und auch manche Pflanzen unbeschrieben gelassen. Übrigens muß den Alten bezeugt werden, daß sie auf das Wenige, was sie hinterlassen, auch Sorgfalt verwandt haben, wogegen den Jüngeren, darunter Bassos Tylaios[5)], Nikeratos[6)] und Petronios, Niger und Diodotos[7)], sämtlich Asklepiaden, nicht Beifall gespendet werden kann. Diese haben zwar den allen vertrauten und bekannten Arzneischatz einer einigermaßen sorgfältigen Behandlung wert gehalten, aber die Kräfte der Arzneimittel und die Merkmale ihrer Echtheit haben sie nur oberflächlich angegeben, indem sie ihre Wirkung nicht durch Versuche feststellten, sondern mit leerem Gerede über die Ursachen jedes derselben auf Verschiedenheiten der Urkörper zurückführen und überdies das eine mit dem anderen verwechseln. So behauptet Niger, der doch der bedeutendste unter ihnen zu sein scheint, daß das Euphorbium der Saft des in Italien wachsenden Zwergölbaums sei und das Androsaimon leiste dasselbe wie das Johanniskraut, die Aloë sei ein fossiles Produkt Judäas, und anderes dergleichen mehr fabelt er, offenbar der Wahrheit entgegen, ein Beweis nicht für eigene Anschauung, sondern für Nacherzählen von falsch Verstandenem. Auch in der Anordnung fehlten sie, die einen, indem sie nicht unter einander verwandte Kräfte zusammenbringen, die anderen dagegen, nach dem Alphabet aufzählend, trennten das nach Art und Wirkung Gleichartige, damit es dadurch leichter im Gedächtnis behalten werde[8)].

Wir aber haben sozusagen von der ersten reiferen Jugendzeit an unablässig mit einem gewissen Verlangen, die Materie kennen zu lernen und nach Durchwanderung vieler Länder – denn du kennst unsere militärische Laufbahn – den Gegenstand in fünf Büchern bearbeitet, und zwar auf Betreiben von dir, dem wir auch die Arbeit widmen, erwidernd das Wohlwollen, welches du uns bewiesen hast, der du ja deiner Natur nach alle die zu deinen Freunden zählst, welche wissenschaftlich gebildet sind, besonders aber diejenigen, welche mit dir dieselbe Kunst betreiben, in hervorragender Weise jedoch uns selbst. Kein geringer Beweis für deine Rechtschaffenheit ist aber die Zuneigung des hochachtbaren Likanios Bassos[9)] für dich, die wir im Verkehr mit euch erkannten, wo wir das nachahmenswerte Wohlwollen unter euch beiden gegen einander beobachteten.

Wir bitten aber dich und die Leser dieser Schrift, nicht auf unsere Geschicklichkeit in der Darstellung zu sehen, sondern auf die der Sache selbst zugleich mit Erfahrung gewidmete Sorgfalt. Denn wir haben mit äußerster Genauigkeit den größten Teil[10)] aus eigener Anschauung kennen gelernt, einiges laut der bei allen übereinstimmenden Erzählung und Forschung nach dem, was bei den einzelnen einheimisch ist, zuverlässig erfahren und werden nun versuchen, sowohl eine abweichende Anordnung anzuwenden, als auch die Arten und Kräfte eines jeden Mittels zu beschreiben.

Es leuchtet wohl jedem ein, daß eine Belehrung über die Arzneimittel notwendig ist, welche sich über die gesammte Kunst verbreitet und jedem Teil derselben eine unschätzbare Hilfe gewährt. Sie (die Kunst) kann deshalb auch nach den Zubereitungen, den Mischungen und den bei den Krankheiten angestellten Versuchen gefördert werden, weil die Kenntnis eines jeden Arzneimittels sehr viel dazu beiträgt. Wir werden auch dazu nehmen die allgemein bekannte und verwandte Materie, damit die Schrift vollständig werde.

Vor allem ist es notwendig, mit Sorgfalt bedacht zu sein auf die Aufbewahrung und das Einsammeln eines jeden (Mittels) zu der ihm angepaßten geeigneten Zeit. Denn davon hängt es ab, ob die Arzneien wirksam sind oder ihre Kraft verlieren. Sie müssen nämlich bei heiterem Himmel gesammelt werden; denn es ist ein großer Unterschied darin, ob die Einsammlung bei trockenem oder regnerischem Wetter geschieht, wie auch, ob die Gegenden gebirgig, hochgelegen, den Winden zugängig, kalt und dürr sind, denn die Heilkräfte dieser (Pflanzen) sind stärker. Die aus der Ebene, aus feuchten, schattigen und windlosen Gegenden sind zumeist kraftloser, um so mehr, wenn sie zur ungeeigneten Zeit eingesammelt oder aus Schlaffheit hingewelkt sind. Auch ist freilich nicht außer acht zu lassen, daß sie oft durch die gute Bodenbeschaffenheit und das Verhalten der Jahreszeit früher oder später ihre volle Kraft haben. Einige haben die Eigentümlichkeit, daß sie im Winter Blüten und Blätter treiben, andere blühen im Jahre zweimal. Wer hierin Erfahrung sammeln will, der muß dabei sein, wenn die neuen Sprossen aus der Erde kommen, wenn sie sich im vollen Wachstum befinden und wenn sie verblühen. Denn weder kann der, welcher zufällig nur das Hervorsprießen beobachtet, die volle Kraft (der Pflanze) kennen lernen, noch der, welcher nur eine vollblühende Pflanze gesehen hat, diese beim Hervorsprießen erkennen. Daher verfallen wegen der Veränderungen an den Blättern, an der Größe der Stengel, an den Blüten und Früchten und wegen irgend anderer Eigentümlichkeiten diejenigen über dieses und jenes in großen Irrtum, welche nicht in solcher Weise Beobachtungen gemacht haben. Aus diesem Grunde wenigstens haben einige Schriftsteller sich täuschen lassen, wenn sie behaupten, einige (Pflanzen) brächten weder eine Blüte, noch einen Stengel, noch eine Frucht hervor, wie beim Grase, beim Huflattich und Fünffingerkraut. Wer diesen Dingen oft und an vielen Orten begegnet ist, wird von ihnen am besten sich Kenntnis verschaffen. Weiterhin muß man wissen, daß einige Pflanzenmittel viele Jahre sich halten, wie die weiße und schwarze Nieswurz, die übrigen zumeist auf drei Jahre hin brauchbar sind. Die zarten Pflanzen, z. B. Schopflavendel, heller Gamander, Polei, Eberreis, Seebeifuß, Wermuth, smyrnnäischer Dosten und Ähnliches muß man sammeln, wenn sie im Samen stehen, die Blüten aber vor ihrem Abfallen, die Früchte, wenn sie reif sind, und die Samen, wenn sie zu trocknen beginnen, vor dem Ausfallen. Die Pflanzensäfte muß man bereiten aus den Stengeln, wenn sie eben ausschlagen. Ähnlich verhält es sich mit den Blättern. Die ausfließenden Säfte aber und die Tropfenausscheidungen (Tränen) muß man gewinnen, indem man die Stengel anschneidet, wenn sie sich noch in voller Kraft befinden. Die zum Aufbewahren und zum Saftausziehen, sowie zum Abziehen der Rinde bestimmten Wurzeln (sammelt man), wenn die Pflanzen anfangen, die Blätter zu verlieren. Dabei (muß man) die reinen sofort an nicht feuchten Orten trocknen, die mit Erde oder Lehm behafteten in Wasser abwaschen, die Blüten aber und, was Wohlgerüche enthält, in trockenen Kisten von Lindenholz aufbewahren. Manches gibt es, was vorteilhaft in Papier oder Blätter eingehüllt wird zur Erhaltung der Samen.

Für die flüssigen Arzneien eignet sich ein durch und durch dichter Behälter (Stoff) aus Silber, Glas oder Horn verfertigt, auch ein irdener, nicht poröser[11] ist dazu passend und ein hölzerner, wie er besonders aus Buchsbaum verfertigt wird. Die erzenen Gefäße sind angebracht für Augen- und feuchte Mittel, besonders für solche, die aus Essig, aus Teer und Zedernharz bereitet sind. Fette und Mark müssen in Zinngefäßen aufbewahrt werden.

[1)] Der Asklepiade Areios, ein Günstling des Laecanius Bassus. Dioskurides nennt ihn seinen Kunstgenossen. Es ist wohl derselbe, den Galen tom. XIII p. 857 erwähnt. [2)] Schüler des Mantias (250 v. Chr.), wird als Verfasser eines Werkes über die Bereitung und Prüfung der Arzneimittel (περὶ σκευασίας καὶ δοκμασίας φαρμάκωον) sowie eines στρατιωτης betitelten Buches, welches jedenfalls die Behandlung der erkrankten Soldaten im Felde zum Gegenstände hatte, bezeichnet, (Vgl. Galen tom. XII p. 989, 445, 638, 691, 835, 847, Cels. V 25.) [3)] Leibarzt des Königs Mithridates Eupator (1. Jahrh. v. Chr.), der Rhizotom κατ' ἐξοχήν und bedeutendste Schriftsteller über Arzneimittel seiner Zeit. Galen bezieht sich häufig auf ihn (XI p. 795, 797, XIV p. 7), ebenso Plinius (XXV 8, XIX 165, XX 63 u. a. O.). Ohne Zweifel hat D. den Krateuas fleißig benutzt, zwar ohne ihn zu nennen. [4)] Wird von Plinius oft zitiert (XX 200, XXII 102, XXXII 87). [5)] Heißt bei den Römern Tullius oder Julius Bassus; Plinius sagt im Quellenregister zu Buch XX von ihm nur: qui graece scripsit. Caelius Aurelianus nennt ihn Tullius, bei Scribonius Largus und Plinius lesen wir Julius Bassus. Meyer (Gesch. d. Bot. II S. 23) hält Tullius für richtiger, weil die Griechen Tullius häufig mit einem Υ, Julius aber mit ΟΥ schrieben, also eine Verwechselung beider Namen durch die Abschreiber weniger möglich war. Nach demselben Schriftsteller war er Freund des jüngeren Niger und hat bei Galen XIII p. 1033 den charakteristischen Namen ὁ Στωικός, der Stoiker; er schrieb über Pharmakologie. [6)] Wird bei Plinius einmal erwähnt XXXII 101, wo er Frösche mit Meerzwiebelabkochung gegen Dysenterie empfiehlt. [7)] Plinius (XX 77) führt einen Petronius Diodotus, qui anthologumena scripsit, auf, ebenso XXV 110, dagegen XX 145 und XXIV 147 einen Diodotus, dem er empirica zuschreibt. Wittstein (Die Naturgechichte des Cajus Plinius secundus, Bd. 4 S. 33) hält dieselben für ein und dieselbe Person, so daß Diodotus vielleicht durch Adoption in das Geschlecht der Petronier den Namen Petronius erhalten habe. Dieser Vermutung, daß Plinius aus zwei Namen einen gemacht habe, tritt Errotianus entgegen, der jedem ein besonderes Werk beilegt: Πετρώνιος ἐν ὑλικαῖς καὶ Διόδοτος ἐν β' μυθολογικῶν. Meyer (Gesch. d. Bot. II S. 47 ff.) will Petronius Musa lesen, er setzt ihn in den Anfang des 1. Jahrh. n. Chr. Daß an unserer Stelle zwei verschiedene Schriftsteller gemeint sind, erhellt schon daraus, daß zwischen beiden Namen ein anderer, Niger, steht. [8)] Wie weit diese scharfe Verurteilung der genannten Schriftsteller zutrifft, läßt sich nicht prüfen, da ihre Schriften sämtlich verloren gegangen sind. Sie paßt aber jedenfalls nicht auf Niger. Plinius nennt ihn als Gewährsmann an unzähligen Stellen; im Buch XX 226 nennt er ihn Sextius Niger, ebenso im Schriftstellerverzeichnis zu diesem Buche, sonst durchweg Sextius; er bezeichnet ihn (XXXII 26) als »diligentissimus medicinae«, Galen, der ihn einfach Niger nennt, stellt ihn unter den besseren Schriftstellern über Herakleides und Krateuas (tom. XI p. 797). Ohne Zweifel hat ihn D. selbst häufig benutzt; man vergleiche Plinius (XVI 50, XXIX 74, XXXII 26) und D. (IV 80, II 67, II 26), wo das, was ersterer mit ausdrücklicher Beziehung auf Niger über die Giftigkeit des Taxus in Arkadien, über die angebliche Unverbrennlichkeit des Salamanders, über die Gewinnung des Bibergeils sagt, auch bei letzterem ohne Quellenangabe sich findet. [9)] Nach Tacitus (Annal. XV cap. 33) im Jahre 64 Consul. Die Aldina und andere Ausgaben schreiben Λικινίου, Licinii; am richtigsten wird wohl Laecanius Bassus gelesen. [10)] Im Texte steht τὰ μὲν λοιπά. Das Übrige gegenüber dem Wenigen, was D. aus Nachrichten geschöpft hat. Einige wollen πλεῖστα, das meiste, lesen. [11)] ἀραιός, offenbar im Gegensatz zu πυκνός, dicht.

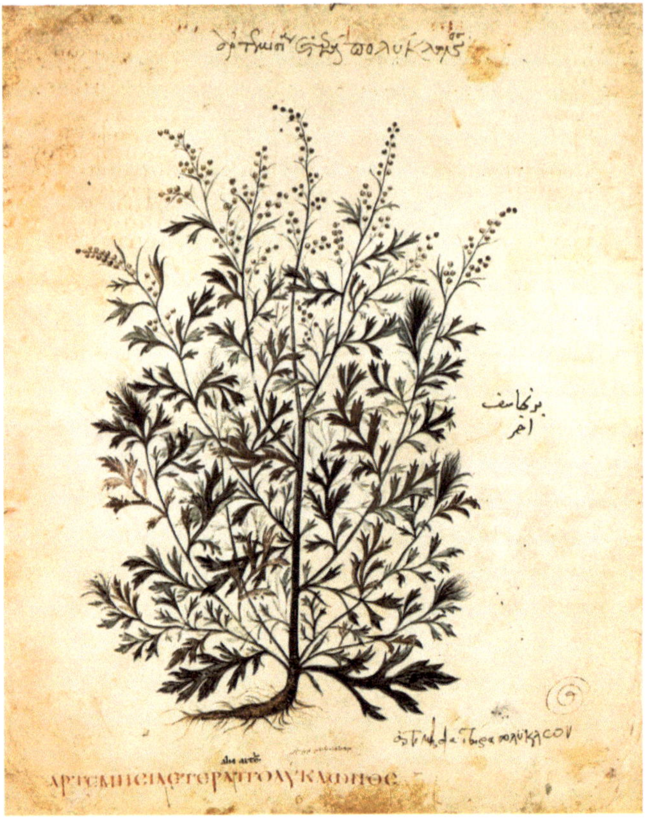

Beifuß [aus dem »Wiener Dioskurides«]

Erstes Buch

Cap. 1. **Περὶ Ἴριδος. Iris.** Die Iris [die einen nennen sie die illyrische, die anderen Thelpide[1], die himmlische, reinigende, wunderbare, die Römer marica[2], auch Gladiolus, Opertritos, Consecratrix[3], die Ägypter Nar[4]] ist nach der Ähnlichkeit mit dem Regenbogen benannt. Sie hat der Siegwurz ähnliche Blätter, aber größer, breiter und glänzender. Die Blüten stehen auf Stielen in gleicher Entfernung[5], sind zurückgebogen, verschiedenartig gefärbt, denn man sieht weiße, blaßgelbe, purpurfarbige oder bläuliche, darum wird sie wegen der Farbenverschiedenheit dem Regenbogen am Himmel verglichen. Die Wurzeln darunter sind gegliedert, fest, wohlriechend; dieselben werden abgeschnitten, im Schatten getrocknet und, auf eine Schnur gezogen, aufbewahrt. Die beste ist die illyrische und makedonische, und unter diesen verdient den Vorzug die mit Würzelchen dicht besetzte, hie und da verstümmelte[6], schwer zu brechende Wurzel, welche von hellgelber Farbe, sehr wohlriechend ist und auf der Zunge brennt, [welche einen reinen Geruch hat und nicht feucht ist][7], und beim Zerstoßen Niesen erregt. Die libysche ist geringer an Kraft, hat eine weiße Farbe und bitteren Geschmack. Beim Älterwerden verfallen sie dem Wurmfraße, werden aber wohlriechender und haben erwärmende Kraft, vertreiben, mit doppelt so viel weißer Nieswurz, aufgelegt, Sonnenbrandflecken und Leberflecken. Sie füllen die Geschwüre mit Fleisch aus, verdünnen die schwer auszuwerfenden Flüssigkeiten und benehmen einem verderbenbringenden Mittel die Kraft, wenn sie mit Honigmeth genossen werden. Sie sind aber auch schlafmachend, verursachen Tränen und heilen Leibschneiden. Mit Essig genommen sind sie denen heilsam, die von giftigen Tieren gebissen sind, ebenso auch Milzsüchtigen und denen, die an Krämpfen leiden, die von Kälte und Frostschauern ergriffen sind und denen, die an Samenfluß leiden. Mit Wein genommen, befördern sie die Katamenien, auch ist die Abkochung davon zu Bähungen für Frauen sehr geeignet, indem sie die Stellen erweicht und öffnet. Mit Honig als Paste[8] eingeführt, ziehen sie den Embryo heraus. Sie erweichen auch Drüsen und alte Verhärtungen, wenn sie gekocht umgeschlagen werden. Ferner sind sie wohltuend bei Kopfschmerzen, wenn sie mit Essig und Rosensalbe aufgestrichen werden. Endlich werden sie auch den Zäpfchen[9], Pflastern[10] und Salben[11] zugemischt; überhaupt sind sie zu vielem nützlich.

[1] C. C. hat θαλπίδη (Thalpide), welches sich von θάλπειν, erwärmen, ableiten läßt. [2] Statt marica, vielleicht korrumpiert aus amaricans, denn nach Theophrast (de odor. VII 32) ist die frische Wurzel sehr bitter und ruft auf den Händen Geschwüre hervor, liest Marcellus naronica wegen ihres häufigen Vorkommens am Naron, einem Fluß in Dalmatien (vgl. auch Plinius XXI 40). [3] Die Heiligerin, weil sie beim Darbringen der Sühnopfer gebraucht wurde, daher auch die Bezeichnung »reinigende«. [4] Feuer. [5] ἄνθη ἐπὶ κλωνίων παράλληλα wird von Ruellius und Anguillara mit »abwechselnd an den Blütenschäften« übersetzt, dies dürfte D. wohl eher durch κατ' ἄλληλα ausgedrückt haben. [6] ὑποκόλοβος könnte man auf die abgestutzte Wurzel beziehen, ich denke, das eher die durch das Abfallen der Blätter und Wurzeln am Rhizom entstandenen Narben damit bezeichnet werden sollen, wohin auch das dem κόλοβος vorgesetzte ὑπό zu weisen scheint. Wir hätten es wohl mit einem mehrjährigen Rhizom zu tun, bevor dessen eigentümliche Verzweigung eintritt, von der D. nichts sagt. [7] Der eingeklammerte Satz fehlt im C. N. [8] κολλύριον, Brötchen, von der Form im frischen Zustande. Bei der Aufbewahrung wurden sie trocken und pulverig, bei der Anwendung daher mit irgendeiner Flüssigkeit angefeuchtet. Ursprünglich waren sie Augenmittel (heute sind sie die Bezeichnung für dickflüssige Augensalben), vortraten aber häufig die Stelle von Suppositorien und wurden bei Fisteln, zum Einbringen in den Uterus, Mastdarm usw. gebraucht. [9] πεσσοί, länglichrunde Zäpfchen aus Wolle, Seide oder Leinen, Wachs oder Harz od. dgl. mit den betreffenden Arzneimitteln gemischt, damit bestrichen oder darin eingetaucht. [10] μαλάγματα, eigentlich erweichende Umschläge. Aromatische Kräuter wurden gestoßen und mit Fett, Wachs oder Harz zu einer pflaster- oder salbenartigen Masse verarbeitet. Auch kochte man schleimige Substanzen (Malven, Foenum graecum) und setzte Fett, Honig, Butter od. dgl. zu; s. auch Cap. 52. [11] ἄκοπα (ἀ priv. und κόπος, schwach), stärkende Mittel in Salbenform. Sie bestanden ursprünglich aus reinem Öl, später wurden alle möglichen Substanzen, Galbanum, Opoponax, Silphium, zugesetzt; in der Folge bekam das Wort überhaupt die Bedeutung für Salbe.

Von den älteren Schriftstellern ist es besonders Theophrast, welcher über die Iris viel berichtet, im Ganzen übereinstimmend mit D., daß sie von den Gewürzpflanzen die einzige sei, welche in Europa, und zwar nur in wärmeren Gegenden wachse, und daß ihre Güte nach dem Standorte verschieden sei (hist. pl. IV 5, 2; IX 7, 3 und 4; de caus. pl. VI 18, 12), daß sie in kälteren Gegenden keinen Geruch habe und daß dieser sich erst nach dem Trocknen entwickle; recht kräftig werde sie erst nach drei Jahren (de caus. pl, VI 11, 13; de odor. 34). Plinius unterscheidet drei Arten, von der illyrischen zwei Sorten, die **Raphanitis**, wegen der Ähnlichkeit mit dem Rettich, und den **Rhizotomos** (Wurzelgräber), der rötlich aussieht und der beste ist. Nur die Wurzel wird gebraucht und zwar zu medizinischen Zwecken; Kindern werden sie beim Zahnen und beim Husten umgehängt (XXI 140). Wenn man sie graben will, gießt man drei Monate vorher Honigwasser um sie her, um durch dieses Besänftigungsmittel die Erde gleichsam zu versöhnen, zieht mit dem Schwerte einen dreifachen Kreis und hält die ausgestochene Wurzel zum Himmel empor (Theophrast läßt dieses bei der Xiris geschehen).

Iris germanica L., I. florentina L. (Iridaceae). Deutsche und Florentinische Schwertlilie. Sie wächst in Griechenland und Italien wild, dort heißt sie heute κρινος, hier Iride pavonazza oder Giaggiolo.

Cap. 2. **Περὶ Ἀκόρου. Akoron.** Das Akoron [einige nennen es Choros aphrodisias[1], die Römer Venerea[2], auch Etadix nautica[3], die Gallier Peperacium[4]] hat; Blätter denen der Schwertlilie ähnlich, aber schmaler, und ihr nicht unähnliche Wurzeln, die aber mit einander verflochten und nicht gerade gewachsen sind, sondern schief, zutage treten und durch Absätze unterbrochen sind[5], weißlich, mit scharfem Geschmack und nicht unangenehmem Geruch. Den Vorzug verdient das dichte und weiße, nicht (von den Würmern) zerfressene und duftreiche. Ein solches ist das, welches in Kolchis[6] und Galatien Splenion[7] genannt wird. Die Wurzel hat erwärmende Kraft. Eine Abkochung davon getrunken treibt den Harn, ist auch ein gutes Mittel bei Lungen-, Brust- und Leberleiden, bei Leibschneiden, Zerreißungen[8] und Krämpfen. Sie erweicht die Milz, hilft den an Harnzwang Leidenden und den von giftigen Tieren Gebissenen, und eignet sich wie die Schwertlilie zu Sitzbädern bei Frauenkrankheiten. Der Saft der Wurzel vertreibt die Verdunkelungen auf der Pupille[9]; mit Vorteil wird aber auch die Wurzel den Gegengiften zugemischt.

[1] Reihe oder Reigen der Venuspflanze. [2] Venuspflanze. [3] Schiffswurzel, weil sie vielleicht zum Kalfatern der Schiffe, zum Abdichten der Fugen gebraucht wurde. [4] Apulejus will dafür Piper apium lesen, weil die Pflanze in den Bienenstock gelegt das Abschwärmen der Bienen verhindere; Bauhin übersetzt Piper aqueum, Wasserpfeffer. [5] Das Rhizom ist aus etwas flachen Trieben gegliedert. [6] Kolchis, Landschaft an der Ostküste des Schwarzen Meeres, das heutige Gouvernement Kutais im russischen Transkaukasien und Trapezunt umfassend, Galatien, etwa die heutige Balkanhalbinsel. [7] Ein Mittel gegen Milz- (σπλήν) Leiden. [8] ῥήγματα, innere Rupturen. [9] τὰ ἐπισκοτοῦντα ταῖς κόραις, ein dem D. eigentümlicher Ausdruck. Plinius (XXV 157) nennt die Wurzel von Oxymyrsine (*Ruscus aculeatus* L., Mäusedorn oder Stechmyrte) auch Acoron, weshalb einige, um Verwechselungen vorzubeugen, dieses lieber wildes Acoron nennen wollten. Im übrigen beschreibt er die Pflanze nach Gestalt und Wirkung wie D., sagt aber statt ἁρμόζον πρὸς ῥήγματα, ruptis congruum »ructu facilis«, leicht Aufstoßen bewirkend – ob absichtlich oder bei oberflächlichem Hören des Vorlesers dazu geführt, wie es ihm öfter geschieht?

Betreffs der Identität des Akoron hat es an Kontroversen nicht gefehlt, besonders da D. in Cap. 17 noch eine Pflanze als Calamus aromaticus beschreibt.

Die Schriftsteller des 16. Jahrh. sind geteilter Meinung. Bauhin (Histor. plant. univers. auctor. J. Bauhino et Cherlero, 1651, lib. XIX p. 735) sagt: Bei den meisten gilt *Calamus odoratus* für das Akoron, wiewohl Garcia ab Horto (De aromat. et simpl. medic. apud Indos nasc. hist., 1574) und Acosta (Hist. simpl., quae ex Oriente transfer., 1520) bemerken, daß es der *Calamus verus* seu *indicus* nicht sei. Ebenso urteilt Sylvius: der wahre Acorus ist nach dem Urteile vieler nichts anderes als die in allen Apotheken Europas als *Calamus aromaticus* bezeichnete Wurzel. Clusius (Rarior. plant. hist., 1576): der Kalmus unserer Officinen ist nichts anderes als die Wurzel, auf die alle Kennzeichen des Acorum der Alten am schönsten passen. In gleicher Weise spricht sich O. Brunfelsius (Hist. stirp. tribus tom. absol., 1536) aus. A. Lonicerus (Herbar. germ. Plant., 1582) dagegen hält das Akoron des D. für *Iris lutea*, ebenso Valerius Cordus im Dispensatorium; H. Tragus (der latinisierte Name für Hieronymus Bock) (Hist. herb. cum fig., 1552) und Lobel (M. de l'Obel, Hist. plant. cum fig., 1576) sprechen es als *Iris Pseudacorus* an (vgl. Bauhin et Cherler, l. c.). Den letzteren schließen sich Sprengel und Kosteletzky (Allgem. medic. Flora, 1831–1836) an, weil, sagt Sprengel, das Akoron nach Serapion eine gelbe Blüte hat und nach dem Zeugnisse des Apulejus nie an kultivierten Orten, in Gärten und auf Wiesen wächst. Acorus Calamus aber nur wild vorkommt.

D. beschreibt das Akoron unverkennbar als *Acorus Calamus* L. (Araceae), **Gewürzhafter Kalmus**, wofür es auch von Flückiger und Fraas gehalten wird.

Trotz seiner großen Verbreitung kommt der Kalmus in Griechenland, wo ihn Sibtorp in Lakonia noch fand, nicht mehr vor, auch ist, wie Fraas sagt, sein Gebrauch dort unbekannt; D. gibt ja die Bezugsquellen auch an. In Norditalien wächst er an manchen Stellen im fließenden und stehenden Wasser wild. Bei Danzig und Stettin wird er gebaut.

Als die Heimat des Kalmus wird Asien betrachtet, von wo er ans Rote Meer gelangte und durch Arabien nach Europa kam. Daß die Pflanze durch Menschenhände verbreitet worden sein soll, ist kaum anzunehmen, da sie sich meist sehr entfernt von menschlichen Wohnungen ansiedelt. Deutscher Kalmus (Calamus nostras) ist seit dem 17. Jahrh. bekannt, als solcher findet er sich in der Apothekertaxe von Halberstadt 1697.

Der wichtigste Bestandteil des Rhizoms ist **ätherisches Öl**, auch enthält es das von Thoms daraus hergestellte bittere **Acorin**. Es ist ein geschätztes Stomachicum und Tonicum.

Cap. 3. **Περὶ Μήου. Bärwurz.** Das sogen. athamantische[1)] Meon wächst sehr häufig in Makedonien und Spanien, an Stengel und Blättern dem Dill ähnlich, aber es ist dicker [kürzer] als der Dill. Es erreicht eine Größe von etwa zwei Ellen, ist [auch oft][2)] unten besetzt mit zarten, querlaufenden und geraden, langen, wohlriechenden, auf der Zunge brennenden Wurzeln. Diese, mit Wasser gekocht oder auch ungekocht, fein zerrieben und genossen, lindern die Schmerzen bei Blasen- und Nierenverstopfung und sind ein gutes Mittel gegen Harnverhaltung, gegen Aufblähen des Magens und Leibschneiden, auch bei hysterischen Zuständen und Gelenkleiden. Fein gerieben mit Honig als Latwerge dienen sie gegen Brustrheumatismus, als Abkochung zum Sitzbade verwandt leiten sie das Blut ab durch die Menstruation. Auf die Schamteile der Kinder gelegt, treiben sie den Harn. Wird es mehr, als nötig ist, genommen, so verursacht es Kopfschmerz.

[1)] Diese Bezeichnung leitet Plinius (XX 253) ab von Athamas, dem Sohne des Aiolos, der es zuerst gefunden haben soll, oder von Athamas, einer Landschaft im südlichen Thessalien, wo das beste Meum vorkomme. [2] Nach Cod. C. und N.

Meum athamanticum Jacq. *Athamanta Meum* L. (Umbelliferae). **Mutter-** oder **Bärwurz, Bärendill** oder **Bärenfenchel**, eine Pflanze der Voralpen Europas, lieferte die früher officinelle, stark gewürzhaft und scharf schmeckende Radix Mei sive Anethi ursini, seu Foeniculi ursini.

Cap. 4. **Περὶ Κυπείρου. Zyperngras.** Der Kypeiros – einige nennen ihn gerade so wie den Aspalathos Erysiskeptron[1] [die Römer Binsenwurzel, auch Binse]. Er hat Blätter wie der Lauch, aber länger und dünner [und härter][2], einen Stengel von zwei Ellen und mehr Höhe, kantig, der Binse ähnlich, an dessen Spitze sich ein Ansatz von kleinen Blättchen und Samen befindet. Die Wurzeln darunter, von denen auch Gebrauch gemacht wird, sind länglich wie Oliven, unter sich zusammenhängend oder auch rundlich, schwarz, wohlriechend, etwas bitter. Er wächst aber in bebauten und sumpfigen Gegenden. Die beste Wurzel ist die sehr schwere und dichte, vollkräftige, schwer zu brechende, rauhe, die einen mit einer gewissen Schärfe verbundenen Wohlgeruch hat; eine solche ist die kilikische und syrische, und die von den kykladischen Inseln. Sie hat eine erwärmende, eröffnende, harntreibende Kraft, hilft den an Blasenstein und Wassersucht Leidenden und ist auch ein gutes Mittel gegen Skorpionstiche; ferner ist sie in der Räucherung heilsam bei Erkältung und Verstopfung der Gebärmutter[3] und befördert die Menstruation. Trocken fein zerrieben heilt sie Geschwüre im Munde und fressende Geschwüre. Ferner wird sie erwärmenden Umschlägen zugesetzt und eignet sich besonders zum Verdichten[4] der Salben. Es wird berichtet, daß in Indien noch eine andere Art Kypeiros[5] vorkomme, dem Ingwer ähnlich, welche sich beim Zerkauen safranfarbig und bitter erweist. Eingesalbt aber vertreibt sie alsbald die Haare.

[1] Herausgezogenes Zepter (ἐρύω und σκῆπτρον), Hesychius will ἐρείσκηπτρον lesen (ἐρείδω und σκῆπτρον), sich stützendes Zepter, von der Gestalt des mit einem Ansatze versehenen Blütenschaftes. [2] Cod. Const. [3] περὶ μήτρας, eigentlich Perimetrium. [4] στύμματα, eine Masse, um Öle zu verdichten, daß sie den Wohlgeruch länger halten. [5] *Carcuma longa* L., Plinius nennt sie Cypira Zingiberis effigie, kurz vorher redet er von Cypirus, einem Gladiolus mit zwiebelartiger Wurzel.

Cyperus rotundus L. Cyperus longus L. (Cyperaceae). **Rundes** (und langes) **Zyperngras.** Die Pflanze hat eine kriechende Wurzel mit haselnussgroßen eirunden, außen braunen und innen weißen an den Fasern hängenden bitterlichen, schwach aromatischen Knollen. Die Blätter sind alle grundständig, schmal linealisch, schön grün. Das längste der ungleichen Hüllblätter ist etwas länger als die vier- bis sechsstrahlige Dolde, die Ähren sind schmal, spitz, die Frucht ist dreikantig, braun. In Ostgriechenland und auf den Inseln heute nach FRAAS ein unvertilgbares Unkraut. Die Wurzeln sind eine beliebte Speise der ärmeren Bevölkerung.

Cap. 5. **Περὶ Καρδαμώμου, Kardamomon.** Das beste Kardamomon wird aus Komagene, aus Arabien und vom Bosporus bezogen; es wächst aber in Indien und Arabien. Man wähle das, welches schwer zu zerbrechen, voll und rasselnd[1] ist [denn was diese Eigenschaft nicht hat, ist zur unrechten Zeit gesammelt], welches einen betäubenden Geruch und scharfen, bitterlichen Geschmack hat. Es hat erwärmende Kraft. Mit Wasser genommen wirkt es gegen Epilepsie, Husten, Ischias, Paralyse, Zerreißungen, Krämpfe, Leibschneiden und treibt den Bandwurm ab. Mit Wein genommen ist es ein gutes Mittel bei Nierenleiden, Harnverhaltung, gegen Skorpionstiche und alle Bisse giftiger Tiere. Mit 1 Drachme[2] von der Wurzelrinde des Lorbeers getrunken zertrümmert es den Blasenstein. In der Räucherung tötet es den Embryo, und mit Essig eingerieben vertreibt es die Krätze. Es wird aber auch den Salben zum Verdichten zugesetzt [ebenso den anderen Gegenmitteln][3].

[1] Ein Zeichen, daß die Samen in der Kapsel reif sind. [2] 1 Drachme = 3,411 g. [3] Die eingeklammerten Worte nur bei Saracenus.

D. schätzt die Droge nach der Handels- bzw. Bezugsgegend. Komagene ist die nördlichste Provinz von Syrien. Die Produkte Indiens wurden teils auf dem Land-, teils auf dem Seewege zum Abendlande gebracht. Die Karawane setzte sich von Attok am Indus aus in Bewegung nach Kabul, der Hauptstadt des heutigen Afghanistans. Von hier führte eine Straße über Kandahar durch das Gebiet der Parther, durch das kaspische Tor nach Ekbatana in Medien, dem heutigen Hamadan. Von da zog der Kaufmann entweder südwärts über Susa zu den Mündungen des Euphrat und Tigris oder überschritt den Tigris auf einem westlichen Wege, um nach Babylon, dem Hauptstapelplatze, zu kommen. Dann ging es entweder zu Schiff auf dem Euphrat oder längs seiner Ufer nach Syrien und Armenien, wo in Komagene der Fluß überschritten wurde, durch den Pontus euxinus (Schwarzes Meer) und den Bosporus nach Byzanz (Konstantinopel). Andererseits konnte man durch Syrien mit seinen Hafenstädten Tyrus, Sidon und Heliopolis leicht zu den europäischen Mittelmeerländern kommen.

Theophrast (Hist. pl. IX 7, 2, 3) läßt das Kardamomon teils aus Indien, teils aus Medien kommen, er nennt es beißend, δηκτικον. Nach Plinins (XII 50) wächst es sogar in Medien; er nennt es dem Namen und der Gestalt des Strauches nach ähnlich dem Amomum und unterscheidet vier Sorten: die sehr grüne, fette, scharfkantige und schwer zerreibliche als die beste, die rötliche, dann die kürzere schwärzliche und als schlechteste die gefleckte, leicht zerreibliche und schwach riechende. Man muß bei den botanischen Angaben des Plinius sich aber bewußt bleiben, daß dieselben nicht absolut sicher und ausschlaggebend sind.

Die Beschreibung der Droge ist sehr karg, das Wenige, was D. sagt, stimmt aber sehr gut, so daß wir wohl mit einiger Sicherheit annehmen können, daß das Kardamom der Alten die Frucht von *Elettaria Cardamomum* White et Maton *Alpinia Cardamomum* Roxb. (Zingiberaceae), einer Pflanze der feuchten Gebirgswälder der Malabarküste ist. Daß auch Arabien als Heimat derselben angegeben wird, darf uns nicht wundern, da der Zwischenhandel in den Händen der Araber lag und, wie bei anderen Produkten Indiens, so auch hier Arabien als Stammland abgesehen wurde.

Scribonius Largus, ein Zeitgenosse des D., wendet gleichfalls das Kardamom an und Alexander von Tralles, um die Mitte des 6. Jahrh., verordnet es äußerlich und innerlich in zwölf Rezepten, in einem Falle (besonders gegen Nierenleiden) schreibt er das enthülste (κ. ἐξηντερισμένον) vor. Die Pflanze selbst beschreibt D. nicht.

Der wirksame Bestandteil des Kardamom ist **ätherisches Öl**, welches ihm einen kraftig gewürzhaften, milde kampferartigen Geruch und einen etwas brennenden Geschmack verleiht.

Außer den Malabar-Kardamomen kommen im Handel noch vor die Ceylon-, Siam-, die Bastard- und die bengalischen Kardamomen.

Cap. 6. **Περὶ Νάρδου. Narde.** Es gibt zwei Arten Narde, und zwar heißt die eine die indische, die andere die syrische, nicht aber weil sie in Syrien gefunden wird, sondern weil die eine Seite des Gebirges[1)], an dem sie wächst, nach Indien, die andere nach Syrien gerichtet ist. Von der als syrische bezeichneten ist diejenige die beste, welche frisch, leicht, reichdoldig, gelbfarbig und sehr wohlriechend ist[2)], und zwar im Dufte dem Zypperngrase gleicht, welche eine dichte Ähre[3)], einen bitteren Geschmack hat, die Zunge austrocknet und den Wohlgeruch ziemlich lange behält. Eine Art der indischen heißt Gangitis von einem gewissen Flusse mit Namen Ganges, welcher an dem Gebirge[4)], wo sie wächst, vorbeifließt. Sie ist an Kraft schwächer, weil sie aus feuchten Gegenden stammt, ist auch länger und hat viele aus derselben Wurzel sprießende vieldoldige und unter sich verflochtene Ähren mit stinkendem Geruch[5)]. Die gebirgige[6)] dagegen ist dunkler, wohlriechender, hat kürzere Ähren und ähnelt im Geruch dem Zyperngrase; dabei hat sie die übrigen Eigenschaften der als syrische bezeichneten. Eine Art heißt auch die sampharitische[7)], sie ist sehr kurz und nach ihrer Heimat benannt, mit großen Ähren, in deren Mitte sie zuweilen einen helleren Stengel mit übermäßig starkem Bocksgeruch treibt; dieser muß weggeworfen werden. Sie wird aber auch ausgesogen in den Handel gebracht[8)]; dieses erkennt man daran, daß die Ähre weiß und dürr ist und keinen Flaumbesatz hat. Sie verfälschen sie auch durch Imprägnieren mit Schwefelantimon und Wasser) oder Palmwein, damit sie kompakter und schwerer wird. Beim

Gebrauche muß man, wenn Schmutz an den Wurzeln hängen sollte, diesen entfernen und den Staub absieben, welcher zum Waschwasser der Hände verwandt werden kann. Sie haben erwärmende, austrocknende, urintreibende Kraft, weshalb sie genossen auch den Stuhlgang und, in Zäpfchen eingelegt, die Ausflüsse aus der Gebärmutter stellen, sowie die Säfte in Ordnung bringen. Mit kaltem Wasser genommen helfen sie gegen Übelkeit, Magenschmerzen, Blähungen, Leberleiden, Gelbsucht und Nierenleiden. In Wasser abgekocht und zum Dampfsitzbade angewandt, heilen sie die Gebärmutterentzündungen. Ferner wirken sie gegen die in den Augen abgesonderte, die Augenlider fäulende Flüssigkeit, indem sie die Wimpern kräftigen und verdichten, auch dienen sie zu Aufstreupulver für feuchte Körper. Weiterhin werden sie den Gegengiften zugesetzt. Zu Augenmitteln aber werden sie mit Wein fein zerrieben, geformt und in einem unverpichten neuen Gefäße aufbewahrt.

[1] Der Paropamisus (Hindukuschgebirge); die Alten nannten alle jenseits des Indus liegenden Länderstrecken, China mit inbegriffen, Indien. [2] Hier sollte man 30 Die Arzneimittellehre des Dioskurides. annehmen, D. rede von der Wurzel, auf welche die Eigenschaften πρόσφατος, frisch, κούφη, leicht, πολύκομος, vielhaarig, mit vielen Wurzelchen, ξάνθη, gelb, εὐώδης ἄγαν, sehr wohlriechend, am besten zu beziehen wären. [3] Als Ähre (στάχυς) ist der den Valerianaceen eigene Blütenstand, die Trugdolde oder doldig erscheinende Rispe zu verstehen; D. nennt ihn sonst σκιάδιον. [4] Das Himalayagebirge. [5] Plinius (VII 42) nennt sie Ozaenitis von ὄζαινα, ein übelriechender Polyp. [6] Im Gegensatz zu der von nassen Plätzen; eine ὀρεινὴ νάρδος wird in einem besonderen Kapitel beschrieben. [7] Die Bezeichnung wird abgeleitet von Sapphar, der Residenz eines indischen Fürsten in der Weihrauchgegend an der Südspitze Arabiens (Safar). [8] Unter ἀποβεβρεγμένη, dem Feuchtsein der Handelsware, ist unzweifelhaft die durch Ausziehen ihres Wohlgeruchs beraubte und dabei feucht gebliebene Narde zu verstehen, dabei ist der Flaumbesatz, die statt des Kelches bei den Valerianaceen befindliche Haarkrone (Pappus) zerstört und auch die Farbe verändert. [9] Das Imprägnieren kann wohl nur auf die Wurzel bezogen werden, es wird dazu das schwarze Schwefelantimon (Stimmi) gebraucht, welches schon die alten Ägypter wegen der Seltenheit und Kostbarkeit durch Schwefelblei ersetzten.

Narde war das feinste und vornehmste Aroma des Altertums (Hohelied 4, 14 Vulgata). Galen (de fac. simpl. VIII p. 84) nennt die Pflanze νάρδου στάχυς (Nardustachys), entsprechend dem Plinianischen Spica nardi, welches wir in dem Ausdrucke Speik- oder Spikenard für Valeriana celtica wieder finden.

D. scheint sich selbst über die Sache nicht ganz klar gewesen zu sein, so daß die Narde jedenfalls zu den Pflanzen gehört, welche er nach Berichten beschreibt. Auffallender Weise wendet er der Wurzel wenig Aufmerksamkeit zu, da sie doch vorzugsweise der Träger des Aromas sein soll. Arrianus (Exped. Alexandri VI 22) berichtet, daß Alexander auf seinem Zuge viele von den Phönikern gesammelte wohlriechende Nardenwurzeln vorgefunden habe, welche von dem Heere in solcher Menge zertreten wurden, daß die ganze Gegend danach roch.

Theophrast sagt von der Narde nichts, Plinius dagegen (XII 42) handelt ausführlich darüber. Die indische beschreibt er als einen Strauch mit schwerer, dicker, kurzer, schwarzer und obwohl fetter, doch zerbrechlicher Wurzel, die gleich der Cyperuswurzel nach Schimmel riecht und herbe schmeckt. Die Blätter sind klein und stehen dicht. Cacumina in aristas se spargunt; ideo gemina dote nardi spicas ac folia celebrant, übersetzt Wittstein: »Der oberste Teil (der Wurzel) trägt rundum grannenartige Fäden; man preist daher vorzüglich zwei Teile an der Pflanze, die ährenähnliche Wurzel und die Blätter.«

Die indische Narde ist *Valeriana* oder *Patrinia Jatamansi* Jones, die syrische *Patrinia scabiosaefolia* Fisch. (Valerianaceae). Die erstere Pflanze ist rasenartig, die Wurzel federkieldick oder fingerdick, nach unten viele Fasern, nach oben bis drei Keime treibend, welche sich von Jahr zu Jahr verlängern und dann, von den faserigen braunrötlichen Blattreststielen bedeckt, einem borstigen Schweife gleichen. Die wohlriechende Wurzel mit einem Stengelreste ist im südlichen Asien heutzutage ein berühmtes Mittel. Die gebirgige dunklere indische Narde wird für *Valeriana Hardwickii* Wall. gehalten. Die Wurzel ist kleinfingerdick, fleischig, nach oben mehrköpfig, wohlriechend. Sie ist in Indien ein geschätztes Arzneimittel.

Cap. 7. **Περὶ κελτικῆς Νάρδου. Keltische Narde.** Die keltische Narde wächst wohl in den Alpen Liguriens, wo sie landläufig Saliunca genannt wird. Sie wächst aber auch in Istrien. Es ist ein sehr kleiner Strauch, welcher sammt den Wurzeln in Bündeln wie eine Handvoll gesammelt wird. Sie hat längliche, etwas gelbliche Blätter und eine hochgelbe Blüte. Nur die Stengel und Wurzeln stehen im Gebrauch und haben Wohlgeruch. Deshalb muß man die Bündel, nachdem man das Erdige entfernt hat, am ersten Tage mit Wasser besprengen und sie an einem feuchten Orte auf untergelegtem Papier hinlegen und sie am folgenden Tage reinigen; denn mit der Spreu und Nichtdazugehörigem wird durch den Einfluß der Feuchtigkeit das Brauchbare nicht zugleich mit hinweggenommen. Sie wird aber verfälscht durch ein mit ihr zusammen ausgerupftes, ihr ähnliches Kraut, welches man nach dem Geruch stinkendes Böckchen[1)] nennt. Die Erkennung ist jedoch leicht, denn die Pflanze hat keinen Stengel, ist heller und hat weniger längliche Blätter, auch hat sie nicht eine bittere und aromatische Wurzel, wie es bei der echten ist. Will man sie (die Narde) aufbewahren, so soll man daher die Stengelchen und Wurzeln, indem man die Blätter wegwirft, absondern, sie, fein zerrieben, in Wein aufnehmen und zu Zeltchen formen und sie in einem neuen irdenen Gefäße wegsetzen, dieses sorgfältig verschließend. Die beste ist die frische und wohlriechende, die wurzelreiche, nicht leicht zerbrechliche und volle. Sie hat dieselbe Kraft wie die syrische, ist aber noch harntreibender und magenstärkender. Sie hilft auch bei Leberentzündungen, bei Gelbsucht und Aufblähen des Magens, wenn sie mit Wermuthabkochung getrunken wird, in gleicher Weise bei Milz-, Blasen-, Nierenleiden und gegen den Biß giftiger Tiere, wenn sie mit Wein genommen wird. Auch wird sie den erwärmenden Umschlägen, Tränken und Salben zugesetzt.

[1)] τράγον hat SPRENGEL früher (Gesch. d. Bot. I S. 148) für *Saxifraga Hirculus* L. gehalten, wie dies auch WITTSTEIN in seiner Plinius-Übersetzung tut, später hat er, und zwar mit Recht, diese Deutung für irrig erklärt, denn dieser Steinbrech ist eine Moor- und Sumpfpflanze des nördlichen Deutschlands, besonders Schlesiens und hat einen aufrechten Stengel bis zu 25 cm Höhe. Er vermutet vielmehr unter τράγον *Valeriana saxatilis* L., allerdings unter der Annahme, daß die Rhizotomen beim Einsammeln die Stengel entfernt und dann die Pflanze der echten Narde zugemischt hätten; ihre Wurzeln haben einen starken, aber nicht angenehmen Duft. Bei Hippokrates findet sich ein τράγιον, welches als *Hypericum hircinum* L. angesprochen wird. Plinius nennt diese Nardensorte die gallische, sie wird mit den Wurzeln ausgezogen, in Wein abgewaschen und bündelweise in Papier gewickelt.

Die Anweisung zur Reinigung des Pflänzchens macht D. alle Ehre; er läßt dasselbe nach oberflächlicher Entfernung der anhängenden erdigen Teile mit Wasser besprengen, damit besonders die zarten Wurzeln beim nachherigen Auslesen der Fremdkörper nicht zu trocken sind und dann leicht zerbrechen.

Valeriana celtica L. **Keltische Narde, Spikenard, Keltischer Baldrian.**

Das schief in der Erde liegende, mit braunen schuppigen Blattstielresten dicht besetzte Rhizom treibt nach unten lange Fasern. Auf den höchsten Alpen Mitteleuropas. Sie bildet als Speik noch heute einen wichtigen Handelsartikel der Alpenländer über Triest nach dem Orient, wo sie zu Salben und Bädern gebraucht wird. Meist kommt sie in runden oder platten Bündeln mit starkem Baldriangeruch in den Handel.

Cap. 8. **Περὶ ὀρεινῆς Νάρδου. Bergnarde.** Die Bergnarde, von einigen auch Thylakitis[1)] und Neris[2)] genannt, wächst in Kilikien und Syrien und hat Blätter und Stengel wie Erynx[3)], aber weicher [nämlich nicht rauh und stachelig]. Die Wurzeln darunter sind schwarz, wohlriechend, zwei oder mehrere, wie die des Asphodelos, aber schmaler und viel kleiner. Weder Stengel noch Frucht noch Blüten nutzen etwas, aber die Wurzel hilft gegen alles, wogegen die keltische Narde (gebraucht wird).

[1)] θυλακῖτις (θυλακοειδής) von der Ähnlichkeit des Wurzelstockes mit Säckchen (θύλακοι), auch die Wurzeln des Asphodelos werden von D. als eichelförmig beschrieben. [2)] Neris soll sie nach ihrem Entdecker, dem ägyptischen König Neiris, vielleicht auch nach dem Volksstamm der Neri an den Pyrenäen benannt sein. [3)] Welche Pflanze unter ἤρυγξ zu verstehen sei, bedarf noch der Aufklärung; FRAAS zieht *Scabiosa transsylvanica*, welche der *Valeriana tuberosa* ähnlich ist, hierher, die Ähnlichkeit mit Eryngium, welches FAB. COLUMNA darunter verstehen will, ist zu entfernt.

Nardus tuberosa L. **Knollenwurzeliger Baldrian.** Das Rhizom ist etwas fleischig, länglich oder rundlich, gelblichgrau. Es treibt ganz kurze Ausläufer, welche nach oben Blätter entwickeln, nach unten eine Art Knollen bilden. Der Stengel ist bis 30 cm hoch, die Wurzelblätter sind mannigfach gestaltet, die Stengelblätter in zwei bis drei Paaren, am Grunde etwas zusammengewachsen, die untersten mit ein bis drei Paaren seitlicher und einem viel größeren lanzettlichen Endlappen. Die Doldentraube ist halbkugelig mit blaßrosenroten wohlriechenden Blüten. Die Wurzel hat starken Baldriangeruch. An trockenen steinigen Grasplätzen Südeuropas.

Cap. 9. **Περὶ Ἀσάρου. Haselwurz.** Die Haselwurz, welche einige auch wilde Narde nennen [die Propheten[1] Blut des Mars, Osthanes Thesa, die Ägypter Kereeran, die Römer Peripresa[2], andere auch Bakchar[3], die Tusker Succinum, auch Bauernnarde], [eine wohlriechende Kranzpflanze][4], hat Blätter ähnlich dem Epheu, aber viel kleiner und runder. Die Blüten zwischen den Blättern dicht über der Wurzel sind purpurfarben, denen des Bilsenkrauts oder der Granatblüte[5] ähnlich, der Same gleicht den Weinbeerenkernen. Die Wurzeln[6] darunter sind zahlreich, gliederig, schräg wie bei Agrostis, aber viel dünner und wohlriechend, erwärmend, auf der Zunge beißend. Ihre Kraft ist harntreibend, erwärmend und Brechen erregend, ein gutes Mittel für Wassersüchtige und solche, die an chronischer Ischias leiden; sie befördern auch die monatliche Reinigung, Mit Honigwasser (Honigmeth) in einer Gabe von 6 Drachmen getrunken führen sie ab, wie weiße Nieswurz. Sie werden auch den wohlriechenden Salben zugemischt.

Sie (die Haselwurz) wächst an schattigen Bergen, am meisten in Pontus[7] und Phrygien, in Illyrien und bei den Vestinern[8] in Italien.

[1] Die Propheten sind ägyptische Priester, speziell solche, die unter Begleitung von Gebeten die Arzneien und Wohlgerüche für die Götter und Menschen herstellten, und welche, um den Laien die Bekanntschaft mit den Mitteln vorzuenthalten und zur Verständigung unter den Priesterärzten der verschiedenen Distrikte für die einzelnen Mittel Geheimnamen und zwar mit Vorliebe Bestandteile göttlicher Personen oder deren Sinnbilder einführten. [2] Vielleicht abgeleitet von περιπρήθω (περιπίμπρημι), ringsherum anzünden, wegen der hochroten Blüte, Peripressa des Plinius (XXI 132). [3] Baccar bei Ovid (Eclog. IV 19). Plinius unterscheidet Baccar, die er auch wilde Narde nennt, und Asarum, welches fälschlich so bezeichnet werde. Den Namen Asarum (ἀ und σαράω, ἄσαρος, ungefegt, schmutzig) habe die Pflanze, weil sie nicht zu Kränzen gebraucht werde (XII 45, XXI 29). Bauernnarde, Nardus rustica ist bei Baccharis abgehandelt.

Sonst beschreibt er die Pflanze nach Aussehen und Wirkung fast wörtlich wie D. [4] Nur in Aldin., Cod. C und bei Cornar. [5] Die Ähnlichkeit bezieht sich auf die Farbe des außen bräunlichen, innen blutroten Perigons. [6] Die Wurzelfasern des waagerecht unter dem Boden hinkriechenden gegliederten Rhizoms. [7] Eine Landschaft Kleinasiens am Schwarzen Meere. [8] Eine Völkerschaft Italiens am Adriatischen Meere.

Asarum europaeum L. (Aristolochiaceae). **Gemeine Haselwurz**. In Italien heißt sie nach Pollini (Flora veronens. II p. 91) Asaro, bei Verona Bacchera und Baccara.

Cap. 10. **Περὶ Φοῦ. Phu.** Das Phu – einige nennen auch dieses wilde Narde – wächst in Pontus und hat Blätter ähnlich denen der wilden Pastinake oder des Pferdseppich, einen ellenlangen oder höheren Stengel, glatt, weich, etwas purpurfarbig, innen hohl und durch Gelenke etwas abgeteilt. Die Blüte kommt auf die der Narde hinaus, ist aber größer und zarter und vom weißen Grunde aus purpurartig gefärbt. Die Wurzel hat am oberen Teile die Dicke des kleinen Fingers, sie hat aber daran querlaufende Würzelchen wie etwa die Binse oder die schwarze Nieswurz, unter einander verflochten, gelblich, wohlriechend, an Duft der Narde ähnelnd, aber mit einer gewissen stinkenden Strenge. Trocken genommen hat es die Kraft, zu erwärmen und den Urin zu treiben; auch seine Abkochung leistet dasselbe und wirkt gegen Seitenschmerz. Es befördert die Katamenien und wird den Gegengiften zugemischt. Es wird verfälscht durch Beimengung der Wurzeln der Stachelmyrte; ihre Erkennung ist aber leicht, denn sie sind härter und schwerer zu zerbrechen und ohne Wohlgeruch.

Die Beschreibung der Pflanze ist ziemlich klar; die Blätter werden mit den einfach gefiederten Blättern zweier Umbelliferen, *Smyrnium Olusatrum* L. und *Pastinaca sativa* L., verglichen, die Wurzeln mit den gleichen Gebilden von *Helleborus niger* L. Plinius (XII 45) hält Phu für *Nardus cretica* L., bei Valerius Cordus ist es *Valeriana Phu* L., dessen Wurzeln den echten Baldrianwurzeln untergeschoben werden. Hawkins der Reisebegleiter Sibtorps, fand in Kleinasien eine Species, auf welche die Beschreibung des D. am besten zu passen schien, und bezeichnete das Phu als *Valeriana Dioscoridis*. Sprengel hält das Phu des D. für *Valeriana officinalis* L. (Valerianaceae), Gemeiner Baldrian. Übrigens hat dieser sich im ganzen gemäßigten Asien bis Japan das Bürgerrecht erworben. Schon Brunsfelsius und Fab. Columna, welcher sich durch den Gebrauch der Wursel von der Epilepsie befreite, geben das Phu für *Valeriana offic.* L. aus. Bei Fraas ist es *Valeriana Dioscoridis* Hawk.

Als Verfälschung gibt D. die Wurzel von *Ruscus aculeatus* L. an.

Der wirksame Bestandteil der Baldrianwurzel ist **ätherisches Öl**, welches Baldriansäure, Essigsäure, Ameisensäure, ein Terpen und einen Alkohol enthält.

Cap. 11. **Περὶ Μαλαβάθρου. Malabathron.** Einige nehmen an, das Malabathron sei das Blatt der indischen Narde, verleitet durch die Ähnlichkeit im Geruch; es haben nämlich viele Pflanzen einen nardenartigen Geruch, wie das Phu, die Haselwurz, Neris. Die Sache verhält sich aber nicht so. Es ist eine besondere, in den indischen Sümpfen. wachsende Art, indem es ein Blatt ist, welches auf dem Wasser schwimmt, gerade so wie die auf den Sümpfen sich findende Linse[1], ohne daß es eine Wurzel hat. Die Sammler ziehen es rasch auf eine Leinenschnur zum Trocknen und bewahren es auf. Man sagt, daß, nachdem das Wasser durch die sommerliche Hitze verschwunden ist, der Boden mit Strauchwerk gebrannt werde, denn, wenn dies nicht stattfände, wachse es nicht. Gut ist es, wenn es frisch, beim Einweichen weißlich, nicht, zerbrechlich und ganz unversehrt ist, wenn es einen durchdringenden Duft mit lange anhaltendem nardenartigem Wohlgeruch und dabei keinen salzigen Geschmack hat. Das schwache und zerbröckelte[2], welches einen muffigen Duft von sich gibt, ist unbrauchbar. Es hat dieselbe Kraft wie die Narde; aber jenes leistet alles kräftiger. So hat das Malabathron eine harntreibendere und magenstärkendere Kraft, auch gegen Augenentzündungen eignet es sich, wenn es mit Wein behandelt[3], fein zerrieben und eingestrichen wird. Es wird aber auch unter die Zunge gelegt zum Wohlgeruch des Mundes und zwischen die Kleider, denn diese schützt es vor (Motten-) Fraß und macht sie wohlriechend.

[1] φακός, gemeint ist φακὸς ὁ ἐπὶ τῶν τελμάτων, *Lemna minor* L., Wasserlinse. [2] d. h. folia in fragmentis. [3] ἀναζεσθέν, aufgelebt, d. h. wenn die Blätter durch Wein wieder angefrischt werden.

Nach Plinius (XII 129) wächst das Malabathron oder Malobathron in Syrien, häufiger in Ägypten »Es ist ein nach Art der Wasserlinse in Sümpfen wachsender Baum mit eingerollten Blättere von der Farbe trockener Blätter, aus denen ein Öl zu Salben gepreßt (gemacht) wird, die am meisten geschätzte Art findet sich in Indien. Dieses Malabathron ist dunkler, rauh, hat einen angenehmeren Geruch als Safran, der besonders beim Anfeuchten mit Wein hervortritt, es schimmelt rasch.« Sowohl D. wie Plinius haben offenbar nach Hörensagen berichtet.

Als Stammpflanze wird *Laurus Cassia* L. (Laurineae), Kassienlorbeer, betrachtet, ein Baum Chinas und Cochinchinas. Die Blätter sind länglich-elliptisch, spitzlich, unten bogig, geadert, mit drei starken Nerven, beiderseits mit kurzem grauem Filz bedeckt, unterseits graugrün, lederartig, dick, bis an 20 cm lang und 7 cm breit, welche dann, wie man annimmt, vom Winde auf die Flüsse und Seen getrieben werden. Im »Periplus des erythräischen Meeres« von einem unbekannten Verfasser, dessen Abfassung in die Zeit des D. gesetzt wird, heißt es § 56: »Jedes Jahr kommt in die Nähe der Stadt Thina (im heutigen Siam) ein Volksstamm, die Bessiden genannt, sehr kleine Menschen mit breitem Gesicht und vollständiger Stumpfnase, den Wilden ähnlich. Sie erscheinen mit Weib und Kind, mächtige Ballen und Körbe von Flechtwerk, den Weinreben ähnlich, tragend und bleiben dort, Feste feiernd, einige Tage. Die Körbe dienen ihnen zum Lager. Dann ziehen sie in ihre Heimat zurück. Hierauf wartend gehen die Bewohner der Gegend hinzu und sammeln die Unterlagen jener. Sie ziehen aus den Geflechten, die sie Petoi nennen, die Rippen heraus, wickeln die Blätter zusammen und umfestigen sie durch die Fasern der Stengel zu Kugeln. Es werden drei Sorten gemacht: aus den größeren Blättern das grobkugelige Malabathron, aus den mittelgroßen das mittelmäßige und aus den kleineren Blättern das feinere, dann wird es von den Verfertigern selbst nach Indien gebracht.« Als weitere Stammpflanzen des Malabathron werden angenommen *Cinnamomum Cassia* Nees (Ceylon), *Cinnamomum aromat.* Nees (China) und mit größerer Wahrscheinlichkeit *Cinnamomum Tamala* Nees (Ostindien), dessen Blätter noch heute in Indien häufig gebraucht werden. Die Blätter sind groß, länglich-lanzettlich, zugespitzt, dreifach benervt, oberseits sattgrün, unterseits bogig fein geadert und seegrün. Auf die oben angegebene Weißfilzigkeit der Blätter könnte das »beim Erweichen weißlich werden« des D. bezogen werden.

Bei den späteren Griechen, z. B. Nicolaus Myrepsos, hießen sie φύλλα μαλαβάθρου oder φ. ἰνδικά, Malabathron oder indische Blätter, bei Plutarch und Valerius Cordus einfach φύλλα, Blätter, die daraus bereitete Salbe hieß unguentum foliatum. In Indien heißt nach Garcia das Malabathron Tamalabathron (Tamala und Bathron, Blatt).

Cap. 12. **Περὶ Κασσίας. Kassia.** Von der Kassie gibt es mehrere Sorten, welche in dem gewürzliefernden Arabien wachsen. Sie hat einen dickrindigen Zweig, Blätter wie der Pfeffer. Wähle die ins Gelbliche spielende, gut aussehende, korallenähnliche, sehr dünne, lange und feste, die voll von Röhren ist[1)], die einen beißenden und zusammenziehenden, zugleich einen einigermaßen brennenden, würzigen Geschmack und einen weinartigen Geruch hat. Die so beschaffene wird von den Eingeborenen Achy[2)] genannt. Bei den Kaufleuten in Alexandrien führt sie den Namen Daphnitis[3)]. Dieser steht aber voran die dunkle und purpurfarbene, dichte, genannt Zigir[4)], die einen Rosenduft hat und am besten zum medizinischen Gebrauche sich eignet. An zweiter Stelle dann kommt die vorher genannte. Die dritte ist der sogen. mosylitische Zweig[5)], die übrigen aber sind minderwertig, wie die Aphysemon[6)] genannte dunkle, unangenehm riechende, mit dünner oder auch rissiger Rinde, oder wie die als Kitto[7)] und Dakar bezeichnete. Es gibt aber auch eine ungeheuer ähnliche falsche Kassia, welche durch den Geschmack erkannt wird, der weder scharf noch gewürzhaft ist; sie hat die Rinde, welche dem Mark angrenzt[8)]. Es wird aber auch eine breite Röhre angetroffen, zart, leicht, schlank, welche wohl den Vorzug vor der anderen hat. Verwirf aber die weißliche, krätzig aussehende[9)], die einen bockartigen Geruch hat, und die, welche keine dicke, sondern eine krätzige und schwache Röhre hat. Sie hat erwärmende, harntreibende, austrocknende und gelind adstringierende Kraft. Sie eignet sich sehr zu Augenmitteln für Scharfsichtigkeit und zu Umschlägen. Mit Honig eingesalbt, entfernt sie die Leberflecke, innerlich genommen befördert sie auch die Menstruation und hilft den von der Otter Gebissenen, getrunken ferner hilft sie gegen alle inneren Entzündungen und endlich den Frauen im Sitzbade und in der Räucherung zur Erweiterung des Muttermundes. Die doppelte Menge den Arzneimitteln zugemischt, wenn Kinnamomon mangeln sollte, leistet dasselbe. Gar sehr ist sie endlich zu vielem nützlich.

[1)] Bezieht sich auf die Handelsware, auf die ineinandergesteckten Röhren. [2)] Achy führt man zurück auf das hebräisch אָח, Ach ode אָחוּ, Achu, was Genes. 41,2 Schilf bedeutet, also sich auf den feuchten Standort des Baumes bezöge. [3)] Daphnitis soll sie nach Sprengel von einem Hafenorte Daphnus des Arabischen Meerbusens heißen. Andere, darunter Plinius, haben Daphnoides wegen der Ähnlichkeit mit dem Lorbeer, δάφνη. [4)] Garcia (J. Bauhin et J. H. Cherler, lib. IV p. 453) ist der Ansicht, daß Zigiv oder Gizir die Bezeichnung sei für Ceylon, dessen Eingeborene, die Shingalesen, von den Persern und Arabern Zanges (Schwarze) genannt seien. Zuverlässiger wird es von der ägyptischen Bezeichnung Khisitholz für Zimt hergeleitet, welches nebst anderen Kostbarkeiten aus dem Lande Punt geholt wurde. Es ist das hebräisch קְצִיאֲה, Kesia, voraus das griechische Kassin entstand. [5)] Benannt nach dem Hafenorte Mosylon. [6)] Aphysemon, ohne Hauch oder auch ohne aufgeblasen zu sein, ohne Röhren. Andere Lesart ist ἀφήμων (aphemon), schlecht. [7)] Statt »Kitto« steht bei Galen und im Periplus »Moto«. [8)] Also noch den Holzteil besitzt. [9)] Könnte leicht auf die Rinde von *Canella alba* Murr. bezogen werden, den weißen Zimtbaum Westindiens.

D. unterscheidet zwischen Kassia (κασία Theophr. und Gasia. Plin.) und Kinnamomon ab zweier verschiedener Produkte und hält sie nach damaliger Ansicht für Erzeugnisse Arabiens, während sie nur durch den Zwischenhandel der Araber über Malao (Berbera), Ocelis (Ocilia Plinii) und Mosylon an der Ostküste Afrikas, sowie vom Vorgebirge Aromaton (Guardafui) ausgeführt wurden. Es hatte sich um dieses kostbare Gewürz ein ganzes Gewebe von Fabeln gebildet. Die Gegend, wo der Zimt wachse, die regio cinnamomifera (Äthiopien) sei von giftigen Dünsten schwanger und wimmele von giftigen fliegenden Schlangen. Nach Herodot IV 111 und Aristoteles (Hist. anim. IX 14, 2) sollen der Phönix und andene Vögel die Zimtspähne in ihr Nest tragen, aus denen sie herabfallen und gesammelt werden usw. Plinius XII 142 gibt schon zu, daß solche Erdichtungen Konkurrenzmanöver seien und nur dazu dienen sollten, die Preise hoch zu halten (Garcia erzählt dasselbe aus eigener Erfahrung von den Chinesen); er sagt weiter, daß die Araber keinen Zimt und keine Casia hätten. Theophrast (Hist. plant. IV 4, 14; IX 8, 2 u. 3; IX 5, 1) erwähnt die Kasia unter den Gewürzpflanzen, welche nur in den heißeren Gegenden Asiens, in Arabien, Syrien und Indien wüchsen; die Zimt- und Kasiasträucher (er vergleicht sie mit Vitex agnus castus) würden vollständig aus der Erde gerissen und in fünf Teile gesondert, von denen die oberen die beste, die der Wurzel um nächsten die schlechteste Sorte lieferten. Es gebe eine schwarze und eine weiße Sorte. Die Zweige der Kasia würden in zwei Finger lange Stücke geschnitten und in frische Tierhäute eingenäht, die sich bildenden Würmer fressen das Holz weg und ließen die ihnen zu bittere Rinde zurück. Ebenso Plinius XII 85 sqq. Die Casia, sagt er, wachse in der Nähe der Zimtfelder, werde aber auf Bergen dicker. Vom ersten Hervorsprießen bis zu 1 Fuß erscheine sie weiß, dann rötlich und zuletzt schwarz, die weiße werde verworfen. Er nennt die beste, kurzröhrige, purpurfarbige Lada, die zweite Sorte Casia Balsamodes und eine dritte Handelsware Daphnoides; verfälscht werde sie mit Styrax und dünnen Lorbeerreisern. Die eigentliche Heimat des Zimts war den Alten unbekannt. Nach dem Periplus wurden von Malao zwei Sorten Kassia, die härtere und die Duaka ausgeführt, die weiße kam von Mosylon; vom Vorgebirge Aromaton stammen fünf Sorten: Gizeir, Asyphe, Aroma, Mogla und Moto.

D. bat ohne Zweifel mehrere Sorten (εἴδη) Zimt gesehen, Kasia und Kinnamomon scheint er für zwei Arten (γένη) zu halten, übrigens ebenso wie Theophrast und Plinius großenteils nach Hörensagen zu berichten. Die Blätter sollen gleich denen des Pfeffers sein. Sie haben allerdings dieselbe Größe und sattgrüne Farbe, sind länglich und und in eine stumpfe Spitze auslaufend, oberseits glänzend, unterseits bläulichgrün und kurz weichhaarig und dreinervig, während die Blätter des Pfeffers breit-eiförmig und in eine scharfe Spitze ausgezogen und fünf- bis siebennervig sind. Und nun gar Plinius, der die Blätter mit denen des Origanum vergleicht; die letzteren sind vier- bis fünfmal kleiner und haben nur einen Mittelnerv mit zahlreichen sich abzweigenden Seitennerven.

Cap. 13. **Περὶ Κινναμώμου. Zimt.** Vom Zimt gibt es mehrere Sorten, welche nach dem Ursprungslande benannt werden. Den Vorzug verdient der Mosylon, weil er eine ziemlich große Ähnlichkeit mit der Mosylites genanntem Kassia aufweist, und von diesem der frische, dunkelfarbige, auf weinfarbigem Grunde aschgraue, der dünne und glatte Zweige und zahlreiche Knoten[1] hat und sehr wohlriechend ist. Denn zunächst hängt die Beurteilung für größte Güte von der Eigentümlichkeit des Wohlgeruches ab. Es findet sich nämlich bei dem besten und ganz echten[2], daß der Geruch auf den der Raute hinauskommt oder dem des Kardamom ähnlich ist. Ferner noch (verdient Vorzug) auch der beim Kosten brennende und beißende und der zugleich mit Wärme etwas salzig schmeckende, der beim Zerreiben nicht schnell zusammenbackt[3], beim Zerbrechen stäubt und glatt ist zwischen den Knoten. Prüfe ihn aber, indem du von einer Wurzel den Zweig nimmst, denn eine solche Prüfung ist leicht auszuführen. Man trifft nämlich Mischungen von Bruchstücken, welche, indem sie gleich im Anfange der Untersuchung das Bessere mit ihrem Hauch umgeben und den Geruch vollständig ausfüllen[4], die Erkenntnis des Schlechteren erschweren. Es gibt aber auch einen Bergzimt, dick, kurz, von hellgelber Farbe; dann einen dritten vom Mosylon ab, dunkel und sehr wohlriechend, gut schlank und ohne viele Knoten. Ein vierter ist weiß, locker, knollenartigen Aussehens und schwach, dabei leicht zerbrechlich und mit einer großen, der der Kassia etwas ähnlichen Wurzel, der fünfte, mit durchdringendem Geruch, ist hellgelb und hat auch eine Rinde, ähnlich[5] der der gelben Kassia, hart anzufühlen, nicht sehr faserig, und eine dicke Wurzel. Was von diesen nach Weihrauch, Myrte, Kassia oder Amomum riecht, ist schlechter. Verwirf[6] den weißen, krätzig aussehenden, den mit runzeliger Rinde und den nicht glatten, auch den holzigen aus der Nähe der Wurzel scheide als unbrauchbar aus. Es gibt auch noch etwas anderes Ähnliches, das sogen. Pseudokinnamomon; es ist minderwertig, von nicht kräftigem Geruch und geringer Kraft; es wird aber auch Zingiber genannt und ist das Holz des Zimts, es hat eine gewisse Ähnlichkeit mit dem Zimt. Es ist aber ein heller Zimt, welcher lange und kräftige Zweige und einen viel geringeren Wohlgeruch hat). Von einigen wird behauptet, daß auch der Abstammung nach das Zimtholz vom Zimt sich unterscheide, indem es von anderer Natur sei.

Sämtlicher Zimt hat erwärmende, harntreibende, erweichende, die Verdauung befördernde Kraft. Genossen befördert er die Menstruation und treibt die Frucht ab, und mit Myrrhe aufgelegt hilft er gegen giftbissige und totbringende Tiere; auch entfernt er die Verdunkelungen der Pupille, er erwärmt zugleich und verdünnt. Mit Honig aufgestrichen, vertreibt er Leberflecke und Sommersprossen; er wirkt auch gegen Husten und Katarrh, gegen Wassersucht, Nierenleiden und Harnverhaltung. Auch wird er den kostbaren Salben zugemischt, ist überhaupt zu vielem nützlich. Für längere Zeit wird er aufbewahrt, indem er zerstoßen in Wein aufgenommen und im Schatten getrocknet wird.

[1] Je länger die Röhren, desto mehr Knoten (Blatt- oder Zweignarben), Val. Cordus (Comment. ad Dioscor.) sagt, es werde nur eine Sorte zu uns gebracht, welche die Araber Darseni, die Griechen Charakion (χάραξ, langer Pfahl) nennen. [2] ἰδιάζοντος. [3] d. h. der den gehörigen Grad von Trockenheit besitzt. [4] d. h. indem sie mit Ihrem penetranten Geruch den feinen des echten Zimts verdecken. [5] Vielleicht die schon genannte Rinde von Canella alba, welche teils in starken Röhren, teils in platten unförmlichen Stücken in den Handel kommt; besonders die letzteren haben eine an Krätze erinnernde runzelige Oberfläche. Plinius (XII 94) sagt, daß unter dem Kaiser Vespasianus Augustus eine große Wurzel des Zimtbaumes zu Rom im Tempel auf dem Capitol aufbewahrt sei, aus der Tropfen austreten, welche alsbald erhärteten. Diese konnte nur von Canella alba, als einer Guttifere, herrühren. [6] Bauhin (l. c. p. 442) übersetzt hier ἀπολέγου mit deligito, wähle aus, was jedenfalls nicht zu billigen ist. [7] Xylocassia, die ganzen Zweige des Zimtbaumes.

Die medizinische Anwendung des Zimts bei D. ist von der heutigen sehr verschieden, z. B. bei Frauenleiden.

Die Bezeichnungen Kasia und Kinnamomon haben seit den ältesten Zeiten bis zum späten Mittelalter bei den Schriftstellern eine verschiedene Auslegung gefunden und daher eine reichhaltige Literatur hervorgerufen. Die einen wollen einen generellen Unterschied machen zwischen beiden Pflanzen. Andere halten beide für gleich oder nahezu gleich. Schon Galen (De antid. I cap. 13) macht darauf aufmerksam, daß man Kassiabäume finde, aus denen Kinnamomonzweige hervorgingen. So sei auch, sagt er (Theriac. ad Pison. cap. 12) zwischen Kassia und Kinnamomon kein wesentlicher Unterschied.

Joh. Actuarius (13. Jahrh.) verstand unter Casia ausdrücklich die Röhrenhülse von *Cassia Fistula* L.; Linné stellte deshalb in seinen Genera Plantarum die Gattung Cassia (Leguminosae-Cassieae) auf (s. Flückiger, Pharmakogn. S. 597), Valerius Cordus (Annotat. in Dioscor. 1561) schreibt, die Cassia sei ein dem Cinnamomum verwandter Baum, dessen Äste und Zweige mit der Rinde als Xylocassia in den Handel kämen, die Rinde ohne Holz sei die Cassia fistularis (röhrenförmige Kassia), Cassia und Cinnamomum seien einander so ähnlich, daß die eine in die andere nicht selten degeneriere.

Amatus Lusitanus (In quinque Dioscor. libros enarrationes 1554) berichtet, daß die Eingeborenen keinen Unterschied machten zwischen Cassia und Cinnamomum, sondern beim Fällen und Schälen der Bäume beide zusammen in Bündel packten. Andreas Thevetus dagegen tritt in seiner Kosmographie (1550) denen, besonders Garcia, entgegen, welche Cassia und Cinnamomum für dasselbe halten.

Nicht geringe Verwirrung ist dadurch entstanden, daß Bauhin, Garcia, Val. Cordus, überhaupt die meisten Schriftsteller des 16. Jahrh. das Cinnamomum Canella nennen.

A. Thevetus teilt noch mit, daß die Wurzel von Cassia sehr nützlich sei, nicht minder der aus dem Baume ausfließende Saft. Dies weist auf Canella alba.

D. hat fünf Sorten Kassia und etwa sieben Sorten Kinnamomon, welche mit denen des heutigen Handels zu identifizieren, ein vergebliches Bemühen sein würde, besonders da Verpflanzungen und Kultur notwendig Veränderungen bewirkt haben.

Die heutigen Bezeichnungen der Handelsware sind recht unbestimmt. Cassia vera hieß früher der chinesische Zimt zum Unterschiede von den Hülsen der Cassia Fistula L. So heißt er noch heute in den Hafenplätzen Hollands, ebenso wird aber auch der Malabar-Zimt benannt. Cassia lignea, ursprünglich die ganzen Zweige, heißt in England, in den Ver. Staaten Amerikas und in Hamburg sowohl der chinesische als auch der Malabar-Zimt.

Wir haben es mit der Zweigrinde verschiedener Bäume der Gattung Cinnamomum aus der Familie der Lauraceae zu tun. In Betracht kommen *Laurus Cassia* Ait., *Cinnamomum ceylanicum* Breyn., Ceylon-Zimt, *Cinnamomum Cassia* Blume, **Chinesischer Zimt**. Die eigentliche Heimat ist China, kultiviert wird er auf Java, Sumatra, Ceylon und Malabar.

Meist beginnt die Ernte an sechsjährigen Stämmen mit einem Durchmesser von etwa 26 mm. Nur wenige Bäume läßt man zehn Jahre alt werden zur Gewinnung von Samen. Solche mögen wohl einen sehr feinen Zimt liefern, der in Canton sehr geschätzt wird, aber nicht zum Export gelangt (Flückiger, Pharmakogn. S. 593). Der wesentliche Bestandteil des Zimts ist das **ätherische Öl** (nach König 1,15%), dessen Güte von einem größeren oder geringeren Gehalt an Zimtaldehyd abhängt.

Der Zimt gehört zu den ältesten Gewürzen und Heilmitteln. Die Ägypter erhielten ihn durch Vermittelung der Phöniker; auch erwähnt J. Dümichen (Die Flotte einer ägyptischen Königin) unter den aus Punt geholten Kostbarkeiten eine Rinde, welche man für Zimt hält. In den Kräuterbüchern der Chinesen findet er seine Stelle 2700 Jahre vor unserer Zeitrechnung. Bis auf unsere Tage hat er seinen guten Ruf als Arzneimittel und Gewürz bewahrt.

Cap. 14. **Περὶ Ἀμώμου. Amomum.** Das Amomum ist ein kleiner Strauch, gleichsam eine aus dem Holze in sich verwickelte Traube[1]. Es hat eine kleine Blüte, wie die Levkoie, Blätter ähnlich denen der Zaunrübe. Das beste ist das armenische, goldfarbige, mit dunkelgelbem Holze, sehr wohlriechende. Das medische dagegen ist, weil es in flachen und nassen Gegenden wächst, schwächer. Es ist groß, grüngelb, weich anzufühlen und hat faseriges Holz, an Geruch ähnelt es dem Dosten[2]. Das pontische ist gelblich, nicht groß und nicht schwer zu zerbrechen, traubenförmig, vollfrüchtig und von betäubendem Geruch. Wähle das frische und weiße oder rötliche, nicht das zusammengedrückte oder gepreßte[3], sondern das entfaltete und ausgebreitete, welches voll von Samen ist[4], der den Weintraubenkernen gleicht, das schwere, sehr wohlriechende, von Schimmel (Moder) freie, scharfe, beißend schmeckende, welches eine einfache und nicht bunte Farbe hat[5].

Es hat erwärmende, zusammenziehende, austrocknende, schlafmachende und, auf die Stirn gestrichen, schmerzstillende Kraft, bringt Geschwülste und bösen (wabenartigen) Kopfausschlag[5] zur Reife und zerteilt sie. Mit Basilienkraut zusammen aufgestrichen, hilft es den vom Skorpion Gebissenen; es ist heilsam den an Podagra Leidenden und heilt zusammen mit Rosinen Augen- und Eingeweideentzündungen. Mit Vorteil wird es bei Frauenleiden auch zum Sitzbade angewandt. Der Genuß einer Abkochung davon ist Leber- und Nierenleidenden und Podagrakranken zuträglich. Es wird aber auch den Gegengiften und den kostbarsten der Salben zugesetzt. Einige verfälschen das Amomum mit der sogen. Amomis, welche dem Amomum ähnlich, aber geruchlos und ohne Frucht ist, welche in Armenien wächst und eine Blüte hat ähnlich der des Dosten. Bei der Untersuchung derartiger Dinge muß man die Bruchstücke vermeiden. Wähle aber das aus, welches von einer einzigen Wurzel stammende tadellose Triebe hat.

[1] Dieses kann nur auf den Blüten- bzw. Fruchtstand bezogen werden; als Holz muß man die Blütenzweige betrachten. [2] ὀριγανίζον, bei Späteren πηγανίζον, der Raute ähnlich. [3] Plinius XII 48 sagt: Man sammelt das Amomum mit der Wurzel und jedesmal wird eine Handvoll behutsam zusammengelegt, weil es sonst leicht zerbricht. [4] Jede einzelne Frucht muß also mehrere Samen enthalten. [5] Auch beim Kordamom wird das buntfarbige, scheckige verworfen. [6] Tinea favosa.

Das Amomum der Alten (Amomum verum) ist als Pflanze und Frucht nur noch dem Namen nach bekannt, da schon zur Zeit des Mittelalters dasselbe aus dem Handel verschwunden war und verschiedene Gewürze (die Früchte von *Myrtus Pimenta* L., *Sion Amomum* L., *Piper Cubeba* L., *Eugenia caryophyllata* Thunbg.) dafür substituiert wurden.

Den Namen will man von Om, Hom, Homa, der heiligen Panacee der Perser herleiten, und Nicolaus Maronea (Comment. de Amomo, etwa 1600) hält das Wort für indischen Ursprungs.

Die Beschreibung der Pflanze läßt erkennen, daß D. dieselbe wohl nie gesehen hat, da man oft nicht weiß, ob er die ganze Pflanze oder den Fruchtstand meint und angewandt wissen will, während Plinius geradezu sagt, daß nur der Fruchtstand, uva Amomi, im Gebrauch ist. Als Heimatstätten werden Armenien, Medien und Pontus genannt, wahrscheinlich sind dieses nur Bezugsländer der in Indien heimischen Pflanze. Plinius XVI 135 bemerkt, daß das Amomum ein Verpflanzen von Indien nach Arabien nicht vertrage. Clusius (Exotic. I cap. 17) erhielt im Jahre 1601 die Früchte und Blätter einer Pflanze von Garet in London; nach der bei Bauhin et Cherler (lib. XV p. 194) gegebenen Abbildung und Beschreibung als Amomum Quorundam odore Caryophylli sind es die Früchte von *Pimenta officinalis* Linde. An derselben Stelle gibt er die gleichfalls illustrierte Beschreibung von Früchten, die er im Jahre 1605 von J. Pona, Apotheker in Verona erhalten hatte, als Amomum verum Cardamomi facie sive racemus Indicus. Die Samenschale ist dick und weiß, ungestreift; die Samen sind mit einem zarten Häutchen (Arillus) umgeben, schwarz, länglich, doppelt so groß als die von Cardam. minus, glänzend, sehr hart, mit vielem Mark, sie haben eine gewisse Schärfe ohne Bitterkeit. Sprengel neigt der Ansicht zu, das Amomum der Alten sei *Cissus vitiginea* L. (Umbelliferae), ein kleiner, sich hoch windender Strauch mit zottigen, fast vierkantigen Zweigen und abwechselnden, am Ende eckigen, fast drei- bis fünflappigen, in der Jugend beiderseits filzigen Blättern. Die Trugdolden sind graulich, dreistrahlig, die Blüten rötlich. Die Früchte sind bläulichschwarze, scharf riechende und schmeckende erbsengroße Beeren. Für Amomis hält er *Cissus inodora* oder vielleicht *Bryonia dioica*. Die Wahrscheinlichkeit läßt sich nicht abstreiten, daß das Amomum des D. eine Kardomomenart war. Flückiger (Pharmakogn. S. 959) hält für das Amomum verum geradezu die Früchte von *Amomum Cardamomum*, die Siam-Kardamomen mit kugeligen, gerundeten, dreikantigen, lichtgrauen, brüchigen Samen. Diese kamen früher als Cardamomum racemosum in ganzen Fruchtständen nach Europa.

Cap. 15. **Περὶ Κόστου. Kostus.** Den Vorzug verdient der arabische Kostus, der weiß und leicht ist und einen kräftigen und angenehmen Geruch hat. An zweiter Stelle kommt der indische, welcher dunkel ist und leicht wie Ferula. Der dritte ist der syrische, er ist schwer, von buxbaumähnlicher Farbe und durchdringendem Geruch. Am besten ist der frische, weiße, durchweg volle, dichte, harte, nicht von Würmern angefressene, der keinen üblen Geruch hat, beißend und brennend schmeckt.

Er hat erwärmende, harntreibende, die Menstruation befördernde Kraft und ist bei Gebärmutterleiden heilsam in Zäpfchen, Bähungen und Räucherungen. Genossen hilft er den von der Otter Gebissenen, mit Wein und Wermuth auch gegen Krämpfe und Blähungen; mit Honigwein reizt er zum Liebesgenuß; mit Wasser aber treibt er den Bandwurm ab. Mit Öl als Salbe dient er gegen Fieberschauer vor den Anfällen, und gegen Lähmungen; mit Wasser oder Honig aufgestrichen vertreibt er die Sonnenbrandflecken. Er wird auch den Salben und Gegengiften zugesetzt. Einige mengen aber die stärksten Wurzeln des komagenischen Alant darunter, um ihn zu verfälschen. Die Erkennung ist aber leicht, denn der Alant hat weder den feurigen Geschmack noch den kräftigen durchdringenden Geruch.

D. sagt nicht, was er unter Kostus versteht, nimmt vielmehr als selbstverständlich an, daß die Wurzel gemeint sei. Theophrast (De odor. 28) bemerkt zu Kostus: »Denn so nennen sie die Wurzel.« Als Heimat werden Arabien, Indien und Syrien genannt; richtiger sagt Plinius XII 118: »Die Wurzel des Kostus hat einen brennenden Geschmack und vortrefflichen Geruch, der Stengel aber ist unbrauchbar. Gleich beim ersten Eintritt des Flusses Indus, bei der Insel Patale (ein Teil von Sind zwischen den Indusmündungen) wachsen zwei Arten desselben, eine schwarze und eine weiße, bessere.« Arabien und Syrien sind nur die Transportländer. Nach dem Periplus war Kostus ein Ausfuhrartikel von Minnagara am unteren Indus (heute Tatta) und von Barygaza (Baroach oder Baroche). Die älteren arabischen Schriftsteller folgen D. und Plinius, so Avicenna, Serapion; Mesue unterscheidet Costus dulcis und amarus. Val. Cordus beschreibt nur den arabischen und syrischen Kostus, den indischen habe er noch nicht zu Gesicht bekommen. Er warnt die Apotheker, sehr vorsichtig beim Einkauf zu sein, damit sie den echten erhielten.

Matthiolus sagt, der meiste Kostus der Officinen sei unecht, man solle gemäß der Anweisung Galens Ammoniacum oder Helenium dafür substituieren. Um die Zeit des Mittelalters scheint der echte Kostus schon aus dem Handel verschwunden zu sein. Cäsalpinus (um 1550) hält den buxbaumfarbigen für Zedoaria, statt des echten Kostus würde die Wurzel von Ferula verkauft. Nach Brunfelsius waren Hauptersatzmittel die Wurzel von Inula Campana, nach anderen die Wurzel von Mentha saracenica und Angelica Archanglica. Bauhin (lib. XIX p. 749) zeichnet und beschreibt den Kostus seiner Zeit (1550) als daumendicke, 4–5 cm lange Wurzel mit vorstehenden Höckern, ähnlich dem Ingwer, er ist wie dieser außen und innen weiß, ebenso konsistent und faserig, mit angenehm bitterem, hinterher scharfem Geschmack.

Garcia behauptet, es gebe nur eine Art Costus, den Cost oder Cast der Araber (indisch Keu oder Kusht'ha); er sehe aus wie Sambucus und habe eine wohlriechende Blüte. Daß die Araber einen süßen und bitteren unterscheiden, komme daher, daß er frisch nicht bitter und sehr weiß sei, mit dem Alter aber bitter und dunkel werde.

Costus speciosus Lam. oder *C. arabicus* L. (Scitamineae). **Schöne oder arabische Kostwurz.** Ein ausdauernder Strauch Ostindiens. Das Rhizom ist waagerecht, auch über die Erde sich erhebend, aus vielen Knoten bestehend, innen weiß, nach unten sehr faserig. Der Stengel ist von den Blattscheiden ganz umgeben, nach deren Abfallen nackt, 120–180 cm hoch. Die Blätter sind sitzend, unterseite blaß, weich, die Deckblätter concav, die Blumenröhre einschließend, an der Spitze rötlich, die Blüten sehr groß, wohlriechend, die Krone ist fleischrot oder fast weißlich, die Lippe herabhängend, darauf liegt der Staubfaden. Kapsel dreikantig, Samen glänzend, schwarz.

Der seltene Arzneikörper besteht aus dünnen, zuweilen aber auch 4 cm dicken und 5–8 cm langen, außen grauen, innen blasseren oder weißen Stücken, die auf dem Bruche strahlenförmige Zellen zeigen, welche mit einer eng durchlöcherten Masse erfüllt sind; der Geruch ist angenehm veilchenartig, der Geschmack sehr bitter und scharf.

Unter Costus dulcis versteht man in neuerer Zeit die hie und da noch gebräuchliche Canella alba, die Rinde von *Canella alba* Murray.

Cap. 16. **Περὶ Σχοίνου. Bartgras.** Eine Art Bartgras wächst in Libyen, eine in Arabien, eine andere im sogen. Nabathäerlande[1]. Dieses ist das beste. An zweiter Stelle kommt das arabische, welches einige das babylonische, andere Teuchitis[2] nennen. Das libysche ist aber nutzlos. Wähle das frische, rötliche, vielblütige, das beim Spalten purpurfarbig und weiß ist, einen rosenartigen Wohlgeruch hat, wenn es mit den Händen gerieben wird, und mit vielem Feuer auf der Zunge brennt. Im Gebrauch steht die Blüte, der Halm und die Wurzel. Es hat harntreibende, die Menstruation befördernde, die Winde verteilende, schwere Kopfschmerzen verursachende, mäßig adstringierende, dabei auch nährende, die Verdauung befördernde und eröffnende[3] Kraft. Der Trank von der Blüte ist daher heilsam gegen Blutsturz und Magen-, Lungen-, Leber- und Nierenleiden; sie wird auch den Gegengiften zugemischt; die Wurzel ist starker adstringierend, deshalb wird sie auch bei Ekelempfinden des Magens, sowie bei Wassersucht und Krämpfen gegeben, 1 Drachme mit gleichviel Pfeffer einige Tage hindurch. Die Abkochung derselben ist als Sitzbad bei Gebärmutterentzündungen ein zuträgliches Mittel.

[1] Nabathäer, ein im steinigen Arabien mit der Hauptstadt Petra ansässiger Volksstamm; er leitet sich ab von Nebajot, einem Nachkommen Ismaels (Genes.

25, 13). [2] Teuchitis übersetzt WITTSTEIN der Gewaffnete (τεῦχος, Rüstzeug); das Wort bedeutet aber auch ein Geschirr odor Gefäß, und es liegt die Deutung nahe, daß namentlich die Blumen, die feine Ware in Gefäßen verpackt zum Versand kamen. [3] ἀναστομωτικήν, die Gefäße anregend und eröffnend.

Theophrast (Hist. pl. IX 7, 1; De caus. pl. VI 11, 13; 18, 1) rechnet den Schoinos unter die Sumpfpflanzen des Tales zwischen Libanon und Antilibanon am See Tiberias; frisch ist er ohne Geruch, nur der syrische wird nach dem Trocknen wohlriechend. Er unterscheidet sonst noch drei Arten, den scharfen und sterilen, den fruchtbaren, Melankrania genannt, und den Holoschoinos (Hist, pl. IV 12, 1). In derselben Weise spricht sich Plinius aus; neben diesen drei Arten beschreibt er den Juncus odoratus Syriens, von dem die beste Sorte die Teuchitis ist, dann kommt die babylonische und zuletzt die afrikanische. Beide Schriftsteller loben also im Gegensätze zu D. den syrischen als den besten. Den Beinamen »babylonisch« hat er wohl nur vom Hauptstapelplatze Babylon.

Bei den Schriftstellern des späten Mittelalters heißt das Bartgras auch Schoenanthus, zusammengezogen aus σχοῖνος und ἄνθος, und dieses korrumpiert Squinanthus, auch Kamelheu. VAL. CORDUS berichtet nämlich, daß die Karawanenführer daß Gras von den Kamelen abweiden lassen, beim Aufbruch einen weiteren Vorrat davon als Futter für die Tiere mitnehmen und den Rest hiervon in Alexandria verkaufen. Die Blüte kommt weniger nach Europa, weil sie leicht abfällt. Es wird aber auch von den Kaufleuten zu Schiffe in Bündeln versandt, damit man nicht Gefahr laufe, solches zu bekommen, welches den Kamelen als Streu gedient hat. Bei einigen Autoren, z. B. ANGUILLARA, AMATUS, SYLVIUS, KRONENBURG, heißt das Bartgras auch Juncus odoratus. Schon um die Zeit des späteren Mittelalters kam dasselbe nur wenig nach Europa, es wurde dafür Alpinia Galanga substituiert (BAUHIN lib. XVIII p. 516 sqq.).

Andropogon Schoenanthus L. (Gramineae). Wohlriechendes Bartgras. Es hat 60–70 cm hohe ästige Halme, welche eine verlängerte Rispe mit eiförmig-länglichen Ähren tragen, und ein fast holziges Rhizom. Sein Geruch ist angenehm würzig, der Geschmack stark gewürzhaft. Das ätherische Öl daraus war früher als Ol. Syro bekannt.

Cap. 17. **Περὶ Καλάμου. Kalmus.** Der gewürzhafte Kalmus wächst in Indien; als schönster ist derselbe rötlich, dicht mit Knoten besetzt und beim Brechen vielsplitterig, den Halm angefüllt mit Spinngewebe[1], weißlich, beim Zerkauen zähe[2], adstringierend, etwas scharf. Genossen vermag er den Harn zu treiben; darum ist er mit Quecken oder Petersiliensamen gekocht und getrunken Wassersüchtigen, Nierenkranken, an Harnzwang Leidenden und bei inneren Rupturen wirksam. Die Menstruation befördert er getrunken und in Zäpfchen eingelegt. Den Husten heilt er als Räucherung angezündet sowohl allein als auch mit Terpentinharz, indem der Rauch durch ein Rohr in den Mund gesogen wird. Er wird aber auch zu Sitzbädern für die Frauen abgekocht. Dann wird er auch den Salben und Räucherungen zum Wohlgeruch zugesetzt.

[1)] Das gefäßreiche parenchymatische Gewebe mit großen Interzellularräumen.
[2)] Für γλίσχρος haben wir kein genau entsprechendes Wort, es ist das lateinische viscosus.

Kalmus gehört zu den ältesten Gewürzen. Bei II. Mos. 30, 23, Jerem. 6, 20, Hohelied 4, 14 dient das »duftende Würzrohr« zur Bereitung des Salböls.

Theophrast berichtet über den Kalamos (Hist. pl. IX 7, 1), er wachse mit dem Bartgrase in einem Sumpfe zwischen dem Libanon und einem anderen kleinen Berge, der aber nicht der Antilibanon sei; frisch habe er keinen, getrocknet aber einen sehr feinen, wenn auch nicht weit reichenden Geruch. Und weiter (De odor. 25, 33, 34) heißt es, er werde den wohlriechenden Salben beigemischt, das Bartgras sei schärfer und heißer …, beide verlören sehr bald ihre Kraft, Plinius XII 105 sagt vom Calamus odoratus dasselbe und fährt dann fort: der Calamus hat einen vortrefflichen Geruch, der schon aus der Ferne einladet. … Die bessere Sorte bricht weniger leicht und mehr spahnartig als wie der Rettich. Im Rohrstengel befindet sich ein spinngewebeähnliches Mark, welches die Blume heißt, je reichlicher es vorhanden ist, um so ausgezeichneter ist er usw.

Theophrast sagt nichts von der Wurzel, und Plinius nennt ausdrücklich den oberirdischen Teil der Pflanze als den wertvollen. Auch D. würde ganz gewiß, da er den Kalamos in der Folge so oft als Gewürz verwendet, die Wurzel als den wirksamsten Teil beschrieben oder, wie beim Kypeiros, wenigstens auch deren Gebrauch erwähnt haben, wenn er unter Kalamos nicht den blühenden Sproß verstehen wollte. Diese Ansicht wurde sowohl von den späteren Griechen, Aëtius von Amida, Paulus von Aegina (Anfang des 7. Jahrh.), als auch von den Schriftstellern des 16. Jahrhunderts vertreten. Fuchs (Paradoxa u. Comment. in hist. stirp. cum fig., 1542) sagt: »Der wahre würzige Kalmus wird in unseren Officinen nicht geführt, denn was sie unter diesem Namen verkaufen, ist nicht das Rohr, sondern die Wurzel, auch fehlen ihm die Eigenschaften, die ihm von D. beigelegt werden.« Al. Mundella (Annotat. in Examen simpl. Brasavolae, 1556): »Ich sehe nicht ein, wie die Beschreibung des Calamus bei D. auf den gewöhnlichen Kalmus bei der großen Verschiedenheit passen soll; deshalb zweifeln wir, daß es der wahre des D. ist« usw.

Sylvius: Was in den Apotheken verkauft wird, ist nicht der Calamus (das Rohr), sondern die Wurzel, und auch nicht die des Calamus, sondern irgendeiner anderen Pflanze, auch wird sie nicht aus Indien bezogen, weil sie zu billig und oft frisch ist.

Cordus: Allgemein findet sich in den Apotheken der Calamus aromaticus, aber er hat keine Ähnlichkeit mit dem wahren Calamus usw.

Matthiolus (Comment. in Dioscor. 20), welcher im Jahre 1565 eine Kalmuspflanze durch den österreichischen Gesandten In Konstantinopel erhielt und dieselbe abbildete, hält gleichfalls dafür, daß der oberirdische Teil derselben gemeint sei.

Janus Cornarius (Emblem. ad Diosc., 1557) bezieht die Beschreibung des D. teils auf den oberirdischen Teil der Pflanze, teils auf die Wurzel (vgl. Bauhin et Cherler lib. XIX p. 735 sqq.).

Wir haben also aller Wahrscheinlichkeit nach unter Calamus aromaticus des D. eine von Acorus Calamus verschiedene Pflanze zu betrachten.

Flückiger (Pharmakogn. S. 354) sagt: Wohl mag ursprünglich darunter (unter Calamus aromaticus) ein wohlriechendes indisches Gras aus dem Genus

Andropogon verstanden worden sein, wie z. B. TRINIUS (Clavis Agrostograph. antiq., 1882, S. 10–15), DIERBACH (Archiv XXV 161, 1828), ROYLE (Essay on the antiq. of Hindoo Med., 1837, 34, 82), DULAURIER (Journ. asiat. 1846, VIII 136) angenommen haben, oft aber wurden, besonders in neuerer Zeit, jene Bezeichnungen auf Acorus Calamus übertragen.

BAUHIN (lib. XIX p. 737) schreibt: Im Jahre 1574 sah CLUSIUS zuerst die blühende Pflanze mit sehr wohlriechenden Blättern zu Wien, welche durch Mitglieder der Gesandtschaft beim türkischen Sultan dorthin gekommen war. Er selbst habe sie in Stuttgart, Paris und Straßburg üppig gedeihen sehen. Sie erfordere feuchten sandigen Boden nahe bei Wasser, sie werde alle Jahre ans dem Boden genommen und, nachdem die Wurzeln abgeschnitten sind, würden die Summitates in handbreiter Entfernung von einander in den Boden gesteckt, wodurch sie reichlich vermehrt werde und schon im zweiten Jahre blühe.

KOSTELETZKY hält die Pflanze für *Andropogon Nardus* L. (Gramineae), **Narden-Bartgras.**

Beim Kalmus sagt er: Von Acorus Calamus L. findet sich im ganzen südlichen Asien eine auffallende Varietät, die vielleicht bei genauerer Untersuchung als eine eigene Species sich bewähren dürfte (G. E. RUMPH, Herbar. amboinense, 1741–50, Vol. V T. 72 Fig. 1). Sie ist in allen Teilen viel kleiner, die Wurzel dünn, brauner, schärfer. Die Blätter sind 15–30 cm hoch, schmal und fester, auch der Schaft mit nur kurzer Spitze. Der Kolben ist 4 cm lang, federkieldick, den Kätzchen von Corylus ähnlich. Die Wurzel ist unserem Kalmus an Wirksamkeit gleich und war bis zum 16. Jahrhundert der Calamus aromaticus der meisten europäischen Ärzte.

Cap. 18. **Περὶ Βαλσάμου. Balsam.** Der Baum erscheint von der Größe des Lykions oder Feuerdorns[1] und hat Blätter denen der Raute ähnlich:, aber viel heller und mehr immergrün, er wächst nur in Indien in einem bestimmten Tale und in Ägypten.

Sie (die Bäume) unterscheiden sich von einander durch Rauheit[2], Größe und Schlankheit. Darum wird das Dünne und Haarförmige des Strauches der Schnitt genannt, jedenfalls weil es, da es schlank ist, leicht zu schneiden ist. Das sogen. Opobalsamon[3] wird gewonnen in der Zeit der Hundstagshitze, indem der Baum mit eisernen Werkzeugen angeschnitten wird. Es fließt jedoch spärlich, so daß zu jeder Zeit nicht mehr als sechs bis sieben Chus[4] gesammelt werden; es wird aber in dortiger Gegend um das Doppelte Silber verkauft[5]. Gut ist aber der Saft, wenn er frisch ist, einen kräftigen Geruch hat und unverfälscht ist, säuerlich schmeckt, leicht fließt, blank und zusammenziehend ist und auf der Zunge mäßig beißt. Er wird aber auf mancherlei Weise verfälscht. Die einen mischen nämlich Salböle darunter, wie Terpentin, Zyperngras-, Mastix-, Lilien-, Behenöl, Bittermandelöl, Honig, sehr flüssige Myrten- oder Zyperngrassalbe. Ein solcher wird aber leicht durch die Prüfung erkannt. Wird nämlich der reine Balsam auf

Wollzeug getröpfelt, so hinterläßt er nach dem Auswaschen weder einen Fleck noch Schmutz, der verfälschte aber bleibt. Ferner auf Milch getröpfelt macht er diese gerinnen, was der gefälschte nicht tut. Wird weiter der echte auf Milch oder Wasser getröpfelt, so zerfließt er rasch und milchig, der verfälschte dagegen schwimmt darauf wie Öl, in sich zusammengeballt, dann sternförmig sich ausbreitend. Mit der Zeit jedoch verdickt sich auch der echte, er wird von selbst schlechter. Diejenigen irren aber, welche glauben, daß derselbe, wenn er echt ist, auf das Wasser getröpfelt zunächst zu Boden sinke, dann als leicht zerfließlich aufwärts dringe.

Daz Holz, welches Xylobalsamon genannt wird, ist geschätzt, wenn es frisch ist, dünne Zweige hat und rötlich und wohlriechend ist, und kurze Weile nach Opobalsamon duftet. Von der Frucht, denn auch diese steht im notwendigen Gebrauche, wähle die gelbe, volle, große, schwere, mit beißendem und brennendem Geschmack, die mäßig nach Opobalsamon riecht. Von Petra aber, wo die Frucht verfälscht wird, kommt ein Same, dem Johanniskraut ähnlich, diesen wirst du daran erkennen, daß er größer, leer und kraftlos ist und nach Pfeffer schmeckt.

Der Saft hat sehr stark wirkende Kraft, da er in hohem Grade erwärmend ist, die Verdunkelungen auf der Pupille vertreibt und die Erkältungen der Gebärmuttergegend heilt, wenn er mit Rosenwachssalbe eingelegt wird. Er befördert die Menstruation, treibt die Nachgeburt und den Fötus aus und löst eingesalbt die Erstarrung. Auch reinigt er die Wunden von Schmutz. Getrunken ferner ist er die Verdauung befördernd und harntreibend, den Engbrüstigen zuträglich, mit Milch auch denen, die Akonit genossen haben und den von wilden Tieren Gebissenen. Er wird auch den Salben, Pflastern und Gegengiften zugemischt. Und im allgemeinen hat die kräftigste Wirkung der Balsamsaft, die nächste die Frucht, die schwächste das Holz. Die Frucht, getrunken, ist für die ein gutes Mittel, welche an Seitenstechen, Lungenentzündung, Husten, Lendengicht, Fallsucht, Schwindel, Atemnot, Leibschneiden, Harnverhaltung leiden, die von giftigen Tieren gebissen sind; ferner eignet er sich zu Räucherungen für Frauen, und in der Abkochung zum Sitzbade eröffnet er den Muttermund, indem er die Feuchtigkeit in sich zieht. Das Holz hat dieselbe Kraft wie die Frucht, nur schwächer. Es hilft in der Abkochung mit Wasser, getrunken, gegen Verdauungsschwäche, Krämpfe, den von giftigen Tieren Gebissenen, von Krämpfen Befallenen, auch treibt es den Harn und ist mit Irissalbe eingerieben bei Kopfwunden heilsam; dann aber auch zieht es (Knochen-)Splitter aus und wird endlich den Verdichtungsmitteln der Salben zugesetzt.

[1] Pyrakantha, *Crataegus Oxyacantha* L., mit roten Beeren. [2] Der Rinde. D. hat den Strauch wohl selbst nie gesehen, sondern beschreibt ihn nach Berichten; er gebraucht hier das Wort τραχύτης. [3] ὀπὸς βαλσάμου, Balsamsaft. [4] Die ganze Ausbeute zu jeder Erntezeit würde also 19,68–22,96 ℓ betragen haben. [5] d. h. er wurde mit dem doppelten Gewichte von Silber aufgewogen.

Der Balsamstrauch soll nach Plinius XII 111 zwei Ellen hoch sein und, wie auch sein Vorgänger Theophrast sagt (Hist. plant. IX 6), nur in Syrien im Tale Gilead, einem Landstriche östlich des Jordans, wo sich zwei Anpflanzungen befinden, vorkommen, und zwar teils wild, teils kultiviert. Strabo (Geograph. lib. XVI p, 434) berichtet, daß der dem κύτισος (Medicago arborea) oder der Terebinthe ähnliche Balsamstrauch in Saba, also im südlichen Arabien, wachse, auch Prosper Alpinus (De plant. Aegypt. p. 49) ist dieser Ansicht, und nach Flavius Josephus (Antiq. judaic. 8, 6) soll eine Königin von Saba seine Kultur nach Palästina übertragen haben. Wenn es aber Genesis 37, 25 heißt: »Sie sahen ismaelitische Kaufleute von Galaad herkommen, deren Kamele Spezereien, Balsam und Myrrhenharz trugen, und die nach Ägypten zogen«, so muß man wohl bedenken, daß die arabischen Karawanen die Produkte Palästinas aufnahmen und nach Ägypten führten. In Ägypten war der Balsamstrauch nicht heimisch, er wurde erst später dorthin verpflanzt. Simeon Seth, etwa um 1070 (De cibor. facult. p. 9), und Abd Allathif, gest. 1231 (Aegypt. p. 13), haben den Strauch bei Hieropolis gefunden und Petr. Bellonius (De arboribus coniferis, 1553) sah ihn in den Gärten von Kairo.

Plinius gibt noch als weitere Verfälschungen Harz, Galbanum und Gummi an, letzteres mache ihn sehr brüchig und trocken. Weiter sagt er, der mit Wachs versetzte Balsam bilde beim Verbrennen eine schwarze Flamme, der, welcher Honig enthalte, locke die Bienen an. Er sowohl wie Theophrast behaupten, reiner Balsam komme nicht nach Europa.

Wie Flav. Josephus (Antiq. jud. 14, 4), Tacitus (Hist. 5, 5), Plinius XII 115 angeben, durfte der Baum nicht mit einem Eisen verletzt werden, wenn er nicht eingehen solle, sondern nur die Rinde, und nur diese dürfe mit einem Instrument aus Glas, Stein oder Knochen angeritzt werden.

Nach allen Beschreibungen und Angaben, daß Holz und Zweige wohlriechend sind, müssen wir annehmen, daß der Balsam ein natürliches Produkt der Pflanze, also in ihr fertig gebildet enthalten ist. Der ausfließende Saft ist nach Plinius zunächst weiß, dann rötlich und durchscheinend (λεῖος, glatt, sagt Diosk.), wird mittelst Wolle in kleinen Hörnern aufgefangen und aus diesen in neue irdene Geschirre getan. Nach seinem Zeugnisse haben die Juden wider den Strauch gewütet, d. h. entweder Raubbau getrieben oder ihn aus Haß gegen die Römer auszurotten versucht, bis die Kaiser für seine Schonung und Kultur sorgten.

Schon zur Zeit des Mittelalters war der echte Balsam aus dem Handel verschwunden und an seine Stelle das pathologische Produkt von *Toluifera Pereirae* Baill. getreten, so daß, als der in der katholischen Kirche zum Chrisma gebrauchte echte Balsam nicht mehr zu haben war, Papst Pius V. durch eine Bulle vom Jahre 1551 die Verwendung von Balsamum peruvianum gestattete.

Balsamodendron gileadense Kunth oder *Amyris gileadensis* L. (Terebinthinaceae-Amyrideae), **Echter Balsamstrauch**, ist nach der Beschreibung von VAHL (Symbolae botan. fasc. III) ein kleiner Baum mit sparrig abstehenden, glatten, aschgrauen Ästen und drei- bis fünfzählig gefiederten Blättern, sie sitzen auf sehr kurzen Ästchen. Die Blättchen sind kaum merklich weichhaarig, verkehrt-eiförmig oder keilförmig, bisweilen etwas spitz, das mittlere ein klein wenig größer als die seitlichen. Die kurzgestielten kleinen Blüten einzeln oder mehrere beisammen am Ende der Blattästchen. Kelch glockig, Blumenblätter weiß, so lang wie die Staubfäden. Steinfrucht eiförmig, erbsengroß, glatt und braun.

Der Balsam enthält nach WIGAND zwei Harze und ätherisches Öl.

Cap. 19. **Περὶ Ἀσπαλάθου. Aspalathos.** Der Aspalathos [einige nennen ihn Erysiskeptron[1], Aridere Sphagnon, Phasganon[2], die Syrier Diaxylon[3]] ist ein holziger Strauch mit vielen Dornen, welcher in Istros, Nisyros[4], sowie auch in Syrien und auf Rhodus wächst, und den die Salbenbereiter zum Binden des Wohlgeruches gebrauchen. Gut ist der, welcher schwer, nach dem Entrinden etwas rötlich oder purpurfarbig, dicht, wohlriechend und bitter von Geschmack ist. Es gibt davon aber auch eine zweite Sorte, weiß, holzig und geruchlos, die aber für schlechter gilt. Er hat erwärmende und zugleich adstringierende Kraft, darum dient er mit Wein gekocht und damit gespült gegen Mundausschlag (Soor)[5] und als Einspülung gegen fressende und schmutzige Geschwüre an den Schamteilen; den Zäpfchen beigemischt zieht er den Fötus heraus. Die Abkochung davon hemmt den Durchfall und den Blutfluß, befreit auch von Harnverhaltung und Blähungen.

[1] Siehe Zyperngras Cap. 4. [2] φάσγανον, Dolch, Schwert, weil die Dornen so scharfe Verwundungen verursachen. [3] διάξυλον, eigentlich Querholz, Kreuzholz, wird von MARCELLUS, dem Interpreten des D. (1525) als mediolignum, das mittlere Holz bezeichnet. [4] Istros ist wie auch Nisyros (Nisari) eine zu den Kykladen gezählte Insel. [5] Aphthen.

D. spricht sich nicht darüber aus, ob er das Holz oder die Wurzel meint, während Plinius XII 110 sqq. sagt, daß der Aspalathus, ein weißlicher Dornstrauch, mit dem Zyperngrase in denselben Distrikten wachse, ein Baum mit rosenroter Blüte, dessen Wurzel zu Salben diene; nur die Sträucher, auf welche sich der Regenbogen herabkrümme, erhielten den angenehmen Duft, seine gute Beschaffenheit bestehe in der rötlichen Farbe, in der Dichtigkeit des Holzes und im Geruch nach Bibergeil. An anderer Stelle (XXIV 112) verwechselt er ein Dorngewächs, dessen sich die Walker bedienen (Dipsacus fullonum L.) mit Aspalathus.

Über die Identität dieser Pflanze sind nur Vermutungen angestellt. Am meisten weichen die arabischen Schriftsteller von D. ab, welche den Aspalathos als einen dornigen Baum beschreiben. Seit dein 15. Jahrh. hat man keine Kunde mehr von dem wahren Aspalathos gehabt. Sowohl MATTHIOLUS als auch JANUS CORNARIUS geben an, daß er schon längst in den Officinen fehle; als Substitute galten das wohlriechende Aloëholz oder Santelholz. Joh. Pona beschreibt die Droge (Comment. simplicium in monte Baldo cresc.) folgendermaßen: das Holz ist kompakt und schwer, die äußere Rinde grauschwarz, etwas scharf und adstringierend; nach ihrer Entfernung zeigt sieh eine faserige Membran, welche sehr wirksam ist. Zieht man diese ab, so erscheint das Holz außen purpurfarben, nach innen blasser werdend. Der innere Teil ist schwärzlich. Das ganze Holz ist adstringierend, hat einen sehr scharfen Geruch wie Bibergeil. Sprengel hält *Cytisus laniger* oder *Spartium villosum* Vahl (Papilionaceae) für den wohlriechenden Aspalathos und für die andere Sorte *Spartium horridum* Vahl oder *Cytisus spinosus* Lam. Fraas bestimmt den ersteren Aspalathos als *Genista acanthoclada* D. C. **Stachelginster**, den er nach abgezogener Rinde rötlich und auch bitter fand, aber nicht wohlriechend, den anderen als *Calycotome villosa* Link (*Spartium villosum* Vahl).

In den Gewächshäusern werden verschiedene Arten Aspalathos als Zierpflanzen kultiviert, so *Asp. ciliaris* L., *Asp. ericaefol.* L., *Asp. argent.* L.

Cap. 20. **Περὶ Βρύου. Bryon.** Das Bryon wird von einigen auch Splachnon genannt, es findet sich auf Zeder-, Pappel- und Eichbäumen. Den Vorzug verdient das der Zeder, dann kommt das der Pappel; das wohlriechendste davon und das weiße ist gut, das schwärzliche ist schlechter. Es hat adstringierende Kraft, hält die Mitte zwischen warm und kalt, wirkt in Tränken und Sitzbädern gegen Gebärmutterleiden. Es wird auch den Behensalben und Salbölen wegen seiner zusammenziehenden (verdichtenden) Wirkung zugesetzt, eignet sich auch zur Bereitung von Räucherungen und kräftigenden Salben.

Plinius XII 108 nennt das Bryon Sphachnos, graue Zotten an den Bäumen, besonders den Eichen; das beste wächst in Kyrene, dann kommt das kyprische und an dritter Stelle das phönikische. Es wächst auch an Felsen. An anderer Stelle nennt er es die Traube der weißen Pappel, das beste wachse in Knidos und Karien, eine zweite Sorte auf der Zeder in Lykien. Weiter (XIII 137) nennt er auch das Seemoos Bryon.

Wir haben es hier mit einer wohlriechenden Flechte zu tun, wahrscheinlich aus der Familie der Usneaceae. Sie sind etwas bitter und zusammenziehend und wurden gegen Schleim- und Blutflüsse, gegen Ruhr und Magenschwäche angewandt. Die *Alectoria Arabum* Ach., das Oschnah der alten arabischen Ärzte, ein Produkt der heißen Zone, es hat einen ambraartigen Geruch.

Nach Fraas ist es *Usnea florida* Ach.

Cap. 21. **Περὶ Ἀγαλλόχου. Agallochon.** Das Agallochon ist ein aus Indien und Arabien hergebrachtes Holz, ähnlich dem Thuja-Holze[1)], gesprenkelt, wohlriechend, heim Kosten etwas zusammenziehend zugleich mit einer gewissen Bitterkeit, mit lederartiger und gefleckter Rinde. Es dient zerkaut und in der Abkochung als Spülwasser zum Wohlgeruch des Mundes, auch ist es ein Parfüm (Streupulver) für den ganzen Körper. Es wird statt des Weihrauchs zum Räuchern benutzt. Die Wurzel davon zu 1 Drachme genommen lindert die Schlaffheit, Schwäche und Hitze des Magens. Denjenigen, welche an Seiten- und Leberschmerzen, welche an Dysenterie oder Leibschneiden leiden, hilft es mit Wasser getrunken.

[1)] Nach SPRENGEL *Thuja articulata* Vahl; den Vergleich bezieht er auf die Knorren oder Maserkröpfe, γόγγροι, die sich hier wie beim *Aloëxylon Agallochum* Lour. finden sollen.

Das Wort Agallochum entspricht nach demselben SPRENGEL dem »Ahaloth« der Hebräer (Hohel. 4, 14; Psalm 44, 9) und dem »Agalladschin«, späteren »Allowath« der Araber. Das Ahaloth liegt dann dem Aloëholz zugrunde. Bei Plinius XII 98 heißt es Tarum, es war eins der kostbarsten Räucherwerke. SIMEON SETH (De alimentorum facult.) nennt es Ξυλαλόη, Aloëxylon, Aloëholz (MEYER, Gesch. d. Bot. III S. 364) und zählt zehn verschiedene Sorten auf.

In der Beschreibung der Stammpflanze und der Droge weichen die älteren Botaniker nicht unwesentlich von einander ab. GARCIA sagt fast übereinstimmend mit anderen: Der Baum wächst nur in Indien, Arabien ist nur das Durchgangsland. Er hat die Größe des Ölbaums, die Rinde ist dick und ohne Geruch, das Holz überhaupt ist frisch geruchlos, der angenehme Duft entwickelt sich erst beim Trocknen und ist dem Marke (cordi) zu am stärksten. Die Eingeborenen reißen entweder die Rinde ab, ehe sie das Holz in den Handel bringen, oder sie graben die Stämme in die Erde, wo sich beim Verschwinden der Rinde der Wohlgeruch entwickelt. Sie nennen den Baum (nach LUD. ROMANUS, Navig. in Oriente) CALAMPAT (vgl. BAUHIN et CHERLER lib. IV p. 477 sqq.). RUMPH (De plantis exotic., um 1750) sagt, es gebe zwei Sorten Aloëholz, **Kalambak** und **Garoë malaka**; als Stammpflanzen werden *Aloëxylon Agallochum* Lour. (Leguminosae-Caesalpin.) und *Aquilaria malacensis* Lam. (Thymelaeac.), ansehnliche Bäume Hinterindiens und der benachbarten Inseln bezeichnet.

Neuerdings haben sich HANBURY (Science papers 1876 p. 263), GRESHOFF (Schetsen van Nuttige Indische Planten) und Prof. J. MÖLLER (Lignum Aloës und Linaloëholz, Pharm. Post 1896, Separatabdr.) mit dem Agallochum beschäftigt. Hanbury kennt dasselbe nur als Produkt von *Aquilaria Agallocha* Roxb. »Das Holz«, sagt er, ist in seinem gewöhnlichen Zustande von blasser Farbe, leicht und geruchlos und wird als Droge nicht geschätzt. Unter gewissen Bedingungen findet jedoch eine Umänderung in einzelnen Teilen sowohl des Stammes als der Zweige statt, indem das Holz von einer dunklen, harzigen, gewürzhaften Flüssigkeit erfüllt wird und ein höheres spec. Gewicht erlangt. … Es sind dies Teile des Holzes, welche die fragliche Droge bilden und die um so höher geschätzt werden, je schwerer und je reicher sie an harziger Masse sind. … Beim Suchen nach ›**Aggar**‹, wie das geschätzte Holz genannt wird, entfernen die Sammler die Rinde und hauen in das Holz so tief, bis sie dunkelfarbige Adern bemerken, welche die Nähe des wertvollen Holzes anzeigen. Dieses findet sich gewöhnlich in nur geringer Entfernung vom Zentrum des Stammes oder Zweiges. In einigen Distrikten herrscht die Gewohnheit, die Gewinnung des harzigen Holzes zu erleichtern, indem man Teile des Holzes in die feuchte Erde vergräbt oder den ganzen Baum, nachdem er niedergehauen, einige Zeit liegen läßt; die

Wirkung davon ist, daß das nicht harzige Holz abstirbt und dann mit eisernen Werkzeugen entfernt werden kann.«

In der Tamilsprache heißt das Aloëholz »Aghil«, woraus die Portugiesen das Wort »Aguila« bildeten. Von Lamarck wurde dieses weiter zum Genusnamen »Aquilaria« geformt, welcher zu der mißverständlichen Übersetzung »Adlerholz« führte. Die feinste Sorte kam wohl kaum in den Handel, sondern blieb an den Höfen der Fürsten; aber auch das gewöhnliche Aloëholz wurde sehr geschätzt. Nach der Taxe der Stadt Ulm vom Jahre 1596 kostete eine halbe Unze (15 g) 40 Kreuzer (vgl. Flückiger, Pharmakogn. S. 217).

Eingehende und aufklärende Untersuchungen verdanken wir Möller. Er hat eine ganze Reihe sogen. Aloëhölzer untersucht und kommt zu folgendem Schluss: Das echte Aloëholz stammt von Aquilaria-Arten. Es scheint seltener nach Europa gekommen zu sein, als ein anderes, dessen Abstammung nicht ermittelt werden konnte. Dieses stammt vielleicht von jener unbekannten Leguminose, welche von Loureiro *Aloëxylon Agallochum* genannt wurde, wahrscheinlicher von *Gonostilus Miquelianus*, einer Thymelaeacee. Das Aquilariaholz ist leicht erkennbar im den intraxylären Phloëmsträngen, da diese bisher bei keinem Holze gefunden wurden.

Die aromatischen Stoffe, denen das Aquilariaholz seine Anwendung verdankt, sind das Produkt einer Altersdegeneration. Sie treten zunächst als allgemeiner Zellinhalt auf und führen endlich zur Zerstörung der Zellmembranen und damit der Holzsubstanz.

Das Holz von *Aquilaria Agallocha* Roxb. (aus den Royal Botan. Gard. in Kew) ist dunkel zimtbraun, ziemlich hart, nicht schwer, gut spaltbar, geruchlos, beim Verbrennen eigenartig schwach riechend. Am Querschnitte sind Gefäße und Markstrahlen selbst unter der Lupe schwer zu unterscheiden, dagegen sieht man deutlich eine tangentiale Strichelung von dunklen zarten Linien, der Ausdruck der Phloëmbündel, die im älteren Holze stark in die Quere gestreckt sind. Ihr Parenchym ist so dicht mit braunwr Inhaltsmasse erfüllt, daß die Phloëmstränge, unter Wasser gesehen, als kompakte Masse erscheinen, aus welcher die gelben Bastfasern hervorglänzen. Denselben Inhalt führen auch die Markstrahlen und stellenweise auch die trachealen Elemente. Die Gefäße sind isoliert oder zu wenigen gruppiert. Parenchym kommt außer den Phloëmsträngen wenig vor. Die Fasern sind breit, mäßig verdickt, mit winzigen, aber deutlich behuften Tüpfeln besetzt.

Die in allen Nuancen braune, bernsteingelbe bis beinahe schwarze Inhaltsmasse aller Zellen ist unlöslich in Wasser, Alkohol und Aether, löslich in Alkalien, vollständiger in Chloralhydrat. Auf Gerbstoff reagiert sie nur schwach.

Nach Dymock zeigen die besten Stücke des Holzes, die in Wasser untersinken, zahlreiche mit Harz erfüllte Höhlungen. Gekaut wird das Holz zwischen den Zähnen weich, es schmeckt bitter und aromatisch. Angezündet verbreitet es einen angenehmen Geruch, während das falsche Aloëholz wie verbrannter Kautschuk riecht.

Das zweite, nach der Häufigkeit seines Vorkommens zu schließen, dem echten wohl für gleichwertig erachtete Aloëholz ist viel härterund hat einen von Aquilaria ganz verschiedenen Bau.

Cap. 22. **Περὶ Νασκάφθου. Naskaphthon.** Naskaphthon, nach anderen Narkaphthon, auch dieses wird aus Indien gebracht. Es ist rindenartig, ähnlich dem vom Maulbeerbaum Abgeschälten, wegen seines Wohlgeruches wird damit geräuchert, auch wird es den zusammengesetzten Räuchermitteln zugemischt. In der Räucherung hilft es auch gegen Gebärmutterverstopfung.

Naskaphthon ist eine nicht bestimmte Masse.

Cap. 23. **Περὶ Καγκάμου. Kankamon.** Das Kankamon ist die Träne eines arabischen Baumes, in gewisser Weise der Myrrhe ähnlich, von widrigem Geschmack, welche man als ein Räuchermittel verwendet; man räuchert nämlich die Kleider damit zugleich mit Myrrhe und Styrax. Es soll eine die Fetten abmagernde Kraft haben, wenn es in der Menge von 3 Obolen mit Wasser oder Sauerhonig einige Tage hindurch genossen wird. Es wird auch an der Leber und an Epilepsie Leidenden und Asthmatikern gegeben; ferner befördert es mit Honigwasser die Menstruation, vertreibt rasch die Narben in den Augen und heilt mit Wein behandelt die Schwachsichtigkeit. Gegen Zahnfleischfäule und Zahnschmerzen wirkt es wie kein anderes Mittel.

Bei Theophrast und Galen finden wir über Kankamon nichts, bei Plinius nur, daß es neben Tarum durch das Gebiet der nabathäischen Troglodyten eingeführt werde. Sprengel versucht die Identifizierung der Droge durch Vermittelung des Arabischen. Rhazes hat nämlich dafür den Namen Lakh und sagt, der Baum, aus dem es fließe, gleiche der *Sorbus domestica*. Avicenna berichtet vom Lakh dasselbe wie vom Kankehar oder Kankeham, dem arabisierten κάγκαμον. Weiter sagt Sprengel, in Afrika, wachse ein der Sorbus domestica ähnlicher Baum, *Amyris Kataf* Forsk., welcher zur Regenzeit ein rotes, wohlriechendes Pulver ausschwitze, das die Frauen sich auf das Haupt streuten. Das Holz davon diene in Ägypten dazu, um mit seinem Rauch die irdenen Wasserkrüge zu imprägnieren. Das Gummi habe abführende, also entfettende Wirkung und befördere die Menstruation.

Die Schriftsteller des 16. Jahrhunderts hielten, den Arabern folgend, das Kankamon für Lacca; diese entsteht aber durch den Stich der Schildlaus, *Coccus Lacca*, in die jungen Zweige von *Aleurites laccifera* Willd. (Euphorbiaceae), von verschiedenen Ficus-Arten (Artocarpeae), *Butea frondosa* Roxbg. (Papilionaceae) und anderen Bäumen Ostindiens, indem der Milchsaft ausfließt und erhärtet (Lacca in granis und in baculis). Das Produkt wurde früher gegen Krankheiten der Mundhöhle und des Zahnfleisches gebraucht. Auf glühende Kohlen geworfen riecht es etwas angenehm.

Cap. 24. **Περὶ Κύφεως. Kyphi.** Kyphi ist die den Göttern genehmste Räuchermischung, die Priester in Ägypten wenden sie sehr häufig an.

Es wird auch den Gegengiften zugemischt und in Tränken den Asthmatikern gegeben. Es werden mehrere Zubereitungsarten desselben angegeben, eine davon ist die folgende: (Nimm) ½ Xestes Zyperngras, ebensoviel reife Wachholderbeeren, 12 Minen entkernte saftige Rosinen, 5 Minen gereinigtes Harz, gewürzhaften Kalmus, Aspalathos, Schoinos, von jedem 1 Mine, 12 Drachmen Myrrhe, 9 Xestes alten Wein, 2 Minen Honig. Die Rosinen stoße nach der Entkernung und verarbeite sie mit Wein und Myrrhe und das andere stoße und siebe und mische es dann diesem zu und lasse es einen Tag auf einander einwirken; nachdem du dann den Honig bis zur Leimkonsistenz gekocht hast, mische vorsichtig das geschmolzene Harz zu, darauf das Übrige, nachdem du es sorgfältig gestoßen hast und bewahre es in einem irdenen Gefäße auf.

Das **Kyphi** war das berühmteste Räucherrezept des ägyptischen Altertums. Die Anfertigung geschah in einem besonderen Laboratorium, dem asi-t oder Hun-Zimmer, wie Dümichen diesen Tempelraum nennt und von besonderen Priestern, deren einer (Prophet) während der Arbeit Gebete rezitierte. Die beiden hervorragendsten Rezepte sind das im großen Osiris-Texte aus dem Tempel zu Dendera, welches aus zwölf Ingredienzen besteht, und das des Papyrus Ebers (Ein Kyphi-Rezept aus dem Pap. Ebers, Zeitschr. f. ägypt. Sprache u. Altertumsk. 1874, S. 108): **Kyphi** (Kept) bereitet, um angenehm zu machen, den Geruch des Hauses oder der Kleider:

ānti šu (Myrrhe, trockene)
pert sĕn (Wachholderbeeren)
neter sonter (Weihrauch)
kau (Cyperus)
chet en thešeps (Maslixzweige)
šebet (Bockshorn)
nebat nt tahi (Kalmus von Nordsyrien)
inekunen (?) t'emten (Rosinen)
ken niuben (Styraxsaft)

zerstoßen, gestalten zu einer Substanz, geben dort ans Feuer. Anders zu machen für die Frauen davon: geben dieses Rezept nach Vorschrift dieser mit Honig, kochen, mischen, gestalten zu Kügelchen. Räuchern damit unter ihnen, sodann machen sie Pillen für den Mund aus ihnen, um angenehm zu machen den Geruch des Mundes von ihnen. »Des Mundes« nach Joachim und Ebers (Die Maße und das Kapitel über die Augenkrankheiten), während v. Oefele (Die nicht pathologische Gynäkologie der alten Ägypter, Inauguraldissertation, 1894) das ro, hierogl. 𓂋, welches jede Öffnung bezeichnen kann, mit vagina übersetzt in Rücksicht auf die bei den Orientalinnen geübte Pflege der Genitalien. Statt Mundpillen sind es dann Vaginalkugeln. Die kostbare Masse wurde von den Priester-Apothekern in einem besonderen Räucherkasten aus rotem Holz, satiχet pu ran, aufbewahrt; er war 3 Palma und 3 Finger (etwa 60 cm) lang und breit.

Cap. 25. **Περὶ Κρόκου. Safran.** [Einige nennen ihn Kastor[1], andere Kynomorphos[2], die Propheten Blut des Herakles.] Der bessere ist der korykische in Kilikien[3], von dem dortigen Korykos[4], dann kommt der lykische[5] von dem Olymp dort, der dritte ist der von Aegis[6] in Aeolis. Der kyrenäische[7] aber und der sicilische sind schwächer in der Wirkung, obwohl saftreicher und leicht zu zerquetschen, deshalb täuschen sie auch viele. Zum medizinischen Gebrauch ist am besten der frische und der eine hübsche Farbe und wenig Weißes[8] hat, der etwas länglich, ganz unverletzt, voll, beim Reiben wohlriechend ist, aber beim Befeuchten die Hände färbt, der nicht schimmlig und etwas bitter ist. Der nicht so beschaffene ist entweder unreif oder veraltet oder aufgeweicht. Er wird verfälscht durch untermischtes Krokomagma[9] oder indem er nach dem Befeuchten mit eingekochtem Most, durch zerriebene Bleiglätte oder Molybdaina[10], um das Gewicht zu erhöhen, gemischt wird. Dieses wird aber dadurch erkannt, daß Staubartiges oder der Geruch von eingedicktem Most auftritt und daß er befeuchtet den reinen Wohlgeruch nicht von sich gibt. Thessalos nun behauptet, er habe einen eigenartigen Wohlgeruch, andere sagen, 3 Drachmen davon mit Wasser werden als ein tödliches Gift gegeben. In Wahrheit ist er harntreibend und etwas adstringierend, deshalb wirkt er mit Wasser als Salbe gegen Rose und gegen Augen- und Ohrenflüsse. Mit Milch wird er den Ohren- und Mundsalben zugefügt. Er wirkt auch gegen den Rausch. Die Wurzel der Pflanze, welche ihn liefert, mit süßem Traubenwein genommen treibt den Urin.

[1] Kastor ist der große leuchtende Stern der Zwillinge. [2] Der Hundsgestaltige. [3] Landschaft im südlichen Kleinasien. [4] Vorgebirge mit einem tiefen Tale, wo der Safran wuchs, heute Kurku oder Korghos. [5] Landschaft im südwestlichen Kleinasien. [6] Jetzt Guzel-Hissar im Paschalik Aidin. [7] Kyrene, heute Kurin in der Landschaft Kyrene an der Nordküste Afrikas. [8] Die hellgelben Griffel. [9] Safranteig, der Rückstand nach dem Auspressen bei Bereitung der Safransalbe. [10] λιθάργυρος, Blei- oder Silberglätte, Bleioxyd, μολυβδαίνα hält Lenz (Mineral. der alten Griechen und Römer S. 72) für den von der Glätte durchdrungenen Mergel des Treibherdes. Plinius XXXIV 173 macht keinen wesentlichen Unterschied zwischen Molybdaena, Lithargrum und Galena (vgl. auch V 100).

Theophrast (Hist. pl. VII 7, 4; VI 8, 3) unterscheidet drei Sorten Safran, den wohlriechenden, den weißen und dornigen, von denen die beiden letzten ebenso wenig wie der bergige Geruch haben. Im Gegensatz zu D. bezeichnet er den kyrenäischen als die feinste Sorte (Hist. pl. VI 6, 5; De caus. pl. VI 18, 3). Plinius XXI 31 nennt den wildwachsenden den besten; er wird in Italien nicht mit Vorteil gebaut, da er die Äcker zu sehr aussaugt. Der beste ist der kilikische vom Berge Corycus, der echte soll in der Hand rauschen, der angefeuchtete gibt dem Drucke der Hand nach. Ans Gesicht gehalten soll er die Haut und Augen beißen.

Es sind die gesättigt braunroten Narben von *Crocus sativus* L. (Iridaceae-Crocoideae), **Echter Safran**; sie sind heute noch officinell.

Der Gebrauch des Safrans ist sehr alt; im Papyrus Ebers wird Berg- und Nordsafran genannt; im Hohenliede Salomons (4, 14) ist er eins der kostbaren Gewürze.

Der Name Safran wird vom arabischen »safra«, gelb abgeleitet.

Die Araber haben ihn zu den Völkern des Westens gebracht. Im Mittelalter blühte die Safrankultur besonders in Italien, Spanien und Österreich. In Gâtinois wurde sie erst im 17. Jahrhundert eingeführt. In Griechenland wächst er nach HELDREICH (Die Nutzpflanzen Griechenlands, 1862) und FRAAS wild, am liebsten an Bergabhängen und auf trockenem kalkhaltigem Boden. Das eigentümliche Aroma verdankt der Safran nach FLÜCKIGER einem ätherischen Öle $C_{10}H_{16}$; er enthält einen Farbstoff **Crocin** und einen kristallinischen Bitterstoff **Picrocrocin**.

Cap. 26. **Περὶ Κροκομάγματος. Krokomagma.** Das Krokomagma stammt her von dem Safransalböl, indem die Gewürze ausgepreßt und geformt werden. Gut ist das, welches wohlriechend, etwas nach Myrrhe duftend, schwer, dunkel, nicht holzig ist, beim Auseinanderziehen eine ziemliche Safranfarbe hat, fein, etwas bitter ist, Zähne und Zunge kräftig und viele Stunden anhaltend färbt; ein solches ist das aus Syrien. Es hat eine die Verdunkelungen auf der Pupille reinigende, harntreibende, erweichende, die Verdauung befördernde und erwärmende Kraft. Im Ganzen entspricht dieselbe der Kraft des Safrans, denn es besteht zum größten Teil daraus.

Das Krokomagma, der Safranteig, war der Rückstand bei der Bereitung der Safransalbe, er bestand aus Safran und fein gesiebter Myrrhe, welche mit Öl ausgezogen wurden.

Cap. 27. **Περὶ Ἑλενίου. Alant.** Der Alant [einige nennen ihn Symphyton, andere Persika, Medika, Oresteion, Nektarion, Kleonia, idäischen Strauch, idäisches Wollkraut, die Römer Terminalium oder Inula campana, die Ägypter Lenes] hat Blätter ähnlich denen der schmalblätterigen Königskerze, aber rauher und länglich. Er treibt einen rauhhaarigen Stengel, zwei Ellen hoch und höher, kantig, er hat die Blätter nicht in großen Abständen und an den Knoten gewisse Auswüchse nach dem Muster der Blätter gestaltet. Aus jeder Achsel (kommen) hochgelbe Blüten und darin ist die Frucht wie die der Königskerze, welche beim Berühren Jucken erzeugt. Einen Stengel aber treibt er in gewissen Gegenden nicht, eine gelbliche, wohlriechende, große, etwas scharfe, weich anzufühlende Wurzel, von der wie bei der

Lilie und dem Natterwurz kräftigt Schößlinge zum Fortpflanzen genommen werden. Er wächst aber in bergigen, beschatteten und feuchten Gegenden. Die Wurzel wird im Sommer gegraben und zerschnitten getrocknet. Die Abkochung davon getrunken treibt den Urin und die Menstruation. Die Wurzel selbst mit Lycium und Honig genommen hilft gegen Husten, Engbrüstigkeit (Orthopnöe), innere Rupturen, Krämpfe, Blähungen, gegen den Biß giftiger Tiere, indem sie sich überhaupt als wärmend erweist. Seine Blätter mit Wein gekocht werden mit Erfolg den an Ischias Leidenden aufgelegt. In Süsswein eingemacht ist sie (die Wurzel) wohlschmeckend. Die Einpöckeler trocknen sie nämlich ein wenig, kochen sie dann und tauchen sie in kaltes Wasser, worauf sie dieselbe in die eingeengte Abkochung legen und zum Gebrauch aufbewahren. Zerstoßen und genossen hilft sie denen, die an Blutsturz leiden.

Der Name ἑλένιον wird auf ἕλος, feuchte Wiese, oder auch auf ἥλιος, Sonne, wegen der großen strahligen Blüte zurückgeführt. Helenion soll auch die Pflanze heißen, weil sie aus den Tränen der Helena über den Tod des Kanopos, des Steuermanns des Menelaos, entsprossen sei; im sehr losen Zusammenhange mit diesen mag auch die Bezeichnung Orestion (Orestes) stehen. Symphyton heißt sie jedenfalls von der dichten Bewurzelung, Nektarion von der süßgemachten Wurzel, Kleonia, die Berühmte, weil sie schon sehr früh geschätzt wurde, die persische und medische vom Heimatlande, ebenso φλόμος ἰδαῖος, idäischer Stranch, auch Himbeerstrauch, Rubus idaeus, wegen ihres Vorkommens am Berge Ida und Inula campana als ein Gewächs Campaniens.

Plinius. welcher XIV 108 dieselben Synonyma aufzählt, unterscheidet XIX 91 und XXI 59 zwischen Inula und Helenium, verwechselt aber beide mit einander, da er Helenium einen Strauch mit spannenlangen an der Erde liegenden Zweigen und quendelartigen Blättern als Kranzpflanze und an anderer Stelle die medizinische Wirkung beschreibt. D. nennt den Stengel kantig, er hat dies wohl nur auf die ziemlich starken Riefen bezogen; die Auswüchse, Hervorragungen an den Stengeln könnten vielleicht die unteren Lappen der stengelumfassenden Blätter sein.

Inula Helenium L. (Compositae-Tubuliflorae). **Echter Alant**. Die Alantwurzel ist noch heute ein beliebtes Bittermittel; sie enthält in reichlicher Menge das die Stärke vertretende **Inulin**, ferner etwas **ätherisches Öl**, das wenig aromatische **Alantsäureanhydrid, Helenin** (Alantkampfer) und **Alantol**.

Cap. 28. **Περὶ Ἑλενίου αἰγυπτίου. Ägyptischer Alant.** Ein anderer Alant, erzählt Krateuas, wachse in Ägypten. Es ist eine krautartige Pflanze, welche ellenlange auf der Erde liegende Zweige hat, wie der Quendel, Blätter denen der Linse ähnlich, aber größer[1] und zahlreich an den Zweigen, eine blaße Wurzel, von der Dicke eines kleinen Fingers, unten dünn, oben dicker, mit einer schwarzen Rinde. Er wächst in der Nähe des Meeres und an sandigen Stellen. Eine Wurzel mit Wein genommen hat die Kraft, den von Gifttieren Gebissenen zu helfen.

[1]) Anguillara (Semplici dell' eccell. M. Luigi Anguillara etc. da M. G. Manuelli mandati in luce, 1561) liest nach dem Texte des Krateuas μικρότερα, kleiner, statt μακρότερα.

Die Schriftsteller des 16. Jahrhunderts haben für diese Pflanze mancherlei Namen; es ist ohne Zweifel die Kranzpflanze Helenium des Plinius und Theophrast (Hist. plant. 6, 1, 2 und De caus. pl. 6, 13), der das Helenium zu den kleinblätterigen und Pflanzen mit geruchloser Blüte rechnet. Sprengel hält die Pflanze für *Teucrium Marum* L., wahrscheinlicher ist es aber *Thymus incanus* Sibth.

Cap. 29. **Περὶ ἐλαίου ὠμοτριβοῦς. Öl aus unreifen Oliven.** Das beste Öl zum Gebrauch in gesunden Tagen ist das aus unreifen Oliven, welches auch Omphakion genannt wird. Dabei hat den Vorzug das frische, nicht scharfe, gut riechende; ein solches eignet sich aber auch gut zur Bereitung der Salben. Es ist auch dem Magen bekömmlich wegen seiner adstringierenden Kraft, heilt Wunden und befestigt die Zähne, wenn es im Munde gehalten wird, auch hält es den Schweiß zurück.

Das Omphakion wird bereitet aus den Früchten von *Olea europaea* L. (Oleaceae). Plinius XII 130 und XV 9 sagt: Es wird aus solchen Oliven hergestellt, die noch weiß – also sehr jung – sind, das ist die bessere Sorte; die geringere liefert die Druppa, so heißt die Olive, bevor sie zum Essen reif ist, aber ihre Farbe schon verändert hat. Die Früchte werden entweder in Körben oder zwischen Platten ausgepreßt; das zuerst ausfließende Öl ist das beste, später nimmt es immer mehr an Güte ab.

Cap. 30. **Περὶ ἐλαίου κοινοῦ. Gewöhnliches Öl.** Das ältere aber und fettere Öl ist für die Verwendung zu Arzneimitteln geeignet. Im allgemeinen ist jedes Öl erwärmend und das Fleisch erweichend, den Körper vor zu starker Abkühlung schützend und zur Arbeit erfrischend. Es hat auch die Eigenschaft, offenen Leib zu machen und zu erweichen, dabei mildert es in der Mischung die Kräfte der beißenden Mittel. Auch gegen tödliche Gifte wird es gegeben, wobei es anhaltend getrunken und wieder erbrochen wird. Zu 1 Kotyle mit gleich viel Gerstenschleim oder Wasser genommen führt es ab; den an Krämpfen Leidenden wird es zu 6 Bechern mit Nutzen in einer Abkochung von Raute gegeben. Auch die Würmer treibt es ab. Ganz besonders aber wird dasselbe gegen Darmverschlingung eingegossen. Das alte ist aber sowohl erwärmender als auch stärker abführend. Es ist eine

Salbe für Scharfsichtigkeit[1]. Sollte das alte Öl aber mangeln, so wird es auf diese Weise hergestellt: Von vorhandenem Öle gieße das bessere in einen Kessel, koche, bis es die Konsistenz des Honigs erhalten hat und gebrauche es, denn es besitzt dieselbe Kraft, wie das vorher genannte.

[1] d. h. um das Sehen zu schärfen.

Cap. 31. **Περὶ ἐλαίου ἐκ τῆς ἀγρίας ἐλαίας. Öl des wilden Ölbaumes.** Das Öl des wilden Ölbaumes ist adstringierender, für den Gebrauch in gesunden Tagen kommt es an zweiter Stelle. Es wirkt gegen Kopfschmerzen an Stelle des Rosenöls, hält den Schweiß zurück und verhindert das Ausfallen der Haare. Es vertreibt Schorf, bösen Grind und Aussatz[1], auch verzögert es, jeden Tag eingerieben, das Grauwerden der Haare.

[1] Unter λέπρα ist nicht die unheilbare Lepra nodosa, sondern eine Art Räude zu verstehen, welche die Haut rauh und schuppig macht.

Cap. 32. **Ἔλαιον λευκόν. Weißes Öl.** Das Öl wird auf folgende Weise weiß gemacht: Nimm solches von weißer Farbe, welches nicht über ein Jahr alt ist, und gieße es in ein neues irdenes, weithalsiges Gefäß, es sei ein Maß von 100 Kotylen. Dann setze es an die Sonne und fülle es jeden Tag um Mittag mit einer Muschelschale um, es aus der Höhe herabströmen lassend, damit es durch das fortwährende Bewegen und Stürzen umgerührt wird und schäumt. Am achten Tage feuchte 50 Drachmen reinen Bockshornsamen mit warmem Wasser an und wirf ihn angeweicht, ohne das Wasser auszudrücken, in das vorgenannte Öl. Weiter gib hinzu von äußerst fettem, fein gespaltenem Fichtenholz gleich viele Drachmen und laß es ebenso acht Tage auf einander einwirken; nach diesen schöpfe das Öl mit einer Schale um. Das Ganze nun, wenn die Operation beendet ist, bringe in ein neues, mit altem Wein ausgespültes Gefäß, nachdem vorher 11 Unzen Steinkleesträucher und ebenso viel Schwertlilie hineingestreut sind, und setze es beiseite; wenn aber nicht (es gut geworden ist), setze es wiederum an die Sonne. Und das ist zu tun, bis es weiß geworden ist.

Die ganze hierbei angewandte Operation läuft darauf hinaus, das Öl von den Schleimteilen zu befreien. Die wohlriechenden Sträucher von Melilotus und Iris sollen dem Öle zugleich etwas Wohlgeruch verleihen. Der Ölbaum, ursprünglich in Asien heimisch, wurde seit den ältesten Zeiten in Nordafrika und Südeuropa kultiviert; er stand unter dem Schutze der Athene.

Die Alten scheinen nur aus dem Fruchtfleisch das Öl gewonnen zu haben, während jetzt auch die Samenkerne mitbenutzt werden. Jenes, kalt gepreßt, ist das Olivenöl, dieses nennt man Baumöl (s. Cap. 136 ff.).

Cap. 33. **Περὶ σικυωνίου ἐλαίου. Sikyonisches Öl.** Nach dem Vorhergesagten läßt sich das sikyonische Öl auch so bereiten: In einen weiten verzinnten Kessel gieße 1 Chous frisches weißes Öl von unreifen Oliven und ½ Chous Wasser und koche bei gelindem Feuer unter schwachem Umrühren. Nach zweimaligem Aufkochen ziehe das Feuer darunter weg und nach dem Abkühlen schöpfe das Öl mit einer Schale aus. Dann gib anderes Wasser dazu und koche es damit, mache das Übrige, wie eben angegeben ist, und stelle es bei Seite. Dieses wird aber vorzugsweise in Sikyon[1)] hergestellt und Sikyonion genannt. Es hat aber eine gewisse erwärmende Kraft und ist angezeigt bei Fiebern und Nervenleiden[2)]. Die Frauen gebrauchen dasselbe auch heim Glänzendmachen (der Haut).

[1)] Sikyon ist eine Landschaft in Achaja mit der gleichnamigen Hauptstadt, welche durch blühende Industrie, sowie durch eifrige Pflege von Kunst und Wissenschaft eine gewisse Berühmtheit hatte. Der dortige Boden war nach Livius XXVII 31 für die Kultur des Ölbaumes besonders geeignet. Die späteren griechischen Ärzte (Paulus von Aegina, Aëtius von Amida u. a.) stellten das Sikyonium mit Gurkensaft oder Gurkenwurzel dar; sie schreiben daher σικυόνιον und nicht wie D. σικυώνιον. [2)] νεῦρα sind teils die Nerven, teils die Sehnen. Die Hippokratiker warfen die Nerven fortwährend mit den Sehnen, zum Teil auch mit den Gefäßen zusammen, und auch bei Aristoteles sind die Nerven von den fuserigen Gebilden keineswegs streng geschieden. Erasistratos (gest 280 v. Chr.) unterschied zwar schon Empfindungs- und Bewegungsnerven, trennte sie aber nicht völlig von den Sehnen. Erst Rufus von Ephesus um die Mitte des 1. Jahrhunderts teilte den Nerven nicht nur die Empfindung und Bewegung, sondern auch alle Tätigkeit (πᾶσα πράξις) des Körpers zu. Galen endlich lieferte auf Grund von Tierversuchen eine anatomische Beschreibung des Nervensystems, er suchte durch Vivisektionen die Verrichtungen des Gehirns, der Rückenmarksnerven zu erforschen (vgl. HAESER, Gesch. d. Med.).

Cap. 34. **Ῥύπος βαλανείων. Der Schmutz der Bäder.** Der in den Bädern gesammelte (Schmutz) hat die Kraft zu erwärmen, zu erweichen, zu zerteilen, auch dient er in Salben gegen Risse und Geschwülste (Kondylome).

Beim Baden wurde in besonderen Zellen der Schweiß, oft mit Salböl gemischt, mit dem Schabeisen (στλεγγίς), einem krummen Instrumente, nicht selten aus edlem Metall oder Elfenbein, abgeschabt.

Cap. 35. **Ῥύπος ἐκ τῆς παλαίστρας. Der Schmutz aus den Ringplätzen.** (Der Schmutz,) der sich aus den Rangplätzen den Sand dazu genommen hat, gleicht dem Schmutz (der Bäder) und ist aufgelegt heilsam bei Gelenkanschwellungen; er hilft warm aber auch denen, die an Ischias leiden, wenn er statt einer Salbe oder Bähung angewandt wird.

Die Ringkämpfer wurden, bevor sie in den Kampf gingen, in dem ἀλειπτήριον mit Öl gesalbt, um den Körper geschmeidig zu machen, und dann auf dem Staubplatze, der κονίστρα, mit feinem Sand beworfen, um die Glitschigkeit wieder aufzuheben. Der aus Sand, Öl und Schweiß bestehende Schmutz wurde abgeschabt und als Heilmittel sehr geschätzt.

Cap. 36. **Ῥύπος γυμνασίων. Der Schmutz der Turnplätze.** Auch der Schmutz von den Wänden der Turnplätze und der von den Bildsäulen erwärmt und erweicht und zerteilt unreife Geschwüre, auch ist er heilsam bei Hautabschälungen und alten Wunden.

Es ist der an den Wänden und Bildsäulen durch Anlehnen, Berühren usw. angesetzte Schmutz von Schweiß, Öl und Staub. Den der Bildsäulen will man auf natürliche Ansschwitzungen zurückführen. Theophrast (Hist. plant. V 9, 8) sagt, daß die aus Zedern- und ähnlichem Holz verfertigten Bildsäulen Feuchtigkeit ausschwitzen, und diese mit Staub gemischt soll abgekratzt als Heilmittel dienen.

Cap. 37. **Περὶ Ἐλαιομέλιτος. Honigöl.** Das Honigöl fließt in der Gegend von Palmyra in Syrien aus dem unteren Stammende der Ölbäume, dicker als Honig, von süßem Geschmack, welches, in einer Menge von 2 Bechern mit 1 Kotyle Wasser genommen, das Rohe und Gallige aus dem Bauche abführt; kraftlos und schlaff aber werden diejenigen, welche es nehmen, was jedoch keine Furcht einflössen darf, man muß diese aufmuntern, daß sie nicht in Schlafsucht verfallen.

Das Öl wird auch aus dem Fette der Zweige bereitet. Das beste davon ist das alte, dickliche, fette und nicht trübe. Es erwärmt aber und wirkt eingestrichen ganz besonders gegen die Verdunkelungen auf der Pupille, heilt auch als Salbe Aussatz und Neuralgien (Sehnenschmerzen?).

Plinius XV 32 sagt bei Pechöl: An der Küste von Syrien erzeugt es sich von selbst und heißt Ölhonig. Es fließt aus Bäumen, ist fett, dicker als Honig, dünner als Harz und von süßem Geschmack. XXIII 96 gibt er übereinstimmend mit D. weiter die Eigenschaften, Anwendung und Wirkung an.

Die Schriftsteller des späten Mittelalters kennen die Masse nicht; Matthiolus sagt, daß er unter allen Produkten Syriens dieselbe nie gesehen oder je davon gehört habe. Valerius Cordus hält sie für ein dem Oleum Betulae oder

Quercus ähnliches, freiwillig austretendes Produkt, welches sich auch künstlich aus den Zweigen gewinnen liesse. Andere halten die Substanz für eine Manna-Art.

Pena und M. de Lobel (Advervsar. Opus) (bei Bauhin et Cherler lib. VI p. 24) berichten, daß sie in der Tat beobachtet hätten, wie aus Ölbäumen in den Weingärten freiwillig und nach Verwundung eine honigartige Flüssigkeit austrete. D. scheint selbst über die Sache wenig unterrichtet gewesen zu sein, da er nicht einmal die künstliche Bereitungsweise angibt.

Das Hönigöl ist jedenfalls ein pathologisches Produkt. In der Gegend von Bibans, einem Dorfe Mansourahs in Unterägypten, steht eine große Anzahl von Ölbäumen, welche im Sommer reichliche Mengen einer der Manna ähnlichen Substanz ausschwitzen, die Eingeborenen nennen sie Assal zitoun, Ölhonig. Nach Bathandier (Bull. comm., März 1901) besteht die Masse aus 52% **Mannit**, 7,8% reduzierendem Zucker (Glukose), 9,3% durch Alkohol fällbaren Stoffen, 12,2% Resten von Insekten und sonstigen Verunreinigungen, 18,5% Wasser.

Die Bäume, welche diese Substanz absondern, zeigen durchgängig Krankheitserscheinungen. Die Abscheidung geht hauptsächlich am Stamm und an den stärkeren Ästen vor sich und wird wahrscheinlich durch eine Bakterienart hervorgerufen, die im Cambium vegetiert und so den Baum krank macht.

Cap. 38. **Περὶ κικίνου ἐλαίου. Rizinusöl.** Das Rizinusöl wird auf diese Weise hergestellt: Nimm beliebig viel reife Krotonfrüchte. trockne sie in der Sonne, nachdem du den Platz mit einer Horde belegt hast, bis die äußere (umschließende) Rinde abfällt; dann sammle das Fleisch, wirf es in einen Mörser und stoße es sorgfältig und bringe es in einen verzinnten Kessel mit Wasser und laß es über untergelegtem Feuer aufkochen. Wenn es sämtliche in ihm enthaltene Flüssigkeit abgegeben hat, hebe den Kessel vom Feuer, schöpfe das aufschwimmende Öl mit einer Muschel ab und setze es bei Seite. Die Ägypter, weil sie es reichlich gebrauchen, bereiten es auf andere Weise. Nach dem Reinigen nämlich geben sie die Krotonfrüchte auf eine Mühle und mahlen sie sorgfältig. Das Gemahlene bringen sie in Flechtkörbe und drücken es mit einer Presse aus. Reif sind aber die Früchte, wenn sie von den sie einschließenden Hülsen sich loslösen.

Das Rizinusöl wirkt gegen bösen Grind, Krätze und Entzündungen am Gesäß, ferner gegen Verstopfung und Vordrehung des Uterus, weiter gegen häusliche Wundnarben und Ohrenschmerzen. Den Pflastern zugemischt macht es dieselben wirksamer. Getrunken führt es das Wässerige durch den Bauch ab und treibt auch die Würmer aus.

Rizinus communis L. (Euphorbiaceae-Crotonoideae), **Gemeiner Wunderbaum**, ein bei uns gepflegter Zierstrauch, wird in seiner Heimat ein bis 3 m hoher Baum und liefert rundliche dreiseitige, igelstachelige Springfrüchte von Haselnussgrösse, welche drei ovale, bohnenförmige, ölreiche Samen enthalten.

Das Rizinusöl, kiki, war nach Herodot (II 94) bei den Ägyptern ein viel angewandtes Mittel, dessen Gebrauch und Namen von den Griechen übernommen wurde. Die Darstellung desselben geschieht heute noch durch Pressen ausgelesener enthülster Samen, welche aus den Kulturen der Mittelmeerländer, Amerikas und Indiens herstammen; die europäischen sind größer als die amerikanischen. Alle enthalten ein starkes Gift, das **Ricin**, ein eiweißartiges Ferment, welches beim Auspressen aber nicht in das fette Öl mit übergeht. Das frischgepreßte Öl wird, um es von der ihm oft eigenen drastischen Wirkung zu befreien, mehrmals mit Wasser gekocht, wodurch die Erweißstoffe coaguliert werden, durch Erwärmen vom Wasser befreit und nach dem Absetzen filtriert. Die Hippokratiker scheinen die abführende Wirkung des Rizinusöls nicht gekannt zu haben.

Cap. 39. **Περὶ ἀμυγδαλίνου ἐλαίου. Mandelöl.** Das Mandelöl, welches Einige Metopion nennen, wird so dargestellt: 4 Choinikes[1] reine und trockene bittere Mündeln stoße flott mit einer hölzernen Keule in einem Mörser, bis es ein Teig geworden ist, darin gib 2 Kotylen heißes Wasser hinzu, laß eine halbe Stunde[2] einwirken, von nun an reibe wieder kräftiger, dann drücke es aus und presse es zum flachen Kuchen und streiche das von den Händen ab in eine Muschel. Dann gib zu dem Presskuchen wieder 1 Kotyle Wasser, und nachdem du sie hast einwirken lassen, tue dasselbe. Es geben aber die 4 Choinikes 1 Kotyle. Es wirkt aber gegen Schmerzgefühl in der Gebärmutter und hysterische Krämpfe, gegen Verdrehungen und Entzündungen derselben Stellen, weiter auch gegen Kopfschmerzen, Ohrenleiden, Ohrensausen und Ohrenklingen. Es hilft auch den Leberkranken, denen, welche schwer harnen und an Stein leiden, den Asthmatikern und Milzkranken. Es vertreibt ferner auch mit Honig und Lilienwurzel und Zyperngras- oder Rosenwachssalbe gemischt die Male, Sommersprossen und Runzeln aus dem Gesicht; auch beseitigt es die Schwachsichtigkeit. Mit Wein aber entfernt es bösen Schorf und Kleingrind.

[1] Nach attischem Maß rund etwa 4,4 ℓ. [2] Die Zeit wurde bei den Griechen und später auch bei den Römern mittelst einer Art Wasseruhr, κλεψύδρα, Klepsydra, gemessen, bei der Wasser durch eine siebartige Vorrichtung tropfenweise durchfiel.

D. läßt auch hier das fette Öl wie bei allen solches enthaltenden Samen, aus den Mandeln, den Samen von *Amygdalus communis* L. (Rosaceae-Prunoideae) nicht durch Pressen, sondern durch heißes Wasser ausziehen. Dadurch erhält das Öl allerdings das feine Aroma des Bittermandelöls (Benzaldehyd-Cyanwasserstoff). Dasselbe ist in den bitteren Mandeln – nur solche werden verwandt – nicht fertig gebildet vorhanden, sondern es ist ein Zersetzungsprodukt. Die bitteren Mandeln enthalten ein Glykosid, Amygdalin, welches unter dem Einflusse des im Sameneiweiß der Mandeln gleichfalls vorhandenen, fermentartig wirkenden Emulsins bei Gegenwart von Wasser in Traubenzucker und Benzaldehyd-Cyanwasserstoff zersetzt wird.

Wenn nun auch ein großer Teil des Emulsins durch das heiße Wasser zerstört wird, so kommt doch stets so viel zur Geltung, daß ein hinreichendes Aroma erzeugt wird.

Das (fette) Mandelöl ist nach dieser Bereitung in einer Emulsion vorbanden, d. h. es ist in mikroskopisch feinen Tröpfchen mittelst des in den Samen enthaltenen Eiweißs und Schleims in Wasser verteilt und bildet eine mehr oder weniger dickliche Masse.

Da wo die eigentliche Abscheidung des Mandelöls beginnen soll, bricht D. ab, spricht sich auch über die äußere Beschaffenheit desselben nicht näher aus.

Cap. 40. **Περὶ βαλανίνου ἐλαίου. Behenöl.** Auf gleiche Weise wird das Behenöl bereitet. Es hat die Kraft, Male, Leberflecken, Finnen und das Dunkle der Narben zu vertreiben, auch den Bauch zu reinigen. Dem Magen ist es nicht zuträglich. Mit Gänsefett eingetröpfelt hilft es gegen Ohrenschmerzen, Ohrensausen und Ohrenklingen.

Die Behennüsse, βαλανοι μυρεψικαί, Glandes unguentariae, sind die gerundet dreikantigen, schwarzbraunen Samen von *Moringa oleifera* Lam. oder *M. pterygosperma* Gaertn. (Moringaceae), eines etwa 9 m hohen, im afrikanischen Wüstengebiete heimischen, vielfach, besonders in Ostindien, der Samen wegen kultivierten Baumes. Die dicken Kotyledonen enthalten ein nicht ranzig werdendes fettes Öl und gleichzeitig, wie die übrigen Teile der Pflanze, einen scharfen Stoff.

Cap. 41. **Ἔλαιον σησάμιον καὶ καρΰϊνον. Sesam- und Walnußöl.** Sie werden auf ähnliche Art wie die vorhergenannten dargestellt, indem das Sesamöl aus Sesamsamen, das Walnußöl aus den Walnüssen bereitet wird. Sie haben dieselbe Wirkung wie das Behenöl.

Das Sesamöl spielt schon im alten Ägypten eine bedeutende Rolle. Ebenso berichtet Herodot I 198, daß es in Assyrien die Stelle des Olivenöls vertrete. Die Pflanze, *Sesamum orientale* L. (Pedaliaceae), wird jetzt in allen heißen und warmen Ländern kultiviert. Der Walnußbaum *Juglans regia*, L. (Juglandaceae), soll in Persien heimisch, sein, wird jetzt durch ganz Süd- und Mitteleuropa kultiviert. Die äußere Samenschale liefert einen Bitterstoff und Farbstoff, der Same ein mildes, süßes, fettes Öl.

Cap. 42. **Περὶ ὑοσκυαμίνου ἐλαίου. Bilsenöl.** Das Bilsenöl wird so bereitet: Nim in den weißen, trockenen, frischen Samen, zerstoße und mische ihn mit heißem Wasser, wie es beim Mandelöl angegeben ist. Während du in der Sonne arbeitest, mische die an den Händen getrockneten Teile dem Ganzen wieder zu, und dieses tue, bis es dunkel und übelriechend wird. Nachdem du es durchgeseiht und nachgepreßt hast, setze es bei Seite. Es hilft gegen Ohrenleiden, wird auch den Zäpfchen zugesetzt, da es erweichend wirkt.

Bei der Darstellung des Bilsenöls zeigt D. auch in Kleinigkeiten den Praktiker; so läßt er die Masse erst durch ein Coliertuch laufen und dann nachpressen.

Die Samen des *Hyoscyamus albus* L. (Solanaceae) – denn diesen meint D. hier – enthalten, wie die von H. niger, etwa 38% fettes Öl und jedenfalls auch wie jene die giftigen Alkaloide Hyoscyamin und Scopolamin. Auch das fette Öl der Samen enthalt etwas Hyoscyamin.

Cap. 43. **Περὶ Κνιδελαίου. Knidisches Öl.** Ähnlich wird auch dieses aus den ausgemachten und gestoßenen knidischen Körnern hergestellt. Getrunken hat es eine den Magen reinigende Wirkung.

Die κόκκοι oder γνίδιοι, knidische Beeren, sind die Früchte von θυμέλαια oder κνῆστρον, *Daphne Gnidium* L. (Thymelaeaceae), **Rispenblütiger** oder **Italienischer Seidelbast**; es ist ein meterhoher Strauch Südeuropas, welcher die eiförmigen, zugespitzten, roten Beeren, Kellerhalskörner, trägt. Sie wurden früher als Grana Gnidii gegen Ruhr, Wassersucht und Keuchhusten angewandt; sie enthalten ein scharfes, drastisch wirkendes Prinzip.

Cap. 44. **Περὶ Κνικελαίου. Safloröl.** Ganz ebenso wird auch das Safloröl gemacht; es hat dieselbe Kraft, wie das aus den knidischen Körnern, aber viel schwächer.

Das Öl aus den Samen von *Carthamus tinctor.* L. (Compositae), Echter Saflor, einer in Ostindien heimischen, in Südeuropa kultivierten Pflanze mit ölreichen Sehliessfrüchten. Sie diente gegen Gelbsucht, jetzt hauptsächlich als Material zu einem Farbstoff.

Cap. 45. **Περὶ Ῥαφανελαίου. Rettichöl.** Das Rettichöl wird aus den Samen desselben (des Rettichs) bereitet wie die übrigen. Es ist ein gutes Mittel für die, welche nach Siechtum an Läusekrankheit leiden, auch glättet es die Rauheiten im Gesicht. In Ägypten gebrauchen sie es aber, um es mit dem Zugemüse zu kochen.

Cap. 46. **Περὶ Μελανθελαίου. Schwarzkümmelöl.** Auch das Schwarzkümmelöl hat dieselbe Kraft und wird bereitet wie das Rettichöl.

Die Samen von *Nigella sativa* L. (Ranunculaceae) enthalten 10% fettes und etwa 0,8% ätherisches Öl, welches ihnen einen schwach aromatischen Geruch verleiht.

Cap. 47. **Περὶ Σιναπελαίου. Senföl.** Das Senföl wird bereitet, indem fein gestoßener und mit Wasser angefeuchteter Senfsamen mit Öl gemischt und ausgepreßt wird. Es wirkt gegen chronische Leiden, indem es durch Öffnung der Poren die schlechten Säfte abführt.

In den Senfsamen, von *Brassica nigra* L. (Cruciferae), ist das wirksame Prinzip in Form eines Glukosids, des Sinigrins oder **myronsauren Kaliums**, enthalten. Dasselbe zerfällt unter dem Einflusse von Myrosin, einem fermentartigen Körper, in Senföl, Traubenzucker und Kaliumbisulfat, und zwar findet die Spaltung durch das Myrosin, abweichend von anderen Glukosiden, ohne Aufnahme von Wasser statt (s. GADAMER, Bestandteile des Senfsamens, Archiv d. Pharm. 1837, Heft 1). Das Senföl wird dann vom zugesetzten fetten Öl aufgenommen.

Die Wirkung des Senföls nennt D. μετασύγκρινον. Dieser Ausdruck ist der Therapie der methodischen Schule entnommen, deren Stifter Asklepiades unter Verzicht auf innere Arzneimittel nach dem Grundsatze Cito, tute, jucunde die Krankheiten durch Diät, körperliche Übungen und äußere Reizmittel, an denen das Senföl gehört, zu heilen suchte.

Jetzt wird das ätherische Senföl durch Destillation gewonnen, kann auch synthetisch dargestellt werden.

Cap. 48. **Περὶ Μυρσινελαίου. Myrtenöl.** Das Myrtenöl wird nun so dargestellt: Nimm die zarten Blätter der schwarzen oder der wilden oder der zahmen Myrte, stoße und presse sie; dem Safte setze ebenso viel Öl von unreifen Oliven zu, erhitze über Kohlen bis zum Kochen, indem du dann das Obenaufstehende abnimmst. Leichter ist aber die Darstellung, die zarten zerstoßenen Blätter mit Wasser und Öl zu kochen und das Obenaufstehende abzuheben. Eigenartig aber ist die Methode, die in die Sonne gelegten Blätter mit Öl zu behandeln. Einige verdichten[1)] das Öl vorher durch Granatäpfelschalen, Zypresse, Zyperngras und Bartgras. Wirksamer ist aber das von bitterem Geschmack, das ölige, hellgrüne, durchscheinende, nach Myrte riechende. Es hat adstringierende hartmachende Kraft; daher seine Wirkung, wenn es den Mitteln zum Vernarben beigemischt wird, ebenso gegen Verbrennungen mit Feuer, gegen bösen Grind, Schorf, Hautausschlag, Wolf, Risse, Condylome, Erschlaffung der Gelenke. Es stellt den Schweiß und findet überall da Anwendung, wo es sich um Zusammenziehen und Verdichten handelt.

[1)] προστύφοθσι.

D. unterscheidet hier drei Arten Myrte, die schwarze, wilde und zahme später (Cap. 155) nennt er nur zwei Arten, sativa (nigra und candida) und silvestris, die letztere ist Ruscus. Theophrast (Hist. pl. II 2, 6) bemerkt, daß die Myrte in der Farbe der Frucht oft degeneriere; schon Ovid singt von den schwarzen und weißen (ins Rötliche spielenden) Früchten: Myrtea silva subest bicoloribus obsita baccis.

Bei der Darstellung des Öls aus den Blättern kam es darauf an, das in denselben enthaltene ätherische Öl in das fette Öl aufzunehmen.

Cap. 49. **Περὶ Δαφνελαίου. Lorbeeröl.** Das Lorbeeröl wird aus den Lorbeeren hergestellt, wenn sie überreif sind, indem sie mit Wasser gekocht werden. Sie sondern nämlich aus der umliegenden Schale ein gewisses Fett ab, welches man mit den Händen abträgt und in Muscheln aufnimmt. Einige verdichten vorher Öl von unreifen Oliven mit Zyperngras, Strandbinse und Kalmus, werfen danach die zarten Lorbeerblätter hinzu und kochen es zusammen; andere mischen auch Lorbeeren zu, bis der richtige Geruch entsteht, noch andere Styrax und Myrrhe. Am besten zur Bereitung ist der bergige und breitblätterige Lorbeer[1]. Den Vorzug beim Lorbeeröle hat aber das frische, von hellgrüner Farbe, das sehr bittere und scharfe.

Es hat erwärmende, erweichende, anregende, die Erschlaffung aufhebende Kraft. Es ist ein gutes Mittel bei allen Neuralgien, Ohrenleiden und katarrhalischen Zuständen. [Denjenigen, welche durch Erkältung an der Leber leiden, ist es als Salbe heilsam, wie kein anderes Mittel][2]. Getrunken aber ist es brechenerregend.

[1] Wohl der kultivierte. [2] Dieser Satz fehlt in einigen jüngeren Codices.

Das Öl aus den Früchten von *Laurus nobilis* L. (Lauraceae), **Lorbeerbaum**. Das dickliche, grüne, gewürzhaft riechende Öl wird noch heute wie damals durch Auskochen der Früchte mit Wasser gewonnen.

Cap. 50. **Περὶ Σχινελαίου. Öl des Mastixbaumes.** Das Öl des Mastixbaumes wird ähnlich wie das Lorbeeröl aus den reifen Früchten dargestellt, vorher verdichtet[1]; es heilt die Krätze des Zugviehes und der Hunde. Auch wird es den Zäpfchen, Salben und Aussatzmitteln mit Vorteil zugesetzt. Es hält den Schweiß zurück. Ähnlich wird auch das Terebinthenöl bereitet; es trocknet aus und adstringiert.

[1] d. h. mit vorher verdichtetem Öl.

Pistacia Lentiscus L. (Anacardiaceae), **Mastixbaum**, ein Strauch oder niedriger Baum der Mittelmeerländer mit erbsengroßen, anfangs roten, später schwarzen Früchten. Er wurde von Alters her auf Chios besonders kultiviert. Daher wurde auch das daher stammende Öl, sowie der durch Einschnitte in die Rinde des Baumes gewonnene Mastix hoch geschätzt.

Das Teiebinthenöl ist das aus den Früchten von *Pistacia Terebinthus* (Anacardiaceae), **Pistazienterebinthe**, bereitete Öl. Es ist gleichfalls ein mittelgroßer Baum in den Mittelmeerländern. Er lieferte auch durch Einschnitte in die Rinde den sehr geschätzten kyprischen Terpentin von Chios.

Cap. 51. **Mastixharzöl.** Das Mastixharzöl wird aus zerriebenem Mastix bereitet. Es ist wirksam gegen alle Gebärmutterleiden, mäßig erwärmend, adstringierend, erweichend, wirksam gegen die den Magen überziehenden Verhärtungen[1)], Bauchschmerzen und Dysenterieanfälle; auch reinigt es das Angesicht und bewirkt eine gesunde Farbe.

[1)] σκιῤῥωμα, verhärtetes Geschwür, welches nach Plinius VII 63 periodische Blutungen bewirkt.

Cap. 52. **Περὶ σθνθέσεως μύρων. Die Zusammensetzung der Salböle.** Da nun auch die Salböle bei einigen Leiden von guter Wirkung sind als Zusätze zu Arzneimitteln, zum Einträufeln oder zum Riechen, so halten wir es für folgerichtig, auch der hierfür überlieferten Anweisungen zu gedenken. Diejenigen. welche dieses erproben wollen, müssen das im Auge haben, ob jene Substanz, mit der die Mischung der Salböle geschieht, dem Geruche gemäß wirkt. Eine derartige Probe ist die beste. Bei einigen wird solches freilich nicht wahrgenommen wegen des Überwiegens der kräftigeren Zumischungen, wie bei der Majoran-, Safran-, Bockshornsalbe und anderen ähnlichen. Dieses ist aus der Übung darin zu berurteilen.

Die Bezeichnungen der alten Griechen für Salben decken sich nicht ganz mit den jetzigen Namen. Die Salben hatten eine mehr dicke oder dünne Konsistenz – ἐμβρεχόμενα nennt letztere D. an dieser Stelle – und wurden durch verschiedene Zusätze verdickt, um besonders, wie man glaubte, den Wohlgeruch länger zu binden.

μύρον war sowohl die Bezeichnung für wohlriechende, von selbst ausfließende Pflanzenharzsäfte als auch für solche künstliche Zubereitungen. Es ist das unguentum der römischen Ärzte, feines Salböl, Balsam, später dann Salbe überhaupt.

κήρωμα, Wachssalbe, bestand aus Wachs und Öl, es wurden aber auch andere Substanzen, als Terpentin, Pech, Kupfer usw. zugesetzt.

ἄκοπος (ἀ priv. und κόπος, akopos, ohne Schwäche), ein stärkendes Mittel in Salbenform. Ursprünglich wurde darunter ein feines Öl verstanden; später kamen Zusätze als Galbanum, Silphium, Opoponax etc. hinzu, so daß es in der Folge auch für Salbe überhaupt gebraucht und nach den Zusätzen benannt wurde.

μάλαγμα (Malagma), erweichender Umschlag, sehr häufig durch Abkochungen von Kräutern bereitet, wurde aber auch im Sinne von Salben gebraucht, unser Kataplasma. Auch ist es sehr wahrscheinlich, daß, wie bei den alten Juden, Umschläge durch Kauen von Getreide oder Feigen hergestellt wurden (vgl. II Kön. 20, 7; Jerem. 33, 21; Talm. Mischn., Kelim 28 M. 3). Rambam leitet Malagma von »Male logmah«, mundvoll, ab, weil jedesmal so viel Weizen oder Feigen zu einem frischen Umschlag gekaut wurden. Der Pseudodioskurides (Die giftigen Tiere Cap. 1) wendet gleichfalls gekautes Getreide an.

ἔμπλαστρον, Emplastron, trockene oder angefeuchtete und wieder getrocknete Arzneimittel; sie wurden in einem Rohre, νάρθηζ, aufbewahrt. Sie entsprechen also nicht unserem heutigen Pflaster.

κολλύριον, Kollyrion, Brötchen, eine teigartige, trockene Masse, die dann verflüssigt besonders bei Augenkrankheiten gebraucht wurde. Collyrium ist später der Ausdruck für Augenmittel geworden.

πέσσοι, προσθέματα, βάλανοι, Pessoi, Prosthemata, Balanoi, Zäpfchen, Stuhlzäpfchen, Vaginalkugeln, bestanden entweder aus Wolle, Leinen oder Seide, in welche die betreffenden Mittel eingewickelt oder mit denen sie bestrichen wurden oder die wirksamen Mittel wurden mit Fett, Honig, Wachs oder dergleichen gemischt und geformt, vor dem Einführen mit Galle oder Honig bestrichen.

στύψσις, Inspissamentum, ist wie μύρον, Unguentum, von Balsamkonsistenz.

Plinius XIII 16 sagt: Myrrhe macht die Salben dicker, Kostus und Amomum schärfer, Safran zum Arzneigebrauch besser.

Cap. 53. **Περὶ ῥοδίνου σκευασίας. Die Bereitung des Rosenöls.** Das Rosenöl wird so gemacht: 5 Pfund und 8 Unzen zerschnittenes und mit Wasser zerstampftes Bartgras koche unter Umrühren mit 20 Pfund und 5 Unzen Öl. Dann, nachdem du es durchgeseiht hast, wirf in die 20 Pfund und 5 Unzen Öl die Blätter von 1000 trockenen Rosen[1)] [oder 1 Pfund Zyperngras, 1 Pfund Alant, 1 Pfund Kalmus, 6 Xestes Öl, 1½ Xestes Rosen][2)], und nachdem du die Hände mit wohlriechendem Honig bestrichen hast, rühre es unter öfterem Drücken einen Tag lang; nachdem du es dann die Nacht über hast stehen lassen, presse es aus. Wenn sich aber das Hefenartige abgesetzt hat, wechsle das Aufnahmegefäß und gib es in einen mit Honig ausgestrichenen Mischkrug[3)]. Die ausgepreßten Rosen wirf in ein Faß und gieße 8 Pfund und 3 Unzen verdichtetes Öl dazu und presse es wieder aus. Dieses wird dir die zweite Sorte Öl sein, und wenn du willst, gieße bis zum dritten und vierten Male Menstruum auf und presse aus. Es entsteht so eine erste, zweite, dritte und vierte Sorte Öl. So oft du dies aber tust, streiche die Krüge vorher mit Honig aus. Wenn du aber eine zweite Auflage herstellen willst, so wirf in das zuerst ausgepreßte Öl die gleiche Zahl frischer trockener Rosen und rühre mit den Händen, die vorher mit Honig bestrichen sind, um, und presse aus, und dies tue zum zweiten, dritten und vierten Male in der gleichen Weise auspressend. So oft du dieses aber tust, wirf frische Rosen dazu, sie mit den Nägeln zerpflückend; denn es wird kräftigter. Bis zu einem siebten Ansauge läßt das Öl den Zusatz von Rosen zu, dann aber nicht mehr. Auch die Presse werde mit Honig ausgestrichen. Sorgfältig muß das Öl von dem (wässerigen) Safte getrennt werden, denn wenn das Geringste davon zurückbleibt, verdirbt das Öl. Einige pressen die Rosen für sich allein und behandeln sie dann an der Sonne mit dem Öl, und zwar 6 Unzen mit 1 Xestes Öl, indem sie es acht Tage hindurch umrühren und vierzig Tage bis zum dritten Auszuge an der Sonne stehen lassen. So bewahren sie es auf. Einige verdichten ferner das Öl unter Zusatz von Kalmus und Aspalathos, andere geben Anchusa[4] zu wegen der hübschen Farbe und Salz, um die Verderbnis zu verhindern. Es hat aber adstringierende, kühlende Kraft, ist sehr geeignet zu Besprengungen und zu Mischungen weicher Salben. Getrunken öffnet es den Leib und mildert die Hitze des Magens, ist ein Nährmittel für hohle Geschwüre[5] und besänftigt die bösartigen, es ist ein Mittel gegen Schorf und Ausschlag, dient im Anfang als Umschlag gegen Kopfschmerzen, als Spülung gegen Zahnschmerzen. Eingestrichen wirkt es gegen Verhärtungen der Augenlider und ist als Klystier mit Erfolg zu gebrauchen gegen Reize der Eingeweide und der Gebärmutter.

[1] So muß, wie SARACENUS mit Recht bemerkt, und SPRENGEL auch übersetzt, wohl gelesen werden, d. h. πέταλα χιλίων ῥόδων, die Blätter von 1000 Rosen statt πέταλα χιλία ῥόδων, 1000 Rosenblätter, da diese zu 20 Pfund und 5 Unzen, nach unserem Gewicht 7 Kilo 350 g Öl in keinem Verhältnis stehen würden. [2] Nach Cod. X u. Asul. [3] κράτηρ, in welchem nach griechischer Sitte der Wein mit Wasser gemischt und dann in die Becher gefüllt wurde, also ein Krug mit engem Halse. [4] *Anchusa tinctoria* L. Alkanna. [5] d. h. es bewirkt eine Ausfüllung der Cavernen.

Die von den Alten gebrauchte Rose ist die blaßrote *Rosa centifolia* L. (Rosaceae).

Bei allen feineren Ölen und Salben läßt D. die Gefäße, Werkzeuge und, wo die Hände mit der Masse selbst in Berührung kommen, auch diese mit Honig bestreichen; es geschieht dies, um jeden fremden Geruch ab- und gleichzeitig das Aroma des Honigs mit zu erhalten. Um die Rogen zu erschöpfen, soll das Ausziehen mehrmals wiederholt werden, wobei natürlich stets ein schwächeres Produkt entsteht. Um ein konzentriertes Öl zu gewinnen, läßt D. zu dem ersten Auszuge, welcher schon den Rosenduft enthält, nochmals frische Rosen ansetzen und dann wie früher verfahren. Er nennt das eine »zweite Auflage«, wörtlich ein »zweites Hineinwerfen«. Beim siebten Auszuge ist das Öl mit dem Rosendufte vollständig gesättigt.

Die Trennung des Öls von der untenstehenden wässerigen Masse soll vorsichtig geschehen, weil durch die letztere das Öl ranzig wird.

Cap. 54. **Περὶ ἐλατίνου σκευασίας. Die Bereitung des Elatenöls.** Zerquetsche und zerreiße die Spatha, und wirf sie in ein Faß und gieße Öl von unreifen Oliven darüber drei Tage hindurch, schöpfe es dann heraus in einen Korb und presse aus. Beides sollen aber gleiche Gewichtsteile sein. Nachdem du es dann in einem reinen Gefäße bei Seite gesetzt hast, gebrauche es. Es hat eine dem Rosenöl ähnliche Kraft, den Bauch aber erweicht es nicht.

Elate, ἐλάτη, ist im gewöhnlichen Sprachgebrauch die Tanne, *Pinus Picea* L. (*Abies pectinata* D. C.), seltener bedeutet es die Spatha die gemeinsame Hülle, welche den Blütenkolben, Spadix bei den Palmen im Knospenzustande umgibt. Diese Bedeutung hat es ohne Zweifel hier und vermulblich ist nicht die Spatha allein, sondern die ganze Inflorescenz gemeint.

Plinius, der seiner Sache nicht ganz sicher ist, sagt XII 134: »Außerdem gibt es noch einen Baum, der zu denselben Salben dient und den Einige Elate, was bei uns Tanne heißt, andere Spathe nennen«, und XXIII 99: »Von der Palme Elate oder Spathe gebraucht man die Knospen. Blätter und Rinde in der Medizin«.

Hätte D. eine Conifere gemeint, so würde er sicher die zu behandelnden Teile, Früchte (Samen) oder Triebe genannt and nicht eine allgemeine Bezeichnung gewählt haben.

Cap. 55. **Περὶ μηλίνου σκευασίας. Die Bereitung des Quittenöls.** Das Quittenöl wird auf diese Weise hergestellt: 6 Xestes Öl mische mit 10 Xestes Wasser, gib hinzu 3 Unzen zerstoßene Spatha und 1 Unze Bartgras, laß es einen Tag stehen und koche es dann. Nachdem du dann das Öl abcoliert hast, gib es in ein weithalsiges Gefäß; dann lege ein Geflecht aus Rohr oder eine weitmaschige Binsenmatte darüber und breite über diese Quittenäpfel aus, bedecke sie mit Decken und laß eine genügende Anzahl Tage stehen, bis das Öl die Kraft von den Quitten angezogen hat. Einige schlagen die Quitten zehn Tage lang in Decken ein, damit der Wohlgeruch sich verdichte und sich nicht verflüchtige, danach mazerieren sie dieselben mit dem Öl zwei Tage und Nächte, pressen es dann aus und setzen es weg. Es hat adstringierende, kühlende Kraft, wirkt gegen krätzige Geschwüre, Kleingrind, Frostbeulen, kriechende Geschwüre und als Injektion gegen Verwundungen in der Gebärmutter, stellt als Injektion das zu häufige Harnen und hält den Schweiß zurück. Es wird getrunken gegen Kanthariden, Buprestis und die giftigen Fichtenraupen. Ein Beweis für seine Güte ist der Geruch nach Quittenäpfeln.

Das Öl der Quittenäpfel, der Früchte von *cydonia vulgaris* Pers. (Rosaceae-Prunoideae), der echten Quitten.

Cap. 56. **Περὶ οἰνανθίνου σκευασίας. Die Bereitung des Weinblütenöls.** Die wohlriechende Blüte des Weinstockes laß welken, wirf sie in Öl von unreifen Oliven und rühre und schüttele durch; laß zwei Tage stehen, presse es dann aus und setze es weg. Es hat adstringierende Kraft ähnlich dem Rosenöl, außer daß es den Leib nicht öffnet und erweicht. Der beste Beweis für seine Echtheit ist das Auftreten des Geruchs nach Weinblüte.

Das Öl wird bereitet aus der Blüte von *Vitis vinifera* L. (Vitaceae), der **Weinrebe**.

Cap. 57. **Περὶ τηλίνου σκευασίας. Die Bereitung des Bockshornöls.** 9 Pfund Bockshorn, 5 Pfund Öl, 1 Pfund Kalmus, 2 Pfund Zyperngras mazeriere sieben Tage, indem du es jeden Tag dreimal umrührst, dann presse es aus und bewahre es auf. Einige lassen statt Kalmus Kardamon, statt des Zyperngrases Balsamholz mit ausziehen, andere verdichten damit vorher das Öl, mazerieren dann das Bockshorn und pressen es aus. Es hat die Kraft, Ablagerungen (Abszesse) zu erweichen und zur Reife zu bringen; in hohem Grade wirksam ist es gegen alte Verhärtungen der Gebärmutterumgebung (des Perimetriums), wird schwer Gebärenden injiziert, wenn die Teile durch die ausgetretenen Flüssigkeiten sehr trocken geworden sind, ferner dient es bei Afterentzündungen und wird bei Stuhlzwang mit Erfolg im Klystier gegeben; es vertreibt Schorf und Grind, ist mit Wachs heilsam gegen Verbrennungen und Frostbeulen, bringt Sommersprossen weg und wird unter die Mittel zum Glänzendmachen (der Haut) gemischt. Wähle aber das frische und das, welches nicht zu sehr den Bockshorngeruch hervortreten läßt, welches die Hände glättet und bittersüßen Geschmack hat, denn solches ist das beste.

D. läßt uns im Ungewissen, ob die ganze Pflanze, *Trigonella Foenum graecum* L. (Leguminosae-Papilionaceae) oder der Same angewandt wurde; jedenfalls kommt nur der letztere als Träger des Aromas und der Bitterkeit in Frage.

Cap. 58. **Περὶ σαμψυχίνου σκευασίας. Die Bereitung des Majoranöls.** Quendel, Zimt, Beifuß, Wasserminzenblüte, Myrtenblätter, Majoran, nimm von jedem unter Berücksichtigung seiner Kraft dem Zwecke gemäß (das Nötige), stoße alles zusammen und gieße so viel Öl von unreifen Oliven darauf, daß die Kraft dessen, was in dasselbe zum Ausziehen gelegt ist, nicht überwältigt wird, laß es vier Tage stehen und presse aus. Und wiederum behandle dieselbe Menge derselben frischen Substanz die gleiche Zeit (im selben Öl) und presse aus[1)], denn es ist kräftiger. Wähle aber den dunkelgrünen Majoran, der lange duftet und mäßig scharf ist. Es hat erwärmende, verdünnende und scharfe Kraft; es hilft gegen Verstopfung und Verdrehung des Uterus, treibt die Menstruation, die Nachgeburt und den Fötus aus und beseitigt die Mutterkrämpfe; es lindert auch die Schmerzen in den Hüften und geschwollenen Schamdrüsen. Mit Honig läßt es sich besser anwenden, da es durch heftiges Zusammenziehen die Stellen verhärtet; eingerieben hebt es die Erschlaffung auf, auch wird es mit

Vorteil den Salben für die an Opisthotonie[2] und sonst an Krämpfen Leidenden zugemischt

[1] D. sagt hier sehr kurz, daß das erste Öl durch Ausziehen von frischer Substanz angereichert werden soll. [2] Opisthotonie, eine Krankheit, bei der die Glieder durch gewaltsames Zucken rückwärts gezogen und steif werden.

Die Pflanze, welche dem Öle den Namen gibt, ist *Origanum Majorana* L. (Labiatae).

D. überläßt bei Darstellung dieses Öls die Wahl der Mengenverhältnisse dem Gutdünken und der Erfahrung des Laboranten. Er soll die einzelnen Substanzen in der Zusammensetzung nehmen, daß eine gewisse Harmonie in Wohlgeruch und Wirkung stattfindet, er soll aber auch nur so viel Öl anwenden, daß die Kräfte der Pflanzen zur Geltung kommen.

Cap. 59. **Περὶ ὠκιμίνου σκευασίας. Die Bereitung des Basilicumöls.** Nimm 20 Pfund Öl, 11 Pfund und 8 Unzen nach Gewicht Basilicumkraut, pflücke die Blätter ab und mazeriere sie einen Tag und eine Nacht in dem Öl, dann presse es aus und setze es weg. Nachdem du sie (die Blätter) aus dem Presskorbe genommen hast, gieße wiederum die gleiche Menge Öl darauf und presse aus, es wird dies aber die zweite Sorte genannt; denn einen dritten Auszug lassen sie nicht zu. Darauf nimm gleichviel frisches Basilicumkraut, mazeriere wieder, wie es beim Rosenöl gesagt ist, indem du das schon zum Ausziehen benutzte Öl aufgießest und die gleiche Zeit stehen läßt, presse aus und bewahre es auf. Und wenn du es zum dritten oder vierten Male machen willst, dann mazeriere, indem du stets frisches Basilicum hineingibst. Es kann aber auch aus Öl von unreifen Oliven hergestellt werden; jedoch ist es besser auf jene Art. Es hat dieselben Wirkungen wie das Majoranöl, nur weniger kräftig.

Das Öl aus Ocimum Basilicum L. (Labiatae). **Basilienkraut**. Cod. Const. und Aldin. beginnen das Kapitel so: ἔλαιον ὠκίμινον σκευάξεται ὥσπερ τὸ κύπρινον, das Basilicumöl wird bereitet wie das (Henna- oder) Lawsonienöl.

Cap. 60. **Περὶ ἀβροτονίνου σκευασίας. Die Bereitung des Beifußöls.** Beifußöl. In 9 Pfund[1] des zu Zyperngrasöl gewürzten Öls wirf 8 Pfund (Beifußblätter), laß einen Tag und eine Nacht stehen und presse aus. Wenn du es aber für lange Zeit haltbar machen willst, nimm die ersten Blätter heraus, wirf andere hinein und mazeriere und presse aus. Es hat aber erwärmende Kraft, ist wirksam gegen Verstopfungen und Verhärtungen in der Gebärmutter, befördert die Menstruation und die Nachgeburt.

[1] Nach Cod. X und Aldin. 8 Pfund.

Die hier benutzte Pflanze ist *Artemisia Abrotanum* L. (Compositae-Liguliflorae), **Stabwurz, Beifuß, Eberraute.**

Cap. 61. **Περὶ ἀνηθίνου σκευασίας. Die Bereitung des Dillöls.** 8 Pfund 9 Unzen Öl, 11 Pfund 8 Unzen Dillblüte[1], mazeriere sie in dem Öl einen Tag lang, dann presse mit den Händen aus und setze es weg. Wenn du aber ein doppeltes Pressöl machen willst, mazeriere frische Dillblüte auf eben dieselbe Weise. Es hat die Kraft, die Gebärmuttergegend zu erweichen und zu eröffnen, ist wirksam gegen die Wechselfieber, erwärmt, hebt die Erschlaffung, und ist heilsam gegen Gelenkschmerzen.

[1] Dieses offenbare Mißverhältnis in den Gewichten verbessert Oribasius durch παλαιοῦ λίτρας ια' οὐγγίας η', ἀνήθους τὸ αὐτό, 11 Pfund 8 Unzen altes Öl und gleichviel Dillblüte.

Anetum graveolens L. (Umbelliferae). **Dill.**

Cap. 62. **Περὶ σουσίνου σκευασίας. Die Bereitung des susischen Salböls.** Das susische Öl, welches Einige auch Lilienöl nennen, wird so dargestellt: 9 Pfund 3 Unzen Öl, 5 Pfund 3 Unzen Kalmus, 5 Unzen Myrrhe mische mit gewürztem Wein und koche. Nachdem du dann das Öl abcoliert hast, gieße es mit 3 Pfund 6 Unzen gestoßener und mit Regenwasser mazerierter Kardamomen wieder darüber, laß auf einander einwirken, nachher presse es aus. Und nimm 3½ Pfund von diesem verdichteten Öl, lege an Zahl tausend zerpflückte Lilien in ein breites, nicht tiefes Faß, gieße das Öl darauf und rühre mit den vorher mit Honig bestrichenen Händen durch. Laß es einen Tag und eine Nacht stehen und nachdem du es in der Frühe in eine (Press-)Büchse gebracht hast, presse es aus. Das obenstehende Öl trenne schleunigst von dem mit dem Öl zugleich ausgepreßten Wasser, denn gerade wie das Rosenöl verträgt es dasselbe nicht; damit erwärmt aber schäumt es auf und wird faulig. Gieße es aber öfter in andere mit Honig ausgestrichene Gefäße um, indem du feines Salz dazu streuest und die gesammelte Unreinigkeit vorsichtig wegnimmst. Wenn du nun das ausgepreßte Gewürz[1] ans dem Presskorbe in das Faß gebracht hast, gieße wiederum eine der füheren gleiche Menge gewürzten Öls hinzu und wirf gleichzeitig 10 Drachmen gestoßener Kardamomen hinein, rühre mit den Händen tüchtig durch und presse in kurzen Pausen, das Abfließende reinige dann. Und wenn du ein drittes Mal aufgießest, tue wieder dasselbe, indem du auch Kardamom und ebenso das Salz dazugibst und die Hände mit Honig bestreichest und pressest.

Und es wird das zuerst ausgepreßte (Öl) das beste sein, dann (folgt) das zu zweit erhaltene, das dritte ist das letzte. Und wiederum nimm tausend Lilien, zerpflücke sie und lege sie hin; nachdem du das zuerst ausgepreßte Öl darauf gegossen hast, verfolge das Verfahren, indem du dasselbe tust, wie du beim ersten Male getan, daß du auch Kardamom zumischest und dann auspressest. Dasselbe tue ein zweites und drittes Mal, indem du auch Kardamom zugibst [darauf presse aus und tue dasselbe]. Je öfter du aber frische Lilien mazerierst, ein desto kräftigeres Salböl wirst du haben. Wenn es dir am Ende genug zu sein scheint, mische jedem Präparate 72 Drachmen ausgesuchte Myrrhe, 10 Drachmen Safran, 75 Drachmen Kardamom[2] zu. Einige geben auch gleichviel Safran und Zimt mit Wasser in das Faß. Dann gieße das zuerst ausgepreßte Öl dazu und, nachdem du es kurze Zeit hast stehen lassen, fülle es in kleine, trockene, mit Gummi oder Myrrhe, sowie mit Safran und Honig, die mit Wasser behandelt sind, ausgestrichene Gefäße. Dasselbe tue auch bei der zweiten und dritten Pressung. Einige bereiten es einfach aus Behen- oder einem anderen Öl und Lilien. Den Vorzug scheint aber das in Phönikien und Ägypten hergestellte zu verdienen. Am besten davon ist das, welches nach Lilien riecht. Es hat erwärmende, erweichende, gegen Verstopfung und Entzündung der Gebärmutterumgebung gerichtete Kraft [und überhaupt ist es von allen am nützlichsten bei Frauenkrankheiten; es ist ein gutes Mittel gegen bösen Grind, Gesichtsausschlag, Schorf, Ekzeme; Blutstriemen vertreibt es sehr bald und stellt eine gleiche Farbe (der Haut) her][3]. Überhaupt macht es locker. Getrunken führt es die Galle durch den Bauch ab, treibt auch den Urin; es ist aber dem Magen schädlich und erregt Übelkeit.

[1] ἄρωμα, stattdessen will SARACENUS μάγμα, so viel wie Krokomagma, Pressrückstand lesen. [2] Hier dürfte nach SARACENUS statt καρδάμωμον besser κιννάμωμον, Zimt, zu lesen sein, da das Kardamom schon hinreichend zugesetzt ist, um so mehr als in dem folgenden Satze bei der abweichenden Darstellung gleichfalls Zimt verwandt wird. [3] Der eingeklammerte Satz fühlt im Cod. C.

Das susische Salböl hat seinen Namen von der Stadt Susa, weil dort, sowie in Palästina und Phönikien eine ausgedehnte Lilienkultur betrieben und das beste Öl bereitet wurde, nach Clusius, weil von Susa die erste Lilie, eine Zwiebel, kein Samen, nach Konstantinopel gebracht sei.

Es ist *Lilium candidum* L. (Liliaceae), unsere weiße, wohlriechende Lilie.

D. gibt zu diesem kostbaren Öl eine besonders genaue und umständliche Vorschrift. Die einzelnen Substanzen läßt er ihrer Natur nach besonders ausziehen, so Myrrhe mit gewürztem Wein, Kardamom und bzw. Safran mit Wasser. Salz setzt er der Haltbarkeit wegen zu, dasselbe entwässert das Öl.

Cap. 63. **Περὶ ναρκισσίνου σκευασίας. Die Bereitung des Narzissensalböls.** Das Narzissenöl wird so dicht gemacht: 70 Pfund 5 Unzen gereinigtes Öl, 6 Pfund 2 Unzen Aspalathos; stoße und mazeriere diesen mit Wasser, mische dann den dritten Teil Öl zu und koche. Nimm dann den Aspalathos heraus und gib 5 Pfund 8 Unzen Kalmus zu. Stosse und siebe ein Stückchen[1] Myrrhe und verrühre es mit altem gewürztem Wein, mische es zu und koche. Wenn es aber zusammen aufkocht, setze es ab und coliere das erkaltete Öl. Dann nimm von dem Öl[2] und gieße es in ein Faß, wirf möglichst viel Narzissenblüte hinein und rühre zwei Tage um, wie bei dem susischen Öle, presse und gieße es häufig um, denn auch dieses neigt zur Fäulnis. Es wirkt gegen Gebärmutterleiden, indem es die Verhärtungen daran und die Verstopfungen beseitigt. Es verursacht aber Kopfschmerzen.

[1] Im Texte steht σμύρνης χόνδρον ein Körnchen Myrrhe. [2] D. läßt anfangs den dritten Teil des gereinigten (πεπλυμένου), d. h. mit Wasser und würzigen Kräutern behandelten Öls gebrauchen, sagt von den anderen zwei Dritteilen nichts; diese dürften nun wohl das an dieser Stelle gemeinte Öl sein.

In Frage kommen hier *Narcissus poeticus* L., **Weiße Narzisse**, und *N. Tazetta* L. (Liliaceae), **Tazette**; beide im südlichen Europa heimisch.

Cap. 64. **Περὶ κροκίνου σκευασίας. Die Bereitung des Safransalböls.** Zur Bereitung des Safranöls wirst du das Öl verdichten, wie es beim susischen Öle gesagt ist, nach demselben Mengen- und Gewichtsverhaltnis beim Mischen. Nimm von dem zum susischen Öl verdichteten Öle 3½ Pfund, gib 8 Drachmen Safran hinzu und rühre öfters im Tage um, und dieses tue fünf Tage hinter einander; am sechsten nun gieße das Öl vom Safran rein ab, auf den Safran selbst aber gib die gleiche Menge Öl und rühre drei Tage um. Darauf gieße es ab und mische 40 Drachmen gestoßene und gesiebte Myrrhe zu und rühre in einem Mörser tüchtig um, dann setze es weg. Einige verwenden die gleiche Menge des gewürzten Öls wie zum Hennaöl auch zum Safranöl. Das beste davon ist das reichlich nach Safran duftende, es eignet sich zum arzneilichen Gebrauche. Das zweite ist das nach Myrrhe riechende. Es hat erwärmende, schlafmachende Kraft, darum ist es, oft damit benetzt, oder darauf gerochen, oder auch In die Nasenlöcher gestrichen, bei den an Phrenitis Leidenden angezeigt. Es ist auch eitermachend und die Wunden reinigend, hilft ferner gegen die Verhärtungen und Verstopfungen in der Gebärmutter und gegen die bösartigen Geschwüre in derselben mit Wachs, Safran, Mark und dem doppelten Öl, denn es macht gar (reift), erweicht, feuchtet und lindert; es wirkt gegen beginnenden Star[1], wenn es mit Wasser angewandt wird. Ihm entsprechend wirkt die sogen. Butter-, Onyx-[2] und Styraxsalbe, welche sich nur durch die Namen unterscheiden, nach der Bereitung und Wirkung aber durchaus gleich sind.

[1] ἀπογλαύκωσις. [2] Onyx ist die Bezeichnung für ein feines Gewürz, welches schon bei Sirach 24, 21 neben Styrax, Galbanum und Stakte als duftendes Rauchwerk genannt wird. Es soll eine Kammmuschel, κτείς, des Indischen Meeres sein, deren Schalen auf Kohlen gestreut einen sehr lieblichen Duft verbreiten (vgl. Bauhin et Cherler lib. IX p. 318).

Cap. 65. **Περὶ κυπρίνου στύψεως καὶ σκευασίας ἐλαίου. Die Verdichtung und Bereitung des (Lawsonien-)Hennasalböls.** Ein Teil gereinigtes Öl von unreifen Oliven, anderthalb Teile Regenwasser; dieses gieße teils zum Öl, teils verrühre es mit den hineinzuwerfenden Gewürzen. Dann nimm 5½ Pfund Aspalathos, 6½ Pfund Kalmus, 1 Pfund Myrrhe, 3 Pfund 9 Unzen Kardamom und 9 Pfund 5 Unzen Öl[1]. Den Aspalathos stoße, lege und mazeriere ihn in Wasser und koche ihn mit dem Öl bis zum Aufschäumen. Die Myrrhe zerlasse in altem gewürztem Wein, den zerschnittenen Kalmus rühre mit der Myrrhe zusammen und, nachdem du den Aspalathos herausgenommen hast, wirf das Kalmusgemisch hinein. Wenn es mit diesem kocht, nimm es ab und seihe vorsichtig das Öl aus dem Kessel ab, gieße es zum gestoßenen und mit dem übrigen Wasser angeriebenen Kardamom und rühre mit einem Spatel um, ohne Aufhören, bis es erkaltet ist. Dann coliere das Öl ab, wirf in die 28 Pfund Öl 46 Pfund 8 Unzen Lawsonienblüte, laß einwirken und presse es im Presskorb aus. Wenn du aber mehr wünschest, so gib von den frischen Blüten die gleiche Menge zu und presse in derselben Weise aus, auch wenn du eine zweite und dritte Mazeration machen willst; denn es wird kräftiger. Man muß aber das wirksame wählen und das, welches durchdringend wohlriechend ist. Einige mischen auch Zimt zu. Es hat erwärmende, erweichende und die Gefäße eröffnende Kraft, ist ein gutes Mittel gegen Gebärmutter- und Nervenleiden, wie auch gegen Lungenleiden und Brüche, sowohl für sich allein als auch mit Wachssalbe gemischt. Es wird auch den Salben zugemischt, welche für die angezeigt sind, welche an Opisthotonie und Atemnot und an Entzündung der Leistendrüsen leiden, ebenso den kräftigenden Salben.

[1] Nach Cornarius besser ἐλενίου, Alant, statt ἐλαίου, Öl.

Κύπρος *Lawsonia alba* L. (Lythraceae), der **Hennastrauch** Ägyptens und Südasiens, dessen Blätter die goldgelbe Farbe liefern, womit sich die Orientalen, auch die Bosnier und Walachen die Nägel, die Frauen, besonders der Türken, auch Hände, Füße und Haare färben.

D. gibt anfangs die Menstrua Öl und Wasser in unbestimmtem Maß an; später redet er von bestimmtem Gewicht, wodurch die ganze Vorschrift undeutlich wird. Unverständlich ist, wie 46 Pfund 8 Unzen Blüten mit nur 28 Pfund Öl ausgezogen werden sollen, umgekehrt würde das Verhältnis pharmazeutisch richtig sein; im folgenden Satze wird dann eventuell nur die gleiche Menge Blüten zugesetzt. Für die zweite und dritte Mazeration muß die früher angegebene Bereitungsweise ergänzt werden.

Cap. 66. **Περὶ στύψεως ἰρίνου. Die Verdichtung des Schwertlilienöls.** 6 Pfund 5 Unzen möglichst fein zerschnittener Spatha, 73 Pfund 5 Unzen Öl mische mit 10 Kotylen Wasser, gib sie in einen kupfernen Kessel und koche, bis es (das Öl) den Geruch davon ange- nommen hat, dann coliere es in einen mit Honig ausgestrichenen Krug. Mit diesem parfümierten Öl wird das erste Schwertlilien bereitet, indem die Schwertlilie mit dem verdichteten Öle mazeriert wird, wie es unten angegeben wird, oder so: 70 Pfund 5 Unzen Öl, 5 Pfund 2 Unzen zerschnittenes Balsamholze, wie berichtet wird, koche zusammen; dann nimm das Balsamholz heraus und wirf 9 Pfund 10 Unzen zerschnittenen Kalmus, ein Stückchen in altem gewürztem Wein zerlassener Myrrhe hinein, dann nimm von dem verdichteten und parfümierten Öle 14 Pfund, mazeriere darin ein gleiches Gewicht zerschnittener Schwertlilie zwei Tage und Nächte hindurch, dann presse kräftig und stark aus; und wenn du es kräftiger haben willst, so mazeriere auf gleiche Weise ein zweites und drittes Mal dasselbe Gewicht und presse aus. Als bestes erweist sich dasjenige, welches keinen anderen Geruch als den der Schwertlilie verrät.

Ein solches ist das zu Perga in Pamphylien und zu Elis in Achaja[1] hergestellte. Es hat erweichende, erwärmende Kraft, nimmt Wundschorf, Fäulnis und Schmutz weg, ist ein gutes Mittel bei krankhaften Zustanden der Gebärmutter, als Entzündungen und Verstopfungen, treibt den Fötus aus, öffnet die Hämorrhoiden, hilft mit Essig, Raute und bitteren Mandeln gegen Ohrengeräusche und in die Nasenlöcher eingerieben gegen chronischen Katarrh und gegen Nasenpolypen. Zu einem Becher getrunken reinigt es den Bauch, wirkt bei Darmverschlingung und treibt den Harn. Ferner ist es angebracht bei schwer Erbrechenden, indem die Finger oder den Brechreiz bewirkende Gegenstände damit bestrichen werden. (Nützlich ist es) denen, die an Atemnot leiden, wenn es eingerieben oder mit Honigwasser zum Gurgeln gebraucht wird, und bei Rauheit der Luftröhre. Es wird endlich denen gereicht, welche Schierling, Pilze oder Koriander[2] genossen haben.

[1] Perga, das heutige Karahissar; Pamphylien, eine flache, schmale Küstenlandschaft im südlichen Kleinasien, ein Teil des heutigen Paschalik Tekke. Elis, heute Palaeopoli, Stadt in Achaja, der nördlichsten Landschaft des Peloponnes am korinthischen Meerbusen. Sie zerfiel in 12 Distrikte mit je einer Hauptstadt. Die Römer teilten Griechenland nach der Unterwerfung in zwei Provinzen, Makedonien und Achaja, letzteres umfasste den ganzen Peloponnes und Hellas. [2] Der Koriander wurde von D. für nicht ungiftig gehalten, vielleicht wegen des im frischen Zustande ihm eigenen Geruches nach Wanzen. Der Same in größeren Dosen sollte den Verstand angreifen.

Cap. 67. **Περὶ γλευκίνου σκευασίας. Die Bereitung des Mostöls.** Das einfache Mostöl wird bereitet aus Öl von unreifen Oliven, Bartgras, Kalmus, keltischer Narde, Spatha, Aspalathos, Steinklee, Kostwurz und Most, indem die Trester um das Gefäß, welches die Gewürze, den Wein und das Öl enthält, herum gelegt werden. Dreissig Tage hindurch, täglich zweimal, wird umgerührt, danach wird es (das Öl) ausgepreßt und weggesetzt. Es hat erwärmende, schlaffmachende Wirkung, hilft gegen Frostschauer, gegen alle Neuralgien und Gebärmutterleiden; es ist wirksamer als jede Salbe, da es erweicht.

Wegen des zarten Aromas des Mostes läßt D. die Masse nicht kochen, sondern nur bei der durch Gährung der Trester erzeugten Wärme digerieren.

Cap. 68. **Περὶ ἀμαρακίνου. Amarakinon (Majoransalböl).** Das beste Amarakinon wird in Kyzikon gemacht. Dargestellt wird es aus Öl von unreifen Oliven und Behenöl, welche mit Balsamholz, Bartgras, Kalmus verdichtet, mit Majoran, Kostus, Amomum, Nurde, Balsamsamen und Myrrhe parfümiert sind. Die, welche es aber kostbarer machen wollen, mischen auch Zimt zu. Zum Ausstreichen der Gefäße wird Honig und zum Anreiben der zerkleinerten Gewürze wird Wein genommen. Es ist erwärmend, schlafmachend, die Gefäße eröffnend, erweichend, brennend, harntreibend, dann auch heilsam bei fauligen Geschwüren, Fisteln und Wasserhodenbrüchen nach chirurgischen Eingriffen; es zerreißt auch rings herum den Wundschorf und die bösartig gewordenen Geschwüre. Gegen Harnverhaltung hilft es rund um den After eingestrichen und gleichfalls eingesalbt gegen Entzündungen daran und gegen Verstopfung der Hämorrhoiden. In die Gebärmutter als Zäpfchen eingeführt regt es die Menstruation an und zerteilt Verhärtungen und Ödeme in der Gebärmutter, hilft auch bei Scham- und Muskelverwundungen, wenn es in weichen damit benetzten Bäuschchen aufgelegt wird. [Es gibt auch ein gewisses Öl, welches in Arabien und Italien natürlich und freiwillig aus Felsen fließt, mit einer gewissen Schärfe wohlriechend, zu vielem gut verwendbar.

Es hat die Kraft, auszutrocknen und zu verstopfen und die Sehnen zusammenzufügen. Es hilft gegen Krätze und Geschwürartiges, es lindert und bewältigt die Blähungen.]

Kyzikon in Kleinasien wird, als eine der schönsten Städte geschildert.

Amaracus (ἀμάρακος) ist eine andere Bezeichnung für Majoran, D. hat dieselbe auch als Synonym dafür (III 41), Plinius XXI 61 sagt: Amaracus nennen der Arzt Diokles und das sicilianische Volk, was die Ägypter und Syrier Sampsuchum heißen. Theophrast (De Odor. VI 27 und 30) berichtet: Das Arnarakinon wurde aus Wurzeln hergestellt, aber ohne Amarakon, denn die Salbenbereiter gebrauchten dieses kostbare Gewürz nie, die Bezeichnung sei also falsch.

Der letzte Satz ist unstreitig eine spätere Zugabe von fremder Hand, oder D. hat rein nach Hörensagen berichtet, ohne das Steinöl, Petroleum zu kennen, sonst würde er es nicht wohlriechend nennen. Allerdings heißt es bei Vitruvius – etwa 10 v. Chr. – (De architect. 8, 3): »Auch bei Karthago ist eine Quelle, die **Öl** führt, welches wie geriebene Zitronenschale riecht; man pflegt mit diesem Öl auch das Vieh zu salben.«

Cap. 69. **Περὶ μεγαλείου. Megalion.** Das sogen. Megalion wurde früher allerdings dargestellt, nun ist es verschwunden. Zur Vollständigkeit der Geschichte ist es nicht unangebracht, auch über dieses zu berichten. Die Bereitung ist dieselbe wie beim Amarakinon, es enthält aber sehr viel Harz, und dadurch unterscheidet es sich. Es ist gelinde erweichend. Das Harz wird nun aber den Salben weder der besseren Haltbarkeit noch der Annehmlichkeit wegen zugesetzt, sondern der Farbe und der dichteren Konsistenz halber. Es wird auch der Terpentin, gekocht bis er geruchlos wird, zugemischt; die Art, ihn zu kochen, wird in dem Kapitel »Terpentin« besprochen werden.

Den Namen hat dieses Salböl nach Plinius XIII 13, von seinem hohen Rufe, es heißt die »Große, μεγάλη, Megale«, nach anderen soll es den Namen vom Erfinder Megales aus Syrakus erhalten haben. Nach Theophrast (De Odor. VI 30) bestand es aus Behenöl, gebranntem (geschmolzenem) Harz, Kasia, Zimt und Myrrhe, wobei das Öl zehn Tage und Nächte gekocht wurde. Plinius läßt es aus Behenöl, Balsam, Kalmus, Bartgras, Balsamholz, Casia und Harz darstellen; seine besondere Eigenschaft sei die gewesen, daß, wenn es beim Kochen so lange gerührt werde, bis es ohne Geruch sei, es denselben nach dem Erkalten wieder erhalte.

Durch das anhaltende Kochen des Terpentins verliert er das Terpentinöl und bleibt als Harz (Kolophonium) zurück.

Das Megalium ist hiernach eine Mischung von der Konsistenz unserer Salben.

Cap. 70. **Περὶ ἡδύχρου. Hedychron.** Das sogen. Hedychron, welches in Kos hergestellt wird, hat dieselbe Kraft und wird bereitet wie das Amarakinon, es ist aber wohlriechender.

Der Name dieser Salbe ist zusammengesetzt aus ἡδύς, süß und χρόα, Farbe, von wohltuender Farbe.

Cap. 71. **Περὶ μετωπίου. Metopion.** Es wird aber auch in Ägypten ein Salböl bereitet, welches dort allgemein Metopion genannt wird wegen der Zumischung von Galbanum, denn der Baum, aus dem das Galbanum fließt, heißt Metopion. Es wird hergestellt aus Öl von unreifen Oliven, bitteren Mandeln, Kardamom, Bartgras, Kalmus, Honig, Wein und Myrrhe, aus Balsamsamen, Galbanum und Harz. Gut ist dasjenige, welches scharfen Geruch hat und fett ist, mehr den Geruch des Kardamoms und der Myrrhe als gerade den des Galbanums erkennen läßt. Es erwärmt sehr, erhitzt und eröffnet, reizt und reinigt die Geschwüre. Es wirkt bei durchschnittenen Sehnen und Muskeln, ebenso bei Wasserhodenbrüchen mit fäulnisbeseitigenden Mitteln. Es wird auch den Kataplasmen und Wachssalben zugesetzt, ist dienlich denen, die von Frostschauern und Opisthotonie geplagt werden, ruft Schweiß hervor und öffnet die Gefäße um die Gebärmutter herum und erweicht die Härten derselben; es hat überhaupt eine erweichende Kraft.

Metopion wird abgeleitet von μέτωπον, die Stirn, weil die Salbe vorzugsweise als Stirnsalbe diente. Die Bezeichnung selbst ist rein griechisch, und wenn D. sagt, daß die Salbe ἐπιχωρίως, d. h. von den Einheimischen (Ägyptens) Metopion genannt werde, so wird sich dieses wohl nur auf die griechischen Colonisten beziehen. Eine andere Bezeichnung ist νέτωπον. Netopon. Plinius XIII 8 und XV 26 sagt, das Metopium sei ein Öl, welches in Ägypten aus gedörrten, zerstoßenen und mit Wasser besprengten (vgl. Cap. 39) bitteren Mandeln gepreßt werde und dem dann die übrigen Gewürze zugesetzt werden. (Durch das Dörren wurde ein Teil des Emulsins zerstört, es blieb aber noch genug unzersetzt, um mit dem Amygdalin und dem zugesprengten Wasser Bittermandelöl zu bilden.)

Cap. 72. **Περὶ Μενδησίου. Mendesion.** Auch das sogen. mendesische Salböl wird aus Behenöl, Myrrhe, Kassia und Harz bereitet. Einige geben nach dem Abwägen (dieser Substanzen) kurzen Zimt hinzu, ohne Zweck, denn er gibt keine Kraft ab an das, womit er nicht zusammengekocht ist. Es hat aber eine dem Metopium ähnliche, jedoch geringere Kraft.

Den Namen hat das Salböl von der Stadt Mendes, dem alten Didet, etwa in der Mitte des Nildelta gelegen, wo es am besten hergestellt wurde.

Cap. 73. **Περὶ στακτῆς. Stakte.** Stakte heißt das Fette der frischen Myrrhe, wenn sie mit wenig Wasser angerieben und in der Presse ausgepreßt wird. Sie ist sehr wohlriechend und kostbar und wird an und für sich ein Salböl genannt[1]. Am besten ist sie, wenn sie nicht mit Öl gemischt ist und in der geringsten Menge die größte Kraft besitzt, wenn sie erwärmt und der Myrrhe und den erwärmenden Salben entsprechend wirkt.

[1] Gewöhnliche Lesart ist: πολυτελής ἐστι, καὶ καθ' ἑαυτὴν οὖσαν μύρον τὸ καλούμενον στακτή, sie ist koatbar und bildet für sich allein ein Salböl, die sogen. Stakte.

Nach Theophrast (Hist. plant. IX 4, 10) und Plinius XII 68 ist Stakte die freiwillig austretende noch nicht verhärtete Myrrhe.

Cap. 74. **Περὶ κινναμωμίνου. Zimtsalböl.** Das Zimtsalböl wird bereitet aus dem Behenöl und dem Verdichtungsmaterial Balsamholz, Kalmus, Bartgras und den Gewürzen Zimt, Balsamsamen und dem Vierfachen vom Zimt Myrrhe. Es wird auch Honig zur Mischung gegeben. Gut ist es, wenn es einen nicht scharfen, sondern weichen Geruch hat und dabei den nach Myrrhe zeigt, dick und wohlriechend ist und sehr bitteren Geschmack hat; denn ein solches hat die Konsistenz nicht vom Harze, sondern von der Myrrhe. Das Harz verleiht weder Bitterkeit noch Wohlgeruch. Es hat eine sehr scharfe, erwärmende und bittere Kraft; es eröffnet also auch durch Erwärmen, zerteilt, zertrennt und zieht die Feuchtigkeit und die Winde an. Es verursacht aber Kopfschmerzen. Gegen Gebärmutterleiden wirkt es mit dem Doppelten Öl, Wachs und Mark; denn so verliert es viel von seiner Schärfe und wirkt erweichend, anders aber verstopft und verhärtet es am stärksten von allen dicken Salbölen. Es wirkt auch kräftig gegen Fisteln und Fäulnis, ferner mit Kardamom bei Wasserhodenbrüchen, Karbunkeln und Gangrän, ebenso bei Frostschauern, Wechselfiebern, Zittern und als Salbe bei den von giftigen Tieren Gebissenen, endlich als Aufschlag mit gequetschten Feigen bei denen, die von Skorpionen und Spinnen gestochen sind.

Cap. 75. **Περὶ ναρδίνου. Nardensalböl.** Das Nardensalböl wird auf mannigfache Weise mit Malabothronöl und ohne dasselbe hergestellt. Zumeist wird dem Behen- oder dem unreifen Olivenöl Bartgras zum Verdichten des Öls, zum Wohlgeruch aber Kostus, Amomum, Narde, Myrrhe, Balsam zugemischt. Geschätzt wird das weiche, nicht scharfe, welches den Geruch nach trockener Narde und Amomum hat. Es hat verdünnende, durchdringende, reinigende, die Feuchtigkeit (Säfte) verdünnende, erwärmende Kraft. Es ist flüssig, aber nicht zähe, wenn es nicht Harz enthält. Es wird auch eine geringe Sorte aus Öl von unreifen Oliven und Bartgras, Kalmus, Kostus und Narde bereitet.

Cap. 76. **Περὶ Μαλαβαθρίνου. Malabathronsalböl.** Das Malabathronsalböl enthält dieselben Verdichtungssubstanzen wie die Narde[1], aber mehr Myrrhe. Darum ist es erwärmend, in der Kraft übereinstimmend mit dem Safranöl und dem Amarakinon.

[1] Im Text νάρδος; richtiger ist wohl zu lesen νάρδινον, Nardensalbe.

[**Περὶ Ἰασμελαίου. Jasminöl.** Das sogen. Jasminöl wird bei den Persern aus den weißen Veilchenblüten bereitet, indem 2 Unzen davon in einen italischen Xestes Sesamöl geworfen werden unter Beobachtung des Auswechselns oder Ausziehens, wie es bei der Liliensalbe angegeben ist. Der Gebrauch desselben bei den Gastmählern hat bei den Persern des Wohlgeruches wegen Platz gegriffen. Es ist dem ganzen Korper nach dem Bade bekömmlich bei denjenigen, welche der Erwärmung und Erholung bedürfen. Es hat aber einen belästigenden Wohlgeruch, so daß Viele sich desselben nicht gern bedienen.]

Der ganze Absatz über das Jasminöl ist, wie Sprengel angibt, dem ersten Buche des Aëtius (βίβλια ἰατρικὰ ἑκκαίδεκα) entnommen.

Sehr unwahrscheinlich ist, daß zur Darstellung die weißen Veilchenblüten benutzt werden sollen; eher dürften die Blüten vom *Jasminum officiale* L., dem in Südasien heimischen, jetzt in Europa weit verbreiteten Strauche mit den durchdringend duftenden weißen Blüten dazu verwandt sein. Dieses zeigt auch der letzte Satz an.

Cap. 77. **Περὶ Σμύρνης. Myrrhe.** Die Myrrhe ist die Träne eines in Arabien wachsenden, der ägyptischen Akazie ähnlichen Baumes, aus dem nach der Verwundung die Tränen teils auf untergebreitete Matten fließen, teils aber am Stamm erhärten. Eine Art davon wird die fette der Ebene[1] genannt, von der durch Auspressen die Stakte gewonnen wird, eine andere die Gabirea[2], sehr fette, welche auf fruchtbarem fettem Boden wächst, und auch viel Stakte liefert. Alle übertrifft die troglodytische[3], so genannt von dem Lande, wo sie wächst; sie ist grünlichgelb, beißend und durchsichtig. Eine gewisse feine Art wird auch gesammelt, welche gleich auf die troglodytische folgt, etwas weich wie das Bdellium, von üblem Geruch ist und in sonnigen Gegenden wächst. Eine weitere Art wird Kaukalis[4] genannt, sie ist veraltet, dunkel, mager. Die geringste von allen heißt Ergasime[5], sie ist mürbe und mager, scharf und gummiartig, sowohl dem Aussehen[6], wie der Kraft nach. Auch die Aminaia[7] genannte wird nicht geschätzt. Es werden aus ihnen Pressauszüge gemacht, nämlich aus den fetten wohlriechende und fette, aus den trockenen aber dürre und geruchlose, sie sind kraftlos wegen des zu ihrer Herstellung hinzugenommenen Öls. Sie (die Myrrhe) wird verfälscht durch Zumischen von Gummi, welches mit einem Aufguß von Myrrhe benetzt ist. Wähle die frische, zerreibliche, leichte, allerseits gleichfarbige, die auf dem Bruche innen weiß, onyxartige, glatte Streifen zeigt, aus kleinen Stücken besteht, bitter, wohlriechend, scharf und erwärmend ist; die schwere und pechfarbige ist unbrauchbar. Sie hat erwärmende [die Flüsse zurückhaltende], betäubende, verklebende, austrocknende, adstringierende Kraft: sie erweicht und öffnet die verschlossene[8] Gebärmutter, befördert rasch die Menstruation und den Fötus, wenn sie mit Wermuth und einer Lupinenabkochung oder Rautensaft im Zäpfchen eingeführt wird. Sie wird auch als Pille von Bohnengröße genommen gegen chronischen Husten, Orthopnöe gegen Seiten- und Brustschmerzen, gegen starken Durchfall und Dysenterie und Nierenleiden, wie das Bdellium. Sie stellt die Frostschauer, besonders die viertägigen, wenn sie zwei Stunden vor dem Eintritt mit Pfeffer und Wasser bohnengroß genommen wird. Die Rauheit der Luftröhre und die Heiserkeit der Stimme benimmt sie, wenn sie verflüssigt und unter die Zunge gelegt wird. Sie tötet ferner die Würmer und wird gegen üblen Geruch des Mundes gekaut. Gegen Erschlaffung der Achseln wird sie mit trockenem Alaun eingesalbt; mit Wein und Öl als Spülung macht sie die Zähne und das Zahnfleisch fest. Aufgestreut verklebt sie auch die Kopfwunden, heilt mit Schneckenfleisch eingestrichen zerschlagene Ohren und bloßgelegte Knochen, mit Meconion, Bibergeil und Glaukion[9] eiterflüssige und entzündete Ohren. Gegen Finnen wird sie mit Kassia und Honig eingesalbt, Flechten vertreibt sie mit Essig, ausfallende Haare befestigt sie eingestrichen mit Ladanum, Wein und Myrtenöl, chronischen Katarrh lindert sie als Salbe in die Nasenflügel eingestrichen, Geschwüre in den Augen füllt sie aus, vertreibt die weißen Flecken und die Verdunkelungen der Pupille und glättet die Rauheiten. Es wird aus ihr auch wie aus dem Weihrauch ein Russ gemacht, wie wir zeigen werden, welcher dieselben Wirkungen hat.

[1] πεδιάσιος, campestris, die in der Ebene wächst, Theophrast unterscheidet davon die Gebirgsmyrrhe. [2] Gabirea leitet SPRENGEL aus dem Arabischen ab, wo es sehr mächtig bedeutet, also die an Myrrhen reichste Gegend sein soll. [3]

Troglodyten, Höhlenbewohner an der Küste von Nubien und Habesch, der Myrrhen- und Weihrauchgegend. [4] Kaukalis, eine geringe Sorte, D. nennt sie überreif, ὑπέρωρος, d. h. sie hat nicht mehr die guten Eigenschaften der frischen und jüngeren Myrrhe. [5] Ergasime, ἐργασίμη, eine verarbeitete, also verfälschte Sorte. [6] Cod. N. und C. haben ὀσμῇ, dem Geruch nach, statt ὄψει. [7] Andere Schriftsteller haben Minaea, es ist die Gegend von Mekka. Plinius XII 68 sortiert die Myrrhe anders: Allen voran steht die Stakte oder Tropfenmyrrhe, welche aus dem wilden Baume von selbst ausfließt; die beste aus den wilden Bäumen ist dann die troglodytische, dann kommt die Minaea, dann die Collatitia, die zusammengetragene, in dickeren Stücken, die fünfte ist die sambracenische, so genannt von der in der Nähe der Sabäer gelegenen Stadt, die sechste die dusaritische. Eine weiße Art wird nur an einem einzigen Orte gewonnen und nach Messalum (Mosylon) gebracht. [8] μεμυκυῖαν, eigentlich brüllende, dröhnende, dumpfes Geräusch machende. [9] Glaukion ist der Saft einer Pflanze Syriens, man hält dafür *Glaucium luteum* Scop., den gelben Hornklee. Vgl. auch III 90.

Die Myrrhe ist das Gummiharz von *Balsamea Myrrha* Engl., *Balsamodendron Myrrhe* Nees v. Es. (Burseraceae), einem dornigen kleinen Baume oder Strauche in dem arabischen und afrikanischen Küstengebiete des roten Meeres. Den Namen hat sie von dem arabischen mur, bitter. Nach dem Periplus wurde die Droge von Aualites, einem Landungsplatze der Homeriten, nach den Hafenorten Ocelis und Muza (heute Ghela und Mauschid) gebracht, etwas kam auch von Mosylon; eine feine Ware kam aus Muza, von hier auch die Stakte.

Die Myrrhe fließt teils freiwillig aus (Myrrha stillaticia), und diese wurde stets als die beste angesehen, teils nach Einschnitten in die Rinde, erhärtet aber sehr bald an der Luft.

Die Myrrhe enthält 40–67% Gummi, 2,0–6,5% ätherisches Öl (Myrrhol) und 28–35% Harz, sie ist also teils in Wasser, teils in Alkohol löslich.

Wie sehr die Myrrhe im tiefsten Altertum geschätzt wurde sowohl als Arzneimittel wie auch als Gewürz, geht aus den altägyptischen Tempelrecepten, wo sie ānti šu, trockene Myrrhe genannt wird, und aus vielen Stellen der Bibel hervor: II. Mos. 31, 23 soll von der »ersten und ausgesuchten Myrrhe« zu Salböl genommen werden, Hohel. 5, 5 heißt es: »Meine Hände träufelten von Myrrhe (מוֹר צֹבֵר) und meine Finger bedeckte feinste Myrrhe«, was auf die Tropfenmyrrhe zu deuten ist.

Heute ist die Verwendung der Myrrhe eine sehr beschränkte.

Cap. 78. **Περὶ βοιωτικῆς σμύρνης. Böotische Myrrhe.** Die böotische Myrrhe ist die von einem gewissen in Böotien wachsenden Baume abgeschnittene Wurzel. Wähle die, welche der Myrrhe an Wohlgeruch ähnlich ist, Sie hat erwärmende, erweichende, lösende Kraft. Mit Vorteil wird sie auch den Räucherungen zu gemischt.

D. redet von der Wurzel als der myrrhenähnlichen Substanz, während Theophrast (Hist. plant. VII 6, 3) beim Hyposelinon sagt: »Es wird aus der Wurzel eine Träne erzeugt ähnlich der Myrrhe.« Wenn wir Theophrast folgen, so wäre die Pflanze *Smyrnium Olusatrum* L., **Pferdseppich**. Beim Hipposelinon aber erwähnt D. die in der Wurzel enthaltende Myrrhe nicht, er sagt nur, die Wurzel sei wohlriechend, weiß, wohlschmeckend, nicht sehr dick und werde roh und gekocht gegessen.

Valerius Cordus, welcher behauptet, diese Myrrhe müsse auf jeden Fall ein Sekretionsprodukt sein, will diese Stelle nach dem Texte des Serapion ändern: Aber die Myrrhe, welche aus dem Lande stammt, dus Laptoteno (Böotien) heißt, wird aus der Wurzel eines Baumes geschnitten, der in jenen Ländern wächst (vgl. Bauhin et Cherler lib. IX p. 314).

Cap. 79. **Περὶ Στύρακος. Styrax.** Der Styrax ist die Träne eines gewissen, der Quitte ähnlichen Baumes. Den Vorzug verdient der gelbe und fette, harzähnliche, welcher weißliche Körnchen enthält, möglichst lange den Wohlgeruch behält und beim Kneten eine eigene honigähnliche Feuchtigkeit abgibt. Ein solcher ist der gabalitische, pisidische und kilikische. Schlecht ist der schwarze zerreibliche und kleienartige. Es findet sich aber auch eine Träne, ähnlich dem Gummi, durchscheinend, myrrhenartig; diese bildet sich aber wenig. Sie verfälschen ihn durch Vermischen mit dem Holzmehl des Baumes, welches von Würmern aufgebohrt wird, mit Honig und dem Bodensatze des Schwertlilienöls und anderen Substanzen. Einige parfümieren Wachs und Talg, kneten es in der brennenden Sonnenhitze unter den Styrax und drücken es durch einen weitlochigen Durchschlag in kaltes Wasser, indem sie so gleichsam Würmchen bilden, und verkaufen es als sogen. Wurmstyrax. Die Unkundigen lassen einen solchen als echt gelten, indem sie nicht auf die Stärke des Geruches ihr Augenmerk richten, denn der unverfälschte ist sehr scharf. Er hat erwärmende, erweichende, verdauende Kraft, ist wirksam gegen Husten, Katarrh, Erkältung, Heiserkeit und Verlust der Stimme, ist ferner ein gutes Mittel gegen die Verstopfungen und Verhärtungen in der Gebärmutter und befördert, innerlich genommen und in Zäpfchen, die Menstruation, erweicht auch, eine Kleinigkeit mit Terpentinharz genommen, sanft den Leib. Mit Nutzen wird er auch den verteilenden Umschlägen und den stärkenden Salben zugemischt. Er wird aber auch angezündet, gedörrt, verbrannt und zu Russ gemacht, wie der Weihrauch. Sein Russ eignet sich zu allem dem, wozu der des Weihrauchs angezeigt ist. Das aus ihm in Syrien bereitete Styraxsalböl erwärmt und erweicht kräftig, jedoch verursacht es Kopfschmerzen, Schwere (der Glieder) und Totenschlaf.

Der Styrax des D. ist das Harz von *Styrax officin.* L. (Styraceae). Es ist ein kleiner Baum oder Strauch Syriens, Italiens und Griechenlands mit rundlichen, unterseits weißfilzigen Blättern, welche sowohl von D. wie auch von Plinius mit denen des Quittenbaumes verglichen werden; noch heute heißt er in Griechenland ἀγρία κυδωνιά, wilde Quitte. Der Strauch liefert jetzt kein Harz mehr, doch berichtet HANBURY (Science Papers S. 8), daß er an einem in Mortola an der Riviera gezogenen Bäumchen die wohlriechenden Harzklümpchen gesehen habe. Gabale ist eine Stadt in Syrien (Dsjebail), Pisidien eine Landschaft im südlichen Kleinasien.

Der kleienartige und nach Plinius XII 125 mit Schimmel überzogene Styrax ist wohl unser Styrax Calamita, der mit dem Styrax officinalis aber nichts gemein hat, sondern ein Gemengsel von Styrax liquidus mit Sägemehl ist; denn nach FLÜCKIGERS Ausführungen (Pharmakogn. S. 133 ff.) ist es wahrscheinlich, daß auch flüssiger Styrax (von *Liquidambar oriental.* Mill.) schon in früher Zeit gewonnen ist.

FRAAS fand den Strauch wild am attischen Kephissos und am westlichen Pentele, wo er mit Platanengebüsch, Vitx agnus und Brombeeren gemischt vorkommt, aber auch mit unverkennbaren Anzeichen ehemaliger Anpflanzung am Parnes bei etwa 250 m Höhe und im Peloponnes, aber ohne Harzabsonderung; dieselbe soll erst auf Zypern stattfinden. PENA und LOBEL (Adversaria stirpium nova, 1570) berichten, daß der Baum auch in Frankreich vorkomme und zwar häufig bei der Stadt Fréjus (Forum Julii) im Arrondissement Narbonne.

Cap. 80. **Περὶ Βδελλίου. Bdellion.** Das Bdellion – einige nennen es Madelkon, andere Bolchon – ist die Träne eines arabischen Baumes; gut davon ist dasjenige, welches bitteren Geschmack hat, durchscheinend, dem Stierleim ähnlich, tief nach innen fett ist, leicht weich wird, frei von Holz und Unreinigkeiten, in der Räucherung onyxähnlich wohlriechend ist. Es gibt aber auch ein zweites, unreines und schwarzes, in festen Klumpen, getrockneter Feigenmasse ähnlich, welches aus Indien gebracht wird. Von Petra kommt auch ein trockenes, harzähnliches, etwas schwärzliches, das an Kraft geringer ist. Verfälscht wird es durch Zumischung von Gummi; aber ein solches hat nicht annähernd den bitteren Geschmack und ist beim Anzünden nicht so wohlriechend. Es hat erwärmende, erweichende Kraft, kann mit nüchternem Speichel[1)] angerührt Verhärtungen, Kropfbildungen und Wasserhodenbrüche verteilen, in Zäpfchen und als Räucherung öffnet es auch die Gebärmutter; es zieht den Fötus und alle Feuchtigkeit heraus. Getrunken zertrümmert es den Stein, treibt den Urin und wird mit Nutzen den an Husten Leidenden und von giftigen Tieren Gebissenen gereicht. Gut ist es ferner gegen (innere) Zerreißungen, Krämpfe, Brustschmerzen und verschlagene Winde. Es wird weiter den Salben zugemischt, welche gegen Verhärtungen und Knoten der Sehnen dienen. Gestoßen wird es angewandt, indem Wein oder warmes Wasser dazu gegossen wird[2)].

[1] Der nüchterne, d. h. der im nüchternen Zustande abgesonderte Speichel war im Altertum ein geschätztes Arzneimittel (vgl. Tacit. Inst. IV 8; Galen, De simpl. facult. IX p. 185). Plinius, welcher denselben bei mancherlei Gebrechen für wirksam hält (XXVIII 35), empfiehlt besonders den nüchternen Speichel der Frau bei Augenentzündungen (l. c. 76). Auch heute nimmt er in der Volksmedizin eine wichtige Stelle ein; die Natur scheint uns selbst darauf hinzuweisen, sehen wir doch die Tiere, besonders Hunde, Geschwüre und Wunden durch Belecken zur Heilung bringen. Seine chemische Zusammensetzung ist: Schleim, Eiweiß, Chlornatrium, Natriumphosphat, Ammoniak, Kalk und Spuren von Cyan.
[2] d. h. beim Gebrauche wird es gestoßen und mit Wein oder warmem Wasser angerührt.

Bdellium ist das bis zu 70% Harz enthaltende Gummiharz von *Commiphora (Balsamea) africana* Engl. (Burseraceae), einem Baume Senegambiens und Kordofans. Plinius XII 35 beschreibt ihn als von der Größe des Ölbaumes mit Eichenblättern, der Frucht und übrigen Eigenschaften nach dem wilden Feigenbaum ähnlich. Schon in frühester Zeit rechnete man das Bdellium zu den wohlriechendsten Spezereien (II. Mos. 30, 34, wo es בְּרֹלָה heißt). Durch Commutation, meint Sprengel, sei das ב in מ verwandelt und so sei Madelkon entstanden. Ebenso sei aus demselben Worte Bdolchon, Bolchon hervorgegangen.

Das schwarze klumpige hält Sprengel für Benzoë, wohl mit Rücksicht auf Plinius XII 36, der es das baktrianische nennt, weil es die Baktrier aus Indien holten, und sagt: »Es hat einen trockenen Glanz und viele weiße Stellen (candidi ungues), außerdem ein eigentümliches Gewicht, welches nicht zu leicht und nicht zu schwer sein darf.« Er übersetzt also Onyx, ὄνυξ mit unguis, Nagel, und bezieht das »onyx-ähnlich« auf die Farbe der Fingernägel. Es ist aber wohl das ostindische Bdellium, das dunklere, mehr unreine, von *Balsamodendron Commiphora* Roxb. oder *B. Mukul* Hook., es wurde nach dem Periplus von Minnagara aus als Rückfracht mit genommen.

Cap. 81. **Περὶ λιβάνου. Weihrauch.** Der Weihrauch wird in Arabien erzeugt, in der Gegend, welche die weihrauchtragende genannt wird. Den ersten Platz behauptet der männliche[1], sogen. Stagonias[2], von Natur rund. Ein solcher ist klein, weiß und auf dem Bruche innen fett, zum Räuchern angezündet rasch verbrennend. Der indische ist hellgelb bis dunkelfarbig. Er wird aber auch künstlich rund gemacht[3]; sie schneiden ihn nämlich in viereckige Stücke, werfen diese in irdene Töpfe und rollen sie, bis sie die runde Form angenommen haben. Mit der Zeit aber wird er gelb, er wird der geschnittene oder syagrische[4] genannt. An zweiter Stelle kommt der Orobias[5] und der geschnittene[6] welchen einige Kopiskos[7] nennen, der kleiner und gelber ist. Eine Sorte wird auch Amomites[8] genannt; er ist übrigens weiß und beim Kneten nachgebend wie Mastix. Jeglicher Weihrauch wird künstlich mit Fichtenharz und Gummi verfälscht. Die Untersuchung ist aber leicht zu machen. Das Gummi nämlich brennt beim Anzünden nicht an, das Harz verqualmt in Rauch, der Weihrauch dagegen entzündet sich; aber auch der Geruch tut dasselbe kund. Er hat die Kraft zu erwärmen, zu adstringieren, die Verdunkelungen auf den Pupillen zu vertreiben, die hohlen Stellen der Wunden auszufüllen und diese zu vernarben, blutige Wunden zu verkleben, jeden Blutfluß, auch den aus dem Gehirn, zurückzuhalten. Zerrieben und mit Milch auf Charpie gestrichen, besänftigt er die bösartigen Geschwüre um den After und die übrigen Teile; auch vertreibt er, mit Essig und Pech aufgestrichen im Anfange die Warzen und Flechten. Mit Schweine- oder Gänseschmalz heilt er ferner die ausgebrannten Geschwüre und die Frostschäden. Bösen Grind heilt er zusammen mit Nitrum (Soda), Paronychie (Nebennägel) mit Honig, Ohrenquetschungen mit Pech aufgestrichen, gegen die übrigen Ohrenleiden hilft er mit süßem Wein eingegossen. Entzündungen der Brüste von der Geburt her heilt er als Salbe mit kimolischer Erde und Rosenöl. Auch wird er mit Nutzen den Arzneien für die Luftröhre und die edlen Eingeweideteile zugesetzt. Genossen hilft er den an Blutspeien Leidenden; dagegen ist er Wahnsinn erregend, wenn er von Gesunden genommen wird[9)], reichlich mit Wein getrunken, wirkt er gar tödlich.

Der Weihrauch wird gebrannt, indem er in eine reine Muschelschale getan und durch ein Korn an der Lampe entzündet wird, bis er ausgebrannt ist. Gegen Ende der vollständigen Verbrennung muß man ihn mit irgend etwas bedecken, bis er ganz ausgelöscht ist, denn auf diese Weise wird er nicht ganz verascht. Einige aber stülpen über das Schälchen ein vertieftes erzenes Gefäß, welches in der Mitte zur Aufnahme des Rauches durchbohrt ist, wie wir in der Abhandlung über den Weihrauchruss zeigen werden. Andere werfen ihn in einen rohen Topf, den sie mit Lehm verschmieren und verbrennen ihn im Ofen. Auch wird er in einer neuen Schale über glühenden Kohlen erhitzt, bis er sich nicht mehr aufbläht und weder irgendeine Fettigkeit noch Rauch von sich gibt. Gebrannt läßt er sich leicht zerstoßen.

[1)] ἄῤῥην, männlich heißt er nach Plinius XII 55 entweder wegen der Überlegenheit seiner guten Eigenschaften oder von der Gestalt mancher Körner, welche zusammengebacken die Form der Testikel haben. [2)] Tropfen-Weihrauch. [3)] Die Hauptwerkstätten für künstlichen Weihrauch bestanden in Alexandrien. [4)] Vom Vorgebirge Syagros (Cap Saugra Fartasch) an der Küste von Hadramaut. [5)] Der Kichererbse (ὄροβος) ähnlich. [6)] Cod. C. und N. ἐν ἀμίλᾳ; Saroten, ἐν ἀμίλῳ, Aldin. u. Cornar. ἐν σμίλῳ in der Form des Samens einer Schotenfrucht. [7)] Kopiskos kann abgeleitet weiden von κοπίς, Messer; es bezeichnet aber auch bei den Lakedämoniern die festliche oder Hauptmahlzeit, wobei der Weihrauch als Räucherwerk benutzt wurde. [8)] ἄμωμος, tadellos, so pflegte man jede hervorragend gute und unverfälschte Spezerei zu nennen. Nach Hesychius sind Amomum und Libanotos (Weihrauch) fast synonym. [9)] In Cod. C. und N. steht hier statt ὑγιαινόντων, der Gesunden, ἀγωνιξόντων, der Wettkämpfer, die dadurch ermutigt und angefeuert werden sollten. SPRENGEL hat aber die erstere Lesart beibehalten. In den von Photius auf bewahrten Fragmenten der Geographica des Agatharchides findet sich nämlich die Angabe, daß bei den Sabäern der anhaltende starke Geruch des Weihrauchs Betäubung und Ohnmachten bewirke, daß sie denselben daher mit Asphalt und Bocksbart (τραγοπώγων, *Tragopogon crocifol.* L.) milderten.

Der Weihrauch, Olibanum, ist das Gummiharz von *Boswellia sacra* FLÜCKIGER oder *Boswellia Carterii* (Burseraceae) im Lande der Somalistämme im äußersten Osten Afrikas und in den südöstlichen Küstenstrichen Arabiens, Hadramaut, Schehr und Mahrah. Erst seit 1846, der Reise CARTERS in die dortigen Gegenden ist der Baum näher beschrieben und abgebildet (Schweiz Wochenschr. f. Pharm. 1864 Nr. 20). Er wächst auf den Kalkbergen in Höhen von 500–2000 m, wird etwa 6–7 m hoch und hat krause Fiederblättchen und dunklen Stamm. Außerdem wurden von HAGGENMACHER (Reise ins Somaliland, 1876) und HILDEBRANDT (Gesellsch. naturforsch. Freunde zu Berlin, Sitzungsber. vom 19. Nov. 1878) andere kleinere Bäume mit krummem Stamm und schirmförmig herabhängenden Zweigen gefunden, welche sehr ergiebig Weihrauch lieferten. Die Bäume haben in den verschiedenen Distrikten verschiedene Namen; unsere Kenntnis über sie ist noch recht beschränkt. Der Weihrauch wird zweimal im Jahre durch Einschnitte in die Rinde gewonnen; es fließt dann ein weißer Milchsaft aus, der in bald erhärtenden Tropfen (Tränen) am Stamme herabsickert, und teils von diesem, teils von der Erde gesammelt wird. Der im Herbst und von den Stämmen gewonnene ist der beste. Von den kleineren Seeplätzen wird er über Aden nach Europa verschifft.

Der sogen. indische Weihrauch ist das Gummiharz von *Boswellia thurifera* Colebr. oder *B. serrata* Stakh.; es hat einen weihrauchähnlichen Geruch, erhärtet erst nach Jahresfrist und wird in den nördlichen centralen Distrikten Indiens gelegentlich statt des Weihrauchs gebraucht.

Nach DYMOK (Mat. med. of Western Ind., 1885) und ZIMMER (Altind. Leben, 1870, 28, 69) ist dieses Produkt dort kaum zu finden, es wird daher mit Unrecht von indischem Weihrauch gesprochen, der aus Indien selbst stamme (vgl. FLÜCKIGER, Pharmakogn. S. 52 und Histoire des Drogues par FLÜCKIGER et HANBURY, Paris 1878 I p. 259 sqq.).

Schon GARCIA spricht sich dahin aus, daß in ganz Indien kein Weihrauch zu finden sei; die Araber pflegten schwarz mit indisch gleichbedeutend zu nehmen, so sei Thus indicum für die dunkle Sorte entstanden.

Der **Weihrauch** ist eine der ältesten und kostbarsten Spezereien. Nach DÜMICHEN (Die Flotte einer ägyptischen Königin, Taf. 2 u. 18) wurden Weihrauch und Weihrauchbäumchen in Kübeln aus dem Lande Punt (Ursitz der Phöniker an der Küste des Roten Meeres) und Arabien geholt. Nach der Bibel (II. Mos. 30, 34; Jesaias 60, 6; Jerem. 6, 20) fehlte er bei keinem Rauchopfer; Weihrauch war neben Myrrhe und Gold die Weihgabe, welche die morgenländischen Fürsten dem neugeborenen Könige der Juden darbrachten.

Die Namen für den Weihrauch sind von dem Ausfließen des Harzsaftes genommen; das hebr. לְבוֹנָה, Lebonah heißt weiß (Moses nennt den feinsten Weihrauch durchsichtig), davon das griech. Libanos und das latein. Olibanum. Thus wird von θύειν, opfern, abzuleiten sein.

Theophrast (Hist. plant. IX 4) und Plinius XII 55 sqq. beschreiben den Weihrauchbaum nach den Erzählungen dieser und jener – gesehen hat ihn von sämtlichen Schriftstellern des Altertums und des Mittelalters keiner – in verschiedener Weise, berichten aber beide sehr ausführlich über den Weihrauch.

Das beste Olibanum bildet unregelmäßige, lose, kugelige Körner oder keulenförmige Stalaktiten oder traubenförmige Stücke, denen oft noch Rindenteile anhängen. Die Farbe schwankt zwischen gelblichweiß und rötlich mit weißer Bestäubung. Die geringeren Sorten sind dunkler, zusammenhängend und mit Pflanzenresten verunreinigt. Der Weihrauch besteht aus 30–33% Gummi, 7% ätherischem Öl und 63–70% Harz. Seine Hauptverwendung findet er als Zusatz zu Pflastern und als Räucherwerk in der katholischen und griechischen Kirche.

Cap. 82. **Περὶ φλοιοῦ λιβάνου. Weihrauchrinde.** Die Rinde des Weihrauchs wird als vorzüglich angesehen, wenn sie dicht, fett und wohlriechend, frisch und glatt, dabei nicht flechtig und häutig ist. Sie wird verfälscht durch untergemengte Rinde der Fichte und Pinie. Das Erkennungsmittel für diese ist das Feuer; denn die anderen Rinden, zum Räuchern angezündet, verbrennen nicht, sondern entzündet verqualmen sie ohne Wohlgeruch, die Weihrauchrinde dagegen verbrennt und gibt einen wohlriechenden Rauch. Sie selbst wird aber auch wie der Weihrauch gebrannt. Sie hat dieselbe Kraft wie der Weihrauch, nur ist sie stärker und adstringierender. Deshalb eignet sie sich im Trank mehr für die, welche an Blutspeien, im Zäpfchen für die, welche an Blutflüssen leiden. Sie leistet auch Dienste bei vernarbenden Wunden im Auge, gegen Cavernen und Schmutz; geröstet hilft sie gegen Augenkrätze.

Cap. 83. **Περὶ μάννης λιβάνου. Manna des Weihrauchs.** Die Manna des Weihrauchs ist gut, wenn sie weiß, rein und körnig ist. Sie hat dieselbe Kraft wie der Weihrauch, aber viel schwächer. Zur Verfälschung mischen einige gesiebtes Pinienharz und Weizenmehl oder das Äußere des geschnittenen Weihrauchs[1)] darunter; auch dieses tut das Feuer dar, denn niemals wird es einen dem reinen Dampf ähnlichen oder gleichkräftigen Rauch geben, sondern einen unreinen Russ machen. Auch hat der Wohlgeruch einen (fremdartigen) Geruch beigemischt.

[1)] Der Text heißt φλοιὸῳ λιβανωτοῦ κεκομμένου, Rinde des geschnittenen Weihrauchs. λίβανος ist der Baum und das Produkt, λιβανωτός nur letzteres.

Unter **Manna des Weihrauchs** haben wir nichts anderes als das beim Rollen des Weihrauches, um künstlich Körner zu erzeugen, abfallende Pulver oder die kleinen Splitter zu verstehen. Plinius XII 62 sagt: »Die Brocken, welche abgesprungen sind, nennen wir Manna.«

Cap. 84. **Περὶ αἰθάλης λιβανωτοῦ. Weihrauchruss.** Den Weihrauchruss mache auf folgende Weise: Mittelst einer Zange entzünde jedes Weihrauchkorn für sich allein an einer Lampe und lege es in einen neuen vertieften irdenen Tiegel. Dann decke darüber ein gewölbtes kupfernes Gefäß, welches in der Mitte durchbohrt und sorgfältig abgerieben ist. Auf einer oder auf beiden Seiten lege Steinchen vier Finger hoch darunter, um sehen zu können, ob es brennt, und damit Raum sei, stets andere Körner nachzulegen, bevor das erstere Korn vollständig erloschen ist, und dies tue, bis du glaubst, genügend Russ gesammelt zu haben.

Unausgesetzt aber umstreiche das Äußere des Kupfergefäßes mit einem Schwamm aus kaltem Wasser; denn so, wenn dasselbe nicht sehr heiß ist, setzt sich sämtlicher Russ an; durch seine Schwere aber herabgefallen würde er sich mit der Asche des verbrannten Weihrauchs vermischen. Nachdem du nun den ersten Russ abgestrichen hast, tue dasselbe, so oft es dir gut scheint, nimm aber auch die Asche des verbrannten Weihrauchs für sich heraus.

Er hat die Kraft, die Entzündungen in den Augen zu lindern, Flüsse zurückzuhalten, Wunden zu reinigen, Cavernen auszufüllen und Krebsgeschwüre zu heilen.

In der ganzen alten und mittelalterlichen Heilkunde war es ein beliebtes Verfahren, pflanzliche und tierische, auch mineralische Substanzen vor ihrer Anwendung zu rösten, zu verbrennen oder zu verkohlen. In den meisten Fällen hatten die Ärzte dabei wohl im Auge, dieselben kaustisch zu machen. Warum D. das Aufnahmegefäß für den Russ durchbohren läßt? wohl nur, um den Zug nach oben zu lenken.

Cap. 85. **Περὶ λιγβύος σκευασίας. Bereitung des Russes.** Auf die nämliche Weise wird aus der Myrrhe, aus dem Harze, aus dem Styrax der Russ bereitet. Man gebraucht ihn zu denselben Zwecken. Auch aus den übrigen Tränen gewinne den Russ auf gleiche Weise.

Cap. 86. **Περὶ πίτυος. Pinie.** Die Pinie ist ein bekannter Baum; zu derselben Art gehört auch die sogen. Fichte, welche an Aussehen von ihr verschieden ist. Die Rinde beider ist zusammenziehend, als Pulver aufgestreut ist sie ein gutes Mittel bei Wolf, desgleichen mit Bleiglätte und Manna[1)] bei Granulationswucherungen und ausgebrannten Wunden. Mit Myrtenwachssalbe zusammengemischt, vernarbt sie Geschwüre auf zarter Haut, mit Kupfervitriol zusammengerieben, hält sie um sich greifende Geschwüre auf. Als Räucherung treibt sie den Embryo und die Nachgeburt aus, getrunken stellt sie den Durchfall und befördert die Harnabsonderung. Auch ihre Blätter, zerrieben und aufgelegt, lindern die Entzündungen und bewahren die Verletzungen vor Entzündung. Gequetscht und in Essig gekocht, besänftigen sie als warme Mundspülung die Zahnschmerzen. Auch Leberleidenden sind sie zuträglich, 1 Drachme Blätter mit Wasser oder Honigmeth getrunken. Dasselbe leisten auch getrunken die Rinde und die Blätter des Strobilos (Kiefer); auch die daraus fein geschnittenen Kienspähne lindern mit Essig gekocht die Zahnschmerzen, wenn die Abkochung am leidenden Zahn behalten wird. Auch wird daraus ein Spatel gemacht, geeignet zur Bereitung von Salben und Zäpfchen.

Ferner wird aus ihnen nach dem Anzünden der Russ gewonnen zur Bereitung von schwarzer Tinte, der auch zur Augenschminke dient und gegen angefressene Augenwinkel, sowie gegen Ptilosis[2)] und Augentriefen.

[1)] Manna ist die im Cap. 83 beschriebene Weihrauchmanna. [2)] Entzündung der Ränder der Augenlider, wobei die Wimpern verloren gehen.

Mit diesem Kapitel betritt D. das selbst heute noch in der Nomenklatur etwas unklare Gebiet der Coniferen. Er nennt drei Arten: 1. πίτυς wird für *Pinus Pinea* L. (Abietineae), Pinie gehalten, ihre Zapfen sind die κῶνοι; die Samen, πιτυΐδες, die Pityiden, Pinien oder Piniolen (pignoli). Sie war der Cybele geweiht. 2. πεύκη ist *Pinus maritima* Ait. 3. στρόβιλος. In seiner allgemeinsten Bedeutung ist στρόβιλος (strobilos) jedenfalls der noch junge Zapfen von einigen Pinus-Arten, so von *P. maritima* und *Laricio* Poir. der Schwarzkiefer, von *P. halepensis* Ait. der Strandkiefer, auch vielleicht von *P. Pinea*. An dieser Stelle ist es die Bezeichnung für den Baum selbst. Einige Schriftsteller, Sprengel, Lenz, Wittstein halten ihn für *Pinus Cembra* L., die Zirkelkiefer oder Arve, wohl mit Rücksicht auf Plinius XII 79, der vom Baume Strobus bei den Carmanen redet. Fraas (S. 265) tritt dieser Ansicht entgegen; auch kommt *P. Cembra* in Griechenland nicht vor, sondern ist ein Bewohner der Alpen. Ganz gewiß ist auch nicht an die in Nordamerika heimische Weymoutskiefer, *Pinus Strobus* L. zu denken. Theophrast (Hist. pl. III 9, 1) kennt πίτυς ἀγρία, *Pinus silvestris* L. (in Griechenland selten), πεύκη, *Pinus maritima*, und zwar eine zahme, π. ἡμέρα und eine wilde, π. ἀγρία. Von der letzteren gibt es zwei Abarten, π. ἰδαία (*P. Laricio*) und π. παραλίας (*P. halepensis*); bei erster sind die Zapfen länger und grüner, klaffen auch weniger. Weiter nennt er ἐλάτη ἄῤῥην *Pinus Picea* L. und ἐλάτη θηλεια, *Pinus Abies* (l. c. I 8, 2; III 9, 6). Die größte Verwirrung richteten die spätmittelalterlichen Schriftsteller an, indem z. B. πίτυς des Theophrast bald mit Larix, bald mit Pinus, bald mit Picea, sogar mit Abies übersetzt wurde (vgl. Bauhin et Cherler, lib. IX p. 245 sqq.).

Cap. 87. **Περὶ πιτυΐδων. Pityiden.** Pityiden werden die Samen der Pinienfichte und der Strandkiefer, welche in den Zapfen sich befinden, genannt. Sie haben verdauende und einigermaßen erwärmende Kraft. Sie helfen auch gegen Husten und Brustleiden für sich allein oder mit Honig genommen.

Cap. 88. **Περὶ στροβίλων. Zapfen.** Die Zapfen, so rein genossen oder mit süßem Wein oder Gurkensamen genommen, sind urintreibend und lindern die Blasen- und Nierensehinerzen. Mit Portulaksaft genommen besänftigen sie Magenstechen, helfen der Schwäche des Körpers auf und wirken der Verderbnis der Säfte entgegen. Die ganzen Zapfen frisch von den Bäumen zerquetscht und in süßem Wein gekocht sind ein gutes Mittel gegen veralteten Husten und Schwindsucht, wenn der Trank aus ihnen in der Gabe von 3 Bechern jeden Tag genommen wird.

Nach Galen (De aliment. facult. lib. II) ist στρόβιλος die Bezeichnung für die Frucht, welche die älteren Griechen κῶνος nannten: Appellant autem nunc ipsum (scil. fructum) Graeci non κῶνον sed στρόβιλον.

Cap. 89. **Περὶ Σχίνου. Schinos.** Die Mastixpistacie, ein bekannter Baum, alle seine Teile sind zusammenziehend; denn sowohl die Frucht derselben, als auch die Blätter und die Rinde der Zweige und der Wurzel haben dieselbe Kraft. Es wird auch ein Saft aus der Rinde, aus der Wurzel und den Blättern bereitet, wenn sie genügend mit Wasser gekocht sind, indem dann die Flüssigkeit, nachdem die Blätter zu Ende des Kochens beseitigt sind, wieder bis zur Honigkonsistenz eingekocht wird. Als Adstringens wirkt er getrunken gegen Blutsturz, Bauchfluß, Dysenterie, sowie gegen Blutfluß aus dem Uterus und gegen Gebärmutter- und Mastdarmvorfall. Überhaupt läßt sie (die Mastixpistacie) sich statt der Akazie und Hypokistis[1] gebrauchen. Dasselbe leistet auch der ausgepreßte Saft der Blätter. Die Abkochung derselben ferner als Bähung füllt hohle Stellen aus und verursacht an den nicht verwachsenen Knochen die Callusbildung, stellt auch den Gebärmutterfluß, hält fressende Geschwüre auf und ist harntreibend. Sie befestigt auch als Mundspülwasser lose Zähne. Die grünen Holzsplitter, mit welchen statt Zahnstochern die Zähne gerieben werden, machen diese glatt. Endlich wird aus der Frucht selbst ein adstringierendes Öl bereitet, geeignet für alle ein Adstringens benötigenden Fälle.

[1] *Cytinus Hypocistis.* L.

Pistacia Lentiscus L. (Anacardiaceae), die **Mastixpistacie**, ist ein bis 5 m hoher Baum oder ein sehr ästiger Strauch mit ganz kahlen, glatten Blättern in den Ländern um das Mittelmeer. Die Blüten stehen in zusammengesetzten, aufrechten, kurzen, achselständigen Trauben, die männlichen sind rötlichgelb, die weiblichen länger gestielt. Die erbsengroßen Früchte sind anfangs rot, später schwarz.

Cap. 90. **Περὶ ῥητίνης σχινίνης. Mastixharz.** Von derselben stammt auch ein Harz Schinine, von einigen dagegen Mastix genannt, welches mit Vorteil gegen Blutsturz und veralteten Husten im Trank gebraucht wird. Es ist auch dem Magen wohlbekömmlich, da es Aufstoßen bewirkt. Ferner wird es den Zahnmitteln und den Gesichtspomaden als glänzendmachendes Mittel zugemischt. Es verklebt auch die Haare in den Augen, bewirkt gekaut Wohlgeruch des Mundes und zieht das Zahnfleisch zusammen. Das beste und meiste wird auf der Insel Chios erzeugt; den Vorzug darunter verdient das glänzende, an Helle dem tyrrhenischen Wachs ähnliche, das volle, feste, leicht zerreibliche und wohlriechende, das gräuliche dagegen ist minderwertig. Verfälscht wird es durch Zumischung von Weihrauch und Strobilosharz.

Das Harz tritt an den Zweigen von selbst tropfenförmig aus, am Stamm wird es aus senkrechten Einschnitten in die Rinde abgelassen, wobei es sehr bald zu kugeligen Körnern erstarrt, welche auf untergelegten Steinplatten gesammelt werden. Die Ernte findet von Mitte Juni bis Mitte August statt. Die feinere Ware bildet kleine durchsichtige Körner oder wenig verlängerte birnförmige Stückchen, welche frisch durch mitgeführtes Chlorophyll einen Stich ins Grünliche haben, allmählich hell, hart und spröde, beim Kauen jedoch knetbar werden und beim Erwärmen einen balsamischen Geruch entwickeln.

Chios (Skio) war zu allen Zeiten das hauptsächlichste Produktionsland, später kam auch Mastix von Zypern (Heyd, Der Levantehandel II S. 17) und von Samos (Meyer, Gesch. d. Bot. III S. 299). Das wohlriechende Harz gehörte besonders im Mittelalter zu den hochgeschätzten Spezereien und wurde auch arzneilich vielfach verwandt. Val. Cordus gibt eine Menge Rezepte, in denen Mastix enthalten ist, viele davon stammen von arabischen Ärzten. Jetzt wird es noch wenig gebraucht.

Der Mastix besteht aus etwa 80% eines in kaltem und etwa 10% eines in kochendem Alkohol löslichen Harzes nebst etwas ätherischem Öl und Bitterstoff.

Cap. 91. **Περὶ Τερμίνθου. Terebinthe.** Die Terpentinpistacie ist ein bekannter Baum; seine Blätter, Frucht und Rinde sind zusammenziehend und eignen sich zu dem, wozu auch die Mastixpistacie dient, wenn sie auf gleiche Weise zubereitet und angewandt werden. Ihre Frucht ist eßbar, dem Magen (aber) schädlich, harntreibend, erwärmend, sie ist das beste Reizmittel zum Liebesgenuß. Mit Wein getrunken dient sie gegen den Biß giftiger Spinnen. Das Harz aus derselben wird aus dem steinigen Arabien bezogen; es entsteht aber auch in Indien, Syrien, auf Zypern, in Libyen und auf den kykladischen Inseln. Den Vorzug verdient das mehr durchsichtige, weiße, an Farbe dem Glase ähnliche und dunkelbläulich schimmernde, wohlriechende, nach Terpentin duftende. Unter allen Harzen nimmt aber das der Terebinthe die erste Stelle ein, nach ihm kommt der Mastix, dann das Fichten- und Tannenharz, nach diesen zählt das Kiefern- und Strobilosharz.

Sämtliches Harz ist erweichend, erwärmend, verbreitend[1)], reinigend, dienlich bei Husten und Schwindsucht als Leckmittel für sich allein oder mit Honig, es ist auch ein Expectorans. Ferner ist es harntreibend und verdauend und erweicht den Leib. Weiter dient es zum Zusammenkleben der Haare an den Augenlidern und mit Grünspahn, Kupfervitriol und Natron gegen Aussatz, mit Honig und Öl gegen eiterige Ohren und gegen Jucken an den Geschlechtsteilen. Es wird auch den Pflastern, Umschlägen und Salben zugemischt. Endlich hilft es auch bei Seitenschmerzen für sich allein eingeschmiert oder aufgelegt.

[1)] διαχυτική, etwa die Diosmose begünstigend.

Pistacia Terebinthus L. (Anacardiaceae), **Terpentinpistacie**, ist ein mittelgroßer Baum der Mittelmeerländer mit sieben- bis neunzählig gefiederten Blättern und lanzettlichen bis runden, stachelspitzigen Blättchen, welche in der Jugend schön rot, später dunkelgrün sind.

Der nach Einschnitten in die Rinde ausfließende Harzsaft ist der feinste Terpentin. Er bildet sich in schizogenen, interzellularen Sekretbehältern des Rinden- und jüngeren Holzteiles des Baumes, sammelt sich dann in eigenen Harzgängen und ergießt sich in Hohlräume der Rinde oder des Holzes. Der Name, ursprünglich nur dem Harze der Terebinthe eigen, ist auf die Harzsäfte der Coniferen überhaupt übertragen. Betreffs der Güte der einzelnen Sorten spricht sich Galen (De comp. med. sec. gen. III p. 590) in demselben Sinne wie D. aus, sofern es sich um die Droge als solche handelt; wenn über die Qualitäten, der Grad der Wärme berücksichtigt werden, so sei der Harzsaft des Strobilos der beste, dann komme der der Fichte und an dritter Stelle der Mastix.

Der Terpentin der Alten war nicht die heutige *Terebinthina communis*, sondern unsere *T. laricina* oder *venetiana*, der Lärchen- oder venetianische Terpentin.

Cap. 92. **Περὶ ῥητινῶν ἄλλων. Andere Harze.** Es gibt aber ein flüssiges Fichten- und Kiefernharz, welches von Gallien[1)] und Tyrrhenien[2)] hergebracht wird; auch von Kolophon[3)] wurde es früher wohl eingeführt, daher hat es den Beinamen Kolophonia erhalten, ebenso aus dem an den Alpen gelegenen Galatien[4)], welches die Bewohner desselben in ihrer Sprache Larix nennen und welches in der Latwerge und für sich allein vorzügliche Dienste leistet gegen chronischen Husten. Auch diese sind nach der Farbe verschieden, denn das eine ist weiß, das andere ölartig, ein anderes gleicht dem Honig, wie die Larix. Es gibt aber auch ein flüssiges Zypressenharz, welches gegen dieselben Leiden dient. Von trockener Art ist teils das Strobilos- und Tannenharz, teils das Kiefern-, teils das Fichtenharz. Wähle aber von allen das wohlriechendste und durchscheinende und nicht dürre, noch das sehr feuchte[5], vielmehr das wachsähnliche und leicht zerreibliche. Den Vorzug unter ihnen verdient das Fichten- und Tannenharz, denn sie sind wohlriechend und weihrauchähnlich. In feiner Qualität werden sie von der Insel Pityusa[6], welche in der Nähe von Spanien liegt, gebracht. Das Kiefern-, Strobilos- und Zypressenharz ist minderwertiger und besitzt nicht in gleicher Weise die Kräfte wie jene; sie werden aber gegen dasselbe angewandt wie jene. Das Mastixharz ist jedoch dem Terpentin gleichwertig.

[1] Gemeint ist hier wohl Gallia transalpina (der Römer), Frankreich, wo noch heute in den westlichen Dünenlandschaften viel Terpentin von *Pinus Pinaster* Solander *P. maritima* Poir., der **Pinaster**- oder **Strandkiefer**, gewonnen wird. Im 16. Jahrhundert und früher war der Strassburger Terpentin (T. argentorensis) von *Pinus Picea* L. *Abies pectinata* D. C., der Edeltanne, sehr geschätzt. [2] Tyrrhenien oder Etrurien, jetzt Toscana. [3] Kolophon, eine Stadt Joniens, einer Landschaft in KLeinasien, heute Dšjili. Nach dem trojanischen Kriege wanderte einer der vier Hauptstämme der Griechen nach der Küste von Kleinasien aus und gründete dort Colonien, deren Bewohner vorzugsweise Jonier hießen. [4] Galatia kann wohl nur das heutige Oberitalien sein. Eine keltische Völkerschaft, zwischen Rhein und Garonne ursprünglich sitzend, wanderte im 3. Jahrh. v. Chr. nach Kleinasien aus und gründete in einem Teile von Phrygien die Landschaft Galatia (Gallograecia). Ohne Zweifel hat D. die früheren Landsitze dieser Galater im Auge, da er sagt: Γαλατίας τῆς πρὸς ταῖς Ἄλπεσιν. SPRENGEL übersetzt daher schlankweg Galatia mit Gallia subalpina. In Venetien und Südtirol liefert die Lärche (*Larix decidua* Mill., *L. eutropaea* L.) den Terpentin. In Venedig, dem Mittelpunkte des mittelalterlichen Drogenhandels, erhielt der aus den Alpenländern und dem eigenen Gebiete kommende Terpenthin den Namen »venetianischer«. [5] d. h. es darf nicht zähe sein. [6] Die Pityusen.

Das Einsammeln des Straßburger Terpentins war eine sehr mühevolle Arbeit. Nach TSCHIRCH (Archiv d. Pharm. 1900 S. 390 u. 413) wurde er von Bäumen im Alter vom 25–50 Jahren und einer Größe zwischen 8 und 15 m gewonnen. Derselbe befindet sich in erbsen- bis bohnengroßen Harzbehältern (Beulen, daher auch der Name Beulenharz). Der Sammler, mit einem kleinen Becher, welcher einen Henkel und einen Schnabel hatte, versehen, kletterte mittelst Steigeisen am Baume herum, stach mit dem Schnabel des Bechers die Beule auf und fing den Balsam auf.

In Tirol werden im Frühjahre die Stämme möglichst nahe am Boden und immer an der talabwärts gerichteten Seite mittelst eines Bohrers von 2,5–4 cm

Durchmesser schräg abwärts bis in das Centrum angebohrt, das Bohrloch wird von den Bohrspähnen sorgfältig gereinigt und mit einem 7–10 cm aus demselben hervorstehenden Zapfen aus gut getrocknetem Lärchenholze verschlossen. In den Monaten Juli bis Ende August wird der angesammelte Terpentin mit einem passenden Hohleisen herausgenommen. Er ist ziemlich durchsichtig, klar und schwach fluorescierend, dunkelgelb bis gelbbraun, riecht kräftig aromatisch und schmeckt etwas bitter. Er löst sich vollständig in Aether, Aethyl-, Methyl- und Amylalkohol, Chloroform, Aceton, Eisessig und Tetrachlorkohlenstoff, teilweise in Petroläther und Schwefelkohlenstoff, die alkoholische Lösung reagiert sauer.

Cap. 93. **Περὶ τοῦ πῶς δεῖ καίειν τὴν ῥητίνην[1]. Die Art und Weise, das Harz zu brennen.** Jegliches flüssige Harz wird in einem Kessel gebrannt, der viermal so viel faßt, als die Menge der eingegossenen Flüssigkeit beträgt. Man muß 1 Chous Harz und 2 Chous Regenwasser in den Kessel gießen und unter beständigem Rühren gelinde über Kohlen kochen, bis es geruchlos, leicht zerreiblich und trocken wird und dem Fingerdruck nicht mehr nachgibt. Das Verbleibende muß man nach dem Abkühlen in ein irdenes ungepichtes, das heißt nicht verpichtes[1] Gefäß abfüllen, es wird dann sehr weiß. Doch muß man jedes Harz vorher schmelzen und colieren[2], damit sein Schmutz abgesondert werde. Sie werden auch ohne Wasser über Kohlen zuerst leicht erhitzt, wenn sie aber beginnen sich zusammenzuballen, kräftig, und unter Zugabe von viel Kohlen und Kochen ohne Unterlaß drei Tage und Nächte hindurch, bis sie die vorgenannte Beschaffenheit erlangt haben. Setze sie dann weg, wie angegeben ist. Bei den trockenen jedoch wird es hinreichen, sie einen ganzen Tag zu kochen und sie dann wegzusetzen. Die gebrannten finden nützliche Anwendung zu wohlriechenden Pflastern und Salben und zum Färben der feinen Pomaden. Es wird auch der Russ des Harzes dargestellt, wie beim Weihrauch (angegeben ist), welcher zur Verschönerung der Augenlider, bei ringsum angefressenen Augenwinkeln, bei triefenden Lidern und tränenden Augen dient. Es wird daraus auch Tinte gemacht womit wir schreiben.

[1] So lautet die Überschrift in den besseren Codices, gegenüber der vulgären: Περὶ λιγνύος ῥητίνης. Russ des Harzes. [2] Im Texte heißt es ἀγγεῖον ἀκώνιστον τουτέστιν ἀπίσσωτον. Das Grundwort in ἀκώνιστον, κῶνος, heißt eigentlich Kegel, ferner Zapfen der Kiefern und Fichten, dann Pech. Zur näheren Erklärung setzt D. noch ἀπίσσωτον hinzu. [3] Wörtlich: müssen die Schmelzenden jedes Harz vorher colieren, d. h. vor dem Abfüllen.

Früher kannte unsere Arzneimittellehre einen **gekochten Terpentin** Terebinthina cocta; es war der Rückstand bei der Destillation des Terpentinöls aus

Terebinthina communis, ein gelbliches, zerreibliches Harz. Es ist ein **reineres Kolophonium**, welches letztere gleichfalls bei der Destillation des Terpentinöls unter Wasserzusatz gewonnen wird.

Resina Pini (burgundica), Fichtenharz ist ein Produkt hauptsächlich der westfranzösischen Seestrandskiefer und von *Pinus Picea*, *P. abies* L., *Abies excelsa* D. C.; wenn der Terpentin zu fließen aufhört, sammelt sich an den Wundrändern ein ziemlich rasch erhärtendes, ölärmeres Harz, welches auch als »Galipot« in den Handel kommt.

Cap. 94. **Περὶ πίσσης ὑγρᾶς. Flüssiges Pech.** Das flüssige Pech (der Teer) nun, welches Einige auch Konos nennen, wird aus den fettesten Hölzern der Kiefer und Fichte gesammelt. Als schön aber gilt das glänzende, glatte und reine. Es ist wirksam gegen tödliche Gifte, bei Schwindsucht, Lungengeschwüren, Husten, Asthma, bei schwerem Auswerfen von Schleim (Flüssigkeiten) aus der Brust, wenn es in der Gabe eines Bechers mit Honig aufgeleckt wird. Es wirkt auch als Salbe gegen Anschwellungen der Mandeln, des Zäpfchens und gegen Entzündung der inneren Schlundmuskeln (Bräune), ferner bei eiterflüssigen Ohren mit Rosensalbe und gegen Schlangenbisse mit fein zerriebenem Salz auf geschmiert. Mit gleichviel Wachs gemischt entfernt es schorfige Nägel, zerteilt Geschwülste der Gebärmutter und Verhärtungen des Afters. Mit Gerstenmehl und Knabenurin gekocht zerreißt es ringsum die verhärteten Halsdrüsen. Mit Schwefel oder Fichtenrinde oder Kleien eingestrichen hält es kriechende Geschwüre auf. Mit Manna und Wachssalbe gemischt, verklebt es die Fisteln, auch bei Schrunden an den Füßen und Fingern wirkt es als Salbe heilsam. Ebenso füllt es die Geschwüre aus und reinigt sie mit Honig; mit Rosinen und Honig zerteilt es ringsum die Karbunkeln und eiternden Geschwüre. Mit Nutzen wird es auch den fäulniswidrigen Mitteln zugemischt.

Die Bereitung des Teers gibt D. nicht an, wir erfahren sie von Plinius XVI 52. Das Holz wird in Stücke gesägt und in einem Ofen, der von außen allenthalben mit Feuer umgeben ist, geschwelt. Das zuerst Übergehende (der Holzessig) läuft wie Wasser in einer Rinne ab, heißt Cedrium und besitzt eine solche Kraft, daß man in Ägypten menschliche Leichname damit übergießt und dadurch konserviert. Die nachfolgende Flüssigkeit ist schon dicker und liefert den Teer.

Aus der vielfachen Verwendung des Teers geht hervor, welchen Wert D. demselben beilegte. Auch in neuerer Zeit hat der Teer in der Therapie keine unwichtige Rolle gespielt, es sei nur an die übertriebenen Hoffnungen erinnert, welche man seiner Zeit an die Teerkapseln Guyots sur Heilung der Schwindsucht knüpfte. Als äußerliches Mittel ist er noch jetzt im Gebrauch.

Cap. 95. **Περὶ Πισσελαίου. Teeröl.** Aus dem Teer wird auch ein Teeröl hergestellt, indem das Wasserartige abgeschieden wird; dieses steht darüber, wie Molken über der Milch[1)] und wird nun beim Kochen des Teers erhalten, indem reine Wolle darüber ausgebreitet wird, welche, wenn sie aus dem aufsteigenden Dampfe gesättigt ist, in ein Gefäß ausgedrückt wird. Dieses geschieht die ganze Zeit hindurch, in welcher der Teer gekocht wird. Es leistet dasselbe wie der Teer. Mit Gerstenmehl aufgestrichen, befördert es den Haarwuchs bei der Fuchskrankheit (Alopekie, Haarschwund). Dieselbe Heilkraft besitzt auch der Teer, wenn er eingerieben wird, bei Geschwüren und Räude des Viehes.

[1)] Eigentlich sollte es heißen »über dem Käse«.

Das Wasserartige ist Holzessig, welcher im Wesentlichen aus Methylalkohol und Essigsäure besteht. D. erhalt durch die einfache Manipulation die flüchtigen Teerbestandteile, welche wir durch die Destillation gewinnen; es sind hauptsächlich Kohlenwasserstoffe, Benzol, Toluol, Xylol usw., Körper von niedrigem Siedepunkte (leichtes Teeröl), vielleicht bei stärkerem Erhitzen auch Phenol und Kreosot (schweres Teeröl).

Cap. 96. **Περὶ λιγνύος τῆς ἐξ ὑγρᾶς πίσσης. Russ des Teers.** Der Russ aus dem Teer wird auf diese Weise gewonnen: In eine neue, mit ein um Dochte versehene Lampe gib etwas Teer, zünde ihn an und bedecke die Lampe mit einem neuen irdenen klibanosähnlichen[1)] Gefäße, welches nämlich oben rund und eng ist, unten aber geradeso wie die Klibanoi ein Loch hat, und laß brennen. Wenn die erste Flüssigkeit verzehrt ist, gieße andere auf, bis du hinreichend Russ gebrannt hast, und gebrauche ihn. Er hat scharfe und adstringierende Kraft. Verwendet wird er aber zur Verschönerung der Augenlider und auch zum Bestreichen ringsum, auch wenn triefende Wimpern neue Haare bekommen sollen. Ebenso ist er gut zu gebrauchen bei schwachen, tränenden, besonders bei geschwürigen Augen.

[1)] κλίβανος (Clibanus) ist ein eisernes oder irdenes Geschirr, welches unten weiter als oben ist und als Form zum Brotbacken diente. Es war unten mit einer oder mehreren Öffnungen versehen, um die Hitze eindringen zu lassen. Das Brot wurde in der Form heiß aufgetragen, also ähnlich wie bei uns der sogen. Auflauf.

Cap. 97. **Περὶ ξηρᾶς πίσσης. Pech.** Das Pech wird nun noch durch Kochen des Teers bereitet. Dasselbe wird von einigen auch Palimpissa[1)] genannt. Eine Sorte davon ist klebrig, Boskas genannt, die andere trocken. Als schön gilt das reine, fette, wohlriechende, hellgelbe und harzartige. Ein solches ist das lykische und bruttische[2], sie haben beide Naturen, die des Pechs und zugleich des Harzes. Es hat erwärmende, erweichende, Eiter machende, Geschwülste und Drüsengeschwüre zerteilende und Geschwüre ausfüllende Kraft. Mit Nutzen wird es auch den Wundarzneien zugemischt.

[1] Wieder gekochtes Pech. [2] Plinius XVI 53 nennt das klebrige, zähe Pech Bruttia, der Teer wird in kupferne Pfannen gegossen und durch Essig verdickt; wenn er geronnen ist, hat er obigen Namen. Dieser leitet sich ab von den Bruttiern, welche an der südlichen Spitze Italiens, im äußersten Teile vor Calabrien wohnten. Hier war ein Wald, Sila, mit besonders zur Pechbereitung geeigneten Bäumen bestanden. SPRENGEL nennt sie *Pinus brutia* Tenor., eine der *P. maritima* und *halepensis* ähnliche Species. Das Pech eignete sich besonders zum Verpichen der Fässer. Das gesottene feinere Pech hieß Crapulla (Plinius XIV, 127).

Cap. 98. **Περὶ ζωπίσσης. Zopissa.** Zopissa, sagen einige, sei das zugleich mit dem Wachs von den Schiffen abgekratzte Harz, welches von einigen auch Apochyma[1] genannt wird und verteilend wirkt durch die Bespülung mit dem Meerwasser. Andere nennen so das Fichtenharz.

[1] ἀπόχυμα, das Ab- oder Ausgegossene.

Plinius XVI 53 rühmt die Wirkung der Zopissa, besonders wenn sie mit Salz bestreut wird.

Cap. 99. **Περὶ ἀσφάλτου. Asphalt.** Der jüdische Asphalt verdient den Vorzug vor den übrigen. Als schön gilt der purpurfarbig glänzende, durch Geruch und Schwere ausgezeichnete, der schwarze und schmutzige ist schlecht; denn verfälscht wird er durch zugemischtes Pech. Er wird auch in Phönikien, Sidon, Babylonien und Zakynthos[1] erzeugt und entsteht auch bei Agrigent[2], einem Landstrich auf Sicilien, wo er als Flüssigkeit auf den Quellen schwimmt; sie gebrauchen ihn statt des Öls auf Lampen und nennen ihn irrtümlich sicilisches Öl. Es ist aber eine Art flüssigen Asphalts.

[1] Zanthe. [2] Girgenti.

Plinius XXXV 178 drückt sich über den Asphalt übereinstimmend mit D. aus. Im Papyrus EBERS (v. OEFELE. Pharm. Post 1897 Nr. 2) kommt der Asphalt unter dem Namen »Stein vom Munde des Wassers« (*iner n ro-mu*) oder »Stein von der Lippe des Wassers« (*iner n sept-mu*), also ein vom Wasser ausgespieenes Mineral, in mehreren Salbenrezepten bei Unterleibskrankheit, Alopekie, Gebärmutterleiden usw. vor.

Weit und breit bekannt war im Attertum der jüdische Asphalt des Toten Meeres, des lacus asphaltites; der von Babylon, wo er als Mörtel benutzt werde, sagt Plinius, sei weiß; in Zakynthos werde er mit Rohrbüscheln zu Brennzwecken aufgefischt; er diene auch zum Anstreichen der Bildsäulen und zum Überziehen eiserner Geräte und Nägel. In den meisten Fällen ist es wohl unreines Petroleum gewesen. Man nimmt an, daß der Asphalt durch eine Verharzung des Petroleums entstanden sei.

Cap. 100. **Περὶ Πιττασφάλτου. Pissasphalt.** Eine Art wird auch Pissasphalt genannt, welche zu Apollonia[1] in der Nähe von Epidamnos[2] erzeugt wird. Dieser wird von den keraunischen Bergen durch die Gewalt des Flusses[8] herangeführt und an die Ufer ausgeworfen, ist in Klumpen zusammengesunken und riecht nach Asphalt und Pech zugleich. Der Pissasphalt wirkt dasselbe, wie Pech und Asphalt zusammengemischt.

[1] Apollonia, jetzt Polina, eine Stadt in Illyrien. [2] Heute Durazzo. [3] Es ist dies der Ἀῷος, Aous, heute Vojuza genannt

Pissasphalt ist Asphalt mit Teer. Plinius XXXV 179 bezeichnet alle Sorten Asphalt mit dem gemeinsamen Namen Pissasphalt; der von Apollonia ist nach ihm flüssig.

Cap. 101. **Περὶ νάφθας. Naphtha.** Eine Art heißt auch Naphtha, welche das Abgeseihte vom babylonischen Asphalt ist; sie ist von weißer Farbe, doch wird auch eine schwarze gefunden, und hat die gierige Kraft des Feuers, so daß sie dieses schon aus der Ferne an sich reißt. Sie erweist sich heilsam bei Staar und Hornhautflecken (Leukomen). Sämtlicher Asphalt hat eine entzündungswidrige, verklebende, zerteilende, erweichende Kraft, ist wirksam bei Gebärmutterkrämpfen und -Vorfällen als Zäpfchen, Riechmittel und Räucherung, er bekämpft auch die epileptischen Anfälle als Räucherung geradeso wie der Gagatstein. Mit Wein und Bibergeil getrunken befördert er die Periode, hilft bei chronischem Husten, Asthma und Engbrüstigkeit, gegen Schlangenbiß, bei Ischias und Brustschmerzen. Den Magenleidenden wird er im Bissen gereicht und geronnenes Blut (Thromben) löst er mit Essig getrunken, Ruhrleidenden wird er mit Gerstenschleim verdünnt als Klystier verabreicht, Katarrhe heilt er als Räucherung, Zahnschmerzen lindert er als Umschlag; trocken in einem Ohrlöffel erhitzt verklebt er die Haare. Mit ungeröstetem Schrot, Wachs und Natron hilft er als Umschlag den an Podagra, Gicht und Schlafsucht Leidenden.

D. hat die irrtümliche Vorstellung, daß die Naphtha, das Erdöl, aus einer Mischung mit Asphalt bestehe und von diesem, als dem festeren Bestandteile, durch Colieren abgeschieden werde.

Vom Gagates, der Glanzkohle oder Gagatkohle, einem festen Erdpech, sagt Plinius XXXVI 151: »Er hat den Namen vom Flusse Gagas in Lykien, ist schwarz, flach, bimssteinartig, leicht zerbrechlich und riecht unangenehm. Was man damit auf irdenes Geschirr schreibt, geht nicht aus; beim Brennen entwickelt er einen Geruch nach Schwefel. Merkwürdigerweise facht ihn Wasser an, Öl dagegen löscht ihn aus, Die Magier gebrauchen ihn bei der sogen. Axinomantie, der Weissagung aus Äxten, zur Entdeckung einer gefährlichen Krankheit und zum Nachweis der Jungfernschaft.«

Cap. 102. **Περὶ Κυπαρίσσου. Zypresse.** Die Zypresse adstringiert und kühlt; ihre Blätter mit süßem Wein und etwas Myrrhe gegetrunken helfen bei Blasenrheumatismus (Blasenkatarrh) und Harnverhaltung. Die gestoßenen Früchte mit Wein genossen erweisen sich heilsam bei Blutsturz, Dysenterie, Bauchrheumatismus, Orthopnöe und Husten. Auch ihre Abkochung leistet dasselbe. Mit Feigen gestoßen erweichen sie Verhärtungen und heilen den Nasenpolyp. Mit Essig kräftig gekocht und mit Lupinen zerrieben ziehen sie krätzige Nägel heraus. Im Umschlag bringen sie Darmbrüche in Ordnung. Die Blätter leisten dasselbe. Die Früchte mit dem Laub zum Räuchern angezündet sollen die Mücken vertreiben. Die zerriebenen Blätter aufgelegt verkleben die Wunden; sie sind aber auch blutstillend. Mit Essig fein zerrieben färben sie die Haare. Dann werden sie für sich allein und mit Gerstengraupen bei roseartigen Hautentzündungen und Bläschenausschlag, bei Karbunkeln und Augenentzündungen im Umschlag angewandt. Mit Wachssalbe gemischt und aufgelegt stärken sie den Magen.

Cypressus sempervierens L. (Araucariaceae-Cupressineae), **Zypresse.** Theophrast (Hist. plant. III 1, 6) gibt als Heimat der Zypresse Kreta an, wo sie auch Lohden treibt und Haine bildet (I. c. II 2, 2), sonst findet sie sich auch in anderen wärmeren Gegenden; heute wird sie um das ganze Mittelmeer gezogen. Sie war bei den Alten der Baum der Trauer; in Rom, wo sie nur mit Mühe eingeführt wurde und gedieh (Plin. XVI 139), war sie dem Aeskulap und Pluto geweiht. Das Holz der Zypresse wurde im Altertum als wertvolles Bauholz geschätzt (Hom. Od. XVII 340). Die weibliche Zypresse hies Meta, μετά, vermutlich, weil die Früchte in verschiedenen Stadien, nach einander, reifen (vgl. Plin, XVI 125). Das flüssige Harz der Zypresse rangierte seinem Werte nach hinter dem Mastix (Plin. XIV 122).

Cap. 103. **Περὶ Ἀρκεύθου. Wachholder.** Eine Art Wachholder ist groß, eine aber klein. [Die einen nennen ihn Arkeuthis[1], die anderen Mnesitheon[2], Akatalis[3], die Afrikaner[4] Zuorinsipet, die Ägypter Libium, die Römer Juniperus, die Gallier Joupikelluson. Der große ist den meisten bekannt, er ist ähnlich der Zypresse und wächst in rauhen und Meeresgegenden.] Beide sind scharf, urintreibend und erwärmend, als Räucherung angezündet vertreiben sie die wilden Tiere. Ihre Frucht wird bei der einen Art von der Größe einer Nuß gefunden, bei der anderen ist sie gleich einer pontischen Nuß, rund, wohlriechend und beim Zerkauen süß, dabei etwas bitter, sie wird Wachkolderbeere (Arkeuthis) genannt, ist mäßig erwärmend und zusammenziehend, dem Magen wohlbekömmlich. Getrunken wirkt sie bei Brustleiden, Husten, Blähungen, Leibschneiden und gegen den Biß wilder Tiere. Sie ist auch urintreibend, daher dient sie auch bei Krämpfen, inneren Zerreißungen und bei Mutterkrämpfen.

[1] Wachholderbeere. [2] Gotteseingedenk. [3] Akatalis, vielleicht abgeleitet von ἀκαταλήγω, unaufhörlich, immergrün. [4] Ἀφροί, Afri sind die Afrikaner, besonders aber die Bewohner des Gebiets von Karthago.

D. nennt zwei Arten Wachholder; eine größere, zypressenähnliche, welche von FRAAS als *Juniperus phoenicea* L., **Zypressen-Wachholder**, angesprochen wird. Sie kommt so gut wie keine andere Art fort in rauhen Gegenden und in der Nähe des Meeres, war die häufigste und diente am meisten als Brennmaterial. Die andere soll *Juniperus Oxycedrus* L., **Großer Stachelwachholder**, sein, sie ist viel kleiner als die vorige und ein eigentlicher Strauch. Diese hat größere, jene kleinere Früchte. κάρυον heißt im allgemeinen die Nuß, im besonderen wird darunter die euböische, die Walnuß, auch die Kastanie verstanden. Die pontische Nuß ist die Haselnuß, Nux avellana.

Theophrast (Hist. plant. III 12, 3) ennt schon die Zweihäusigkeit des Juniperus und die zweijährige Reifezeift.

Das wirksame Prinzip in den Früchten und der Pflanze selbst ist das **ätherische Öl, Ol. baccarum Juniperi** und ein **Ol. ligni Juniperi**. Auch liefert der Wachholder ein **Ol. Juniperi empyreumaticum**.

Cap. 104. **Περὶ Βράθυος. Sadebaum.** Den Sadebaum nennen einige Barathron [andere Baryton oder Baron, die Römer Herba Sabina]. Es gibt zwei Arten davon; die eine ist nämlich in den Blättern ähnlich der Zypresse, nur dorniger, stark duftend, scharf und brennend, der Baum ist aber kurzgedrungen und mehr in die Breite sich ausdehnend; einige wenden die Blätter zum Räuchern an. Die andere ist in den Blättern der Tamariske ähnlich. Die Blätter beider hemmen um sich fressende Geschwüre und lindern im Umschlag Entzündungen, reinigen, mit Honig aufgeschmiert, von schwarzen Massen und Schmutz und reißen ringsum die Karbunkeln auf. Mit Wein getrunken führen sie auch das Blut durch den Urin ab und treiben den Fötus aus; in Zäpfchen und in der Räucherung wirken sie dasselbe. Sie werden auch den erwärmenden Salbölen zugemischt, besonders dem Mostöl.

Juniperus Sabina L. (Araucariaceae-Cupressineae), **Sadebaum** oder **Sevenbaum**. AITON unterscheidet dem Texte des D. entsprechend zwei Varietäten, *cupressifolia* und *tamariscifolia*; die erstere ist nach FRAAS der Baum in jüngeren, die andere im älteren Stadium.

Das wirksame Prinzip ist auch hier ein **ätherisches Öl**.

Cap. 105. **Περὶ Κέδρου. Zeder.** Die Zeder ist ein großer Baum, aus dem das sogen. Zedernharz gewonnen wird. Sie hat eine Frucht ähnlich der der Zypresse, aber viel größer. Es wird auch eine andere Zeder genannt, klein, dornig wie Wachholder, die eine runde Frucht trägt von der Größe der der Myrte. Das beste Zedernharz ist dicht und durchscheinend, stark riechend, welches beim Ausgießen in Tropfen bleibt und nicht auseinanderläuft. Es hat die Kraft, lebende Körper in Fäulnis zu bringen, tote dagegen zu konservieren. Deshalb haben einige auch dasselbe das Leben des Todes genannt. Auch Kleider und Pelze zerstört es durch das heftige Erwärmen und Austrocknen. Es eignet sich sehr zu Augenmitteln, indem es eingestrichen das Sehen schärft und Leukome und Narben entfernt. Mit Essig eingetröpfelt tötet es die Würmer in den Ohren, mit Hysopabkochung eingegossen beseitigt es Ohrenklingen und Ohrensausen. In hohle Zähne gesteckt zerstört es zwar die Zähne, vertreibt aber die Zahnschmerzen, mit Essig als Mundspülwasser tut es dasselbe. Das Schamglied vor dem Beischlafe damit eingesalbt, verhindert es die Empfängnis. Bei Entzündung der inneren Schlundmuskeln (Bräune) ist es ein Einsalbungsmittel und hilft auch bei Mandelentzündungen. Eingeschmiert tötet es Läuse und Wanzen. Gegen den Biß der Hornschlange leistet es als Aufschlag Hilfe. Gegen genossenen Meerhasen[1)] hilft es mit süßem Wein genommen, auch den an Elephantiasis Leidenden ist es heilsam. Als Leckmittel oder als Salbe reinigt es die Geschwüre an der Lunge und bringt sie in der Gabe eines Bechers geschlürft zur Heilung. Im Klystier angewandt tötet es Spulwürmer und Askariden, sieht auch den Fötus heraus.

Es wird auch ein Öl daraus gemacht, welches vom Harz durch Wolle abgeschieden wird, die wie beim Pech während des Kochens darüber gespannt wird; es hat dieselbe Wirkung wie das Zedernharz. Insbesondere heilt das Öl, kräftig eingerieben, aber die Räude der Vierfüßler, der Hunde und Ochsen und tötet ihre Zecken, bringt auch die beim Scheren verursachten Geschwüre zur Vernarbung. Den Russ desselben macht man wie den des Pechs, er hat dieselbe Wirkung wie dieser. Die Früchte desselben (d. h. des Baumes) werden Kedriden genannt. Sie haben erwärmende Kraft, dem Magen sind sie schädlich. Sie helfen bei Husten, Krämpfen, inneren Zerreißungen, Harnzwang, befördern, mit gepulvertem Pfeffer genommen, die Menstruation und werden auch gegen genossenen Meerhasen mit Wein genommen. Sie verscheuchen die wilden Tiere, wenn der Körper zugleich mit Hirschtalg oder Mark eingerieben ist. Sie werden auch den Gegengiften beigemischt.

1) *Aplysia depilans.*

Die Orientierung bei diesem Kapitel ist eine recht schwierige, weil die alten Griechen und Römer die Bezeichnungen Zeder und Wachholder – κέδρος und ἄρκευθος –mit einander verwechselten. Dies sagt schon Theophrast (Hist. pl. III 12, 3): »Es gibt Leute, welche den Arkeuthos (Wachholder) ebenso gut Kedros nennen, höchstens daß sie durch eine Randbemerkung zu κέδρος noch Ὀξύκεδρος (Oxycedrus) hinzufügen.« Auch Plinius XIII 52 redet von einer großen und kleinen Zeder. Die erstere nennt er Cedrelate.

D. kennt zwei Arten Zedern, eine große, den Baum, und eine kleine; die erstere hält Fraas mit Recht für *Juniperus excelsa* M. Biberstein, die kleinere für *Juniperus communis* L. Juniperus excelsa kommt noch bis zu 1300 m als 7 m hoher Baum vor, Juniperus comm. ist in Italien häufig, in Griechenland auf die Höhen der Berge beschränkt.

Theophrast (Hist. pl. IV 5, 5 und V 8, 1) rühmt die Zeder, welche In Syrien gewaltig hohe und dicke Bäume bilde, κέδρος δένδρον ἐν Συρίᾳ (Pinus Cedrus L.) und als Schiffsholz benutzt werde wegen ihres festen, wohlriechenden, der Verwesung widerstehenden Holzes. Dasselbe bestätigt Plinius XVI 197 betreffe der Cedrelate. Berühmt waren die Zedern des Libanon, welche in der biblischen Geschichte als Nutzholz zu den vornehmsten Bauten dienten.

Die κεδρία (bei Galen und Paulus von Aegina Cedrea), ein wohlriechendes, dem Sandarak ähnliches Harz, fand Fraas nur an *Juniperus phoenicea* L. und *excelsa*, an den übrigen Juniperus-Arten, wo es als krankhaftes Exsudat Stämme und Äste überzog, war es Gummi. Die Verwendung des Zedernöls aum Einbalsamieren der Toten lesen wir auch bei Plinius XXIV 17, der es succus Cedri nennt, aber den Baum, aus dem es gewonnen wird, nicht näher beschreibt, und bei Diodor. Sicul. 1, 91. Es ist hier in erster Reihe wohl Wachholderöl.

Cap. 106. **Περὶ Δάφνης. Lorbeer.** Die eine Art Lorbeer ist schmalblätterig, die andere breitblätterig. Erwärmend und erweichend sind beide; deshalb eignet sich ihre Abkochung zu Sitzbädern bei Gebärmutter- und Blasenleiden. Die grünen Blätter adstringieren gelinde, zerrieben und aufgelegt heilen sie Wespen- und Bienenstiche. Sie vermögen auch jede Entzündung zu lindern, wenn sie mit Gerstengraupen und Brot umgeschlagen werden. Getrunken aber beschweren sie den Magen und erregen Erbrechen. Die Früchte (Lorbeeren) sind erwärmender als die Blätter; sie wirken daher im Leckmittel mit Honig oder süßem Wein gut bei Phthisis und Orthopnöe und Rheumatismus der Brust. Mit Wein werden sie gegen Skorpionenstich getrunken, auch beseitigen sie die weißen Hautflecken. Der aus ihnen gepreßte Saft hilft bei Ohrenschmerzen und Schwerhörigkeit, wenn er mit altem Wein und Rosenöl eingeträufelt wird. Er wird auch den Salben, sowie den erwärmenden und verteilenden Umschlägen zugemischt. Die Rinde der Wurzel aber zertrümmert den Stein und tötet die Frucht; sie ist auch Leberleidenden heilsam, wenn sie in der Gabe von 3 Obolen mit gewürztem Wein getrunken wird.

Daphne, die schöne Tochter des Flußgottes Laon oder Peneus hatte sich Apollo auserkoren, aber die Mutter Gea verwandelte sie in einen Lorbeerbaum, welchem Apollo den Kurilen Dapbne gab: »Meine Gattin kannst du nicht sein, aber mein Baum sollst du wenigstens sein. Immergrün sei dein Laub, an dir hänge meine Zither, mein Köcher« (Ovid., Metamorph. I, 352). So war der Lorbeer dem Apollo geweiht. Er wächst in Griechenland auf Hügeln und Bergen bis zu 800 m Höhe und in schattigen Schluchten wild, Haine und kleine Wälder bildend, wird aber auch vielfach kultiviert, namentlich dürfte kaum ein Klosterhof oder Garten zu finden sein, der nicht seinen Lorbeerbaum hat. Auch in Italien kommt er wild in hügelreichen Gegenden vor.

Die beiden von D. angegebenen Arten finden sich sowohl beim wilden wie beim kultivierten Lorbeer. Seine arzneiliche Verwendung ist heute eine sehr beschränkte.

Laurus nobilis (Laurineae), **Lorbeer**.

Cap. 107. **Περὶ Πλατάνου. Platane.** Die zarten Blätter der Platane in Wein gekocht und umgeschlagen hemmen den Augenfluß, sie besänftigen aber auch die Ödeme und Entzündungen. Die Rinde mit Essig gekocht bildet ein Mundwasser gegen Zahnschmerz Die grünen, kugeligen Früchte mit Wein getrunken helfen gegen Schlangenbiß, in Fett aufgenommen heilen sie die Verbrennungen mit Feuer. Der Flaum an Blättern und Früchten ist eingedrungen (in Ohren und Augen) dem Gehör und Gesicht schädlich.

Die **Platane**, *Platanus orientalis* L. (Platanaceae), ist im Orient heimisch; sie war ein den Genien heiliger Baum und soll zu Delphi von Agamemnons Hand gepflanzt sein. Plinius XII 6 läßt sie über das Jonische Meer nach Sicilien wandern, von wo sie nach Italien und dort später zu so hohen Ehren kam, daß man sie mit Wein begoß. Durch eigentümliche Fortpflanzung und Beschneidung, sagt er weiter, erzwingt man die unglückliche Verkrüppelung der Zweigplatane. Theophrast. (Hist, pl. I 9, 5) berichtet, daß auf Kreta, bei Gortyna eine Platane stehe, welche nie die Blätter verliere, unter ihr habe Zeus mit der Europa der Liebe gehuldigt. Man schätzte die Platane allgemein wegen ihrer schattenspendenden Krone.

Cap. 108. **Περὶ Μελίας. Manna-Esche.** Die Esche ist ein bekannter Baum; der Saft seiner Blätter und diese selbst mit Wein getrunken und im Umschlage helfen denen, die von Schlangen gebissen sind. Die gebrannte Rinde heilt mit Wasser aufgeschmiert den Aussatz. Die Drehspähne des Holzes, genossen, sollen tödlich wirkend sein.

Fraxinius Ornus L. (Oleaceae), **Manna-Esche**. Theopbrast kennt außer dieser Art noch die Berge und Bergabhänge liebende gemeine Esche (βουμελία), *Faxinus excelsior* L., welche wegen ihres halten Holzes geschätzt wurde. Nach Homer (Il. II 534) lieferte sie, ein der Nemesis geweihter Baum, das Holz zu Lanzenschäften und Schwellen. Plinius XVI 62 hält dasselbe dem Zedernholze so ähnlich, daß es kaum davon zu unterscheiden ist.

Die Manna-Esche ist ein bis zu 10 m hoher Baum mit drei- bis vierjochig-unpaarig gefiederten Blättern und großen rispenförmigen, wohlriechenden Blüten. Die Flügelfrüchte sind gelblichbraun, die Flügel abgerundet mit Stachelspitze. Ihre Heimat ist Kleinasien, sie geht aber von Turkestan bis nach Südtirol. Sie liefert die Manna, welche durch Einschnitte in die Rinde ausfließt und eintrocknet; diese wird nur von cultlvierten Bäumen gewonnen, hauptsächlich bei Palermo und Cefala, an der Nordküste Siciliens, und kommt in zwei Sorten in den Handel, als Röhrenmanna, Manna cannellata, und als gemeine Manna, Manna communis oder Gerace, eine mehr oder weniger verunreinigte Masse. Von letzterer unterscheidet man Manna colabrina und Manna electa, die ausgesuchten Körner. Gute Manna enthält 80 bis 90% Mannit.

Cap. 109. **Περὶ Λεύκης. Weißpappel.** Die Rinde des Pappelbaumes in der Gabe von 1 Unze getrunken hilft gegen Ischias und Harnzwang. Es wird auch gesagt, daß sie mit der Niere vom Maulesel genossen Unfruchtbarkeit bewirke; es heißt auch, daß die Blätter nach einem Abführmittel mit Wein dasselbe leisten. Der Saft der Blätter, lauwarm eingeträufelt, hilft gegen Ohrenschmerzen. Die beim Hervorbrechen der Blätter entstehenden rundlichen Gebilde[1)] heilen, fein gestoßen, mit Honig als Salbe die Schwachsichtigkeit. Einige berichten, daß die Rinde der Weiß- und Schwarzpappel in Stücke zerschnitten und in gedüngte Gartenbeete gestreut zu jeder Zeit eßbare Pilze erzeuge.

[1)] Die kugeligen Gebilde, σφαιρία, sind wohl nichts anderes als die Knospen, Gemmae, nicht, wie Sprengel meint, die Kätzchen, Amenta. Gewiß ist es nicht, wie Matthiolus glaubt, βρύον, eine Art Moos oder Flechte. Plinius XII 132 nennt übrigens Bryon die Uva populi, die Blütentraube, das Kätzchen. Die Pappel war dem Herkules geweiht.

Populus alba L. (Salicaceae), **Weiß**- oder **Silberpappel**. Der aufstrebende Baum war dem Herakles heilig.

Cap. 110. **Περὶ Αἰγείρου. Schwarzpappel.** Die Blätter der Schwarzpappel mit Essig aufgelegt helfen bei Podagraschmerzen. Das Harz derselben wird den Salben zugemischt. Die Frucht mit Essig getrunken hilft den an Epilepsie Leidenden. Es wird erzählt, daß die Träne, welche am Flusse Eridanos[1] aus ihr quillt, erhärte und zudem sogen. Bernstein werde, der bei Einigen auch Chrysophoron heißt. Beim Reiben ist sie wohlriechend und hat eine goldige Farbe; wird sie fein gerieben getrunken, so wirkt sie gegen Dysenterie und Bauchfluß.

[1] Eridanos ist der mythische Name für einen Fluß im äußersten Nordwesten Europas, später übertrug man ihn auf den Po, auf die Rhone, den Rhein und zuletzt gar auf die Radaune bei Danzig.

Plinius XXXVII 44 bemerkt, daß der Po (Padus) mit in das Märchen verflochten sei, habe keinen anderen Grund, als weil noch heute die Bauernweiber jenseits des Po den Bernstein in Schnüren als Schmuck und als Medikament um den Hals trügen. Nach anderer Lesart hatten die Kaufleute aus Konkurrenzrücksichten die Elektriden, die bernsteinliefernden Inseln, in das Adriatische Meer, nahe bei der Mündung des Po, verlegt. Plinius XVII 242 sagt, die weiße Pappel gehe zuweilen in die schwarze über.

Die **Schwarzpappel**, *Populus nigra* L., unterscheidet sich von der weißen Art dadurch, daß die fast deltaförmigen Blätter auf der Unterseite grün sind, bei der Weißpappel haben die mehr herzförmigen rundlichen Blätter auf der Unterseite einen mehr oder weniger graufilzigen Überzug. Dia Blattknospen sind bei jener harzig-klebrig, bei dieser weißlich bezogen. Auch diese war dem Herakles heilig.

Die Abkunft des Bernsteins von der Pappel wird auf eine Fabel zurückgeführt, die uns Plinius XXXVII 43 erzählt: Die Schwestern des vom Blitze erschlagenen Phaëthon seien durch das viele Weinen in Pappeln verwandelt und als ihre Tränen flösse noch alle Jahre neben dem Flusse Eridanus der Bernstein, welcher deshalb Electron heiße, weil die Sonne den Namen Elector führe.

Electron war ursprünglich der Name Für eine Mischung aus vier Teilen Gold und einem Teil Silber (Plin. XXIII 80). Als man später den Bernstein durch die Phöniker kennen lernte, mag gleiche Farbe und gleiche Wertschätzung den Grund abgegeben haben, dem Bernstein denselben Namen beizulegen. Plinius nennt eine Sorte **Goldbernstein**, Chryselectron, der Morgens am schönsten aussieht und äußerst feuergefährlich ist.

Von der Weißpappel war früher die (salicinhaltige) Rinde, Cortex Populi officinell, von beiden, besonders von der Schwarspappel, gebraucht man bis in die neueste Zeit die Knospen, Gemmae Populi, namentlich zur Bereitung von Unguentum populeum.

Cap. 111. **Περὶ Μάκερος. Makir.** Makir ist eine aus dem Auslande bezogene Rinde, gelblich, fest, im Geschmack stark adstringierend. Sie wird gegen Blutspeien, Dysenterie und Bauchfluß getrunken.

Nach Plinius XII 32 und Galen (De fac. simpl. VII p. 66) ist Makir die Rinde von einem unbekannten Baume Indiens; sie bildete nach dem Periplus des Erythräischen Meeres einen Ausfuhrartikel aus Malao unter dem Namen μάκειρ.

Bauhin (lib. III p. 262) sagt, er habe als Student der Medizin zu Lyon von einem Apotheker, Rich. Sermesise zu Antwerpen, ein Stück Rinde erhalten, welches der als Pharmakognost bekannte Apotheker V. Dowrez zu Lyon als Makir bezeichnet habe.

Chr. Acosta beschreibt die Mutterpflanze als einen wüsten, vielästigen Baum Malabars, größer als die Ulme mit 11–12 cm langen und 5 cm breiten (an der Basis) herzförmig zugespitzten Blättern, die oberseits matt-, unterseits lebhaft grün sind. Eine Blüte und Frucht habe er nicht, sondern in der Mitte eines Blattes bilde sich ein rotbrauner, parallelnerviger, blasenförmiger Schlauch, dem der Ulme nicht unähnlich, welcher die Samen enthalte. Diese seien herzförmig, gelb, zart, von der Größe eines Denars, mit einer zarten weißen Haut bedeckt und vom Geschmack der Pfirsichkerne oder Mandeln. Der Baum sei milchsaftreich, ebenso die große, kräftige, weitverzweigte, mit einer dicken rauhen Rinde bedeckte, innen weiße, außen graue Wurzel. Die Spanier nennen ihn Arbore de los Camaras, Arbore sancto, die eingeborenen Christen Arbore de sancte Thome. Irrtümlich hat man die Bezeichnungen Macer, Macir, Macas auf Macis, den Samenmantel der Muskatnuß, übertragen (vgl. Flückiger et Hanbury, Hist. des drog. II p. 213).

Cap. 112. **Περὶ Πτελίας. Ulme.** Die Blätter, Äste und die Rinde der Ulme sind zusammenziehend. Die fein zerriebenen Blätter mit Essig wirken als Umschlag bei Aussatz, verkleben auch Wunden, mehr aber die Rinde, wenn sie als Verband darum gewunden wird, denn sie ist riemenartig[1]. Die dickere Rinde mit Wein oder kaltem Wasser in der Gabe von 1 Unze getrunken führt den Schleim ab. Die Abkochung der Blätter oder der Wurzelrinde als Bähung heilt Knochenbruch durch beschleunigte Callusbildung. Die um die Zeit des ersten Hervorsprießens in den Bläschen sich findende Feuchtigkeit macht eingerieben das Antlitz glänzend; trocknet diese Feuchtigkeit ein, so verwandelt sie sich in mückenartige Tiere[2]. Die frischen Blätter werden gekocht als Zukost wie die Gemüse verwandt.

[1] d. h. elastisch. Es ist die im Frühjahre von den mittleren Stimmen gewonnene Rinde, welche vom Bast befreit ist, hauptsächlich die secundäre Rinde, früher als Cortex Ulmi anterior officinell. [2] φύσκαι. Es sind die durch Insektenstiche bewirkten Gallen, in denen nach D.' Ansicht durch die generatio aequivoca aus der eingetrockneten, etwas schleimigen Feuchtigkeit die Mücken entstehen. Bei Theophrast (Hist. pl. II 8, 3) heißen sie κύτταροι.

Ulmus campestris L. (Ulmaceae), **Ulme** oder **Feldrüster**.

Cap. 113. **Περὶ σαπρότητος ξύλων. Fäule des Holzes.** Die von alten Hölzern und Stämmen wie Mehl gesammelte Fäule reinigt umgeschlagen die Geschwüre und bringt sie zum Vernarben; fressende Geschwüre hält sie mit gleichviel Anis und Wein gemischt auf, wenn sie fein gepulvert in Leinwand eingeschlagen und aufgelegt wird.

D. kann hier sowohl das faule Holz selbst, wie es schon bei den alten Ägyptern angewandt wurde, zum Aufsaugen der Wundflüssigkeit, als auch – und dies scheint nicht unwahrscheinlich, weil er sagt: ἀπὸ τῶν ξυλῶν παλαιῶν – die auf demselben angesiedelten Mikroorganismen gemeint haben. Es sind dies vorzüglich *Hapalosiphon byssoides, Pleurococcus vulgaris, Tetrentopohlia Jolithus.*

Cap. 114. **Περὶ Καλάμων. Rohr.** Eine Art Rohr wird die massive[1] genannt, aus der die Pfeile gemacht werden, eine andere die weibliche, aus der die Zungen für die Flöten[2] hergestellt werden; eine weitere, das Pfeifenrohr[3], ist markig, mit vielen Knoten versehen, geeignet zum Schreiben; eine fernere ist fest und hohl, wächst an den Flüssen, wird auch Donax[4] und von einigen das kyprische genannt. Noch eine andere Art heißt Phragmites[5], zart, weißlich, allen bekannt, deren Wurzel fein zerrieben für sich allein und mit Zwiebeln als Umschlag Splitter und Dornen herauszieht. Mit Essig aber lindert sie Verrenkungen und Hüftschmerzen. Die zerstoßenen grünen Blatter heilen aufgelegt roseartige und andere Entzündungen. Der Phleos[6], gebrannt und mit Essig aufgeschlagen, heilt die Fuchskrankheit. Der Blütenbüschel der Rohre, wenn er in die Ohren gelangt, ruft Taubheit hervor. Dasselbe vermag auch das sogen. kyprische Rohr zu bewirken.

[1] κάλαμος ωαστός, Arundo nastos, geben die spätmittelalterlichen Schriftsteller für *Canna indica* aus (vgl. Bauhin et Cherler lib. XVIII p. 487). [2] Das Flötenrohr wird für *Saccharum Ravennae* L. (Gramineae) gehalten. [3] *Arundo fistularis* L. [4] *Arundo Donax* L., Pfeilrohr. [5] *Arundo Phragmites* L., Gemeines Rohr. [6] Phleos (φλέως oder φλεώς), *Saccharum cylindricum* Lam., eine letzte Art.

Theophrast (Hist. pl. IV 11) stimmt in der Hauptsache mit D. überein, geht aber in der Beschreibung der Rohre systematischer zu Werke. Im allgemeinen teilt er dieselben in zwei Klassen, κ. αὐλητικός, das Flötenrohr, und κ. ἕτερος das gemeine Rohr. Das letztere ist dann teils fest (dicht), teils zart und schwach. Das feste, χαρακίας Pfahlrohr, weil es zum Stützen der Reben dient, wächst auf den sogen. κώμυθες, torfartig gebildeten Inseln der Sümpfe uud Seen, welche fruchtbaren Boden haben, doch findet sich auch hier zuweilen das feste Flötenrohr. Die andere Sorte, κ. πλοκιμός, das Flechtrohr (Schilfrohr) wächst auf den πλοάδες, Inseln, die entstehen und wieder verschwinden. Die schlechteste Sorte ist Donax (δόναξ), sie ist buschig und wächst vorzugsweise an Flüssen und Seen. Eine besondere Sorte ist das Pfeilrohr oder kretische Rohr, κ. τοξικός oder κρετικός. Er unterscheidet also die Rohre vorzugsweise nach ihrem Standorte: »Am meisten Verschiedenheit soll Rohr zeigen, je nachdem es auf trockenem Boden oder im Wasser gewachsen ist.«

Phleos diente nach Herodot lib. III 98 bei den Indern dazu, um Kleider nach Art der Körbe daraus zu flechten, bei Plinius zum Flechten von Matten und zum Bedecken der Dächer, seine Blütenrispe bei Theophrast als Wedel zum Tünchen der Wände; sie wurde auch dem Kalk zugemischt als Bindemittel beim Verputzen.

Plinius XVI 159 sqq. klassifiziert die Rohre nach ihrem Habitus und ihrer Qualität, und erst dann nach ihrem Standorte. Weitläufig verbreitet er sich über die Rohrgebüsche des orchomenischen Sees. Das dickere nennt er auch **Characias**, Pfahlrohr, das schwächere **Plotias**, das der schwimmenden Inseln, das besonders zu Flöten gebräuchliche **Arundo tibialis** oder **auleticon**. Bei langdauernder Überschwemmung bekommt das Rohr mehr Stärke, es heißt dann **Zeugites**, andernfalls entsteht das dünne Seidenrohr, **Bombycia**, welches das beste Material zu den Flöten lieferte. Den Vorzug verdiente dasjenige, welches vom Cephissus beim Einflusse in den See bespült wurde. Das unterste Ende eignete sich am besten für die linke, das obere für die rechte der Doppelflöte. Jene hatte mehr Löcher und wurde vom Pfeifer in der linken Hand, diese mit weniger Löchern in der rechten Hand gehalten, sie war länger und hatte tiefere Töne. Das Flötenrohr mußte stark sein, damit die Zungen zur Abstimmung sich verschieben ließen. Alle drei Autoren unterscheiden dabei das Rohr für die Hiertenpfeife (σύριγξ, fistula), und die Flöte als Musikinstrument (ἀυλός, tibia). Wahrscheinlich wurde sowohl A. Donax, dem Silvan und Priapus heilig, als auch Sacch. Ravennae dazu benutzt. Jenes findet sich durch ganz Griechenland, dieses nur vereinzelt, in besonderer Qualität aber am orchomenischen See an der Mündung des Cephissus. Das weibliche Rohr ist wahrscheinlich *Arundo Calamagrostis* L. (vgl. FRAAS S. 298).

Cap. 115. **Περὶ Παπύρου. Papyrus.** Der Papyrus, aus dem das Papier gemacht wird, ist allen bekannt. Er eignet sich sehr wohl zum Gebrauch in der Medizin, zur Öffnung von Fisteln, wenn er durch Mazeration zubereitet und in Leinen eingeschlagen ist bis zum Trokkenwerden. Denn dicht gemacht und hineingelegt füllt er sich mit Flüssigkeit an, und anschwellend öffnet er die Fisteln[1]. Seine Wurzel hat auch einen gewissen Nährstoff; die Ägypter kauen sie daher, saugen den Saft aus und speien das Ausgesogene aus. Sie verwenden ihn auch als Holz. Der zu Asche verbrannte Papyrus aber kann fressende Geschwüre im Munde und an jedem Teile aufhalten. Besser leistet dieses gebranntes Papier.

[1] D. macht aus Papyrus eine Art Preßschwamm.

Cyperus Papyrus L. (Cyperaceae), **Papierstaude**, ist eine spezifische Pflanze Ägyptens, wo sie in der frühesten Zeit massenhaft vorkam; bei der voranschreitenden Bodenkultur konnte sie sich als Spontanpflanze nicht halten, sie mußte aus den südlich gelegenen Nubaländern, um den Bedarf zu decken, bezogen werden.

Zur Anfertigung des Papiers wurde nach Prof. SCHENK die äußere Rindenschicht entfernt, dann das Fibrovasalgewebe mit dem umgebenden Parenchym in dünne Längsstreifen geschnitten, welche nach Ausscheidung der im Gewebe enthaltenen Stärke mit Gummi aneinandergeklebt wurden (Plinius schreibt als Klebestoff Mehl mit Wasser und Essigzusatz vor, weil Gummi zu hart sei). Darüber kam kreuzweise noch eine zweite oder dritte Lage. Die Bogen, von der ursprünglichen Dicke eines Messerrückens wurden durch Klopfen (Pressen) und nachheriges Schleifen so dünn und glatt wie Schreibpapier. Die Farbe ist dunkelgelb bis braun.

Als Medikament wenden die alten Ägypter nach dem Berliner und dem Papyrus Ebers den angebauten (e terra) und den wildwachsenden (Cyperus des Sumpfes) Papyrus und die Früchte an. Theophrast (Hist. pl. IV 8, 2) und Plinius XIII 71 berichten außerdem noch von der Verwendung des Papyrus zu den verschiedensten Zwecken. Die Wurzel dient zu Brenn- und Nutzholz, aus dem Schafte werden Fahrzeuge, aus dem Baste Segel, Kleider, Matrazen und Stricke geflochten. Vgl. auch Herodot II 92 sqq.

Cap. 116. **Περὶ Μυρίκης. Tamariske.** Die Tamariske ist ein bekannter Baum, welcher an Sümpfen und stehenden Gewässern wächst, eine Frucht trägt, welche einer kätzchenartig zusammengesetzten Blüte ähnlich ist. Eine kultivierte Art wächst auch in Ägypten und Syrien, in allem der wilden gleich. Sie trägt eine Frucht ähnlich dem Gallapfel, ungleich adstringierend im Geschmack, welche sich statt des Gallapfels zu Mund- und Augenmitteln empfiehlt, im Trank auch gegen Blutspeien, ferner für Frauen, die am Magen und Flusse leiden, wie auch bei Gelbsucht und Schlangenbiß. Im Umschlage heilt sie Ödeme; aber auch die Rinde leistet dasselbe wie die Frucht. Die Wurzelabkochung mit Wein getrunken erweicht die Milz, hilft als Mundwasser bei Zahnschmerzen, als Sitzbad ist sie den an Fluß Leidenden, als Begießung denen, welche Läuse und Nisse erzeugen, von Nutzen. Die Asche des Holzes im Zäpfchen stillt den Gebärmutterfluß. Einige verfertigen aus dem Stamme auch Becher, welche Milzkranke als Trinkgefäße gebrauchen, indem so der Trank daraus heilsam ist.

D. hat zwei Arten, die wilde, *Tamarix africana* Desf. (Tamaricaceae), **Afrikanische Tamariske,** welche in allen Meeresniederungen und Sümpfen vorkommt, sich aber nie weit vom Meere entfernt, der Baum des Apollo, und die zahme, *T. articulata* Vahl, **Gegliederte Tamariske,** ein Baum Oberägyptens. Die erstere beschreibt Clusius, übereinstimmend mit Kosteletzky, als einen kräftigen Strauch, der oft zu einem wüsten Baume heranwächst. Die Rinde des Stammes int rauh, die Äste sind rötlich, die Blätter denen der Zypresse ähnlich, grünlichgrau, die Blüte, an der Spitze der Zweige, ist traubenartig gehäuft, oft eine sehr große Rispe bildend. Sie kommt auch in Italien und Frankreich (Gallia Narbonnensis), in der Nähe von Flüssen vor. Die kultivierte ist der anderen ähnlich, doch sind die Blätter länger und schlanker. Die Früchte sind grün, hart, holzig, von Nußgröße, aber meist alle verschieden gestaltet (vgl. Bauhin lib. X p. 350). Plinius XIII 37 und XXIV 41 sagt, die Tamariske heiße in Achaja die wilde Brya, nur die kultivierte trage eine dem Gallapfel ähnliche Frucht; der gemeine Mann nenne jenen Baum unglücklich (infelix arbor), weil er nichts trage und nicht gepflanzt werde.

Von der in Arabien, besonders am Sinai wachsenden *Tamarix mannifera* Ehrbg. wird eine Art Manna gewonnen; mehrere Arten sind in Südeuropa heimisch.

Cap. 117. **Περὶ Ἐρείκης. Heide.** Die Heide ist ein strauchiger Baum, ähnlich der Tamariske, aber viel kleiner. Ihre Blüte benutzen die Bienen zum Sammeln eines nicht besonders guten[1] Honigs. Das Laub und die Blüten derselben als Umschlag heilen Schlangenbisse.

[1] οὐ σποθδαῖον; C. N, dagegen bat ἐν σπουδῇ, mit Emsigkeit; übrigens wird auch heute der meist im Frühjahr aus Garten- und Wiesenblüten gesammelte Honig dem herbstlichen Heidehonig vorgezogen.

Erica arborea L. (Ericaceae), **Baumartige Heide**. Tn Griechenland gibt es nicht die den nördlichen Gegenden eigentümlichen Heideflächen, sie werden ersetzt durch Arbutus- und Andrachle-Haine, doch kommen die einzelnen Arten Heide auch gesellschaftlich vor, *E. arborea*, als Büsche von 3 m Höhe.

Cap. 118. **Περὶ Ἀκακάλιδος. Akakalis.** Akakalis ist die Frucht eines in Ägypten wachsenden Strauches, in mancher Weise der Frucht der Tamariske ähnlich. Der Aufguß davon wird den Augenmitteln für Scharfsichtigkeit zugemischt.

Die Mutterpflanze von Akakalis, dem Kesmesem der Araber und Türken, Ist nicht bekannt; die von Prosper Alpinus (De plant. aegypt. p. 32) beschriebene und abgebildete Pflanze wird für *Tamarix orientalis* oder *articulata* gehalten.

Cap. 119. **Περὶ Ῥάμνου. Wegdorn.** Der Wegdorn [einige nennen ihn Persephonion[1], andere Leukakantha[2], die Römer Spina alba, auch Spina cerbalis[3], die Afrikaner Atadir] ist ein in Hecken wachsender Strauch mit aufrechten Zweigen und spitzen Dornen wie Oxyakantha, aber kleinen, länglichen, etwas fettigen, weichen Blättern. Es gibt aber auch eine zweite weißere Art und eine dritte schwärzere mit breiteren, etwas ins Rote gehenden Blättern und etwa 5 Ellen[4] und mehr langen dornigen Zweigen, er hat aber weniger feste und spitze Dornen. Die Frucht ist breit, weiß, zart, beinahe beutelförmig, ähnlich einem Wiertel. Die Blätter aller wirken als Umschlag gegen roseartigen und Bläschenausschlag. Es heißt aber auch, daß die Zweige desselben vor der Tür oder draußen hingesetzt den schädlichen Einfluß der Gifte abhalten.

[1] Von Persephone oder Proserpina, der Gattin des Herrschers in der Unterwelt, Pluto, weil der Wegdorn bei den Totenopfern gebraucht wurde. [2] Von λευκός und ἀκάνθα, weißer Dorn. [3] Weißer Dorn, cerbalis oder cervalis, hirschartig,

wohl weil die Dornen wie Hirschzacken stehen. [4] πῆχυς als Längenmaß ursprünglich etwa 1½ Fuß, später die ganze Elle, zwei Fuß.

D. unterscheidet drei Arten Wegdorn; die erste wird für *Rhamnusa oleoides* L. (Rhamneae), **Ölblätteriger Wegdorn**, gehalten. Es ist ein großer Strauch mit weißlicher Rinde und zusammengesetzten Dornen. Die Blätter sind länglich, ähnlich den Weiden- oder Ölbaumblättem, zu zweien oder dreien stehend, brüchig, weißlich und fettig. Die spärlichen Blüten sind klein. In Italien heißt er Spino santo oder Spino di Christo, weil aus seinen Zweigen die Dornenkrone Christi geflochten sein soll, daher auch wohl der Name »Kreuzdorn«, und dient vielfach als Zaungewächs. Die zweite Art, die weißere, wird auf *Rhamnus saxatilis* L. **Zwergkreuzdorn** bezogen. Sie ist kleiner, vielästig, und hat eine weißere Rinde, die Blätter stehen zu vier, sind klein, saftiger, auf der Oberseite weißer und haben einen etwas salzigen Geschmuck. Die dritte Art wird als *Paliurus australis* Gärtn. (*Rhamnus Paliurus* L.), **Stacheliger Wegdorn**, angesprochen. Es ist ein Strauch, der aber auch Baumgröße erreicht, mit aufrechten Ästen und abstehenden Zweigen, welche mit zarten aber spitzen Dornen reichlich besetzt sind. Die Blätter sind breiter als die der vorigen Art, aber viel kleiner, dreinervig und stehen abwechselnd. Die Blüten haben eine sternförmige Krone und sitzen neben den Blättern. Die Frucht ist breit, zusammengedrückt, mit einer Art schwammigem Mark, zwei- bis dreifächerig mit ebenso viel Samen, welche den Leinsamen ähneln, aber runder und fleischiger sind.

Theophrast (Hist. pl. III 18, 2, 3) hat zwei Arten, darunter einen immergrünen (*Rh. oleoides*). Plinius XXIV 124 nennt den Rhamnus eine Art Rubus, deren Wurzel ein Lycium liefert (*Paliurus australis*).

Cap. 120. **Περὶ Ἀλίμου. Melde.** Die Melde [einige nennen sie Erymon[1], auch Brettanika, Rhabdion[2] oder Basileion[3]. die Propheten Basis oder Sapsis Mercurii[4], andere Diadem des Osiris oder Sonnenkrone, Einige auch den heiligen Stengel[5], Pythagoras Anthenoros, die Ägypter Asontiri, Asphe, Aselloëre, auch Asariphe, die Römer Albucium, auch Ampullacia[6]] ist ein zu Einfriedigungen dienender Strauch, ähnlich dem Wegdorn, weißlich, ohne Dornen. Die Blätter sind denen des Ölbaumes ähnlich, jedoch breiter und weicher. Er wächst an Meeresgestaden und in Hecken. Seine Blätter dienen zu Gemüse, indem sie zur Speise gekocht werden. Von der Wurzel 1 Drachme mit Honigwasser getrunken lindert Krämpfe, innere Zerreißungen und Leibschneiden und befördert die Milchabsonderung.

[1] Bedeutet Schutzwehr als Heckenpflanze. [2] Wörtlich das Rütchen. [3] Der königliche Strauch. [4] Fuß des Merkur. [5] Auf Asphodelus bezogen, welcher auch Albucium hieß und hoch geschätzt wurde als Gegenmittel gegen Gifte. [6] Wird auch Ampeleuke (ἀμπελὸς λευκή), Vitis alba, gelesen und auf die weiße traubenförmige Blüte bezogen.

Der Name Ἄλιμος, Halimos, von ἅλς, das Meer, geht auf den Standort.

Theophrast (Hist. pl. IV 16, 5) rechnet die Heide zu den Pflanzen, welche im Kampf ums Dasein andern die Nahrung nehmen und sie zugrunde gehen lassen, dieses ist bei der Melde dem Cytissus gegenüber der Fall. Plinius XVII 239 erzählt dasselbe, weist auf die Verwechselung mit Albucus (Asphodelus) hin und führt XXII 73 zwei Arten an, eine zahme und eine wilde, zu der Krateuas eine dritte mit längeren, rauheren Blättern von zypressenartigem Geruch gefügt habe.

Atriplex Halimus L. (Chenopodiaceae), **Meldenstrauch**.

Cap. 121. **Περὶ Παλιούρου. Paliuros.** Der Paliuros ist ein bebekannter Strauch, dornig, fest, dessen Same fettig und leinsamenähnlich sich darstellt. Getrunken hilft er gegen Husten, zertrümmert die Blasensteine und ist wirksam gegen Schlangenbisse. Die Blätter und die Wurzel sind zusammenziehend, die Abkochung davon als Trank stellt den Bauchfluß, treibt den Urin und erweist sich heilsam gegen todbringende Gifte und den Biß giftiger Tiere. Die fein gestoßene Wurzel zerteilt auch alle frischen Geschwülste und Ödeme.

Diese Pflanze wird für *Zizyphus vulgaris* L. (Rhamneae), **Judendorn**, gehalten, oder, wie auch FRAAS meint, D. hat den Paliuros zweimal, hier ausführlicher behandelt.

Theophrast (Hist. pl. III 18, 3) sagt, Paliuros trage eine schotenartige (ἐν λοβῷ) Frucht mit drei bis vier Samen, welche dem Leinsamen an zäher Schleimigkeit (γλισχρoότης) und Fettigkeit gleichen, die Blätter seien an der Spitze und an den Seiten stachelig – dies geht offenbar auf *Paliurus australis*. Dagegen sagt er (IV 3, 3), der Paliuros in Libyen habe mehr die Form des Strauches, die Blätter seien denen des hiesigen (τῷ ἐωταῦθα) ähnlich – FRAAS fand ihn in Griechenland wild oder verwildert –, die Frucht sei nicht breit, sondern rund und rot, so groß wie die der Zeder, sie enthalte einen süßen Kern.

Übereinstimmend hiermit sind die Angaben des Plinius XXIV 115; bei den Afrikanern heiße der Same Zura. Die medizinische Anwendung ist fast wörtlich dieselbe wie bei D.

Bei den spätmittelalterlichen Schriftstellern MATTHIOLUS, RUELLIUS, BELLONIUS u. a. ist es zweifelsohne *Paliurus africana* (vgl. BAUHIN et CHERLER lib. VI p. 37.

Cap. 122. **Περὶ Ὀξυακάνθης. Oxyakantha.** Der Feuerdom – einige nennen ihn Pyrina, andere Pyrakantha[1] – ist ein Baum ähnlich der wilden Birne, aber kleiner und sehr dornig. Er trägt eine Frucht, welche der der Myrte ähnelt, voll, rot, leicht zerbrechlich ist, innen mit einem harten Kern, und hat eine vielgeteilte, tiefgehende Wurzel. Seine Frucht, getrunken oder gegessen, stellt den Durchfall und den Fluß der Frauen. Die fein gestoßene Wurzel als Umschlag zieht Splitter und Dornen aus. Man sagt auch, die Wurzel könne Frühgeburt bewirken, wenn der Bauch dreimal damit geschlagen oder eingerieben werde.

[1] Von πῦρ, Feuer und ἀκάνθη, Dorn.

Bei Theophrast (Hist. pl. I 9, 3; III 3, 3) gehört der Strauch zu den immergrünen Gewächsen, Ὀξυάκανθος ἀείφυλλος. Plinius XXIV 70 sagt nur kurz, die Beeren von Pyracantha würden als Trank gegen Schlangenbisse verordnet.

Einige Autoren, darunter Sprengel (Gesch. d. Bot. S. 150) und Lenz (S. 691) halten die Oxyakantha für *Crataegus Pyracantha* Pers. oder *Mespilus Pyracantha* L. (Rosaceae Pomoideae), **Feuerdorn**, der in Südeuropa und dem Orient heimisch ist und noch heute in Italien Piracanto genannt wird. Es ist ein sehr ästiger, oft baumartiger Strauch mit glatter braunroter, im Alter mehr schwärzlicher Rinde und steifen Dornen. Die Blätter sind kurz gestielt, oval-lanzettlich, gekerbt, kurz zugespitzt, kahl, lederartig, immergrün und glänzend, auf der Unterseite blasser. Die zahlreichen Trugdolden der Blüte sind ausgebreitet, weiß. Die erbsengroßen Früchte sind feuerrot und enthalten bis zu fünf Nüßchen.

Fraas dagegen sieht denselben für *Crataegus Oxyacantha* L., **Hagedorn** oder **Gemeinen Weißdorn** an; er beruft sich dabei auf Ὀξυάκανθος des Theophrast (Hist. pl. III 4, 2), Ebenso stigt er: »Übrigens sind die fünf Steinkörnchen ziemlich zu einem verwachsen«; Crataegus Oxyacantha hat aber überhaupt nur einen, höchstens bis drei Samenkerne.

Von den spätmittelalterlichen Schriftstellern, welche gleichfalls in ihren Ansichten auseinander gehen, geben Val. Cordus und nach ihm Bauhin Oxyakantha für den deutschen Weissdorn aus (vgl. Bauhin et Cherler lib. VI p. 49).

Cap. 123. **Περὶ Κυνοσβάτου. Kynosbatos.** Die Hundsrose – einige nennen sie auch Oxyakantha – ist ein Strauch, viel größer als die Brombeere, baumartig. Sie hat viel breitere Blätter als die Myrte, um die Zweige herum kräftige Dornen, eine weiße Blüte, eine dem Olivenkern ähnliche Frucht, welche bei der Reife rot, deren Inneres wollig ist. Die trockene Frucht, ohne das wollige Innere, denn dieses ist der Luftröhre schädlich, in Wein gekocht und getrunken, stellt den Bauchfluß.

Theophrast (Hist. pl. III 18, 4) beschreibt kurz die Pflanze in gleichem Sinne als einen baumartigen Strauch; IX 8, 5 spricht er von dem Humbug der Pharmakopolen beim Ausgraben der Wurzeln und Einsammeln der Kräuter und sagt, die Früchte der Hundsrose müßten mit abgewandtem Gesichte gepflückt werden, damit den Augen keine Gefahr drohe. Sehr natürlich, damit beim Abpflücken die feinen Wollhaare nicht in die Augen fliegen. Plinius XXIV 121 beschreibt gleichfalls die Pflanze, er sagt: Folium habet vestigio hominis simile, das Blatt hat die Form der menschlichen Fusssohle. Hier hat ihm offenbar flüchtiges Lesen oder Hören einen Streich gespielt. Die griechischen Schriftsteller, auch Theophrast sagen: τὸ δὲ φύλλον ἀγνῶδες, das Blatt ist dem von Agnus (Vitex agnus castus) gleich. Plinius übersetzt dafür ἰχνῶδες (von ἴχνος, die Fußsohle und εἶδος, gleich). Weiter sagt er, die Frucht sei schwarz, in den Kernen finde sich ein Nerv, daher ihr Name Neuropastus.

D. beschreibt den Strauch nur erkennbar als *Rosa sempervierens* L., *R. canina* L. (Rosaceae Rosoideae), **Immergrüne Rose**.

Früher waren die Rinde, Blütenblätter, die Früchte (Hagebutten) und die Fungi oder Spongiae Cynosbati, Rosenschwämme, welche als schwammige, mit grünen und roten verworrenen Haaren besetzte, durch den Stich von *Cynips Rosae* L. bewirkte Auswüchse an den Zweigen sich finden, officinell.

Cap. 124. **Περὶ Κύπρου. Lawsonia.** Der Kypros ist ein Baum, welcher um die Zweige Blätter hat wie der Ölbaum, aber breiter, weicher und grüner, weiße, traubenförmige, wohlriechende Blüten, einen schwarzen Samen, ähnlich dem des Holunders, der beste wächst in Askalon[1)] und Kanope[2)]. Die Blätter haben zusammenziehende Kraft, daher heilen sie gekaut Mundausschlag (Soor), als Umschlag helfen sie sowohl bei sonstigen feurigen Geschwülsten als auch bei Karbunkeln. Die Abkochung derselben ist eine Bähung bei Verbrennungen mit Feuer. Die fein gestoßenen Blätter mit Seifenkrautsaft gekocht und eingerieben färben die Haare gelb. Die Blüte, mit Essig fein gerieben und auf die Stirn gelegt, lindert Kopfschmerzen. Die aus derselben bereitete Kyprossalbe ist erwärmend und die Sehnen erweichend, wohlriechend, ein Zusatz zu erhitzenden Mischungen.

[1)] Stadt in Palästina, jetzt Askalan. [2)] Stadt in Unterägypten an der westlichen Nilmündung.

D. vergleicht die Frucht (er sagt allerdings σπέρμα) mit der des Holunders, diese ist aber eine Beere, während Lawsonia eine runde Kapselfrucht hat, beide sind aber mehrsamig. Plinius XII 51 u. 109 weicht von D. insofern ab, als er die Frucht der des Korianders ähnlich und weiß angibt.

Die Blätter liefern die bei den Orientalen allgemein gebräuchliche Henna zum Färben der Finger- und Fußnägel. Die Pflanze ist nach den Kreuzungen in Italien angepflanzt, wie sich aus der Verordnung Friedrichs II. vom Jahre 1239 ergibt.

Früher wurde die Wurzel als Radix Alcannae verae oder Radix Cypri gebraucht.

Lawsonia alba L. (Lythraceae), **Weiße Lawsonie, Hennastrauch**. Ein 4–6 m hoher buschiger Strauch vom Aussehen des gemeinen Ligusters, oft baumartig bis 9 m Höhe, er findet sich vom nördlichen Afrika an durch den ganzen Orient. Der wirksame Bestandteil der Wurzel ist nach Hartwich (Die neuen Arzneidrog. aus d. Pflanzenr. S. 193) ein **Gerbstoff** von glukosidischem Charakter.

Cap. 125. **Περὶ Φιλλυρέας. Phillyrea.** Die Phillyrea ist ein Baum, an Größe dem Kypros gleich, die Blätter sind denen des Ölbaumes ähnlich, aber breiter und schwärzer. Sie hat eine Frucht ungefähr wie die

Mastixpistazie, schwarz, etwas süß, etwa traubenartig gebildet. Sie wächst in rauhen Gegenden, Ihre Blätter adstringieren wie die des wilden Ölbaumes, sie wirken da, wo ein Adstringens notwendig ist, am meisten bei Geschwüren im Munde gekaut oder in der Abkochung als Mundwasser; getrunken befördern sie auch den Harn und die Periode.

Die meisten in Betracht kommenden Autoren halten diese Pflanze für *Phillyrea latifolia* L. (Oleaceae), **Breitblätterige Steinlinde**. FRAAS sagt, es sei der κήλαστρος des Theophrast, bei dem φιλλυρέα nicht vorkomme. Hierin irrt er aber, denn Hist. pl. I 9, 3 und III 3, 3 werden beide unter den immergrünen Gewächsen genannt. SPRENGEL (Gesch. d. Bot. I S. 58) übersetzt übrigens auch λακάρα, λακάρη (Theophr. l. c. III 6, 1) mit Phillyrea latifolia.

Bei Serapion ist es Mahaleb der Araber, *Cerasus amara* oder *Cerasus Mahaleb* L., dem jedoch Matthiolus widerspricht, ohne aber selbst die Pflanze zu beschreiben. Die Schriftsteller des 16. Jahrh. TRAGUS, HERMOLANUS u. a. sehen die Linde, Tilia, dafür an, indem nie φιλύρα statt φιλλυρέα lesen, auch Plinius XXIV 50 schreibt die von D. angegebenen Wirkungen der Linde zu. AMATUS macht eine Art Ligustrum daraus und C. BAUHIN meint, die Phillyrea, des D. sei φυλίκη des Theophrast, der wilde Ölbaum, Oleastrum (vgl BAUHIN et CHERLER lib. II p. 227 und lib. V p. 537, wo sechs Unterarten nach der Gestalt der Blätter aufgezählt werden). Phillyrea latifol. ist ein etwa 2 m hoher Strauch Südeuropas mit vielen starren, geraden, am Ende weichhaarigen Ästen; die langgestielten Blätter sind abstehend, stachelspitzig, fein gesägt am Rande umgebogen, unterseits erhaben punktiert. Die Blütensträußchen sind klein mit flaumigen, hinfälligen Deckblättern, die Kronenblätter grünlichweiß mit abstehenden, zurückgebogenen Zipfeln, die Frucht ist erbsengroß, kugelig, schwarzblau.

Cap. 126. **Περὶ Κίστου. Kistos.** Der Kistos, welchen einige Kistharon oder Kissaron nennen, ist ein in steinigen Gegenden wachsender zweig- und blattreicher Strauch, nicht hoch, mit rundlichen, herben, rauhen Blättern. Die männliche Blüte ist wie die der Granate, bei der weiblichen ist sie weiß. Sie hat zusammenziehende Kraft; daher sind die zerriebenen Blüten, zweimal des Tages in herbem Wein getrunken, ein gutes Mittel gegen Dysenterie. Für sich als Umschlag halten sie fressende Geschwüre auf. Mit Wachssalbe heilen sie Brand- und veraltete Wunden.

Theophrast schreibt κίσθος, Kisthos. Plinius XVI 152 verwechselt Kisthos mit Kissos, dem Epheu: »Es gibt auch einen starren Epheu, welcher ohne Stütze steht und darum von allen Arten allein Cissos genannt wird.«

D. unterscheidet nach der Farbe der Blüte zwei Arten, den männlichen und weiblichen. Der erste ist *Cistus villosus* L. (Cistaceae), **Rauhes Ciströschen**, der andere *Cistus salvifolius* L., **Salbeiblätteriges Ciströschen**.

Es sind Sträucher oder Halbsträucher des Orients und südlichen Europas mit weißzottigen Ästen und gegenständigen, rundlich-eiförmigen bzw. länglichen, rauhhaarigen Blättern. Die Blüte ist fünfteilig, die Frucht eine fünf- bis zehnfächerige Kapsel, die Samen sind an den inneren Winkeln der Fächer angeheftet. C. salvifol. hat kürzere, unterseits filzige, der Gartensalbei ähnliche Blätter und weichfilzige Blütenstiele, große weiße Kronenblätter mit gelben Nägeln. Die Schriftsteller des 16. Jahrh. machen von der ersten Art nach der Gestalt der Blätter fünf Unterarten.

Cap. 127. **Περὶ Ὑποκιστίδος. Hypokistis.** Auf den Wurzeln des Ciströschens wächst die sogen. Hypokistis, von einigen auch Trybethron [Thyrsion], [von den Afrikanern Phyllesade] oder Kytinos genannt, in etwa ähnlich dem fleischigen Kelche der Granate[1]. Es ist ein blattloses Kraut[2], teils gelb [teils grün], teils weiß, welches zum Saftbereiten benutzt wird wie die Akazie. Einige trocknen und zerstoßen es, mazerieren und kochen es dann und verfahren weiter damit wie beim Lykion. Es hat dieselbe Kraft wie die Akazie, ist adstringierender aber und trocknender, wirksam gegen Magenleiden, Dysenterie, Blutspeien und Fluß der Frauen, als Trank und als Injektion.

[1] Die Ähnlichkeit muß wohl auf die Blüte bezogen werden. [2] πόα ἄφυλλος in C. und N.

Den Namen hat die Pflanze von ihrem Standorte ὑπὸ und κίστος, unter dem Kistos. Sie wächst als Schmarotzerpflanze auf den Wurzeln derselben in Südeuropa und Afrika. Die verschiedenen Farben beziehen sich auf die Färbung der Schuppen, mit denen der 7–10 cm hohe fleischige Stengel ziegeldachartig besetzt ist; die oberen sind gelb, die unteren mehr fahlgelb. Die Blüten sitzen zu drei bis fünf, oft bis zu neun zwischen den Schuppen des Stengels an dessen Spitze, fast doldentraubig, die weiblichen am Rande, fast sitzend, die männlichen in der Mitte, kurz gestielt. Die Zipfel und Röhre der Blütenhülle sind rauhaarig-samtartig, der Fruchtknoten ist fast kugelig, der Griffel dick, die Beere kugelig, haselnußgroß, gelblich, lederig, mit schleimigen Fächern.

Cytinus Hypocistis L. (Cytineae), **Gemeiner Hypocist.**

Plinius XXVI 49 nennt sie auch Orobethron, dem unreifen Granatapfel ähnlich, und unterscheidet mißverständlich eine weiße und eine braune.

Der früher officinelle Saft der Hypocistis bildete runde, asphaltglänzende Kuchen von der Konsistenz des weichen Wachses, sauer schmeckend und adstringierend; er wurde vielfach ersetzt durch den Saft der Wurzel von *Tragopogon pratense* L. (Rad. barbae hirci), **Wiesenbocksbart.**

Cap. 128. **Περὶ Λαδάνου. Ladanum.** Es gibt aber noch eine andere Art Kistos, von einigen Ledon genannt, ein Strauch, welcher unter denselben Verhältnissen wächst wie der Kistos; er hat aber größere und dunklere Blätter, welche im Frühjahr eine gewisse Fettigkeit absondern. Die Kraft der Blätter desselben erweist sich als adstringierend, heilsam gegen das, wogegen auch der Kistos wirkt. Von ihm wird das sogen. Ladanum gewonnen. Die Ziegen und Böcke nehmen bekanntlich beim Abweiden der Blätter die Fettigkeit, welche wegen der Klebrigkeit an den Bärten und Schenkeln sich anheftet, auf; diese nimmt man ab, reinigt sie, knetet sie in Stängelchen und bewahrt sie auf. Einige ziehen auch Schnüre über die Zweige hin, schaben das daran klebende Fett ab und kneten es. Am besten davon ist das wohlriechende, grünliche, leicht erweichende, fette, sand- und schmutzfreie, harzige. Ein solches ist das auf Zypern gewonnene, das arabische und libysche ist minderwertiger. Es hat adstringierende, erwärmende, erweichende, eröffnende Kraft. Mit Wein, Myrrhe und Myrtenöl gemischt verhindert es das Ausfallen der Haare, mit Wein eingestrichen macht es die Wundnarben schön, mit Honigmeth oder Rosenöl eingeträufelt heilt es Ohrenschmerzen, als Räucherung dient es zum Herauswerfen der Nachgeburt, den Zäpfchen zugemischt heilt es Verhärtungen in der Gebärmutter; es wird auch mit Erfolg den schmerzstillenden Arzneien und Hustenmitteln zugesetzt. Mit altem Wein getrunken stellt es den Durchfall. Es ist aber auch harntreibend.

Plinius XII 73 und XXVI 47 erzählt ungefähr dasselbe, die Mutterpflanze des kyprischen Ladanum nennt er Ledanum oder Leda, bei den neueren Schriftstellern, sagt er, heißt das Harz Strobolon.

Herodot III 112 bezeichnet das Ladanum als eine Ausschwitzung aus den Bärten der Ziegenböcke.

Die Stammpflanze des Ladanum ist *Cistus creticus* L. (Cistineae), **Klebriges Ciströschen**, oder *Cistus monspeliensis*. Die erstere ist ein 60 cm bis 1,30 m hoher, sehr ästiger, etwas klebriger Strauch mit gestielten, eiförmig-länglichen oder etwas spatelförmigen, stumpfen, welligen, filzig-kurzhaarigen Blättern, kurzen, weichhaarigen Blütenstielen, zottigen Kelchblättchen, rosenroten verkehrt-eiförmigen Kronenblättern, eiförmiger, zottig-weichhaariger, fünfklappiger Kapsel und rotbrauner Samen. Bei C. monspeliensis sind die Blätter länglich und schmaler. Die Heimat ist Südeuropa und der Orient. Das Einsammeln des Ladanum geschah auf Kreta und Kandia nach Bellonius in der Weise, daß die griechischen Mönche (Calohieros) mit einem rechenartigen Instrumente, an dem viele Läppchen von Leder befestigt sind, über die Pflanze hinstrichen, so daß sich das Harz an die Läppchen festsetzte, von denen es bei brennender Sonnenhitze mit dein Messer abgeschabt wurde.

In Spanien wird es von *Cistus ladaniferus* L. durch Auskochen der Blätter und Zweige und Eindampfen gewonnen.

Das Ladanum ist ein teils in formlosen Massen, teils in geraden oder gewundenen Stangen vorkommendes, braunrotes bis schwarzes, zwischen den Fingern erweichendes Harz mit grauem oder schwarzem Bruch, ambraartigem Geruch und balsamischem Geschmack, in Alkohol fast ganz unlöslich. Schon im Mittelalter, als das Harz noch mehr im Gebrauch war, wurde es mit Myrtenfrüchten und tierischem Kot verfälscht (vgl. Bauhin et Cherler lib. XIII p. 7).

Cap. 129. **Περὶ Ἐβένου. Ebenholz.** Als das beste Ebenholz gilt das äthiopische, schwarze, adernfreie, welches an Glatte dem polierten Horn gleich und auf dem Bruche fest ist, einen beißenden und etwas zusammenziehenden Geschmack hat und auf Kohlen geworfen mit Wohlgeruch imd ohne Rauch verbrennt. Wird es im frischen Zustande dem Feuer genähert, so entzündet es sich wegen des Fettgehaltes. Auf einem Schleifsteine gerieben wird es etwas gelblich. Es gibt auch eine indische Sorte, welche weiße und gelbe Adern und gleichmäßig dicht gehäufte Flecken hat; indes besser ist das erstere. Einige verkaufen das Maulbeer- oder Akantholz[1)], welches ähnlich ist, statt des Ebenholzes. Es wird aber daran erkannt, daß es porös ist und in kleine Splitter von purpurartiger Farbe zerfällt, welche nichts Beissendes im Geschmack haben noch auch (oder) beim Räuchern angenehm riechen. Es hat die Kraft, das zu vertreiben, was die Pupille verdunkelt, auch wirkt es gegen alte Flüsse und Pusteln. Wenn aber jemand ein feines Pulver[2)] daraus macht und es zu Kollyrien gebraucht, so wird er besser daran tun. Es wird ferner auch zu den Augennittteln verarbeitet, indem die Dreh- oder Raspelspähne in Wein von Chios einen Tag und eine Nacht mazeriert und dann sorgfältig zerrieben zu Kollyrien gemacht werden. Einige zerreiben dasselbe vorher, sieben es ab und behandeln es weiter auf dieselbe Weise. Andere aber verwenden Wasser statt Wein. Es wird auch in einem rohen (neuen) Topfe bis zur Verkohlung gebrannt und gewaschen wie gebranntes Blei. Ein solches ist ein gutes Mittel gegen Augenkrätze und trockene Augenentzündung.

[1)] Akantholz kann kaum etwas anderes sein als die Akazie, ἀκακία, welche D. I 133 ἄκανθα δενδρώδης nennt, von der Theophrast (Hist. pl. IV 2, 8) sagt, daß es eine schwarze gebe mit festem unverweslichem Holze. Ἄκανθα λευκή, ἀκάνθιον und ἄκανθα bei D. III 12, 16, 17 sind Krautpflanzen. Ebenholz und Maulbeerholz wurde nach dein Periplus in Balken, Brettern und Blöcken von Barygaza nach den Hauptstapelplätzen Persiens gebracht. [2)] ἀκόνιον, ein auf dem Steine, ἀκόνη, gepulvertes Augenmittel.

Diospyros Ebenum L. (Ebenaceae), **Ebenholz.**

Schon die Ägypter wandten das geraspelte Ebenholz mit Wein mazeriert als Augenmittel an. Ebenholz war neben Elfenbein ein kostbarer Handelsartikel der Bibel (Ezech. 27, 15). Das Almugimholz II. (III.) Kön. 10, 11 wird für Ebenholz, aber auch für Santelholz gehalten.

Theophrast (Hist. pl. IV, 4, 6 und V 4, 2) unterscheidet ebenfalls zwei Sorten nach der Schönheit und Güte des Holzes, von dem er sagt, daß es der Fäulnis widenstehe. Nicht anders Plinius, welcher XVI 204 meint, der Cytisus komme an Farbe dem Ebenholz am nächsten.

Die Verschiedenheit in Farbe und Festigkeit des Holzes wird aber wohl nur vom Standort abhängen.

Cap. 130. **Περὶ ῥόδων. Rosen.** Die Rosen [Rosa der Römer] kühlen und adstringieren, die trockenen sind mehr adstringierend. Zu Saft muß man sie im weichen (frischen) Zustande verarbeiten, nachdem man den sogen. Nagel[1] mit einer Schere abgeschnitten hat, es ist dies das weiße Stückchen am Blatte, das übrige aber auspressen und (den Saft) im Mörser im Schatten reiben, bis sich eine dichte Masse gebildet hat. So wird es dann beiseite gesetzt zum Einsalben der Augen. Auch werden die Blätter im Schatten unter fleißigem Umwenden getrocknet, damit sie nicht schimmelig werden. Die Colatur der trockenen, in Wein gekochten Blätter tut gut bei Kopfschmerzen, bei Augen-, Ohren-, Zahnfleisch-, After- [d. h. Mastdarm-] und Mutterschmerzen, wenn sie mit einer Feder eingepinselt oder wenn damit gespült wird. Dieselben (die Blätter), ohne Auspressen zerstoßen und umgeschlagen, helfen gegen Unterleibsentzündungen[2], Magenfäule und roseartige Hautentzündungen; trocken aber und fein gerieben werden sie auf die innere Seite der Hüften gestreut, auch werden sie den [kräftigen[3] und wundenheilenden] Gegenmitteln zugesetzt. Sie werden auch gebrannt zu Mitteln, um die Augen zu verschönern. Die mitten in den Rosen befindliche Blüte[4] wird bei Fluß des Zahnfleisches aufgestreut, die Köpfe[5] getrunken halten den Bauchfluß und das Blutspeien auf. [Die goldgelben und einblätterigen[6] Rosen sind zu allem unbrauchbar. Es gibt auch niedrige, kleinere, einfache, wilde, welche zu vielem besser geeignet sind als die gebauten.]

[1] Unguis, der spitze Teil der Blütenblätter – von letzteren ist nur die Rede – mit dem sie auf dem Blütenboden oder dem Kelche angeheftet sind. [2] ὑποχόνδριον, die Partie vom Brustknorpel bis zum Schambein. [3] ἀνθηραῖς eigentlich blühend, jugendlich frisch. [4] Der Blütenboden mit Staubfäden und Pistill. [5] Der Fruchtknoten. [6] Nicht gefüllten. Die Rose, welche wir noch jetzt die Königin der Blumen nennen, spielt bis ins tiefste Altertum in Dichtung und Prosa eine große Rolle. Ohne das Gebiet der Mythe zu betreten, sei nur erwähnt, daß man glaubte, die Rose sei ursprünglich nur rein weiß gewesen; die griechischen Dichter sagen, das Blut des Cupido oder das der Venus aus einer Verletzung am Fuße sei auf sie getröpfelt und habe ihr die rote Farbe und den Wohlgeruch verliehen. Theophrast (Hist. pl. 6, 4) und Plinius XXI 15 unterscheiden viele Sorten und zwar nach der Zahl, Rauheit, Glätte, Farbe und dem Geruch der Blumenblätter; auffallender Weise wurde die Rose nicht zu Kränzen u. dgl. verwandt. Die berühmtesten waren die zu Praeneste und in Campanien; die milesische hat die feurigste Farbe, aber nicht über zehn Blumenblätter; die Zahl der letzteren steigt so sehr, daß eine Art die hundertblätterige, Centifolia, genannt wird. Die zu Kyrene wachsende Rose riecht am besten, überhaupt haben die mit rauhem Kelch versehenen (Moosrosen ?) den feinsten Geruch (Plinius).

Die Rose bei D. ist die **rote Centifolie**, *Rosa centifolia* L., und *Rosa gallica* (*R. pumila*) L. (Rosaceae), die **Zuckerrose**, da die **weißen** Nägel abgeschnitten werden sollen. Beide werden auch als Gartenrosen bezeichnet, doch wächst die letztere nach FRAAS in Griechenland und Italien auch wild. Die goldgelbe (χρυσόν) ist *R. lutea* Miller, die in Hecken und Büschen zuweilen verwildert vorkommt; sie hat sehr dornige Zweige, dunkelgrüne, krause Blättchen, einfache, goldgelbe Blüten mit widrigem Geruch und eine den Beeren von Sorbus sehr ähnliche Frucht. In den Gärten Ägyptens wird sie häufig gezogen. Die niedrige wilde Art ist *R. arvensis* Hudson.

Die letzte Bemerkung im Texte bezieht sich wohl hauptsächlich auf die Verwendung zu Einfriedigungen, wozu sich die wilden Arten wegen ihrer starken, abstehenden Dornen besonders eignen.

Die pharmazeutische Technik bei der Saftbereitung ist höchst primitiv; weitläufiger spricht sich Plinius XXI 121 aus.

Cap. 131. **Περὶ Ῥοδίδων. Rosenpastillen.** Die sogen. Rosenpastillen werden auf folgende Weise bereitet: Frische, trockene, welk gewordene Rosen 40 Drachmen, indische Narde 10 Drachmen, Myrrhe 6 Drachmen werden fein gestoßen und zu Pastillen von 3 Obolen Gewicht geformt, Im Schatten getrocknet und in ein irdenes, ungepichtes, allseits gut verschlossenes Gefäß zur Aufbewahrung gegeben. Einige setzen auch 2 Drachmen Kostos zu und ebensoviel illyrische Schwertlilie, indem sie noch Wein von Chios mit Honig zumischen. Ihr Gebrauch findet statt bei Frauen, welche sie als Halskette umlegen, um den üblen Schweißgeruch zu verdecken. Man gebraucht sie auch fein zerrieben zu Streupulver und zum Einsalben nach dem Bade, wenn sie dann trocken geworden sind, werden sie kalt abgewaschen.

Cap. 132. **Περὶ Λυκίου. Über Lykion.** Lykion, welches Einige Pyxakantha[1] nennen, ist ein dorniger Baum mit 3 Ellen langen oder noch größeren Zweigen, um welche die buxbaumähnlichen Blätter dicht stehen. Er hat eine dem Pfeffer ähnliche schwarze, bittere, harte und glatte Frucht und eine gelbliche Rinde, ähnlich dem verdünnten Lykion, viele, breite und holzige Wurzeln, Er wächst sehr häufig in Kappadokien, Lykien und vielen anderen Gegenden; aber er liebt rauhe Orte. Der Saft wird bereitet, indem die Wurzeln[2] samt dem Strauche zerstoßen, hinreichend viele Tage hindurch mazeriert und gekocht werden, dann nach Entfernen des Holzes die Flüssigkeit wieder bis zur Honigkonsistenz eingekocht wird. Verfälscht wird er durch Zumischen von Olivenhefe[3] oder durch Wermuthsaft oder Ochsengalle während des Kochens. Das, was beim Kochen schaumartig obenauf schwimmt, nimm weg und bewahre es zu Augenmitteln auf, das Übrige gebrauche zu anderen Zwecken, In gleicher Weise wird auch aus der ausgepreßten und der Sonne ausgesetzten Frucht Saft bereitet. Am besten ist das Lykion, wenn es angezündet wird und nach dem Auslöschen einen rötlichen Schaum hat, der von außen schwarz, auf dem Bruche gelb, ohne üblen Geruch, bitterlich, zusammenziehend und von safranartiger Farbe ist; ein solches ist das indische, welches sich vor dem übrigen auszeichnet und kräftiger wirkt. Es hat zusammenziehende Kraft und vertreibt die Verdunkelungen von den Pupillen. Es heilt auch die Krätze der Augenlider, das Jucken und alte Flüsse. Als Salbe wirkt es auch bei eiterigen Ohren, bei Mandelentzündungen, Rissen im Zahnfleisch, gespaltenen Lippen, Schrunden am After und beim Wolf. Wohltuend erweist es sich für solche, die am Magen und an Dysenterie leiden. Mit Wasser wird es bei Blutspeien und Husten gegeben, den vom tollen Hunde Gebissenen in der Pille oder mit Wasser als Trank. Es färbt die Haare gelb, heilt Nebennägel, fressende und eiternde Geschwüre; im Zäpfchen stellt es den Fluß der Frauen. Endlich auch hilft es mit Milch getrunken oder als Bissen genommen den von wüthenden Tieren (Hunden) Gebissenen.

Man sagt aber, daß das indische Lykion aus einem Strauche stamme, welcher Lonchitis[4] genannt werde. Es ist eine Art Dorngewächs mit aufrechten 3 Ellen langen und größeren Zweigen, welche zahlreich aus der Wurzel kommen und dicker sind als der Brombeerstrauch. Die aufgeritzte Rinde ist rötlich. Die Blätter sind denen des Ölbaumes ähnlich. Sein Kraut in Essig gekocht und getrunken soll Milzentzündung und Gelbsucht heilen und die Reinigung der Frauen herbeiführen. Man sagt, daß es ungekocht aber fein gestoßen als Trank dasselbe leistet. 2 Mystra des Samens getrunken treiben das Wässerige aus und helfen gegen tödliche Gifte.

[1] πυξός und ἄκανθα, Buxbaumdorn. [2] Plinius und nach ihm Oribasius haben statt ῥιζῶν (radicum) foliorum, aber mit Unrecht, denn der Saft sitzt im Holze. [3] Ölsatz, wird von D. in Cap. 140 besehrieben. [4] Lonchitis nennt Celsus V 26 den Saft der Beerenfrüchte.

Das Lykion, Lycium, der Alten, welches sowohl die Pflanze als auch das aus derselben hergestellte Extrakt ist, gehört schon lange der Geschichte an, denn Cornarius (Anfang des 16. Jahrh.) sagt, daß es nur in einigen Officinen noch gefunden werde, aber wo es dargestellt und woher es gebracht sei, wisse man nicht, auch die Importeure von Arzneistoffen kennten es kaum dem Namen nach.

Plinius XXVI 140 sagt bei der Wundbehandlung mit Gentiana, daß daraus ein Lycium gemacht werde (vulneribus ex ea faciunt Lycium). Im übrigen stimmt er mit D. überein, auch darin, daß das indische, welches in Kamel- oder

Rhinozeroshäuten verschickt werde (XII 31) das beste sei; in Lykien werde dasselbe aus Centaurium fabriciert (XXV 67).

Die Stammpflanze ist *Rhamnus infectoria* L. (Rhamneae), **Färber-Wegdorn**, ein Strauch Südeuropas, mit festen, holzigen, in die Felsspalten eindringenden Wurzeln und blaßweißen Zweigen, welche in einen Dorn endigen. Die Frucht ist eine runde, schwarze, dem Pfefferkorn an Größe und Gestalt ähnliche Beere mit vier länglichen, gestreiften Samen (diese sind im unreifen Zustande als Gelbkörner oder Körner von Avignon, Grana gallica, Graines d'Avignon zum Färben gebräuchlich).

Über die Mutterpflanze des Lycium indicum ist man sich nicht klar. PROSPER ALPINUS beschreibt sie als einen Strauch mit vielen harten, holzigen Wurzeln, aus denen zahlreiche, gerade Äste schräg aufsteigen, welche stark mit spitzen Dornen, von denen einige Nebenblättchen haben, besetzt sind. Die Blätter gleichen denen der Olive, sind aber heller und schmaler. Die Blüten sind klein, weiß, die Früchte klein, schwarz, den Holunderbeeren ähnlich, bitter und adstringierend. Er bezweifelt aber sehr, daß das Lycium indicum, welches In Ägypten viel im Handel vorkomme, von diesem Strauche herstamme; das von den Arabern verkaufte sei schwarz, auf dem Bruche der Aloë ähnlich, aber süßlich, adstringierend ohne jede Bitterkeit, zähe und an den Fingern klebend.

Nach dem Periplus kam das Lykion aus den Hinterländern Indiens über Barygaza in den Handel.

Bei CORNARIUS und GARCIA heißt es **Coste**, welches auf das »Cacho« des Borbosa für Acacia Catechu zurückgeführt wird (vgl. FLÜCKIGER, Pharmakogn. S. 231). PUSCHMANN (Alex. von Tralles S. 10) hält das Lycium indicum geradezu für Catechu, das Extrakt aus dem Holze von *Acacia Catechu* Willd. Die von PROSPER ALPINUS gegebene Beschreibung des Strauches paßt jedenfalls nicht auf diese Pflanze, auch nicht auf die dornenreichere *Acacia Suma* Kurz.

Gegenüber den durch mehr als drei Jahrhunderte aufgebauten Conjecturen über den Ursprung und die Eigenschaften des indischen Lykions ist es höchst wahrscheinlich, daß dasselbe von Berberis-Arten (*Berberis Lycium* Royle, *B. aristata* D. C. *B. asiatica* Boxbgh.) abstammt und das Extrakt aus der Wurzel und dem Holze des aufrechten, starren Strauches ist. In den indischen Basars wird es unter dem Namen **Rusot** oder **Rasot** verkauft. In griechischen alten Sammlungen finden sich Gefäße mit Lykion, welche nicht allein, den Namen der Droge, sondern auch den des Kaufmanns und des Erfinders der Zusammensetzung tragen, so Lykion von Jason, von Musäus und von Herakleios (vgl. Pharmakogn. von FLÜCKIGER I p. 85).

Cap. 133. **Περὶ Ἀκακίας. Akazie.** Die Akazie (Mimose) wächst in Ägypten. Es ist ein baumartiges, strauchiges Dorngewächs von nicht geradem Wuchs, hat eine weiße Blüte und eine Frucht, wie die Lupine, in Hülsen eingeschlossen; aus dieser wird auch der Saft gepreßt, welcher, im Schatten getrocknet, aus der reifen Frucht schwarz, aus der unreifen aber gelblich ist. Wähle aber den etwas gelblichen, der den Wohlgeruch hat, wie er in der Akazie ist. Einige verwenden zur Saftbereitung auch die Blätter mit der Frucht. Auch Gummi wird von dem Dornstrauche hervorgebracht. Er hat eine adstringierende, kühlende Kraft. Der Saft ist angezeigt bei Augenkrankheiten, roseartigen Entzündungen, kriechenden Geschwüren , Frostschäden, Flügelfell[1] und bei Geschwüren im Munde. Er hält den Vorfall der Augen zurück, stellt den Fluß der Frauen, verhindert den Gebärmuttervorfall und hält den Bauchfluß auf, wenn er im Trank oder im Klystier angewandt wird. Auch färbt er die Haare schwarz. Für die Augenmittel wird er zerrieben mit Wasser gewaschen, wobei das Gerinnsel weggegossen wird, bis das Wasser rein darüber steht, und so wird er zu Pastillen geformt. Er wird auch im reinen rohen Topfe [aus Töpfererde][2] im Ofen gebrannt; auch wird er auf Kohle geröstet mit Hilfe des Blasebalgs. Die Abkochung der Akazie als Bähung bringt die gelösten Glieder in Ordnung. Dasjenige Gummi des Dornstrauches hat den Vorzug, welches wurmartig, glasig, durchscheinend und holzfrei ist; dann kommt das weiße. Das harzige und schmutzige ist unbrauchbar. Es hat stopfende, die scharfen Arzneien mildernde Kraft, wenn es diesen zugemischt wird. Bei Verbrennungen mit Feuer läßt es keine Blasenbildung aufkommen, wenn es zugleich mit Ei als Salbe angewandt wird.

Eine andere Akazie aber wächst in Kappadokien und Pontus, der ägyptischen ähnlich, allerdings um vieles kleiner, niedrig und zarter, ganz voll von spitzen Dornen, mit Blättern ähnlich denen der Raute. Im Spätherbst trägt sie Samen, kleiner als die Linse, in zusammengepreßten drei- bis vierfächerigen Hülsen. Sie selbst aber auch ganz zu Saft verarbeitet adstringiert, jedoch aber steht sie an Kraft niedriger, ist auch zu Augenmitteln untauglich.

[1] πτερύγιον, Augenfehler, wenn sich vom Augenwinkel aus eine Haut über das Auge zieht. [2] μετὰ κεράμου.

Daß das Holz der Akazie als sehr wertvoll geschätzt wurde, lesen wir schon bei Moses II 25 und 26, wo Jehovah befiehlt, dasselbe zum Bau der Bundeslade und des Zeltes zu verwenden.

Theophrast (Hist. pl. IV 2, 8) beschreibt die Akantha Ägyptens als einen schief aufsteigenden Baum, dessen Äste, Zweige und Blätter mit Dornen besetzt sind; er hat eine ansehnliche Höhe, da Latten zum Belegen der Dächer daraus geschnitten werden. Es gibt eine weiße und eine schwarze Art, die letztere ist die beste; das Holz ist so fest und dauerhaft, das Schiffsplanken daraus gemacht werden. Die Blüte ist schön, so daß sie zu Kränzen gebraucht wird, die Frucht eine solche (ἔλλοβος) wie bei den Hülsenfrüchten, welche zum Gerben statt des Gallapfels dient. Es fließt ein Gummi aus dem Baume, teils freiwillig, teils nach gemachten Einschnitten.

Plinius XXIV 107 nennt den Baum Spina aegyptiaca oder arabica, den Saft Acacia; er stimmt im Ganzen mit Theophrast überein, nennt aber bei der Saftbereitung neben der weißen und schwarzen noch eine grüne Art. XIII 65 macht er auf die den Mimosen eigentümliche Blattbewegung aufmerksam und sagt, die Blätter seien wie Federchen, welche bei der Berührung eines Menschen abfielen.

Es ist *Acacia vera* Willd. (Leguminosae-Mimosoideae-Acacieae), **Wahre Akazie**, ein Baum der nördlichen Hälfte Afrikas vom Senegal bis Ägypten von mittlerer Größe mit vielbeugigen Ästen und pfriemlichen rotbraunen, 4–8 Linien langen Dornen. Die zweite Art hält SPRENGEL für *Spartium Scorpius*, FRAAS dagegen richtiger für *Acacia farnesiana* Willd., **Farnesische Akazie**, welche, wie er sagt, in Griechenland, Kreta und Kleinasien wild und angebaut vorkommt, dort heute noch als γαζία wegen ihrer Blüten sehr beliebt ist. Plinius nennt sie Acacia Galatica, deren Saft als schlechte Sorte betrachtet werde. Der Saft wurde nach PROSPER ALPINUS hauptsächlich als Gerbemittel in Ägypten verwandt, in Europa kannte man ihn nach LEONH. FUCHS (De comp. med.) 1541 kaum noch. Wie beim Catechu, dem Extrakt von *Acacia Catechu* Willd., bestand der Saft jedenfalls aus zum Teil wasserunlöslichen Substanzen, welche bei der wiederholten Behandlung mit kaltem Wasser zurückblieben.

Die größte Wichtigkeit hat die Mimose als Stammpflanze des arabischen Gummis. Dasselbe entsteht durch rückschreitende Metamorphose (Vergummung) normaler Rindenelemente, von außen nach innen fortschreitend. Die Abscheidung dea Gummis hängt sehr von der Witterung ab. Wenn nach lange anhaltendem Regen der Baum recht saftreich ist und dann dürre Ostwinde wehen, so trocknen diese die Rinde aus, bringen sie zum Bersten, und der Saft tritt aus.

Das Gummi arabic. für Arzneizwecke stammt hauptsächlich von *Acacia Senegal* Willd. (*Mimosa Senegal* L.) aus den Ländern des oberen Nils und Senegambiens, zum technischen Gebrauche gibt es noch eine Menge anderer Sorten.

Cap. 134. **Περὶ Ἄγνου. Keuschlammstrauch.** Keuschlamm odor Lygos [bei einigen der Unfruchtbare, Unschuldigbefleckte[1], Dreifingerige, bei den Propheten der Verehrungswürdige, das Blut des Ibis, bei den Ägyptern Sum, bei den Römern Strandweide, wilder Pfeffer, Lecristicum] ist ein baumartiger Strauch, welcher an Flüssen und in sumpfigen Ebenen, auch in rauhen Gegenden und Felsklüften wächst und schwer zu zerbrechende lange Zweige, Blätter wie der Ölbaum hat, nur geschmeidiger und größer. Eine Art trägt eine weiße, eine andere Art eine purpurfarbene Blüte. Der Same ist wie Pfeffer. Er hat erwärmende, zusammenziehende Kraft. Seine Frucht, getrunken, hilft den von giftigen Tieren Gebissenen, Milz- und Wassersüchtigen und denen, welchen die Periode lange ausbleibt. In der Gabe von 1 Drachme mit Wein genommen befördert sie die Milchabsonderung und erleichtert auch die Geburt[2]. Sie greift aber den Kopf an, indem sie Schwindel macht. Die Abkochung des Krautes und Samens hilft in Sitzbädern bei Gebärmutterkrankheiten und -Entzündungen. Der Same mit Polei getrunken, auch in der Räucherung und im Zäpfchen, befördert die Reinigung. Im Umschlag vertreibt er die Kopfschmerzen, und bei Schlafsüchtigen und Wahnsinnigen wird er mit Essig und Öl aufgesprengt. Die Blätter zur Räucherung angezündet und auch als Lager benutzt verscheuchen die wilden Tiere und helfen als Umschlag gegen den Biß giftiger Tiere. Verhärtungen der Hoden erweichen sie mit Butter und Weinblättern. Der Same mit Wasser aufgestrichen lindert Schrunden am After, zugleich mit den Blättern heilt er Verrenkungen und Wunden. Ein Vorbeugungsmittel gegen den Wolf auf Wanderungen soll aber auch sein, wenn jemand einen Zweig davon in der Hand trägt. Er wird Agnos genannt, weil ihn bei den Thesmophorien[3)] die Weiber, welche ihre Keuschheit bewahrten, als Lager benutzten, Lygos[4)] aber wegen der in den Zweigen befindlichen Straffheit [oder weil er getrunken den Drang zum Beischlaf mäßigt].

[1)] Amiktoniainos (ἀμίκτος, rein, und μιαίνω, besudeln); Amiktomiainie wäre also die freiwillige Samenentleerung, Pollution. [2)] ἐκλύει δὲ καὶ γονήν könnte mit Bezug auf [1)] auch übersetzt werden »lockt den Samen heraus«. [3)] θεσμοφόριοι waren ein altes, von den Ägyptern übernommenes Fest der Athener, welches die Frauen im fünften Monat zu Ehren der Demeter und zwar zum Andenken an die Einsetzung des Ackerbaues und damit der Gesetzgebung und rechtmäßigen Eheverbindung feierten. Es wurden dabei Gerichte von Hülsenfrüchten gekocht und gegessen. Herodot II 171 sagt übrigens: »Auch von der Weihe der Demeter, welche die Hellenen Thesmophorien nennen, laßt mich wiederum, obwohl ich davon weiß, reinen Mund halten, außer was davon offen und erlaubt ist.« [4)] λύγος, eine biegsame Gerte.

Vitex agnus castus L. (Labiatae), **Gemeine Müllen, Keuschlammstrauch, Abrahamsstrauch**, ein 3–5 m hoher Strauch Südeuropas an feuchten Stellen und am Meeresstrande.

Cap. 135. **Περὶ Ἰτέας. Weide.** Die Weide ist ein allbekannter Baum; seine Frucht, Blätter, Rinde und der Saft haben adstringierende Kraft. Die fein geriebenen Blätter mit etwas Pfeffer und Wein genommen sind bei Darmverschlingung angebracht, für sich mit Wasser genommen verhindern sie die Empfängnis. Die Frucht, genossen, hilft bei Blutspeien, aber auch die Rinde leistet dasselbe. Gebrannt und mit Essig vermischt vertreibt sie im Umschlag Hautverhärtungen und Schwielen, der Saft aber von Blättern und Rinde in einem Granatbecher erwärmt heilt mit Rosenöl zusammen Ohrenleiden. Ihre Abkochung ist das beste Bähmittel bei Podagra, sie vertreibt aber auch Kleingrind. Es wird auch Saft aus ihr gewonnen, indem die Rinde zur Blütezeit angeschnitten wird, denn im Innern findet er sich zusammengelaufen. Er hat die Kraft das zu vertreiben, was die Pupille verdunkelt.

Theophrast (Hist. pl. III 13, 7) unterscheidet von den vielen Weidenarten nach der Farbe der Rinde eine schwarze und weiße; auch Plinius XVI 174 redet von vielen Arten Weide und rühmt deren mannigfache nützliche Verwendung.

Salix alba L. (Salicaceae), **Weiße Weide**. Sie lieferte die früher officinelle Rinde, weiche ein Glukosid, das **Salicin**, enthält.

Cap. 136. **Περὶ Ἀγριελαίας. Wilder Ölbaum.** Der wilde Ölbaum, welchen Einige Kotinos, andere den äthiopischen Ölbaum nennen, hat adstringierende Blätter; fein gestoßen als Umschlag wirken sie bei roseartigen Hautentzündungen, kriechenden Geschwüren, Epinyktis[1], Karbunkeln, um sich fressenden Geschwüren und Nebennägeln, mit Honig umgeschlagen reißen sie den Schorf ringsum auf. Sie reinigen mit Honig als Umschlag aber auch schmutzige Wunden, zerteilen entzündete Schamdrüsen und Geschwülste und verbinden die getrennte Kopfhaut. Als Kaumittel heilen sie dann auch Geschwüre im Munde und Soor. Ihr Saft und Decoct tun dasselbe. Der Saft, im Zäpfchen angewandt, hält den Blutfluß und (weißen) Fluß der Frauen zurück, ebenso die Bildung von Geschwülsten[2] und Blattern in den Augen. Auch selbst Wunden und alte Flüsse bringt er wieder in Ordnung. Darum eignet er sich auch in der Mischung mit Kollyrien gegen angefressene Augenlider. Zur Saftbereitung muß man die Blätter stoßen, Wein oder Wasser dazu gießen und auspressen, ihn in der Sonne eintrocknen und formen; besser ist aber der mit Wein ausgepreßte, er eignet sich zur Aufbewahrung eher als der mit Wasser bereitete. Er wirkt auch bei eiterigen und schwärenden Ohren. Die Blätter mit ungeröstetem Gerstenmehl zusammen sind als Umschlag nützlich bei Magenleiden. Auch werden die Blätter sammt den Blüten – sie werden statt des Spodium[3] genommen – in einem rohen Topfe gebrannt, dessen Öffnung mit Lehm verstopft ist, bis zum Glühen des Tiegels; dann werden sie mit Wein abgelöscht, wiederum mit Wein vermischt und ebenso gebrannt, darauf werden sie wie Bleiweiß gewaschen und geformt. Eine derartige Brennung scheint aber nicht hinter der des Spodiums zurückzustehen zur Bereitung von Augenmitteln. Deshalb ist auch eine gleiche Wirkung anzunehmen.

[1] Eine gerade bei Nacht sich unangenehm fühlbar machende Hautkrankheit. [2] Staphylome. [3] Spodium, Ofenbruch. Die Alten kannten zwei Sorten. Plinius XXXIV 128 sqq. sagt: »In den Erzhütten finden wir Pompholyx und Spodos und zwar letzteres als dunkle, an den Wänden der Öfen sich ansetzende Masse mit weißen Pünktchen. Der beste kommt aus Zypern; er entsteht beim Schmelzen der Cadmia (Zink) und des Kupfers, ist weiß und wird als ein leichter Körper

weggetrieben. Es ist ein vorzügliches Augenmittel.« – Es ist also unreines Zinkoxyd. – Antispodos (ἀντὶ σποδίου des D. an Stelle von Spodion) nennt er die Asche der Blätter und jüngsten Zweige des zahmen und wilden Ölbaumes, Feigenbaumes u. a. (S. auch V, Cap. 84 u. 85.)

Cap. 137. **Περὶ Ἐλαίας. Ölbaum.** Dasselbe leisten nun auch die Blätter des kultivierten Ölbaumes, an Kraft bleiben sie aber zurück (hinter dem wilden). Deshalb eignen sie sich mehr zu Augenmitteln, weil sie dazu passender sind[1]. Die Flüssigkeit, welche aus dem angezündeten grünen Holze sich ausscheidet, heilt, damit eingerieben, Grind, Krätze und Flechten, auch die Frucht desselben hilft als Umschlag gegen Grind und fressende Geschwüre. Das Innere des Kerns mit Fett und Mehl entfernt krätzige Nägel.

[1] d. h. milder von Wirkung.

SPRENGEL glaubt, unter Ἀγριέλαια des D. sei der nur am Wasser oder an der Küste wachsende, im Orient sehr verbreitete Ölbaum, *Elaeagnus angustifolia* L. (var. *E. spinosa* L.) zu verstehen, er stehe also im Gegensatz zu ἀγρία ἔλαια; dies trifft aber schon wohl deshalb nicht zu, weil er ihn im folgenden Kapitel neben den kultivierten Ölbaum, ἔλαια ἥμερος, stellt.

Der **Ölbaum**, *Olea europaea* L. (Oleaceae), ist eine der ältesten Kulturgewächse und hat wegen der religiösen und profanen Verwendung seines Produktes, des Öls, stets in hohen Ehren gestanden. Bei den Griechen war er der Minerva geweiht (Oleaeque Minerva inventrix sagt Virgil), bei den Römern dem Merkur. Seine Zweige waren die Zeichen des Friedens (II. Mos. 8, 11); die Sieger zu Olympia wurden mit einem Ölzweige gekrönt. Alle Teile des Baumes von der Wurzel bis zur Frucht dienten zu Heilzwecken (Plinius XXIII 69 sqq.). Der Stamm gab überdies ein gutes Nutzholz; »der Stiel der Streitaxt war von Olivenholz«; »die Keule des Polyphem war aus Olivenholz und ungeheuer groß« (vgl. Homer, Od. V 236; VII 116; IX 320 usw.).

Die eigentliche Heimat des Ölbaumes ist Asien, seit undenklichen Zeiten wird er in Afrika und Südeuropa kultiviert, im Jahre 680 v. Chr. soll er durch die Phöniker nach Marseille gebracht sein. Die alten Griechen und Römer unterschieden den wild wachsenden (ἀγρία ἔλαια, ἀριέλαια, Oleastrum) und den gebauten (ἔλαια ἥμερος, Olea sativa), durch die entwickelte Kultur sind zahlreiche Arten entstanden.

Der kultivierte Ölbaum erreicht eine Höhe von 9–10 m und eine Dicke bis zu 1 m. Der Fruchtknoten ist zweifächerig, doch kommt nur eine Frucht zur Ausbildung, sie ist eine fleischige Steinfrucht mit eiweißhaltigem Samen, etwa 4 cm lang oder kugelig und dann im Durchmesser etwas kleiner.

Theophrast (Hist. pl. I 9, 5), der ihm, wie auch Plinius eine große Aufmerksamkeit widmet, zählt ihn unter die immergrünen Gewüchse und sagt (VI 2, 4), daß er in großer Entfernung vom Meere nicht gut gedeihe. Plinius XVII 243 rechnet es zu den Wundern, daß ein echter Ölbaum sich in einen wilden verwandle.

Der wilde unterscheidet sich vom kultivierten dadurch, daß er mehr strauchartig und in allen Teilen kleiner ist, von den Blättern bis zur Frucht.

Die unreifen Früchte werden roh gegessen, die reifen, welche einen widerlich fettigen Geschmack haben, dienen zur Ölgewinnung. Plinius XV 13 nennt drei Arten nach ihrer Güte, Posia, Orchites und Radius.

Cap. 138. **Περὶ κολυμβάδων ἐλαίων. In Salzlake eingemachte Oliven.** Eingemachte fein gestoßene Oliven lassen als Umschlag bei Verbrennungen mit Feuer keine Blasenbildung aufkommen und reinigen schmutzige Wunden. Ihr Saft aus der Salzbrühe als Mundwasser zieht das Zahnfleisch zusammen und befestigt lose Zähne. Die gelbliche und frische Olive ist schwer verdaulich, (aber) magenstärkend, die dunkle aber und reife ist leicht verderblich und dem Magen schädlich, ferner ist sie für die Augen untauglich und verursacht Kopfschmerzen; geröstet aber und umgeschlagen hemmt sie fressende Geschwüre und eröffnet Karbunkeln.

Es gab nach Columella XII 49 eine Menge Methoden, die Oliven einzumachen, die verschiedene Namen hatten, so die **Sampsa, Syrapa**; die von D. angegebene **Kolymbas** (von κολυμβάω, schwimmen) war folgende: Die zur Reife neigenden Oliven wurden mit den Stielen abgepflückt, mit kaltem Wasser abgewaschen und auf Horden rasch getrocknet. Dann wurde eine Hand voll gestoßenes Salz in ein Gefäß gegeben, auf welches die Oliven gelegt und zu 20 Heminen (5,48 ℓ) derselben 3 Heminen (0,822 ℓ) Essig mit 4 Congien (etwa 13 ℓ) Salzlake gegossen wurden, so daß die Flüssigkeit darüber stand. Die Öffnung wurde durch ein Bündchen Fenchel verschlossen und zugebunden.

Die einfachste Manier war, die Flüchte in Salzlake aufzubewahren, sie hieß **Halmades**. Eine andere Methode nennt Cato (nach Hesychius) **Epityra** oder **Fraces**; die entkernten Früchte wurden mit Koriander, Mutterkümmel, Fenchel, Raute und Minze in Essig und Öl gelegt, so daß sie von letzterem bedeckt waren.

Die feinsten Oliven (Majorinae oder regiae), nämlich die großen hellen wurden auch in einem Gefäß auf Fenchelkraut schichtweise mit Fenchel- und Mastixzweigen gelegt, darüber wurde starke Salzlake gegossen, durch einen Pfropf von Rohrblättern wurden sie niedergehalten, so daß die Flüssigkeit darüber stand. Statt eines Teiles Salzlake wurde auch Most genommen. Die nur in Öl aufbewahrten Oliven sollen nach einem Jahre noch den Geschmack der frischen haben.

Cap. 139. **Περὶ ἐλαίου ἀγρίας ἐλαίας. Öl des wilden Ölbaumes.** Das Öl aus der wilden Olive ist eine Mundspülung bei fauligem Zahnfleisch und ein Befestigungsmittel für etwas lose Zähne. Die Bähung damit, wenn es erwärmt und geklärt ist, erweist sich heilsam für Zahnfleisch, welches vom Flusse heimgesucht ist. Man muß aber Wolle um eine Sonde legen, sie in das Öl tauchen und an das Zahnfleisch legen, bis es weiß erscheint.

Die Oliven wurden teils vor der Reife, teils vollständig ausgereift zur Ölbereitung verwandt. Das von den ersteren, das **Omphacium** oder **Oleum omphacinum** des Plinius, war das wohlschmeckendste und war am feinsten das zuerst ausfließende. Die Früchte wurden mit der Hand gepflückt oder mit einem Rohrstock sanft abgeschlagen, denn ein altes Gesetz sagte: Den Ölbaum sollst du weder streifen noch schlagen (Plinius XV 11). Als beste Zeit zum Pflücken der Oliven galt die, wenn sie anfingen, sich dunkel zu färben. Das aus diesen gepreßte Öl hieß **Druppa**, war grünlich und stand dem Omphacium, welches weiß war, nach. Die Ernte der frühreifen war im Herbste, die der dickschaligen im Frühjahr, im März. Man preßte sie dann entweder in Presskörben oder zwischen Platten.

Die Bereitung ist jetzt fast noch dieselbe. Die mit der Hand gepflückten Oliven werden geschält, entkernt und kalt sanft gepreßt, man erhält so das feinste oder Jungfernöl von grünlicher oder hellgelber Farbe. Die zweite Sorte ist gleichfalls noch kalt gepreßt (**Ol. oliv. provinciale**). Die Hauptmenge des Öls (Baumöl) wird gewonnen, indem die ganzen Früchte auf Mühlen gemahlen und in Binsenkörben kalt gepreßt werden (Speiseöl I); der Rückstand wird mit Wasser angerührt und nochmals gepreßt (Speiseöl II). Auch werden die Oliven in Haufen geschichtet der Gährung überlassen und dann kalt gepreßt; sie liefern noch ein mittelmäßiges Speiseöl. Die Rückstände der früheren Operationen werden in Cisternen mit Wasser monatelang stehen gelassen, es scheidet sich auf der Oberfläche ein viel freie Fettsäuren enthaltendes Öl ab, welches nur für technische Zwecke Verwendung findet.

Hauptstapelplatz für feinere Öle ist Nizza.

Cap. 140. **Περὶ ἀμόργης. Oelsatz.** Ölsatz ist der Bodensatz des ausgepreßten Olivenöls; dieser, in einem kupfernen Kessel bis zur Honigkonsistenz eingekocht, adstringiert, ist wirksam gegen das, wogegen Lykion wirkt, über die Maßen aber auch gegen Zahnschmerzen und Wunden, wenn er mit Essig, Wein oder Honigwein als Salbe verwandt wird. Er wird auch den heilkräftigen Augenmitteln und den haufbildenden Mitteln zugemischt. Mit dem Alter wird er gar besser. Sehr dienlich ist er als Klystier bei Geschwüren im After, in der Scheide und Gebärmutter. Mit dem Saft unreifer Trauben bis zur Honigkonsistenz gekocht und umgeschlagen zieht er verdorbene Zähne heraus. Mit einer Abkochung von Lupinen und Mastixdistel eingeschmiert heilt er die Krätze der Haustiere. Ungekocht und frisch in warmer Bähung hilft er denen, die an Podagra und Gicht leiden. Auf Schaffell gestrichen und Wassersüchtigen umgelegt vertreibt er die Geschwulst.

Plinius XV 9 betrachtet die Amurca, den Ölsatz, als einen Bestandteil der Olive, als einen bitteren Saft, welcher durch Wasser entsteht und daher bei vieler Nässe sich in größerer Menge bildet. Die Oliven wurden, wie er sagt, überdies noch mit heißem Wasser übergossen und gleich ganz unter die Presse gebracht, um die Amurca zu entfernen. Dadurch, daß man dem Olivenöl zur besseren Konservierung Salz zusetzte, wurde der Ölsatz auch salzhaltig. Varro (De re rust. I 55) und

Plinius l. c. nach dem Vorgange von Cato räumen dem Ölsatz großen Nutzen bei, namentlich soll er gegen Ungeziefer am Getreide, bei einigen Krankheiten der Tiere und Bäume dienen und zum Tränken der Holz- und Thongefäße, sowie verdünnt als Dungmittel usw. vorteilhafte Verwendung finden.

Cap. 141. **Περὶ δακρύου ελαίας αἰθιοπικῆς. Träne des äthiopischen Ölbaumes.** Der Tropfsaft des äthiopischen Ölbaumes gleicht in gewisser Weise dem Skammonium, ist gelblich, besteht aus kleinen Tropfstücken und ist beißend; der dem Gummi und Ammoniacum aber ähnliche, schwärzliche und nicht beißende ist untauglich. Einen solchen bringt aber auch bei uns der echte und der wilde Ölbaum hervor. Er wirkt gegen Stumpfsichtigkeit, heilt eingestrichen vernarbende Wunden und Leukome, treibt auch den Harn und die Periode und hilft bei Zahnschmerzen in den angefressenen Zahn gesteckt. Er wird auch unter die Verderben bringenden Mittel gerechnet, denn er treibt den Embryo aus, heilt ferner Flechten und Aussatz. Der äthiopische Ölbaum wird auch wilder Ölbaum genannt.

Was wir über dieses Produkt, ein Gummi oder Gummiharz, wissen, ist nur wenig und unbestimmt. Theophrast (Hist. pl. IV 7, 2) schreibt über Ölbäume am Roten Meere, welche ein Gummi ausschwitzen, aus dem »die Ärzte ein blutstillendes Mittel bereiten«. Plinius XII 77 sagt ebenso, in Arabien liefere der Ölbaum Safttropfen, aus denen in Indien eine Arznei, das Enhaemon der Griechen, hergestellt werde. XXIII 72 heißt es, der aus dem äthiopischen Ölbaum tropfende Saft sei Gift. Strabo hält die auf drei vereinzelten Inseln Arabiens wachsenden Ölbäume, welche ein Gummi absondern, den europäischen nicht ähnlich, auch Ruellius trennt dieselben vollständig. Einige haben sich durch das Enhaemon des Plinius verleiten lassen, das gleich klingende Elemi daraus zu machen. Schon Val. Cordus bekennt, daß ihm sowohl das Gummi als auch die Mutterpflanze desselben vollständig unbekannt seien. Sprengel hält nach dem Vorgange von Matthiolus *Elaeagnus spinosa* L., welche in Ägypten und wahrscheinlich auch in Aethiopien häufig ist, für die Stammpflanze.

Trabat und Schweinfurth (C. r. de l'Acad. des sciences 132, 225–26) haben eine reichliche Erzeugung von Manna an Ölbäumen in der Nähe von Wernsourah konstatiert. Durch Stiche von Zikaden wird die Krankheitserscheinung hervorgerufen, welche zur Ausscheidung der Manna (oft bis zu 1 kg) führt. Die Manna scheint mit der der Manna-Esche identisch zu sein, sie enthält 25% Mannit. J. A. Battandier (Journ. Pharm. Chim. 13, 177–79) fand sogar 52% Mannit und 9,8% Gummi, welches sich nicht mit Jod färbt und mit alkalischer Kupferlösung kaum Fällung liefert (Pharm. Post 1901, Nr. 34).

Cap. 142. **Περὶ Δρυός. Eiche.** Die ganze Eiche hat adstringierende und austrocknende Kraft; am meisten adatringiert aber von ihr die hautartige Substanz zwischen Rinde und Stamm[1], ebenso das, was um die Eichel herum unter der Schale ist. Die Abkochung davon wird denen gegeben, die am Magen, an Dysenterie und an Blutspeien leiden; auch wird jenes fein gestoßen im Zäpfchen den an Fluß leidenden Frauen eingelegt. [Die Blätter aber verkleben frisch geschlagene[2] Wunden.]

[1] Es ist die Bastschicht wohl gemeint, der Hauptsitz des Gerbstoffes. [2] Besser dürfte wohl statt νεότρητα τραύματα zu lesen sein: φύλλα νεότμητα, die frisch abgeschnittenen Blätter. Der Satz steht nur im C. M.

Die Rinde, Cortex Quercus, war lange Zeit officinell, ihre Abkochung diente zur Bereitung des Cataplasma ad decubitum.

Cap. 143. **Περὶ βαλάνων. Eicheln.** Auch die Eicheln leisten dasselbe. Genossen sind sie harntreibend, verursachen Kopfschmerzen und Blähungen. Sie wirken gegessen gegen giftige Tiere; auch ihre Abkochung und die der Rinde mit Kuhmilch getrunken hilft gegen Gift. Roh aber fein gestoßen lindern sie als Umschlag Entzündungen, mit gesalzenem Schweinefett sind sie als Umschlag ein gutes Mittel gegen bösartige Verhärtungen und schlimme Geschwüre. Die der Ilexeiche sind kräftiger an Wirkung als die der Stieleiche.

Quercus Robur L., *Q. pedunculata* Ehrh. (Fagaceae), **Sommer**- oder **Stieleiche**.

Die Eicheln, Semina Quercus, hüben einen süßlich-bitteren, adstringierenden Geschmack; sie enthalten 35–38% **Amylum**, 8% **Gerbstoff**, 7–8% **Zucker** und 3–4% **fettes Gel**.

Vereinzelt werden sie als Sem. Quercus tost. verwandt, sie bilden ein gutes Mastfutter für Schweine.

Cap. 144. **Περὶ Φηγοῦ καὶ Πρίνου. Speiseeiche und Ilexeiche.** Sowohl die Speiseeiche als die Bereiche sind Eichenarten, an Wirkung ähnlich. Die Wurzelrinde der Ilexeiche, mit Wasser bis zum Weichwerden gekocht und eine ganze Nacht aufgelegt, schwärzt die Haare, wenn diese vorher mit kimolischer Erde abgerieben sind[1]. Die Blätter von allen zerschnitten und fein gestoßen sind bei Geschwülsten angebracht; sie stärken auch schwache Teile.

[1] Um die Fettigkeit der Haare zu entfernen.

Die **Speiseeiche**, φηγός, *Quercus Esculus* L. der meisten Autoren, ist bei Fraas *Quercus Ballota* Desf., weil er, wie er sagt, einen Baum mit eßbaren Eicheln in Griechenland nicht gefunden habe außer *Q. Ballota* und zwar bei den Arkadern, welche als Eichelverzehrer, βαλανόφαγοι, bezeichnet werden.

πρῖνος hält er für *Quercus Ilex* L., die **Steineiche**, das δένδρον μέγα καθάπερ ἡ δρύς des Theophrast (Hist. pl. III 16, 1) (zum Unterschiede von πρῖνος ἣ τὸν φοινικοῦν κόκκον φέρει, der Kermeseiche), einen großen Baum wie die Eiche mit vielen tiefen Wurzeln und kleinen Eicheln; sie war dem Pan heilig.

Der Hauptbestandteil der Eichenrinde ist Gerbstoff, bei jungen Zweigen bis au 15%, besonders in der Bastschicht, außerdem enthält sie Gallusgerbsäure, Quercin, Lävulin, Zucker, Eichenrot u. a.

Cap. 145. **Περὶ Καστάνων. Kastanien.** Die sardinischen Eicheln, welche Einige Lopima[1] oder Kastanien, Mota[2] oder Zeus-Eicheln[3] nennen, sind, da sie auch selbst adstringieren, in gleicher Weise wirksam, besonders die zwischen Fleisch und Rinde befindlichen Schalen. Das Fleisch aber ist denen nützlich, welche Ephemeros[4] getrunken haben.

[1] Dünnschalig. [2] μότον, Charpie, vermutlich so genannt von der wolligen Haut des Endosperms. [3] Plinius XV 23 gibt an, daß sie diesen Namen erst nach der Veredlung durch gute Pflege erhalten hätten. [4] ἐφήμερον, bei Plinius XI 120 Hemerobion, einen Tag lebend, jedenfalls die Eintagsfliege; mit mehr Wahrscheinlichkeit ist Ephemeros hier eine Art Colchicum (vgl. IV 84).

Die Früchte von *Castanea vesca* Gärtn., *Fagus Castanea* L. (Fagaceae), dem **echten Kastanien**- oder **Maronenbaume**.

Den Namen Kastanie hat der Baum von Kastana, einer Stadt in Pontus und einer in Thessalien, Herodot nennt die letztere auch Kastania.

Die Bezeichnung »sardinische Eicheln« wird mit Unrecht von der Heimat des Baumes, Sardinien, abgeleitet; daher kamen wohl nur die besten Früchte; erwächst in Griechenland wild und bildet dort ansehnliche Wälder.

Die Früchte sind auch die Leucennae von den Bergen des kretischen Ida und die εὐβοικὰ κάρυα, euböiischen Nüsse (Athen. Deipn. II 4, 3; vgl. Fraas S. 250).

Cap. 146. **Περὶ Κηκίδων. Galläpfel.** Der Gallapfel ist die Frucht der Eiche; eine Sorte wird Omphakitis[1] genannt, sie ist klein, höckerig, derb, ohne Löcher, die andere ist glatt, leicht und löcherig. Man muß die Oinphakitis wählen, welche wirksamer ist. Beide aber adstringieren stark und wirken, fein gestoßen, gegen Fleischwucherungen, Fluß des Zahnfleisches und Zäpfchens und Ausschlag im Munde. Das In der Mitte desselben Befindliche in hohle Zähne gesteckt, beschwichtigt die Schmerzen. Sie sind blutstillend, wenn sie bis zum Glühen auf Kohlen gebrannt und mit Wein oder Essig oder mit Salzessig abgelöscht werden. Ihre Abkochung dient zum Sitzbade gegen Gebärmuttervorfall und Rheumatisnaus. In Essig oder Wasser mazeriert färben sie die Haare schwarz. In Wasser oder Wein fein gerieben helfen sie an Verdauung und Ruhr Leidenden als Umschlag oder als Trank, auch der Zukost zugemischt, oder wenn sie vorher in ganzem Zustande in dem Wasser gekocht werden, in dem etwas gekocht werden soll, was jenen wohltut. Und überhaupt, wenn es sich um ein adstringierendes, stopfendes oder austrocknendes Mittel handelt, muß man sie anwenden.

[1] Omphakitis heißt eigentlich die Unreife, der Zustand, wo der Wein noch herb ist, bezieht sich also wohl auf das Zusammenziehende der Gallen.

D. nennt die Galläpfel irrtümlich Früchte; sie sind ein pathologisches Pflanzenprodukt, hervorgerufen durch den Stich der Gallwespe, *Cynips inferior.* oder *tinctor.* Oliv., in die jungen Triebe der Eichen. Das Weibchen legt in dieselben ihre Eier ab, und durch den Reiz, welchen wahrscheinlich das junge Tier auf das umgebende Pflanzengewebe ausübt, wird dieses zu lebhafter Zellenteilung angeregt, es bildet sich ein vom normalen Gewebe abweichendes Plastem, welches zum Gallapfel wird.

Man unterscheidet zwei Sorten, die eine ist dunkel, schwer, hart und spröde und dickmarkig, auf dem Querschnitte gelblichweiß oder graubraun, meist ohne Flugloch, die andere ist hell, etwas größer, rötlichgelb, leichter und mit dem Flugloche versehen, aus dem das fertig gebildete Insekt ausgeflogen ist. Der Querschnitt zeigt den zernagten Kern. Sie kommen aus Kleinasien, Mesopotamien.

Die Galläpfel enthalten bis zu 70% **Gerbstoff**, etwas **Gallussäure**, **Zucker**, **Amylum** u. a. Es gibt auch noch chinesische, japanische u. a. Gallen, die durch den Stich einer Blattlaus (Aphis) auf Rhus-Arten erzeugt werden.

Cap. 147. **Περὶ Ῥοός. Gerbersumach.** Der zu den Speisen gebrauchte Sumach, welchen Einige auch den roten nennen, ist die Frucht des sogen. Gerbersumachs, der seinen Namen davon hat, daß ihn die Gerber zum Dichtmachen der Häute gebrauchen. Es ist ein kleiner, an 2 Ellen hoher, auf Felsen wachsender Baum; seine Blätter sind länglich, rötlich, am Rande sägeförmig eingeschnitten. Die Frucht ist kleinen Weinbeeren ähnlich, dicht, von der Größe der der Terebinthe, etwas breit, deren rindenartige Schale nützlich ist. Die Blätter haben zusammenziehende Kraft, sie wirken in allen Fällen wie die Akazie. Die Abkochung färbt die Haare schwarz. Sie dient als Klystier und als Trank bei Dysenterie, auch als Sitzbad und zur Ausspülung eiterflüssiger Ohren. Die Blätter, mit Essig und Honig umgeschlagen, halten das Überwachsen der Nägel und Gangrän auf. Auch der Saft der trockenen mit Wasser gekochten Blätter, wie das Lykion bis zur Honigkonsistenz eingekocht, wirkt in allen Fällen wie Lykion; aber auch die Frucht leistet dasselbe, indem sie als ein gutes Mittel in Speisen für solche gegeben wird, die an Magen und Dysenterie leiden. Mit Wasser umgeschlagen bewahrt sie Quetschungen, Abschürfungen und blutrünstige Stellen vor Entzündung. Rauheit der Zunge glättet sie mit Honig, stellt auch den weißen Fluß. Hämorrhoiden heilt sie mit fein gestoßener Kohle als Zäpfchen. Der Aufguß davon gelatiniert beim Einkochen, er ist wohl von besserer Wirkung als die Frucht. Er (der Baum) bringt auch ein Gummi hervor, welches zum Schmerzstillen in hohle Zähne gesteckt wird.

Rhus coriaria L. (Anacardiaceae), **Gerbersumach, Essigbaum.** Die Beschreibung der Pflanze ist ziemlich genau. Es ist ein 2–3 m hoher Strauch in den Mittelmeergebieten mit ausgebreiteten Ästen und fünf- bis siebenpaarig gefiederten Blättern. Die linsengroßen Früchte sind schön rot, grauhaarig, mit nierenförmigen Samen.

Früher waren die Blätter und Flüchte officinell. Die sauren Früchte dienen noch heute in der Türkei und in Persien als Zusatz zu den Speisen. Mit den Zweigen und Blättern werden in Spanien die feinen Ledersorten gegerbt.

Cap. 148. **Περὶ Φοίνικος. Dattelpalme.** Die Dattelpalme wächst in Ägypten. Die Frucht wird gesammelt um die Mitte des Herbstes, wenn die Reifezeit den höchsten Punkt erreicht hat, sie ist ähnlich der arabischen Myrobalane, wird aber Poma[1)] genannt. Sie ist von grüner Farbe, im Geschmack ähnlich der Quitte. Wenn man sie aber ausreifen läßt, wird es die Dattel. Sie ist herb, adstringierend und dient mit herbem Wein getrunken gegen Durchfall und Fluß der Frauen. Sie beruhigt auch die Hämorrhoiden und verklebt als Umschlag Wunden. Die (frischen) Datteln[2)] sind mehr zusammenziehend als die trockenen, sie verursachen aber Kopfschmerzen und machen, im Übermaß genossen, trunken. Die trockenen aber helfen denen, die an Blutspeien, am Magen, an Dysenterie und an der Blase leiden, wenn sie fein gestoßen mit Quitten und Weinblüten-Wachssalbe aufgelegt werden, Am besten heilen die Karyotiden[3)], genossen, Rauheit der Luftröhre.

1) Trank, wegen der Saftigkeit. 2) φοιωικοβάλανοι. 3) Nußartige Datteln, eine feinere Sorte.

Phoenix dactylifera L. (Palmae-Phoeniceae), **Dattelpalme.**

Die eigentliche Heimat dieses sehr nützlichen, prachtvollen Baumes, der Dorflinde Arabiens, sind die Langstrecken an der Nord- und Südgrenze der Sahara, ferner Nubien, Oberägypten, Arabien und Persien. Berühmt war Syrien durch seine Datteln; Theophrast (Hist. pl. II 6, 2) rühmt die von Kölesyrien, Galen sagt, die besten kämen von Jericho, hieß doch diese Stadt selbst Palmyra, hebr. Tadmor, die Dattelstadt. Zum vollen Gedeihen bedarf der Baum eines salzhaltigen, feuchten Bodens und der Gluthitze der Wüste. In Griechenland wird er als Zierbaum gezogen, trägt aber keine Früchte, außer (nach Fraas) bei Kalamata, er heißt dort Kurmadia oder Phoinikia, die Früchte heißen Kurmades und Daktyla. In den heißen Gegenden Italiens, z. B. bei Nizza, San Remo, Genua werden reife Früchte erzielt; den Baum nennt man Palma, die Frucht Dattero.

Schon bei den Völkern des grauen Altertums finden wir eine große Vorliebe für den Baum und seine Frucht. Der Stamm lieferte vorzügliches Nutzholz (Theophr. Hist. pl. V 3, 6; V 6, 1), die Blätter wurden zu Flechtwerk, Seilen u. dergl. verwandt (Varro, De re rust. I 22; Plinius XIII 30; XVI 89). Die Früchte lieferten eine wohlschmeckende Speise, dienten auch als Arzneimittel und zur Bereitung des Dattelweins (Talm. Tr. Berach. 65; Plin. XIV 102; Herod. I 194).

Plinius gibt die künstliche Befruchtung der Dattelpalme in ihrer Heimat an, indem die männlichen Blüten, die Wollhaare und der Blütenstaub (pulvis seminis) mit dem weiblichen in Berührung gebracht wurden; ebenso Theophrast (Hist. pl. II 8, 4), er berichtet dann (IV 4, 13) weiter, daß der Genuß der trockenen Datteln in Gedrosia den Erstickungstod herbeiführte.

Plinius unterscheidet nach der Güte der Frucht die königlichen Datteln von Babylon, **Syagren** und **Margariden** (Perlen, wegen der runden Form), die des Südens, die **Sandaliden** (von der Ähnlichkeit mit Sandalen), die **Karyoten**, besonders zur Weinfabrikation geeignet, die **Nikolaen**, weniger saftreich, aber groß, die **Adelphiden** (Geschwister), die **Pateten** (πατητός, zertreten), welche so saftreich sind, daß sie am Baume platzen und wie zertreten aussehen, die **Daktylen**, lang und schlank, die Juden nennen sie **Chydäen**, Ausschuß.

Die heute nach Europa gebrachten Datteln kommen wohl zumeist von der Nordküste Afrikas, von Tunis über Genua oder Marseille.

Cap. 149. **Περὶ φοινίκων θηβαϊκῶν. Thebanische Datteln.** Die Abkochung der thebanischen Datteln lindert die Fieberhitze und stellt mit altem Honigmeth genommen die Kräfte wieder her; auch sie selbst leisten gegessen dasselbe. Es wird aber auch Wein aus ihnen gemacht[1], von derselben Kraft wie die Frucht. Auch die Abkochung derselben für sich allein als Trank oder Gurgelmittel adstringiert und stopft kräftig. Die Dattelkerne werden in einem neuen Topfe wie alles andere gebrannt, dann wäscht man sie, in Wein abgelöscht, ab und gebraucht sie als Ersatz für Spodium zur Verschönerung der Augenlider; wenn sie aber nicht hinreichend gebrannt sind, geschieht dasselbe nochmals. Sie haben zusammenziehende, hautbildende Kraft, die sich bei Bläschen auf den Augen, bei Staphylom[2] und gegen Ausfallen der Augenwimpern zusammen mit Narde wirksam erweist. Mit Wein hemmen sie Fleischwucherungen und bringen Geschwüre zum Vernarben. Am besten eignen sich dazu die aus Ägypten und die von den niedrigen Palmen.

[1] Nach C. Ritter wurde der Dattelwein teils aus dem vom Baume abgezapften Safte gemacht, aber nur wenig, weil er sich auch nicht hielt; meistens wurde und wird er aus Dattelabkochung durch zehn- bis zwölftägige Gährung hergestellt.
[2] Fehler auf der Hornhaut.

Die **thebanische Dattelpalme** ist eine Varietät von *Phoenix dactylifera*, was schon Strabo XVII p. 610 erkennt: »In Theben wächst von allen die beste Dattel … fester ist die tbebanische, aber am wohlschmeckendsten.« Einige halten sie für die Dumpalme, *Hyphaene thebaica* Mart. *Corypha thebaica* L., das κουκιοφόρον, Kukiophoron des Theophrast (Hist. pl. IV 2, 7). Sie unterscheidet sich von Phoenix dactyl. dadurch, daß ihr Stamm sich im Alter von einigen Jahren dichotomisch teilt und daß diese Teilung sich bei den Ästen und Zweigen fortsetzt. Die Frucht ist so groß, daß sie fast eine Hand voll bildet (σχεδὸν χειροπληθές), mehr rund, gelblich, sehr saftreich und süß. Der Kern ist groß und sehr hart, das Holz des Stammes dicht und schwer. Er nennt II 6, 10 eine κόϊξ, die vermutlich mit κουκιοφόρον identisch ist

Aber die niedrige Palme, χαμαίζηλος φοίνιξ des D., ist eine von Phoenix dactyl. vollständig verschiedene Art. Es ist *Chamaerops humilis* L. (χαμαιριφὴς τῶν φοινίκων ἑτερόν τι γένος, Theophr., Hist. pl. II 6, 11), die Zwergpalme, deren Stamm sich kaum über den Boden erhebt. Die Wurzeln und jungen Triebe werden gegessen, die Blätter zu Flechtwerk verwandt. In Sicilien und Spanien ist sie häufig, kommt auch in Italien an sehr warmen Stellen vor.

Cap. 150. **Περὶ φοίωικος ἐλάτης. Blütenscheide der Palme.** Die Palme, welche Einige Elate oder Spatha nennen, ist die Hülle der Frucht der noch blühenden Palme. Die Salbenbereiter gebrauchen sie zum Verdichten der Salben; als die beste gilt die, welche wohlriechend, adstringierend, schwer, geschlossen ist[1)] und innen Fett hat. Sie hat adstringierende, die fressenden Geschwüre aufhaltende Kraft und verhindert eine Erschlaffung der Glieder, wenn sie im fein gestoßenen Zustande Salben und Umschlügen zugemischt wird. Sie hilft auch bei Hypochondrie, schwachem Magen und Leberkrankheiten, wenn sie den geeigneten Umschlägen zugesetzt wird. Ihre Abkochung, dauernd eingerieben, färbt die Haare schwarz; getrunken ist sie bei Nieren- und Unterleibskrankheiten gut, hemmt auch Bauch- und Gebärmutterfluß. Mit Harz und Wachs weich aufgelegt und zwanzig Tage liegen gelassen, heilt sie die Krätze. Die von ihr eingeschlossene Frucht wird auch Elate, von einigen Borassos[2)] genannt. Diese ist auch zusammenziehend und leistet dasselbe wie die Spatha, bis auf die Verwendung zu den Salben, Auch das weiße Mark des Stammes, sowohl frisch genossen wie auch gekocht, wirkt in derselben Weise wie der Borassos.

[1)] μεμυκυῖα, die geschlossen ist und sich öffnen will. [2)] SPRENGEL leitet nach SALMASIUS den Namen vom arabischen Bosr, welcher unreife Datteln bezeichnet, ab, entsprechend dem hebr. בסר, unreife Traube. Vgl. über Elate Cap. 54.

Cap. 151. **Περὶ Ῥόας. Granatapfel.** Jede Art Granatapfel ist wohlschmeckend, dem Magen bekömmlich, nicht nahrhaft. Von ihnen ist indes der süße dem Magen zuträglicher, indem er eine gewisse Wärme erzeugt und Blähungen verursacht[1)], weshalb er für Fiebernde unbrauchbar ist. Der saure dagegen hilft dem erhitzten Magen, ist auch zusammenziehender und mehr urintreibend, aber unangenehm für den Gaumen und astringierend, der weinartige[2)] hat mittlere Kraft, Der Kern[3)] des sauren, in der Sonne getrocknet, auf die Gemüse gestreut und damit gekocht hilft gegen Magen- und Bauchfluß. In Regenwasser mazeriert ist er, innerlich genommen, gegen Blutspeien nützlich und eignet sich zu Sitzbädern für die an Dysenterie und Gicht Leidenden. Das aus dem Kern Gepreßte mit Honig gemischt findet gute Anwendung gegen Geschwüre im Munde, an der Scham und am After, sowie gegen Überwachsen der Fingernägel, gegen fressende Geschwüre und Wucherungen, gegen Ohren- und Nasenleiden, besonders das aus dem sauren (Kern Gepreßte).

[1] So die wörtliche Übersetzung von τούτων μέντοι ἡ γλυκεῖα εὐστομαχωτέρα θερμασίαν ποσὴν γεννῶσα etc. Hier widerspricht sich der Text offenbar; entweder muß das von SPRENGEL eingeklammerte εὐστομαχωτέρα wegfallen oder, wie CORNARIUS will, ἧττον εὐστόμαχος, dem Magen weniger zuträglich, gelesen werden. [2] d. h. der weinartig schmeckende. Auch Plinius XXIII 106 unterscheidet hauptsächlich drei Sorten, den weniger tauglichen süßen (Apyrena, den Kernlosen), den nützlichen sauren und den in der Mitte stehenden weinartigen. [3] πυρήν ist hier nicht der bloße Samenkern, sondern die ganze Beerenfrucht ohne die Schale. Die Samen sind nämlich sehr zahlreich und liegen in einer fleischigen Hülle dicht beisammen, so daß sie den Raum der Frucht ganz ausfüllen.

Der Granatapfel, die Frucht von *Punica Granatum* L. (Punicaceae). Heimisch ist der kleine Baum oder Strauch im Orient, wird aber seiner schönen, blendend roten Blüten und der Früchte wegen in Südeuropa kultiviert, ist auch eine beliebte Zierpflanze unserer Gewächshäuser. Die Frucht ist eine 8–15 cm große, vom bleibenden Kelch gekrönte Beere mit grünlichgelber oder roter Schale. Der Baum war der Juno heilig. Früher gebrauchte man die Rinde der Frucht, Cort. Granator, sive Psidii, Malicorium, die Blüten, Flores Balausticorum vel Granatorum, als Adstringentien und die Rinde, Cort. Granati; jetzt ist nur noch die letztere als Bandwurmmittel officinell.

Cap. 152. **Περὶ κυτίνων. Granatblüte.** Die Blüten desselben, (des Granatbaumes), welche auch Kytinoi genannt werden, sind gleichfalls adstringierend, austrocknend und stopfend, sie verkleben auch blutige Wunden und wirken in allen Fällen wie der Granatbaum. Die Abkochung davon ist ein Mundwasser bei schwammig gewordenem Zahnfleisch und gelockerten Zähnen, verklebt auch als Kataplasma Darmbrüche. Einige berichten, daß man nach dem Genuß von drei selbst sehr kleinen Kytinoi das ganze Jahr hindurch nicht an den Augen leide. Der Saft wird daraus gemacht wie aus Hypokistis.

Kytinos, κύτινος, ist eigentlich der Kelch der Granatblüte; er ist glänzend, dunkelscharlachrot und hat 5–8 dicke, fleischig-lederige, eiförmige oder halblanzettfömige, an der Spitze in ein fleischiges Höckerchen endigende Zipfel. Die Kronenblätter sind verkehrt-eiförmig, etwas faltig und gleichfalls scharlachrot, selten weiß oder gefleckt. So sagt Theophrast (De caus. pl. I 14, 4): ἐν γὰρ τῷ κυτίνῳ τὸ ἄνθος, denn die Blüte sitzt in dem Kytinos. Er wird aber auch für die ganze Blüte genommen, denn es heißt beim Nikander-Scholiasten: κύτινόν φασι τὸ ἄνθος τῆς ῥοιᾶς, man nennt die Blüte des Granatbaumes Kytinos. Plinius XXIII 110 nennt Cytinus die Blütenknospe, primus pomi hujus partus florere incipientis und erzählt dieselbe Wunderwirkung auf die Augen. D. versteht gleichfalls unter κύτινος die Blüte, aber die des kultivierten Granatbaumes, die des wilden nennt er Balaustion, βαλαύστιον.

Cap. 153. **Περὶ σιδίων. Granatrinde.** Auch die Rinde der Granate, welche einige Sidion nennen, hat adstringierende Kraft und wirkt gleichfalls gegen alles das, wogegen die Granatäpfel angewandt werden. Die Abkochung der Wurzeln treibt, getrunken, den Bandwurm aus und tötet ihn.

Die Rinde enthält nach REMBAL Granatgerbsäure, und eine zweite, vielleicht der Gallusgerbsäure identische Gerbsäure. Ihre wurmtreibende Wirkung beruht auf dem Gehalte von vier Alkaloiden (4–6%), dem **Pelletierin, Pseudopelletierin, Isopelletierin** und **Methylpelletierin**.

Cap. 154. **Περὶ βαλαυστίων. Balaustion.** Balaustion ist die Blüte des wilden Granatbaumes. Es gibt deren mehrere Arten, denn man findet das weiße, das feuerrote und das rosafarbige. Es gleicht dem Kytinos des (zahmen) Granatbaumes und wird zur Saftgewinnung benutzt wie die Hypokistis. Es hat adstringierende Kraft und wirkt gegen alles, wogegen die Hypokistis und der Kytinos dienen.

Plinius XIII 113 nennt auch die Blüte des Granatbaumes Balaustium, XXIII 112 sagt er: »In diesem cytinus selbst brechen, bevor die Frucht selbst hervortritt, kleine Blüten hervor, welche wir Balaustium nennen.« Er meint aber den kultivierten Baum, denn etwas weiter heißt es: »Es gibt auch einen wilden Granatbaum, der jenem ähnlich ist.«

Cap. 155. **Περὶ Μυρσίνης. Myrte.** Die gebaute Myrte, die schwarze, ist zum arzneilichen Gebrauche geeigneter als die weiße und bei der wieder die bergige, doch hat sie eine weniger kräftige Frucht. Ihre und der Frucht Kraft ist adstringierend. Frisch und trocken wird die Frucht als Speise denen gereicht, welche an Blutspeien und Blasenreiz leiden. Dasselbe wirkt aber der aus den frischen Myrtenbeeren gepreßte Saft, welcher dem Magen wohltuend und harntreibend ist. Mit Wein nützt er auch denen, die von der giftigen Spinne gebissen und vom Skorpion gestochen sind. Die Abkochung der Früchte färbt das Haar. Mit Wein gekocht und als Umschlag angewandt heilt sie

Geschwüre an den Extremitäten. Mit fein gesiebtem Graupenmehl als Umschlag lindert sie die Augenentzündungen und wird auch gegen Gaisauge[1] aufgelegt. Auch der daraus (aus der Myrte) bereitete Wein, wobei die Frucht ausgepreßt und (die Flüssigkeit) etwas eingekocht wird – denn der nicht auf diese Weise bereitete wird sauer – wirkt, vorher getrunken, gegen den Rausch, er wirkt gegen dasselbe wie die Frucht. Er eignet sich zu Sitzbädern bei Mutter- und Mastdarmvorfall, auch bei Gicht, er vertreibt Grind, Schorf und Ausschlag und hemmt das Ausfallen der Haare. Er wird auch Fetten[2] zugemischt, geradeso wie auch das aus ihren (der Myrte) Blättern hergestellte Öl. Auch die Abkochung der Blätter ist gut zu Sitzbädern, sie wird auch bei erschlafften und zerbrochenen noch nicht verknorpelten[3] Gliedern als Bähung benutzt. Weiter entfernt sie weiße Hautflecken, wird bei eiterflüssigen Ohren eingegossen und dient zum Schwarzfärben der Haare. Der aus ihnen bereitete Saft tut aber dasselbe. Die fein gestoßenen Blätter selbst mit Wasser sind als Umschlag ein gutes Mittel für nasse Geschwüre und alle von Flüssen befallenen Teile, auch für Magenkranke; mit unreifem Olivenöl oder etwas Rosenöl und Wein gemischt (helfen sie) gar bei Bläschen- und roseartigen Geschwüren, ferner bei Entzündung der Hoden, Epinyktis und Condylomen. Trocken aber fein gestoßen werden sie bei Nebennägeln und übergewachsenen Nägeln, bei sehr feuchten Achseln und Sehenkeln mit Erfolg aufgestreut, halten auch den Schweiß Herzleidender zurück. Ferner heilen sie gebrannt oder ungebrannt mit Wachssalbe Verbrennungen durch Feuer, Pterygium und Paronychie. Der Saft wird aus den Blättern gewonnen, indem alter Wein oder Regenwasser darüber gegossen und dann ausgepreßt wird. Von ihm wird aber Gebrauch gemacht, wenn er frisch ist, denn der eingetrocknete schimmelt und wird kraftlos.

[1] αἰγίλωψ, Tränensackleiden. [2] d. h. Salben. [3] Durch Callusbildung.

Die **Myrte**, *Myrtus communis* L. (Myrtaceae), ist ein in den Mittelmeerländern wild wachsender, bis zu 2 m hoher Strauch, dessen Blätter und Früchte, Folia et Baccae Myrti, früher officinell waren. Er wird auch kultiviert und diesen meint D. (μυρσίνη ἥμερος). Bei uns in den nördlichen Gegenden ist die Myrte eine beliebte Topfpflanze.

Die Myrte war der Venus geweiht Plinius XV 120 schreibt: »Die Ehe und dieser Baum stehen unter dem Schutze der Venus. In Rom wurde die Myrte sehr geschätzt, es gab nach Plinius einen Altar der Venus Myrtea. Auch bei uns besteht heute noch der Brautkranz aus Myrtenzweigen.

Ehe man den Pfeffer in Rom kannte, vertraten die Myrtenbeeren seine Stelle (Plin. XV 118).

Bei den Gastmählern trug man Myrtenkränze, um den Rausch zu hemmen (Athen. Deipn. 17). Die Ovationskrone der Feldherren war aus Myrtenzweigen geflochten (Gellius, Noct. attic. 6, bei LENZ S, 165 u. 174).

Plinius teilt, wie D., die Myrten ein nach der Farbe der Frucht in schwarze und weiße und nach der Größe der Blätter in zahme und wilde.

Die Früchte bilden rundlich-ovale, schwammig-fleischige, schwärzliche und ins Bläuliche übergehende, zwei- bis dreifächerige Beeren mit 4–5 weißen Samen in jedem Fache.

Cap. 156. **Περὶ Μυρτιδάνου. Myrtidanon.** Das sogen. Myrtidanon ist ein ungleichartiger, welliger und einfarbiger Auswuchs am Stamme der Myrte, wie wenn Hände ihn umfassen. Es adstringiert stärker als die Myrte; gestoßen und mit herbem Wein gemischt wird es zu Zeltchen geformt, im Schatten getrocknet und aufbewahrt. Es ist wirksamer als die Frucht und das Blatt, wenn es zu Wachssalbe und Zäpfchen, Sitzbädern und Kataplasmen zugemischt wird, welche adstringieren sollen.

Das Myrtidanon bat bei verschiedenen Schriftstellern eine verschiedene Bedeutung. Bei den Hippokratikern (De morb. mul.) ist es ein adstringierendes Mittel bei Uterusleiden; I 56 heißt es: τὸ ἰνδικὸν ὃ καλεοῦσι οἱ Πέρσαι πέπερι καὶ ἐν τούτῳ ἔνι στρογγύλον, ὃ καλέουσι μυρτίδανον; danach wäre es der schwarze Pfeffer oder, wie FOESIUS will, die Frucht einer indischen Pfefferart, die am ehesten auf die Cubeben bezogen werden könnte. An anderer Stelle (De morb. mul. II 84) wird aber der Strauch selbst so genannt, κλωνία μυρτιδάνου δύω ἢ τρία.

Bei Plinius XIV 104 ist es der Myrtenwein. FRAAS sagt, es ist ein häufiger Rindenauswuchs mit lockerem Zellgewebe; also nicht das, was man sonst Maserwuchs nennt.

Cap. 157. **Περὶ Κερασίων. Kirschen.** Die Kirschen, selbst auch frisch genommen, machen offenen Leib, trocken aber stellen sie den Stuhlgang. Das Kirschengummi mit einem gemischten Trank[1] genommen heilt chronischen Husten, macht eine gesunde Farbe, scharfes Gesicht und Appetit. Mit Wein getrunken, ist es denen gut, die an Blasensteinen leiden.

[1] Wahrscheinlich eine Mischung von Wein mit Wasser.

κερασία, *Prunus avium* L., **Vogelkirsche**, *Prunus Cerasus* L., **Sauerkirsche** (Rosaceae-Prunoideae), kommen wild in Griechenland, ja in ganz Europa vor, die edleren Sorten sind kultiviert und nach Plinius XV 102 erst durch Lucullus 680 nach Erbauung der Stadt aus Asien hergebracht. Die Früchte von Pr. Cerasus mit den blausäurehaltigen Kernen sind noch jetzt officinell, die Stiele, Stipites Cerasorum, sind ein Volksmittel.

Cap. 158. **Περὶ Κερατίων. Johannisbrotfrucht.** Die frischen Johannisbrotschoten genossen bekommen dem Magen schlecht und öffnen den Leib; getrocknet hemmen sie den Stuhlgang, sind dem Magen zuträglicher und urintreibend, vorzüglich wenn sie ohne die harten Teile[1)] gegessen werden.

[1)] στέμφυλα, eigentlich die Trester der Weintrauben und Oliven, sind hier die Kerne und häutigen Teile.

κερατεία, – κερωνία bei Theophrast (Hist. pl. I 11, 2) – ist *Ceratonia Siliqua* L. (Leguminosae-Papilionaceae), der **Johannisbrotbaum**, bei Columella heißt er auch Siliqua graeca. Er wächst in Griechenland wild, in Italien wird er kultiviert. Die bis zu 10 cm langen Blütenrispen sind purpurrot und entspringen aus der Blattachsel, häufig aus den Ästen oder dem Stamme, daher sagt Theophrast (Hist. pl. IV 2, 4), er treibe die meisten Früchte aus dem Stamme. Die bis 20 cm langen und bis 4 cm breiten, braunen, lederigen, oft gekrümmten Hülsen haben zwischen dem Endo- und Ectocarpium eine süßliche, trockenmarkige Fleischschicht mit zahlreichen braunen, steinharten Samen in lederhäutigen Fächern. Sie dienten früher und vereinzelt noch jetzt als Bestandteil von Teemischungen.

Das κεράτιον, der Same, war die Bezeichnung für eines der kleinsten Gewichte, etwa = 0,189 g, gleich 4 Weizenkörnern.

Cap. 159. **Περὶ Μηλέας. Apfelbaum.** Die Blätter, Blüten und Zweige von jeglichem Apfelbaum, um meisten von der Quitte, adstringieren. Auch die unreife Frucht erweist sich zusammenziehend, die ausgereifte aber nicht in gleichem Grade. Die im Frühjahr anreifenden Äpfel sind Galle erzeugend, dem ganzen Nervensystem schädlich, sie verursachen Blähungen.

Pirus Malus L. (Rosaceae-Pomoideae), **Apfelbaum**, ist in Griechenland selten wild und wird auch wenig, und zwar nur in Frühsorten kultiviert. In Italien ist er gleichfalls wild mit sehr sauren Früchten, aber nur in nördlichen Gegenden; der zahme wird in vielen Sorten gezogen.

Plinius XV 52 wendet ihm große Aufmerksamkeit zu, er sagt, die wilden hätten so viel Säure, daß sie die Schärfe des Schwertes stumpf machten, zählt dann eine Menge Sorten auf und gibt Vorschriften für die Kultur des Baumes, für die Aufbewahrung der Äpfel und die Bereitung des Apfelweins.

Cap. 160. **Περὶ Κυδωνίων μήλων. Quittenäpfel.** Die Quittenäpfel sind dem Magen wohlbekömmlich, harntreibend, gebraten werden sie milder, denen dienlich, die an Magen, Dysenterie, Blutspeien und Cholera leiden, vorzüglich aber roh. Auch der Aufguß davon ist denen als Trank zu empfehlen, die Magen- und Bauchfluß haben. Der Saft der rohen eingenommen hilft denen, die an Orthopnöe leiden, die Abkochung als Injektion bei Mastdarm- und Gebärmuttervorfall. Die mit Honig eingemachten sind gleichfalls haintreibend. Der Honig aber nimmt dieselbe Wirkung in sich auf, denn er wird stopfend und adstringierend. Die mit dem Honig gekochten sind gut für den Magen und wohlschmeckend, aber weniger stopfend. Die rohen werden zu Kataplasmen gemischt zum Stopfen des Durchfalls, gegen krampfhafte Bewegung und Hitze des Magens, bei schwärenden Brüsten, bei Leberverhärtung und Condylomen. Es wird auch aus ihnen, nachdem sie zerstoßen und ausgepreßt sind, Wein gemacht, wobei der Haltbarkeit wegen zu 16 Xestes Saft 1 Xestes Honig gegeben wird, weil er sonst sauer wird. Er ist ein gutes Mittel in allen bereits angeführten Fällen. Auch ein Salböl, das sogen. Melinon wird aus ihnen bereitet, man gebraucht dasselbe, falls man etwa eines adstringierenden Öles bedarf. Man muß aber die richtigen aussuchen, diese sind klein, rund und ganz wohlriechend; dagegen sind die sogen. Sperlingsquitten und die großen weniger tauglich. Die Blüten, sowohl trocken als frisch, eignen sich zu Kataplasmen, da sie von Nutzen sind zum Adstringieren und bei Augenentzündungen. Gegen Blutsturz, Bauchfluß und übermäßige Menstruation sind sie mit Wein getrunken ein gutes Mittel.

Pirus Cydonia L. (Rosaceae-Pomoideae), **Quittenbaum**. Die Quitte fand ehemals eine ausgedehnte Anwendung in der Medizin (vgl. Plin. XV 100), aus unserem Arzneischatze sind die Früchte verschwunden bis auf die Samen, Sem. Cydoniae, welche zur Bereitung eines Schleimes noch ab und zu gebraucht werden.

Plinius XV 37 nennt mehrere Sorten, die Goldquitte, die weißere inländische mit herrlichem Geruch und die neapolitanische, von der eine Sorte die Sperlingsäpfel (Struthea, von στρούθος, Sperling) oder Birnquitten sind, klein, aber mit durchdringendem Geruch; sie bildeten das Parfüm der Herrenzimmer.

Cap. 161. **Περὶ Μελιμήλων. Honigäpfel.** Die Honigäpfel erweichen den Bauch und treiben die (Tiere) Würmer aus. Sie sind dem Magen schädlich und verursachen Hitze. Von einigen werden sie Süßäpfel genannt.

Es sind nach Fraas die noch jetzt in Gebirgen Griechenlands oft verwilderten Sommer- oder Kornäpfel. Plinius XV 51 nennt sie Mustea (Mostäpfel), quae nunc Melimela dicuntur a sapore melleo.

Cap. 162. **Περὶ Ἠπειρωτικῶν μήλων. Epirotische Äpfel.** Die sogen. epirotischen Äpfel, in römischer Sprache Orbiculata[1)], sind dem Magen wohlbekömmlich, hemmen den Durchfall, befördern den Urin, sind jedoch von schwächerer Kraft als die Quitten.

[1] Kugeläpfel.

Nach Plinius XV 51 haben sie den Namen daher, daß sie zuerst in Epirus gefunden wurden. Sie sind eine der vielen den Alten, besonders den Römern bekannten Spielarten.

Cap. 163. **Περὶ Ἀγριομήλων. Wilde Äpfel.** Die wilden Äpfel sind den Frühlingsäpfeln ähnlich, adstringierend. Man muß aber, wo man sie als Adstringens gebraucht, allemal die unreiferen wählen.

Fraas rechnet sie unter die Honigäpfel und sagt, sie wären wild selten, nur in höheren Gebirgen, auch würden sie sehr wenig kultiviert wegen des schweren Gedeihens der Frühsorten; sie heißen heute noch ἄγρια μηλεά.

Cap. 164. **Περὶ Περσικῶν μήλων. Pfirsiche.** Die Pfirsiche sind im reifen Zustande gut für den Magen und Bauch, die unreifen aber verstopfen den Leib, durch das Trocknen werden sie aber noch stopfender. Die Abkochung derselben, wenn sie getrocknet sind, eingenommen hilft dem vom Flusse befallenen Magen und Bauche.

Prunus oder *Amygdalus persica* L. (Rosaceae-Prunoideae), **Pfirsichbaum**, stammt nach dem Zeugnisse der alten Schriftsteller (Theophr., Hist. pl. IV 4. 2; Plin. XV 4) aus Persien, wird aber in Griechenland mit vorzüglichem Erfolg kultiviert und in Italien in vielen Varietäten gezogen. Auch in den nördlicheren Gegenden bringt er bei geeigneter Pflege reife Früchte.

Cap. 165. **Περὶ Ἀρμενιακῶν. Armenische Äpfel.** Die kleineren, welche armenische, bei den Römern Praecocia[1] genannt werden, sind dem Magen bekömmlicher als die vorher genannten.

[1] Frühreif, weil sie nach Plinius XV 40 im Sommer reif werden.

Prunus armeniaca L. (Rosaceae-Prunoideae), **Aprikose**. Ihre Heimat ist Armenien (Plin. XV 41), sie wird in Griechenland kultiviert, kommt nach Fraas dort aber auch wild vor. In Italien wird sie gleichfalls gebaut. Die späteren Griechen nannten den Baum βεβρίκοκκον (von der Fülle der Früchte), woraus das Abricocco der Italiener, das Abricot der Franzosen und endlich unser Aprikose entstand.

Cap. 166. **Περὶ Μηδικῶν. Medische Äpfel.** Die medischen oder persischen Äpfel oder die Kedromelen, die Citria der Römer, sind allbekannt. Es ist nämlich ein Baum, welcher das ganze Jahr kurz nach einander Früchte trägt. Die Frucht selbst ist länglich, runzelig, goldfarben, scharf wohlriechend und hat einen der Birne ähnlichen Samen. In Wein getrunken hat sie die Kraft, tödlichen Giften entgegenzuwirken und den Stuhlgang anzuregen. Die Abkochung dient als Mundwasser zum Wohlgeruch des Mundes. Ihr Saft wird von den Frauen gegen Ekel[1)] gern genommen. Sie soll auch, in die Schränke gelegt, Kleider vor (Motten-)Fraß bewahren.

[1)] κίσσα ist auch das bei schwangeren Frauen häufige Verlangen nach gewissen, oft ungewöhnlichen Speisen und Getränken.

D. stellt hier die drei Arten als synonym neben einander.

Theophrast (Hist. pl. IV 4, 2) redet nur von zweien oder vielmehr nur von einer Art, dem medischen oder persischen Apfel; die Beschreibung stimmt im Ganzen mit der des D., der Baum hat ein Blatt wie Andrachle (*Arbutus Andrachne* L.), Dornen wie der Birnbaum und Oxyakanthos. Der Apfel ist nicht eßbar, schützt aber die Kleider vor Motten usw. Plinius XII 14 nennt den Baum Malus assyrica aut medica, er hat jederzeit reife und unreife Früchte zugleich, sie sind aber nicht eßbar. XIII 103 sagt er: Ein anderer Baum, Citrus, trägt einen Apfel, von einigen wegen des Geruches und der Bitterheit verschmäht, von anderen gesucht, er dient als Schmuck der Häuser, (die Zitrone). XVI 107 und XXIII 88 nennt er die Frucht Citreum und das daraus gewonnene Öl Oleum citreum und gibt XV 47 an, daß sie von den Griechen nach dem Vaterlande armenische Äpfel genannt werden.

Galen (De alim. fac. II 37) nennt den medischen Apfel κίτριον. Die Frucht besteht aus dem sauren mittleren Teile, dem fleischigen, um den sauren herumliegenden, und aus der gewürzhaften, wohlriechenden Schale. – Die mystischen Äpfel der Hesperiden werden (Athen. Deipn. III 23 sqq.) mit den Früchten in Beziehung gebracht, es heißt dort, Jula, der König von Mauretanien sage, die κίτρια würden in Afrika Hesperidenäpfel, μῆλα Ἑσπερικά genannt, es seien die goldenen Äpfel gewesen, welche Herkules nach Griechenland gebracht habe.

Wir haben es mit einer Orangen- (Citrus-)Art zu tun. Fraas spricht sich für *Citrus decumana* L. (Aurantiaceae), die **Pompelnuß** aus, und nicht für *Citrus medica* L., die **Zitrone**, und *Citrus Aurantium* L., die **Pomeranze**, weil 1. das Vaterland der letzteren Nordafrika, das von C. decum. der Orient sei (auch Citr. med. und Aurant. dürften ihre Urheimath in Asien haben); 2. der alte Name κίτρια für Citr. decum. sich in Griechenland bis jetzt erhalten habe, während die Zitronen λιμόνια und die Orangen πορτογάλια heißen; ebenso 3. der von den Alten angegebene Gebrauch; 4. weil die Beschreibung des Theophrast und D. auf den Baum und die »längliche, runzelige« Frucht am besten passe; 5. weil jedenfalls das saure Fruchtfleisch der Zitrone, falls diese gemeint sei, Erwähnung gefunden haben würde.

Citrus decumana, ein in Ostindien einheimischer Baum, ist dem Pomeranzenbaum ähnlich, aber weniger regelmäßig gebaut. Die Blätter sind sehr breit, meist gefaltet und verkrüppelt mit stark geflügelten Blattstielen, die Blüten bilden kurze, aufrechte steife Trauben mit oft nur vier fast gleich breiten, gefurchten, dicken, weißen Blütenblättern, die stark nach Orangenöl duften. Die Frucht (Adams- oder Paradiesapfel) ist meist etwas birnförmig, blaßgelb, dickschalig, saftreich und wohlschmeckend (nach anderen ungenießbar), und erreicht eine ansehnliche Größe.

Cap. 167. **Περὶ Ἀπίου. Birne.** Es gibt viele Arten Birnen, sämtlich sind sie adstringierend, daher eignen sie sich zu verteilenden Umschlägen. Die Abkochung derselben im getrockneten Zustande, sie selbst auch roh genossen, stellen den Durchfall; den Nüchternen aber schadet der Genuß.

Pirus communis L. (Rosaceae-Pomoideae), **Birne**. D. meint hier die kultivierte, ἄπιος. Sie wurde und wird in Griechenland wegen des trockenen Klimas nicht viel gebaut, weil sich die bekannten Sklerenchymkörper in der Nähe des Samengehäuses zu stark bilden (Potonié hält dieselben für Rudimente einer bei den Vorfahren derselben vorhanden gewesenen Steinhülle zum Schutze der Samen). In Rom dagegen kannte man viele Arten, Plinius XV 53 zählt gegen dreißig auf, doch hält er die von dem kimmerischen Bosporus (die Meerenge zwischen Kaffa und Theodosia) kommenden für die ausgezeichnetsten.

Cap. 168. **Περὶ Ἀχράδος. Wilder Birnbaum.** Eine Art des wilden Birnbaumes ist die Achras, welche langsam reif wird. Sie hat mehr adstringierende Kraft als die zahme Birne, daher ist sie für dieselben Zwecke geeignet. Aber auch ihre Blätter adstringieren. Die Asche des Holzes aber hilft kräftig bei Vergiftungen durch Pilze. Einige behaupten auch, daß, wenn man die wilden Birnen mit Pilzen zusammen koche, diese unschädlich würden.

Bei Theophrast (Hist. pl. II 5, 6) heißt der wilde Birnbaum ὄγχνη (Onchne), bei Plinius XXIII 116 Pirus silvestris, die Holzbirne; ihre Anwendung wird übereinstimmend mit D. angegeben.

Cap. 169. **Περὶ Μεσπίλων. Mispel.** Der Mispelbaum, welcher von einigen Aronia genannt wird, ist dornig, den Blättern nach ähnlich der Oxyakantha und trägt eine einem kleinen Apfel ähnliche süße Frucht, welche im Innern drei Knöchelchen[1] hat. Einige nennen sie davon auch Trikokkos, sie wird langsam reif. Genossen adstringiert sie, ist aber dem Magen wohlbekömmlich und hemmt den Durchfall.

[1] Die drei steinharten Samen.

Crataegus tanacetifolia Pers. (vielleicht auch *Mespilus Azarolus* Smith, *Crataegus Azarolla* Grieseb.) (Rosaceae-Prunoideae), **Schwarzer Hagedorn**.

Cap. 170. **Περὶ ἑτέρου Μεσπίλου. Die andere Mispel.** Es gibt noch eine zweite, in Italien wachsende Mispelart, welche einige Epimelis, andere Setanion nennen. Es ist ein dem Apfelbaum ähnlicher Baum, auch betreffs der Blätter, nur daß er kleiner ist. Er bringt auch eine Frucht, und zwar ist diese rund, eßbar, hat einen platten Boden, adstringiert etwas und reift langsam.

Mespilus germanica L. (Rosaceae-Pomoideae), **Gemeine Mispel**.

Theophrast (Hist. pl. III 12, 5) hat drei Arten, die Bewohner des Ida unterscheiden sie als Anthedon (ἀνθηδών, die Blumenleserin, die Biene), Sataneios (σατάνειος, die Feindliche) und Anthedonoeides (ἀνθηδονοειδής, die Anthedonartige). Ihm folgt Plinius XV 84 wörtlich, die letztere nennt er auch noch die gallische and die zweite wie D. Setania.

Die Anthedon des Theophrast könnte als die erste des D. (*Crataeg. tanacetif.*) angesprochen werden, während die Beschreibung der Sataneios auf *Mespilus communis* paßt. Die Anthedonartige wird für *Sorbus Chamaemespilus* Cr., Kleine Eberesche, gehalten. Die Mispel kommt in Griechenland nur angebaut vor, während der schwarze Hagedorn dort und in Italien wild wächst.

Cap. 171. **Περὶ Λωτοῦ.** Lotos. Der Lotosbaum ist ein ziemlich großes Gewächs. Eine Frucht trägt er, die größer als der Pfeffer, süß, eßbar, dem Magen wohlbekömmlich ist und den Durchfall stellt. Die Abkochung der Spähne des Holzes hilft als Trank oder als Klystier Dysenteriekranken und an Fluß leidenden Frauen. Sie färbt auch die Haare gelb und hemmt deren Ausfall.

Der Ausdruck Lotos, λωτός, hat bei den alten Griechen eine mehrfache Bedeutung, es ist der Name für einen Baum, einen Strauch und für ein Kraut, für die ganze Gattung Trifolium.

Hier ist es wohl *Celtis australis* L. (Ulmaceae), **Zürgelbaum**.

Bei Theophrast (Hist. pl. IV 3, 1 sqq.) ist es ohne Zweifel der in Libyen häufig wachsende schöne Baum mit dunklem Holze, etwas kleiner als der Apfelbaum mit vielen eßbaren Früchten, welche wie bei der Myrte dicht an den Zweigen stehen. Er kennt aber mehrere Arten, die sich durch die Früchte unterscheiden; keinesfalls ist es der Lotos der Lotephagen, wenngleich die Frucht ähnlich ist (De caus. pl. IV 6, 9). Plinius XIII 104 berichtet, der Lotus wachse in Afrika als ein ansehnlicher Baum, der Celtis heiße und in Italien auch vorkomme, er sei aber durch den Boden verändert; weiter beschreibt er wie Theophrast, verwechselt aber dann mit dem Lotos Ägyptens. Polybius (Athen. XIV 65) beschreibt die Frucht so groß wie eine Olive, süß, im Geschmack der Feige oder Dattel ähnlich, der daraus bereitete Wein ist nicht haltbar.

Celtis australis ist ein kleiner Baum des Orients, Afrikas und des tieferen Südens mit ungleichen, ei-lanzettlichen, zugespitzten, scharf gesägten, oberseits rauh-, unterseits weichhaarigen Blättern. Die fünfteilige Blüte ist oft nur vierteilig, eine Traube oder Rispe, die Frucht eine rundliche Steinfrucht.

Cap. 172. **Περὶ Κρανίας. Kornelkirsche.** Die Kornelkirsche ist ein fester Baum und trägt eine Frucht wie der Ölbaum, länglich, zuerst grün, dann wachsfarbig und schließlich bei der Reife rot, eßbar, adstringierend, sie wirkt wohltätig bei Bauchfluß und Dysenterie. Sie wird auch zum Kochen und zum Essen mitverwandt; auch wird sie eingemacht wie die Olive. Die aus dem brennenden grünen Holze austretende Flüssigkeit eignet sich sehr zum Einreiben gegen Flechten.

Cornus mascula L. (Cornaceae), **Kornelkirsche, Gemeiner Hartriegel**.

Theophrast (Hist. pl. III 12, 1) beschreibt den baumartigen Strauch sehr genau; der männliche, sagt er, habe kein Mark, darum sei das Holz so fest, der weibliche besitze Mark, werde darum hohl und sei nicht zu Wurfspeeren tauglich, die Frucht habe einen der Olive ähnlichen süßen und wohlriechenden Kern. Ebenso schreibt Plinius XVI 105: man finde selten eine so große Verschiedenheit zwischen der männlichen und weiblichen Pflanze wie beim Cornus, da die letztere herbe und durchaus ungenießbare Beeren trage und ein schwammiges, nutzloses Holz habe.

Cap. 173. **Περὶ Οὔων. Speierlingsfrucht.** Die apfelartigen, noch nicht reifen Früchte werden, wenn sie zerschnitten und an der Sonne getrocknet werden, so, daß sie gegessen den Durchfall hemmen. Das aus ihnen durch Mahlen gewonnene Mehl, wenn es statt Gerstenmehl genommen wird, sowie die Abkochung derselben leisten dasselbe.

Sorbus domestica L. (Rosaceae-Pomoideae), **Speierling**, war in Griechenland wild und kultiviert. Theophrast (Hist. pl. III 12, 7) beschreibt ihn ausführlich in zwei Arten, einen männlichen und einen weiblichen, einen mit länglichen und einen mit runden, süßen und wohlriechenden Früchten, sagt aber (De caus. pl. III 1, 4), daß die Frucht des kultivierten wohl süßer, dagegen weniger wohlriechend sei; der Speierling gehöre zu den Bäumen, welche durch die Kultur einbüßten.

Plinius XV 85 unterscheidet vier Arten: **rotunditas mali** (apfelrund, die beste Sorte), **turbinatio piri** (kreiselförmig wie die Birne), **ovata species** (eiförmig) und **torminale** (Grimmbeere oder Elzbeerbaum, *Crataegus torminalis* L.), nur für arzneiliche Verwendung; er sieht den drei ersten Arten auch gar nicht ähnlich, hat die kleinsten Früchte und trägt beständig. Die Früchte mußten wie die Mispeln, um genießbar zu werden, erst liegen und teigig werden.

Der Baum ist der Eberesche sehr ähnlich, aber viel stärker und höher. Die Blätter sind Unterseite stärker zottig und haben einen nicht unangenehmen Geruch. Die Knospen sind kahl, klebrig. Die Doldentrauben tragen viel weniger Blüten, weil diese fast dreimal so groß sind. Die Früchte sind meist birnförmig, oft auch mehr rundlich, grünlichgelb, auf einer Seite rot, drei- bis fünffächerig. Im südlichen Europa.

Cap. 174. **Περὶ Κοκκυμηλέας. Pflaumenbaum.** Der Pflaumenbaum ist ein bekannter Baum, dessen Frucht eßbar, dem Magen schlecht bekömmlich ist und den Bauch erweicht, die getrocknete Frucht der syrischen und besonders der in Damaskus wachsenden ist dem Magen sehr zuträglich und stellt den Durchfall. Die in Wein bereitete Abkochung der Blätter beseitigt als Gurgelwasser Affektionen des Zäpfchens, des Zahnfleisches und der Mandeln. Dasselbe bewirkt aber auch die reife getrocknete Frucht der wilden Pflaume; denn mit eingekochtem Most gesotten wird sie dem Magen wohltuender und den Durchfall mehr hemmend. Das Gummi des Pflaumenbaumes hat die Eigenschaft, zu verkleben und, mit Wein genommen, den Stein zu zertrümmern. Mit Essig aber eingerieben heilt es die Flechte bei den Kindern.

Theophrast (Hist. pl. IV 2, 10) redet eigentlich nur von einer Pflaumenart, κοκκυμηλέα; sie beginnt im Mai (mense Pyanepsione, im Monat des Apollofestes) zu blühen; die Frucht ist der Mispel etwas ähnlich, hat einen runden Kern, der Saft ist wässerig (Hist. pl. I 12, 1). Plinius XV 41 kennt eine große Zahl Arten (ingens turba prunorum); von der Damascener sagt er, daß sie schon längst in Italien einheimisch sei. Er spricht vom Einmachen und Musbereiten der Pflaumen, vom Veredeln durch Pfropfen auf Mandel- und Apfelbäume (Mandel- und Apfelpflaumen).

D. hat offenbar drei Arten; die erste ist *Prunus insititia* L. (Rosaceae-Prunoideae), die **Kriechen** oder **Haferpflaume** mit ihren Abarten, Mirabellen, Reineclauden und ähnlichen rundfrüchtigen Pflaumen, dann die aus dem Morgenlande stammende mit länglichem Kern, *Prunus domestica* L., unsere eigentliche **Zwetsche**, und als dritte die ἀγρικοκκυμηλέα, welche Theophrast (Hist. pl. III 6, 4) σποδιάς ὥσπερ ἀγρία κοκκυμηλέα (Spodias, gleichsam eine wilde Pflaume), und Plinius *Prunus silvestris* nennt, unsere Schlehe, *Pr. spinosa* L. Diese ist jedenfalls auch das προῦμνον Galens (De simpl. fac. VII 35); er lobt übrigens neben der Damascener auch die spanische Pflaume.

Cap. 175. **Περὶ Κομάρου. Erdbeerbaum.** Der Erdbeerbaum ist ein der Quitte ähnlicher Baum, schmalblätterig, und hat eine pflaumengroße kernlose Frucht, welche auch Mimaikyla genannt wird; völlig reif ist sie hellgelblich oder rot, heim Essen spreuig[1], dem Magen schädlich und verursacht Kopfschmerzen.

[1] ἀχυρώδης, das eigentümliche Gefühl, welches die Samen beim Kauen verursachen.

Theophrast (Hist. pl. III 16, 4) beschäftigt sich mit dem Baume sehr eingehend, rechnet ihn (I 5, 2; 9, 3) zu den immergrünen mit abfallender Rinde und sehr festem Holze, welches vorzügliche Kohlen liefert (V 9, 1), Bei Plinius XV 98 heißt der Baum Unedo (unum edere), weil es nicht schicklich ist, mehr als eine Frucht – die einzige Baumfrucht, welche einer Erdfrucht gleicht – zu essen. Er heißt auch Arbutus, bei den Griechen Comaron und Memecylon. Die Frucht hat ein ganzes Jahr zum Reifen nötig.

Der **Erdbeerbaum**, *Arbutus Unedo* L. (Ericaceae), ist in Griechenland heimisch, kommt auch in Italien wild vor. Es ist ein kräftiger Strauch mit gedrehten Zweigen, die mit einer rauhen Rinde bedeckt sind. Die immergrünen Blätter sind den Lorbeerblättern ähnlich. Die überhängenden Früchte gleichen den Erdbeeren, sind aber größer, rund, zuerst gelb, bei der Reife rot und haben einen sehr angenehmen süßen Geschmack. Die in der Frucht liegenden Samen sind hirsekorngroß und mit einer zarten Haut überzogen.

Cap. 176. **Περὶ Ἀμυγδαλῆς. Mandelbaum.** Die gekochte und fein gestoßene Wurzel des bitteren Mandelbaumes vertreibt die Sommerflecken im Gesicht, die Mandeln aber auch selbst als Umschlag bewirken dasselbe. Im Zäpfchen treiben sie die Menstruation, mit Essig oder Rosensalbe um die Stirn oder die Schläfen gelegt helfen sie bei Kopfschmerzen, und mit Wein gegen Epinyktis, mit Honig gegen faulende und kriechende Geschwüre und gegen Hundsbiss. Genossen sind sie schmerzstillend, erweichen den Leib, machen Schlaf, treiben den Harn und helfen mit Stärkemehl genommen gegen Blutsturz, bei Nieren- und Lungenentzündung aber im Trank mit Wasser oder als Leckmittel mit Terpentinharz. Den an Harnverhaltung und Stein Leidenden bringen sie Linderung mit Most, bei Leberaffectionen, Husten und Aufblähen des Kolons (helfen sie) in der Größe einer Haselnuß als Leckmittel mit Honig und Milch. Fünf oder sechs vorher genommen verhindern die Trunkenheit. Mit irgend etwas verfüttert töten sie Füchse. Das Gummi desselben (des Baumes) adstringiert, erwärmt und hilft gegen Blutsturz, mit Essig eingerieben vertreibt es die Hautflechte. Mit unvermischtem Wein getrunken heilt es chronischen Husten, mit Most genommen hilft es Steinleidenden. Die süße und eßbare Mandel ist aber, was die Wirkung betrifft, viel schwächer als die bittere, aber auch sie wirkt verdünnend und harntreibend. Die grünen Mandeln mit der Schale genossen beseitigen Magenfäule.

Prunus Amygdalus Baill., *Amygdalus communis* L. (Rosaceae-Prunoideae), **Mandelbaum**. Er kommt als süße und bittere Varietät vor; diese charakterisiert sich außer durch den bitteren Samen oft durch lebhaftere rote Farbe der Blüte und einen längeren Griffel als die Staubblätter des inneren Kreises.

Es ist nicht unwahrscheinlich, daß sich aus der bitteren Mandel als der Urform die süße durch die Kultur entwickelt hat. Theophrast (Hist. pl. II 7, 7 u. De caus. III 9, 3) gibt an, daß durch Anzapfen des Stammes über der Wurzel und Ablassen eines schleimigen Saftes sowie durch Düngung mit Schweinemist diese Veränderung erzielt werde, und zwar in einem Zeitraum von 3–4 Jahren (id., De caus. III 17, 6). Plinius XVII 252 bestätigt dieses, sagt aber kurz vorher (237), daß durch Anfressen von Tieren, ja durch bloßes Belecken der Ziegen der süße Mandelbaum in einen bitteren zurückgewandelt werden könne.

D. wendet auch die grüne Mandel mit der Schale an; die letztere ist fleischig, grau, und wird später braun, lederartig und samthaarig, bei der Reife spaltet sie sich und entläßt den braunen grubig punktierten Samen.

Die süßen Mandeln gehörten schon in den ältesten Zeiten zu den geschätzten Früchten (vgl. Genes. 43, 11). Die Heimat des Baumes ist ohne Zweifel Vorderasien, jetzt ist er im ganzen Mittelmeergebiet eingebürgert, in Griechenland wird er besonders auf Naxos und Chios kultiviert, in Italien wächst er sogar nicht selten wild.

Die Mandeln enthalten 45–56% **fettes Öl**, 20–25% **Proteïnsubstanz**, etwa 10% **Zucker** und etwas gummi. Die sehr wichtigen Bestandteile der bitteren Mandeln sind außerdem **Amygdalin** und **Emulsin**, welche bei Gegenwart von Wasser Blausäure bilden (s. Cap. 39). Beide Arten sind noch officinell.

Cap. 177. **Περὶ Πιστακίων. Pistazien.** Die Pistazien, sie sind nämlich ein Produkt Syriens, sind ähnlich den Piniennüssen, dem Magen wohlbekömmlich. Gegessen und fein gestoßen in Wein getrunken helfen sie gegen Schlangenbiß.

Pistacia vera L. (Anacardiaceae), **Wahre Pistazie**. Ihre Heimat ist das südliche Asien, seit alter Zeit wird sie aber in Süd-Europa kultiviert. Theophrast (Hist. pl. IV 4, 7) sagt: »Es soll in Indien eine Terminthe wachsen oder, wie Einige wollen, ein der Terminthe ähnlicher Baum, welcher dieser in allen Teilen gleich, in der Frucht aber davon verschieden ist. Diese ist nämlich der Mandel ähnlich in Geschmack und Süße, nur die Schale ist nicht rauh, der Baum kommt auch in Baktrien vor.«

Plinius XIII 51 zählt sie unter die Syrien eigentümlichen Bäume und sagt XV 91, die Pistazien seien zuerst von Vitellius nach Rom und von Flaccus Pompejus, einem römischen Ritter, nach Spanien gebracht, sie würden wie Mandeln verwandt.

Cap. 178. **Περὶ Καρύων βασιλικῶν. Walnüsse.** Die Walnüsse, welche Einige auch persische Nüsse nennen, sind genossen schwer zu verdauen, dem Magen schädlich, sie machen Galle, Kopfschmerzen und sind denen, die an Husten leiden, schädlich. Sie sind als Speise dazu dienlich, um bei dem Nüchternen Brechen zu erregen und sind Gegenmittel für tödliche Gifte, wenn sie vorher oder nachher mit Feigen und Raute genommen werden. Reichlich genossen treiben sie den Bandwurm aus. Mit etwas Honig und Raute werden sie als Umschlag auf entzündete (schwärende) Brüste, auf Ablagerungen (Abszesse)[1] und Verrenkungen gelegt. Mit Zwiebeln, Salz und Honig wirken sie beim Biß des Hundes und Menschen. Mit dem Schneckenhause gebrannt und auf den Nabel gelegt, lindern sie Leibschneiden, die gebrannte, in Wein und Öl verriebene Schale bewirkt als Pomade bei Kindern schönes Haar und stärkt das nach der Fuchskrankheit ausfallende. Auch die Menstruation stellt der Kern, wenn er gebrannt, fein gerieben und mit Wein als Zäpfchen appliziert wird. Die Kerne alter

Nüsse heilen Gangrän, Karbunkeln, Gaisaugen[2] und Fuchskrankheit, wenn sie zerquetscht und als Kataplasma angewandt werden, in kurzer Zeit. Aus den gestoßenen und gepreßten Nüssen wird auch ein Öl gewonnen. Die frischen sind aber dem Magen weniger schädlich, da sie süßer sind; deshalb werden sie dem Knoblauch zugesetzt, um ihm die Schärfe zu nehmen. Als Umschlag beseitigen sie auch blutunterlaufene Stellen.

[1] ἀποστήμασι. [2] αἰγίλωψ, Tränensackleiden.

Juglans regia L. (Juglandaceae), **Welsche Nuß** oder **Walnuß**, hat den Namen (Juglans = Jovis glans, Juppiters Eichel) daher, daß die Alten die Nüsse, welche frisch einer Eichel ähnlich sind, für eine Götterspeise hielten (Macrobius, Saturnal. II 14). Ihre Heimat ist Persien, sie heißt daher bei Theophrast auch καρύα περσική, sonst καρύα εὐβοική oder εὐβοικόν (Hist. pl. III 6, 2; V 4, 1, 3). Plinius XV 86 sagt, daß die Walnuß von den Königen der Perser zu uns gebracht sei, beweisen am besten die griechischen Bezeichnungen Persicon und Basilicon (die Königliche); wegen der Beschwerde, welche ihr starker Geruch dem Kopfe verursache, sei sie caryon (κάρα, Haupt) genannt.

Der Baum wird jetzt durch ganz Europa gezogen; früher wurde das aus den Kernen gepreßte Öl vielfach benutzt; die grünen gerbstoffreichen Schalen und unreifen Nüsse liefern einen angenehmen Bitterstoff und werden zum Dunkelfärben der Haare verwandt.

Cap. 179. **Περὶ Καρύων ποντικῶν. Haselnüsse.** Die Haselnüsse, welche Einige auch die dünnschaligen Küsse nennen, sind dem Magen schädlich; sie heilen aber, fein gestoßen und mit Honigmeth getrunken, veralteten Husten. Geröstet und mit etwas Pfeffer gegessen lindern sie den Katarrh. Ganz aber gebrannt und mit Schmalz oder Bärenfett verrieben stärken sie als Pomade das durch die Fuchskrankheit ausfallende Haar. Einige sagen, daß die gebrannten, mit Öl fein geriebenen Schalen die Pupillen der blauäugigen Kinder schwarz färben, wenn der Vorderkopf damit eingerieben wird.

Corylus Avellana L. (Fagaceae), **Haselnuß**. Theophrast nennt sie καρύα ἡρακλεωτική von der Stadt Herakles, im Pontus, D. καρύα ποντκή und Plinius XV 88 Nux pontica, weil sie nach Griechenland aus Pontus gekommen sei, früher hahe man sie Abellana nach der Stadt Abella oder Avella in Campanien genannt.

Cap. 180. **Περὶ Μορέας. Maulbeerbaum.** Der Maulbeerbaum oder die Sykaminea ist ein bekannter Baum, dessen Frucht den Bauch öffnet, leicht verdirbt und dem Magen schädlich ist; auch der Saft daraus leistet dasselbe, in einem Kupfergefäße aber eingekocht oder an der Sonne eingetrocknet wird er adstringierender. Mit etwas Honig gemischt wirkt er gegen Flüsse, kriechende Geschwüre und Mandelentzündungen. Seine Wirkung wird erhöht durch Zumischung von spaltbarem Alaun, Gallapfel, Myrrhe, Safran, auch von Tamariskenfrucht, Schwertlilie und Weihrauch. Die unreifen trockenen zerstoßenen Maulbeeren werden statt des Sumachs den Speisen zugemischt und helfen Magenkranken. Die Wurzelrinde mit Wasser gekocht und getrunken, löst den Bauch, treibt den Bandwurm aus und hilft denen, die Sturmhut genossen haben. Die fein gestoßenen Blätter mit Öl umgeschlagen heilen Verbrennungen mit Feuer. In Regenwasser mit den Blättern des Weinstockes und der schwarzen Feige gekocht färben sie die Haare. Der Saft der Blätter, in der Gabe eines Bechers getrunken, hilft denen, die von der Spinne gebissen sind. Die Abkochung der Rinde und Blätter ist als Mundwasser bei Zahnschmerzen nützlich. Es wird aber der Saft aus der Wurzel gezogen um die Zeit der Weizenernte, indem sie mit einem Graben umgeben und angeschnitten wird; am folgenden Tage findet sich eine steife Masse vor, welche gegen Zahnschmerzen wirksam ist, Geschwüre öffnet und den Bauch reinigt.

[Es scheint aber auch eine Art wilde Maulbeere zu geben, welche dem niedrigen Brombeerstrauche (d. h. in der Frucht) ähnlich ist, aber mehr adstringiert. Der Saft von diesen wird weniger von den Würmern angefressen, er dient zur Bähung bei Entzündungen, zur Vernarbung bei Schlund(-Wunden) und zum Ausfüllen der Wunden mit Fleisch. Sie wächst an sehr schattigen und kühlen Orten.]

Morus nigra und *alba* (Moraceae) **Maulbeerbaum.**

D. hat für denselben Baum zwei Bezeichnungen, μορέα und συκαμινέα.

Plinius XV 101 sagt, die Maulbeeren würden zuerst weiß, dann rot und zuletzt schwarz, aus den unreifen, d. h. den weißen, werde Antispodium gemacht. Ob die Alten den weißen Maulbeerbaum gekannt haben, ist sehr fraglich. Fraas (S. 238) bezieht sehr kühn die Angabe von der weißen, roten und schwarzen Beere bei Aeschylus und später bei Plinius nicht auf die Reifestadien, wie wir sie bei der Brombeere haben, sondern auf die weiße Art. (Es gibt auch eine rote Art, *Morus rubra* L., die besonders in Nordamerika vorkommt.) Er hält als die sicherste Nachricht hierüber die Angabe des Cassianus Bassus, daß die auf eine Weißpappel oculierte Maulbeere weiße Früchte trage.

Im Nachsatze weist D. auf den wilden Maulbeerbaum hin, dessen Früchte ungewöhnlich groß, säuerlich-süß und schmackhaft sind. Fraas fand ihn in Griechenland am thessalischen Oeta.

Die Heimat beider Arten ist ohne Zweifel Kleinasien; sie wachsen in Griechenland, in Italien und werden selbst in den kälteren Gegenden bis Dänemark und England hauptsächlich für die Seidenraupen gezogen.

In der Medizin werden die Beeren zum Sirupus Mororum verwandt.

Cap. 181. **Περὶ Συκομόρου**. Sykomore. Sykomore, einige nennen diese auch Sykaminon, es heißt aber auch die Frucht Sykomore wegen des minder guten Geschmackes. Es ist aber ein großer Baum, der Feige ähnlich, sehr saftreich, mit Blättern ähnlich denen des Maulbeerbaumes. Sie trägt drei- bis viermal im Jahre Früchte, nicht an den Zweigspitzen wie die Feige, sondern am Stamme, wie der wilde Feigenbaum, süßer als Feigen aber ohne Körner, die jedoch nicht reifen ohne mit dem Nagel oder einem Eisen geschabt zu sein. Am meisten wächst sie in Karien und auf Rhodus und in nicht getreidereichen Gegenden. Zu Zeiten des Getreidemangels nämlich hilft sie durch das ununterbrochene Fruchttragen aus. Die Frucht ist für den Bauch gut, ohne Nährwert, für den Magen schädlich. Zur Saftgewinnung wird der Baum im ersten Frühjahr, bevor er Früchte trägt, benutzt, indem die Oberfläche der Rinde mit einem Steine angeritzt wird, bei tieferer Verletzung gibt er nichts her[1]. Der Tropfen wird dann mit einem Schwamm oder mit Wolle abgenommen, getrocknet, geformt und in einem irdenen Kruge aufbewahrt. Der Saft hat die Kraft, zu erweichen, Wunden zu verkleben und schwere Speisen verdaulich zu machen. Er wird auch getrunken und eingestrichen gegen Schlangenbisse, Leberverhärtungen, Magenleiden und Fieberschauer. Der Saft wird aber rasch von den Würmern zerfressen.

[1] Weil die Milchsaftgefäße im Bastteile des Stammes liegen.

Ficus Sycomorus L. (Moraceae), Maulbeer-Feige.

Bei Theophrast (Hist. pl. I 1, 7; IV 1, 5; IV 2, 1 u.a. O.) ist die Sykomore συκάμινος αἰγυπτία; er beschreibt den Baum, als den Blättern und dem ganzen Habitus nach ähnlich dem Maulbeerbäume, in der Frucht aber abweichend (die schuppigen Feigen der Sykomore sind in Doldentrauben vereinigt); auch gibt er an, daß diese zum Reifen mit eisernen Nägeln geschabt werden müsse, und daß der Baum wegen seines festen Holzes, das im Alter schwarz werde, zu vielem nützlich sei. Wo bei ihm συκάμινος allein steht, ist es der Maulbeerbaum.

Nach den Worten des D. könnte man annehmen, daß Karien und Rhodus die Heimatländer der Sykomore seien; wir finden aber die Früchte schon in den Rezepten des Papyrus Ebers und im alten Testamente (III. Kön. 10, 27; Jsias 9, 10) wiederholt erwähnt, so daß wohl die Urheimat desselben Ägypten und Palästina ist.

Plinius nennt die Sykomore Ficus aegyptia und beschreibt den Baum wie Theophrast.

Cap. 182. **Περὶ σύκου ἐν Κύπρῳ. Feige auf Zypern.** Es wächst aber auch auf Zypern eine Art von verschiedenem Aussehen, denn denen der Ulme, nicht der Sykomore gleichen die Blätter. Sie hat eine Frucht von der Größe der Pflaume, süßer, in allem Übrigen ist sie den vorgenannten gleich.

Ficus Sycomorus L. (Moraceae). Ein großer Baum mit ausgebreiteten Ästen und ansehnlicher Krone, fast herzförmig-eirunden, ausgeschweift-eckigen, oben dunkel grünen, unterseits blaßen, mit rötlichgelben Nerven versehenen Blättern. Der Blütenstand ist eine blattlose, dichte, unregelmäßige Doldentraube. Die Früchte sind birnförmig, 3–4 cm lang, schmutzigweiß und grün gestreift mit zahlreichen kleinen blaßroten Schuppen.

Theophrast (Hist pl. IV 2, 3) äußert sich über diesen Baum so: »… Diese Eigenschaften hat der Maulbeerbaum (συκάμινος). Ein ähnliches Gewächs scheint das zu sein, welches auf Kreta kyprische Feige (κυπτία συκή) genannt wird; denn auch dieses erzeugt die Frucht aus dem Stamme und den dicken Zweigen, nur sitzt sie an einem kleinen, blattlosen Triebe, der einem Würzelchen ähnlich ist. Der Stamm ist groß, der Weißpappel ähnlich, sie hat aber ein Blatt wie die Ulme. Viermal im Jahre bringt sie reife Früchte hervor, aber nur wenn sie angeritzt sind, so daß der Saft ausfließt. An Süßigkeit gleichen sie den Feigen, an Inhalt den wilden Feigen, an Größe den Pflaumen.«

Wortgetreu drückt sich Plinius XIII 58 aus.

Pena und Lobel versichern, nach Aussage dort reisender Mönche gleiche der Baum eher dem Maulbeerbaume als der Feige. Es ist also wohl eine Varietät des Maulbeerbaumes, die sich als *Ficus Sycomorus* var. *ulmifolia* bezeichnen liesse.

Cap. 183. **Περὶ σύκων. Feigen.** Die reifen Feigen, wenn sie weich sind, bekommen dem Magen schlecht und lösen den Bauch. Leicht aber wird der von ihnen erzeugte Fluß geheilt; sie rufen Ausschlag und Schweiß hervor, stillen aber den Durst und dienen zum Dämpfen der Hitze. Trocken aber sind sie nahrhaft, erwärmend, mehr Durst machend, wohltuend für den Bauch, untauglich für den Magen- und Bauchfluß. Heilsam sind sie für den Schlund, die Luftröhre, die Blase und Nieren, wie auch für die, welche nach langer Krankheit eine schlechte Farbe haben, ferner für die Asthmatiker, Epileptiker und Wassersüchtigen. Mit Hysop[1)] gekocht und getrunken reinigen sie die Brust, sind auch ein gutes Mittel bei altem Husten und chronischem Lungenleiden. Den Bauch erweichen sie mit Natron und Safran zusammen gestoßen und genossen. Die Abkochung derselben ist bei Luftröhren- und Mandelnentzündung als Gurgelmittel angebracht, sie werden auch zu Umschlägen aus ungerösteter Gerste und zu Bähungen für Frauen mit Bockshorn und Gerstenschleim gemischt. Mit Raute gekocht dienen sie zum Klystier bei Leibschneiden. Gekocht und fein zerrieben zerteilen sie als Kataplasma Verhärtungen und Drüsen, erweichen Furunkeln und bringen Scham- und Achseldrüsengeschwüre zur Reife, besser noch mit Schwertlilie, Natron oder ungelöschtem Kalk. Auch roh zerstoßen leisten sie zusammen mit den genannten (Mitteln) dasselbe. Mit Granatrinde vertreiben sie übergewachsene Nägel. Mit Eisenvitriol heilen sie schwer heilbare und bösartige Schienbeinflüsse. In Wein gekocht und mit Wermuth und Gerstenschrot gemischt sind sie als Umschlag Wassersüchtigen heilsam. Gebrannt und mit Wachssalbe gemischt heilen sie Frostbeulen. Roh fein gestoßen und mit flüssigem Senf[2)] aufgenommen helfen sie, in die Ohren gesteckt, bei Sausen und Jucken (in den Ohren). Der Saft des wilden und zahmen Feigenbaumes bringt Milch zum Gerinnen wie Lab[3)], löst aber das Gerinnsel wieder wie der Essig. Er erzeugt auf dem Körper Geschwüre und eröffnet[4)], löst den Bauch und vermindert die Spannung der Gebärmutter, wenn er mit fein gestoßenen Mandeln genommen wird. Mit Eidotter oder tyrrhenischem Wachs im Zäpfchen appliziert befördert er die Menstruation. Mit Bockshornmehl und Essig dient er zu Kataplasmen bei Podagra, mit Gerstenmehl beseitigt er Aussatz, Flechten, Sonnenbrandflecken, Krätze, weiße Hautflecken und Schorf. Er heilt auf die Wunde getröpfelt Skorpionstiche und Bisse von giftigen Tieren und Hunden. Auch bei Zahnschmerzen hilft er auf Wolle geträufelt und in den hohlen Zahn gesteckt. Endlich vertreibt er Warzen, wenn er mit Talg um das Fleisch rings herum gestrichen wird.

[1)] Nach SPRENGEL und FRAAS ist ὕσσωπος *Origanum smyrnaeum* vel *syriacum* L. [2)] MARCELLUS und SAMBUCUS lesen statt νάπυϊ ὑγρῷ lieber νίτρῳ ὑγρῷ, Natronlösung. [3)] Durch den Gehalt an Papaïn. [4)] Die Gefäße, ἀναστομωτικός ἐστι.

Die Feige ist der Fruchtstand von Ficus Carica L. (Moraceae). Es ist eine Scheinfrucht, bei welcher der birnförmig ausgewachsene Blütenboden das Fruchtfleisch bildet, in dem die Einzelfrüchte, die harten Körner, eingebettet liegen. Die männlichen Blüten finden sich in ganz geringer Zahl an der Mündung des Blütenbodens und sind später ausgebildet als die Narben. Deshalb ist eine Selbstbefruchtung nicht möglich. Man glaubte früher, daß zur Erzielung süßer Früchte die Caprification, d. h. die Einleitung der Befruchtung durch die auf dem wilden Feigenbaume (Caprificus) lebende Wespe *Cynips Psenes* L. nötig sei. Nach neueren Untersuchungen entwickeln sich süße Feigen auch ohne Caprification, sogar ohne Befruchtung (MÖLLER).

Das Fruchtfleisch ist von zahlreichen Milchröhren durchzogen.

Theophrast (Hist. pl. II 8, 1) hält die Caprification (ἐπινασμός), das Aufhängen von wilden Feigen an den zahmen Bäumen für ein Mittel, das frühzeitige Abfallen der Früchte zu verhindern. Plinius XV 21 weiß, daß eine Insektenart das schnelle Wachsen und Reifen der Feigen bewirkt. Der Grund liegt darin, dasg die Tierchen die Frucht anstechen, so daß die warme Luft und die Sonnenstrahlen in dieselbe eindringen können. Er zählt eine Menge Varietäten von Feigen auf.

Die Heimat des Feigenbaumes sind die Mittelmeerländer und Vorderasien bis zum nordwestlichen Indien, jetzt kommt er in allen wärmeren Ländern vor.

Die ältesten Überlieferungen über den Feigenbaum und seine Früchte finden sich auf den ägyptischen Tempelbildern bis 2000 v. Chr. Die zahlreichen Stellen der alttestamentlichen Literatur, sowie die Schriften des griechischen und römischen Altertums (s. Hom. Il. VI 433, XI 167; Od. VII 116) sprechen hinreichend für die hohe Bedeutung, welche die Feige als Nahrungs- und Arzneimittel wie auch als Symbol beanspruchte.

Die Feigen, Caricae waren früher officinell, jetzt sind sie außer in einigen Teegemischen nur noch ein Volksheilmittel, z. B. bei Zahngeschwüren.

Im Handel kommen drei Sorten vor:

1. **Smyrnäische Feigen**, in runden Schachteln verpackt, die beste Sorte.
2. **Kranzfeigen**, aus Griechenland, auf Schnüre von Bast gezogen.
3. **Dalmatiner Feigen**, in Körben verpackt; sie sind klein und trocken.

Cap. 184. **Περὶ ἀγρίας συκῆς.** Wilder Feigenbaum. Dasselbe leistet aber auch der Saft aus den Zweigen des wilden Feigenbaumes zur Zeit, wenn sie saftig sind, vor dem Herausbrechen der Augen. Sie werden gestoßen und ausgepreßt, und der im Schatten getrocknete Saft wird aufbewahrt. Dieser wie auch der natürliche Saft wird zu den Kräften gerechnet, welche schwärende Wunden verursachen[1]. Die zarten Zweige mit Rindfleisch gekocht machen dieses leicht verdaulich. Auch macht man die Milch besser lösend[2], wenn sie während des Kochens damit als Spatel gerührt wird.

[1] λαμβάνεται δὲ καὶ εἰς ἑλκωτικάς δυνάμεις ὅ τε καὶ ὁ χυλός; χυλός ist hier Gegensatz von dem ausgepreisten Safte. [2] γάλα δὲ λυτικώτερον … παρασκευάζουσιν. Vgl Cap. 183 die betreffende Stelle.

Theophrast (Hist. pl. I 8, 2) nennt den wilden Feigenbaum ἐρινεός συκῆς; er sagt, daß derselbe weder vom Sphacelismus (Schwarzwerden, also Faulen der Wurzeln), noch vom Brand der Zweige, woran der zahme leicht leide, befallen werde. An anderer Stelle (II 2, 4) stellt er den ἐρινεός neben συκῆς ἀγρία Plinius XXII 126 hält den wilden Feigenbaum (Caprificus), der allerdings weniger milchig sei, für wirksamer und kräftiger als den zahmen. Er war dem Bacchus heilig.

Cap. 185. **Περὶ Ὀλύνθων. Winterfeigen.** Die Winterfeigen, von einigen auch Erineoi genannt, erweichen gekocht als Umschlag alle Geschwülste und Drüsen. Roh mit Natron und Mehl umgeschlagen entfernen sie kriechende Warzen und Feigwarzen. Die Blätter leisten dasselben. Mit Essig und Salz als Umschlag heilen sie Schorf, Grind und Epinyktis. Auch werden mit ihnen rauhe[1] und harte Stellen der Augenlider eingerieben. Der weiße Aussatz ferner wird mit den Blättern oder zarten Zweigen der schwarzen Feige als Umschlag behandelt. Mit Honig wirken sie gegen Hundsbiss und bösartigen Wabengrind. Die Winterfeigen mit den Blättern des wilden Mohns ziehen auch Knochen heraus; mit Wachs öffnen sie Furunkeln, mit Linsenwicken und Wein umgeschlagen helfen sie gegen den Biß der Spitzmaus und des Skolopender.

[1] συκώδης, feigenähnlich, von der Oberfläche der Frucht so bezeichnet.

Winterfeigen sind die hinter dem Blatte nachwachsenden, zu Ende des Winters reifenden Feigen (Groaei oder Orni der Italiener), im Gegensatz zu den Sommerfeigen (heute Forniti genannt).

Cap. 186. **Περὶ κονίας τῆς συκῆς. Aschenlauge des Feigenbaumes.** Es wird aber auch aus der Asche der verbrannten Zweige des wilden und zahmen Feigenbaumes Lauge gemacht; man muß sie aber stark wässern und lange stehen lassen. Sie eignet sich zu kaustischen Mitteln und für gangränöse Geschwüre; denn sie nimmt, das Unnütze weg und verzehrt es. Es wird aber von ihr Gebrauch gemacht, indem man einen Schwamm damit befeuchtet und unausgesetzt auflegt, dann auch indem man sie injiziert, z. B. bei Dysenterie und veralteten Flüssen und bei fistelartigen tiefliegenden großen Geschwüren; denn sie reinigt, verklebt, bildet Fleisch und verschließt (zieht zusammen) ähnlich wie die blutstillenden Mittel. Getrunken wird sie gegen Gerinnsel des Blutes (Blutthromben), bei Sturzverletzungen, Zerreißungen und Krämpfen, frisch mit einem Becher Wasser verdünnt unter Zusatz von etwas Öl. Für sich allein hilft sie Magen- und Dysenteriekranken in der Gabe eines Bechers gereicht, bei Nervenleiden und Krämpfen eignet sie sich als Einreibung mit Öl, da sie Schweiß hervorruft. Sie wird ferner getrunken gegen den Genuß von Gips und den Biß der Spinne. Dasselbe leisten aber auch die übrigen Laugen, besonders die von Eichenholz, denn sie sind alle adstringierend.

D. macht zuerst einen ausgiebigen innerlichen Gebrauch von dem Lixivium causticum, der Aschenlauge, welches in der indischen Arzneimittellehre des Susruta eine bedeutende Rolle spielt, und wo es in drei Graden als Lixivium causticum mite, mediocre und acre aus besonders vornehmen Pflanzen unter großer Feierlichkeit dargestellt wurde.

Einen festen Verdünnungsgrad gibt D. nicht an, wenn nickt ein Becher desselben mit einem Becher Wasser gemischt werden soll.

Cap. 187. **Περὶ Περσέας. Persea.** Die Persea ist ein Baum in Ägypten, welcher eine eßbare, dem Magen zuträgliche Frucht trägt. Man findet auf ihm die giftigen Spinnen, welche Kranokolapta genannt werden, besonders in Theben. Die Blätter, fein gestoßen und trocken aufgestreut, haben die Kraft, Blut zu stillen. Einige berichten, dieser Baum sei in Persien verderbenbringend gewesen, nach Ägypten überführt, habe er sich geändert und sei eßbar (d. h. die Frucht) geworden.

Theophrast (Hist. pl. IV 2, 5) gibt eine ausführliche Beschreibung der Persea: »Es ist ein großer, schöner Baum, den Blättern, Blüten, Zweigen, überhaupt der ganzen Gestalt nach dem Birnbaume sehr ähnlich, immergrün. Er trägt zahlreiche Früchte zu jeder Jahreszeit, so daß die frischen mit den vorjährigen zusammensitzen. Sie reifen zur Zeit der Passatwinde (ὑπὸ τῆς ἐτησίας); übrigens pflückte man die unreifen Früchte ab und machte sie ein. Sie sind von Birnengröße, länglich wie die Mandel und haben einen Kern wie die Pflaume, aber viel kleiner und weich. Das Fleisch ist weich, angenehm und leicht verdaulich.« III 3, 5 sagt er: »Die Persea wächst in Ägypten und irgendwo am Grenzlande, sie trägt dort Früchte, in Rhodus dagegen kommt sie nur zur Blüte.« II 2, 10 l. c. heißt der Baum Persion.

Plinius XV 43 sagt bei den Pflaumen: »Die Sebesten (Myxae), welche man jetzt zu Rom auf die Sorbi gepfropft hat, können als die Landsleute der Damascener bezeichnet werden. … Die Pfirsichbäume (Persicae) sind spät und mit vielen Schwierigkeiten in andere Länder gebracht worden, so z. B. tragen sie auf Rhodus nichts, weil sie zuerst von Ägypten dahin gekommen sind. Es ist unrichtig, daß sie in Persien giftig sind und große Schmerzen verursachen …, denn zuverlässigere Schriftsteller berichten dies von der Persea, einem ganz anderen Gewächse, ähnlich den roten Sebesten, und welches noch nirgends anders als im Orient fortgekommen ist.«

Plinius geht offenbar auf Theophrast zurück.

Galen (De medicam. comp. sec. loc. II p. 569 sqq.) unterscheidet zwischen Persicon und Persea, er habe die Persea nur in Alexandrien gesehen, sonst nirgends, sie werde aber von einigen Persicon genannt, ihre Frucht besitze giftige Eigenschaft, welche sie jedoch in Ägypten verliere; dieselbe sei von Birnengröße. D. hat für στρύχνος μανικός, die Tollkirsche, (IV 74) das Synonymum Persea, und daß bei Theophrast Persea und Persion dieselbe Pflanze ist, geht daraus hervor, daß er das letztere als Beispiel für die Veränderung der Gewächse beim Verpflanzen in eine andere Gegend anführt. Daher mag die Verwirrung rühren. Daß D. die Persica oder Medica mala bzw. deren Stammpflanze (cap. 164 u. 166) von der Persea unterscheidet, ist offenbar.

Von den spätmittelalterlichen Schriftstellern haben die bedeutendsten, als Matthiolus, Tragus, Val. Cordus u. a. diese Trennung scharf betont. Matthiolus (Comment. in Diosc. p. 237) hat eine Abbildung und Beschreibung der Persea, welche mit der des Prosper Alpinus (De plant. Aegypt. p. 30 sqq.) ziemlich übereinstimmt, gegeben.

Es ist *Cordia Myxa* L. (Asperifoliaceae), **Schwarzer Brustbeerbaum, Schwarze Cordie**.

Es ist ein Baum von 9–12 m Höhe mit aschgrauen, glatten, höckerigen und punktierten Ästen und Zweigen, Die Blätter sind langgestielt, breit, rundlich, die oberen oval und spitzlich, ganzrandig oder buchtig gezähnt, oft ungleichseitig, oben dunkelgrün, unten blasser. Der Blütenstand bildet eine doldentraubige

Rispe mit kleinen, weißen, wohlriechenden Blüten, die Krone ist trichterförmig mit abstehenden oder etwas zurückgeschlagenen Zipfeln, die Frucht eine ovale Steinfrucht, am Grunde vom becherartigen Kelch umgeben und durch die bleibende Basis des Griffels zugespitzt, zuerst grün, dann durch Gelb und Rot in Schwarz übergehend, der Same eiförmig, zugespitzt, weißlich. In Arabien, Ägypten und Ostindien.

Die Früchte wurden früher als Sebestenae, Myxae vel Baccae Jujubae, schwarze Brustbeeren bei Halsbeschwerden und Krankheiten der Respirationsorgane angewandt.

* * *

Ein letztes Kapitel, Περὶ Ἰβερίδος, Iberis, hat Sprengel als offenbar unecht in das zweite Buch hinter Lepidion vewiesen. Ein anderes Kapitel, Περὶ Ἁλικακάβου, welches in der Aldina folgt, hat et ausgelassen, weil es fast dieselben Worte des Cap. 74 IV, Περὶ στύχνου μανικοῦ, sind.

Zweites Buch

Im vorigen Buche, teuerster Areios, welches das erste der Arbeit über die Arzneimittellehre ist, haben wir von den Gewürzen, Ölen, Salben und Bäumen, sowie von den davon herstammenden Säften, Harzen und Früchten gehandelt; in diesem zweiten werden wir die Rede verfolgen über die Tiere, den Honig, die Milch, das Fett und die sogen. Getreide, wie auch über die Gemüse, indem wir dabei angeben, welche (wie viele) von den Pflanzen eine scharfe Kraft besitzen, wegen des Zusammenhanges mit jenen, z. B. der Knoblauch, die Zwiebel, der Senf, damit nicht die Kraft von dem, woher es abstammt getrennt werde.

Cap. 1. **Περὶ Ἐχίνου θαλασσίου. Seeigel.** Der Seeigel ist dem Magen und Bauche bekömmlich, harntreibend. Seine Schale, roh[1] gedörrt, wird mit Vorteil den Salben, welche für die Krätze passen, zugemischt; gebrannt aber reinigt sie die schmutzigen Wunden und hält die Fleischwucherungen zurück.

[1] ὠμόν, vielleicht mit dem lebenden Tiere.

Echinus esculentus L. Es ist die einzige eßbare Art, mit ziegelroter oder bräunlicher Schale; sie erreicht die Größe einer Faust und hat drei Eierstöcke, deren große Eier roh und gekocht gegessen werden. Der Seeigel hat bewegliche, weiße bis purpurrote Stacheln, durch die er sich fortbewegt. Nach Plinius XXXII 58 sqq. hatte er eine vielfache medizinische Verwendung. Auch kündigt er bevorstehende Stürme dadurch an, daß er sich mit Steinen beschwert und in die Tiefe sinken läßt. In den nordeuropäischen Meeren, auch in der Nordsee.

Cap. 2. **Περὶ τοῦ χερσαίου Ἐχίνου. Landigel.** Auch die gebrannte Haut des Landigels ist mit Teer als Einreibung ein geeignetes Mittel bei Fuchskrankheit, Das getrocknete Fleisch mit Honig oder Sauerhonig gegessen, hilft denen, die an Nierenkrankheit, an Wasser unter dem Fleische, an Krämpfen, Elephantiasis und schlechter Körperbeschaffenheit (Kachexie) leiden, trocknet aber auch die Eingeweideflüsse. Die Leber desselben, getrocknet und in einem irdenen Gefäße, welches in der Sonne gebrannt ist, aufbewahrt, eignet sich, in gleicher Weise dargereicht, gegen dieselben Leiden.

Erinaceus europaeus L. Aristoteles und Plinius erzählen viel von der eigentümlichen Lebensweise und Klugheit des Igels. Er ist harmlos und nutzt durch Vertilgung von Mäusen, Insekten, Kreuzottern. Seine Haut diente zum Karden wollener Tücher. In ganz Europa in Hecken und Gestrüpp.

Cap. 3. **Περὶ Ἱπποκάμπου. Seepferdchen.** Das Seepferdchen ist ein kleines Seetierchen, dessen Asche in Teer, Schmalz oder Majoransalbe aufgenommen und eingerieben gegen Kahlköpfigkeit hilft.

Hippocampus antiquorum Leach oder *H. brevirostris* Cuv., ein zierliches Tierchen, fast durchsichtig, welches in Aquarien durch seine munteren Bewegungen auffällt. Im Mittelmeer, Atlantischen Ozean und in der Nordsee.

Cap. 4. **Περὶ Πορφύρας. Purpurschnecke.** Die gebrannte Purpurschnecke hat die Kraft, auszutrocknen, die Zähne zu glätten, [Fleischwucherungen zurückzuhalten], Geschwüre zu reinigen und Vernarbung zu bewirken. [Der Deckel der Purpurschnecke mit Öl gekocht und eingestrichen schützt die Haare vor dem Ausfallen, mit Essig getrunken beseitigt er Leberanschwellung. Als Räucherung lichtet er die durch Krämpfe bedrückte Gebärmutter auf und treibt die Nachgeburt aus.]

Die eingeklammerten Sätze sind von Sambucus hierher gezogen.

Purpura patula L., im Mittelmeere. Neben der medizinischen Verwendung hatte die Purpurschnecke im Altertum hohe Bedeutung wegen des in ihr enthaltenen Farbstoffes (τὸ ἄνθος bei Aristoteles). Tyrus war wegen seines Purpurs berühmt. Der Deckel, bei Aristoteles κάλυμνα, sitzt an der Endseite des Körpers und schließt die Schale, wenn das Tier sich ganz in dieselbe zurückzieht.

Zur Purpurbereitung dienten besonders bei den Alten *Murex brandaris* und *trunculus* L.

Cap. 5. **Περὶ Κηρύκων. Trompetenschnecke.** Dasselbe leisten die gebrannten Trompetenschnecken, sie sind noch viel ätzender. Wenn man sie, angefüllt mit Salz, in einem rohen Topfe brennt, so geben sie ein gutes Mittel ab zum Putzen der Zähne und als Umschlag auf Brandwunden. Man muß aber das Mittel scherbenhart brennen lassen; nach der Vernarbung der Brandwunde fällt es von selbst ab. Es wird auch Kalk aus ihnen gemacht, wie wir in der Abhandlung über den Kalk zeigen werden.

Es ist *Tritonium nodiferum* Lam. (Tritonidae), **Knotentragendes Tritonshorn**. Die Schale ist gestreckt-kegelförmig mit knotig gegürtelten Windungen, weiß, rot und braunrot gescheckt; die Spindel hat oben zwei bis drei Falten und ist unten runzelig. Im Mittelmeere. Sie diente den alten Römern als Kriegstrompete (bucina jam priscos cogebat ad arma Quirites). Plinius nennt sie bucinum. Von den Fischern und Jägern wird sie noch heute als Horn gebraucht. Man nennt sie auch Kinkhorn, von dem Sausen (Kinken), wenn man sie ans Ohr hält.

Cap. 6. **Περὶ Κιονίων. Kionion.** Kionion nennt man die Spindelsäule bei den Trompeten- und Purpurschnecken, um welche die Windungen des Gehäuses gehen. Sie wird in gleicher Weise gebrannt und hat eine mehr ätzende Kraft als die Trompeten- und Purpurschnecken wegen des natürlichen Druckes. Das Fleisch der Trompetenschnecke ist wohlschmeckend und gut für den Magen, den Bauch aber erweicht es nicht.

Die Spindelsäule (Columella) entsteht dadurch, daß sich die Windungen des Gehäuses in der Achse der Schale sehr innig berühren.

Cap. 7. **Περὶ Μυάκων. Miesmuschel.** Die besten Miesmuscheln sind die pontischen. Gebrannt leisten sie dasselbe wie die Tritonshörner. Ganz besonders aber eignen sie sich gewaschen wie Blei mit Honig zu Augenmitteln, da sie Verdickungen der Augenlider erweichen und weiße Flecken sowie anderweitige Verdunkelungen auf der Pupille wegnehmen. Ihr Fleisch wird mit Erfolg gegen Hundsbisse aufgelegt.

Mytilus edulis L. (Mytilidae), **Eßbare Miesmuschel**. Plinius XXXII 111 hält sie für sehr nahrhaft. Die Schale ist länglich-eiförmig, fast keilförmig, die Vorderseite gerade, zusammengedrückt-eckig, die Hinterseite bauchig, außen bräunlich, innen violettblau oder auf hellerem Grunde violett gestreift. Sie findet sich an fast allen europäischen Küsten.

Cap. 8. **Περὶ Τελλίνων. Plattmuscheln.** Die Plattmuscheln sind frisch gut für den Bauch, am besten aber das aus ihnen bereitete Gericht. Gesalzen aber gebrannt und fein zerrieben mit Zedernharz aufgetröpfelt lassen sie die ausgezogenen Haare der Augenlider nicht wieder wachsen.

Die Tellinen, Sonnen- oder Plattmuscheln, kommen in zahlreichen Arten in allen Meeren, besonders im Indischen Ozean, vor. Sie graben sich in den Sand und Schlamm der Küsten ein, aus dem sie hervorgeholt werden. Die Tellinen des D. werden wohl hauptsächlich die auch im Mittelmeere lebenden *Tellina planata* und *baltica* L. (Tellinidae) sein. Die Schale der ersteren ist eiförmig, flach zusammengedrückt, fein gestreift, weiß, innen blaßrot oder gelb, die der letzteren rundlich-dreiseitig, gewölbt, rötlich oder gelblich (Rote Bohne) mit konzentrischen weißen Binden.

Cap. 9. **Περὶ Χημῶν. Chienmuschel**. Auch die von den Chienmuscheln, sowie von den anderen Muscheln mit etwas Wasser gekochte Suppe regt den Bauch an; sie wird aber mit Wein genommen.

Plinius XXXII 147 nennt vier Arten, die gestreifte, glatte, peloridische und glykymaridische. Sie unterscheiden sich durch Größe und Rundung der Form. Die Schalen dienten zum Schöpfen und als Maß, die kleineren enthielten zwei, die größeren drei Drachmen. Jene, sowie die kleinen Miesmuscheln wurden auch zu Würzgefäßen für die Tafeln benutzt.

Chama Lazarus L. oder *Ch. gryphoides* L., **Gemeine Lappenmuschel**.

Cap. 10. **Περὶ Ὄνυχος. Onyx.** Onyx ist der Deckel einer Muschel, ähnlich dem der Purpurschnecke; sie findet sich in den Seen Indiens, worin die Narden wachsen. Darum ist sie wohlriechend, weil die Tiere die Narden fressen. Man sammelt sie, wenn die Seen durch die Dürre ausgetrocknet sind. Den Vorzug hat die vom Roten Meere bezogene, welche weißlich und fett ist. Die babylonische ist dunkel und kleiner; beide aber sind, als Rauchwerk angezündet, wohlriechend, in etwa den Geruch nach Bibergeil von sich gebend. Diese, als Räucherung verwandt, ermuntern die von Mutterkrämpfen und Epilepsie Befallenen. Genossen erweichen sie den Bauch. Die Muschel selbst dann gebrannt leistet dasselbe wie die Purpur- und Kinkhornschnecke.

Die Angabe des D., betreffend den Fundort und die Nardennahrung dieser Conchylie beruht wohl, wie auch Sprengel meint, auf Erzählungen von Kaufleuten und Reisenden, da die Valeriana Jatamansi (s. I Cap. 6) nicht in Sümpfen wächst. Nach arabischen Quellen, besonders Avicenna, stammt die Muschel von einer Insel des Indischen Oceans, wo auch die Narde wächst. Sie soll nach der Vulgata das Schecheleth bei II. Mos. 30, 34 sein. Sprengel hält sie für *Strombus lentiginosus*, die stärker duftende babylonische für *Pleurotoma Babyloniae* Lam. oder *Pl. Trapezii*. Es ist wohl eher *Murex inflatus* L., die **zackige Stachelschnecke**, mit höckerigen Windungen, wie die Purpurschnecke sie hat, sie wurde neben anderen Arten früher als Räucherklaue (Unguis odoratus, Blatta byzantina – von der Stadt Byza in Afrika –, Onyx) in der Arzneimittellehre geführt.

Cap. 11. **Περὶ Κοχλίων. Schnecken.** Die Landschnecke ist dem Magen zuträglich, sie verdirbt nicht leicht. Die beste ist die, welche in Sardinien, Libyen, Astypalaia[1], Sicilien und Chios vorkommt, sowie die, welche in den ligurischen Alpen Pomatias[2] genannt wird. Auch die Meerschnecke ist dem Magen bekömmlich und leicht auszuscheiden, die Flußschnecke aber ist stinkend. Auch die Feldschnecke, welche an Dornsträuchern und Büschen sitzt, und die einige Sesilon oder

Seselita nennen, bewirkt Störungen in Magen und Bauch und ist brechenerregend.

Die gebrannten Schalen aller aber vermögen zu erwärmen und zu brennen, Aussatz, weiße Flecken und Zähne zu reinigen. Wundnarben in den Augen, Leukome, Sonnenbrandflecken und Stumpfsichtigkeit nehmen sie weg, wenn sie heil und ganz sammt dem Fleische verbrannt, fein gerieben und mit Honig eingestrichen werden. Roh mit den Häusern aufgelegt trocknen sie Wassersuchtsschwellungen und fallen nicht eher ab, als bis alle Feuchtigkeit aufgesogen ist. Weiter lindern sie Entzündungen bei Podagra und ziehen Splitter aus, wenn sie in gleicher Weise aufgelegt werden; fein zerrieben in Zäpfchen angewandt befördern sie die Menstruation. Ihr Fleisch, fein gerieben und mit Myrrhe und Weihrauch umgeschlagen, verklebt die Wunden, besonders der Sehnen, und mit Essig verrührt, stellt es das Nasenbluten. Das lebende Fleisch, besonders das der libyschen Art, gegessen stillt die Schmerzempfindungen des Magens; ganz mit dem Gehäuse zerrieben und mit Wein und etwas Myrrhe genossen heilt sie Magen- und Blasenleiden. Die Landschnecke verklebt die Haare, wenn man eine Nadel durch ihr Fleisch zieht und mit dem daran hängenden Schleim das Haar bestreicht.

[1)] Insel im Aegäischen Meere, jetzt Stampalia. [2)] Deckelschnecke.

Die Weinbergschnecke, *Helix Pomatias* L. (*Pomatias septemspiralis* Kregl.), die größte europäische Landschnecke mit kugeliger, bräunlich-hornfarbener Schale; das Tier ist schmutziggelbgrau, in Italien häufig, wird in der Schweiz, Süddeutschland und Österreich gegessen; sie wird auch in Schneckengärten gezogen. Plinius IX 173 erzählt, daß Fulvius Lupinus Schneckereien angelegt habe, In denen die verschiedenen Arten gezogen wurden. Die illyrischen rühmt er als die größten, die afrikanischen als die fettesten, die solitanischen (vom Vorgebirge der Sonne ?) als die feinsten und die astypaläischen als die wirksamsten (XXX 44). Übrigens sagt er: Angenehm schmecken die griechischen nicht; die Fluß- und die weißen Schnecke haben ein Gift, auch die Feldschnecken sind dem Magen nicht dienlich, wohl die Meerschnecken.

Welches die Meer-, Fluß- und Feldschnecken des D. sind, dürfte sich bei der Menge der Arten schwer bestimmen lassen.

Früher war ein Sirupus Helicum officinell, welcher durch Bestreuen der großen Schneckenarten (*Helix Pomatias* L., *H. hortensis* Müll., *H. nemoralis* L.) mit Zucker bereitet wurde.

Cap. 12. **Περὶ Καρκίνων. Krebse.** Die Asche der gebrannten Flußkrebse, in der Gabe von 2 Löffeln und 1 Löffel Enzianwurzel mit Wein 3 Tage hindurch getrunken, hilft kräftig den vom tollen Hunde Gebissenen. Mit gekochtem Honig heilt sie Risse an Füßen und Händen,

Frostbeulen und krebsige Geschwüre. Roh zerrieben und mit Eselsmilch genommen helfen sie bei Schlangen-, Spinnen- und Skorpionbissen. Mit Fleischbrühe gekocht und gegessen sind sie Phthisikern heilsam und denen, die den Meerhasen genossen haben. Zerrieben und mit Basilicum appliziert töten sie die Skorpione. Dasselbe leisten auch die Seekrebse, nur daß sie weniger kräftig als jene wirken.

Astacus fluviatilis Fabr. oder *Astacus nobilis* Huxley.

Cap. 13. **Περὶ Σκορπίου χερσαίου. Landskorpion.** Der rohe, fein zerriebene Landskorpion aufgelegt ist ein Heilmittel gegen seinen eigenen Stich. Aber auch gebraten wird er zu demselben Zwecke gegessen.

Buthus occitanus Amor., Italienischer Skorpion. Rostgelblich, unten bräunlich; der in sechs Ringen als Schwanz endigende Hinterleib ist an der Spitze mit einem Giftstachel versehen, welcher sehr schmerzhafte Sticht verursacht. Das Tier ist 8,5 cm lang, wovon die Hälfte auf den Schwanz kommt. Es findet sich in Italien, Griechenland und den übrigen Mittelmeerländern.

Cap. 14. **Περὶ Σκορπίου θαλασσίου. Seeskorpion.** Die Galle des Seeskorpions ist ein geeignetes Mittel bei Blutunterlaufung der Augen, bei Leukom und Stumpfsichtigkeit.

Cottus Gobio L., der Koppen, oder *C. Scorpius* L., der **Seeskorpion**, die Süßwässer Mitteleuropas bewohnende Fische, die sich mit Vorliebe unter Steinen auf Beute lauernd verstecken. Verwundungen durch ihre Stacheln heilen schwer. Es kann aber auch *Scorpaena Scrofa* L., die **Meersau**, oder *Trigla Gunardus* L. der **graue Knurrhahn**, gemeint sein; beide bewohnen das Mittelmeer.

Cap. 15. **Περὶ Δράκοντος θαλασσίου. Meerdrache.** Der Meerdrache gespalten und aufgelegt ist ein Heilmittel für die durch seine Stacheln verursachte Wunde.

Trachinus Draco L., **Petermännchen**, wohnt an den Küsten Europas, im Mittelmeer und an der Westküste von Afrika. Über dem vorderen Augenrande hat er zwei kleine Dornen. Seine starken Rückenstacheln bewirken schmerzhafte Wunden. Die holländischen Fischer werfen ihn deshalb über Bord und rufen den hl. Petrus dabei an, daher sein Name Pietermann, Petermännchen.

Cap. 16. **Περὶ Σκολοπένδρου. Skolopender.** Der Meerskolopender in Öl gekocht und damit eingesalbt entfernt die Haare; bei der Berührung erregt er Jucken.

Nach Sprengel *Aphrodite aculeata* L., **Gemeine Seeraupe, Seemaus** oder **Filzwurm.** Sie gehört zu den Borstenwürmern und bewohnt die europäischen Meere. Der Körper ist länglich, 18 cm lang, mit 15 Paaren Rückenschuppen, die mit langen, prächtig goldglänzenden Borstenfransen besetzt sind.

Cap. 17. **Περὶ Νάρκης. Zitterrochen.** Der Meerzitterrochen als Umschlag bei chronischen Kopfleiden lindert die Heftigkeit des Schmerzes; auch verhindert er das Austreten oder Vorfallen des Mastdarmes.

Torpedo Narce Risso, im Mittelmeer und Atlantischen Ozean. Er besitzt ein der Voltasäule ähnliches elektrisches Organ, welches aus zahlreichen polygonalen Säulchen besteht, die aus vielen dünnen Blättchen, zwischen denen sich eine schleimige Flüssigkeit befindet, zusammengesetzt sind. Die einzelnen Säulchen sind durch eine sehnige Haut von einander getrennt. Die Rückenseite des Organs ist positiv, die Bauchseite negativ elektrisch. Die Schläge sind sehr schmerzhaft und können kleine Tiere töten.

Cap. 18. **Περὶ Ἐχίδνης. Otter.** Das Fleisch der Otter gekocht und gegessen verleiht dem Blick Schärfe; es ist auch ein gutes Mittel bei Neuralgie und hält das Anschwellen der Drüsen zurück. Wenn man sie abhäuten will, so muß man den Kopf und Schwanz abschlagen wegen der Fleischlosigkeit – denn das Abhauen der Extremitäten nach (bestimmtem) Maß[1] gehört zu den Fabeln –, das Übrige [nach Entfernung der Eingeweide], nachdem es abgewaschen und zerschnitten ist, mit Öl, Wein, etwas Salz und Dill kochen. Es heißt aber, daß die, welche sie gebraucht haben, Läuse [nicht] bekommen. Dies ist aber nicht wahr. Einige erzählen auch, daß man durch ihren Genuß ein hohes Alter erreiche. Es wird auch eine Salzmasse (ἅλες) für dieselben Zwecke daraus bereitet, nur wirkt sie nicht in gleicher Weise. Es wird nämlich die Otter lebendig in einen neuen Topf geworfen, gleichzeitig damit Salz und zerstoßene Feigen von jedem 1 Xestes und 6 Becher Honig. Die Öffnung des Topfes wird ringsherum mit Lehm verschmiert, dann wird im Ofen geröstet, bis die Salzmasse verkohlt ist. Danach wird sie fein zerrieben und aufbewahrt, indem man Silphionsamen[2] oder Malabathrum zumischt.

[1] Nach Plinius XXIX 70 wurden vorn und hinten von der Viper je drei Finger breit abgeschnitten. [2] Bei Theophrast heißt es vom Silphion (Hist. pl. VI 3, 1): σπέρμα δ᾽ ἔχει πλατύ, οἷον φυλλῶδες, τὸ λεγόμενον φύλλον, es hat einen platten, blattähnlichen Samen, der Blatt genannt wird, oder man kann φύλλον auf die Euphorbiacee Mercurialis perennis L. (φύλλον, D. III 130) beziehen.

In Frage kommen hier wohl drei Vipernarten, *Vipera Aspis* Merr., die **Aspisviper**, mit abgestutzter, leicht aufgeworfener und scharfkantiger Schnauzenspitze; im südlichen Europa, besonders Südfrankreich, Italien und der Schweiz; 65–75 cm lang; *Vipera ammodytes* Dum. et Bibr., die **Sandviper**, mit weicher, schuppiger, hornartiger Verlängerung der Schnauzenspitze nach oben, 65–95 cm lang, in den Mittelmeerländern, und *Pelias Berus*, die **Kreuzotter**, mit rundlicher Schnauze und acht dunklen Flecken auf der Oberseite des Kopfes, 50–60 cm lang, durch ganz Europa.

Die Viper spielte in der Toxikologie der Alten eine nicht unbedeutende Rolle. Galen (tom. XIV 47) hat eine Vorschrift zu Trochisci viperini; getrocknete Viper war ein Bestandteil des Electuar. theriac. Andromachi. Auch Plinius XXIX 70 sagt, daß aus der Viper Pastillen, die sogen. Theriaci der Griechen bereitet würden.

Cap. 19. **Περὶ Ὄφεως γήρως. Schlangenhaut.** Schlangenhaut in Wein gekocht ist als Injektion ein Mittel gegen Ohrenleiden und als Mundspülwasser gegen Zahnschmerzen. Man mischt sie auch unter die Augenheilmittel, vorzüglich die von der Natter[1)].

[1)] Vielleicht die **Aeskulapsnatter**, *Coluber Aesculapii* Sturm, welche in Südeuropa, besonders in Italien häufig ist.

Cato (De re rust. 102) verordnet Schlangenhaut mit Mehl, Salz und Quendel als ein Mittel, welches alljährlich mit Wein den Ochsen eingegeben werde, um sie gesund zu erhalten.

Cap. 20. **Περὶ Λαγώου θαλαττίου. Meerhase.** Der Meerhase gleicht einem kleinen Tintenfische. Er hat die Kraft, fein zerrieben für sich allein oder mit der Pillennessel[1)] die Haare zu entfernen.

[1)] ἀκαλήφη, *Urtica pilulifera* L.

Aplysia depilans L., der **gemeine Seehase**, gehört zu den mit verkümmerter Schale ausgestatteten Hinterkiemern (Opisthobranchiaten), einer Schneckenart des Mittelmeers. Die Ähnlichkeit mit dem Tintenfisch ist allerdings sehr gesucht. Die Alten hielten ihn für giftig. Nach Scribonius Largus (um die Mitte des 1. Jahrh.) leiden diejenigen, welche von ihm genossen haben, am Magen und an der Blase, sie empfinden Übelkeit, die Augen eitern, die Gesichtsfarbe wird bleiern und häßlich, endlich gehen die Patienten ganz wie Phthisiker zugrunde. Die italienischen Fischer glauben, daß der Schleim des Tieres das Ausfallen der Haare bewirke.

Cap. 21. **Περὶ Λαγώου χερσαίου. Landhase.** Das gebratene Hirn des Landhasen genossen hilft bei Zittern (Angstgefühl) als einer Folge von Leiden, auch beim Zahnen der Kinder eingerieben oder gegessen. Sein Kopf gebrannt und mit Bärenfett oder Essig ein geschmiert heilt die Fuchskrankheit. Das Hasenlab[1)], 3 Tage nach der Menstruation getrunken, soll Unfruchtbarkeit bewirken; es hält auch den Mutter- und Bauchfluß auf, ferner ist es den Epileptikern, sowie mit Essig genommen, gegen tödliche Gifte heilsam, besonders aber gegen geronnene Milch und den Biß der Vipern. Das warme Blut desselben aufgestrichen heilt Sonnenbrandflecken, weiße Flecken und Leberflecken.

[1] πιτύα oder πυτία, die erste Muttermilch, welche im letzten Magen der neugeborenen wiederkäuenden Tiere geronnen ist.

Lepus timidus L.

Cap. 22. **Περὶ Τρυγόνος θαλλασσίας. Stechrochen.** Der Stachel des Meerstechrochens, welcher aus dem Schwanze herauswächst und den Schuppen sich entgegenwendet, lindert Zahnschmerzen; denn er zertrümmert sie (die Zähne) und wirft sie hinaus.

Trygon Pastinaca Cuv., **Gemeiner Stechrochen**, 1–2 m lang, bewohnt den Atlantischen Ozean und die Nordsee. Der sehr lange Schwanz endigt in einen Stachel, mit welchem das Tier seinen Feinden gefährliche Wunden beibringt. Der Stachel ist aber nicht, wie D. meint, den Schuppen entgegengestellt (φολίσιν ἀνεστραμμένον), sondern verläuft mit ihnen in derselben Richtung, also ἀπεστραμμένον.

Cap. 23. **Περὶ Σηπίας. Tintenfisch.** Die schwarze Masse[1] des gekochten Tintenfisches ist getrunken schwer verdaulich, sie erweicht den Bauch. Seine Schale, zu Kollyrien geformt, eignet sich zum Einreiben rauher Augenlider. Gebrannt in seiner eigenen Schale, bis das Blätterige davon abfällt[2], entfernt er, fein gerieben, weiße Flecken, Grind, Finnen[3] und Sonnenbrandflecken. Gewaschen wird er auch den Augenmitteln zugemischt. Eingeblasen wirkt er ferner gegen Leukom der Haustiere; er entfernt auch das durch Karbunkel im Auge entstehende Fell (Flügelfell), wenn er mit Salz fein gerieben und angewandt wird.

[1] τὸ μέλαν kann der sogen. Tintenbeutel oder es können die schwärzlichen Eier sein. [2] Ist auf die doppelte Schale zu beziehen, die äußere kieselhaltige, feste und die innere kalkhaltige, weiche. [3] ὀδόντας, von ὀδούς, jede Hervorragung, ist hier besser mit Finnen oder Warzen zu übersetzen, als mit Zähne.

Sepia officinalis L., der **gemeine Tintenfisch**, mit zehn Armen und zwei langen Fangarmen, erreicht eine Länge von 30 cm. Er lebt in den europäischen Meeren. Die innere Schale war früher als Os sepiae officinell, jetzt dient sie nur noch zu Zahnpulver und technischen Zwecken.

Cap. 24. **Περὶ Τρίγλης. Seebarbe.** Die fortgesetzt genossene Seebarbe soll imstande sein, Stumpfsichtigkeit zu bewirken. Roh gespalten und aufgelegt heilt sie die Bisse des Meerdrachen, des Skorpions und der Spinne[1].

[1] Die Oberkiefer der Giftspinne bestehen aus einem kräftigen Grundgliede mit einschlagbarer Klaue, an deren Spitze der Ausführungsgang einer Giftdrüse mündet (s. Cap. 68).

Mullus barbatus L., **Seebarbe**, oder *M. surmuletus* L., **Riesenbarbe**. Beide bewohnen das Mittelmeer. Die Seebarbe war nach Plinius IX 64 ein großer Leckerbissen der alten Römer; die reichen Feinschmecker, wie der Consul Asinius Celer, zahlten für einen einzigen Fisch 8000 Sesterzen (etwa 1200 M.).

Cap. 25. **Περὶ Ὄρχεως ἱπποποτάμου. Hoden des Flußpferdes.** Der getrocknete und fein zerriebene Hoden des Flußpferdes wird mit Wein gegen Schlangenbisse getrunken.

Hippopotamus amphibius L., **Nilpferd**, afrikanisches **Flußpferd**.

Cap. 26. **Περὶ τῶν ταῦ κάστορος ὄρχεων. Hoden des Bibers.** Der Biber ist ein Amphibientier, welches sich meist im Wasser mit den Fischen und Krebsen aufhält, dessen Hoden auch gegen Schlangen wirkt. Er (der Hoden) erregt aber auch Niesen, und dient überhaupt mannigfachem Gebrauche. In der Menge von 2 Drachmen mit stinkendem Polei genommen befördert er die Menstruation, treibt den Fötus und die Nachgeburt aus. Mit Essig wird er getrunken gegen Blähungen, Krämpfe, Schlucken, tödliche Gifte und gegen die Mistel[1]. Mit Essig und Rosenöl als Besprengung und Riechmittel regt er die Schlafsüchtigen und die auf welche Art auch immer (ähnlich) Befallenen an. Als Räuchermittel wirkt er in derselben Weise. Innerlich und äußerlich angewandt (getrunken und eingerieben) ist er ein geeignetes Mittel bei Zittern, Krämpfen und bei jedem nervösen Zustande, überhaupt hat er erwärmende Kraft. Suche aber stets die gepaarten Hoden eines und desselben Ursprunges; denn es ist unmöglich, zwei Säckchen in einer Hülle zu finden. Der Inhalt ist wachsartig, durchdringend und bocksartig riechend, scharf, beißend schmeckend, leicht zerreiblich, mit natürlichen Häuten vielfach durchsetzt. Einige verfälschen denselben, indem sie Ammoniacum oder Gummi mit Blut und Bibergeil zusammen verarbeiten, es in ein Beutelchen geben und trocknen. Fälschlich aber wird erzählt, daß das verfolgte Tier die Hoden abreißt und wegwirft; denn es ist nicht möglich, dieselben zu erfassen, da sie platt anliegen wie beim Schweine. Diejenigen, welche das Fell abziehen, müssen sie mit der Hülle, welche die honigartige Flüssigkeit einschließt, wegnehmen, sie so trocknen und aufbewahren.

[1] ἰξία oder ἰξός ist *Viscum album* L. oder *Loranthus europaeus* L.

D. wie die Alten überhaupt hatten die falsche Ansicht, welche sich bis zu den Zeiten des späten Mittelalters erhalten hat, das Castoreum seien die Hoden des männlichen Bibers; erst Rondeletius, Arzt und Naturforscher des 16. Jahrh., klärte den Irrtum auf.

Die birnförmigen, etwas abgeplatteten, mit den schmalen Enden zu zwei verbundenen unbehaarten Beutel liegen sowohl beim Männchen wie heim Weibchen unter der Vereinigung der Schambeine und münden gemeinschaftlich in den Vorhautkanal bzw. in die Scheide. Sie befinden sich innerhalb des Körpers und sind daher nicht sichtbar wie beim Moschus. Den Zweck der Substanz für den Lebensprozess des Tieres kennt man nicht. Die Wand der Beutel wird durch zwei derbe, zähe Häute gebildet, eine dritte durchsetzt das Innere in mannigfacher Richtung und bildet so verschiedene Fächer, welche mit dem in frischem Zustande salbenartigen, rötlichgelben, getrocknet aber festen, braunen, zerreiblichen Bibergeil, dem von der Vorhaut bzw. der Clitoris abgesonderten Smegma angefüllt sind. Der Geruch ist eigentümlich scharf, juchten- und carbolartig, der Geschmack bitterlich scharf. Die Bestendteile sind größtenteils **Harz**, etwas **ätherisches Öl, Cholesterin, Castorin, ein Fett, Carbolsäure, Albumin, kohlensaure** und **andere Salze**.

Man unterscheidet das russische Bibergeil, **Castoreum sibiricum** oder **moscoviticum**, das beste und teuerste, in mehr rundlich-eiförmigen Beuteln, welche in der Mitte eine Höhlung haben, und das englische oder amerikanische Bibergeil, C. canadense, in mehr länglichen, schmalen, kleineren und dunkleren Beuteln, welche von der Substanz vollständig gefüllt sind. Das Gewicht schwankt zwischen 60 und 120 g.

Plinius VIII 109 erzählt dieselbe Fabel von dem Abbeissen der Hoden durch das Tier selbst, schreibt aber dem Castoreum XXXII 68 sqq. eine vielfache Wirkung zu.

Das Castoreum war früher ein sehr beliebtes Antihystericum; es verschwindet aber mehr und mehr aus dem Arzneischatze.

Der **Biber**, *Castor fiber* L., lebt jetzt nur noch an wenigen Orten Deutschlands, besonders an der Elbe, häufiger ist er in Rußland und Sibirien. Die Biber bauen in Gesellschaften künstliche Wohnungen dicht am Wasser und nähren sich von zarten Rinden und anderen Pflanzenteilen (nach Leunis).

Cap. 27. **Περὶ Γαλῆς κατοικιδίου. Hauswiesel.** Das ringsum angebrannte und ohne die Eingeweide eingepökelte, im Schatten getrocknete Hauswiesel ist in der Menge von 2 Drachmen mit Wein getrunken ein kräftiges Mittel gegen jede Schlange, in der gleichen Weise genommen ist es auch ein Gegenmittel gegen Gift. Sein Bauch, mit Koriander angefüllt und eingepökelt genossen, hilft denen, die von giftigen Tieren gebissen sind und den Epileptikern. Das ganze Tier im Topfe verbrannt ist den an Podagra Leidenden heilsam, wenn die Asche mit Essig eingesalbt wird[1]. Sein Blut als Einreibung hilft gegen Skropheln; es ist auch den Epileptikern heilsam.

[1] Der Aschenrückstand besteht aus phosphorsauren, schwefelsauren und besonders kohlensauren Salzen; werden diese mit Essig behandelt, so muß sich Kaliumacetat bilden, dem vielleicht eine Wirkung zugeschrieben werden könnte.

Der Ausdruck γαλῆ oder γαλέη wird für eine ganze Reihe zur Familie der Marder, Mustelidae, gehöriger Tiere, auch für die Katze von den Griechen gebraucht. Hier ist es ohne Zweifel das kleine Wiesel, *Putorius vulgaris* Briss., unten weiß, oben braunrot, selten im Winter weiß. Bei Aristoteles (Hist. anim. IX 7, 4 sqq.) heißt es ἰκτίς; er sagt, daß es an Größe einem Malteser Hündchen gleiche und außerordentlich zahm gemacht werden könne, es mache Jagd auf Mäuse. Plinius XXIX 16 nennt es Mustela; er kennt zwei Arten, das größere Waldwiesel, Iktis der Griechen (vielleicht das Frettchen oder der Iltis gemeint), und das kleinere, in den Häusern gehaltene. Die Zubereitung zu arzneilichen Zwecken gibt er übereinstimmend mit D. an.

Cap. 28. **Περὶ Βατράχων. Frösche.** Die Frösche sind ein Gegenmittel für jegliches Schlangengift, wenn sie mit Salz und Öl zu einer Brühe zubereitet werden und das Gericht genommen wird. In gleicher Weise (helfen sie) gegen langwierige Sehnenzerreißungen. Gebrannt und aufgestreut stillen sie das Blut. Mit Teer eingesalbt heilen sie die Fuchskrankheit. Das Blut der grünen Frösche verhindert eingeträpfelt das Wiederwachsen der aus den Augenlidern gezogenen Haare. Mit Wasser und Essig gekocht helfen sie als Mundspülwasser bei Zahnschmerzen.

Rana fusca Rösel (*R. temporaria* L.), Brauner Frosch, und *Rana esculenta* L., Grüner oder Wasserfrosch.

Cap. 29. **Περὶ Σιλούρου. Wels.** Der Wels, frisch genossen, ist nahrhaft und gut für den Bauch, eingesalzen aber ohne Nährkraft. Er reinigt die Luftröhre und macht die Stimme klar. Das Fleisch des gesalzenen als Umschlag zieht Splitter aus. Die aus ihm bereitete Salzlake ist bei Dysenterie im Anfange zum Sitzbad heilsam, sie treibt die Flüsse nach außen und heilt im Klystier Ischiasschmerzen.

Silurus Glanis L., die einzige in Europa vorkommende Art.

Cap. 30. **Περὶ Σμαρίδος. Brasse.** Der gebrannte, fein gestoßene Kopf der eingesalzenen Brasse hält die Fleischwucherungen der Geschwüre zurück, hindert das Weiterfressen, vertilgt Hühneraugen und Feigwarzen. Den vom Skorpion Gestochenen und vom Hunde Gebissenen hilft das Fleisch wie jedes Pökelfleisch.

Cap. 31. **Περὶ Μαινίδος. Mäna.** Auch der gebrannte, fein gestoßene Kopf der Mäna entfernt, aufgestreut, schwielig gewordene Schrunden am After. Die Salzbrühe davon heilt als Mundspülwasser faulige Geschwüre im Munde.

Sprengel hält die Brasse, σμαρίς, für *Sparus Smaris* L., die Mäna, μαινίς, für *Sparus Maena* L.; sie könnten wohl ebenso gut auf *Sargus vulgaris* Geoffr., **Gemeine Geisbrasse**, und *Chrysophrys aurata* C. V., **Echte Dorade**, beide im Mittelmeere, bezogen werden.

Cap. 32. **Περὶ Κωβίου. Gobion.** Wenn man den frischen Gobion in einen Schweinemagen gibt und zusammennäht, dann mit 12 Xestes Wasser bis auf 2 Xestes einkocht, durchseiht, unter freiem Himmel abkühlt und zum Tranke reicht, so wird man den Bauch ohne Beschwerden nach unten reinigen. Als Umschlag hilft er denen, die von Hunden oder Schlangen gebissen sind.

Cottus Gobio L., **Kaulkopf** oder **Koppen**, wie Sprengel will; man könnte auch *Gobio fluviatilis* Flem., den **Gründling** oder **Gressling**, dafür nehmen, welcher in ganz Europa mit Ausnahme der südlichsten Teile vorkommt.

Cap. 33. **Περὶ Ὠμοταρίχου. Rohe Pökelung.** Die sogen. rohe Pökelung ist das Fleisch des eingesalzenen Thunfisches[1)]. Genossen hilft sie denen, welche von der Viper, die Prester[2)] genannt wird, gebissen sind. Man muß möglichst viel Wein herbeiholen und sie zwingen, viel zu trinken[3)] und zu erbrechen. Am besten eignet sie sich für das Genießen scharfer Speisen[4)]. Mit Erfolg wird sie auch bei den vom Hunde Gebissenen als Kataplasma angewandt.

[1)] Thynnus Thynnus L., der gemeine Thunfisch, ein Bewohner des Mittelmeeres und Atlantischen Ozeans; er erreicht eine Länge bis 3 m, lebt in Herden und ist ein Feind der Heringe, Makrelen und Sardinen. [2)] πρησιήρ, eigentlich Blitzstrahl, feuriger, verheerender Wirbelwind (Plinius II 133); dann ist es bei demselben XX 210 ein zu den Schlangen gehöriges Reptil, dessen Biß schreckliches Brennen und heftigen Durst verursacht. D. nennt es an anderer Stelle (Über die giftigen Tiere und den tollen Hund, Cap. 13) Dipsas, διψάς, welches Schneider für *Coluber Vipera* L. hält. [3)] Es ist die noch jetzt angewandte Methode, beim Biß giftiger Schlangen Alkohol oder alkoholreiche Getränke zu geben. [4)] δριμυφαγία, eine ärztliche Behandlungsweise, die besonders dem Asklepiades zugeschrieben wird.

Cap. 34. **Περὶ Γάρου. Garum.** Alles Garum, aus gesalzenen Fischen und Fleisch bestehend, hält als Umschlag fressende Geschwüre auf und heilt Hundsbisse; als Injektion dient es auch den an Dysenterie und Ischias Leidenden, jenen, um die Geschwüre zu lindern und zu beseitigen, diesen, da keine Geschwüre vorhanden sind, um zu reizen.

Das Garum, die Fischlake, hat den Namen von einem schon in früher Zeit nicht mehr gekannten, dazu benutzten kleinen Fische Garus, γάρος. Nach Plinius XXXI 93 und Bassus (Geopon.) wurde dasselbe in folgender Weise bereitet: Die Eingeweide der Fische, besonders der Makrele (*Scomber Scomber* L.), wurden in einem Gefäße gesalzen und unter häufigem Umwenden in die Sonne gesetzt. Wenn diese gehörig eingewirkt hatte, wurde ein Korb tief in das Gefäß gedrückt und die hineindringende Brühe, das Garum, abgeschöpft. Das beste wurde an Plinius' Zeit in den Fischereien, Cetariis, zu Karthagena (Carthago Spartaria) bereitet. Eine schlechtere Sorte lieferte ein kleinerer Fisch, Aphya, ἀφύη, die Sardelle, unter dem Namen Alec oder Alex, doch hieß auch so der unter dem Korbe bleibende Rückstand (vgl. Cels. II 24, 25). Berühmt wegen ihrer Fischereien waren auch Klazomene, Pompeji u. a. O. Die Alec wurde, wie Plinius weiter sagt, später ein Gegenstand der Schwelgerei, weil man zahlreiche Arten erfand, und sie aus Austern, Seeigeln, Hummern und Barbenlebern bereitete.

Nach D. wurde neben Fischen auch Fleisch dazu verwandt, vielleicht in abwechselnden Lagen.

Cap. 35. **Περὶ Ζωμοῦ τῶν νεαρῶν ἰχθύων. Brühe von frischen Fischen.** Die Brühe von frischen Fischen, sie werde für sich allein oder mit Wein getrunken, ist abführend für den Bauch. Sie wird eigens für diesen Zweck aus den Phykiden[1)], Skorpionen[2)], Juliden[3)] und Perkiden[4)] und anderen an Felsen lebenden zarten und nicht widerlichen Fischen einfach mit Wasser [Salz], Öl und Dill hergestellt.

[1)] φυκίς, das Weibchen von φύκης, so genannt, weil sie, wie Aristoteles (Hist. anim. VIII 4, 24) sagt, sich vom Seetang nährt, ist nach SPRENGEL *Sparus Dentex* L., die Zahnbrasse. [2)] *Cottus Scorpio* L., ein stacheliger Seefisch. [3)] *Julis Pavo*, der Pfauenfisch, oder *Labrus maculatus* Günth., der gefleckte Lippfisch, beide sehr hübsche Fische des Mittelmeeres. [4)] *Perca fluviatilis* L., der Flußbarsch.

Cap. 36. **Περὶ Κόρεων. Wanzen.** Die Bettwanzen helfen gegen das viertägige Fieber, wenn sie vor den Anzeichen desselben, zu sieben Stück mit Bohnen den Speisen zugesetzt, genommen werden, aber auch ohne Bohnen genossen (helfen sie) gegen den Biß der Aspis-Viper. Ihr Geruch weckt die durch Gebärmutterkrämpfe Ohnmächtigen auf. Mit Wein oder Essig genommen treiben sie Blutegel aus. Zerquetscht in die Harnröhre gelegt beseitigen sie Harnverhaltung.

Plinius XXIX 61 schreibt den Wanzen gleichfalls viele Wirkungen zu.

Cimex lectularia L., Haus- oder Bettwanze, Wandlaus.

Cap. 37. **Περὶ Κουβαρίδων. Kubariden.** Die unter den Wasserbehältern sich aufhaltenden Asseln sind vielfüssige Tiere, welche sich bei der Berührung mit den Hunden zusammenrollen. Diese mit Wein getrunken helfen gegen Harnverhaltung und Gelbsucht. Mit König eingestrichen wirken sie heilsam bei Entzündung der Schlundmuskeln. Auch bei Ohrenleiden eignen sie sich fein zerrieben und mit Rosenöl in der Granatapfelschale erwärmt zur Injektion.

Porcellio Scaber Latr., **Kellerassel**, oder Armadillidium vulgare Latr., **Gemeine Roll-** oder **Kugelassel**; früher als Millepeda officinel.

Cap. 38. **Περὶ Σίλφης. Schabe.** Das Innere der in Bäckereien sich findenden Schabe, mit Öl zerrieben oder gekocht und eingeträufelt, lindert die Ohrenschmerzen.

Periplaneta orientalis L., **Gemeine Küchenschabe, Kakerlake**, oder *Blatta germanica* L., **Deutsche Schabe**.

Cap. 39. **Περὶ Πνεύμονος θαλασσίου. Seelunge.** Die frische Seelunge, fein zerrieben, hilft als Umschlag gegen Podagra und Frostbeulen.

Pulmo marinus, ein zu den Mollusken gehöriges Seetier des Mittelmeeres, welches Plinius IX 154 zu denen rechnet, welche die Natur der Pflanze haben. Es ist jedenfalls *Pilema Pulmo* Haeck., eine Discomeduse (Lappenqualle), mit hutförmigem bis halbkugeligem Schirm, milchweiß oder bläulichweiß bis rötlichweiß. Im Mittelmeere.

Cap. 40. **Περὶ Χοιρίου πνεύμονος. Schweinelunge.** Die Lunge des Schweines, sowohl des Bärs wie der Sau, beseitigt als Umschlag die durch Druck der Schuhe hervorgerufenen Entzündungen.

Sus Scrofa L.

Cap. 41. **Περὶ Πνεύμονος ἀλώπεκος. Fuchslunge.** Die Lunge des Fuchses, getrocknet und genossen, hilft den Asthmatikern; und das ausgeschmolzene Fett desselben lindert eingeträufelt die Ohrenschmerzen.

Canis Vulpes L. Nach dem Dispensatorium viennense 1744 noch wurde die Fuchslunge ohne die Arterie, frisch in weißem Wein mit Hysop und Skabiose gekocht und bei gelinder Ofenwärme getrocknet. Auch wurde die Fuchslunge früher zur Bereitung des Fuchslungensaftes gegen Brustaffektionen benutzt. Das Fett des Fuchses dient in der Volksmedizin vielfach zur Einreibung.

Cap. 42. **Περὶ Ἥπατοσ ὀνείου. Eselsleber.** Die gebratene Eselsleber hilft genossen den Epileptikern, sie müssen sie aber nüchtern nehmen.

Equus Asinus L.

Cap. 43. **Περὶ Αἰδοίου ἄῤῥενος ἐλάφου. Kurzwildpret[1] des Edelhirsches.** Das Kurzwildpret des Hirsches, fein zerrieben und mit Wein genommen, hilft denen, die von der Viper gebissen sind.

[1] Die Geschlechtsteile des Hirsches, *Cervus Elaphus* L.

Cap. 44. **Περὶ Ὀνύχων ὄνων. Eselshufe.** Die gebrannten Eselshufe, zerrieben und viele Tage in der Gabe von 2 Löffeln genossen, sollen den Epileptikern von Nutzen sein; mit Öl gemischt öffnen sie Drüsen und heilen aufgelegt Frostbeulen.

Die Eselshufe spielten schon in der Arzneimittellehre der Ägypter ihre Rolle. Sesch, die Mutter des Königs von Ober- und Unterägypten Teta, bereitet ein: »Anderes Heilmittel, um wachsen zu machen die Haare« durch Kochen von Krallen des Windhundes, Blüten von Datteln und Hufen des Esels.

Cap. 45. **Περὶ Λειχήνων ἵππων. Flechten der Pferde.** Die Flechten der Pferde sind schwielenartige Wülste[1] an den Knieen und Hufen; fein geschabt und mit Essig getrunken sollen sie die Epilepsie heilen.

[1] κατ᾽ ἐπιγραφὴν ἐντετυλωμένοι τύλοι.
Equus Caballus L.

Cap. 46. **Περὶ Αἰγῶν ὀνύχων. Ziegenklauen.** Die gebrannten Ziegenklauen, mit Essig eingerieben, heilen die Fuchskrankheit.

Capra Hircus L.

Cap. 47. **Περὶ Ἥπατος αἰγῶν. Ziegenleber.** Die beim Braten der Ziegenleber ausfließende Blutflüssigkeit ist wirksam gegen Nachtsichtigkeit[1]; es hilft schon, daß man den Dunst beim Kochen derselben in die geöffneten Augen aufnimmt, gegessen hilft die gebratene gegen dasselbe Übel. Man sagt aber auch, daß die Epilepsie am besten bekämpft werde durch den Genuß der Bocksleber.

[1] νυκταλοψία, das Sehen nur bei Nacht.

Cap. 48. **Περὶ Ἥπατος κάπρου. Leber des Ebers.** Die frische, getrocknete und fein zerriebene Leber des Ebers hilft mit Wein getrunken gegen Schlangen- [und Hunds-] Bisse.

Cap. 49. **Περὶ Ἥπατος κυνὸς λυσσῶντος. Leber des tollen Hundes.** Man glaubt, daß die gebratene Leber des tollen Hundes, wenn sie von den Gebissenen gegessen wird, diese vor dem Auftreten der Wasserscheu bewahre. Zur Vorsichtsmaßregel gebrauchen sie auch den Zahn des Hundes, der gebissen hat, indem sie ihn in eine Blase geben und am Arme befestigen.

Cap. 50. **Περὶ Ἥπατος αἰθυίας. Leber des Tauchers.** Die getrocknete Leber des Tauchers, in der Gabe von 2 Löffeln mit Honigmeth getrunken, treibt die Nachgeburt aus.

Vielleicht *Podiceps cristatus* oder *P. minor* Lath., **Haubensteißfuß, Haubentaucher, Kleiner Steißfuß, Kleiner Haubentaucher**, Zugvögel, welche sich in den gemäßigten Gegenden der Alten Welt bis zum Winter aufhalten.

Cap. 51. **Περὶ Καττυμάτων. Sohlleder.** Das Leder von alten Schuhsohlen, gebrannt und fein gestoßen, heilt als Umschlag Feuerbrandwunden, Wolf und die durch den Druck der Schuhe bewirkte Entzündung.

Gebräunte alte Schuhsohlen, gestoßenes Glas und Arsenik waren bis in die Neuzeit die Bestandteile einer als Specificum vertriebenen Salbe gegen Krebs.

Cap. 52. **Περὶ Ἀλεκτορίδων. Hühner.** Gespaltene und noch warm aufgelegte Hühner helfen gegen Schlangenbisse, man muß sie aber beständig wechseln.

Gallus domesticus Briss.

Cap. 53. **Περὶ Ἐγκεφάλου ἀλεκτορίδος. Gehirn des Huhns.** Sein Gehirn wird im Trank mit Wein den von giftigen Tieren Gebissenen gegeben, es verhindert auch den Blutfluß aus der Hirnhaut. Die bei den Eingeweiden des Huhns hinter dem Magen liegende Hornhaut[1)], welche beim Kochen sich abhäutet, ist Magenleidenden gut, wenn sie fein zerrieben mit Wein genommen wird. Das Kükengericht wird meist gegeben zur Verbesserung des schlechten Zustandes[2)] und bei Magenentzündungen, in einfacher Zubereitung; das der alten Hühner wird verordnet zur Reinigung des Bauches. Man muß die Eingeweide herausnehmen, dafür Salz hineingeben, zunähen, dann mit 20 Xestes Wasser kochen und es auf 3 Heminen bringen. Das Ganze wird, unter freiem Himmel abgekühlt, gegeben. Einige kochen auch Meerkohl mit, oder jähriges Bingelkraut oder Saflor oder gemeinen Engelsüß. Es führt den dicken, rohen, zähen, schwarzen Saft ab. Es empfiehlt sich bei andauerndem Fieber, Asthma, Gicht und aufgeblähtem Magen. [Der eingesalzene und im Schatten getrocknete Magen ist, in der Gabe von 3 Drachmen genommen, das beste Mittel gegen übermäßiges Abführen durch Purgirmittel; denn es stellt sofort den Durchfall. Man muß ihn aber zu Pulver machen, dieses mit Wasser anrühren und geben.]

[1] Die Vögel haben einen doppelten Magen, die vordere Abteilung ist der Vormagen oder Drüsenmagen, er ist kleiner als der zweite und mit zahlreichen, den Magensaft absondernden Drüsen besetzt. Die zweite, hintere Abteilung ist der Muskelmagen, dessen Wandung eine ungemein starke Maskulatur hat, besonders bei den Körnerfressern; hier ist die Innenfläche mit zwei leder- oder hornartig harten Häuten ausgekleidet, welche die dazwischen geratende Nahrung wie zwei Mühlsteine zerreiben; dieses ist das τὸ ὑποκείμενον τῇ κοιλία κερατοειδές. [2] ἐπίκρασις ist die Heilmethode, wonach die schlechten Säfte abgeführt und durch gesunde gute ersetzt werden sollen. Sie wurde besonders durch Galen ausgebildet, indem er den Dyskrasien, den Mischungsverhältnissen der Säfte, die Bedeutung beilegte, daß sie gewissen Krankheiten den Boden bereiten und denselben eine bestimmte Färbung geben.

D. bezeichnet mit ἀλεκτορίς das Huhn überhaupt, den Hahn nennt ἄῤῥην; sonst scheint er auch unter κρέας ὀρνίθειον besonders das Hühnerfleisch zu verstehen.

Cap. 54. **Περὶ Ὠοῦ. Ei.** Das weiche Ei ist nahrhafter als das noch flüssige, und das harte mehr als das weiche. Der Dotter davon ist, mit Safran und Rosenöl gebraten, heilsam gegen heftigen Schmerz in den Augen, mit Steinklee gegen Entzündungen am After und gegen Geschwülste. Mit Sumach aber oder Gallapfel gebraten und gegessen stellt er den Durchfall, aber auch für sich allein genossen.

Cap. 55. **Περὶ Λευκοῦ τοῦ ᾠοῦ. Das Weiß vom Ei.** Das Weiß desselben, wenn es roh ist, kühlt, verklebt, lindert in die Augen geträpfelt die Entzündung. Bei Verbrennungen sofort aufgestrichen läßt es keine Blasen sich bilden. Es schützt auch das Gesicht vor Sonnenbrand. Es ist mit Weihrauch als ein Leim auf die Stirn aufgetragen ein Mittel für die an Fluß Leidenden; mit Wolle aufgenommen unter Zumischung von Rosenöl, Wein und Honig, lindert es Augenentzündungen. Roh aber geschlürft heilt es den Biß der Hämorrhois[1]. Etwas angewärmt hilft es gegen Blasenstiche, Nierengeschwüre, gegen Rauheit der Luftröhre, gegen Blutsturz, Katarrh und Brustrheumatismus.

1) Eine Schlange, deren Biß großen Blutverlust verursacht.

Cap. 56. **Περὶ Τεττίγων. Zikaden.** Die gebratenen Zikaden genossen helfen bei Blasenleiden.

Cicada plebeja Scop., **Eschenzikade.** Nach Plinius XI 92 waren sie bei den Völkern des Orients ein Leckerbissen.

Cap. 57. **Περὶ Ἀκρίδων. Heuschrecken.** Die Heuschrecken als Räucherung helfen bei Harnverhaltung, besonders der Frauen. Sie haben ein unbrauchbares Fleisch. Die Heuschrecke, welche Asirakos oder Onos heißt, ist in der Jugend flügellos und hat lange Beine. Getrocknet und mit Wein getrunken ist sie sehr wirksam gegen Skorpionstiche. In großer Menge gebrauchen sie die Libyer in der Gegend von Leptis[1].

1) Leptis, eine Stadt in Nordafrika, in Tripolis.

Locusta viridissima L., **Heupferd**, oder *Decticus verrucivorus* L., **Warzenbeisser**, beide sind in ganz Europa verbreitet, in den Mittelmeerländern ist auch *Acridium aegyptium* L. sehr häufig.

Cap. 58. **Περὶ Φίνιδος. Phinis.** Der Vogel Phinis, welchen die Römer Ossifragus (Knochenbrecher) nennen. Der Magen desselben, nach und nach genommen, sagt man, lasse den Stein durch den Urin ausgehen.

Wahrscheinlich *Falco ossifragus*, **Seeadler**, oder *Haliaetus albicilla* Gray.

Cap. 59. **Περὶ Κορυδαλλοῦ. Haubenlerche.** Die Haubenlerche ist ein kleines Vögelchen, welches auf dem Kopfe eine Federhaube trägt wie der Pfau. Dieselbe ist, gebraten und gegessen, gut gegen Magenleiden.

Galerita cristata Boie.

Cap. 60. **Περὶ Χελιδόνος. Schwalbe.** Die Jungen der Schwalbe aus der ersten Brut schneide bei wachsendem Monde auf, und du wirst im Magen Steine finden; von diesen nimm zwei, einen bunten und einen schlichten, gib sie, bevor sie die Erde berührt haben, in die Haut von einem Kälbchen oder Hirsche und binde sie an den Arm oder Nacken, so wirst du Hilfe gegen die Epilepsie bringen, oft aber auch wirst du sie ganz heilen. Verzehrt sind sie (die Jungen), wie die Feigenfresser[1], ein Mittel für Scharfsichtigkeit. Auch die Asche davon wie auch von den Alten, wenn sie in einem Topfe verbrannt sind, macht mit Honig eingestrichen, das Gesicht scharf. Sie eignet sich auch zur Salbe für solche, die an Schlundentzündung leiden, sowie bei angeschwollenem Zäpfchen und Mandelentzündungen. Diese, wie auch die Jungen, getrocknet und in der Gabe von 1 Drachme genossen, helfen denen, die an Schlundentzündung leiden.

[1] συκάλιδες, kleine Vögel, die gern Feigen fressen.

Die Geschichte von den Sternchen finden wir auch bei Plinius XI 303 und XXI 91: Im Magen der jungen Schwalben findet man Steinchen von weißer und roter Farbe, welche Chelidonii (Schwalbensteine) genannt werden; man sagt, sie dienten zu Zauberkünsten; ebenso bei Paulus von Aegina (Puschm. I p. 561): Wenn man junge Schwalben aufschneidet, so findet man in ihrem Inneren zwei Steinchen, von denen das eine schwarz, das andere weiß ist. Legt man nun das weiße Steinchen auf, sobald ein Epileptiker darniedergestürzt ist, so kommt er wieder zu sich. Das schwarze Steinchen nehme man und binde es dem Kranken auf die Haut. Man erzählt, die Schwalben gäben diese Steinchen nur den ersten Jungen usw.

Chelidon urbica Boie., **Stadt**- oder **Hausschwalbe**.

Cap. 61. **Περὶ Ἐλέφαντος. Elephant.** Das Geraspel des Elephantenzahns heilt Paronychie. Es hat adstringierende Kraft [nebst der, gelinde auszutrocknen].

Elephas asiaticus und *africanus* Blumb., **Asiatischer** und **afrikanischer Elephant**.

Cap. 62. **Περὶ Ἀστραγάλου ὑός. Sprungbein des Schweines.** Das Sprungbein des Schweines, gebrannt bis es aus Schwarz Weiß wird, dann zerrieben und genossen, heilt die Aufblähungen des Kolons und anhaltende Krämpfe.

Cap. 63. **Περὶ Ἐλάφου κέρατος. Hirschhorn.** Das gebrannte und gewaschene Hirschhorn[1], in der Gabe von 2 Löffeln genommen, hilft mit Traganth bei Blutauswurf, Dysenterie, Magenschmerzen[2], Blasenleiden, bei flußleidenden Frauen mit einer dem leidenden Zustande angemessenen Flüssigkeit. Es wird aber auch gestoßen und in einen rohen Topf, welcher mit Lehm rund herum verschmiert ist, gegeben und im Ofen gebrannt, bis es weiß ist. Gewaschen wird es wie Galmei. Ein solches ist ein gutes Mittel bei Wunden in den Augen und bei Flüssen. Fein gerieben macht es die Zähne glatt. Roh als Räucherung angebrannt verscheucht es die Schmerzen. Mit Essig gekocht lindert es als Mundwasser die Schmerzen beim Hervorbrechen der Backenzähne[3].

[1)] Cod. C. hat hier: ἕλμινθας ἀναιρεῖ καὶ ὑδρωπικόνεστι, ist ein Mittel gegen Würmer und Wassersucht. [2)] Cod. C. καὶ ὑστερικαῖς, und Gebärmutterleiden. [3)] SPRENGEL übersetzt γομφιάσεις παρηγορεῖ mit molarium dentium vitia mitigat, mit Bezug auf den Gebrauch bei Celsus, Suribon. Largus, Plinius und Galen. Obige Übersetzung hat PASSOW mit Berufung auf die Septuaginta.

Bis in die neuere Zeit fand das Hirschhorn seine Stelle in allen Pharmakopöen als Cornu cervi raspatum und ustum, geraspeltes und gebranntes Hirschhorn, ferner diente es zur Darstellung des Oleum cornu cervi (Ol. anim. foet.) durch die trockene Destillation.

Cap. 64. **Περὶ Καμπῶν. Raupen.** Die auf den Gemüsen wachsenden Raupen schützen, so wird gesagt, mit Öl eingerieben, vor den Bissen giftiger Tiere.

Pieris brassicae L. und *P. rapae* L., **Großer** und **kleiner Kohlweißling**.

Cap. 65. **Περὶ Κανθαρίδων. Kanthariden.** Zum Aufbewahren geeignet sind die vom Getreide gesammelten Kanthariden. Diese wirf in einen ungepichten Krug und verbinde die Öffnung mit lockerer, reiner Leinwand, wende ihn um und über dem Dampfe von siedendem Essig hin und her und halte damit aus, bis sie erstickt sind; dann reihe sie auf und bewahre sie auf. Am wirksamsten sind die bunten mit gelben Querstreifen auf den Flügeln und länglichem Körper, welche dick und etwas fettig sind wie die Schaben. Die einfarbigen sind unwirksam.

Die Kantharis der Alten ist ohne Zweifel ein Kantharidin ($C_{10}H_{12}O_4$) haltendes Insekt, schon die Hippokratiker wenden dasselbe als starkes Diureticum an, sie warfen Kopf, Flügel und Beine weg, in der Erkenntniss, daß das wirksame Prinzip im Rumpfe enthalten sei. Dasselbe hat seinen Sitz in den Genitalien und den Eiern, überhaupt in den Adnexen der Geschlechtsteile (vgl. KOBERT, Hist. Stud. I 105; IV 129; LIEBREICH, Therap. Monatsh. 1891, Nr. 3, S. 171).

Plinius XXIX 94 drückt sich in der Beschreibung und Art der Tödtung der Kanthariden wörtlich übereinstimmend mit D. aus, sagt nur, daß sie brennend und reizend auf den Körper wirken und Blasen machen. »Das Gift«, sagt er weiter, »sitzt nach einigen Autoren in den Beinen, nach anderen im Kopfe, wieder andere stellen beides in Abrede, doch stimmt man wenigstens darin überein, daß ihre Flügel helfen, das Gift befinde sich, wo es wolle.«

Scribonius Largus im 1. Jahrh. v. Chr. (Das Rezeptbuch des Scribonius Largus, übersetzt und mit pharmakol. Kommentar versehen von F. RINNE. Histor. Stud. d. Univ. Dorpat von R. KOBERT, V S. 88) wendet, wie auch D., das ganze Tier an. Dasselbe muß auch bei ihm Kantharidin enthalten, dafür sprechen die angegebenen Symptome bei Vergiftungen damit, als Hämaturie und brennender Schmerz in der Magengegend.

Welcher Käfer ist hier gemeint? Die Beschreibung des D. paßt auf *Meloë Cichorei* L., die Wirkung auf *Lytta vesicatoria* L. WIMMER (Aristoteles' Tierkunde I 165) hält ihn für *Lytta vexicat.*, RAUDNITZ und DIERBACH (Die Arzneimittel des Hippokrates) für *Meloë Cichorei*, während R. BLANCHARD (Les insectes antiarabiques, Rev. scient. 1868 p. 467) und CAMUSSI (La rage, son traitem. et les insectes vesic. chez les Arabes, Journ. asiat. 1888 p. 269) sich nicht bestimmt aussprechen, aber betonen, daß die Kantharis der Alten nicht unsere Lytta sein kann, daß sie aber gleichartig und viel stärker wirkte, was auf die *Meloë Cichorei* nicht passen würde.

Außer der nicht zutreffenden Beschreibung ist noch zu berücksichtigen, daß sich Lytta nicht auf Kräutern, sondern nur auf Bäumen (Fruxinus, Syringa, Ligustrum etc.) findet. Die Meloë-Arten haben ferner die Eigentümlichkeit, beim Anfassen aus den Gelenken der Beine einen ölartigen, gelben, zähen, blasenziehenden Saft austreten zu lassen, was D. wohl nicht übersehen hätte.

Berücksichtigt man aber die von D. in den (allerdings nicht für echt gehaltenen) »Giften und Gegengiften, περὶ δηλητερίων φαρμάκων« bei Kanthariden-Vergiftungen angegebenen Symptome, so weisen diese auf Lytta vesicatoria. »Fast vom Munde«, heißt es dort, »bis zu der Blase scheint alles zerfressen zu sein, und es tritt, ein Geschmack nach Pech oder Zedernharz auf. An der rechten Seite im Unterleibe fühlen sie Entzündung und leiden an Harnverhaltung, oft auch lassen sie blutigen Harn, durch den Bauch entleeren sie ähnlich wie bei Dysenterie, sie werden von Ohnmächten, Übelkeit und augenverdunkelndem Schwindel befallen, zuletzt verlieren sie den Verstand.«

Die spanische Fliege, Lytta vesicatoria, findet jetzt nur noch als äußerliches Reizmittel Anwendung, innerlich bei den Kühen als Stimulans.

Cap. 66. **Περὶ Βουπρήστου. Buprestis.** Gerade so werden die Buprestes aufbewahrt, welche eine Art Kanthariden sind, und die Fichtenspinner[1]. Auch diese werden auf einem schwebend bewegten Siebe kurze Zeit über glühender Asche erhitzt und dann auf bewahrt. Gemeinsam haben sie die Kraft, Fäulnis zu bewirken[2], Geschwüre zu machen, zu erwärmen. Deshalb werden sie den Mitteln zugesetzt, welche Krebsgeschwüre, Aussatz und wilde Flechten heilen. Sie befördern die Katamenien, werden auch den erweichenden Zäpfchen zugesetzt. Einige berichten, daß die Kanthariden auch den Wassersüchtigen helfen, indem sie den Gegenmitteln zugemischt werden, nämlich den urintreibenden. Andere haben ihre Flügel und Füße für diejenigen, welche sie genossen haben, als Gegengift ausgegeben.

[1] πιτυόκαμπαι kann auf verschiedene Borkenkäfer, z. B. *Hylurgus Piniperda* L., den großen Kiefernmarkkäfer, und *Bostrychus Iaricis* Fabr., den vielzähnigen Borkenkäfer, bezogen werden, wahrscheinlich ist es die Nonne, *Ocneria Monacha* L. [2] (σηπτική), um dadurch Fäulnis wegzubeizen.

Die Buprestis ist ein unbestimmter und unbestimmbarer, im Grase lebender Käfer, da die Alten nirgends eine Beschreibung hinterlassen haben; jedenfalls hat er mit *Buprestis rustica* L. unserer Nadelwälder nichts gemein. Man sollte auf ein gleichfalls kantharidinhaltiges Tier schließen. Plinius XXX 30 sagt, es sei ein dem langfüßigen Scarabäus ähnliches Tier; wenn das Vieh dasselbe mit dem Futter verschluckt habe, so schwelle es an und höre auf zu fressen. Nach Nikander (Alexipharm. 346) leidet besonders das Rindvieh darunter. RAUDNITZ nennt den Käfer darum Carabus bucida (rindertötend). Die Hippokratiker setzten die Buprestis den Kanthariden zur Verstärkung der Wirkung zu (De morb. mul. I 50, De nat. mul. III 23, ed. v. d. LINDEN).

Cap. 67. **Περὶ Σαλαμάνδρας. Salamander.** Der Salamander ist eine Eidechsenart; er ist träge, bunt, von dem man thörichter Weise glaubt, daß er nicht verbrannt werde. Er hat Fäulnis erregende, Geschwüre erzeugende und erwärmende Kraft, er wird den septischen und den Lepramitteln zugesetzt, wie die Kantharis und wird in gleicher Weise aufbewahrt. Gebrannt entfernt er mit Öl die Haare. Er wird aber auch ausgeweidet und ohne Füße und Kopf in Honig zu demselben Gebrauche aufbewahrt.

Plinius X 188 erzählt und begründet die Fabel von der Unverbrennlichkeit des Salamanders, weil er so kalt sei, daß er das Feuer wie Eis auslösche. Sie soll von Aristoteles (Hist. anim. V 17) herrühren. (Vielleicht ist sie darauf zurückzuführen, daß die drüsenreiche Haut viel Schleim absondert, wodurch das Tier eine kurze Zeit dem Versengen widersteht.) An anderer Stelle, XXIX 76, hält Plinius den Salamander für sehr giftig, so daß, wenn er auf einen Baum kriecht, alle Früchte vergiftet werden, wenn er in einen Brunnen fällt, das ganze Wasser giftig wird. Das Gift wirkt unter ähnlichen Erscheinungen wie der Schierling. Er schreibt ihm aber auch vielfache arzneiliche Wirkung zu.

Salamandra maculosa Laur., **Gefleckter Erdmolch, Feuersalamander**.

Cap. 68. **Περὶ Ἀράχνης. Spinne.** Die Spinne, das Tier, welches Einige Holkos oder Lykos (Wolf) nennen; wird es unter ein Pflaster gearbeitet und, auf Leinen gestrichen, um die Stirn oder die Schläfen gelegt, so heilt es das dreitägig wiederkehrende Fieber. Ihr Gewebe als Umschlag stillt das Blut und schützt die Oberfläche der Geschwüre vor Entzündung. Es gibt noch eine andere Art Spinnen, welche das weiße, zarte und dichte Gewebe verfertigt, von der man sagt, daß sie, in eine Haut gebunden und am Arme befestigt, das viertägig wiederkehrende Fieber heile. Mit Rosenöl aber gekocht und eingetröpfelt hilft sie bei Ohrenleiden.

D. nennt zwei Arten, die erste ist wohl die **gemeine Wolfspinne**, *Lycosa amentata* Cl., welche auf dem Brustrücken eine helle, gelbbraune Mittelbinde hat, sie liebt feuchte Stellen in Wiesen, oder *L. monticula* Cl., auf sonnigen Wiesen; die andere ist vielleicht *Attalus pubescens* Fabr., die **gemeine Springspinne**, welche ein seidenes Säckchen webt, aus dem sie auf die Beute hervorspringt. Sie ist wie die erste sehr häufig.

D. benutzt hier die Spinne als Arzneimittel; wiederholt redet er aber von giftigen Spinnen und gibt Mittel als Myrte, Maulbeerblättersaft, Lauge von Feigenasche u. a. gegen ihren Biß an; es muß also solche gegeben haben. Ausdrücklich nennt er eine giftige Spinne, welche auf der Persea (I 187) sitzt, **Kranokolapta** (von κρᾶνον, Kopf, und κολάπτω, schlagen, aushöhlen). Schon Aristoteles (Hist. animal. IX, 39) spricht von »vielen Arten Spinnen« und unterscheidet besonders drei Arten, nämlich die **Phalangien, Lyken** und **Arachnen**; zu den ersteren gehören die gefährlichen. Er nennt unter diesen eine kleine, bunte und behende **Psylla**, und eine größere, welche langsam und schwarz ist. Dann sagt er: »Alle anderen Spinnen, welche die Pharmakopolen zur Schau stellen, beißen gar nicht oder doch nur sehr wenig.« Daraus geht also hervor, daß die eine der genannten, nämlich die Psylla, arg beißt. Kobert (»Welche dem Menschen gefährliche Spinnen kannten die Alten?« Vortrag, gehalten in der Sect. f. Gesch. d. Med. auf der Naturforscherversamml. zu Hamburg 1901. Separatabdr. aus Janus 15. Nov. 1901) hält diese für eine **Lathrodectes**-Art (die heimlich Beißende). Das Tier ist klein, aber sein Biß ist Menschen und Tieren gefährlich. Die in Griechenland vorkommende Art, *Lathrodectes conglobatus*, hat weiße Punkte auf schwarzem Grunde, die in Italien und besonders auf Corsica vorkommende ist auf schwarzem Grunde rot gefleckt, sie heißt daher beim Volke Malmignatto, die Marmorierte, d. h. die Gefleckte; die in Russland, lebende *Lathrodectes Erebus* oder *tredecimguttatus* vir. *lugubris* ist schwarz. Von der italienischen und russischen wird berichtet, daß ihr Biß den Menschen vor Schmerz fast wahnsinnig macht, daß aber die Bißstelle so klein ist, daß sie kaum entdeckt werden kann. Dem Patienten wird es schwarz vor den Augen, er knickt kraftlos zusammen, kalter Schweiß bricht aus, die Fähigkeit, Kot und Harn zu entlassen, ist behindert, dabei kann Erektion des Penis und Samenentleerung stattfinden.

Aristoteles beschreibt ferner eine Spinne, die in Erdlöchern wohnt; dies kann nur auf die Tarantel bezogen werden, welche senkrecht in die Erde gehende Höhlen bewohnt; sie beißt stark.

Nikander nennt eine Spinne **Agrostis**, welche gleichfals für eine Tarantel gehalten wird.

In der Schrift des Pseudo-Dioskurides: »Die giftigen Tiere« (Cap. 4) heißt es: »Die Bißstelle läuft rot an und erscheint wie mit einem Stachel gestochen, schwillt aber weder an noch ist sie heiß, sondern, wenngleich mäßig rot, doch kalt. Den ganzen Körper befällt Zittern und ein Ziehen in der Schamgegend und in den Kniekehlen, Krämpfen ähnlich, ferner Schmerz in den Lenden und beständiger Reiz zum Harnen und heftiger unerfüllbarer Drang zur Ausscheidung der Abgänge. Gleichzeitig bedeckt die ganze Haut kalter Schweiß, die Augen thränen und werden verdunkelt.«

Kobert versichert gegenüber Prof. Taschenberg (in Brehms Tierleben), welcher die Berichte über die Gefährlichkeit gewisser Spinnen als Ammenmärchen bezeichnet, daß es auch heute noch giftige Spinnen gibt. Auch Leunis spricht in seiner Naturgeschichte von Giftdrüsen der Spinnen.

Cap. 69. **Περὶ Σαύρας. Eidechse.** Der Kopf der Eidechse, aufgelegt, zieht Splitter aus und alles, was sich im Körper festgesetzt; hat, vertreibt aber auch (gewöhnliche) Warzen und solche mit dünnem Stiel und Hühneraugen. Die Leber derselben, in die hohlen Zähne gesteckt, bewirkt Schmerzlosigkeit. Das ganze Tier gespalten und aufgelegt macht die Skorpionstiche unschädlich.

Lacerta agilis L., **Gemeine Eidechse.** Über die Zähigkeit ihres Lebens und das Wiederwachsen verlorener Organe finden sich bei Aelian II 23 und V 74 wunderliche Erzählungen.

Cap. 70. **Περὶ Σηπός. Seps.** Seps, welche Einige die chalkidische Eidechse nennen, heilt in Wein getrunken die von ihr selbst Gebissenen.

Bei dem Nikander-Scholiasten Theriac. 817 heißt diese Eidechse Cbalkis, so nennt sie auch Plinius XXXII 30, an anderer Stelle (XXIX 102) Chalcidice. (Chalcis ist der Name vieler Städte, die bekannteste und eine der ältesten ist die Hauptstadt der Insel Euböa am Euripus, durch eine Brücke mit dem Festlande verbunden, das spätere Egripo oder Negroponte.)

Es ist eine kleine Eidechse mit kupferfarbigen Flecken auf dem Rücken und wird für *Seps calcides* Bonap. gehalten. SPRENGEL nennt sie *Zygnis tridaclyla*, mit sehr kurzen Füßen, so daß sie schlangenähnlich sei, Fab. Columna habe sie zuerst beobachtet und beschrieben.

Cap. 71. **Περὶ Σκίγκου, Skink.** Es gibt einen ägyptischen und einen indischen Skink, ein anderer ist der im Roten Meere lebende, ein vierter wird in Libyen in Maurusia[1] gefunden. Es ist ein Landkrokodil, eigenartige und wird in Kresse trocken aufbewahrt[2]. Man sagt, daß die die Nieren unigebenden Teile desselben, in der Gabe von 1 Drachme mit Wein genommen, die Kraft haben, das Verlangen nach Liebesgenuß mächtig anzuregen, daß aber am Heftigkeit der Lust nachlasse nach dem Genüsse von Linsenabkochung mit Honig oder von Lattichsamen mit Wasser. Er wird auch den Gegengiften zu gemischt.

[1] Maurusia oder Mauretania, eine Landschaft in Nordafrika, jetzt Fez und Marokko. [2] ταριχευόμενος ἐν καρδάμῳ, nicht, wie SPRENGEL übersetzt: addito lepidio sale conditur; später wurde er meist in Lavendelblüten aufbewahrt.

Scincus officinalis Laur., **Apotheker-Skink**, gehört zu den Eidechsen mit verkümmerten Gliedmaßen. Er ist oben graugelb mit dunklen, im Leben lilafarbenen, nach dem Tode braunen Querbändern, unterwärts schmutzig grün, 16 cm lang. Er findet sich in sandigen Gegenden Nordafrikas, war früher officinell.

Cap. 72. **Περὶ της γης εντέρων. Eingeweide der Erde (Erdwürmer).** Die fein zerriebenen Erdwürmer aufgelegt, verbinden durch gehauene

Sehnen, befreien auch vom dreitägigen Fieber. Mit Gänsefett gekocht und eingetröpfelt heilen sie Ohrenaffectionen. Mit Öl gekocht und in das gegenüberliegende Ohr eingeträufelt beseitigen sie Zahnschmerzen. Zerrieben und mit Süßwein getrunken treiben sie den Harn.

Lumbricus terrestris L., **Gemeiner Regenwurm**.

Cap. 73. **Περὶ Μυογάλης. Spitzmaus.** Die aufgeschnittene und aufgelegte Spitzmaus ist ein Hilfsmittei gegen ihre eigenen Bisse.

Sorex vulgaris L., **Waldspitzmaus**, *Crocidura aranea* Wagn., **Hausspitzmaus**; sie bilden die kleinsten Säugetiere und werden wohl fälschlich für giftig gehalten. Ihr Biß, wenn sie gereizt werden, schmerzt allerdings wegen des in die Wunde dringenden Geifers, aber Intoxikationen treten nicht auf.

Cap. 74. **Περὶ Μυῶν. Mäuse.** Man behauptet allgemein, daß die aufgeschnittenen Mäuse mit Nutzen auf Skorpionstiche gelegt werden, gebraten und von den Kindern gegessen, den Speichel im Munde austrocknen.

Mus mustulus L., **Hausmaus**.

Cap. 75. **Περὶ Γάλακτος. Milch.** Im allgemeinen ist jede Milch wohlschmeckend, nahrhaft, den Leib erweichend und Magen und Eingeweide aufblähend. Allerdings ist die Frühjahrsmilch wässeriger als die Sommermilch und die von grünem Futter herrührende erweicht den Bauch mehr. Schön ist die Milch, wenn sie weiß, von gleichmäßiger Konsistenz ist und zusammenbleibt, wenn sie auf den Nagel getröpfelt wird. Die Milch der Ziegen greift den Bauch weniger an, weil diese mehr adstringierendes Futter fressen, Eichen, Mastix, Ölzweige[1] und Terebinthe, deshalb ist sie dem Magen bekömmlich. Die Schafmilch ist dick, süß und sehr fett und dem Magen nicht so zuträglich; aber die Kuh-, Esels- und Pferdemilch macht mehr offenen Leib und verursacht Durchfall. Jede Milch aber ruft Umwälzung in Magen und Bauch hervor, wo das Futter Purgirwinde, Nieswurz, Bingelkraut oder Sinngrün ist, wie es in den vestinischen Bergen von uns beobachtet wurde. Die Ziegen, welche die Blätter der weißen Nieswurz beim ersten Hervorsprießen abweiden, erbrechen selbst[2] und machen ihre Milch magenstörend und brechenerregend. Gekocht wird jede Milch den Bauch stopfend, am meisten, wenn sie durch glühende Kieselsteinchen[3] abgedunstet ist. Im allgemeinen heilt sie innere Geschwüre, besonders des Kehlkopfes, der Lunge, der Eingeweide, der Nieren und der Blase, auch wird sie frisch mit rohem, durch etwas Wasser verdünntem Honig unter Zusatz von Salz gegen Jucken der äußeren Haut[4], Ausschlag und Verdorbenheit der Säfte gegeben. Weniger blähend aber ist sie, wenn sie einmal gekocht ist. Über den Sternchen bis zur Hälfte eingekocht heilt sie die mit Geschwüren verbundenen Flüsse des Bauches.

[1] θαλία ist hier jedenfalls gleich θάλος, da Blüte offenbar schlecht passen würde. [2] Ist ein Irrtum, da die Wiederkäuer nicht erbrechen. [3] Die eigentümliche Manier des Kochens über Steinchen soll jedenfalls nur bezwecken, ein Anbrennen der Milch zu verhüten, auch den Wassergehalt zu vermindern. [4] Pruritus.

Die Milch ist ein Zersetzungs- bzw. Abscheidungsprodukt der Milchdrüsen der weiblichen Säugetiere, Im frischen Zustande ist sie amphoter, d. h. sie bläuet empfindliches rotes Lackmuspapier und rötet empfindliches blaues Lackmuspapier. Ihre Zusammensetzung ist bis auf geringe Schwankungen in den Prozentzahlen bei allen Säugetieren dieselbe. Das spec. Gewicht ist im Mittel 1,03. Sie besteht aug 3,5% Fett (Milchkügelchen, welche emulsionartig in der Flüssigkeit verteilt sind), 4% **Milchzucker**, 4% **Caseïn**, **Albumin**, 0,77% **anorganischen Salzen** (Chlorkalium, Chlornatrium, phosphorsauren Erden) und 87,8% **Wasser**. Das Verhältnis dieser Stoffe ist je nach der Individualität der Tiere, nach dem Futter und nach der seit der Geburt verflossenen Zeit verschieden. Die Ziegen- und Schafmilch ist reicher an Fett und Milchzucker, als Kuhmilch, die Eselsmilch ist ärmer an Caseïn und Fett, reicher an Milchzucker, Die Pferdemilch ist gleichfalls zuckerreich.

Die Tiere suchen sich als Futter die ihnen bekömmlichen Pflanzen aus und verschmähen die schädlichen, manche können aber auch ohne Schaden Giftpflanzen fressen, sie sind dagegen giftfest, so z. B. die Ziegen gegen die Herbstzeitlose. Die Wirkung des Giftes äußert sich aber in der Milch. Wie sehr die Nahrungsmittel auf die Beschaffenheit der Milch einwirken, erfahren oft genug die Mütter, wenn sie gewisse Speisen genießen, welche bei den Säuglingen sofort Verdauungsstörungen hervorrufen.

Cap. 76. **Περὶ ὀῤῥοῦ γάλακτος. Molken**. Jede Milch enthält in sich mit ihr verbunden die Molken, welche, abgeschieden, zum Purgieren wirksamer werden; sie werden gegeben, wenn man damit eine Ausscheidung ohne Schärfe erzielen will, wie bei den Gallsüchtigen, Epileptikern, bei Aussatz, Elephantiasis und Ausschlag über den ganzen Körper.

Cap. 77. **Περὶ σχιστοῦ γάλακτος. Geronnene Milch.** Jede Milch gerinnt, wenn sie in einem neuen Topfe gekocht und mit einem frisch geschnittenen Feigenzweige gerührt und dann nach zwei- bis dreimaligem Aufkochen auf jede Hemine Milch 1 Becher Sauerhonig zugegossen wird; denn auf diese Weise scheiden sich die Molken vom Käsigen. Es wird aber nötig sein, damit beim Sieden die Milch nicht überkoche, den Rand des Topfes fortwährend mit einem kalten Schwamm abzuwischen und einen silbernen Xestes[1)] mit kaltem Wasser hineinzusetzen. Die Molken werden in Zwischenräumen gegen 1 bis 5 Kotylen getrunken, in den dazwischen liegenden Pausen mögen die Trinkenden umhergehen.

Die frische Milch wirkt aber auch gegen die Ätzung und die Entzündungen tödlicher Mittel, wie der Kantharis, der Nonne, des Salamanders, der Buprestis, des Arseniks, der Strauchwinde, des Sturmhuts und der Zeitlose. Gegen alles dieses hilft am besten die Kuhmilch als specifisches Mittel. Als Mundwasser dient sie auch bei Geschwüren im Munde, und bei Mandelentzündungen zum Gurgeln damit. Dagegen befestigt die Eselsmilch als Mundwasser gebraucht ganz besonders das Zahnfleisch und die Zähne; die mit Geschwüren verbundenen Flüsse des Bauches und Stuhlzwang stellt die Schaf-, Kuh- und Ziegenmilch, mit Sternchen gekocht. Aber auch als Klystier wird sie für sich allein und mit Ptisane oder Graupenschleim angewandt, indem sie ausgezeichnet den beißenden Schmerz in den Eingeweiden beschwichtigt. Auch bei Gebärmuttergeschwüren wird sie als Injektion gebraucht.

[1)] Xestes ist hier das Maßgefäß selbst.

Die Molken sind die mehr oder weniger klare, gelblichgrüne Flüssigkeit, welche von der Milch nach Abscheidung von Käse und Fett zurückbleibt. Sie enthalten den Milchzucker und die Nährsalze nebst Milchsäure und sind entweder sauer oder süß. Die sauren Molken entstehen entweder dadurch, daß beim Stehen der Milchzucker sich zum Teil in Milchsäure umsetzt und die Coagulation herbeiführt oder durch Zusatz von Säuren. Die süßen Molken erhält man durch Abscheidung mittelst Lab.

D. scheidet den Käse auf beide Manieren ab, erstens durch Rühren der kochenden Milch mit einem frischen Feigenzweige, welcher Papaïn, einen fermentartigen, labähnlich wirkenden Stoff enthält, und dann durch Zusatz vou Oxymel, einer Mischung von Honig und Essig. Die Anwendung der Molken, namentlich bei Erkrankungen der Brustorgane, ist auch heute noch beliebt und die sogen. Molkenkur dieselbe, wie sie bei D. beschrieben ist. Ebenso wird noch jetzt die Milch in gewissen Fällen als erstes Gegenmittel bei Vergiftungen gegeben, indem sie bei der Verkäsung im Magen die schädlichen Substanzen einhüllt, welche dann durch ein Brechmittel entfernt werden.

Cap. 78. **Περὶ γυναικείου γάλακτος. Frauenmilch.** Die Frauenmilch ist die süßeste und nahrhafteste. Frisch abgesogen heilt sie Magenstechen und Schwindsucht; sie hilft aber auch gegen den Genuß von

Meerhasen. Mit fein gestoßenem Weihrauch gemischt wird sie in die Augen getröpfelt, wenn sie durch Verwundung blutig gemacht sind. Ebenso hilft sie, mit Mekonion und Wachssalbe eingerieben, bei Podagra. Ohne Wirkung aber ist jede Milch bei denen, die an den Nieren, an der Leber, an Schwindel, Epilepsie und Neuralgie leiden, bei Fiebernden und Kopfleidenden, es sei denn, daß Jemand die geronnene Milch des Abführens wegen, wie angedeutet ist, gebrauche. Einige sagen auch, daß die Milch des erstgebärenden Hundes eingerieben das Haar entferne und getrunken ein Gegenmittel gegen tödliche Gifte sei, auch den abgestorbenen Fötus hinauswerfe.

Die Frauenmilch ist im ganzen Altertum ein beliebtes Mittel; die Hippokratiker wenden sie meist äußerlich an, z. B. bei Eiterfluß aus Nase und Ohren, zu Einspritzungen und Waschungen (De morb. III 2, De morb. mul. I 101). Plinius XXVIII 72 hält die Muttermilch für die süßeste und dann am wirksamsten, wenn das Kind abgesetzt ist. Er empfiehlt sie in einer ganzen Reihe von Krankheiten; als besonders heilsam gilt die Milch einer Frau nach der Geburt eines Knaben.

Die Frauenmilch steht in ihrer Zusammensetzung der Kuhmilch am nächsten. Auch heute noch pflegen die Hebammen die Augen der Neugeborenen bei Entzündung mit Muttermilch zu waschen.

Cap. 79. **Περὶ τυροῦ νεαροῦ. Frischer Käse.** Der frische, ohne Salz genossene Käse ist nahrhaft, dem Magen bekömmlich, leicht assimilirbar, fleischbildend und den Bauch mäßig erweichend. Der eine hat aber Vorzug vor dem anderen je nach der Natur der Milch, aus welcher er gemacht ist. Gekocht und gepreßt, dann gebraten, erhält er die Eigenschaft, den Durchfall zu stellen, hilft auch als Umschlag bei Entzündungen und Sugillationen unter den Augen. Der frisch gesalzene ist, genossen, weniger nährend, zur Verminderung des Fleisches (Körpergewichts) geeignet, schlecht für den Magen, Bauch und Eingeweide belästigend. Der ältere aber stellt den Durchfall. Das Käsewasser davon (die Molken) ist die beste Nahrung für Hunde.

Cap. 80. **Περὶ Ἱππάκης. Hippake.** Die sogen. Hippake ist Pferdekäse, von widrigem Geruch, sehr nahrhaft und steht dem Kuhkäse gleich. Einige haben auch das Pferdelab als Hippake bezeichnet.

Hippake ist der von den Skythen aus Pferdemilch gemachte Käse. Die Hippokratiker (De aëre, aquis et loc.) nennen ihn τορὸς ἵππων), beschreiben seine Bereitung und wenden ihn an.

Cap. 81. **Περὶ Βουτύρου καὶ τῆς ἐξ αὐτοῦ λιγνύος. Butter und der aus ihr bereitete Russ.** Schöne Butter wird aus der fettesten Milch bereitet, eine solche ist die Schafmilch. Sie wird aber auch aus Ziegenmilch gemacht, indem die Milch in Gefäßen geschüttelt wird, wobei das Fett sich abscheidet. Sie besitzt erweichende, ölartige Kraft, deshalb löst sie, im Übermass genossen, den Bauch und wird in Ermangelung von Öl gegen die tödlichen Gifte gebraucht. Mit Honig gemischt und eingestrichen hilft sie beim Zahnen, gegen Jukken des Zahnfleisches bei den Kindern und gegen Mundausschlag (Soor). Äußerlich aber eingerieben macht sie wohl genährt und hält den Körper frei von weißen Bläschen. Sie wirkt auch, wenn sie weder schlecht riecht noch alt ist, gegen Entzündungen und Verhärtungen der Gebärmutter, als Klystier gegen Dysenterie und Geschwüre im Kolon. Mit Nutzen wird sie auch den eitermachenden Mitteln zugemischt, vorzüglich bei den Wunden der Sehnen, der Gehirnhaut, der Blase und des Halses. Sie füllt auch selbst aus, reinigt und bildet Fleisch und hilft, aufgelegt, den von der Aspis-Schlange Gebissenen. Frisch wird sie auch statt des Öls den Gemüsen und statt des Fettes dem Backwerk zugesetzt.

Es wird auch Russ aus der Butter gesammelt auf folgende Weise: Giesse die Butter auf eine neue Lampe, zünde sie an und decke darüber einen irdenen Topf, der nach oben röhrenartig enger ist, der aber unten am Boden Löcher hat wie die Brotformen und laß verbrennen. Wenn aber die erste Butter verbraucht ist, gieße andere zu und tue dasselbe, bis du Russ gebrannt hast in der Menge, soviel du willst; dann kratze ihn mit einer Feder ab und gebrauche ihn. Bei den Augenmitteln hat er die Kraft, auszutrocknen und zu adstringieren. Er stellt die Flüsse und bringt Geschwüre rasch zur Vernarbung.

Die Butter ist ein Produkt der Skythen, von denen die Griechen sie bezogen. Der hippokratische Schriftsteller (De morb. mul. I 111) sagt: Sie schütten die Pferdemilch in hölzerne Gefäße und schütteln; dabei scheidet sich das Durchgerührte und das Fett nennen sie Butter. Plinius XXVIII 133 sagt, die Butter sei bei den Barbaren nur die Speise der Vornehmen gewesen, sie werde meist aus Kuhmilch – er leitet deswegen den Namen Butter auch von βοῦς, die Kuh, ab –, die fetteste aber aus Schafmilch gemacht. »Die Milch wird in oben engen Gefäßen geschüttelt, die Buttermilch abgenommen und mit Salz versetzt, das Übrige in Töpfen erhitzt; was dann obenauf schwimmt als Öl, ist die Butter. Je stärker sie schmeckt, desto besser ist sie. Zu vielen Arzneimischungen wird alte Butter genommen.« XI 239 nennt er die Butter einen dicken Milchschaum von ölartiger Beschaffenheit, welche zum Einreiben der Kinder dient.

Das reine Kuhbutterfett besteht etwa zu $^{9}/_{10}$ aus den **Glyceriden der Stearinsäure, Palmitinsäure** und **Ölsäure**, und zu $^{1}/_{10}$ aus den **Glyceriden der Buttersäure, Capronsäure, Caprylsäure, Caprinsäure, Laurinsäure, Myristinsäure** und **Arachinsäure**. Das spec. Gewicht bei 15° ist 0,9275–0,913, sie schmilzt bei

31–35°, doch treten hier je nach der Fütterung der Tiere und nach der Jahreszeit der Herstellung Schwankungen auf.

Als Salbengrundlage, besonders für Augensalben, hat sich die Butter (Butyrum insulsum) bis in die Neuzeit erhalten.

Cap. 82. **Περὶ Ἐρίων. Wolle.** Die beste schmutzige Wolle ist die, welche weich ist, vom Halse und von den Schenkeln genommen ist. Mit Essig und Öl oder Wein befeuchtet ist sie gleich anfangs bei Wunden angezeigt, bei Quetschungen, Abschürfungen, blutunterlaufenen Stellen und Knochenbrüchen; denn sie saugt die Feuchtigkeit auf und erweicht durch das Wollfett. Wirksam ist sie auch bei Kopfleiden, bei Schmerzen des Magens und jeder anderen Stelle, wenn sie mit Essig und Rosenöl aufgelegt wird.

Die Wolle ist die Vorläuferin unserer jetzt in der Chirurgie im weitesten Maße gebräuchlichen hydrophilen Watte, wodurch die Charpie, gezupftes altes Leinen, die Trägerin zahlreicher Bakterien, verdrängt wurde.

Schon bei den Hippokratikern war die schweißfeuchte, frisch abgeschnittene Schafwolle, εἴρια οἰσυποῦντα, zu Umschlägen und zum Verbande der Wunden ein beliebtes, vielfach angewandtes Mittel. Plinius XXIX 37 rühmt besonders die rohe oder reine Wolle des Schwanzes. D. läßt sie vom Halse und den Schenkeln nehmen, vermutlich weil durch die Bewegungen des Kopfes und der Beine sich dort der meiste Schweiß, das Oesypum, ahsondert.

Cap. 83. **Περὶ Ἐρίων κεκαυμένων. Gebrannte Wolle.** Die gebrannte Wolle hat die Kraft, Wunden zu verharschen, Fleischwucherungen zurückzuhalten und Geschwüre zu vernarben. Gereinigt und gezupft wird sie in einem neuen Topfe gebrannt wie die anderen Substanzen. Auf dieselbe Weise werden auch die Schalen[1)] der Meer-Purpurschnecke gebrannt. Einige zupfen auch die Wolle sammt dem Schmutze, befeuchten sie mit Honig und brennen sie geradeso. Andere ordnen in einem weiten irdenen Kruge feine Spieße in Abständen von einander an, legen darauf trockene Fichtensplitter und über diese die gezupfte und mit Öl so befeuchtete Wolle, daß dieses nicht abtröpfelt, wieder legen sie Holzspähne und Wolle wechselweise und machen mit den Spähnen von unten an ein gelindes Feuer; die Asche nehmen sie weg, und wenn etwas Fett oder Harz aus den Fichtenspähnen ausfließt, so wird es zusammen mit fortgenommen und aufbewahrt. Zu den Augenmitteln wird sie in einem irdenen Kruge gewaschen, indem Wasser dazu gegossen und mit den Händen kräftig gerührt wird, nach dem Absetzen das Wasser abgegossen, anderes zugegeben und wieder durchgerührt wird; dieses wird fortgesetzt, bis dasselbe auf die Zunge gebracht nicht beißt, aber etwas zusammenzieht.

[1] κροκύδες, eigentlich Wollflocken, auch Stücke vom Kleide, sind hier wohl die stacheligen Schalenwülste.

Durch das wiederholte Waschen mit Wasser soll die Pottasche bis auf die letzten Spuren entfernt werden.

Cap. 84. **Περὶ Οἰσύπου. Wollfett.** Oisypos nennt man das Fett aus schweißig-schmutziger Wolle. Du sollst es auf folgende Weise herstellen: Nimm weiche schmutzig-schweißige Wolle und wasche sie ohne Verwendung von Seifenkraut mit heißem Wasser, und presse sämtlichen Schmutz aus. Diesen gib in ein weites Becken und gieße Wasser dazu, schöpfe es mit einer Kelle zurück unter kräftigem Durchrühren, bis es schäumt, oder rühre mit einem Holzspatel tüchtig, bis sich viel Schmutz und Schaum gesammelt hat, dann besprenge ihn mit Seewasser, und wenn das obenaufschwimmende Fett sich gestellt hat, so nimm es in ein anderes irdenes Gelass auf, gieße Wasser in das Becken, rühre wiederum und besprenge mit Meerwasser den Schaum und nimm ihn heraus; und dieses tue, bis nach Entfernung des Fettes kein Schaum mehr entsteht. Den nun gesammelten Oisypos knete mit den Händen und entferne, wenn er etwa Unreinigkeit enthalten sollte, diese sofort, indem du das erste Wasser ausdrückst, anderes hinzugießest und mit den Händen knetest, bis er an die Zunge gebracht nicht beißt, aber massig adstringiert, fett und rein und weiß erscheint[1]. Sodann gib ihn zum Aufbewahren in einen irdenen Topf. Alles aber muß bei Sonnenhitze geschehen. Einige aber seihen das Fett durch und waschen es in kaltem Wasser, wobei sie es mit den Händen reiben wie die Frauen die Pomade, ein solches wird weißer. Noch andere waschen die Wolle und pressen den Schmutz ab, kochen dann mit Wasser in einem Kessel über gelindem Feuer, nehmen das obenaufstehende Fett ab und waschen es mit Wasser, wie angegeben ist. Auch seihen sie es durch in ein flaches irdenes Geschirr, welches heißes Wasser enthält, verschließen es ringsum mit einem Deckel aus losem Leinen[2] und setzen es in die Sonne, bis es hinreichend konsistent und weiß geworden ist. Einige nehmen nach zwei Tagen das erste Wasser weg und gießen anderes zu. Der bessere ist der ohne Seifenwurzel erhaltene, geschmeidige, welcher den Geruch nach schweißiger Wolle hat, mit kaltem Wasser in einer Muschel verrieben, weiß wird und in sich nichts Hartes oder Festes enthält, wie der mit Wachssalbe oder Talg verfälschte. Er hat die Kraft, zu erwärmen, Geschwüre auszufüllen und zu erweichen, besonders am After und an der Gebärmutter mit Steinklee und Butter. In Wolle (als Zäpfchen) eingeführt treibt er den Embryo aus und befördert die Menstruation; mit Gänsefett hilft er bei Geschwüren in den Ohren und an der Scham. Ferner wirkt er bei angefressenen und krätzigen Augenwinkeln, auch bei verhärteten und solchen Augenlidern, welche die Haare verlieren. Gebrannt wird er in einem neuen irdenen Gefäße, bis er zu Asche geworden ist und die Fettigkeit verloren hat. Es wird aber auch Russ daraus gesammelt, wie wir angegeben haben, welcher zu Augenmitteln sich eignet.

[1)] Diese Hantierung ist das bei der Bereitung einiger Pflaster (Empl. Plumbi simpl., Empl. Cerussae) nötige Malaxieren, wodurch nicht allein die fremden wasserlöslichen Substanzen entfernt werden, sondern die Pflaster auch eine hellere Farbe erhalten.

D. nennt das Wollfett ὁ οἴσυπος. Plinius schreibt Oesypum. Als Masculinum brauchen es auch die späteren Griechen, Oribasios, Aëtios (οἴσσυπος), Paulus von Aegina, Nikolaus Myrepsos (ὕσσωπος); die mittelalterlichen Schriftsteller behandeln das Wort teils als Masculiuum, teils als Femininum, oft mit dem Zusatze humida. Die Araber haben nämlich, wie Meyer (Gesch. d. Boot. III S. 379) sagt, aus zwei im Griechischen sehr verschiedenen Wörtern, aus οἴσυπος und ὕσσωπος (Hysop) ein einziges Wort Zûfâ gemacht, unterscheiden beide aber durch einen adjectivischen Zusatz: Zûfâ jabis, das trockene Kraut, und Zûfâ rathaba, das feuchte Wollfett. Bei Rhazes heißt es: Ysopus, quae vegetatur sicut Origanum und Ysopus humida, quae e lanae sordibus fit. Durch die arabischen Autoren ist die Bezeichnung Hyssopus humidus und humida im Mittelalter gebräuchlich geworden, von ihnen kam sie zu den christlichen Schriftstellern zurück. Diese Bezeichnung hielt sich bis zum 16. Jahrhundert in den verschiedenen Arzneibüchern als Nebenbezeichnung für Oesypum. Man kann Husemann (Zur Vorgesch. d. Lanolins, Janus 1896 u. 1897 Separatabdr.) übrigens nur beipflichten, wenn er die lateinische Form Oesypum bevorzugt, weil wir unsere für die Rezepte bestimmten Benennungen der officinellen Drogen nicht aus dem Griechischen, sondern aus dem Lateinischen nehmen, und da heißt es Oesypum.

Die größte Beachtung verdient die Bereitungsweise des Wollfettes; wem die Urheberschaft derselben zufällt, ist nicht bestimmt, das aber steht fest, daß D. und Plinius aus derselben Quelle geschöpft haben. Plinius, welcher XII 74 auch das Ladanum Oesypum nennt, gibt an (XXIX 35), daß mehrere Verfahren existierten, als das beste beschreibt er dasjenige, welches D. an dritter Stelle anführt, er weicht nur insofern davon ab, daß er das Seewasser, welches D. wohl zur besseren Abscheidung zusetzt, außer acht läßt, daß er das gewonnene Fett in Leintücher einschlagen und bis zum Weißwerden der Sonne aussetzen läßt, daß er bei der Prüfung das Oesypum in der Hand mit Wasser verreiben läßt, wobei es weiß wie Bleiweiß werden soll, und daß er dasselbe in Zinngefäßen aufbewahren läßt. Plinius scheint betreffs der Verreibung in der Hand wieder eine kleine Verwechselung unterlaufen zu sein, ebenso bei dem Hinschlagen des Wollfettes in Leinen. Auch Husemann übersetzt die Stelle[2)]: λινῷ τε ῥάκει περιπωμάσαντες τιθέασιν ἐν ἡλίῳ mit »hüllen sie es in einen Leinenlappen ein und setzen es in die Sonne«, während doch περιπωμάζειν rings herum mit einem Deckel zudekken heißt. Auch würde ja das Fett an der Sonne schmelzen und durch das Leinen auslaufen, während es auf dem Wasser schwimmend unter dem Einflüsse des abgedämpften Sonnenlichtes bleichen kann.

Weitere Vorschriften geben spätere griechische Autoren, Aëtios von Amida (6. Jahrh.), Paulus von Aegina (7. Jahrh.), Nikolaus Myrepsos (13. Jahrh.), sie combinieren meist die Verfahren des D. und Plinius; als Verfälschung wird Teig, ζύμη, angegeben. Serapion der Jüngere (gest. 1050) (De simpl. 452) folgt dem D., verwirft aber die Verwendung der Seifenwurzel nicht, ebenso der Verfasser des Liber Servitoris, Abulkasis (?), nur legt er größeres Gewicht auf einen guten Geruch des Präparats. Mesue der Jüngere (gest. 1015) vereinfachte in seinem Grabbadin das Verfahren, wodurch er die Herstellung des Wollfettes den Händen der Hierten und Schäfer zu entziehen suchte: Die Wolle wird mit hinreichendem Wasser acht Stunden mazeriert, dann aufgekocht, die Colatur unter stetem Umrühren in einem Zinnkessel bis zur Honigkonsistenz eingekocht. Als Verfälschung gibt er eine Mischung von Wachs, Talg und Öl an. Diese Vorschrift hat bei Ärzten und Apothekern bis ins späte Mittelalter Aufnahme gefunden, sie fehlt aber in den früheren Arzneibüchern der Salernitaner.

Valerius Cordus erst grub die Vorschrift des D. wieder aus, welche danach in der Pharmacopoea medico-chymica des Frankfurter Stadtarztes Joh. Schröder (1641), in der Pharmacop. simpl. et compos. bipartita des Herforder Arztes Th. Corbejus erschien, ebenso in der Wiener Phannacopoea Augustana reformata, sie schreibt Lana ovium defatigatarum vor, um durch vorheriges Abhetzen der Tiere den Schweiß und damit die Ausbeute zu vermehren.

Das Oesypum bildete schon zur Zeit des D. und Plinius einen bedeutenden Handelsartikel, nicht nur als Arzneimittel, sondern auch als Kosmeticum – das attische galt als das beste –, daher die Verfälschungen und die von den älteren Autoren in den Quid-pro-quo-Listen gebilligten Ersatzmittel, nämlich Hirsch- und Kalbsmark; ja Aëtios und Paulus gaben schon Vorschriften zu unechtem Oesypum, wenn das echte nicht zu beschaffen war: Feuchte Wolle von den Achseln der Schafe, herba Hysopi und Meliloti und Kardamom werden drei Tage mit Wasser bzw. Wein (Paulus) mazeriert. die Colatur wird auf den dritten Teil eingekocht und mit Kolophonium, Wachs, Fichtenharz und süßem Öl zu einer Salbe (Emplastrum) gekocht.

Die Wiedereinführung der D.'schen Vorschrift durch Cordus war für die Apotheker wegen ihrer Umständlichkeit sehr verdriesslich, so daß Dr. J. Zwelfer, früher selbst Apotheker (1652), teils dieserhalb, teils weil andere Fette dieselben Dienste leisteten wie »der als Handelsartikel ausgebeutete übelriechende und schmutzige Tierschweiß«, heftig gegen die Verwendung des Wollfettes eiferte. Seit dem Anfänge des 18. Jahrh. verschwindet das Wollfett aus den meisten Pharmakopöen officinell, am längsten hielt es sich in Spanien und Frankreich, wo es viel fabriziert wurde, im Codex medicam, von 1758 wird es noch als l'Oesipe unter den Simplicibus aufgeführt.

Erst in neuerer Zeit ist das Oesypum durch Liebreich als Lanolin und als Adeps lanae, Alapurin, wieder zu Ehren gekommen und zwar als vorzügliche Salbengrundlage. Heute wird demselben Wasser aus pharmakotaktischen Gründen zugesetzt, die Alten taten dasselbe nur zur Prüfung, um die Identität nachzuweisen (vgl. Husemann a. a. O.).

Das Lanolin ist eine salbenartige, gelbliche, fast geruchlose neutrale Masse, welche bei 40° schmilzt und sich dabei in eine wässerige und eine Fettschicht trennt Es besteht aus den **Fettsäureäthern** des **Cholesterins** und **Isocholesterins**, denen 25% Wasser zugemischt werden. Dargestellt wird es in den Wollwäschereien und Wollkämmereien aus dem rohen Wollfette (Oesypum) nach patentierten Verfahren.

Cap. 85. **Περὶ Πιτύας. Lab.** Das Hasenlab im Gewicht von 3 Obolen mit Wein hilft gegen den Biß giftiger Tiere, bei Kolik, Dysenterie, Fluß der Frauen, gegen geronnenes Blut und Auswerfen desselben aus der Brust. Mit Butter im Zäpfchen nach der Menstruation[1] an die Gebärmutter gelegt bewirkt es Empfängnis. Getrunken aber tötet es den Embryo und nach der Menstruation bewirkt es Unfruchtbarkeit. Das Pferdelab aber, von einigen Hippake genannt, ist ein Specificum bei Magenleiden und Dysenterie. Das vom Böckchen, vom Lamm, vom Hirschkalb, von der Gazelle[2] und dem Damwild[3], vom Reh[4] und Hirsch, vom Kalbe[5] und Bubalos[6] hat dieselbe Kraft, ist auch mit Wein genommen gegen den Genuß von Sturmhut, mit Essig gegen geronnene Milch wirksam. Das vom Hirschkalb ganz besonders bewirkt, nach der Menstruation als Zäpfchen drei Tage eingelegt, Unfruchtbarkeit. Das vom Seehund gleicht in der Wirkung dem Bibergeil; es scheint aber genossen ein vorzügliches Mittel bei Epilepsie und Gebärmutterkrämpfen zu sein. Die Probe, ob es vom Seehund stamme, wird so gemacht: Nimm das Lab irgendeines Tieres, am besten des Lammes, gieße Wasser zu, laß kurze Zeit stehen und gieße hiernach die Mazeration zu dem Seehundslab; das echte wird nämlich sofort im Wasser zergehen, was ein solches aber nicht ist, wird unverändert bleiben. Es wird aber aus dem Seehunde das Lab genommen, wenn die Jungen noch nicht mitschwimmen können. Insgemein verbindet das Lab das, was gelöst ist, löst aber das Verdichtete.

[1] Lacuna fügt zu: καὶ μικρόν τι πρὸ τῆς συνουσίας, kurz vor dem Beischlaf. [2] δορκάς, *Antilope Dorcas* Licht., von δέρκομαι, blicken, abgeleitet, wegen der schönen Augen der Gazelle. [3] πλατοκέρως, *Dama vulgaris* Brookes, vom breiten Geweih. [4] δόρκος wird für *Cervus Capreolus* L. genommen. [5] μόσχος ist ein unbestimmtes Tier, auf keinen Fall *Moschus moschiferus*; nach Analogien ist es mit Kalb übersetzt. [6] Bubalus, eine afrikanische Mirschart. Plinius VIII 38 sagt, das Tier habe Ähnlichkeit mit einem Kalb oder einem jungen Hirsche, vom unkundigen Volke werde es auch Büffel genannt.

Lab, Coagulum, ist ein Enzym im Magensäfte der Saugetiere, welches in größter Menge im vierten Magen, dem Labmagen, noch saugender Tiere, besonders der Kälber sich findet. Das Lab hat die Eigenschaft, bei 25–50° aus der Milch das Caseïn auszuscheiden, dient daher zur Bereitung der süßen Molken. Zu diesem Behuf stellt man eine Labessenz her durch Mazeration des zerschnittenen Labmagens mit einer Mischung von 5 Teilen Wasser und 1 Teil Weingeist, dem etwas Kochsalz und Borsäure zugesetzt sind (Liquor seriparus). Auch ein Labpulver (Pulvis seriparus) und Labextrakt benutzt man zu demselben Zwecke.

Als Lab bezeichnet man aber auch die erste Muttermilch der Säugetiere, das Colostrum.

Cap. 86. **Περὶ Στέατος. Fett.** Das frische Fett von Gänsen oder Hühnern, ohne Salz aufbewahrt, ist bei Gebärmutterleiden ein gutes Mittel, das gesalzene aber und was mit der Zeit scharfen Geschmack angenommen hat, ist der Gebärmutter schädlich. Nimm von diesen das frische, häute es ab und gib es in einen neuen irdenen Topf, welcher doppelt so viel davon, oder von so viel, als geläutert werden soll, faßt. Dann setze den vorsichtig bedeckten Topf in die glühendste Sonne und seihe das ausgeschmolzene in einen anderen irdenen Topf, bis alles erschöpft ist. Bringe es aber an einen kühlen Ort und gebrauche es. Einige stellen auch den Topf statt in die Sonne auf heißes Wasser oder gelindes, schwaches Kohlenfeuer. Es gibt auch noch eine andere Art des Läuterns, nämlich diese: Nach Entfernung der Häute wird das Fett fein zerkleinert, in den Topf gegeben und geschmolzen, indem etwas fein geriebenes Salz darüber gestreut wird; dann wird es durch ein Leintuch coliert und weggesetzt. Dieses eignet sich zu stärkenden Salben.

Cap. 87. **Περὶ στέατος ὑείου καὶ ἀρκείου. Schweine- und Bärenfett.** Das Schweine- und Bärenfett wird so behandelt: Gib das frische und sehr fette, ein solches ist das von den Nieren, nach Entfernung der Häute in reichliches, möglichst kaltes Regenwasser und reibe es mit den Händen tüchtig, indem du dasselbe gleichsam abwischest. Nachdem du es dann mit anderem Wasser öfter abgespült hast, gib es in einen irdenen Topf, welcher das Doppelte faßt, gieße Wasser hinzu, bis es über dem Fette steht, setze es über gelindes Kohlenfeuer und rühre mit einem Spatel um. Wenn es geschmolzen ist, coliere es durch ein Seihetuch in kaltes Wasser und laß erkalten. Vorsichtig ausgedrückt gib es wieder in den vorher ausgewaschenen Topf zurück, gieße Wasser zu und laß langsam schmelzen, und, wenn du es abgenommen hast (vom Feuer), laß die Unreinigkeiten sich kurze Zeit absetzen und gieße es in ein mit einem Schwamm befeuchtetes Becken. Wenn es erstarrt ist, nimm es heraus und, nachdem du den Bodensatz entfernt hast, bringe es in ein Geschirr und schmelze es zum dritten Male ohne Wasser, gieße es dann in einen irdenen Topf, verschließe ihn und stelle ihn an einen kalten Ort.

Cap. 88. **Περὶ στέατος τραγείου καὶ προβατείου καὶ ἐλαφείου. Ziegenbock-, Schaf- und Hirschfett.** Das Ziegenbock- und Schaffett, auch das des Hirsches wird so geläutert: Nimm das Fett eines der genannten Tiere und wasche es ab. Nachdem du, wie beim Schweinefett angegeben ist, die Häute entfernt hast, gib es in ein Becken zum Einweichen und reibe es, indem du nach und nach Wasser zugibst, bis weder Blutmasse sich absondert, noch Fett obenaufschwimmt, jenes aber glänzend erscheint. Die Masse selbst aber gib in einen irdenen Topf und, nachdem du Wasser bis zum Überstehen zugegossen hast, setze ihn auf gelindes Kohlenfeuer und rühre um. Wenn alles geschmolzen ist, gieße dasselbe in Wasser und kühle es ab, wasche den Topf aus und schmelze es zum anderen Mal und mache es so, wie früher angegeben ist. Zum dritten Mal schmelze aber ohne Wasser, fülle es in einen angefeuchteten Topf und bewahre es kühl auf, wie beim Schweinefett gesagt ist.

Cap. 89. **Περὶ στέατος βοείου. Rinderfett.** Auch das Rinderfett, das von den Nieren, ist von den Häuten zu befreien und mit Meerwasser mitten aus dem Meere zu waschen. Dann muß es in einen Trog geworfen und unter Benetzen mit Meerwasser sorgfältig zerhackt werden. Wenn alles zerkleinert ist, wird es in einen irdenen Topf gegeben und Meerwasser zugegossen, so viel, daß es nicht weniger als eine Spanne darüber steht, und gekocht, bis es den eigentümlichen Geruch verloren hat. Dann wird tyrrhenisches Wachs zugesetzt, auf 1 attische Mine 4 Drachmen, und coliert. Entferne die auf dem Grunde abgesetzte Unreinigkeit und gieße es in einen neuen Topf. Dann muß es, rings herum zugedeckt, den Tag über in die Sonne gestellt werden, damit es weiß werde und den üblen Geruch abgebe.

Cap. 90. **Περὶ στέατος ταυρείου, παρδαλείου καὶ λεοντείου. Stier-, Panther- und Löwenfett.** Das Stierfett wird auf folgende Art geläutert: Nimm frisches und von den Nieren, wasche es mit Flußwasser und, nachdem du die Häute entfernt hast, gib es in einen irdenen Topf, indem du etwas Salz darüber streuest, und schmelze es. Dann coliere es in ganz klares Wasser, und wenn es zu erstarren beginnt, zerdrücke es wieder mit den Händen und wasche es tüchtig, indem du das Wasser wegschüttest und anderes wieder zugießest, bis es schon gewaschen ist. Bringe es wieder in den Topf und koche es mit gleichviel gewürztem Wein. Wenn es zweimal aufgekocht hat, nimm den Topf vom Feuer und laß das Fett eine Nacht dort stehen. Am folgenden Tage, wenn etwas vom schlechten Geruch zurückgeblieben sein sollte, bringe das vorgenannte in einen anderen neuen Topf, gieße gewürzten Wein dazu und mache es gerade so, wie vorher angegeben ist, bis es allen schlechten Geruch verloren hat. Es wird auch ohne Salz geschmolzen für solche Fälle, in denen es welche verabscheuen. Das so dargestellte wird allerdings nicht sehr weiß. Ganz auf dieselbe Weise wird das Panther- und Löwenfett, das vom Wildschwein, Kamel und Pferde und anderes dergleichen bereitet.

Cap. 91. **Πῶς τὸ στέαρ ἀρωματιστέον. Wie das Fett gewürzt wird.** Das Kalb- und Stierfett, ebenso das vom Hirsch und das Mark dieses Tieres wird auf folgende Weise gewürzt: Was wohlriechend werden soll, befreie von den Häuten und wasche es, wie wir früher gesagt haben, und schmelze es mit gewürztem Wein ohne Meerwasser. Dann setze es ab und laß es die Nacht über stehen, gieße anderen Wein derselben Sorte darüber, diesen in solcher Menge, wie er zuvor zugegeben war, schmelze es, und nimm fleißig den Unrat ab, dann füge auf 9 Kotylen Fett 7 Drachmen arabischen Schoinos zu. Wenn du es aber noch wohlriechender machen willst, so gib 40 Drachmen der Blüte hinzu und weiter Palme, Kassia und Kalmus von jedem gleichviel, Drachmen, Aspalathus und Balsamholz von jedem 1 Drachme, mische auch Zimt, Kardamom und Narde hinzu, von jedem 1 Unze. Alles sei aber ziemlich grob zerkleinert. Dann gieße gewürzten Wein zu und stelle den zugedeckten Topf auf Kohlen, laß dreimal aufkochen, nimm es dann vom Feuer, und laß es die Nacht über stehen. Am folgenden Tage gieße den Wein ab und anderen von derselben Sorte zu und laß bis dreimal in ähnlicher Weise kochen, und setze ab, anderen Morgens aber nimm das Fett heraus und gieße den Wein aus. Nachdem du den Kessel ausgewaschen und vom Bodensätze gereinigt hast, schmelze es, seihe es durch und setze es dann zum Gebrauche weg. Aber auch das geläuterte wird auf dieselbe Weise gewürzt. Die oben genannten Fette werden vorher verdichtet, damit sie die Kraft der Gewürze leichter aufnehmen, und zwar auf folgende Art: Nimm eins von diesen (Fetten), welches du willst, koche es mit Wein, nachdem du zugleich einen Myrtenzweig, Quendel und Zyperngras, auch Aspalathos, ziemlich grob zerkleinert, zugesetzt hast. Einige begnügen sich auch mit der Verwendung vou einer dieser Substanzen. Wenn es zum dritten Mal gekocht hat, nimm es vorsichtig heraus, coliere es durch Leinen und würze es dann, wie gezeigt ist. Aber auch so verdichte die Fette vorher: Nachdem du dasjenige, welches von ihnen du willst, frisch und frei von Blut, und mit den anderen oft erwähnten Eigenschaften, zerkleinert hast, wirf es in einen neuen Kessel, gieße alten gewürzten Weißwein dazu, daß er acht Finger breit darüber steht, und laß unter Anwendung von gelindem Feuer zusammenkochen, bis es den ihm von Natur anhaftenden Geruch verloren hat und mehr nach Wein riecht. Dann setze den Kessel ab und laß erkalten, und nimm 2 Minen Fett heraus, wirf sie in eine Schale, gib vom selben Wein 4 Kotylen zu und von zerkleinerter Frucht des Lotosbaumes[1], dessen Holz die Flötenfabrikanten gebrauchen, 4 Minen und koche über gelindem Feuer unter beständigem Umrühren. Wenn es allen Fettgeruch verloren hat, coliere dasselbe und laß erkalten. Nimm ferner 1 Mine zerkleinerten Aspalathos und 4 Minen Majoranblüte, mische sie mit altem Wein und laß eine Nacht ausziehen. Am folgenden Tage gieße dieses und auch das Fett in einen neuen, 3 Chous fassenden irdenen Topf, gib überdies noch ½ Chous Wein hinzu und laß alles zusammen kochen. Wenn das Fett von allen den Verdichtungsmitteln die Kraft und den Geruch aufgenoramen hat, so nimm dasselbe heraus, coliere, laß erstarren und bewahre es auf. Wenn du es aber noch wohlriechender machen willst, so mische 8 Drachmen fettester Myrrhe, welche mit viele Jahre altem Weine gestanden hat, hinzu.

Das Hühner- und Gänsefett mag auf diese Weise gewürzt werden: Nimm 4 Kotylen geläutertes Fett irgendeines derselben, gib es in einen irdenen Topf und mische zu Erysiskeptron[2] und Balsamholz, auch die Spathe der Palme und Kalmus, grob zerkleinert, von jedem 12 Drachmen, gieße hinzu 1 Becher alten lesbischen Wein, setze es auf Kohlenfeuer und laß dreimal aufkochen. Nimm dann den Topf vom Feuer und laß den Inhalt einen Tag und eine Nacht hindurch erkalten. Am folgenden Tage schmelze dasselbe und seihe es durch ein reines Leintuch in einen reinen Topf. Wenn es aber erstarrt ist, nimm mit einer Muschel das ebengenannte heraus und gib es in einen neuen irdenen Topf, versieh ihn mit einem Deckel und setze ihn wohlbedeckt an einen kühlen Ort. Dieses aber muß im Winter geschehen, denn im Sommer erstarrt es nicht. Einige aber setzen zur Konsistenz und Erstarrung derselben ein wenig tyrrhenisches Wachs zu. Auf dieselbe Weise wird das Schweine- und Bärenfett und Ähnliches gewürzt.

[1] *Celtis australis* L., Zürgelbaum. [2] Synonym mit Aspalathos und Kypeiros.

Cap. 92. **Πῶς σαμψυχίζεται τὸ στέαρ. Wie das Fett mit Majoran gewürzt wird.** Das Fett wird auf diese Weise mit Majoran gewürzt: Nimm schon geläutertes Fett, am liebsten soll es Stierfett sein, 1 Mine und mische es mit 1½ Minen reifen, sorgfältig gestoßenen Majorans, besprenge es reichlich mit Wein und forme Küchelchen daraus, lege sie in einen Topf, verschließe ihn und laß eine Nacht stehen. Früh Morgens wirf sie in einen irdenen Topf, gieße Wasser dazu und koche gelinde. Wenn das Fett seinen eigentümlichen Geruch abgegeben hat, coliere dasselbe und laß es die ganze Nacht gut zugedeckt stehen. Am kommenden Tage nimm den Kuchen heraus, entferne den am Grunde sitzenden Schmutz, vermische wieder, wie angegeben wurde, mit weiteren 1½ Minen gestoßenen Majorans und forme auf dieselbe Art Küchelchen, indem du im übrigen verfährst, wie oben gesagt ist. Wenn du nach allem diesem aber gekocht und coliert hast, nimm, wenn irgendeine Unreinigkeit sich am Grunde findet, diese weg; bewahre es an einem recht kalten Orte auf.

Cap. 93. **Περὶ στέατος χηνείου καὶ ὀρνιθείου. Gänse- und Hühnerfett.** Wenn du das ungeläuterte Gänse-, Hühner- oder Kalbsfett vor Fäulnis bewahren willst, mußt du so verfahren: Nimm frisches wovon du willst, wasche es sorgfältig ab und lüfte es auf einem Siebe im Schatten aus; nach dem Trocknen schlage es in reines Leinen und drücke es mit den Händen kräftig aus. Dann nimm es aus dem Leinen heraus und hänge es an einem schattigen Orte auf. Nach vielen Tagen hülle es in ein neues Papier und bewahre es an einem sehr kalten Orte auf. Fäulnisfrei bleibt es auch in Honig aufbewahrt.

Cap. 94. **Στεάτων δύναμις. Die Kraft der Fette.** Alle Fette haben eine erwärmende, erweichende, lockernde Kraft. Das Stierfett adstringiert etwas, auch das Rinder- und Kalbsfett, und das Löwenfett stimmt mit diesen überein, es soll auch ein Gegenmittel gegen Nachstellungen sein. Das Elephanten- und Hirschfett als Salbe verscheucht die Schlangen, das Ziegenfett adstringiert mehr, deshalb wird es, mit Graupen, Sumach und Käse stark gekocht, bei Dysenterie gegeben, mit Ptisanenschleim[1)] auch als Klystier angewandt. Die damit bereitete Suppe ist für die Phthisiker im Tranke wohltätig, wird auch denen mit Nutzen gegeben, welche Kanthariden verschluckt haben. Das Bocksfett, welches am stärksten löst, hilft Podagraleidenden, wenn es mit Ziegendünger und Safran gemischt und aufgelegt wird. Mit diesem stimmt das Schaffett überein. Das Schweinefett eignet[2)] sich für die Gebärmutter- und Afterleiden, es hilft auch bei Verbrennungen mit Feuer. Das gesalzene Schweinefett wie das sehr alte erwärmt und erweicht. Mit Wein gewaschen hilft es bei Seitenstechen, mit Asche oder gebranntem Kalk gemischt auch gegen Ödeme, Entzündungen und Fisteln. Das Eselsfett, sagen sie, mache Narben der Haut gleichfarben. Das Gänse- und Hühnerfett ist ein gutes Mittel bei Frauenleiden, bei Rissen der Lippe, zur Pflege des Antlitzes und bei Ohrenleiden. Das Bärenfett scheint die Haare bei Fuchskrankheit zu erzeugen, auch bei Frostbeulen wirkt es. Das Fett des Fuchses dient gegen Ohrenleiden, das der Flußfische, in der Sonne geschmolzen und mit Honig zusammengemischt und eingestrichen schürft den Blick, das Vipernfett wirkt gegen Schwachsichtigkeit, auch gegen Star, wenn es mit Zedernpech, attischem Honig und Öl zu gleichen Teilen gemischt wird. Beim Ausrupfen der Haare in der Achselhöhle macht es diese leicht ausgehend, wenn es für sich allein frisch an die Wurzeln eingerieben wird.

[1] Die Ptisane von der Grütze abcoliert. [2] ἀναλογεῖ = εὐδετῖ oder ἁρμόζει.

Cap. 95. **Περὶ Μυελῶν. Mark.** Das beste Mark ist das des Hirsches, dann des Kalbes, nach diesen das des Rindes, dann der Ziege und des Schafes. Es wird aber zurecht gemacht in der Zeit des Sommers, welche dem Herbste sich nähert; denn in der übrigen Zeit findet sich eine geronnene Blutmasse und gleichsam leicht zerreibliches Fleisch in den Knochen. Es ist aber schwer zu erkennen, es sei denn, daß jemand es selbst den Knochen entnommen und aufbewahrt hat. Alle Arten Mark sind erweichend, lockernd, sie heilen und füllen die Geschwüre aus. Das vom Hirsche eingerieben verscheucht auch wilde Tiere. Weich geworden wie Fett, wird es frisch nach Entfernung der Knochen geläutert, indem es mit Wasser übergossen, mit einem Leintuche gereinigt und ebeuso ausgewaschen wird, bis das Wasser rein erscheint. Dann wird es in einem Gefäße im Wasserbade[1] geschmolzen, wobei mit einer Feder der obenaufschwimmende Schmutz abgenommen wird, und in ein Becken coliert; nach dem Erstarren, und nachdem der Bodensatz vorsichtig abgeschabt ist, wird es in einem neuen irdenen Topfe zum Auf bewahren weggesetzt. Wenn du es ungeläutert aufbewahren willst, so mache alles so, wie es beim Hühner- und Gänsefett vorgeschrieben ist.

[1] ἐν διπλώματι.

Cap. 96. **Περὶ χολῆς πάσης. Jegliche Art Galle.** Jede Galle wird auf diese Weise auf bewahrt: Nimm die frische Gallenblase, lege sie, nachdem du die Öffnung derselben mit einer Schnur zugebunden hast, in siedendes Wasser und laß sie darin so lange Zeit, als jemand braucht, um einen Weg von 3 Stadien[1] zurückzulegen. Dann nimm sie heraus und trockne sie an einem schattigen, nicht feuchten Orte. Die für die Augenarzneien binde an eine Schnur, gib sie in ein kleines Glasgefäß mit Honig, indem du das Ende der Schnur am Halse des Gefäßes befestigst, decke es zu und setze es weg. Alle Arten Galle sind scharf und erwärmend, sie unterscheiden sich von einander durch die größere und geringere Kraft. Voranzustehen scheint aber die des Meerskorpions und des Fisches, welcher Kallionymos[2] heißt, die der Meerschildkröte und der Hyäne[3]. Dann kommt die des Rebhuhns, des Adlers, der weißen Henne und der wilden Ziege[4], welche specifisch wirkt gegen beginnenden Star und gegen Hornhautnebel, gegen weiße Flecken[5] und rauhe Augenlider; ferner die des Schafes, des Bockes, des Schweines und des Bären, doch die wirksamste ist die des Stiers. Alle aber bewirken Anregung zum Durchfall, besonders bei Kindern, wenn man einen Wolldecken hineintaucht und als Zäpfchen in den After bringt. Die Stiergalle ganz besonders wird bei Entzündung der Schlundmuskeln mit Honig eingestrichen; sie heilt auch die Geschwüre am After bis zur Vernarbung, ebenso eiternde Ohren und die Flüsse aus ihnen, wenn sie mit Ziegenoder Frauenmilch eingeträufelt wird; gegen Ohrenbrausen hilft sie mit Lauchsaft. Sie wird auch zu Wundsalben gemischt und zu Salben gegen den Biß giftiger Tiere. Ferner dient sie mit Honig gegen Krebsgeschwüre, gegen Schmerzen an der Scham und am Hodensack; bei Aussatz und Grind ist sie mit Natron oder kimolischer Erde[6] die beste Salbe. Auch die Schaf- und Bärengalle hilft gegen dieselben Gebrechen, ist aber von schwächerer Wirkung. Als Leckmittel hilft aber die Bärengalle bei Epilepsie, die der Schildkröte bei Entzündung der Schlundmuskeln und gegen fressende Geschwüre der Kinder im Munde, auch bei Epilepsie, wenn sie in die Nase gesteckt wird. Die Galle der wilden Ziege hilft, eingestrichen, als Specificum bei Nachtsichtigkeit, auch die des Bockes leistet dasselbe, sie entfernt eingerieben die Feigwarzen und hält die Auswüchse bei den an Elephantiasis Leidenden zurück. Die Schweinsgalle endlich wird gegen Geschwüre in den Ohren und gegen alle sonstigen mit Vorteil angewandt.

[1] Eine Stadie ist eine Weite von 125 Schritten, also etwa eine Zeit von 2 Minuten. [2] Kalionymos, der Schönnamige. *Uranoscopus Scaber* C. V., **Gemeiner Sternseher**, mit aufwärts gerichteten Augen auf der oberen Fläche des Kopfes. Aristoteles (Hist. anim. II 11) erwähnt seine große Gallenblase. Von der Benutzung der Fischgalle bei Augenkrankheiten lesen wir schon im A. T. bei Tobias

11, 3. [3] Plinius, welche: die Galle als Heilmittel für dieselben Augenfehler hält, nennt XXXII 154 Hyaena einen Fisch, welchen man zu den Schollen rechnet. [4] Gemse. [5] ἀχλῦς und ἄργεμον sind Arten von Leukom. [6] Weißer oder rötlicher Thon.

D. wendet die Galle nur im natürlichen Zustande an; für die besonders feinen Augenmittel schützt er sie außer durch etwa 6 Minuten langes Eintauchen in kochendes Wasser noch durch Aufbewahren in Honig vor dem Verderben. Sicher hat er seinen Zweck erreicht. Plinius XI 191 sqq. erzählt viel von der Galle der verschiedenen Tiere; gegen recht schwere Ohrenleiden empfiehlt er XXVIII 174 Galle mit Myrrhe und Raute, in der Granatschale erwärmt, einzugießen.

Die Galle ist ein Sekret, welches aus dem Blute in den Leberzellcen, sowie in den Schleimhäuten, welche die Lebergänge und die Gallenblase auskleiden, abgesondert wird. Sie hat den Zweck, die Resorption der Fette im Darme zu befördern und die Fäces daselbst vor frühzeitiger fauliger Zersetzung zu schützen. Sie bildet eine schleimige, zähe, beim Schütteln schäumende Flüssigkeit von intensiv bitterem Geschmack und eigentümlichem Geruch. Bei den fleischfressenden Tieren ist sie braun, bei den pflanzenfressenden grün. Neben eigentümlichen Farbstoffen, den **Gallenpigmenten**, enthält sie die **Natrium**- und **Kaliumsalze** der **sogen. Gallensäuren**, hauptsächlich der **Glykochol**- und **Taurocholsäure**. Dieselben sind bei den verschiedenen Tieren in verschiedener Weise vertreten; so enthält die Fischgalle, die Hundegalle, die Galle vieler Fleischfresser nur Taurocholsäure, die Gänsegalle eine besondere Säure, die Chenotaurocholsäure. Außerdem enthält jede Galle noch **Cholesterin, Cholin, Lecithin, Schleim, Fett** u. a. Die Galle hat sich bis jetzt im Arzneischatze gehalten, da sie vom Ochsen genommen wird, als Fel tauri inspissatum und siccum.

Cap. 97. **Περὶ Αἱμάτων. Blut.** Das Blut der Gans, des Lammes und der Ente wird mit Nutzen den Gegenmitteln zugemischt, das der Holztaube, der Turteltaube, der Taube und des Rebhuhns wird gegen frische Augenwunden, gegen Blutunterlaufen und Nachtsichtigkeit eingestrichen. Ganz besonders hält das Blut der Taube die Blutflüsse aus der Gehirnhaut auf, das des Bockes und der Ziege, des Hirsches und des Hasen, in der Pfanne gebraten und genommen, hemmt Dysenterie und Bauchfluß. Mit Wein getrunken wirkt es gegen Gifte. Das Hasenblut, warm eingerieben, heilt Sonnenbrand- und Leberflecken, das vom Hunde getrunken hilft denen, die vom wüthenden Hunde gebissen sind und denen, die Gift genossen haben. Das der Landschildkröte getrunken soll den Epileptikern heilsam sein, das der Meerschildkröte, mit Wein, Hasenlab und römischem Kümmel getrunken, ist ein gutes Mittel gegen den Biß giftiger Tiere und den Genuß des Krötengiftes. Das Stierblut, mit Hafergrütze umgeschlagen, zerteilt und erweicht Verhärtungen, das der Hengste wird den Fäulnissmitteln zugemischt; das des Chamäleons, glaubt man, entferne die Augenwimpern, in gleicher Weise das der grünen Frösche.

Das Menstrualblut der Frauen scheint die Empfängnis der Frauen zu hindern, wenn sie sich längs herum damit bestreichen, oder wenn sie darüber hinschreiten. Eingerieben hilft es gegen Podagraschmerzen und roseartigen Ausschlag.

Das Blut der verschiedenen Tiere spielte im Altertum eine große Rolle, teils als wirkliches Heilmittel, weil, wie Plinius XI 224 sagt, in ihm ein großer Teil der Lebenskraft liegt, teils als abergläubisches Mittel. In der Volksmedizin hat es noch seinen Glauben nicht völlig eingebüßt, z. B. Eselsblut gegen Epilepsie. Von der größten Bedeutung ist das in der Neuzeit aus dem Blute gewisser Tiere bereitete **Serum antitoxicum**.

Cap. 98. **Περὶ Ἀποπάτου. Kot.** Der Kot der Weidekuh, frisch aufgelegt, lindert die durch Wunden entstandenen Entzündungen; er wird in Blätter eingeschlagen, über heißer Asche erwärmt und so aufgelegt; auch besänftigt ein solcher Umschlag die brennenden Ischiasschmerzen. Mit Essig als Kataplasma öffnet er Verhärtungen, Skropheln und Drüsenverhärtungen an den Weichen. Ganz besonders bringt der Mist des Ochsen, als Räucherung angewandt, die vorgefallene Gebärmutter wieder zurück. Sein Rauch vertreibt auch die Mücken. Die Ziegenküttel, am besten die von Bergziegen, vertreiben, mit Wein getrunken, die Gelbsucht, mit Gewürz genommen befördern sie die Menstruation und treiben den Fötus aus; trocken fein zerrieben und mit Weihrauch als Zäpfchen eingelegt halten sie den Fluß der Frauen zurück, stellen mit Essig auch die anderen Blutflüsse. Gebrannt und mit Essig oder Sauerhonig eingerieben heilen sie die Fuchskrankheit, mit Schmalz umgeschlagen helfen sie bei Podagra. Mit Essig oder Wein gekocht werden sie gegen Schlangenbisse, gegen kriechende Geschwüre, roseartige Entzündungen und Drüsen aufgelegt. Auch bei Ischias werden sie gebrannt mit Nutzen auf folgende Art angewandt: Auf die Mitte zwischen dem Daumen und der Vertiefung, welche an die Handwurzel grenzt, lege zunächst in Öl getauchte Wolle, dann einzeln die Küttel aus dem Feuer, bis das Gefühl durch den Arm zum Hüftgelenk kommt und Linderung eintritt; dieses nennt man das arabische Brennen. Der Schafmist mit Essig als Umschlag heilt Epinyktiden, Hautauswüchse, Feigwarzen und fein gestielte Warzen und, in Rosensalbe aufgenommen, Brandwunden. Der trockene Mist des Wildschweins, mit Wasser oder Wein getrunken, hemmt den Blutauswurf und lindert chronisches Seitenstechen, mit Essig getrunken, Reissen und Krämpfe, in Rosensalbe aufgenommen heilt er Verrenkungen. Der Mist vom Esel und Pferde, roh wie auch gebrannt mit

Essig gemischt, stellt den Blutsturz; der von grasweidenden Herden, trocken, mit Wein zu Schleim gemacht und getrunken, hilft ausgezeichnet gegen Skorpionstiche; der von Tauben wird vorteilhaft mit ungeröstetem Gerstenmehl gemischt, weil er mehr wärmt und brennt; mit Essig verteilt er die Drüsen, mit Honig, Leinsamen und Öl angerieben reißt er die Karbunkeln auf, heilt auch Feuerbrandwunden. Der Mist der Henne bewirkt dasselbe, nur schwächer; specifisch wirksam ist er aber gegen tödliche Pilze und Kolikschmerzen, wenn er mit Essig oder Wein genommen wird. Vom Storchdünger glaubt man, daß er, mit Wasser getrunken, den Epileptikern helfe. Der Geiermist soll als Räucherung den Embryo töten. Der Mäusedünger heilt, mit Essig eingerieben, die Fuchskrankheit, mit Weihrauch und Honigwein treibt er den Stein aus. Der Mäusedreck, den Kindern als Zäpfchen beigebracht, reizt den Leib zum Abführen. Der Hundedreck, in den Hundstagen getrocknet und mit Wasser oder Wein genommen, stellt den Bauch. Der frische Mensclienkoth als Umschlag bewahrt die Wunden vor Entzündung und verklebt sie zugleich, trocken aber mit Wein eingestrichen soll er bei Schlundmuskelentzündung helfen. Der Abgang des Landkrokodils dient bei den Frauen dazu, dem Gesichte schöne Farbe und Glanz zu geben; am besten ist der ganz weiß und leicht zerreibliche, der leicht ist wie Stärkemehl, schnell im Wasser zergeht und säuerlich und nach Hefe riecht. Sie verfälschen ihn, indem sie Staare mit Reis füttern und den Abgang, welcher ähnlich aussieht, verkaufen. Noch andere feuchten Amylum oder kimolische Erde an und färben es [mit Ochsenzunge], treiben es zu kleinen Strängen durch ein enges Sieb, trocknen es und verkaufen es statt jenes als Würmchenware. [Wir finden unter den geheimen, widerwärtigen Mitteln, daß der Kot des Menschen wie auch des Hundes mit Honig gemischt in den Hals gelegt bei Entzündung der Schlundmuskeln helfe.]

Der Tier- und Menschenkot findet bei D. eine ausgiebige Verwendung; ob dieselbe übrigens dem gesunden Sinne des Praktikers zusagte? Noch lange nach D. hat derselbe in der Dreckapotheke D[ris] K. F. Paullini 1699, sowie bei Lonicer um dieselbe Zeit seine Stelle behauptet und ist selbst heute aus der Volksmedizin noch nicht verschwunden, wie Katzendreck gegen Gesichtsrose und frischer Kuhdünger als Umschlag auf Geschwüre, besonders bei der Landbevölkerung. In der Materia medica der Chinesen wird der alte Ansatz der Aborte als Mittel gegen Magensäure geführt. Der Krokodils-, Schlangen- und Vögelabgang besteht zum größten Teil aus Harnsäure und wird zur Gewinnung derselben benutzt. Die Anwendung desselben bei D. entspricht allerdings nicht derjenigen, welche heute von der Harnsäure gemacht wird. Was D. unter Landkrokodil versteht, ob er die Amphibie oder den Scincus, welchen er auch κροκόδειλος χερσαῖος nennt, meint, ist schwer auszumachen.

Cap. 99. **Περὶ Οὔρων. Urin.** Der Menschenurin, der eigene getrunken, hilft gegen den Biß der Viper, gegen tödliche Gifte und gegen beginnende Wassersucht, gegen den Biß des Meerigels[1], des Meerskorpions und Meerdrachen, wenn er darauf gegossen wird, der Urin des Hundes gegen den Biß des wüthenden Hundes als Aufguß; mit Natron ist er ein Schmiermittel bei Aussatz und Jucken; der alte entfernt noch besser bösen Grind, Schorf, Krätze und nässenden Ausschlag; fressende Geschwüre, auch an den Schamteilen hält er auf. Als Injektion macht er bei eiterflüssigen Ohren trocken, wenn er in der Schale des Granatapfels gekocht wird, wirft auch die in den Ohren befindlichen Würmer heraus. Der Urin eines unschuldigen Knaben geschlürft hilft gegen Orthopnöe; mit Honig in einem Kupfergefäße gekocht bringt er Narben, Leukome und Verdunkelungen (der Augen) weg. Es wird auch aus ihm und Kupfererz eine für Gold geeignete Löthsubstanz bereitet. Der Absatz des Harns beseitigt, eingerieben, roseartige Entzündungen. Mit (Lawsonien-) Kyprossalbe erhitzt und als Zäpfchen eingelegt besänftigt er Schmerzen der Gebärmutter, lindert Gebärmutterkrämpfe, glättet die Augenlider und reinigt die Wunden im Auge. Der Stierharn, mit Myrrhe verrieben und eingetröpfelt, lindert Ohrenschmerzen. Der Schweineurin hat dieselbe Kraft; specifisch ist ihm aber eigen, Blasensteine zu zerstören und auszuscheiden. Der Ziegenharn, mit Spikenard täglich in der Menge von 2 Bechern mit Wasser getrunken, soll das unter dem Fleische gebildete Wasser abführen und den Bauch lösen, eingetröpfelt auch Ohrenleiden heilen, der vom Esel aber Nierenleidende gesund machen.

[1] Bei anderen (nach Plinius) ἐχιδνῶν, Meerotter, die D. aber nicht kennt.

Nicht minder wie dem Kot wurden dem Urin heilende Wirkungen beigemessen. Auch Plinius XXVIII 67 und an anderen Stellen ist nicht karg in den Angaben über seine Kräfte. Besonders hält er für jeden seinen eigenen Harn am dienlichsten, wenn er mit einem Schwamm oder mit Wolle frisch aufgelegt wird. Das hat ja eine gewisse Berechtigung, da der frisch gelassene Harn als aseptische Flüssigkeit die Wunden bei gehörigem Verschluss rein hält; es wird jedoch bald eine Zersetzung und dann ein Anätzen der Stellen eintreten.

Cap. 100. **Περὶ Λυγγουρίου. Lyngurion.** Der Urin des Luchses, welcher Lyngurion genannt wird, verwandelt sich, so glaubt man fälschlich, sofort nachdem er gelassen ist, in einen Stein; er hat daher auch eine unwahre Geschichte; denn es ist der von einigen so genannte federntragende Bernstein, welcher mit Wasser getrunken dem Magen und dem vom Flusse angegriffenen Bauche gut tut.

Der Erfinder dieser Fabel ist nach Plinius XXXVII 52 Diokles, von dem Theophrast sie aufnahm und die wunderbarsten Dinge vom Lyngurion erzählt; der Urin des Luchses soll sich sogleich in einen Edelstein verwandeln, welcher die Eigenschaften des Bernsteins zeigt, und als Arzneimittel gegen den Stein und die Gelbsucht dient. Man hat in dem Bemühen, für alles und jedes Identität und Namen zu finden, den Turmalin dafür angenommen. C. GESNER (De Quadrup. p. 722) um 1650 erklärt die Sache so, daß aus einer Handelsstadt Liguriens der Bernstein nach Griechenland gebracht und ligurischer Stein genannt sei, daraus habe sich dann leicht Lyngurium mit der zur Erhöhung des Wertes angefügten Fabel gebildet.

Cap. 101. **Περὶ Μέλιτος. Honig.** Den Vorzug hat der attische Honig, und zwar der vom Hymettos[1], dann der von den kykladischen Inseln[2] und von Sicilien, Hyblaion[3] genannt. Als tadellos gilt der, welcher süß und scharf, recht wohlriechend, gelblich, nicht flüssig, zäh und steif ist und heim Ausziehen gleichsam auf den Finger zurückläuft. Er hat säubernde, eröffnende, die Feuchtigkeit hervorlockende Kraft, deshalb eignet er sich zum Eingießen in schmutzige Geschwüre und Fisteln. Gekocht und aufgelegt verbindet er getrennte Körperteile, heilt, mit Alaun gekocht und eingerieben, Flechten, auch Brausen und Schmerzen in den Ohren, wenn er mit fein geriebenem Steinsalz eingetröpfelt wird. Eingerieben tötet er auch Läuse und Wanzen. Diejenigen, welche die Vorhaut verloren haben, wenn dies nicht von der Beschneidung[4] herrührt, stellt er wieder her, wenn die Vorhaut, am besten nach dem Bade, dreissig Tage mit Honig eingeweicht wird. Er entfernt auch die Verdunkelungen auf der Pupille, heilt ferner als Mundspülung und Gurgelmittel Kehlkopf-, Mandel- und Schlundmuskelentzündungen. Er treibt den Urin, hilft bei Husten und den von der Schlange Gebissenen. Ferner dient er, mit warmem Rosenöl genommen, gegen den Genuß des Mohns, als Leckmittel oder als Trank gegen Pilze und den Biß des wüthenden Hundes. Roh aber bläht er den Bauch auf und reizt zum Husten, deshalb muß man nur den abgeschäumten gebrauchen. Den Vorzug verdient der Frühjahrshonig, danach der Sommerhonig; der dickere Herbsthonig ist minderwertig, [erzeugt auch Ausschlag].

[1] Berg In Attika. [2] Plinius XI 32 hat Calydna, eine Insel Kleinasiens. [3] Hybla, ein Berg in Sicilien, der, wie der Hymettos, reich war an würzigen Pflanzen. [4] Weil diese rituelle Operation so ausgeführt wird, daß ein Wiederwachsen der Vorhaut über die Eichel ausgeschlossen ist.

Außer den hier angegebenen Verwendungsweisen diente der Honig noch zum Bestreichen der Stuhlzäpfchen, βάλανοι. Ferner wurden aus ihm verschiedene diätetische Getränke bereitet: Mit 2 Teilen Wasser, am besten Regenwasser, bildete er das μελίκρατον, Melikraton, Honigmeth, das ὑδρόμελι, Hydromel oder Aqua mulsa, Wassermeth, welches schon bei Homer (Od. X 519) vorkommt, mit 2 Teilen herben alten Weines das οἰνόμελι, Oenomeli oder Mulsum, beide wurden auch zum Schönen geklärt und abgeschäumt, oder, wenn statt Wasser Milch genommen wurde, das μελίκρατον γάλακτος. Mit Essig gemischt gab er das ὀξύγλυκον, und das ὀξύμελι, Oxymel, den Sauerhonig.

Der Honig ist ein Ausscheidungsprodukt der Honigbiene, *Apis melifica* L. und anderer Apisarten. Geruch, Farbe und Geschmack sind verschieden je nach den Pflanzen, aus deren Nektarien die Tierchen den Honig gesammelt haben. Der Frühjahrs- oder Maihonig wird dem Herbsthonig vorgezogen (Aristoteles hält den Herbsthonig für den besten), ebenso der Wiesen- oder Krauthonig dem Heidehonig. Man unterscheidet **Scheibenhonig**, die aus den Körben geschnittenen, mit Honig gefüllten Waben; **Jungfernhonig**, der feinste, welcher aus den geöffneten Waben bei gelinder Wärme von selbst ausfließt; **Schleuderhonig**, bei dem die Waben erhalten bleiben, und den **gewöhnlichen Honig**, welcher durch Pressen unter Anwendung von Wärme gewonnen wird.

Der Honig besteht aus einer Auflösung von **Invertzucker** (Trauben- und Fruchtzucker), mit wenig **Rohrzucker** und etwas **Eiweiß, Wachs, Harz, Farbstoff, Riechstoff, Ameisensäure** und **organischer Substanz**. Im reinen Honig ist stets auch Blütenstaub zu erkennen. Verfälscht wird er mit Stärkesirup, Rohrzucker, rohrzuckerartigen Extrakten und Wasser, oft auch mit Mehl.

Der rohe Honig dient zur Herstellung des Mel depuratum oder despumatum, das aber verhältnismäßig wenig Verwendung findet.

Cap. 102. **Περὶ Μέλιτος ἐν Σαρδωνίᾳ. Honig in Sardinien.** Der in Sardinien erzeugte Honig ist bitter, weil er aus Wermuth gesammelt wird. Eingesalbt hilft er gegen Sonnenbrandflecken und Sommersprossen im Gesicht.

Sprengel bemerkt dazu, daß nach Hörschelmann (Gesch. u. Geogr. usw. von Sardinien) der Honig nicht aus Wermuth, sondern aus einer Arbutus-Art, welche im Spätsommer blüht, gesammelt werde, er gelte für wohlschmeckend und heilsam, es müßte aber im Juni den Körben ein Teil der Waben genommen werden.

Cap. 103. **Περὶ Μέλιτος ποντικοῦ. Pontischer Honig.** Es wird aber auch in Heraklea in Pontus zu bestimmten Zeiten wegen der Eigentümlichkeit gewisser Blüten ein Honig erzeugt, welcher diejenigen, welche ihn geniessen, unter Hervorrufung von dünnem Schweiß am Oberkörper verrückt macht. Sie werden geheilt, wenn sie Raute und Gesalzenes essen und Honigwein trinken, indem sie dasselbe zu sich nehmen, so oft sie erbrochen haben. Er ist scharf und erregt beim

Riechen darauf Niesen. Mit Kostwurz aufgestrichen, heilt er Sonnenbrandflecken, mit Salz beseitigt er Sugillationen.

Die ersten Erfahrungen über die Giftigkeit des pontischen Honigs werden auf den Zug des Kyros (Anabas. IV 8) zurückgeführt, in dessen Heere nach dem Genuß von Honig Erkrankungen auftraten, welche zum Teil mit dem Tode endeten. Aristoteles, Diodorus Siculus und Caelius Aurelianus nehmen an, daß dieser Honig aus den Blüten einer Buxus-Art stamme, während schon Plinius XXI 74 sagt, daß der Honig nur dann giftig sei, wenn er aus den welkenden Blüten der Ziegenpest, Aegolithron (αἴξ und ὄλεθρος) gesammelt sei. Nach SPRENGELS Forschungen sind die Ursprungspflanzen des giftigen pontischen Honigs *Azalea pontica* und *Rhododendron ponticum*.

Daß der aus den Giftpflanzen gesammelte Honig giftige Eigenschaften habe, gilt auch heute als ausgemacht.

Cap. 104. **Περὶ Σακχάρου μέλιτος. Honig des Zuckerrohrs.** Es wird aber auch ein Zucker genannt, welcher eine Art Honig ist und in Indien und dem glücklichen Arabien durch Ausscheiden entsteht, er findet sich in Rohren, der Beschaffenheit nach ähnlich dem Salze, auch wie Salz unter den Zähnen zerbrechend. Er ist, dem Wasser zugesetzt und getrunken, dem Bauche und Magen bekömmlich, hilft bei Fehlern der Blase und Nieren und vertreibt eingestrichen die Verdunkelungen auf der Pupille.

Nach dem Periplus des Erythräischen Meeres gehörte der sogen. Halmzucker, μέλι τὸ κάλαμον τὸ λεγόμενον σάκχαρι, zu den Exportartikeln aus Indien von Barygaza. D. hält ihn für ein Produkt Arabiens, weil er durch die Araber als Zwischenhändler ausgeführt wurde. Bei Plinius XII 32 ist es eine Art Gummi, welches sich in den dicken Halmen sammelt. Schon zur Zeit Alexanders d. Gr. kam Zucker nach Griechenland, wurde aber, wie es scheint, nur als Arzneimittel behandelt. Erst durch die Kreuzzüge, besonders durch die Venetianer, wurde die Pflanze nach den Inseln Malta, Kandia, Sicilien gebracht, von wo sie durch die Spanier und Portugiesen nach den Azoren und kanarischen Inseln gelangte. Von diesen soll das Zuckerrohr, *Saccarum officinarum* L. (Graminaceae), im 16. Jahrh. nach Südamerika und den westindischen Inseln gebracht sein.

Paulus von Aegina und nach ihm Avicenna nannten den Zucker nach dem Vorgange von Archigenes **Sal indus**. Bei letzterem heißt es, das indische Salz habe die Farbe und Konsistenz des gewöhnlichen Salzes, den Geschmack des Honigs, die Größe einer Linse oder höchstens der Bohne.

Die Araber nannten den besten Zucker **Tabarzeth**, woraus der unbestimmte Ausdruck **Tebashir** entstand.

Cap. 105. **Περὶ Κηροῦ. Wachs.** Das beste Wachs ist dasjenige, welches gelblich, etwas fettig und wohlriechend ist, mit einem etwaigen Duft nach Honig, welches dabei rein ist und aus Kreta oder Pontus stammt.

Das ganz weiße aber und von Natur fette kommt an zweiter Stelle. Weiß gemacht wird es auf folgende Weise: Zerkleinere davon das weiße und reine, wirf es in einen neuen Topf und gieße hinreichend Meerwasser mitten aus dem Meere darauf, streue ein wenig Natron darüber und lasse dann sieden. Wenn es zwei- bis dreimal aufgekocht hat, setze den Topf ab und laß erkalten, nimm den Kuchen heraus und nachdem du den Schmutz, wenn sich solcher etwa unten angesetzt hat, abgeschabt hast, koche zum zweiten Mal, indem du anderes Meerwasser zugibst. Hat das Wachs dann wieder gekocht, wie vorgeschrieben wurde, so nimm den Topf vom Feuer, und setze den Boden eines neuen Topfes, der vorher mit kaltem Wasser benetzt ist, sachte in das Wachs, ihn oberflächlich eintauchend, damit er sehr wenig davon annehme, und es von selbst erstarre. Hebe ihn auf und nimm die erste dünne Scheibe ab, dann senke zum anderen Mal den mit Wasser abgekühlten Boden hinein und tue dasselbe, bis du alles herausgenommen hast. Danach ziehe die Scheiben auf eine Schnur und hänge sie in Abständen von einander auf, indem du sie am Tage in der Sonne fortwährend anfeuchtest; bei Nacht stelle sie in den Mondschein, bis sie weiß werden. Wenn es aber jemand sehr weiß machen will, so macht er alles andere geradeso, muß aber häufiger kochen. Einige kochen statt im Meerwasser von der hohen See in schärfster Salzlake in der oben angegebenen Weise ein- bis zweimal, dann nehmen sie es mit einem dünnen runden Fläschchen, welches mit einem Henkel versehen ist, heraus und legen die Scheiben auf dichtes Gezweig in die Sonne, bis sie ganz weiß werden. Sie raten aber, an diese Arbeit im Frühjahr zu gehen, wenn noch die Sonne in ihrer Hitze schwach ist und Feuchtigkeit (Tau) bietet, damit es nicht schmelze. Jedes Wachs hat erwärmende, erweichende und mäßig ausfüllende Kraft. Es wird auch den Tränken für Dysenteriekranke zugemischt; in der Größe von zehn Gerstenkörnern genommen läßt es bei den Ammen die Milch nicht zu Käse werden.

Das Wachs wird, wie der Honig, von den geschlechtlosen Arbeitsbienen mittelst besonderer Drüsenorgane als Verdauungsprodukt auf den Wachshäuten der Ringe des Hinterleibes in dünnen Blättchen abgesondert. Dieses wird mit der Zunge aufgenommen und mit den Kiefern durch Kneten zu Waben verarbeitet.

Das Bienenwachs ist je nach der Nahrung der Bienen von hell- oder dunkelgelber Farbe, das aus den jungen Stöcken (Jungfernwachs) ist schmutzigweißlichgelb. Der Geruch des Wachses ist angenehm, eigentümlich honigartig, der Geschmack schwach balsamisch; in der Kälte ist es spröde und bricht körnig, in der Wärme ist es knetbar. Es löst sich in Chloroform, Benzol, Benzin, Schwefelkohlenstoff, ätherischen und fetten Ölen, unvollständig in Aether, und besteht aus **Cerotinsäure, Myricin** (Palmitin-Myricyläther). etwas **Ceroleïn** und **Farbstoff.** Durch den Bleichprozeß, den D. sehr ausführlich und rationell angibt, verliert es Farbe, Geschmack und zum allergrößten Teile auch den Geruch. Jetzt benutzt man die Rasenbleiche, wobei das geschmolzene Wachs in Wasser gegossen und den Sonnenstrahlen unter Begießen ausgesetzt wird, und die chemische Bleiche, bei der das Wachs mit schwefelsäurehaltigem Wasser und Chlorkalk behandelt wird.

Innerlich findet das Wachs nur noch als Mittel Anwendung, um eine Pillenmasse plastisch zu machen, äußerlich vielfach zu Pflastern, Salben, Cereoli usw.

Cap. 106. **Περὶ Προπόλεως. Vorwachs.** Man soll dasjenige Vorwachs gebrauchen, welches gelb und styraxartig wohlriechend ist, in übermäßiger Hitze[1] weich und nach Art des Mastix knetbar wird. Es hat die Kraft, stark zu erwärmen, zu reizen und Splitter auszuziehen. In der Räucherung hilft es bei veraltetem Husten, nimmt aufgelegt auch Flechten weg. Es findet sich aber an den Öffnungen der Bienenstöcke als von wachsartiger Beschaffenheit.

[1] ἐν τῷ ὑπερξήρῳ, wörtlich: in übermäßiger Dürre.

Das Vorwachs, Propolis, dient teils zum Verstopfen der Öffnungen an den Körben, teils zum Anheften der Waben an die Wandungen der Körbe oder Stöcke. Es ist ein harzartiger, in Alkohol löslicher Stoff. Nach Plinius XXIV 47 liefern hauptsächlich die Ausschwitzungen auf den Blättern der Pappel das Material zur Bildung des Vorwachses.

Cap. 107. **Περὶ Πυρῶν. Weizen.** Der Weizen ist zu Genußzwecken am besten, der frisch und vollständig reif ist und eine quittengelbe Farbe hat. Nach diesem kommt der Sommerweizen, welchen einige auch Sitanios nennen. Roh freilich gegessen erzeugt er runde Würmer, gekaut aber und aufgelegt hilft er gegen den Biß des wütenden Hundes. Das aus dem Semmelmehle desselben gemachte Brot ist nahrhafter als das aus Kleienmehl bereitete[1], das aus dem Sommerweizen ist leichter und gut zu verdauen. Das aus ihm bereitete Mehl dient mit Bilsenkrautsaft als Umschlag gegen Nerven-(Sehnen-)fluß und Aufblähen der Eingeweide. Mit Sauerhonig entfernt es Leberflecken. Die Kleie mit scharfem Essig gekocht vertreibt den Aussatz und ist gleich anfangs umgeschlagen ein gutes Mittel gegen jede Entzündung. Mit Raute gekocht erleichtert sie geschwollene[2] Brüste und hilft gegen Vipernbiß und Leibschneiden. Der aus Weizenmehl bereitete Sauerteig ist erwärmend und reizend, erweicht aber ganz besonders die Geschwülste an den Fußsohlen, reift und öffnet auch mit Salz die anderen Geschwüre und Furunkeln. Das Mehl des Sommerweizens dient mit Essig oder Wein als Umschlag gegen den Biß giftiger Tiere. Gekocht nach der Art von Kleister hilft es als Leckmittel gegen Blutspeien, wirkt auch mit Pfefferminze und Butter gekocht gegen Husten und Rauheit der Luftröhre. Das aus demselbigen Weizen gemahlene feinste Mehl mit Honigmeth oder Hydroleum[3] gekocht zerteilt jede Geschwulst. Auch das Brot mit Honigmeth gekocht und roh als Umschlag lindert jede Entzündung, am meisten erweichend und kühlend erweist es sich, wenn es mit irgendwelchen Kräutern oder Säften gemischt wird. Das alte und trockene, für sich und gemischt mit irgend etwas, stellt den Bauchfluß. Das frische in Salzbrühe gelegt und umgeschlagen heilt alte Flechten. Der aus dem Semmelmehl oder dem feinsten Mehl zum Zusammenkleben der Bücher gemachte Kleister ist auch denen sehr wohltuend, welche an Blutspeien leiden, wenn er verdünnt und erwärmt in der Gabe eines Löffels geschlürft wird.

1) συγκομιστός, zusammengebracht aus verschiedenem Mehl; das feine Brot war ein Festtagsessen, wie unser Kuchen. 2) d. h. schwärende. 3) Eine Mischung von Wasser und Öl.

D. behandelt zwei Sorten Weizen, die **Winterfrucht**, πορός, *Triticum hibernum* L. oder *Tr. vulgare* Vill. (Gramineae), und den Sommerweizen, π. τριμηναῖος oder σιτάνιος, *Triticum aestivum* L. Die Ausdrücke Winter- und Sommerweizen sind aber nicht in der heutigen Bedeutung zu verstehen, sondern, wie Fraas annimmt, ist es ein und dieselbe Fruchtart, der grannenlose Winterweizen, welcher Ende Juni reif wird. Wollte man nämlich eine Sommerfrucht im März säen, so würden Trockenheit und Hitze die schlechteste Ernte in Aussicht stellen. Nimmt man auch an, daß noch kurz vor unserer Zeitrechnung das Klima Griechenlands wegen der damals vorhandenen Wälder und des dadurch bedingten größeren Wasserreichtums noch gemäßigter war, so kann dieses doch nicht in dem Grade der Fall gewesen sein, daß eine eigene Sommerfrucht danach eingerichtet wurde. Fraas hält den Sommer- oder Dreimonatsweizen einfach für den am spätesten gesäeten Winterweizen. Unter Sitanios versteht er einen in Nordgriechenland, Pontus und Makedonien gebauten begrannten Weizen.

Theophrast (Hist. pl. VIII 4, 3) unterscheidet den Weizen teils nach dem Vaterlande, teils nach dem Aussehen; er nennt auch den Winter- und Sommerweizen, der im Herbst bzw. im Frühjahr gesäet wird, dann eine Sorte, die in drei, eine, die in zwei Monaten reif wird. Auch an Nährkaft sind die einzelnen Sorten verschieden.

Columella (De re rust. II 9) sagt: »Es gibt auch eine andere Weizenart, die im Nothfalle angewandt wird; die Landleute nennen sie die dreimonatliche; sie paßt sich für kalte, schneeige Stellen, wo der Sommer feucht ist … Von Natur gibt es eigentlich keinen dreimonatlichen Samen, obgleich viele das glauben; es wird zur Frühjahrssaat derselbe Samen gebraucht, den man für gewöhnlich im Herbst säet, und der dann auch besser gedeiht.« Er hält diesen (II 6) für eine Siligo-Sorte. die zweitbeste Weizensorte, welcher ein köstliches Brot gibt, aber leicht wiegt, jedoch deshalb beliebt ist, weil er aushilft, wenn Regen, Überschwemmung oder eine andere Ursache die zeitige Aussaat verhindert haben. Der gewöhnliche Weizen artet schon nach der dritten Aussaat in Siligo-Weizen aus.

Das Semmelmehl, σεμίδαλις, Simila oder Similago, ist das feine Weizenmehl, aus dem das fladenförmige Brot und sonstiges Gebäck, σεμιδαλίτης, hergestellt wurde Das feinste Mehl hieß γῦρις, Pollen, Pudermehl, das Gebäck daraus γυρίτης.

Cap. 108. **Περὶ Κριθῆς. Gerste.** Die beste Gerste ist weiß und rein, besitzt aber weniger Nährkraft als der Weizen; die aber aus seiner Grütze bereitete Ptisane ist nahrhafter wegen des beim Kochen gebildeten Schleimes. Sie ist wirksam gegen Schärfe, gegen Rauheit und Geschwüre der Luftröhre, gegen die auch die Weizenptisane als mehr nahrhaft und harntreibend heilsam ist. Sie befördert, mit Fenchelsamen gekocht und geschlürft, die Milchabsonderung, treibt den Harn, macht geschmeidig, treibt die Blähungen, ist dem Magen nicht zuträglich und reift die Ödeme. [Mache die Ptisane auf folgende Weise: Befreie die Gerste von den Hülsen, trockne sie in der Sonne, enthülse dann wieder und trockne. Wenn du sie zum Aufbewahren wegsetzest, streue den beim Enthülsen erhaltenen Abfall darüber, denn es wird sie erhalten, weil die Ptisane feucht genommen nahrhafter ist. Das Wasser (dazu) beträgt das Zehnfache der Gerste; streue auch unzerriebenes Salz dazu.] Das Gerstenmehl, mit Feigen und Honigmeth gekocht, zerteilt Eitergeschwüre und Geschwülste, es bringt ferner mit Pech, Harz und Taubenmist Verhärtungen zur Reife. Mit Steinklee hilft es bei Kopf- und Brustschmerzen; mit Leinsamen, Bockshorn(mehl) und Raute dient es als Umschlag bei Aufblähen der Eingeweide. Mit Teer, Wachs, dem Urin eines unschuldigen Knaben und Öl reift es Drüsen. Mit Myrrhe oder Wein, wilden Birnen, Brombeer oder Granatapfelschalen stellt es den Bauchfluß. Mit Quitten oder Essig hilft es bei Podagraanschwellungen. Mit scharfem Essig gekocht auf dieselbe Weise wie die Omelysis, und warm aufgelegt heilt es Aussatz. Der mit Wasser aus dem Mehle bereitete und mit Pech und Öl gekochte Schleim bildet Eiter[1]. Mit Essig zu Schleim gemacht und mit Pech gekocht ist es bei Gelenkflüssen angebracht. Die aus der Gerste bereiteten Graupen stellen den Bauch und lindern Entzündungen.

[1] Bis zur aseptischen Wundbehandlung ließ man den Heilungsprozess durch Eiterung verlaufen; man unterschied dabei den gelben, guten und den dunklen, bösen Eiter, Pus bonum und Pus malum.

Die Gerste, welche unter den Cerealien bei den Hippokratikern die erste Stelle einnahm, hat bei D. diesen Vorzug nicht, immerhin ist sie aber ein sehr geschätztes Rohmaterial. Die Griechen kannten und gebrauchten mehrere Arten

Gerste, nämlich κριθὴ τριμήνη oder δίστοιχος, *Hordeum vulgare* L., *H. distichon* L., κρ. ἀχιλληΐδης, Achillesgerste, vielleicht *H. hexastichon* L. Das wichtigste Gerstenpräparat ist die Ptisane, unser Haferschleim. Die im Text angegebene Vorschrift dazu ist so mangelhaft, daß sie sicher nicht von D. herrührt. Zu ihrer Darstellung wurde die Gerste nach wiederholtem Einweichen in Wasser und Trocknen an der Sonne im Mörser zerstoßen und dann unter Zusatz von etwas Salz mit der zehnfachen Menge Wasser tüchtig gekocht. So bildete sie die nahrhafte Ptisane, πτισάνη παχεῖα, während sie nach der Colatur, also von der Grütze befreit, .als πτισάνης χυλός bezeichnet wurde.

Ein leichteres Getränk erhielt man durch Mazeration der geschrotenen, rohen oder gerösteten Gerste mit Wasser, das κρίθινον (Krithinon). Ein stärkender Mischtrank, κυκεών (Kykeon), wurde aus Gerstenmehl von der Konsistenz unseres Roggenbreis gekocht, dem auch andere Substanzen, als Wein, Honig, Milch, Zwiebeln, Käse u. dgl. zugesetzt wurden. Ihn kannte schon Homer (Il. XI 624; Od. X 334, 290). (Hippocr., De dieta II 5.) Weiter wurde aus Gerstenmehl die μάζα, Polenta, eine Art Teig gemacht, welcher durch Eintauchen in süßen Wein schmackhafter und zuträglicher wurde. Alphiton, ἄλφιτον ist hier der Name für die Grütze oder Graupen, er bezeichnet aber auch eine Polenta aus geröstetem Gerstenmehl. Nach Plinius XVIII 72 wurden die gerösteten Gerstenkörner mit Wasser angefeuchtet, die Nacht über stehen gelassen und am folgenden Tage zwischen Steinen gemahlen. Zu 20 Pfund des Mehls wurden 3 Pfund Leinsamen, ½ Pfund Koriander und 1 Becher (4 Drachmen) Salz gesetzt. Alles wurde dann gemischt, gedörrt und auf der Mühle gemahlen; zu längerer Aufbewahrung wurde es in Krüge gegeben. Wurde die Gerste roh angewandt, so hieß das Mehl Omelysis, ὠμὴ λύσις, rohe Linderung.

Das Gerstenbrod der Vorfahren hält Plinius gut genug für das Vieh.

Cap. 109. **Περὶ Ζύθου. Zythos.** Der Zythos wird aus Gerste bereitet; er treibt den Harn, greift die Nieren und Nerven an, am meisten ist er der Hirnhaut schädlich. Er verursacht Blähungen, macht schlechte Säfte und bewirkt Elephantiasis. Das damit mazerierte Elfenbein läßt sich gut bearbeiten.

Der Zythos, unser heutiges Bier, für dessen Bereitung den Ägyptern die Priorität zugesprochen wird, wurde nach Zosimus Panapolita, dessen Manuskripte Reinesius zuerst veröffentlichte (vgl. Sprengel, Comment. p. 456) auf folgende Art bereitet: Gerstenschrot wurde zu einem dicken Brei gekocht, aus diesem formte man Klumpen, versetzte sie mit Hefe und ließ sie in Wasser gähren. War die Gährung vorüber, so ließ man die Masse durch ein Sieb laufen. Man machte ein süßes und ein bitteres Bier.

In den Rezepten des Papyrus Ebern und des Berliner Papyrus werden beide Sorten als Menstruum für viele Arzneien gebraucht. Das Bier war aber auch ein gewöhnliches Getränk der Ägypter, denn den Schülern, welche sich für das Priestertum vorbereiteten, wurde als tägliche Nahrung Brot und Bier in das ihnen zur Wohnung angewiesene Internat gebracht. Erman (Ägypten und ägyptisches Leben im Altertum S. 364) erzählt nach einem alten Werke (Destruction des hommes): Sechmet hatte auf Geheiß des Gottes Ra fast alle Menschen getötet; um den Rest zu retten, wurde ihr Doda-Frucht ins Bier gemischt; sie wurde dadurch trunken, so daß sie die Menschen nicht wieder erkannte.

Cap. 110. **Περὶ Κούρμιθος. Kurmi.** Das sogen. Kurmi, welches aus Gerste bereitet wird, und welches man an Stelle von Wein als Getränk verwendet, verursacht Kopfschmerzen, bildet schlechte Säfte und greift die Nerven an. Es werden aber auch ähnliche Getränke aus Weizen gemacht, wie im westlichen Iberien und Britannien.

Das Kurmi soll gleichfalls aus Ägypten stammen; es ist vielleicht das dortige Süßbier, welches durch Zusatz von Honig süß wurde.

Cap. 111. **Περὶ Ζειᾶς. Dinkel.** Es gibt zwei Sorten Dinkel, die eine wird die einfache, die andere die zweikernige genannt, welche den Samen in zwei Spelzen enthält. Er ist nahrhafter als Gerste, wohlschmeckend, für die Brotbereitung aber weniger Nahrung abgebend als der Weizen.

Triticum Spelta L. (Gramineae), ζεά oder ζειά, scheint in den ältesten Zeiten als Hauptgetreideart kultiviert zu sein; bei Homer (Od. IV 41; Il. V 196) heißt der fruchtbare Acker ζείδωρος ἀρούρα, dinkeltragendes Land. Der einfache Dinkel ist vielleicht *Triticum monococcum* L., der andere *Tr. dicoccum* Schrank. Nach D. scheint der Dinkel betreffs der Nährkraft in der Mitte zwischen Weizen und Gerste zu stehen.

Plinius XVIII 81 nennt den Dinkel Far und Adoreum, unter Zea scheint er eine andere Getreide- (Weizen-)Art zu verstehen; er sagt, die Völker, welche Dinkel hätten, bauten keine Zea.

Cap. 112. **Περὶ Κρίμνου. Schrot.** Das Schrot ist das Grobe bei der Bereitung des Mehls, es wird vom Dinkel und Weizen gemacht, aus ihm wird der Brei hergestellt. Es ist sehr nahrhaft und leicht verdaulich. Das vom Dinkel stellt den Bauch mehr, besonders nach vorheriger Röstung.

Das Schrot, χρίμνον, ist ein grobes Mehl, wie auch aus einer Parallelstelle bei Galen (De fac. simpl. VII p. 45) hervorgeht, er nennt es παχυμερὲς τοῦ πυρίνου καὶ ἐκ τῶν ζειῶν ἀλεύρου, den groben Teil des Weizen- und Dinkelmehls. Der Nährwert liegt im Gehalt an Kleber. Brei, puls, war in Rom die Speise des Volkes.

Cap. 113. **Περὶ Ὀλύρας. Olyra.** Zu derselben Getreideart wie der Dinkel gehört die Olyra, sie ist aber um etwas weniger nahrhaft als jener. Sie wird aber auch zur Brotbereitung verwandt, auch ein grobes Mehl wird davon gemacht.

Olyra ist eine Weizen- oder Dinkelart. Sprengel und Link halten sie für *Triticum Zea* Hostii. Plinius XVIII 62 nennt die Olyra auch Arinca, welches einige (Harduin) für Roggen, *Secale cereale* L., andere für *Triticum monococcum* nehmen.

Cap. 114. **Περὶ Ἀθήρας. Athera.** Athera wird aus dem fein gemahlenen Dinkel bereitet; es ist ein schleimiger Trank wie flüssiger Brei, den Kindern zuträglich. Sie eignet sich auch zu Kataplasmen [welche lindern und den Eiter anregen].

Plinius sagt an eben genannter Stelle, daß aus der Olyra durch Kochen ein Arzneimittel bereitet werde, welches in Ägypten Athera heiße. Spätere Schriftsteller (Hesychius. Pollux. Hieronymus) haben das Wort in verschiedener Weise zu deuten versucht, ohne rechten Erfolg.

Cap. 115. **Περὶ Τράγου. Tragos.** Der Tragos gleicht nach der Art nahezu dem Chondros, ist aber um vieles weniger nahrhaft als der Dinkel, weil er meist viel Spreuartiges enthält. Deshalb ist er schwer verdaulich und erweicht den Bauch.

Plinius XVIII 72 und 95 hält Tragos für ein aus ausländischem Getreide hergestelltes Nährmittel, besonders werde es in Ägypten und Campanien gemacht. Galen (De fac. alim. I p. 519) gibt an, daß der Tragos aus der besten geschälten Olyra bereitet werde; es ist also eine Art Graupen. Zum Gebrauche werden diese mit Wasser gekocht, und nachdem dieses abgegossen ist, wird Wein oder Most zugegeben. Im Kommentar zu Hippokrates (De victu acut. p. 455) läßt er den Tragos auch aus Dinkel herstellen.

Cap. 116. **Περὶ Βρώμου. Hafer.** Der Hafer ist nach Halm und Blättern dem Weizen ähnlich, unterscheidet sich aber durch die Knoten. Die Frucht trägt er an der Spitze wie kleine zweigliederige Heuschrecken, in diesen sitzt der Same, welcher wie die Gerste zu Kataplasmen gebraucht wird. Aber auch ein Brei wird daraus hergestellt, welcher den Durchfall stellt. Der aus ihm bereitete Schleim ist als Trank gut gegen Husten.

D. unterscheidet hier καρπός, die Frucht, und σπέρμα, den Samen. Unter ersterem Ausdruck versteht er die ganze Ähre, welche er dem Aussehen nach mit kleinen Heuschrecken vergleicht. Im alten Griechenland war der Hafer wenig bekannt und geachtet. Theophrast (Hist. pl. VIII 9, 2) sagt, daß nächst dem Spelt der Hafer den Boden am meisten aussauge, weil er viele Halme und Wurzeln habe. Aegilops und Hafer seien fast wild und als Kulturpflanzen nicht zu betrachten. Auch heute wird Hafer nicht gebaut, weil er für die Pferde zu hitzig sein soll, findet sich aber in mehreren Varietäten wild an Ackerrändern, in feuchten und trockenen Niederungen. In Italien war es ähnlich. Bei Virgil (Georg. I 77) heißt es: Lein, Hafer und Mohn saugen, wenn man sie säet, das Land aus; bei Columella (De re rust. II 10, 32): Hafer wird gesäet, um grün oder als Heu verfüttert zu werden. Plinius XVIII 149 nennt ihn den schlimmsten Feind unter dem Getreide; die Gerste artet in Hafer aus. Die germanischen Völker säen ihn und essen keinen anderen als Haferbrei. XXII 137 läßt er Hafermehl mit Essig gegen Muttermale auflegen. Galen hielt das aus Hafermehl gebackene Brot für unschmackhaft, aber bekömmlich.

Avena sativa L. (Gramineae), Hafer.

Cap. 117. **Περὶ Ὀρύζης. Reis.** Der Reis ist eine Getreideart, welche in sumpfigen und feuchten Gegenden wächst. Er nährt mäßig und stellt den Durchfall.

Die alten Griechen und Römer bauten den Reis nicht, kannten ihn aber durch den Bezug aus Indien. Plinius XVIII 71 sagt, daß die Inder daraus eine Ptisane machten, wie aus der Gerste. Der Reis scheint keine verbreitete Anwendung gehabt zu haben, denn die Beschreibungen sind sehr unvollkommen. Theophrast (Hist. pl. IV 4, 10) hält ihn dem Spelt ähnlich, enthülst den Graupen.

Oryza sativa L. (Gramineae).

Cap. 118. **Περὶ Χόνδρου. Graupen.** Die Graupen (Chondros) werden aus dem sogen. zweikernigen Dinkel gemacht; sie sind nahrhafter als der Reis, den Bauch mehr stopfend und dem Magen weit bekömmlicher. Mit Essig gekocht und eingesalbt vertreiben sie Aussatz, entfernen schuppige Nägel und heilen Aegilops im Entstehen. Die Abkochung davon ist den an Dysenterie Leidenden heilsam. [Die Graupen werden auf folgende Weise gemacht: Der Dinkel muß enthülst, abgesiebt, in warmes Wasser geworfen und ausgedrückt werden. Dann muß gestoßener weißer ungelöschter Kalk fein gesiebt werden. Darauf mische man nach und nach mit dem Kalk den vierten Teil weißesten und feinsten Sand, dieses wiederum streue man auf den Dinkel. Es muß aber in den Hundstagen verrichtet werden, damit es nicht säure. Wenn alles aufgestreut ist, siebe das dickere ab. Die besten sind die zuerst abgesiebten Graupen, die zweite Sorte kommt nach diesen, die dritte ist minderwertig.]

Chondros, χόνδρος, ist eine feine Sorte Graupen. Die Vorschrift zu ihrer Darstellung ist jedenfalls unecht, sie findet sich nur in den Anmerkungen des Aesulanus und Janus Cornarius. Die Zusätze von Kalk und Sand bezwecken, die Graupen recht weiß zu machen bzw. sie leichter und rascher trocken zu erhalten. Plinius XVIII 112 läßt sie so herstellen: Die Zea wird in einem hölzernen Mörser gestoßen mit einer hölzernen Keule, damit sie durch die Härte des Steines nicht zerrieben wird, eine Arbeit der Sträflinge. Der Mörser hat eine eiserne Büchse.

Wenn dann die Hülsen abgetrieben sind, wird mit denselben Werkzeugen das Mark gestoßen. So entstehen dann drei Sorten, die feinste, die zweite und die gröbste, das sogen. Aphaerema (Weggetragene). Sie haben noch nicht die Weiße, wodurch sie sich auszeichnen, werden aber doch der alexandrinischen vorgezogen. Nachher wird merkwürdigerweise Creta (nicht Kreide, sondern, wie später erklärt wird, ein weißer Thon aus der Gegend von Puteoli und Neapel) zugemischt, welche in die Masse eindringt und ihr Farbe und Feinheit gibt. – Später erwähnt er auch die Darstellung der unechten Graupen mit Kalk. Chondros ist die Alica der Römer.

Heutzutage hat man besondere Graupenmühlen.

Cap. 119. **Περὶ Κέγχρου. Hirse.** Die Hirse [bei den Römern Milium] ist von den übrigen Getreidearten am wenigsten nahrhaft, wenn sie zur Brotbereitung verwandt wird. Als Brei zugerichtet, stellt sie den Durchfall, treibt aber den Harn. Geröstet und in Beutel gegeben als trockene Bähung angewandt ist sie ein Heilmittel bei Krämpfen und sonstigen Schmerzen.

Die Anwendung der Hirse als trockener warmer Umschlag beruht darauf, daß sie, wie Plinius XXII 130 sagt, als eine zarte und weiche Frucht die Wärme lange an sich hält.

Panicum miliaceum L. (Gramineae), **Hirse**.

Cap. 120. **Περὶ Ἐλύμου. Mohrenhirse.** Die Mohrenhirse [bei den Römern Panicum], welche Einige Meline nennen, gehört zu den Nahrung liefernden Samen und ist der Hirse ähnlich. Sie wird ebenso zu Speisezwecken verwandt und eignet sich zum selben (arzneilichen) Gebrauche. Sie nährt jedoch weniger als die Hirse und ist weniger adstringierend.

Plinius XVIII 49 sqq. leitet den Namen Panicum von den Büscheln, paniculae, der ansehnlichen Blütenrispe ab und sagt, es würde wenig zum Brotbacken verwandt. Bei Theophrast heißt die Pflanze bald ἔλυμος, bald μέλινος, er erwähnt gleichfalls die wollhaarartige Blüte. Sprengel hält sie Für *Panicum italicum* L., Fraas dagegen für *Holcus cernuus* Willd. (*Holcus Sorghum* L.). Auf diese deuten nicht allein die Worte des Plinius XXII 131, daß der Arzt Diokles das Panicum den Honig der Getreide nennt (wegen der süßen Wurzel), sondern auch die Beschreibung des Blütenstandes bei Theophrast (Hist. pl. IV 4, 10); er nennt denselben φόβη, Juba, eine in die Länge gezogene büschelförmige Rispe. Panicum italicum hat aber eine ährenförmige Rispe.

Cap. 121. **Περὶ Σησάμου. Sesam.** Der Sesamsamen ist dem Magen schädlich und bewirkt üblen Geruch des Mundes, wenn er beim Essen zwischen den Zähnen bleibt. Als Umschlag verteilt er Anschwellungen in den Sehnen und heilt Druck und Entzündung in den Ohren, ebenso Brandwunden und Schmerzen im Kolon, auch den Biß der Hornschlange. Mit Rosenöl lindert er die durch Erhitzen verursachten Kopfschmerzen. Das Kraut aber in Wein gekocht leistet dasselbe; am besten ist es bei Augenentzündung und großem Schmerz angebracht. Es wird auch ein Öl aus ihm (dem Samen) gemacht, welches die Ägypter gebrauchen.

Sesamum orientale L. (Pedaliaceae). Plinius schreibt XVIII 96, daß der Sesam in Indien heimisch ist. Bei den Griechen wurden mit dem Samen die Brot- und Backwaren bestreut, sie dienten aber auch zur Ölbereitung.

Cap. 122. **Περὶ Αἴρας. Taumellolch.** Der Taumellolch, einige nennen ihn Thyaros [die Römer Lolium], welcher zwischen dem Weizen wächst, hat, wenn er gemahlen ist, die Kraft, fressende, eiternde und krebsartige Geschwüre rings herum einzureissen, wenn er mit Rettich und Salz aufgelegt wird. Wilde Flechten und Aussatz heilt er mit natürlichem[1] Schwefel und Essig. Mit Taubenmist und Leinsamen in Wein gekocht öffnet er Mandeln und reißt schwer reifende Geschwüre auf. Mit Honigmeth, sowohl getrunken als auch umgeschlagen, hilft er denen, die an Ischias leiden. Mit Mehl aber oder Myrrhe, Safran oder Weihrauch geräuchert ist er der Empfängnis behilflieh.

[1] θεῖον ἄπυρον, vom Feuer nicht berührter Schwefel.

Lolium temulentum L. (Gramineae), **Taumellolch, Taumelkorn**, ein schädliches und schwer auszurottendes Unkraut unter dem Getreide, weshalb die Alten glaubten, dasselbe entstände aus dem Weizen; Theophrast (Hist. pl. II 4, 1), Galen (De alim. fac. I p. 37). Sein Genuß verursacht Betäubung, Schwindel, Schläfrigkeit, selbst Krämpfe, welche einem giftigen Stoffe, dem noch wenig bekannten Bitterstoffe Loliin zugeschrieben werden. Es wurde zeitweise dem Biere zugesetzt.

Cap. 123. **Περὶ Ἀμύλου. Stärkemehl.** Amylum wird es genannt, weil es ohne Mühle hergestellt wird. Das beste ist das aus dem Sommerweizen bereitete, das kretische oder ägyptische. Es wird hergestellt aus dem reinen Sommerweizen, welcher fünfmal des Tages und wo möglich auch des Nachts mit Wasser übergossen wird. Wenn er weich geworden ist, muß man das Wasser vorsichtig abgießen, ohne zu pressen, damit nicht das Nutzbare mit weggespült wird. Wenn er sehr weich geworden erscheint, gieße das Wasser ab, um ihn mit den Füßen zu zertreten, dann muß man wieder Wasser zugießen und treten. Darauf muß man die obenaufschwimmenden Hülsen mittelst eines Durchschlages abnehmen und das Übrige nach dem Colieren auf ein Seihegefäß bringen und nachdem man es abgeseiht hat, schnell auf heißen Steinen in brennendster Sonnenhitze trocknen; denn wenn es kurze Zeit feucht bleibt, säuert es. Es wirkt gegen Augenflüsse, Höhlungen (Cavernen) und Pusteln. Genossen stellt es den Blutsturz und lindert die Schmerzen in der Luftröhre. Es wird auch der Milch und den Speisen zugesetzt. Es wird aber auch aus gesiebtem und ein bis zwei Tage eingeweichtem Dinkel gemacht, welcher dann nach Art des mit Wasser angerührten Weizenmehls mit den Händen abgepreßt und in schärfster Sonnenhitze getrocknet wird, wie oben angegeben ist. Ein solches ist aber zum arzneilichen Gebrauche nicht geeignet, im übrigen aber wohl zu verwenden.

Das Weizenkorn, das Ausgangsmaterial der Stärke, bestellt aus der Fruchthaut, der Samenschale, der Kleberschicht und dem Endosperm, dem stärkehaltigen Gewebe. Es gilt also, dieses von den übrigen zu trennen.

D. läßt die Stärke aus den ganzen Weizenkörnern darstellen, welche gehörig eingeweicht, durch Treten mit den Füßen gequetscht werden, nach Abräumen der Hülsen wird die Masse auf einem Seihetuche gesammelt. Ein reines Amylum konnte er so nicht erhalten. Auch aus dem abgesiebten und gewaschenen Dinkel läßt er durch Auspressen mit den Händen dasselbe bereiten.

Bei der heutigen Darstellung der Stärke verfolgt man zwei Verfahren, das saure und das süße. Nach dem ersteren, der sogen. HALB'schen Methode überläßt man den eingeweichten zerquetschten Weizen der Gährung; der Kleber löst sich, und nach einiger Zeit kann die Stärke mit Wasser herausgespült werden. Rationeller ist das süße Verfahren, bei dem zugleich der Kleber als wertvolles Nebcenprodukt gewonnen wird. Einfacher noch ist die Stärkefabrikation aus Weizenmehl (MARTIN'sche Methode), weil hier weder Hülsen noch Keime zu beseitigen sind und es sich nur um die Scheidung der Stärke vom Kleber handelt.

Schon etwa 200 Jahre vor D. gab Cato (De re rust.) ein Verfahren zur Stärkebereitung; nach Plinius XVIII 76 gebührt den Bewohnern der Insel Chios der Ruhm, die Darstellung der Stärke erfunden zu haben. Die Stärke selbst ist das erste unter dem Einflüsse des Lichtes und der Kohlensäure der Luft in den Chlorophyllkörnern entstehende Assimilationsprodukt im Leben der Pflanze. Heute wird auch aus anderen Früchten die Stärke im Grossen bereitet, z. B. aus Reis, Kartoffeln u. a.

Cap. 124. **Περὶ Τήλεως ἀλεύρου. Bockshornmehl.** Das Bockshorn [einige nennen es die Frucht des Bockshorns, andere Bukeros[1], Aigokeros[2], Keraïtis[3], Lotos[4], die Römer Foenum graecum, die Ägypter Itasin] und das aus ihm gemachte Mehl hat erweichende und verteilende Kraft. Fein gerieben mit Honigmeth gekocht wirkt es als Umschlag bei inneren und äußeren Geschwülsten. Mit Natron und Essig fein zerrieben und aufgelegt verkleinert es die Milz. Die Abkochung desselben ist als Sitzbad bei Frauenleiden angezeigt, wo es sich um

Entzündungen oder Verstopfung des Muttermundes handelt. Die Abpressung von einer Abkochung desselben in Wasser bringt Haare weg, sowie Schorf und bösen Grind. Mit Gänsefett als Zäpfchen eingelegt erweicht und erweitert es das Perimetrium[5]. Grün aber mit Essig eignet es sich für schlaffe und geschwürige Stellen; die Abkochung davon hilft gegen Stuhlzwang und übelriechenden Stuhlgang bei Dysenterie. Das Öl daraus mit Myrrhe entfernt die Haare und an den Schamteilen die Narben.

[1] Ochsenhoru. [2] Ziegenhorn. [3] Keraïtis, hornähnlich. Die drei Ausdrücke beziehen sich auf die etwa 8 cm langen sichelförmigen Hülsen, dasselbe bedeutet auch das ägyptische Wort Itasin. [4] Lotos ist der gemeinsame Name für Klee, wozu auch das Bockshorn gehört. [5] τοὺς περὶ τὴν ὑστέραν τόπους.

Das Wort τῆλις, Telis, ein unerklärter Ausdruck, bedeutet bei D. sowohl die Pflanze als auch den Samen, letzteren wohl in den meisten Fällen.

Die Heimat des Bockshornklees ist nicht bestimmt. In den Rezepten des Papyrus Ebers kommt derselbe sehr oft vor. Plinius XVIII 140 hat dieselben Synonyma, außerdem die echt römische Bezeichnung Silicia. Der Name Foenum graecum, griechisches Heu, weist hin auf die Einwanderung über Griechenland.

Bei den Ägyptern dienten die frischen Schößlinge der Pflanze als Gemüse, die Griechen benutzten die ganze Pflanze als Viehfutter. Die mittelalterlichen Apotheker gebrauchten die Samen des Schleimes wegen zur Bereitung des Bleipflasters; jetzt dienen dieselben fast nur noch als Tierheilmittel; sie enthalten ein Alkaloid. **Trigonellin.**

Trigonella Foenum graecum L. (Leguminosae Papilionaceae).

Cap. 125. **Περὶ Λίνου. Lein. Der Lein** [die einen nennen ihn Linokalamis[1], die anderen Annon, Linon agrion[2], die Römer Linomyrum, noch andere Linum agreste[3], die Afrikaner Zeraphois] ist bekannt. Der Same hat dieselbe Kraft wie der des Bockshorns, er zerteilt und erweicht jede innere und äußere Geschwulst, wenn er mit Honig, Öl und wenig Wasser gekocht oder in gekochtem Honig aufgenommen wird. Roh mit Natron und Feigen als Umschlag entfernt er Sonnenbrandflecken und Finnen, mit Lauge zerteilt er Drüsen neben dem Ohre und Verhärtungen; mit Wein gekocht nimmt er fressende und grindartige Geschwüre weg. Mit gleichviel Kresse und Honig entfernt er schuppige Nägel. Mit Honig als Leckmittel genommen reinigt er die Brust und lindert den Husten. Mit Honig und Pfeffer gemischt und als Kuchen reichlich genommen reizt er zum Liebesgenuß. Die Abkochung desselben dient als Klystier bei Verwundungen der Eingeweide und der Gebärmutter und zum Herausbefördern der Excremente; bei Entzündung der Gebärmutter leistet sie, wie die des Bockshorns, als Sitzbad gute Dienste.

[1] Flachshalm, zum Unterschiede vom Gewebe, wie auch heute noch der Ausdruck Flachs die Pflanze und die bearbeitete Faser bedeutet. [2] Wilder Lein. [3] Ackerlein.

Der Lein ist eine der ältesten Kulturpflanzen. Die Ägypter verwandten die Faser zur Herstellung von Geweben und die Pflanze sowie den Samen als Arzneimittel. Das Öl aus den Samen scheint man nicht gekannt zu haben, erst Theophrast (Hist. pl. III 18, 3) erwähnt eine gewisse Schleimigkeit und Fett (γλισχρότητά τινα καὶ λίπος) derselben.

Die wirksamen Bestandteile sind **Schleim** und **fettes Öl**.

Leinsamen zum Tee und Umschlag sind heute noch beliebte Mittel.

Linum usitatissimum L. (Linaceae).

Cap. 126. **Περὶ Ἐρεβίνθου. Erbse.** Die Gartenerbse ist gut für den Bauch, treibt den Harn, erzeugt Blähungen, macht eine gute Farbe, treibt die Menstruation und die Frucht ab und befördert die Milchabsonderung. Am besten wird sie, mit Wicken zusammengekocht, als Umschlag gegen Hodenanschwellung und Warzen gebraucht, mit Gerste und Honig gegen Krätze und Schorf, Flechten, krebsartige und böse Geschwüre. Eine andere Art davon heißt Kichererbse; beide sind urintreibend, da die Abkochung davon mit Rosmarin gegen Gelbsucht und Wassersucht gegeben wird; sie schadet aber einer schwärigen Blase und den Nieren. Einige berühren gegen gewöhnliche und gestielte Warzen bei Neumond jede Hervorragung dann und wann mit einer Erbse, binden diese dann in feines Leinen und befehlen, sie hinter sich zu werfen, so sollen die Warzen abfallen. Es gibt auch eine wilde Erbse, nach den Blättern der Gartenerbse ähnlich, von scharfem Geruch, in der Frucht verschieden, sie wirkt aber in derselben Weise wie die Gartenerbse.

Die Gartenerbse, ἐρέβινθος ἥμερος, ist *Pisum sativum* L. (Leguminosae-Papilionaceae); die Kichererbse, ἐρέβινθος κριός, *Cicer arietinum* L.; die wilde Erbse, ἐρέβινθος ἄγριος, die gewöhnliche Felderbse.

Cap. 127. **Περὶ Κυάμου ἑλληνικοῦ. Griechische Bohne.** Die griechische Bohne erzeugt Blähungen[1] und Winde, ist schwer zu verdauen und verursacht böse Träume. Gegen den Husten ist sie gut, bildet auch Fleisch. [Sie steht in der Mitte zwischen warm und kalt.] Gekocht mit Essigwasser und mit der Schale genossen hemmt sie Dysenterie- und Bauchflüsse, ist gegessen auch gegen Erbrechen gut. Sie wird aber weniger blähend, wenn das erste Wasser nach dem Kochen weggegossen wird, dagegen ist sie grün dem Magen schädlicher und erzeugt mehr Winde. Das Bohnenmehl für sich allein und mit Graupen als Umschlag lindert die Wundentzündungen, macht ferner die Narben der

Haut gleichfarben, hilft bei verhärteten und geschwollenen Brüsten und vertreibt auch die Milch. Mit Honig und Bockshornmehl zerteilt es Furunkeln, Drüsen neben den Ohren und Sugillationen unter den Augen. Mit Rosensalbe, Weihrauch und dem Weißen vom Ei bessert es Vorfallen der Augen, Regenbogenhautfehler (Staphylome) und Ödeme; mit Wein zusammengeknetet heilt es Zertrümmerungen[2)] und Wunden der Augen. Ohne die Schalen zu einer leimartigen Masse gegen Fluß gekaut[3)] wird sie auf die Stirn gelegt. In Wein gekocht hilft sie auch bei Hodenanschwellungen. Als Umschlag auf die Schamteile der Kinder gelegt schützt sie dieselben lange Zeit vor dem Mannbarwerden. Sie vertreibt auch weiße Flecken. Die Schalen als Kataplasma entziehen den nach dem Auszupfen wiederkeimenden Haaren die Nahrung und machen sie dünn. Mit Mehl, Alaun und altem Öl umgeschlagen verteilen sie die Drüsen am Halse. Auch färbt deren Abkochung Wolle. Von der Schale, in der sie von Natur gewachsen ist, befreit und in zwei Stücke geteilt, wird sie (die Bohne) gegen Blutung durch Blutegel aufgelegt; denn halb durchgeschnitten und fest aufgedrückt hält sie das Blut zurück.

[1)] πνευματώδης muß man wohl neben φυσσώδης auf Blähungen beziehen, welche die Brust belästigen. [2)] συγχύσες. [3)] Das Kauen von schleimhaltigen Substanzen, Getreide, Feigen zu einem Umschlag war besondere bei den Juden beliebt; s. auch I 52.

Vicia Faba L. (Leguminosae-Papilionaceae), die **Schweins-** oder **Buffbohne**.

Cap. 128. **Περὶ Κυάμου αἰγυπτίου. Aegyptische Bohne.** Die ägyptische Bohne, welche einige auch die politische nennen, kommt am meisten in Ägypten vor, findet sich aber auch in den Teichen Asiens und Kilikiens. Sie hat ein großes Blatt, wie ein Schirmhut und einen ellenlangen Stengel von der Dicke eines Fingers, eine rosenrote Blüte, welche doppelt so groß ist wie die des Mohns. Wenn sie abgeblüht hat, trägt sie sackähnliche Zellen nach Art des Wespennestes, in diesen befindet sich die Bohne, den Deckel ein wenig überragend, wie eine Blase. Sie wird Kiborion oder Kibotion genannt, weil das Pflanzen der Bohne in der Weise geschieht, daß sie in eine feuchte Erdscholle gelegt und so in das Wasser gesenkt wird. Die Wurzel darunter ist dicker als Rohr, sie wird gekocht und roh gegessen und heißt Kolokasia. Aber die Bohne wird auch frisch gegessen. Getrocknet wird sie schwarz und ist größer als die griechische; sie hat adstringierende Kraft und ist dem Magen bekömmlich. Das Mehl daraus, welches statt Graupen aufgestreut wird, hilft den an Dysenterie und am Magen Leidenden; auch wird es in Form von Brei gegeben. Die Schalen wirken besser, wenn sie in Honigwein gekocht und in der Gabe von 3 Bechern genommen werden. Gegen Ohrenleiden hilft das in ihrer Mitte befindliche bitter schmeckende Grüne, wenn es mit Rosenöl gekocht und eingeträufelt wird.

Die ägyptische Bohne ist der Same von *Nelumbium speciosum* Willd., *Nelumbo nucifera* Gärtn., *Nymphaea Nelumbo* L. (Nymphaeaceae). Aus dem waagerecht laufenden Wurzelstocke erheben sich an stark bewurzelten Knollenstellen die langen mit Stacheln versehenen fingerdicken Blatt- und Blütenstiele; erstere tragen große grüne, kreisrunde, auf dem Wasser schwimmende Blätter, deren Nerven von der Mitte zum Rande laufen und sich je zwei dort in eine Spitze vereinigen. Das große unterständige Perianth ist fünfzählig, zahlreich, rosenrot, mit einem angenehmen Zimtgeruch; bis zu 70 kurze Staubblätter mit länglichen Antheren stehen auf dem umgekehrt kegelförmigen Blütenboden, in dem 9–17 Fruchtknoten eingesenkt sind. Die ebenfalls in den Blütenboden eingesenkten Samen sind etwa 1,5 cm lang, eiförmig, an der Spitze mit einem kurzen, von der Narbe herrührenden Fortsatz und daneben mit einem Höckerchen versehen. Die Samenschale umschließt ohne Perisperm und Endosperm den Embryo mit dicken Kotyledonen, in denen sich zwei bereits grüne Blättchen befinden.

Sie findet sich in Ägypten, Indien und China. Die prächtige äußere Erscheinung, das Schwimmen auf dem Wasser, ihr Sinken vor den brennenden Sonnenstrahlen, die besondere Bildung und grüne Farbe des Embryo, dies alles ließ die Pflanze den Alten geheimnissvoll erscheinen und sie mit den Göttern in Verbindung bringen. Im Nillande ist es Osiris, in Indien Bramah, der auf den Blättern schwimmt. In China wird sie wegen der mehlreichen Wurzel und der wohlschmeckenden Samen viel gezogen.

Schon Herodot II 92 vergleicht die Frucht mit einem Wespennest an Gestalt, mit vielen eßbaren Körnern so groß wie Ölkerne, welche roh und gedörrt gegessen würden.

Theophrast (Hist. pl. IV 8, 2) nennt das ganze Gewebe des Stengels wabenartig, auf diesem sitze ein wespennestartiger Blütenboden (κώδυον), welcher bis zu dreissig Bohnen enthalte.

Plinius XXI 87 nennt die Pflanze Colocasia, wogegen D. nur die Wurzel so bezeichnet. Er sagt weiter, die Ägypter schätzten dieselbe so sehr, daß sie die Blätter in die Form von allerhand Trinkgeschirren brächten. Darauf führt man den Ausdruck Kiborion, Ciborium, ein Eß- oder Trinkgefäß zurück. D. aber gebraucht denselben synonym mit Kibotis, ein Kistchen, und zwar für die Bohne selbst, mit der Begründung, daß die Bohnen zur Saat in einer Hülle von Erde ins Wasser gesenkt würden. Übereinstimmend damit sagt Galen (De theriac. ad Pamphil. p. 303), daß die Bohne selbst landläufig κίθη und κιβώριον heiße. Da beide wohl nur von Hörensagen berichten, liesse sich die Schwierigkeit dieser Stelle leicht heben, wenn man das καλεῖται δὲ κιβώριον ἤ κιβώτιον auf das kurz vorhergehende σφήκιον, das wespenartige Fruchtgehäuse bezieht.

Die Bohnen wurden, wie alle Schriftsteller berichten, in dieser oder jener Form verspeist, nur den Priestern waren sie wegen ihrer blähenden Wirkung verboten.

Cap. 129. **Περὶ Φακοῦ. Linse.** Die Linse [die eßbare; die Römer nennen sie Lens oder Lenticula] macht, wenn sie fortwährend gegessen wird, stumpfsichtig, ist schwer verdaulich, dem Magen nicht bekömmlich, verursacht Blähungen im Magen und in den Eingeweiden, stellt aber den Durchfall, wenn sie mit der Schale genossen wird. Diejenige darunter ist vorzuziehen, welche sich leicht kochen läßt und beim Macerieren mit Wasser nichts Schwarzes abgibt. Sie hat adstringierende Kraft, deshalb stellt sie den Durchfall, wenn sie vorher geschält und vorsichtig gekocht wird, indem das erste Wasser abgegossen wird[1]; denn die erste Abkochung davon löst den Bauch. Sie verursacht schwere Träume, taugt nicht für die Nerven, für die Lunge und den Kopf. Bessere Wirkung äußert sie auf die Bauchflüsse, wenn ihr Essig, Wegwart , oder Portulak, rote Bete, Myrtenbeeren, Granatäpfelschale, trockene Rosen, Mispeln, Speierlingsbeeren, thebanische Birnen, Quittenäpfel, Cichorien, Wegerich oder ganze Galläpfel zugesetzt werden, welche alle nach dem Kochen weggeworfen werden, oder auch Sumach, welcher auf die Speisen gestreut wird. Der Essig muß aber tüchtig damit gekocht werden, sonst wird der Bauch sehr in Unordnung gebracht. Bei Magenerschütterung helfen dreißig Linsen, welche geschält genossen werden. Mit Graupen gekocht besänftigen sie als Umschlag Podagraschmerzen. Mit Honig verkleben sie Fistelnöffnungen, reißen den Schorf rund herum auf und reinigen Geschwüre. Mit Essig gekocht verteilen sie Verhärtungen und Drüsen. Mit Steinklee oder Quitten unter Zusatz von Rosenöl heilen sie Augen- und Aftergeschwülste, aber bei größeren Geschwülsten am After und größeren Öffnungen, wenn sie mit trockenen Granatäpfelschalen oder Rosen gekocht werden unter Zumischung von Honig. In gleicher Weise (helfen sie) gegen fressende gangränöse Geschwüre, oder auch mit Zusatz von Meerwasser; gegen Pusteln, kriechende Geschwüre, roseartige Entzündungen und Frostbeulen in der oben angegebenen Anwendung. Bei verhärteten und geschwollenen Brüsten sind sie, in Meerwasser gekocht, als Umschlag von guter Wirkung.

[1] Auch bei den Hippokratikern wird bei Linsenabkochung das erste Absud weggegossen, wie es unsere Hausfrauen noch tun, weil es Brechen erregt.

Ervum Lens L. (Leguminosae-Papilionaceae), **Linse.**

Cap. 130. **Περὶ Φασιόλου. Zwergbohne.** Die Zwergbohne erzeugt Winde und Blähungen und ist schwer verdaulich. Wird sie grün gekocht und gegessen, so erweicht sie den Bauch. Gegen Erbrechen ist sie gut.

Phaseolus Nanus L. (Leguminosae-Papilionaceae), **Zwergbohne**.

Cap. 131. **Περὶ Ὀρόβου. Linsenwicke.** Die Linsenwicke [bei den Römern Orobus] ist ein bekannter kleiner, schmalblätteriger, zarter Strauch, welcher die Samen in Hülsen hat. Aus ihnen wird das sogen. Wickenmehl gemacht, welches zum medizinischen Gebrauche dient. Es verursacht aber Kopfweh, beunruhigt den Bauch und führt das Blut durch den Urin ab. Die Ochsen werden fett, wenn sie damit gefüttert werden. Das Wickenmehl wird aber auf folgende Weise daraus gemacht: Suche die vollkommensten und weißen Samen aus, besprenge sie unter Umwenden mit Wasser und laß es in jede hineinziehen und röste sie dann, bis die Schale platzt. Dann mahle sie, schlage sie durch ein feines Sieb und bewahre das Mehl auf. Es ist gut für den Bauch, treibt den Urin und schafft eine gute Farbe. Wird es in der Speise oder im Trank übermäßig gegeben, so führt es unter Krämpfen das Blut durch den Stuhlgang und durch die Blase ab. Mit Honig reinigt es aber Geschwüre, Leberflecken, Sommersprossen, Muttermale, überhaupt den ganzen Körper; fressende Geschwüre, Karzinome und Gangräne hält es auf. Ferner erweicht es die Verhärtungen in den Brüsten, reißt böse Geschwüre, Furunkeln und bösen Grind rings herum auf. Mit Wein zusammengerührt heilt es als Umschlag Hunds-, Menschen- und Vipernbisse. Mit Essig beschwichtigt es Harnverhaltung, Krämpfe und Stuhlzwang. Es hilft denen, die an Auszehrung leiden, wenn es geröstet in der Größe einer Nuß mit Honig genommen wird. Seine Abkochung heilt als Aufguß Frostbeulen und Jucken am (ganzen) Körper.

Vicia Ervilia L. (Leguminosae-Papilionaceae), **Linsenwicke**.

Cap. 132. **Περὶ Θέρμου. Lupine.** Die kultivierte Lupine [bei den Römern Lupinus, bei den Ägyptern Brechu] ist bekannt. Das Mehl davon treibt mit Honig als Leckmittel oder mit Essig getrunken die Würmer aus. Die Lupinen selbst, mazeriert und noch etwas bitter genossen, leisten dasselbe; auch die Abkochung derselben hat die gleiche Wirkung. Mit Raute und Pfeffer getrunken ist sie der Milz heilsam, als Aufguß ist sie dienlich gegen krebsartige und böse Geschwüre, gegen beginnende Krätze, weiße Hautflecken, Muttermale, Hautausschlag und bösen Grind. Selbige mit Myrrhe und Honig im Zäpfchen treibt die Menstruation und den Fötus aus. Das Mehl reinigt die Haut und (vertreibt) dunkle bleifarbene Stellen, lindert auch mit Grütze und

Wasser die Entzündungen. Mit Essig besänftigt es Ischiasschmerzen. In Essig gekocht entfernt es als Umschlag Geschwülste und Skrofeln und reißt Furunkeln rings herum auf. Die Lupinen, mit Regenwasser bis zum Schleim gekocht, glätten das Gesicht. Mit der Wurzel der schwarzen Mastixdistel gekocht heilen sie die Räude der Schafe, wenn sie mit der warmen Abkochung gewaschen werden. Die Wurzel, mit Wasser gekocht und getrunken, treibt den Harn. Die versüßten (entbitterten), fein gestoßenen Samen mit Essig genossen beschwichtigen den durch Überfüllung des Magens entstehenden Ekel und bessern die Appetitlosigkeit.

Cap. 133. **Περὶ Θέρμου ἀγρίου. Wilde Lupine.** Es gibt auch eine wilde Lupine [die Römer nennen sie Lupinus agrestis], sie ist der gebauten ähnlich, im Ganzen aber kleiner, wirkt jedoch in derselben Weise wie die gebaute.

D. bespricht in den beiden Kapiteln zwei Lupinenarten – Theophrast kennt nur eine –, von denen man die erstere, die gebaute als *Lupinus hirsutus* L., **Rauhe**, und die wilde ab *Lupinus angustifolius* L. (Leguminosae-Papilionaceae), **Schmalblätterige Lupine** anspricht. Die letztere findet sich an steinigen Vorbergen unter Gebüsch. Der Name Lupinus wird von lupus, Wolf, abgeleitet, weil die Pflanze den Boden aussaugt (Cato bei Plinius XVII 56 sagt: terram pasci). Die Lupinen haben einen bitteren Geschmack, welcher ihnen durch Mazeration mit Wasser etwas genommen wird. Ihre Heimat ist der Orient. Sie dienen jetzt nur noch als Viehfutter, da sie den anderen Leguminosen an Nährwert nachstehen. Man hat sie als Surrogat des Kaffees empfohlen. Sie enthalten nach K. Gerhard (Arch. d. Ph. 1897 S. 343) **Lupinidin** in Form einer hellen, gelben, schwach riechenden, dicken Flüssigkeit.

Willstätter und Fourneau fanden im Samen der gelben Lupine das schön kristallisierende Alkaloid **Lupinin**.

Cap. 134. **Περὶ Γογγύλης. Weiß Rübe.** [Die kultivierte weiße Rübe; einige nennen sie Gongylis, andere Golgosion, die Römer Rapa.] Die gekochte Wurzel der weißen Rübe ist nahrhaft, erzeugt Blähungen, bildet schwammiges Fleisch und reizt zum Liebesgenuß. Die Abkochung derselben dient als Bähung, bei Podagra und bei Frostbeulen, auch sie selbst, fein gestoßen, hilft als Umschlag. Wenn man die Wurzel aushöhlt und darin Rosenwachssalbe in heißer Asche schmilzt, so hilft es gegen geschwürige Frostbeulen. Werden die Sprossen derselben gekocht und gegessen, so wirken sie harntreibend. Die Samen eignen sich als Zusatz zu Gegengiften und zu schmerzlindernden Mitteln gegen den Biß giftiger Tiere. Ihr Genuß hilft auch gegen tödliche Gifte; auch sie reizen zum Liebesgenuß. Mit Salz eingemacht verliert sie[1] als Speise an Nährwert; den Appetit regt sie wieder an.

[1] Mit Bezug auf Kapitel 186 die Wurzel.
Brassica Rapa L. (Cruciferae), **Weiß Rübe**.

Cap. 135. **Περὶ Γογγύλης ἀγρίας. Wilde weiße Rübe.** Die wilde Weißrübe wächst auf den Äckern, ein ellenlanger Strauch, vielverzweigt, an der Spitze glatt[1], er hat glatte, fingerbreite oder noch größere Blätter und die Frucht in knospenartigen Schoten. Wenn die Fruchthüllen geöffnet sind, ist inwendig eine andere kopfförmige Schote[2], in welcher schwarze, beim Durchbrechen innen weiße Samen sich befinden. Sie werden den Pomaden für das Gesicht und andere Hautteile zugemischt, welche aus dem Bohnen-, Weizen- und Linsenmehle gemacht werden.

[1] Im Texte heißt es: ἐξ ἄκρου [λεῖος], nach Sprengel in cacumine (glaber), ein besserer Sinn resultiert jedenfalls, wenn man ἐξ ἄκρου auf die Wurzel bezieht, aus deren Spitze der krautige Stengel emporschiesst. Das Wort »glatt«, λεῖος, fehlt allein im Cod. N., Sprengel hat es als überflüssig in Klammern gesetzt. [2] Damit meint D. wohl die flügelartig ausgebreitete feine Haut, welche den Samen umgibt.
Bunias Erucago L. (Cruciferae), **Bergkohl** (nach Fraas).

Cap. 136. **Περὶ Βουνιάδος. Feldkohl.** Der Feldkohl und seine Wurzel gekocht erzeugen Winde, sind aber weniger nahrhaft. Sein Same, vorher genommen, macht die tödlichen Gifte unwirksam. Er wird auch den Gegengiften zugemischt. Auch die Wurzel von diesem wird mit Salz eingemacht.

Brassica campestris L. var. *Napobrassica* (Cruciferae), **Feldkohl**. Sie gedeiht nach Fraas nur in gebirgigen Gegenden (daher ihr Name βουνιάς von βουνός, die Höhe); in den Ebenen Griechenlands fand er sie nicht; es ist unsere Steckrübe. Plinius XX 21 kennt zwei Arten, Bunios dem Rettich und der Rübe gleich, und Bunion mit eckigen Blattstielen.

Cap. 137. **Περὶ Ῥαφανίδος. Rettich.** Der Rettich [einige nennen ihn Polyeidos Eryngiou[1], die Römer Radix nostras[2], die Afrikaner Torpath[3]]; auch dieser erzeugt Blähungen und erwärmt. Er schmeckt gut, ist dem Magen aber nicht bekömmlich; er bewirkt Aufstoßen und treibt den Urin. Er bekömmt auch dem Bauche, wenn man ihn dazu (d. h. nach der Mahlzeit) nimmt, indem er die Verteilung der Nahrungssäfte befördert; wird er vorher genossen, so hebt er die Speisen in die Höhe. Vorher genossen ist er auch bei denen angebracht, die erbrechen wollen. Er schärft aber auch die Sinne. Gekocht genossen ist er denen zuträglich, welche an chronischem Husten leiden und bei denen sich Verdichtungen in der Brust gebildet haben. Seine Rinde mit Sauerhonig genommen wirkt kräftiger brechenerregend, ist aber den Wassersüchtigen wohltuend. Als Umschlag ist sie auch bei Milzkranken angebracht. Mit Honig bringt sie fressende Geschwüre zum Stillstand und entfernt Sugillationen unter den Augen. Sie hilft den von giftigen Tieren Gebissenen und erzeugt nach der Fuchskrankheit dichtes Haar. Mit Taumellolchmehl entfernt sie Leberflecken. Gegessen oder getrunken hilft sie bei denen, die durch Essen oder Trinken von (giftigen) Pilzen Erstickungsanfälle bekommen, befördert auch die Menstruation. Sein Same erregt Brechen, treibt den Harn und reinigt die Milz, wenn er mit Essig genommen wird. Bei Entzündung der Schlundmuskeln (Angina) hilft er gekocht als Gurgelmittel mit warmem Sauerhonig, ebenso erweist er sich mit Wein getrunken heilsam gegen den Biß der Hornschlange. Mit Essig aufgelegt endlich reißt er Gangrän kräftig rund herum auf.

[1] Vielart von Mannstreu. [2] Unsere Wurzel. [3] Der arabische Ausdruck für Tuber, Knolle, wegen der fleischigen Wurzel.

Den scharfen Geschmack verdankt der Rettich, wie das Kraut und der Samen vieler Cruciferen einem Gehalt an Senföl.

Cap. 138. **Περὶ Ῥαφανίδος ἀγρίας. Wilder Rettich.** Der wilde Rettich, welchen die Römer Armoracia nennen, hat ähnliche Blätter wie der gebaute, mehr doch wie der graue Senf, die Wurzel ist trocken, lang, etwas scharf. Sowohl die Blätter als auch die Wurzel werden als Gemüse gekocht. Er ist erwärmend, urintreibend und hitzig.

Raphanus Radicula L., *R. Radiola* D. C. und *R. sativus* L. (Cruciferae).

D. unterscheidet zwei Arten Rettiche, zunächst den gebauten oder Gartenrettig, es sind die Radieschen mit der kleinen, mehr runden, weißen bis roten Wurzel, und den eigentlichen (wilden) Rettich mit starker, hartfleischiger, scharfer Wurzel, von dem es mehrere Spielarten gibt.

Theophrast (Hist. pl. VII 4, 2) benennt die Retticharten nach ihrer Herkunft, so den korinthischen, den liothasischen oder thrakischen, den böotischen, welcher am besten schmeckt, und den kleonäischen; je glatter die Blätter sind, desto lieblicher ist der Geschmack.

Plinius XIX 81 beurteilt die Güte des Rettichs nach der Art des Stengels, welcher bei den geringen Sorten rund, dick und langröhrig ist; der beste ist der syrische. Den wilden Rettich nennt er auch Leuce (den weißen), Arnon und Armoracia, bei ihm ist das Laub stärker als der Stengel.

Ob wir Armoracia als Meerrettig ansprechen sollen, ist sehr zweifelhaft; nach Plinius XX 22 wächst er am besten in Arkadien und kommt auch an anderen Orten vor. FRAAS kennt ihn in Griechenland weder kultiviert noch wild. Er fand die Radieschen mit Senf und Rauke verwildert vorkommend im Olivenwalde von Athen.

Cap. 139. **Περὶ Σισάρου. Sisaron.** Sisaron ist bekannt; seine Wurzel ist gekocht wohlschmeckend, gut für den Magen, treibt den Harn und regt den Appetit an.

Die Bestimmung dieser Pflanze ist nicht leicht, ihre Heimat ist Ostasien. Plinius XIX 90 berichtet, daß der Kaiser Tiberius sie, das Siser, alljährlich aus Deutschland habe kommen lassen, die wohlschmeckendste wachse zu Geldula am Rhein, sie habe einen bitteren Nerven. Weiter (XX 35) sagt er, es gebe auch ein wildes, erraticum, welches dem gebauten nicht nachstehe; doch könne niemand mehr als drei Stücke hinter einander essen. In Italien wurde sie schon früh gebaut, denn Columella XI 3, 18, 35 sagt, daß Siser im August in tiefgegrabenen, gedüngten Boden gesäet werde; heute ist sie noch dort ein Küchengewächs und heißt Sisaro. In Griechenland fand sie FRAAS nicht. Die Schriftsteller des 16. Jahrh. halten sie meist für eine Pastinaca-Art und nennen sie Gartenrapunzel, Klingelmöhren, Girgele, Zuckerwurzel usw. SPRENGEL hielt sie früher für *Sium Sisarum* L. (Umbelliferae-Ammineae), **Zuckerwurzel**, änderte später seine Meinung und erklärte sie für *Pastinaca sativa*, weil erst im 13. Jahrh. die Pilanzo durch Minoritenmönche oder durch Reisende (M. Polo) nach Europa gebracht sei, auch die von Plinius erwähnte Bitterkeit der Pflanze, sowie die zweite Art derselben, fehle. Warum sollte aber den Griechen die Pflanze nicht durch Handelsbeziehungen bekannt sein! Das Zeugnis des Plinius als alleinige Entscheidung muß stets mit Vorsicht aufgenommen werden. Sollte das Sisaron aber Pastinaca sein, so müßte D. eine Pflanze unter zwei Namen, σίσαρον und ἐλαφόβοακον (III 73), beschrieben haben. FRAAS hält darum an *Sium Sisarum* fest. Die gebaute Pflanze hat eine knollig-büschelige Wurzel und einen 12–24 cm hoben Stengel mit einfach-unpaarig gefiederten Blättern. Die seitlichen Blättchen sind länglich, die endständigen herzförmig, alle am Rande gezähnt. Die Blütenhülle ist fünfblätterig.

Cap. 140. **Περὶ Λαπάθου. Ampfer.** Der Ampfer; eine Art desselben heißt Oxylapathon, welche in Sümpfen wächst, sie ist nach oben zu hart und etwas spitz; die andere Art, der Gartenampfer, ist dem ersten nicht ähnlich. Eine dritte ist die wilde, sie ist klein, dem Wegerich ziemlich ähnlich, weich und niedrig. Es gibt aber noch eine vierte Art, welche Einige Oxalis oder Anaxyris, auch Lapathon nennen; deren Blätter sind denen des wilden und kleinen Ampfers ähnlich, der Stengel ist nicht groß, die Frucht etwas sauer, rot, scharf und befindet sich oben am Stengel und an den Seitenschössen. Das von allen gekochte Gemüse erweicht den Bauch. Roh mit Rosensalbe oder Safran als

Umschlag zerteilt er bösen Kopfausschlag[1]. Der Same vom wilden, von Lapatum oder Oxalis wird mit Wasser oder Wein vorteilhaft gegen Dysenterie, krankhafte Verdauungszustände, Übelkeit aus dem Magen und gegen Skorpionstich getrunken, und wenn jemand ihn vorher nimmt, hat er vom Stich nichts zu fürchten. Die Wurzeln mit Essig gekocht, auch roh als Umschlag heilen Aussatz, Flechten und schuppige Nägel, man muß die Stelle aber vorher in der Sonne mit Natron und Essig einreiben. Die Abkochung davon als Aufguß oder als Zusatz zum Bade beruhigt auch das Jucken. Sie beschwichtigen in Wein gekocht als Mundwasser Ohren- und Zahnschmerzen, sie zerteilen Drüsen am Halse und neben den Ohren als Umschlag, wenn sie mit Wein gekocht werden, wenn mit Essig (sind sie gut für) die Milz. Einige wenden die Wurzeln auch als Amulett[2] gegen Drüsen an, indem sie dieselben um den Hals binden. Fein gestoßen als Zäpfchen eingelegt stellen sie den Fluß der Frauen. Mit Wein gekocht und getrunken heilen sie vollständig die Gelbsucht, zertrümmern den Stein in der Blase, befördern die Menstruation und helfen gegen den Biß des Skorpions.

[1] μελικηρίς, von der Ähnlichkeit mit μελίκηρον, Honigwaben, Tinea favosa.
[2] ἔνδεσμα als Sympathiemittel.

Rumex, **Ampfer** (Polygonaceae).

Vier Arten Ampfer zählt D. auf. Die häufigste ist Oxylapathon, heute λάπαθο, Lapatho, die Gemüsepflanze der Griechen, *Rumex crispus* L., **Hasenampfer**; der Gartenampfer, λάπαθον κηπευτόν, ist *R. Patientia* L., **Gemüseampfer**; die wilde kleine Art, λ. ἄγριον, ist *R. bucephalophorus* L. (nach Kosteietzky *R. scutatus,* **Schildförmiger Ampfer**); die vierte, ὄξαλις, ἀναξυρίς oder einfach λάπαθον, ist *Rumex acetosus* und *Acetosella* L., **Sauerampfer**. Sie enthalten **oxalsaure Salze**.

Cap. 141. **Περὶ Ἱππολαπάθου. Hippolapathon.** Hippolapatlion ist ein großer Ampfer, welcher in Sümpfen wächst. Er hat dieselbe Kraft wie die vorhergehenden.

Rumex aquaticus L., *R. Hydrolapathon* Hude. (Polygonaceae), **Wasserampfer**.

Cap. 142. **Περὶ Λαμψάνης.** Grauer Senf. Der graue Senf [bei den Römern Napium, bei den Ägyptern Euthmoi] ist ein wildes Gemüse, nahrhafter und besser für den Magen als Ampfer; von ihm werden die Blätter und der Stengel gekocht und gegessen.

Sinapis incana L. (Cruciferae), **Grauer Senf**.

Cap. 143. **Περὶ Βλήτου. Gemüseamaranth.** Der Gemüseamaranth [die Ägypter nennen ihn Echlotoripan, die Römer Blitum, die Daker Bles], auch dieser wird als Gemüse gekocht. Er ist gut für den Bauch, hat aber keine arzneiliche Kraft.

Amarantha Blitum L. (Amaranthaceae), **Gemüse-Amaranth**.

Cap. 144. **Περὶ Μαλάχης. Malve.** Die Gartenmalve [die Römer nennen sie Malva hortensis, Pythagoras Anthema, Zoroaster Diadesma, die Ägypter Chokorte, die Propheten Ziegenmilz, Einige Mauseschwanz] ist besser für den Genuß als die Ackermalve. Sie ist nicht gut für den Magen, aber gut für den Bauch und am besten die Stengel. Heilsam ist sie für die Eingeweide und die Blase. Die rohen Blätter, mit etwas Salz und Honig gekaut, haben als Umschlag die Kraft, die Tränenfistel (Aegilopie) zu heilen, zur Vernarbung dagegen werden sie ohne Salz angewandt. Aufgestrichen wirkt sie auch gegen die Stiche der Bienen und Wespen; wenn aber jemand sich mit ihr roh und mit Öl fein gerieben bestreicht, bleibt er von den Stichen verschont. Mit altem Öl eingerieben heilt sie Schorf und Kleingrind. Werden die gekochten fein gestoßenen Blätter mit Öl aufgelegt, so heilen sie Feuerbrandwunden und roseartige Entzündungen. Ihre Abkochung als Sitzbad erweicht die Gebärmutter, zum Klystier dient sie gegen Beschädigungen der Eingeweide, der Gebärmutter und des Afters. Die Brühe, mit den Wurzeln gekocht, hilft gegen alle tödlichen Gifte, die, welche sie gemessen, müssen aber anhaltend erbrechen. Sie hilft ferner gegen den Biß der Spinne und befördert die Milchabsonderung. Die Frucht, wenn ihr der Same vom wilden Klee (Kukliornklee)[1] zugemischt wird, mit Wein getrunken, lindert die Schmerzen der Blase.

[1] *Trigonella elatior* Sibth.

D. nennt zwei Arten Malven, die **Rossmalve**, *Malva silvestris* L., und die **gemeine Malve, runde Käsepappel**, *Malva vulgaris* Fries, *M. rotundifolia* L. (Malvaceae). Die erstere bildet auch heute noch ein beliebtes Gemüse der Griechen. In der Medizin dient die Malve nur noch zu Kataplasmen.

Cap. 145. **Περὶ Ἀτραφάξιος. Gartenmelde.** Die Gartenmelde, einige nennen sie Chrysolachanon[1] [die Römer Atriplex, die Ägypter Ochei], ist ein bekanntes Gemüse. Es gibt zwei Arten, die wilde und die Gartenmelde. Sie wird als Gemüse gekocht. Sie erweicht den Bauch, roh und gekocht als Umschlag verteilt sie die Schamdrüsenverhärtungen. Der Same davon mit Honigmeth getrunken heilt die Gelbsucht.

[1] Goldenes Gemüse.

Artiplex hortensis L. (Chenopodiaceae), **Gartenmelde**; die zweite, als wilde bezeichnete Art ist jedenfalls eine verwilderte Gartenmelde, sonst wird wohl *Chenopodium album* oder *rubrum* dafür angesehen, von dem früher auch die Blätter als Herb. Atriplicis alb. oder rubr. gebräuchlich waren.

Cap. 146. **Περὶ Κράμβης. Kohl.** Der gebaute Kohl [einige nennen ihn Gartenkohl, die Römer Brassica] ist gut für den Bauch, wenn er nur eben aufgekocht genossen wird. Stark gekocht stellt er den Durchfall und mehr noch, wenn er zweimal gekocht und in Lauge gekocht wird. Der Sommerkohl ist schlecht für den Magen und schärfer, der aber in Ägypten ist wegen der Bitterkeit ungenießbar. Gegessen hilft er denen, die an Stumpfsichtigkeit und Zittern leiden, auch beseitigt er, hinterher genossen, das von einem Rausche oder vom Wein herrührende schlechte Befinden. Der Blütenschößling[1] davon ist zwar besser für den Magen aber schärfer und mehr harntreibend; eingesalzen dagegen bekommt er dem Magen schlecht und bringt den Bauch sehr in Unordnung. Der rohe Saft davon, mit Schwertlilie und Natron getrunken, erweicht den Bauch; mit Wein genommen hilft er den von der Viper Gebissenen, mit Bockshornmehl und Essig den an Podagra und Gicht Leidenden. Ferner eignet er sich zum Aufstreichen auf schmutzige und alte Wunden. Für sich allein als Injektion in die Nase reinigt er den Kopf; mit Taumellolchmehl als Zäpfchen eingelegt befördert er die Menstruation. Die Blätter für sich allein oder mit Graupen zerrieben als Umschlag sind wirksam bei jeder Entzündung und Ödem. Sie heilen auch roseartige Entzündungen, Epinyktiden und Aussatz, und reißen mit Salz Karbunkeln ringsum auf. Sie verhindern ferner den Ausfall der Kopfhaare. Gekocht und mit Honig gemischt wirken sie gegen fressende krebsartige Geschwüre. Roh mit Essig genossen sind sie denen heilsam, die an der Milz leiden. Gekaut, so daß der Saft davon ausgesogen wird, stellen sie die zeitweise verlorene Stimme wieder her. Die Abkochung als Trank treibt den Bauch und die Menstruation. Die Blüte aber nach der Geburt im Zäpfchen eingelegt verhindert die Empfängniss[2]. Der genossene Same, am besten von dem in Ägypten wachsenden, treibt die Würmer aus; er wird auch zu den Mitteln gegen den Biß giftiger Tiere gemischt. Weiter reinigt er das Gesicht (die Gesichtshaut) und (entfernt) Leberflecken. Die grünen Stengel mit den Wurzeln gekocht und mit altem Schweinefett aufgelegt beschwichtigen chronische Seitenschmerzen.

[1] κύημα, eigentlich die Frucht iin Mutterleibe; der C. setzt dafür κλῆμα, Schößling; aber der erstere Ausdruck rechtfertigt sich, wenn man an den Blumenkohl denkt, bei dem der ganze Blütenstand und die oberen Blätter zu einer gelben Masse verdickt sind, welches die Alten für einen Schößling aus der Pflanze ansahen. Auch redet D. von diesem im Singular, während er, wenn er die jungen Sprossen gemeint hätte, κυήματα geschrieben haben würde. Noch heute sagt man, wenn der Kohl die Blüte treibt, »er schießt«. [2] ἀτόκιον, macht unfruchtbar.

Der Kohl war in Griechenland und besonders in Italien ein geschätztes Gemüse und diätetisches Mittel. Er war das Universalmittel des alten M. P. Cato. Plinius XX 78 zählt sechs Arten auf. XIX 54 sagt er, daß der Stengelkohl jetzt so groß gezogen werde, daß er für den Mittelstand, nicht mehr brauchbar sei, weil für den Tisch zu groß.

Brassica oleracea L. (Cruciferae), **Gartenkohl.**

Cap. 147. **Περὶ Κράμβης ἀγρίας. Wilder Kohl.** Der wilde Kohl [welchen die Römer Brassica rustica nennen] wächst meistenteils in der Nähe des Meeres und an abschüssigen Stellen; er gleicht dem Gartenkohl, ist aber weißer, dichter und bitter. Aber der Blütenschößling davon in Lauge gekocht ist nicht schmackhaft. Die Blätter als Umschlag haben die Kraft, Wunden zu verkleben und Geschwülste und Entzündungen zu verteilen.

Es ist vielleicht der ῥάφανος ἀγρία des Theophrast (Hist. pl. VII 4, 4), *Brassica cretica* Lam., **Kretischer Kohl.** Fraas bezieht die Pflanze auf *Brassica incana* Tenore oder auf *Lepidium latifolium* L.

Cap. 148. **Περὶ Κράμβης θαλασσίας. Meerkohl.** Der sogen. Meerkohl ist im Ganzen verschieden vom Gartenkohl; er hat viele zarte Blätter ähnlich denen der runden Osterluzei, es wächst aber jedes derselben an rötlichen Zweigen aus einem besonderen Sproß hervor, wie beim Epheu. Er hat auch einen weißen Saft, aber nicht viel; er besitzt einen etwas salzigen und in etwa bitterlichen Geschmack und fettes Wesen. Die ganze Pflanze ist nicht gut für den Magen, sie ist scharf, löst stark den Bauch, wird gekocht und gegessen. Einige kochen aber mit ihm zusammen wegen der Schärfe fettes Fleisch.

Es ist eine Strandpflanze Griechenlands und Italiens. Bei Plinius (XX 92), der die medizinischen Wirkungen übereinstimmend mit D. angibt, heißt sie Brassica marina. Sprengel hält sie für *Convolvulus Soldanella* L. (Convolvulaceae), **Kohlwinde**, deren Zweige rötlich sind und einen etwas salzig-bitterlichen Milchsaft abgeben.

Cap. 149. **Περὶ Τεύτλου. Bete.** Die Bete [die große, bei den Römern Beta silvatica] kommt in zwei Arten vor, von denen die schwarze den Leib mehr stellt (hart macht), wenn sie mit Linsen gekocht wird, stärker noch die Wurzel. Die weiße ist gut für den Bauch; beide haben schlechten Saft wegen ihres Natrongehaltes. Deshalb reinigt ihr Saft den Kopf, wenn er mit Honig in die Nase injiziert wird, hilft auch bei Ohrenschmerzen. Die Abkochung der Wurzeln und Blätter vertreibt Schorf und Nisse, heilt als Bähung auch Frostbeulen. Mit den rohen Blättern muß man die weißen Flecken, nachdem sie vorher mit Natron behandelt sind, bestreichen, ebenso die kahlen Stellen, nachdem sie zerkratzt sind und die fressenden Geschwüre. Gekocht heilen sie Hautausschlag, Feuerbrandwunden und roseartige Entzündungen.

Die schwarze Art des D., τεύτλον ἄγριον, ist *Beta vulgaris* L., **Rote Bete**; die weiße Art, τ. λευκόν, ist *Beta Sicla* L. (Cruciferae), **Weißer Mangold**.

Cap. 150. **Περὶ Ἀνδράχνης. Portulak.** Der Portulak hat kühlende und adstringierende Kraft. Mit Grütze als Kataplasma hilft er bei Kopfschmerzen, bei Augen- und sonstigen Entzündungen, bei Hitze des Magens, bei Rose und Blasenleiden. Gegessen lindert er die Stumpfheit der Zähne, Brennen im Magen und in den Eingeweiden und Rheumatismus; Nieren- und Blasenverletzungen richtet er wieder zu und unterdrückt den Drang zum Beischlaf. Beinahe ebenso wirkt der Saft davon als Trank, indem er auch in Fiebern seine Kraft entfaltet. Ferner wirkt er tüchtig gekocht gegen runde Würmer, gegen Blutspeien, gegen Dysenterie und Hämorrhoiden, gegen Blutsturz und gegen den Biß der Seps. Auch wird er den Augenmitteln mit Vorteil zugemischt. Im Klystier dient er bei Eingeweidefluß oder bei Jucken an der Gebärmutter, als Umschlag mit Rosensalbe oder Öl bei Kopfschmerzen in Folge von Sonnenhitze, bei Ausschlag auf dem Kopfe mit Wein zum Bestreichen, mit Grütze als Kataplasma bei entzündeten Wunden.

Portulaca oleracea L. (Portulaceae), **Portulak**.

Cap. 151. **Περὶ Ἀσπαράγου. Spargel.** Der Felsenspargel, welchen sie Myakantha[1)] [einige auch Mys[2)]] nennen, ist bekannt. Sein Stengelchen, etwas gekocht und gegessen, erweicht den Bauch und treibt den Urin. Die Abkochung der Wurzeln, getrunken, hilft gegen Harnverhaltung, Gelbsucht, Milz- und Ischiasschmerzen, und mit Wein gekocht gegen den Biß der Spinne, auch gegen Zahnschmerzen, wenn die Abkochung an dem leidenden Zahne behalten wird. In derselben Weise wirkt aber auch der Same, wenn er getrunken wird. Man sagt, daß die Hunde, wenn sie die Abkochung davon trinken, sterben. Einige haben erzählt, daß, wenn jemand die Hörner des Widders zerhackt und vergräbt, Spargel daraus wächst[3]; mir aber unglaublich. Dieser Spargel nun aber ist ein vielverzweigter Strauch mit vielen langen fenchelähnlichen Blättern und einer runden großen Wurzel, welche eine Knolle hat. Wenn das Stengelchen von diesem mit Weißwein zerrieben wird, so lindert es die Milzschmerzen, gekocht oder gebraten genommen besänftigt es Harnzwang, Harnverhaltung und Dysenterie. Seine Wurzel in Wein oder Essig gekocht beruhigt Verrenkungen. Mit Feigen und Erbsen gekocht und genommen heilt sie Gelbsucht, lindert auch Ischiasschmerzen und Harnzwang. Wird sie aber umgebunden[4] und ihre Abkochung getrunken, so verhindert sie die Empfängnis und macht unfruchtbar.

[1] Mausedorn. [2] Maus. [3] Anders lautet dieses Geopon. XII 18: »Will man recht viel Spargel haben, so schneidet man die Hörner von wilden Widdern in recht kleine Stücke, bringt diese in den Boden und bewässert sie. Andere behaupten, man müsse die ganzen Widderhörner in die Erde stecken« usw. Also sollen die Hörner düngen. [4] Als Amulett.

D. behandelt zwei Arten Spargel, den an felsigen Orten wild wachsenden und den gebauten. Athen. Deipn. II 62 heißt es: »Man unterscheidet den Sumpfspargel, ἀσπάραγος ἕλειος, und den Bergspargel, ἀ. ὄρειος; der schönste wird nicht gesäet und dient gegen alle inneren und äußeren Krankheiten.« Schon Cato (De re r. 16) gab ausführliche Vorschriften zur Bearbeitung des Bodens, um eine gute Spargelernte zu erzielen. Nach Fraas ist jetzt weder der am Meeresufer, in sandigen, bergigen Gegenden und in Gebüschen wachsende Spargel, noch der Gartenspargel in Griechenland mehr zu finden.

Bekannt ist der eigentümliche unangenehme Geruch des Urins nach dem Genüsse von Spargel. Die Sprossen (nicht das Rhizom selbst) enthalten 21,2% **Asparagin** (Amidobenzoësäureamid), dessen großer Stickstoffgehalt ihm eine hohe Bedeutung in der Ernährung der Pflanzen verleiht; es kann das Eiweiß nicht ersetzen, spart es aber auf. Im Harn erscheint es als Bernsteinsäure und Ammoniak.

In der Medizin dient der Spargel hie und da zur Bereitung des Sirup. Asparagi.

Die beiden Arten des D. sind *Asparagus acutifolius* L., **Spitzblätteriger Spargel**, und *A. officinalis* L. (Liliaceae-Asparagoideae).

Cap. 152. **Περὶ Ἀρνογλώσσου. Wegerich.** Der Wegerich [einige nennen ihn Arneion[1], andere Probateion[2], Kynoglosson[3], Heptapleuron[4], Polyneuron[5], die Propheten Schwanz des Ichneumons[6], die

Ägypter Asonth[7], die Römer Plantago minor[8], die Gallier Tarbelodathion , die Spanier Thesarika, die Afrikaner Atieirkon][9] kommt in zwei Arten vor, dem kleinen und großen. Der kleine hat schmalere, längere, weichere, glattere und zartere Blätter, kantige Stengel, gebogen, wie über die Erde hin (geneigt), und blaße Blüten, der Same sitzt an der Spitze der Stengel. Der größere ist üppiger, hat breite Blätter und ist gemüseartig, der Stengel bei ihm ist kantig, rötlich, eine Elle hoch, von der Mitte bis zur Spitze mit zarten Samen besetzt. Die Wurzeln darunter sind zart, rauh, weiß, fingerdick; er wächst an Sümpfen, Hecken und feuchten Orten. Besser zum Gebrauch ist der größere. Die Blätter haben austrocknende, adstringierende Kraft, deshalb eignen sie sich zum Umschlag bei allen bösen Zufällen, bei Elephantiasisleiden, bei fließenden und schmutzigen Geschwüren. Sie wirken hemmend bei Blutflüssen, fressenden Geschwüren, Karbunkeln, kriechenden Geschwüren und Epinyktiden. Sie vernarben alte und ungewöhnliche Geschwüre und heilen bösartige Geschwüre[10], verbinden auch die Wundränder[11]. Sie erweisen sich heilsam bei Hundsbissen, bei Feuerbrandwunden, Geschwülsten, Drüsen an den Ohren, an der Scham und am Halse und bei Aegilopie (Gaisauge), wenn sie mit Salz aufgelegt werden. Als Gemüse mit Salz und Essig gekocht und genossen sind sie ein gutes Mittel bei Dysenterie und Magenleiden. Sie werden auch, mit Linsen statt Bete zusammengekocht, gegeben. Das gekochte Kraut wird auch nach dem Genuß von trockener Kost gegen Bleichsucht gereicht; es wirkt auch gut, wenn es bei Epilepsie und Asthma gegeben wird. Der Saft der Blätter, wenn er anhaltend als Mundwasser gebraucht wird, reinigt die Geschwüre im Munde; mit kimolischer Erde oder Bleiweiß heilt er roseartige Entzündungen. Der Saft hilft als Injektion bei Fisteln und eingetröpfelt bei Augen- und Ohrenleiden; er wird auch den Kollyrien zugemischt. Ferner (hilft er) getrunken bei wundem Zahnfleisch und bei Blutauswurf, als Klystier bei Dysenterie. Er wird weiter bei Auszehrung getrunken und gegen Gebärmutterkrämpfe und -Flüsse in Wolle als Zäpfchen angewandt. Der Same mit Wein getrunken hält Bauchfluß und Blutspeien auf. Die gekochte Wurzel als Mundspülwasser und gekaut lindert die Zahnschmerzen. Gegen Blasen- und Milzgeschwüre werden Wurzel und Blätter mit Süßwein gegeben. Man sagt, daß drei Wurzeln mit 3 Bechern Wein und ebenso viel Wasser gegen das dreitägige, vier Wurzeln gegen das viertägige Fieber helfen. Einige gebrauchen die Wurzeln als Halsband[12] gegen Drüsen, sie zerteilen diese[13]. [Die Syrer (sagen), daß das Gericht desselben (des Wegerichs) und der Minze mit Honig die Entkräfteten heile, wenn es am zweiten, vierten Tage und Karfreitag gegeben werde. Dieses fasse man als Geheimmittel auf; denn es entspricht vollständig der Wahrheit und beruht auf Erfahrung.]

[1] Schaf. [2] Schafpflanze. [3] Hundszunge. [4] Siebenrippig. [5] Vielnervig. [6] Von der Ähnlichkeit des in eine Quaste endigenden Schwanzes mit dem samentragenden Stengel. [7] Nach Rossi so viel wie schafartig. [8] Kleiner Wegerich. [9] Soll nach Bochart eine Korruption des hebräischen Chassir (G)erikim, Kraut der Nerven, sein. [10] Cheironia, τὰ χειρώνια, nach dem Wundarzte Cheiron benannt. [11] Wörtlich: verkleben die Höhlungen. [12] Als Amulett? [13] Im Texte steht: καὶ διαφοροῦσιν. Der in Klammem stehende Schlußsatz ist offenbar unecht und rührt jedenfalls von einem syrischen (Juden oder) Christen her. Der Freitag vor dem Passahfeste hieß bei den Juden Parasceve (παρασκεύη), Vorbereitung, Zubereitung des Osterlammes; die Christen behielten diesen Namen bei und hielten die ganze Woche vor Ostern (hebdomas magna) für besonders heilig. So knüpfte sich an die in derselben, besonders am Karfreitag vorgenommenen Handlungen leicht dieser oder jener Mystizismus.

Für den großen Wegerich des D. hält man *Plantago asiatica* L., und für den kleinen *PI. Lagopus* L. (Plantagineae), Wolliger Wegerich, beide kommen nach FRAAS sehr häufig in Griechenland vor, ersterer an Wassergräben und stehenden Wässern in feuchten Niederungen, letzterer auf trockenen Hügeln und Anhöhen und in den mageren Ebenen.

Cap. 153. **Περὶ Σίου. Merk.** Der Wassermerk [einige nennen ihn Anagallis enhydros[1], andere Schinos aromatica[2], Daren ion, noch andere Laouberde] findet sich in den Gewässern als ein aufrechter, fettglänzender, kleiner Strauch mit breiten Blättern, welche denen des Pferdseppichs ähnlich, aber kleiner und wohlriechend sind. Werden diese gekocht wie auch roh gegessen, so zertrümmern sie den Stein und scheiden ihn aus, treiben den Harn, führen den Fötus heraus und befördern die Menstruation, sind auch denen als Speise zuträglich, welche an Dysenterie leiden. Krateuas berichtet über ihn so: Er ist ein strauchiges Kraut mit wenigen rundlichen Blättern, welche größer sind als die der Pfefferminze, schwarz, fettglänzend, denen der Rauke nahekommend.

[1] *Anagallis aquatica*, **Wassergauchheil**. [2] Wohlriechender Mastix.

Sium latifolium L. (Umbelliferae), **Breiter Wassermerk**. Das Sion des Krateuas wird von SPRENGEL nach dem Vorgange von Anguillara auf *Nasturtium officin.* R. Br., **Brunnenkresse**, bezogen, es kann aber auch *Veronica Anagallis* L., der **Wasserehrenpreis**, sein.

Cap. 154. **Περὶ Σισομβρίου. Sisymbrion.** Das Sisymbrion [einige nennen es Herpyllon agrion[1], andere die Krone der Aphrodite, die Römer Usteralis, auch Herba Venerea[2]] wächst an öden Stellen, es ist der Pfefferminze ähnlich, aber breitblätteriger und wohlriechender und eignet sich zu Kränzen. Es hat erwärmende Kraft. Der Same ist bei Harnzwang und Blasenstein angebracht, wenn er mit Wein getrunken wird; er beruhigt auch Krämpfe und Schlucken. Die Blätter werden als Kataplasma gegen Kopfleiden auf die Schläfen und das Gesicht gelegt, ebenso gegen Wespen- und Bienenstiche. Getrunken stillen sie auch das Erbrechen.

[1] Serpyllum agreste. [2] Venuskraut.

Theophrast (Hist. pl. II 4, 1) sagt, daß das Sisymbrium leicht in Mentha sich verwandle, wenn es nicht durch die Kultur, durch häufiges Verpflanzen daran gehindert werde.

Mentha aquatica L., **Wasserminze**, oder *M. silvestris* Koch, **Pferdeminze** (Labiatae).

Cap. 155. **Περὶ ἑτέρου Σισυμβρίου.** Das andere Sisymbrion. Das andere Sisymbrion – Einige nennen es Kardamine, andere nennen auch dieses Sion – ist eine Wasserpflanze, welche an denselben Orten wie das Sion wächst. Einige nennen es aber Kardamine, weil es im Geschmack der Kresse ähnelt. Es hat zuerst runde Blätter, bei weiterem Wachstum werden sie gespalten[1] wie die der Rauke. Es erwärmt und treibt den Harn. Auch roh wird es gegessen. Es vertreibt Leber- und Sonnenbrandflecken, wenn es die ganze Nacht aufgelegt und morgens abgewaschen wird.

[1] Sie sind 3–7paarig-fiederschnittig.

Nasturtium officinale L. (Cruciferae), **Gebräuchliche Brunnenkresse.** D. nennt sie auch Kardamine; sie wird mit *Cardamine amara* L., dem bitteren Schaumkraut, nicht selten verwechselt.

Cap. 156. **Περὶ Κρίθμου. Meerfenchel.** Das Krithmon – einige nennen es Kritamon – ist eine etwa ellenhohe, ausgebreitete (sparrige), strauchartige Pflanze, welche an felsigen Stellen und in der Nähe des Meeres wächst, ganz besetzt mit fettglänzenden und weißlichen Blättern, welche denen des Portulaks gleichen, aber breiter und auch länger sind und einen salzigen Geschmack haben. Es hat weiße Blüten, eine Frucht wie Libanotis[1], weich, wohlriechend, rund, welche beim Trocknen aufspringt und im Innern einen Samen hat wie Weizen, drei bis vier fingerdicke, wohlriechende, süße Wurzeln. Frucht,

Wurzel und Blätter haben, in Wein gekocht und getrunken, die Kraft, bei Harnverhaltung und Gelbsucht zu helfen; sie befördern auch die Menstruation. Es wird gekocht und roh als Gemüse gegessen, auch in Salzbrühe eingemacht.

[1] *Cachrys cretica* Lam. D. nennt III 79 die Frucht der Libanotis Kachrys.
Crithmum maritimum L. (Umbelliferae), **Meerfenchel** oder **Strandbacille**.

Cap. 157. **Περὶ Κορωνόποδος. Niedriger Schotenklee.** Koronopus[1] [einige nennen ihn Ammonos, andere Astrion, die Afrikaner Atirsipte, die Römer Caciatrix, auch Stilago oder Sanguinaria] ist ein langes Pflänzchen, über den Boden ausgebreitet, mit zerteilten Blättern. Auch dieser wird gekocht als Gemüse gegessen. Er hat eine zarte adstringierende Wurzel, welche gegessen gegen Kolik wirkt. Er wächst an ungebauten Stellen, auf Schutthaufen und an Wegen.

[1] Krähenfuß.
Lotus ornithopodioides L. (Leguminosae-Papilionacea), **Niedriger Schotenklee**.

Cap. 158. **Περὶ Σόγχου. Gäusedistel.** Sonchos [der rauhe, welchen einige Cichorie, die Römer Cicerbita aspera, die Afrikaner Gathuone nennen] kommt in zwei Arten vor. Die eine ist mehr wild und stacheliger, die andere zarter und eßbar. Der Stengel ist kantig, etwas hohl, hie und da rötlich, er hat Blätter, welche am Rande in Abständen eingeschnitten sind[1]. Sie haben kühlende, etwas adstringierende Kraft, daher sind sie als Umschlag bei Magenbrennen und Entzündungen von guter Wirkung. Der Saft als Schlürftrank lindert Magenstiche und befördert die Milchabsonderung. In Wolle als Zäpfchen eingelegt hilft er bei Entzündung des Afters und der Gebärmutter. Das Kraut und die Wurzel als Kataplasma sind bei Skorpionstichen heilsam. Der andere Sonchus, auch zart, ist baumartig, breitblätterig. Die Blätter umfassen (entfalten) den Stengel, welcher Zweige hat[2]. Auch dieser wirkt in derselben Weise.

[1] Die Blätter sind buchtig gezähnt. [2] In einigen Codices fehlt der Zusatz zu τὸν καυλόν: κλάδους ἔχοντα, da die Pflanze eigentliche Zweige nicht hat, wenn man nicht die Blütenstengel als solche ansehen will; SPRENGEL setzt deshalb κλάδους οὐκ ἔχοντα, es hieße demnach: die Blätter umfassen den nicht verzweigten Stengel.

Die erste Art ist *Sonchus oleraceus* L., die andere *S. arvensis* L. (Compositae) **Gänsedistel, Saudistel.**

Cap. 159. **Περὶ Σέρεως. Seris.** Die Seris [die gebaute – einige nennen sie Pikris, die Ägypter Agon, die Römer Intybus agrestis] kommt in zwei Arten vor, von denen wird die wilde Pikris, auch Cichorie genannt; die zahme dagegen ist breitblätteriger und wohlschmeckender. Von dieser Gartencichorie gibt es wieder zwei Sorten, die eine nämlich ist mehr lattichartig und breitblätterig, die andere hat schmalere Blätter und ist etwas bitter; alle sind sie adstringierend, kühlend und gut für den Magen. Gekocht stellen sie den Durchfall, wenn sie mit Essig genommen werden, am meisten die wilden, welche dem Magen bekömmlicher sind; denn genossen sind sie ein vorzügliches Mittel für einen schwachen und erhitzten Magen. Mit Grütze und für sich allein als Umschlag sind sie von guter Wirkung bei Herzleiden; sie helfen bei Podagra und Augenentzündungen; das Kraut und die Wurzel als Umschlag leisten gegen Skorpionsbiß Hilfe und heilen mit Graupen zusammen die Rose; mit Bleiweiß und Essig dient ihr Saft als Salbe in Fällen, welche Abkühlung erheischen.

Die schmalblätterige und etwas bittere Seris ist *Cichorium Intybus* L., **Wegwart, Cichorie**, die lattichartige *Cichorium Endivia* L. (Compositae), **Endivie**.

Theophrast (Hist. pl. VII 11, 3) redet nur im allgemeinen von den Cichorien, τὰ κιχοριώδη πάντα, deren Blätter als Gemüse verwandt werden; wegen der langen Wurzel kann die Pflanze nur schwer aus dem Boden gehoben werden. Plinius XX 73 nennt die wild wachsende (Intubum erraticum) auch Ambula, in Ägypten heiße sie Cichorium, die gebaute Seris, sie sei kleiner und aderiger.

Die Wurzel von *Cichorium Intybus* enthält **Bitterstoff, Zucker**, im Herbst viel **Inulin** und **Amylum**; sie dient als Kaffeesurrogat. *Cich. Endivia* liefert in den Blättern den bekannten Salat.

Cap. 160. **Περὶ Κονδρίλλης. Knorpelsalat.** Der Knorpelsalat; Einige nennen auch diesen Cichorie oder Seris. Er hat Blätter, Stengel und Blüten wie die Cichorie, deshalb halten ihn auch Einige für eine Art wilder Seris; er ist aber im Ganzen zarter. Selbst an den feinen Zweigen aber findet sich ein mastixähnliches Gummi von Bohnengröße, welches, mit Myrrhe fein gerieben und in der Größe einer wilden Olive in Leinen als Zäpfchen eingelegt, die Menstruation befördert. Das Kraut mit der Wurzel wird gestoßen und unter Zusatz von Honig zu kleinen Kugeln geformt, welche dann zerlassen und mit Natron vermischt weiße Hautflecken entfernen. Das Gummi verklebt auch die Haare; ebenso wird die frische Wurzel zu demselben Zwecke gebraucht, indem eine Nadel in dieselbe getaucht und an die Haare gebracht wird. Mit Wein getrunken hilft sie auch gegen Vipernbiß. Ihr Saft, mit Wein gekocht und getrunken und auch für sich allein, stellt den Durchfall. Es gibt aber auch eine zweite Art Knorpelsalat, sie hat ein rings herum angefressenes langes und über den Boden ausgebreitetes Blatt, einen saftigen Stengel, eine zarte, zugespitzte, leichte, runde, gelbliche, saftreiche Wurzel. Der Stengel und die Wurzel haben eine die Verdauuug befördernde Kraft. Der Saft eignet sich zum Verkleben der Augenwimpern. Die Pflanze wächst auf gutem und gebautem Boden.

Chondrilla juncea L. (Compositae), **Knorpelsalat**, **Krümling** oder **Sonnenwirbel**. Die zweite Art, deren Blätter am Rande dornig-steifhaarig, deren große Grundblätter schrotsägeförmig gezahnt sind, ist vielleicht die Varietät *latifolia*, nach FRAAS *Chondrilla ramosissima*.

Auch bei Plinius XXII 91 findet sich die Angabe, daß am Stengel nahe dem Boden sich Harzklümpchen von der Größe einer Bohne ausscheiden.

Cap. 161. **Περὶ Κολοκύνθας. Kürbis.** Der eßbare Kürbis. Roh gestoßen und umgeschlagen besänftigt er Ödeme und Eiterbeulen. Das Schabsel davon wird Kindern, welche am Sonnenstich leiden, mit Erfolg um den Vorderkopf gelegt; in ähnlicher Weise wird es gegen Augenentzündungen und Podagra angewandt. Der aus dem Schabsel gepreßte Saft hilft für sich allein und mit Rosenöl eingetröpfelt gegen Ohrenschmerzen, eingesalbt auch bei dem durch Hitze angegriffenen Gesicht. Der Saft des ganzen gekochten und ausgepreßten Kürbis aber mit etwas Honig und Natron getrunken löst den Bauch gelinde. Wenn aber jemand den rohen Kürbis aushöhlt, Wein hineingießt und ihn an die Sonne setzt, diesen dann mit Wasser mischt und zu trinken gibt, so erweicht er den Bauch leicht.

Cucurbita Pepo L. (Cucurbitaceae), eine der verschiedenen **Kürbis**-Arten.

Cap. 162. **Περὶ ἡμέρου σικύου. Gebaute Gurke.** Die zahme Gurke ist bekömmlich für den Bauch und Magen, sie kühlt, verdirbt nicht, ist gut für die Blase und ruft durch ihren Geruch aus der Ohnmacht zurück. Ihr Same auch treibt massig den Harn und hilft mit Milch oder Süsswein bei Blasengeschwüren. Ihre Blätter mit Wein aufgelegt heilen Hundsbiß, mit Honig Epinyktiden.

Cucumis sativus L. (Cucurbitaceae), **Gurke**, abweichend von SPRENGEL, welcher σίκυος ἥμερος auf die Melone, κολόκυνθα auf die Gurke bezieht. Heute noch heißt in Griechenland der Kürbis κολοκύτι und χολοκύτια, die **Gurke** σικυά.

Cap. 163. **Περὶ Πέπονος. Melone.** Auch selbst das Fleisch der Melone ist verspeist harntreibend; als Umschlag lindert es Augenentzündungen. Ihr Schabsel[1)] wird Kindern, welche an Sonnenstich leiden, um den Vorderkopf gelegt und bei Augenflüssen statt eines Verbandleims um die Stirn. Der Saft mit dem Samen, unter Zusatz von Mehl an der Sonne getrocknet, gibt ein Mittel, um die Gesichtshaut zu reinigen und glänzend zu machen. Die trockene Wurzel zu 1 Drachme mit Honigmeth getrunken, wirkt brechenerregend. Wenn jemand nach der Mahlzeit leicht brechen will[2)], reichen 2 Obolen aus. Sie heilt aber auch Grind, wenn sie mit Honig aufgelegt wird.

[1)] ξέσμα, in allen Codices steht dafür βρέγμα, welches Marcellus mit vertex corticis, oberer Teil der Rinde, übersetzt, was aber jedenfalls nicht richtig ist. Sprengel hat analog der gleichen Stelle in Cap. 161 das bessere ξέσμα gesetzt. [2)] Um den Magen zu entleeren und weiter zu schwelgen.

Cucumis Melo L. (Cucurbitaceae), **Melone**. Die Heimat des Kürbis, der Gurke und der Melone ist das südliche Asien.

Cap. 164. **Περὶ Θρίδακος ἡμέρου. Gartenlattich.** Der Gartenlattich (Thridax) [die Römer nennen ihn Lactuca, die Ägypter Embrosi] ist gut für den Magen, kühlt etwas, macht Schlaf, erweicht den Bauch und befördert die Milchabsonderung. Gekocht wird er nahrhafter; ungewaschen gegessen ist er Magenleidenden zuträglich. Sein Same getrunken hilft denen, die an häufiger Pollution leiden und hindert den Beischlaf. Wird er (der Lattich) andauernd genossen, so bewirkt er Stumpfsichtigkeit. Er wird auch in Salzbrühe eingemacht. Wenn er in den Stengel geschossen ist, hat er in seiner Wirkung Ähnlichkeit mit dem Extrakt und dem natürlichen Safte[1)] des wilden Lattichs.

[1)] χυλός und χύλισμα ist der aus der Pflanze durch Pressen oder Auskochen gewonnene, ὀπός der freiwillig nach Einschnitten austretende (natürliche) Saft.

Lactuca sativa L. (Compositae), **Gartensalat, Kopfsalat**.

Theophrast (Hist. pl. VII 4, 5) unterscheidet eine weiße, süßere und zartere Art, und diese hat drei Sorten, eine mit breitem Stengel, mit rundem Stengel und die lakonische, die letztere ist der sich später rundende Kopfsalat. Die breitblätterige Art entwickelte so große Blätter, daß sie in den Gärten als Türen (θύραι) dienten.

Cap. 165. **Περὶ ἀγρίας Θρίδακος. Wilder Lattich.** Der wilde Lattich [welchen die Propheten Titansblut, Zoroaster Pherumbros, die Römer Lactuca silvatica nennen] gleicht dem Gartenlattich, hat aber einen stärkeren Stengel, weißere, dünnere, rauhere und bitter schmeckende Blätter. Im Ganzen ist er in seiner Wirkung dem Mohn ähnlich, weshalb auch Einige seinen Saft unter das Opium[1] mischen. Der Saft, im Gewicht von 2 Obolen mit Essigwasser getrunken, führt das Wässerige durch den Bauch ab; er entfernt auch weiße Flecken und Nebel[2] auf den Augen. Bei Verbrennungen[3] wirkt er mit Frauenmilch als Salbe; er ist überhaupt schlafmachend und schmerzstillend. Ferner befördert er die Katamenien, auch wird er gegen Skorpions- und Spinnenstiche getrunken. Der Same wird wie der des Gartenlattichs genommen, verhindert Pollution und Beischlaf. Auch der aus ihm gepreßte Saft wirkt in derselben Weise, allerdings schwächer. Der (natürliche) Saft wird in irdenen Gefäßen, nachdem er in der Sonne getrocknet ist, wie die übrigen Säfte auf bewahrt.

[1] Opium, Meconium (μηκώνιον) ist der aus den Kapseln des Schlafmohns nach dem Anritzen freiwillig austretende und aus demselben durch Stoßen und Pressen gewonnene Saft (Diosc. III 65). Nach Plinius XX 198 lehrte schon Diagoras (etwa 450 v. Chr.) die Bereitung desselben. Theophrast (Hist. pl. IX 8, 2) gibt an, daß nur aus den Mohnköpfen der Saft genommen werde. [2] ἄργεμα καὶ ἀχλύν, Hornhautflecken. [3] ἐπίκαυσις, das oberflächliche Anbrennen.

Lactuca Scariola L. (Compositae), **Giftlattich**. Er hat die Eigentümlichkeit, daß die stengelumfassenden Blätter um ihre Achse gedreht sind, so daß nicht die Blattspreiten, sondern die Ränder nach oben und unten gekehrt sind. Alle grünen Teile dieses Lattichs enthalten reichlich Milchsaft, welcher zur Trockne eingedickt noch heute als **Lactucarium** eine wenn auch nur beschränkte Anwendung findet. Dasselbe wird von *Lactuca virosa* L. gesammelt, indem bei voller Entwickelung des Blütenstandes die Blütenrispe abgeschnitten wird, worauf ein etwas dünnflüssiger Saft herausquillt, welcher alsbald zäh und dicklich wird. Es bildet eine gelbbraune, zerreibliche Masse, welche in der Wanne erweicht und in Wasser oder Alkohol zum Teil löslich ist.

Auch aus *Lactuca sativa* wird ein **Lactucarium** gewonnen, seine Wirkung ist viel schwächer, es heißt in Frankreich Thridax.

Cap. 166. **Περὶ Γιγγιδίου. Gingidion.** Das Gingidion,– einige nennen es Lepidion [die Römer Bisacutum[1], die Ägypter Dorysastru, die Syrer Adorio, die Afrikaner Trikta], wächst als kleine Pflanze in großer Menge in Kilikien und Syrien und gleicht der wilden Möhre, ist aber zarter und stärker belaubt. Die kleine Wurzel ist weißlich, etwas bitter. Es wird roh und gekocht als Gemüse gebraucht, auch eingemacht gegessen. Es ist gut für den Magen, treibt den Harn und die Abkochung davon ist der Blase zuträglich.

[1] Doppelt scharf.

Daucus Gingidium L. (Umbelliferae), eine in Griechenland und Italien wachsende Pflanze. Sie hat einen borstlich-scharfen Stengel, lange Hüllblätter und borstenförmige, an der Spitze kopfig-widerhakige Stacheln, deren Länge der

Breite der Frucht gleichkommt. Nach gemachten Einschnitten soll (auf Sicilien) ein Gummiharz austreten.

Cap. 167. **Περὶ Σκάνδυκος. Venuskamm.** Skandix [bei den Römern Herba Scanaria, auch Acicula], auch dieses ist eine wilde Gemüsepflanze, etwas scharf und bitter, eßbar. Gekocht und roh genossen ist sie dem Bauche und Magen bekömmlich und treibt den Harn. Die Abkochung davon getrunken ist gut für die Blase, die Nieren und die Leber.

Scandix pecten Veneris L. (Umbelliferae), **Venuskamm, Kammdolde.**

Cap. 168. **Περὶ Καυκάλιδος. Steinbrech.** Kaukalis. Einige nennen sie Kaukos oder wilde Möhre [andere Myitis, Demokrit Brion, die Römer Pes gallinaceus[1], auch Pes pulli[2], die Ägypter Seselis]. Der kleine Stengel ist eine Spanne hoch oder auch höher, etwas rauh und hat dem Sellerie ähnliche Blätter, welche nach der Spitze zu wie beim Fenchel fein geschlitzt und rauh sind. An der Spitze ist eine weiße, wohlriechende Dolde. Aber auch dieses wird sowohl roh, wie auch gekocht als Gemüse gegessen. Es ist harntreibend.

[1] Hahnenfuß. [2] Kükenfuß, von der Form der oberen Fiederblätter.

Die Ähnlichkeit der Blätter mit denen des Sellerie bezieht sieh auf die Grundblätter, welche fast eirund, ganz und stumpf gesägt sind; die oberen und obersten sind einfach-fiederschnittig mit lauzettlichen oder linealen Abschnitten. Die Wurzel ist jetzt noch als Radix Pimpinellae gebräuchlich.

Pimpinella Saxifraga L. (Umbelliferae), **Steinbrech, Pimpinell, Bibernell.** Die Wurzel enthält etwas ätherisches **Öl, Harz, Zucker, Amylum** und **Pimpinellin,** einen in Wasser unlöslichen, in Weingeist löslichen Körper mit scharfem, heißendem Geschmack.

Cap. 169. **Περὶ Εὐζώμου. Rauke.** Die Rauke [bei den Römern Eruca, bei den Ägyptern Ethrekike, bei den Afrikanern Asurik]; wird diese roh viel gegessen, so reizt sie zum Beischlaf, auch ihr Same bewirkt dasselbe; er treibt den Harn, befördert die Verdauung und ist gut für den Bauch. Man gebraucht seinen Samen auch zum Würzen der Zukost. Er wird auch zurückgelegt, um ihn längere Zeit aufzubewahren, indem sie Essig oder Milch zukneten und Pastillen daraus formen. Es gibt aber auch eine wilde Rauke, vorzüglich im westlichen Iberien, von der die dortigen Bewohner den Samen statt Senf verwenden; sie ist stärker harntreibend und viel schärfer als die gebaute Rauke.

Eruca sativa L. (Cruciferae), **Rauke** oder **Rokke**, das εὔζωμον ἄγριον des D. ist wohl nur eine verwilderte Gartenrauke.

Die Samen, welche denen des Senfs nahe stehen, waren früher als Sem. Erucae gebräuchlich.

Cap. 170. **Περὶ Ὠκίμου. Basilicum.** Das Basilikum ist bekannt, sein häutiger Genuß bewirkt Stumpfsichtigkeit; es erweicht den Bauch, treibt die Winde und den Harn und befördert die Milchabsonderung, ist aber schwer zu verdauen[1]. Mit dem feinen von den Graupen abgesiebten Mehle, Rosenöl und Essig als Kataplasma heilt es Lungenentzündung und den Biß des Meerdrachen und des Skorpions; für sich allein mit Wein von Chios dient es gegen Augenleiden. Sein Saft entfernt Nebelflecken auf den Augen und trocknet die Flüsse. Der Same, getrunken, ist ein gutes Mittel bei Melancholie, Harnverhaltung und Blähungen. Beim Riechen aufgesogen verursacht er vieles Niesen; dasselbe bewirkt auch das Kraut; man muß aber die Augen fest schließen, während das Niesen vor sich geht. Einige hüten sich aber davor und essen es nicht, weil es gekaut und an die Sonne gelegt Würmer erzeugt. Die Libyer fügen noch hinzu, daß die, welche es gegessen haben und vom Skorpion gestochen werden, ohne Rettung verloren sind[2].

[1] δυσμετάβλητον. [2] ἀσωστοὶ διατίθενται. Diese Lesart des C. stimmt mit dem überein, was Plinius XX 128 sagt; andere Codices haben dafür ἄπονοι διαμένουσιν, sie bleiben unbelästigt.

Ocimum basilicum L. (Labiatae), **Basilikum**; bei den späteren Griechen heißt es auch βασιλικόν. Es stammt aus Asien, wird häufig als Zierpflanze kultiviert.

Cap. 171. **Περὶ Ὀροβάγχης. Orobanche.** Orobanche [Einige nennen sie Kynomorion[1], andere Löwe, die Kyprier Thyrsine, welckes gemeinhin Wolf bedeutet] ist ein rötlicher zwei Spannen hoher Stengel, oft auch größer, blattlos, fettigglänzend, etwas rauh, zart, mit weißlichen oder gelben Blüten. Die Wurzel darunter ist fingerdick, zur Zeit wenn der Stengel trocken wird, durchbohrt. Die auf gewissen Hülsenfrüchten wachsende scheint diese zu ersticken, woher sie den Namen hat[2]. Sie wird roh und gekocht als Gemüse gebraucht und aus irdener Schüssel wie der Spargel gegessen. Mit Hülsenfrüchten zusammen gekocht scheint sie dieselben schneller zum Kochen zu bringen.

[1] Hundepenis (κυνὸς μόριον) von der Gestalt. [2] ὄροβος und ἄγχω.

Orobanche grandi flora Bory. (Orobancheae), **Ervenwürger**, **Sommerwurz**. Diese Schmarotzerpflanze kommt in Griechenland jetzt noch unter dem Namen λύκος, Wolf, und in Italien auf Hülsenfrüchtenfeldern, besonders der Vicia Faba, vor, bei der sie ganze Ernten vernichtet (vgl. FRAAS S. 187).

Theophrasts (Hist. pl. VIII 8, 4) Orobanche, welche hauptsächlich unter den Erven Unheil anrichtet, indem sie die ganze Pflanze wie mit Schlingen (ὥσπερ λεκτάνεις) umschnürt, kann nur auf *Lathyrus Aphaca* L., Kleine Platterbse, oder auf *Ervum hirsutum*, falls dies in Griechenland vorkommt, bezogen werden, welche beide überbandnehmend Getreide und Hülsenfrüchte ersticken können. Das gleich darauf (VIII 8, 5) beschriebene αἱμόδωρον dagegen, welches nur auf Trigonella foenum graecum vorkommt, ist *Orobanche cruenta* Bertol., Rote Sommerwurz, Roter Ervenwürger. Vermutlich heißt die Pflanze aber nicht αἱμόδωρον (Haimodoron). welches auch bei keinem Lexikographen zu finden ist, sondern λιμόδωρον oder λειμόδωρον – das Λ (L) in der Handschrift konnte leicht mit dem A (A) verwechselt werden. An anderer Stelle (De caus. V 15, 5) heißt es denn auch: die sogen. Orobanche tötet die Erve durch Umschlingen und Festhalten und das Leimodoron das Bockshorn, auf dessen Wurzel es gleich wächst. FRAAS fand Orobanche cruenta bei Haliartus auf Trigonella foenum graecum.

Bei Plinius finden sich gleichfalls beide Pflanzen, XXII 162 ist Orobanche die Vernichterin der Erve und der Hülsenfrüchte, sie heißt auch Cynomorion, XVIII 155 ist es ebenso Orobanche, welche die Erbsen und Erven durch Umschlingen tötet, also hier *Lathyrus Aphaca*, dort *Orobanche grandiflora*.

Cap. 172. **Περὶ Τραγοπώγονος. Bocksbart.** Tragopogon[1)] oder Tetrapogon, einige nennen es Kome[2)]. Der Stengel ist kurz, die Blätter sind denen des Safrans ähnlich, die Wurzel ist lang, süß; oben am Stengel befindet sich ein großer Kelch[3)], und aus der Spitze kommt eine große Haarkrone, von der es den Namen hat. Das Kraut ist eßbar.

[1)] τράγος Bock, πώγων Bart. [2)] Haarschweif. [3)] κάλυξ μέγας, bei Plinius XXVII 142 heißt es ein breiter schwarzer (μέλας) Kelch; andere Lesart ist καρπὸς μέλας. eine schwarze Frucht.

Tragopogon porrifolium L., *Tr. crocifolium* L. (Compositae), **Langblätteriger (safranblätteriger) Bocksbart, Haferwurz.** Eine Pflanze des südlicheren Europas mit langer, fleischiger, weißlicher Wurzel und 1 m hohem kahlem und glattem Stengel. Die Blätter sind ganz flach und gleichrandig, die Hülle ist zweireihig. Die Blüte ist purpur-violett, die Fruchtkrone mehrreihig, federig, die Achenen sind feingerippt, langgeschnäbelt.

Cap. 173. **Περὶ Ὀρνιθογάλου. Vogelmilch.** Das Ornithogalon ist ein kleiner, zarter, dünner, weißlicher, etwa zwei Spannen langer Stengel und hat oben drei bis vier Nebenschößlinge, aus denen die Blüten hervorkommen, welche von außen zwar krautartig, geöffnet aber milchweiß erscheinen, und mitten zwischen ihnen befindet sich ein Köpfchen, eingeschnitten wie eine Knospe, welches mit Brot wie

Schwarzkümmel gegessen wird. Die Wurzel ist zwiebelartig, sie wird roh und gekocht gegessen.

Ornithogalum umbellatum L. (Liliaceae), **Gemeine Vogelmilch**.

Cap. 174. **Περὶ Ὕδνου. Trüffel.** Die Trüffel ist eine runde Wurzel, blatt- und stengellos, gelblich und wird im Frühjahr ausgegraben. Sie ist eßbar und wird sowohl roh als auch gekocht gegessen.

Tuber cibarium Sibth., *T. melanospermum* (Tuberaceae), **Trüffel**.

Cap. 175. **Περὶ Σμίλακος. Vietsbohne.** Die Gartenbohne; ihre Frucht sind Hülsen, welche von einigen auch Spargel genannt werden. Sie hat Blätter denen des Epheu ähnlich, allerdings weicher, zarte Stengel, welche in Windungen sich um in der Nähe befindliches Gebüsch schlingen und ziemlich lange Zeit fortwachsen, so daß sie ein Zelt bilden. Sie trägt eine Frucht, welche ähnlich der des Bockshorns ist, aber breiter und saftiger, in dieser befinden sich nierenförmige, nicht gleichfarbige, teilweise etwas rötliche Samen. Die Frucht, mit dem Samen gekocht, wird wie Spargel als Gemüse zur Speise verwandt. Sie ist harntreibend [und verursacht schwere Träume].

Phascolus vulgaris L. (Loguminoeae-Papilionaceae), **Viets-, Garten- oder Stangenbohne**.

Cap. 176. **Περὶ Μηδικῆς. Luzerne.** Die Luzerne gleicht beim ersten Hervorbrechen dem Erdbeerklee[1] in den Graswiesen, fortgeschritten hat sie schmalere Blätter, treibt kleeähnliche Stengel, an diesen entwickelt sich der linsengroße Same, gedreht wie ein Hörnchen. Dieser wird getrocknet des Wohlgeschmackes wegen dem mit Salz Eingemachten zugesetzt. Grün als Umschlag ist er da von Nutzen, wo Kühlung erfordert wird. Die ganze Pflanze wenden die Viehmäster als Futterkraut an.

[1] *Trifolium fragiferum* L. Nach FRAAS ist noch heute diese Kleeart die bei weitem verbreitetste und als Futterkraut beliebteste, besonders in den Meeresniederungen.

Medicago sativa L. (Leguminosae-Papilionaceae), **Luzerne. Monatsklee**. Sie stammt aus Medien (medisches Kraut) und wandert mit der Zivilisation. Weder in Kleinasien noch in Griechenland wird sie häufig gebaut. Die nicht kultivierte Art ist vielleicht *Medicago falcata* L. Die Luzerne kann mehrere Male im Sommer geschnitten werden und hält viele Jahre bei humusreichem Boden auf demselben Acker aus, da sie sehr tiefgehende Wurzeln hat.

Cap. 177. **Περὶ Ἀφάκης. Vogelwicke.** Die Vogelwicke ist ein auf Äckern wachsender kleiner Strauch, größer als die Linse, mit zarten Blättern. Die an ihm wachsenden Hülsen sind größer als die der Linse. Die Samen haben adstringierende Kraft, sie stellen daher Bauch- und Magenfluss, wenn sie zerrieben, auch gemahlen, wie Linsen gekocht werden.

Vicia Cracca L. (Leguminosae-Papilionaceae), **Vogelwicke.**

Die Pflanze (ἀφάκη) kann wohl nicht auf *Lathyrus Aphaca* bezogen werden, weil der Stengel der letzteren niederliegend ist und nur an anderen Pflanzen emporklimmt. Plinius XXI 99 sagt ausdrücklich von der Aphaca: stat, non serpit.

Cap. 178. **Περὶ Πράσου. Lauch.** Der Gartenlauch – einige nennen ihn Kephaloton[1] [die Römer Porrum] macht Winde und schlechte Säfte, verursacht böse Träume, treibt den Harn, ist gut für den Bauch, verdünnt, erzeugt Stumpfsichtigkeit, befördert die Katamenien, ist schädlich für eine mit Geschwüren behaftete Blase und für die Nieren. Mit Ptisane gekocht, auch auf andere Weise genossen, reinigt er die Brust. Die Dolde (der Blütenstand) desselben in Meerwasser mit Essig gekocht ist zum Sitzbade dienlich bei verschlossener und verhärteter Gebärmutter. Er wird aber süßer und verursacht weniger Winde, wenn er zweimal mit Wasser gekocht und in kaltem Wasser mazeriert wird. Die Winterzwiebel[2] ist schärfer, hat auch etwas Adstringierendes. Deshalb stillt ihr Saft mit Essig unter Zusatz von Manna[3] oder Weihrauch das Blut, besonders das aus der Nase kommende, er reizt auch zum Liebesgenuß. Ferner hat er mit Honig als Leckmittel bei allen Brustaffectionen und bei Schwindsucht gute Wirkung. Weiter reinigt er die Luftröhre. Andauernd genossen wirkt er aber verdunkelnd auf das Gesicht und ist dem Magen schädlich. Der Saft mit Honig getrunken hilft gegen den Biß giftiger Tiere; dasselbe leistet er (der Lauch) auch als Kataplasma. Bei Ohrenschmerzen und Ohrensausen hilft der Saft, wenn er mit Essig und Weihrauch oder Milch oder Rosenöl eingeträufelt wird. Aber auch die Blätter, mit dem Sumach, welcher auf die Speisen gestreut wird, als Kataplasma angewandt, entfernen Finnen und heilen Epinyktiden, mit Salz aufgelegt reißen sie den Schorf von den Geschwüren ab. 2 Drachmen des Samens endlich mit gleichviel Myrtenbeeren genossen bringen andauerndes Blutauswerfen zum Stillstand.

[1] Köpfig, einen Kopf tragend. [2] πράσον καρτόν, der abgeschnittene Lauch, weil man oft die Blätter zum Gebrauch abschneidet. [3] Vgl. I 83.

Allium Porrum L. (Liliaceae), **Porree, Gemeiner Lauch.**

Cap. 179. **Περὶ Ἀμπελοπράσου. Weinlauch.** Der Weinlauch ist dem Magen mehr zuwider als der Porree, aber er erwärmt mehr und treibt auch den Harn stärker und befördert die Katamenien. Gegessen hilft er gegen den Biß giftiger Tiere.

Allium Ampeloprasum L. (Liliaceae) findet sich in Griechenland häufig an kultivierten Stellen, besonders in Weingärten. Auch in den Rhein- und Moseltälern kommt er vor.

Cap. 180. **Περὶ Κρομμύων. Zwiebeln.** Die Zwiebel [die einen nennen sie Polyeidos, die Propheten Kalabotis, die Römer Cepa], die lange ist schärfer als die runde, die gelbe mehr als die weiße, die trockene mehr als die grüne, und die rohe mehr als die gekochte und die eingemachte. Sämtlich sind sie aber beißend und blähend, sie reizen den Appetit, verdünnen, erregen Durst, verursachen bei Magenüberfüllung Ekel, reinigen, sind gut für den Bauch, eröffnen den Weg zur Ausscheidung der übrigen Auswurfstoffe und für die Hämorrhoiden. Abgehäutet und in Öl getaucht werden sie als Zäpfchen eingelegt. Der Saft mit Honig eingesalbt hilft gegen Stumpfsichtigkeit, gegen Flimmern[1], auch gegen entstehende Flecken[2] auf den Augen und eingestrichen gegen Entzündung der Schlundmuskeln. Er befördert und treibt die Menstruation, eingespritzt reinigt er durch die Nase den Kopf. Bei Hundsbiß hilft er als Umschlag mit Salz, Raute und Honig. Mit Essig in der Sonne eingerieben entfernt er weiße Flecken. Mit gleichviel Spodium[3] heilt er Augenkrätze und mit Salz Finnen. Mit Hühnerfett wird er gegen Druck der Sandalen gebraucht, auch gegen Bauchfluß, Schwerhörigkeit, Ohrenklingen und eiterflüssige Ohren; er dient gegen Anhalten der Feuchtigkeit (des Wassers) in den Ohren und eingerieben gegen Fuchskrankheit, denn rascher als Alkyonium[4] ruft er Haare hervor. Im Übermass genossen verursacht die Zwiebel Kopfschmerzen, gekocht wird sie harntreibender. Bei krankem Zustande bewirkt ihr reichlicher Genuß Schlafsucht. Endlich reift und öffnet sie mit Rosinen und Feigen gekocht als Umschlag Geschwüre.

[1] ἄργεμον. [2] νεφέλιον, beides Hornhautflecken. [3] Unreines Zinkoxyd. [4] ἀλκυόνιον ist ein Seeschwamm, nach Einigen *Geodia* Lam., ein kugeliges, fleischiges Gebilde, welches getrocknet hart und innen hohl ist mit einem runden Eingang in das Innere. Die Alten hielten es für das Nest des Eisvogels, *Alcedo Ispida* L. S. auch V 135.

Theophrast (Hist. pl. VII 4, 7) unterscheidet die verschiedenen Zwiebelsorten nach ihrer Herkunft, er nennt die sardinischen, knidischen, samothrakischen, setanischen, die spaltbaren und die askalonischen Zwiebeln, die setanischen bezeichnet er als hübsch süß. Ebenso Plinius XIX 101.

Allium Cepa L. (Liliaceae), **Gemeine Zwiebel, Küchenzwiebel.**

Cap. 181. **Περὶ Σκορόδου. Knoblauch.** Der Knoblauch [einige nennen ihn Geboskon, andere Elaphoboskon[1], die Römer Allium] wird gebaut und ist eine Gartenpflanze. Dieser, in Ägypten einköpfig [ist wie der Porree, süß, purpurfarben, klein, der übrige groß, vielköpfig[2]], weiß. Die gespaltenen Teile in demselben heißen Aglithen[3]. Es gibt aber auch eine wilde Sorte, das sogen. Ophioskorodon[4]. Er hat eine scharfe, erweichende, heißende, windetreibende Kraft, regt den Bauch auf, trocknet den Magen aus, macht Durst und kann auf der Körperhaut Geschwüre hervorrufen. [Dasselbe bewirkt das Ophioskorodon, welches auch Elaphoskorodon[5] heißt.] Gegessen treibt er den Bandwurm aus und befördert den Harn. Wie kein anderes Mittel wirkt er bei denen, die von der Viper und von der Hämorrhois[6] gebissen sind, wenn anhaltend Wein genommen, oder wenn er (der Knoblauch) mit Wein zerrieben und getrunken wird. Ebenso wird er auch gegen den Biß des tollen Hundes mit Erfolg aufgelegt. Genossen ist er nützlich gegen die nachteilige Wirkung der Veränderung des Wassers, macht die Luftröhre (die Stimme) hell und bringt Linderung bei anhaltendem Husten, wenn er roh oder gekocht gegessen wird. Mit Dostenabkochung getrunken tötet er Läuse und Wanzen. Gebrannt und mit Honig vermischt als Salbe heilt er Sugillationen unter den Augen und die Fuchskrankheit, bei denen, die an Alopekie leiden, mit Nardensalbe. Mit Salz und Öl heilt er Hautausschlag. Mit Honig vertreibt er weiße Flecken, Flechten, Leberflecken, bösen Grind, Schorf und Aussatz. Seine Abkochung zusammen mit Kienholz und Weihrauch beruhigt Zahnschmerzen, wenn sie im Munde behalten wird. Mit Feigenblättern und römischem Kümmel ist er ein Umschlag gegen die Spitzmaus[7]. Die Abkochung der Dolde dient als Sitzbad zur Beförderung der Menstruation und der Nachgeburt. Zu demselben Zwecke wird er in der Räucherung angewandt. Der aus ihm und der schwarzen Olive durch Reiben erhaltene Brei, das sogen. Myttoton, treibt, genossen, den Harn und wirkt eröffnend. Er ist auch den Wassersüchtigen heilsam.

[1] Hirschfutter (ἔλαφος und βόσκη). [2] Die in Klammern stehenden Worte finden sich nur bei Saracenus. [3] Es sind die einzelnen Knöllchen. [4] *Allium Scorodoprasum* L., Schlangenknoblauch, in Andros und Zypern häufig. [5] Hirschknoblauch; dieser Satz steht in der Aldina, er ist jedenfalls eingeschoben. [6] Eine Schlange, nach deren Biß das Blut reichlich fließt. [7] d. h. gegen den Biß der Spitzmaus.

Auch Plinius XIX 116 kennt einen wilden (sponte nascens) Knoblauch, den er Alium nennt.

Allium sativum L. (Liliaceae), **Knoblauch**. Derselbe enthält, wie auch die Küchenzwiebel, ein scharfes, ätherisches Öl, welches in der Hauptsache aus Thioallyläther (Diallylsulfid) besteht.

Cap. 182. **Περὶ Σκοροδοπράσου. Skorodoprason.** Das Skorodoprason wächst wie ein großer Porree und schließt in sich die Eigenschaften der Zwiebel und des Porree; deshalb hat es auch eine gemischte Kraft und wirkt dasselbe, was die Zwiebel und der Porree können, aber schwächer. Es wird zur Speise wie Gemüse gebraucht, indem es wie Porree gekocht und versüßt wird.

Fraas hält das Scorodoprasum des D. für *Allium descendens* L., welches iu den Weinbergen im Peloponnes häufig vorkommt, aber mit einem Fragezeichen. Es ist höher und stärker als Allium Scorodoprasum, hat auch gedrängtere Dolden, zahlreichere kleine Blüten und Staubgefäße, welche nur um die Hälfte länger sind als die Blütenhülle.

Cap. 183. **Περὶ Σινήπεως. Senf.** Der Senf, Sinepi oder Napi [bei den Römern Sinape], suche den nicht sehr trockenen [und den sehr roten] aus, den, der voll, aber beim Zerquetschen innen grün und wie saftig [glau[1)]] ist, denn ein solcher gilt für frisch und recht wirksam. Er hat die Kraft, zu erwärmen, zu verdünnen, zu reizen und gegessen, den Schleim abzuführen. Wenn sein Saft mit Honigmeth gemischt wird, so hilft er als Gurgelmittel bei geschwollenen Mandeln, gegen veraltete und verhärtete Rauheit der Luftröhre. Wird der Senf fein gestoßen in die Nase gebracht, so erregt er Niesen. Er hilft bei Epilepsie und richtet die durch Mutterkrämpfe Gepeinigten auf, auch wird er denen, die an Schlafsucht leiden als Umschlag auf den geschorenen Kopf gelegt. Mit Feigen gemischt und bis zur Röte (der Haut) aufgelegt ist er ein gutes Mittel bei Ischias- und Milzschmerzen und überhaupt gegen jeden andauernden Schmerz, wo wir nach Art der einseitigen Leiden es aus der Tiefe an die Oberfläche ziehen wollen. Als Kataplasma heilt er die Fuchskrankheit; er reinigt das Gesicht und entfernt mit Honig, Fett oder Wachssalbe Sugillationen unter den Augen. Mit Essig wird er gegen Aussatz und wilde Flechten eingeschmiert. Trocken wird er gegen die periodischen Fieber getrunken, indem er wie Graupen dem Getränk eingestreut wird. Mit Nutzen wird er den reizenden und Krätzsalben zugemischt. Bei Schwerhörigkeit und Ohrensausen hilft er fein gestoßen mit Feigen in die Ohren gelegt. Sein Saft, zusammen mit Honig eingestrichen, erweist sich heilsam gegen Stumpfsichtigkeit und schorfige Augenlider. Der noch grüne Same wird zu Saft verarbeitet, ausgepreßt und in der Sonne getrocknet.

1) [γλαυκόν], fehlt bei den älteren Interpreten sowie in Codd. C. und N.

Sinapis alba L. (Cruciferae), **Weißer Senf.** Er wird heute unter dem Namen Semen Erucae geführt. Der weiße Senf enthält ein dem Sinigrin des schwarzen Senfs entsprechendes Glukosid, welches von Will und Laubenheimer mit dem Namen Sinalbin belegt wurde. Nach Gadamer (Arch. d. Ph. 1897 S. 83 f.) kommt ihm die Formel $C_{30}H_{42}N_2S_2O_{15} + 5\,H_2O$ zu. (S. I 47.)

Cap. 184. **Περὶ Καρδάμου. Kardamon.** Kardamon [einige nennen es Kynokardamon[1], andere Iberis, Kardaminaka[2], die Ägypter Semeth, die Römer Nasturtium]. Das beste scheint das babylonische zu sein. Der Same von jedem aber ist erwärmend, scharf, dem Magen zuwider, er regt den Bauch auf und treibt die Würmer ab, verkleinert die Milz, tötet die Leibesfrucht, befördert die Menstruation, reizt zum Beischlaf, er gleicht dem Senf und der Rauke; er vertreibt Aussatz und Flechten. Mit Honig als Kataplasma vermindert er die Milz, bringt bösartigen Grind[3] weg und führt, im Schlürftrank gekocht, den Schleim aus der Brust. Genossen ist er ein Mittel gegen Schlangen(-Biß), als Räucherung angezündet verscheucht er die Schlangen. Er verhindert ferner den Ausfall der Haare und reißt die Karbunkeln durch Eiterbildung auf. Mit Essig und Grütze umgeschlagen hilft er den an Ischias Leidenden, zerteilt Ödeme und Geschwürsbildungen und bringt mit Salzlake aufgelegt, Furunkeln zur Vereiterung. Und das Kraut leistet dasselbe, es hat allerdings geringere Kraft.

1) Hundekresse. 2) Kressenartiges. 3) κηρία.

Das Kardamon wird von den meisten Autoren für *Lepidium sativum* L., **Gartenkresse**, gehalten, aber mit Bezug auf die bei Iberis (ἴβηρις II 105) von D. gegebene Beschreibung dürfte es eher *Erucaria aleppica* Gärtn. (Cruciferae), **Orientalische Kresse**, sein. Dazu kommt, wie Fraas sagt, daß der Name Kardamon noch jetzt für diese viel gebrauchte Pflanze allgemein ist, daß aber Lepidium sativum weder kultiviert noch wild vorkommt.

Cap. 185. **Περὶ Θλάσπεως. Hiertentäschlein.** Thlaspi [einige nennen es Thlaspidion, andere persischen Senf, wilden Senf, auch Myites[1], Myopteron[2], Dasmophon, Bitron, die Ägypter Suitempson, die Römer Scandulacium[3] auch Capsella und Pes gallinaceus] ist ein Pflänzchen mit schmalen, fingerlangen, zur Erde geneigten, an der Spitze gespaltenen[4], fettigglänzenden Blättern. Es hat einen zwei Spannen hohen zarten Stengel mit wenigen Nebenzweigen, und um den ganzen Stengel stehen die an der Spitze etwas verbreiterten Früchte, in denen die kressenähnlichen, scheibenförmigen, gleichsam zusammengedrückten Samen sitzen, daher hat es auch den Namen erhalten[5]; die Blüte ist gelblich. Es wächst an Wegen, Mauern und Zäunen. Der Same ist scharf, erwärmend, er führt die Galle nach oben und unten ab, wenn ein Essignäpfchen[6] voll davon genommen wird. Er wird auch bei Ischiasschmerzen im Klystier angewandt. Genossen führt er auch das Blut ab und öffnet die innerlichen Abszesse[7]. Er befördert die Katamenien und tötet die Leibesfrucht. Krateuas berichtet von einem anderen Thlaspi, welches Einige persischen Senf nennen, mit breiten Blättern und großer Wurzel. Auch dieses wird dem Klystier gegen Ischias zugesetzt.

[1] [2] Von μυῖα, Fliege, und πτερόν, Flügel, die geöffneten Schötchen sehen den Fliegenflügeln ähnlich. [3] Von scandula, Schindel, wegen der Ähnlichkeit des Schötchens damit. [4] Die Lappen der fiederspaltigen Wurzelblätter sind, besonders am Vorderrande, eingeschnitten und gesägt. [5] Von θλάω, pressen. [6] ὀξύβαφον war auch zugleich ein Maß gleich einer Viertelkolyle, also etwa 60 g. [7] ἀπόστασις = ἀπόστημα.

Capsella bursa pastoris Mönch. (Cruciferae), **Hiertentäschlein**.

Cap. 186. **Περὶ Δράβης. Türkische Kresse.** Die türkische Kresse ist ein ellenhohes Kraut, hat zarte Zweige und an beiden Seiten derselben die Blätter, wie die der Gartenkresse, aber weicher und weißer, an der Spitze eine Dolde wie der Holunder, mit weißer Blüte. Das Kraut derselben wird mit Ptisane zusammengekocht, am meisten in Kappadokien. Ihre trockene Frucht wird statt Pfeffer der Vorkost zugesetzt.

Lepidium Draba L. (Cruciferae), **Türkische Kresse**.

Cap. 187. **Περὶ Ἐρυσίμου. Vielschotige Rauke.** Das Erysimon [einige nennen es Chamaiplion, die Propheten Graupen des Herakles, die Ägypter Erethmon, die Römer Erione] wächst in der Nähe der Städte, auf Baustellen und in Gärten. Es hat Blätter ähnlich denen der wilden Rauke, kleine, rinnenartige Stengel und quittengelbe Blüten. An der Spitze befinden sich kornartige zarte Schoten, wie die des Bockshorns, mit kleinen denen der Kresse ähnlichen Samen von brennendem Geschmack. Mit Honig als Leckmittel wirken sie gegen Brustflüsse, innerliche Geschwüre, Husten, Gelbsucht und Ischias, auch werden sie gegen tödliche Gifte genommen. Mit Wasser oder Honig als Umschlag helfen sie bei verborgenen Krebsgeschwüren, bei

Verhärtungen der Drüsen und Brüste und bei Hodenentzündungen. Überhaupt verdünnen sie und erwärmen. Sie werden zu Leckmitteln geeigneter, wenn sie mit Wasser mazeriert und dann geröstet, oder wenn sie in Leinen eingeschlagen und in einer Hülle von Weizenteig gebraten werden.

Sisymbrium polycerutium L. (Cruciferae), **Vielschotige Rauke**; es könnte auch auf *Sisymbrium Irio* L. bezogen werden, beide Pflanzen kommen in der von D. angegebenen Weise in Griechenland und Italien nach Lenz vor. Bei Angabe der medizinischen Verwendung läßt der Text es zweifelhaft, ob die Pflanze oder nur der Same gemeint sei, doch läßt das Rösten usw. sich wohl nur auf diesen beziehen.

Cap. 188. **Περὶ Πεπέρεως. Pfeffer.** Der Pfeifer soll ein kleiner, in Indien wachsender Baum sein. Er trägt eine Frucht, welche anfangs länglich ist wie eine Schote, dieses ist der lange Pfeffer, welcher im Innern ein der zarten Hirse ähnliches Korn enthält, welches später der Pfeffer werden will. Sie (die Frucht) öffnet sich um die richtige Zeit und entwickelt Trauben, welche Körner tragen, die wir kennen, teils nämlich herb, wie unreife Weintrauben; diese sind der weiße Pfeffer, vorzüglich geeignet zu Augenmitteln, Gegenmitteln und zu Theriak gegen giftige Tiere. [Der lange Pfeffer hat eine stark beißende Kraft und ist etwas bitter wegen der Unreife und nützlich zu Gegenmitteln und zum Theriak gegen giftige Tiere[1].] Der schwarze ist süßer und schärfer, auch dem Magen bekömmlicher als der weiße, und, da er reif ist, viel gewürziger, eignet sich darum auch besser zum Würzen der Speisen. Der weiße und herbe ist schwächer als die vorgenannten. Wähle aber den schwersten und vollen, den schwarzen, den nicht sehr zusammengeschrumpften, dagegen den frischen und nicht kleieartigen. In dem schwarzen findet sich etwas nicht Ausgebildetes, Leeres und Leichtes, welches Brasma heißt. Er hat gemeinsam (allen Sorten) erwärmende, harntreibende, die Verdauung befördernde, reizende, zerteilende, die Verdunkelungen auf den Augen vertreibende Kraft. Innerlich und äußerlich angewandt ist er auch bei periodischen Frostschauern (Wechselfiebern) von guter Wirkung. Er hilft gegen den Biß giftiger Tiere und treibt die Leibesfrucht aus. Er scheint auch die Empfängnis zu verhindern, wenn er nach dem Beischlaf im Zäpfchen eingelegt wird. Er ist ein gutes Mittel gegen Husten und alle Brustleiden, wenn er in Leckmitteln und Tränken genommen wird, mit Honig eingestrichen dient er gegen Entzündung der Schlundmuskeln. Mit zarten Lorbeerblättern genommen beruhigt er Leibschneiden. Mit Rosinen gegessen treibt er den Schleim ab; er stillt Schmerzen, macht Schlaf und Appetit[2]. Als Zusatz zu Brühen unterstützt er die Verdauung. In Teer aufgenommen zerteilt er Drüsen, mit Natron entfernt er weiße Flecken. Geröstet wird er in einem neuen irdenen Geschirr auf Kohlen unter Umrühren wie Linsen[3]. Seine Wurzel ist aber nicht die Wurzel des Ingwer, was einige angenommen haben, wie ich sogleich zeigen werde. Die Wurzel des Pfeffers gleicht wohl dem Kostos, sie hat einen brennenden Geschmack und zieht das Feuchte an, mit Essig aufgelegt und getrunken verkleinert sie die Milz. Mit scharfem Rittersporn gegessen führt sie den Schleim weg.

[1] Der eingeklammerte Satz gilt für unecht. [2] Die meisten Codices haben für den letzten Satz folgende Lesart: ἐστὶ καὶ ὑγιεινὸν καὶ ὄρεξιν κινεῖ, er ist der Gesundheit zuträglich und regt den Appetit an. [3] Ald. hat: ἐπ' ὀστράκου καινοῦ κινούμενον, ὡς φασί … wie man sagt, da bei den Linsen von keiner Röstung die Rede ist.

Die Heimat des Pfeffere ist Indien, im Sanskrit heißt er Pilpali, er kam durch persischen Zwischenhandel, wobei vermutlich das *l*, welches der persischen Sprache fehlt, in *r* mutiert wurde, in das Abendland; nach dem Periplus war er ein Ausfuhrartikel von Barygaza aus. Schon in den hippokratischen Schriften wird der Pfeffer als τὸ ἴνδικον φάρμακον, τὸ τῶν ὀφθαλμῶν ὁ καλέειται καὶ πέπερι, das indische Augenmittel, welches auch Pfeffer heißt (De morb. mul. I 56, 63, 119 etc.) erwähnt, ein Beweis, daß er schon vor dem Zuge Alexanders d. Gr. in Griechenland bekannt war.

Theophrast (Hist. pl. IX 20, 1) unterscheidet zwei Sorten, den runden, wie Erbsen, in einer fleischigen Hülle wie die Lorbeeren, und den langen, schwarzen mit mohnähnlichen Samen.

Plinius XII 26 sagt sehr unklar: die Pfefferbäume sind unserm Wachholder ähnlich, die Samen unterscheiden sich aber dadurch, daß sie in kleinen, unsern Bohnen ähnlichen Schoten sitzen. Wenn diese vor dem Aufspringen abgenommen und in der Sonne getrocknet werden, so stellen sie den langen Pfeffer dar; springen sie allmählich reifend auf, so zeigen sie den weißen Pfeffer, welcher, an der Sonne getrocknet, dunkelfarbig wird. Leiden die Schoten unter der Ungunst der Witterung, werden ihre Samen taub und leer, so nennt man das Bregma.

D. kennt allerdings drei Sorten, aber er führt sie auf ein und dieselbe Abstammung zurück, die länglichen Früchte in ihrem ersten Stadium sind das **Piper longum**, den weiter fortgeschrittenen unreifen Samen nennt er **Piper album** und den reifen **Piper nigrum**. Ebenso Galen. Diese Ansicht hielt sich bis Valerius Cordus, der für alle drei Pfeffersorten gleichfalls dieselbe Abstammungspflanze annahm.

Matthiolus zeigte nach den Berichten spanischer (lusitanischer) Reisender, daß es zwei verschiedene Pflanzen seien, welche den langen und schwarzen, bzw. weißen Pfeffer lieferten. Auch für die beiden letzteren nahm man zwei Mutterpflanzen an, bis Garcia nachwies, daß der Unterschied zwischen denselben so gering sei, daß er nicht einmal den Eingeborenen auffalle (vgl. Bauhin et Cherler II p. 184 sqq.).

Brasma oder Bregma ist das durch Abortus, Fehlschlagen, entstehende Taubwerden der Samen.

Der lange Pfeffer stammt ab von *Chavica officinar.* Miq., *Piper longum* L. (Piperaceae), einem auf Ceylon, Madras, auf den Philippinen und Sundainseln wild wachsenden, auf Java kultivierten Schlingstrauche. Die Blüten sind zweihäusig, die weiblichen Kätzchen haben bei der Reife eine schwarzbraune Farbe; die kantigrundlichen, oben gewölbten Samen stehen dicht auf den Spindeln.

Der schwarze Pfeffer kommt von *Piper nigrum* L. (Piperaceae), einer Pflanze Ostindiens und der Molukken, mit nicht Uber 2 cm dickem, kriechendem, an Knoten wurzelndem Stengel, welcher nach Art des Epheu an Bäumen, Mauern u. dergl. einporklimmt. Die erbsengroßen, zwischen den Deckblättern stehenden Beeren sind anfangs grün, gegen die Reife bin ziegelrot und zuletzt gelblich. Die noch grünen Beeren werden gesammelt und auf Matten in der Sonne schnell getrocknet, sie geben den **schwarzen** Pfeffer. Die reifen Beeren dagegen werden in Meerwasser gewaschen, von dem Fruchtfleisch und der Fruchthaut befreit und an der Sonne getrocknet, sie bilden den **weißen** Pfeffer.

Das den scharfen, heißen Geschmack des schwarzen und weißen Pfeifers bedingende Prinzip ist das **Piperin**, ein in farblosen glänzenden Prismen kristalli- sierendes Alkaloid, der Träger des Geruchs ist ein milde schmeckendes **ätherisches Öl**.

Der lange Pfeiler findet kaum noch Verwendung, der schwarze und weiße sind viel gebrauchte Gewürze.

Cap. 189. **Περὶ Ζιγγιβέρεως. Ingwer.** Der Ingwer ist ein Gewächs eigener Art, welches am meisten im troglodytischen Arabien[1] wächst; sie gebrauchen den jungen Schößling zu vielerlei, wie wir die Haute, indem sie ihn für den Vortrunk kochen und dem Gekochten zumischen. Die Wurzeln sind klein, wie die des Kypeiros, weißlich, an Geschmack dem Pfeffer ähnlich und wohlriechend. Wähle die aus, welche nicht von den Würmern zerfressen sind. Wegen leicht eintretender Fäule werden sie von einigen eingemacht und in irdenen Behältnissen nach Italien gebracht; sie sind zur Speise sehr geeignet und werden mit der Sauce genommen. Sie haben erwärmende, die Verdauung befördernde Kraft, regen den Bauch milde an und sind gut für den Magen. Sie wirken auch gegen Verdunkelungen auf der Pupille, werden den Gegengiften zugemischt und gleichen überhaupt in ihrer Kraft dem Pfeffer.

[1] Plinius XII 28 sagt richtiger: im Troglodytenlande und in Arabien. Deshalb heißt die Stelle auch bei Saracenus: ἐν τῇ Τρωγλοδυτικῇ καὶ Ἀραβίᾳ.

Amomum Zingiber L., *Zingiber officin.* Rosc. (Zingiberaceae), **Ingwer**. Die Heimat der Pflanze ist ohne Zweifel Asien, sie wird in den Tropen kultiviert. Verwendung findet das Rhizom. Die Hamlelsware bildet etwa 10 cm lange Stücke, welche aus einer Anzahl durch Abschnürungen von einander getrennter Glieder bestehen und auf der Oberseite die Narben der abgefallenen oder abgeschnittenen Blätter zeigen. Sie haben getrocknet einen eigentümlichen, gewürzhaften Geruch, dessen Träger ein **ätherisches Öl** ist, und einen scharf gewürzigen, brennenden Geschmack, den sie dem **Gingerol**, einem Bitterstoffe, verdanken.

Das Rhizonu Zingiberis ist noch heute ein Bestandteil unseres Arzneischatzes.

Cap. 190. **Περὶ Ὑδροπεπέρεως. Wasserpfeffer.** Der Wasserpfeffer wächst am liebsten an stehenden Gewässern oder ruhig laufenden Flüssen. Er hat einen knotigen, festen Stengel, umgeben von Blattscheiden. Die Blätter gleichen denen der Pfefferminze, sie sind aber größer, zarter und heller, sie haben einen scharfen Geschmack, wie der Pfeffer, sind aber nicht aromatisch. Die Frucht trägt er auf kleinen Trieben, welche neben den Blättern entstehen, sie ist dicht, traubenartig und auch scharf. Die Blätter samt der Frucht als Kataplasma haben die Kraft, Oedome und veraltete Verhärtungen zu zerteilen und Sugillationen unter den Augen zu vertreiben. Getrocknet und gestoßen werden sie statt des Pfeffers dem Salz und den Speisen zugesetzt. Er hat eine kleine, nutzlose Wurzel.

Polygonum Hydropiper L. (Polygonaceae), **Wasserpfeffer, Scharfer Knöterrich**. Früher war das Kraut als Herba Hydropiperis seu Persicariae urentis officinell. Paracelsus nannte die Pflanze Mercurius terrestris.

Cap. 191. **Περὶ Πταρμικῆς. Niesgarbe.** Die Ptarmika ist ein kleiner Strauch, der viele kleine runde Zweige hat, ähnlich denen des Beifuß; um diese stehen zahlreiche längliche Blätter, welche denen des Ölbaumes gleichen, an der Spitze, wie bei der Kamille, trägt er ein kleines rundes Köpfchen, welches scharfen Geruch hat und zum Niesen reizt, daher der Name[1]. Die Blätter mit der Blüte haben die Kraft, als Umschlag Sugillationen unter den Augen wegzunehmen; die Blüten aber bewirken heftiges Niesen. Sie wächst an bergigen und felsigen Stellen.

[1] Von πταίρω, niesen.

Achillea Ptarmica L. (Compositae), **Niesgarbe**.

Cap. 192. **Περὶ Στρουθίου. Seifenkraut.** Das Struthion [einige nennen es Kerdon[1], andere Katharsis[2], auch Struthiokamelos[3], Chamairyton[4], die Propheten Chaliryton[5], die Römer Radix anaria oder Herba laria[6], die Ägypter Oino, die Afrikaner Syris] ist bekannt. Die Wollwäscher gebrauchen es zum Reinigen der Wolle, seine Wurzel ist scharf und harntreibend. Es hilft bei Leberleiden, Husten, Orthopnöe, Gelbsucht, wenn ein Löffel voll davon mit Honig genommen wird. Den Bauch regt es an. Mit Steckenkraut und Kappernwurzel genommen zertrümmert es den Stein und läßt ihn mit dem Urin abgehen; es erweicht auch die verhärtete Milz, befördert, im Zäpfchen eingelegt, die Menstruation und tötet sicher[7] die Leibesfrucht. Mit Grütze und Essig umgeschlagen bessert es den Aussatz. Mit Gerstenmehl und Wein gekocht zerteilt es die Geschwülste. Es wird den Kollyrien, welche das Gesicht schärfen und den Salben zugesetzt. Es erregt ferner Niesen, und wenn es fein gerieben mit Honig in die Nase gebracht wird, so reinigt es durch den Mund.

[1] Nutzen. [2] Reinigung. [3] Strauß, vielleicht wegen der langen Wurzel, welche vom waagerechten Streichen mit einer straußenhalsartigen Biegung sich nach unten wendet. [4] Flüssige Erde. [5] Flüssiger Kalk. [6] Wohl radix und herba Lanariae. [7] ἐνεργῶς, Cod. C. und N. haben ἐν ἐρίῳ, in Wolle.

Saponaria officinalis L. (Caryophyllaceae), **Seifenkraut**. Die Wurzel dient noch heute zum Waschen von Wollstoffen. Sie hat ein starkes Prinzip, das Saponin, welches im reinen Zustande nicht giftig, in seiner Modifikation als **Quillajasäure** aber giftig ist (Kobert).

Cap. 193. **Περὶ Κυκλαμίνου. Erdscheibe.** Der Kyklaminos [einige nennen ihn Kissanthemon[1], andere Kissophyllon[2], Chelonion[3], Ichthyotheron[4], Chyline[5], Zoroaster nennt es Trimphalites, Osthanes Aspho, die Propheten nennen es Miaspho, die Ägypter Theske, die Römer Rapum terrae[6], auch Umbilicus terrae[7] und Arcara] hat Blätter ähnlich so wie der Epheu, unterwärts bunt, oberwärts weißlich gefleckt, einen vier Finger langen nackten Stengel, auf dem die rosenartigen purpurfarbenen Blüten sitzen, eine schwarze, etwas abgeplattete, einer runden Rübe ähnliche Wurzel. Wird diese mit Honigmeth getrunken, so führt sie Schleim und Wasser nach unten ab, auch befördert sie, getrunken und in Zäpfchen eingelegt, die Katamenien. Es heißt, daß eine schwangere Frau, wenn sie über die Wurzel hinwegschreitet, eine Fehlgeburt macht; umgebunden beschleunigt[8] sie die Geburt. Sie wird auch mit Wein gegen tödliche Gifte genommen, am meisten gegen den Meerhasen; ebenso ist sie als Umschlag ein Gegenmittel gegen Schlangenbisse. In den Wein gemischt macht sie trunken; in der Gabe von 3 Drachmen heilt sie die Gelbsucht, wenn sie mit süßem Wein oder verdünntem Honigmeth getrunken wird. Wenn man sie nimmt, muß man aber in einem warmen [dem Winde nicht ausgesetzten] Gemache niederliegen und sich reichlich mit Gewändern zudecken, so daß man schwitzt; den ausgeschiedenen Schweiß aber findet man von gallenartiger Farbe. Ihr Saft, mit Honig in die Nase injiziert, reinigt den Kopf. Mit Wolle wird er in den After als Zäpfchen eingelegt zur Beförderung der Ausscheidungen. Wenn derselbe auf den Nabel, auf den Unterleib und die Lenden gestrichen wird, so erweicht er den Bauch und bewirkt Fehlgeburten. Ferner dient der Saft mit Honig zum Einträufeln bei triefenden und stumpfsichtigen Augen; er wird auch den Mitteln zum Abtreiben der Leibesfrucht zugesetzt. Mit Essig eingeschmiert bringt der Saft den vorgefallenen Mastdarm zurück. Der Saft wird aus der Wurzel bereitet, indem sie zerstoßen und ausgepreßt und die Flüssigkeit bis zur Honigkonsistenz eingekocht wird. Die Wurzel reinigt ferner auch die Haut und beseitigt Hautausschlag, ebenso heilt sie mit Essig Wunden [auch für sich allein und mit Honig][9]. Als Umschlag erweicht sie die Milz, entfernt Sonnenbrandflecken und (heilt) die Fuchskrankheit. Ihre Abkochung leistet als Bähung bei Verrenkungen und Podagra, sowie bei kleinen Geschwüren an den Schenkeln und bei Frostbeulen gute Dienste. Wird ferner die Wurzel mit altem Öl erhitzt, so führt die Einsalbung des Öls Vernarbung herbei; sie wird ausgehöhlt, mit Öl gefüllt und in heiße Asche gelegt, zuweilen wird auch etwas tyrrhenisches Wachs zugegeben, damit es consistenter wird, dann ist es die beste Salbe für Frostbeulen. Die zerschnittene Wurzel wird aufbewahrt wie die Meerzwiebel. Man sagt, daß die gestoßene Wurzel auch zu Liebesmitteln gebraucht werde, indem sie zu Pastillen geformt wird. Sie wächst an schattigen Orten, am liebsten unter Bäumen.

[1] Epheublüte. [2] Epheublatt. [3] Schildkröte, von der gewölbten Form des knolligen Rhizoms. [4] Pflanze zum Fischfang. [5] Nach anderer Lesart κολίνη, kleine Walze, auf die Form des Rhizoms deutend. [6] Erdrübe. [7] Erdnabel, von der Gestalt des Rhizoms. [8] ὠκυτόκιον, C. hat ἀτόκιον, macht unfruchtbar. [9] Fehlt in C. u. N.

Bei Theophrast (Hist. pl. IX 9, 3) wird die Wurzel zum Gebrauch als Aphrodisiacum verbrannt, aus der Asche werden mit Wein Pastillen geformt. Plinius XXV 115 nennt die Pflanze Rapum und Tuber terrae, er beschreibt sie recht gut.

Cyclamen graecum Link (Primulaceae), **Griechische Erdscheibe. Schweinsbrot**, eine Pflanze der Gebirgswälder, ist bei uns eine beliebte Zierpflanze, als Alpenveilchen, Cyclamen europaeum. Das Rhizom enthält einen scharfen Stoff, das **Cyclamin**, welches durch Alkohol demselben entzogen werden kann. Es gilt im frischen Zustande für giftig, die Schweine fressen es ohne Schaden gern.

Cap. 194. **Περὶ ἑτέρας Κυκλαμίνου. Der andere Kyklaminos.** Der andere Kyklaminos, welchen einige Kissanthemon oder Kissophyllon nennen, hat Blätter wie der Epheu, aber kleiner, dicke, knotige Stengel, welche die benachbarten Bäume in Windungen umschlingen. Die Blüten sind weiß, wohlriechend; die Frucht ist ähnlich der des Epheu, weich, sie schmeckt herb und ist klebrig. Die Wurzel ist unbrauchbar. Er wächst an rauhen Stellen. Die Frucht davon zu 1 Drachme mit 2 Bechern Weißwein vierzig Tage lang getrunken erweicht die Milz, indem sie dieselbe durch den Urin und Stuhlgang verkleinert. Sie wird auch gegen Orthopnöe genommen und reinigt die Wöchnerinnen nach der Geburt.

Lonicera Periclymenum L. (Caprifoliaceae), **Windendes Geissblatt.**

Sibtorp zieht das gut passende *Viburnum Lantana* L. hierher. Fraas fand es aber nirgends.

Cap. 195. **Περὶ Δρακοντίας μεγάλης. Große Drachenwurz.** Die große Drakontia [einige nennen sie Aron, andere Isaron[1)], Iaron, Hierakikos, Biaron[2)], Armiagrion, Kyperis, die Römer Luruma[3)], auch Mauriaria, Sigingialios] wächst an schattigen Zäunen. Sie hat einen dünnen, geraden, etwa zwei Ellen langen, stabdicken Stengel, bunt gefleckt, zu vergleichen mit einem Drachen, hat aber mehr purpuruntermischte Flecken. Die Blätter sind etwa lattichförmig, mit einander verwickelt[4)]. An der Spitze des Stengels entwickelt sie die traubenähnliche Frucht, zuerst ist sie aschfarben, bei der Reife wird sie safranfarbig und purpurrot. Die Wurzel ist von ansehnlicher Größe, rund, weiß, mit einer zarten Rinde. Sie wird gesammelt und zu Saft verarbeitet, wenn sie (die Frucht) beginnt, sich dunkel zu färben, auch wird sie im Schatten getrocknet. Die Wurzel wird zur Zeit der Weizenernte gegraben, gewaschen, zerschnitten, auf Riemen gezogen und im Schatten getrocknet. Durch Mischung temperiert ist sie erwärmend. Sie wirkt aber geröstet und gekocht mit Honig als Leckmittel gegen Orthopnöe, innere Rupturen. Krämpfe, Husten und Katarrh. Mit Wein getrunken erweckt sie den Reiz zum Beischlaf. Mit Honig zerrieben und aufgelegt reinigt sie bösartige und krebsige Geschwüre, am besten mit weißer Zaunrübe. Auch werden aus ihr mit Honig Kollyrien für Fisteln und zum Holen der Leibesfrucht gemacht. Mit Honig eingestrichen hilft sie gegen weiße Flecken; sie räumt Polypen und Karzinome weg. Aber auch ihr Saft ist wirksam in Augenmitteln gegen Flecken, gegen Leukome und Nebel auf den Augen. Der Geruch der Wurzel und des Krautes tötet den Fötus der im ersten Stadium Schwangeren, ebenso dreißig Körner der Frucht mit Essigwasser genommen. Einige haben auch den Saft derselben mit Öl den Ohrenleidenden eingetröpfelt; die Blätter als adstringierendes Mittel haben sie auf frische Wunden gelegt, legen sie in Wein gekocht auch auf Frostbeulen. Es heißt auch, daß diejenigen, welche dieselben mit den Händen zerreiben oder die Wurzel bei sich tragen, von der Viper nicht verwundet werden.

[1] Arongleich. [2] Kräftiger Aron. [3] Dafür nimmt Sprengel κολουμβρίνα, Columbrina, schlangenartig. [4] Aus dem Rhizom entspringen die Wurzelblätter mit walzig-eckigen, am Grunde scheidigen Blattstielen, umgeben von häutigen zarten Blattscheiden.

Nach Plinius XXIV 142 hat die Pflanze ihren Namen daher, daß die Wurzel wie der Drache zusammengerollt ist; sie kommt um die Zeit, wenn die Schlangen aus ihren Schlupfwinkeln hervorkriechen (im Frühjahr), aus der Erde und verschwindet, wenn sie sich zurückziehen (XXV 19).

Arum Dracunculus L., *Drucunculus polyphyllus* Tourn. (Aroideae). **Vielblätteriger Aron, Große Drachenwurz.**

Vorstehendes Kapitel haben alle Ausgaben in die Anmerkungen verwiesen, weil nach des Marcellus Angabe dieselbe Pflanze, nur mit anderen Worten, im folgenden Kapitel beschrieben werde, die Pflanze finde sich überdies weder bei Galen noch bei Paulus v. Aegina, noch bei Serapion. Die Codd. haben sie aber sämtlich, nach Anguillara soll die Beschreibung von Krateuas herrühren.

Cap. 196. **Περὶ Δρακοντίας μικρᾶς. Kleine Drachenwurz.** Die andere Drakontia hat große, epheuähnliche Blätter mit weißen Flecken, einen aufrechten, zwei Ellen hohen, schlangenähnlichen bunten Stengel, der mit purpurnen Flecken gesprenkelt ist und die Dicke eines Stabes hat. An der Spitze sitzt eine traubige Frucht, welche zuerst grün, bei der Reife safranartig ist und beißenden Geschmack hat. Die Wurzel ist fast rund, zwiebelartig, ähnlich der des Aron mit einer dünnen Rinde. Sie wächst unter schattigen Zäunen und Dorngestrüpp. Die zu Saft verarbeitete Frucht hat die Kraft, mit Öl in das Ohr geträufelt Ohrenschmerzen zu lindern, mit Wolle in die Nase gesteckt, den Polypen zu vernichten, und als Salbe Krebsgeschwüre zu heilen. Die, welche dieselbe in der Menge von dreissig Körnern mit Essigwasser einnehmen, machen eine Fehlgeburt. Auch der Geruch der Blüte nach dem Verwelken soll im ersten Stadium der Schwangerschaft den Embryo töten. Die Wurzel ist erwärmend und bewirkt leichten Auswurf der Feuchtigkeit aus der Brust, wenn sie gekocht oder geröstet mit Honig genossen wird. Käse, welcher in die Blätter gewickelt wird, bleibt vor Fäulnis bewahrt. Die Wurzel wird als Gemüse gebraucht und als diätetisches Mittel[1], indem sie gekocht und roh gegessen wird. Die Bewohner der gymnetischen Inseln, auch Balearen genannt, mischen die gekochte Wurzel mit viel Honig und setzen sie bei Gastmählern als Kuchen auf.

[1] πρὸς τὴν ἐν ὑγιείᾳ χρῆσιν.

Arum italicum Lam. (Aroideae), **Italischer Aron.**

Die Knolle enthält wie die aller Aron-Arten **Saponin**, getrocknet ist sie weniger scharf, dieselbe soll besonders nach dem Kochen oder Rösten ihre Schädlichkeit verlieren. Die Tiere fressen die Knollen ohne jeden Nachteil.

Cap. 197. **Περὶ Ἄρου. Aron.** Aron, der bei den Syriern Lupha heißt [einige nennen ihn Alimon, andere Thymos, Drakontia, die Kyprier auch Kolokassion], entwickelt Blätter ähnlich denen des Drakontion[1] aber kleiner und weniger gefleckt, einen eine Spanne langen, etwas purpurnen, wie eine Mörserkeule geformten Stengel, an dessen Spitze die safranfarbige Frucht. Die weiße Wurzel ähnelt der des Drakontion, auch sie wird gekocht verspeist, da sie dann weniger scharf ist. Die Blätter werden als Speise eingesalzen, auch getrocknet für sich allein gekocht und gegessen. Wurzel, Blätter und Samen haben dieselbe Kraft wie beim Drakontion. Die Wurzel mit Rindermist als Umschlag hat gute Wirkung bei Podagra. Sie wird aufbewahrt wie die des Drakontion. Überhaupt ist sie wegen der geringeren Schärfe eßbar.

[1] Hier als Neutrum, früher Drakontia.

Arum maculatum L. (Aroideae), **Gefleckter Aron.** Sibtorp nennt die Pflanze *Arum Dioscoridis*, was wohl kaum zutreffen dürfte (Fraas fand sie in der thebanischen Ebene), da sie nach D. weniger gefleckte Blätter hat. In Frage kommen könnte *Arum orientale*, welches in Griechenland bei üppigem Wachstum fast purpurne Stengel hat.

Die Knollen der Arongewächse scheinen den Alten viel zur Nahrung gedient zu haben. Theophrast (Hist. pl. VII 12, 2) sagt: die Wurzeln und Blätter des Aron sind eßbar, wenn sie mit Essig gekocht sind, jene schmecken süß und heilen innere Zerreißungen. Plinius XXIV 143 empfiehlt den weiblichen Aron zum Essen, weil der männliche härter sei und nur langsam sich weich kochen lasse. (VIII 129). Wenn der Bär aus seinem Winterschlafe erwache, so seien die Knollen des Aron seine erste Nahrung; er hält sie also auch roh für das Vieh nicht schädlich.

Früher waren sie als Rad. Ari officinell, jetzt finden sie als Volksmittel nur vereinzelte Verwendung.

Cap. 198. **Περὶ Ἀρισάρου. Avisaron.** Das Arisaron ist ein kleines Pflänzchen mit einer olivenförmigen Wurzel. Es ist schärfer als der Aron, deshalb hält es als Umschlag fressende Geschwüre auf. Ferner werden aus ihm kräftige Kollyrien gegen Fisteln gemacht. In die Scham gelegt zerstört es sie bei jedem Tiere.

Arisarum vulgare Kunth (Aroideae), **Gemeiner Kappen-Aron.**

Cap. 199. **Περὶ Ἀσφοδέλου. Asphodelos.** Der Asphodelos [einige nennen ihn Narthekion[1], die Römer Albucium[2]] ist ein den Meisten bekanntes Gewächs. Er hat dem großen Porree ähnliche Blätter, einen glatten Stengel mit der Blüte an der Spitze, welcher Antherikos heißt. Die Wurzeln darunter sind länglich, rund, Eicheln ähnlich, von scharfem Geschmack und erwärmender Kraft. Innerlich genommen treiben sie den Urin und befördern die Menstruation. Sie heilen auch Seitenschmerzen, Husten, Krämpfe und innere Rupturen, wenn 1 Drachme der Wurzel mit Wein getrunken wird. In der Größe eines Würfels[3] genommen erleichtert sie das Erbrechen, in der Gabe von 3 Obolen wird sie mit Erfolg denen gegeben, welche von Schlangen gebissen sind; man muß aber die Bisswunde mit den Blättern, der Wurzel und Blüte in Wein bedecken. Ebenso ist sie bei schmutzigen und fressenden Geschwüren, bei Entzündungen der Brüste und Hoden, bei Geschwülsten und Furunkeln angebracht, wenn Weinabsatz mit der Wurzel gekocht, wird, bei frischen Entzündungen mit Graupen. Der Saft der Wurzel mit Zusatz von altem süßem Wein, Myrrhe und Safran, dieses mit einander gekocht, gibt eine Augensalbe. Bei eiterflüssigen Ohren hilft er für sich allein und mit Weihrauch, Honig, Wein und Myrrhe zusammen erwärmt. Zahnschmerzen lindert der Saft, wenn er für sich allein in das gegenüberstehende Ohr geträufelt wird. Die gebrannte Wurzel bewirkt nach der Fuchskrankheit dichtes Haar, wenn die Asche derselben aufgestrichen wird. Wird Öl in den ausgehöhlten Wurzeln am Feuer erhitzt, so hilft es aufgestrichen bei Brandwunden und geschwungen Frostbeulen, bei Ohrenleiden, wenn es in das Ohr getröpfelt wird. Weiß Hautflecken, welche vorher in der Sonne mit Leinen gerieben sind, entfernt die eingeriebene Wurzel. Die Frucht und vorzugsweise die Blüte sind, in Wein getrunken, ein Gegenmittel gegen Skolopender- und Skorpionbisse; sie beunruhigen aber auch sehr den Bauch.

[In einem anderen Codex: Er blüht um die Zeit der Weizenernte. Man muß aber den weißen Asphodelos im Frühjahr, um die Zeit der Tag- und Nachtgleiche schneiden, bevor die Frucht sich vergrößert. Man sagt, daß der Genuß der Wurzel unempfindlich mache gegen Liebesgelüste. Der Rhizotom Krateuas sagt dasselbe, auch, daß die Wurzel zu 1 Drachme mit Wein genommen die Podagraleiden heile.]

[1] Kleine Ferula. [2] Albucus. [3] ἀστράγαλος, eigentlich das Sprungbein verschiedener Tiere.

Asphodelus racemosus L. (Liliaceae), **Ästiger Affodill**. *Asphodelus albus* Willd. **Weißer Affodill**.

Der Asphodelos, dessen Stengel ἀνθέρικος (Antherikos) oder ἀνθέριξ (Antherix) hieß, war bei den alten Griechen eine heilige, der Proserpina geweihte

Pflanze; sie wurde auf die Gräber gepflanzt und in der Unterwelt wandelten die Seelen auf Affodillwiesen (Hom. Od. XI 539, XXIV 13). Die Knollen dienten wegen ihres großen Gehaltes an Stärkemehl als Nahrung (Theophr. Hist. pl. VII 12, 1). Plinius sagt sogar XXII 67: panis ex asphodelo saluberrimus, das Brot aus Affodill ist das heilsamste; der Stengel heißt bei ihm Albucus.

Die Pflanze ist in Griechenland sehr verbreitet, in Italien kommt sie wenig vor. Die Knollen waren früher als liadix Asphodeli albi officinell.

Cap. 200. **Περὶ Βολβοῦ ἐδωδίμου. Speisezwiebel.** Die Speisezwiebel, welche wir essen, ist allbekannt, dem Magen und Bauche bekömmlich ist die rote und aus Libyen bezogene. Die bittere und der Meerzwiebel ähnliche ist noch besser für den Magen und befördert die Verdauung. Alle sind sie scharf und erwärmend; sie reizen auch zum Beischlaf, machen die Zunge und die Drüsen rauh, sind sehr nahrhaft und fleischbildend und verursachen Blähungen. Als Kataplasma sind sie wirksam bei Krämpfen, Quetschungen, (eingedrungenen) Splittern, auch bei Gelenkschmerzen, Krebsgeschwüren und Podagra, sowohl mit Honig als auch für sich allein, ebenso bei Ödem der Wassersüchtigen und bei Hundsbissen; in gleicher Weise als Umschlag mit Honig und fein gestoßenem Pfeffer beruhigen sie Magenschmerzen. Mit geröstetem Natron heilen sie Kleiengrind und bösen Schorf. Sie vertreiben ferner Sugillationen unter den Augen und Finnen für sich allein oder mit Eiweiß, ebenso Leberflecken mit Honig oder Essig. Gegen Ohrenleiden und gequetschte Nägel (helfen sie) mit Graupen. In heißer Asche gebraten vertreiben sie Feigwarzen, auch mit den gebrannten Köpfen der Maena[1] als Umschlag. Gebrannt und mit Alkyonion gemischt vertreiben sie Sonnenbrandflecken und schwarze Narben, wenn sie in der Sonne damit bestrichen werden. Mit Essig gekocht und genossen wirken sie gegen innere Rupturen. Man muß sich aber vor einem Übermaß im Genuß derselben hüten, weil sie die Nerven angreifen. [Mit Grütze und Schweinefett gekocht und aufgelegt bringen sie Ödeme und Geschwüre zum Eitern und reißen sie auf.]

[1] *Maena vulgaris* Cuv., Menola, ein kleiner, dem Häring ähnlicher Fisch des Mittelmeeres.

Muscari comosum L. (Liliaceae), **Schopfhyacinthe**. Sie ist nach Fraas außer einigen Allium-Arten die einzige wild wachsende Zwiebel, welche besonders in der Erntezeit von den armen Schnittern gegessen wird; sie ist sehr häufig in den Ebenen und Gebirgen Griechenlands.

Die Griechen waren überhaupt in der Auswahl der Speisen nicht sehr anspruchsvoll, sie hielten mit Ausnahme der Giftgewächse alle Pflanzen für eßbar. Ein Sprüchwort in der Levante heißt deshalb: »Wo ein Esel Hungers stirbt, leben drei Griechen wohlauf.«

Cap. 201. **Περὶ Βολβοῦ ἐμετικοῦ. Brechzwiebel.** Die sogen. Brechzwiebel hat riemenartige und viel größere Blätter als die Speisezwiebel, eine zwiebelähnliche Wurzel mit schwarzer Rinde. Dieselbe für sich allein gegessen und ihre Abkochung getrunken heilt Blasenleiden und bewirkt Erbrechen.

Muscari moschatum Desf. (Liliaceae) oder eine Narcissus-Art, besonders *Narcissus Jonquilla,* deren Knollen als brechenervegend gelten.

Cap. 202. **Περὶ Σκίλλης. Meerzwiebel.** Die Meerzwiebel hat scharfe und brennende Kraft, gerüstet aber findet sie vielfache Verwendung. Sie wird mit Weizenteig oder Lehm umhüllt und in den Backofen gegeben oder auf Kohlen (geworfen), bis der herumgeschlagene Teig völlig gebacken ist; wenn sie nach dessen Wegnahme nicht weich geworden ist, schlagen wir anderen Teig oder Lehm herum und tun dasselbe; denn wenn sie nicht auf diese Weise gebraten ist, so ist sie zum Gebrauche schädlich, besonders wenn sie innerlich angewandt wird. Sie wird aber auch in einem bedeckten und in den Ofen gestellten Topfe geröstet. Es wird aber von ihr das Mittelste genommen, nachdem die äußeren Schuppen entfernt sind. Sie wird auch eingeschnitten und gekocht, indem das erste Wasser weggegossen und anderes zugeschüttet wird, bis das Wasser nicht mehr bitter oder scharf wird. Dann wird sie zerschnitten und auf Leinen verteilt, so daß die Stücke einander nicht berühren, und im Schatten getrocknet. Die Schnitte gebraucht man zu Meerzwiebelwein, -Öl und -Essig. Bei Rissen an den Füßen wird das Innere der rohen Zwiebel mit Öl gekocht oder mit Harz geschmolzen und aufgelegt, bei Vipernbissen mit Essig gekocht als Kataplasma gebraucht. Mit 1 Teil gedörrter Meerzwiebel reiben wir fein zusammen 8 Teile gedörrtes Salz und geben davon 1 oder 2 Eßlöffel voll nüchtern zum Erweichen des Bauches. (Sie dient) zu Tränken und aromatischen Mitteln, auch für die, bei denen wir Harnen bewirken wollen, ferner für Wassersüchtige und Magenleidende, bei denen die Speisen unverdaut im Magen liegen, bei Gelbsucht, Krämpfen, chronischem Husten, bei Asthmatikern und denen, die (Blut) auswerfen. Ausreichend ist das Gewicht von 3 Obolen mit Honig als Leckmittel. Sie wird auch mit Honig zusammengekocht und gegen dieselben Gebrechen genossen, besonders zur Beförderung der Verdauung. Sie führt die schlüpfrigen Massen durch den Stuhlgang ab. Gekocht bewirkt sie dasselbe, wenn sie in ähnlicher Weise genommen wird. Man muß sich aber mit ihrer Darreichung bei solchen in acht nehmen, die an innerlichen Geschwüren leiden. Gedörrt hilft sie auch als Salbe bei dünngestielten Warzen und bei Frostbeulen. Ihr fein gestoßener Same, in einer getrockneten Feige oder in Honig aufgenommen und gegessen, erweicht den Bauch. Im ganzen Zustande vor den Türen aufgehängt ist sie ein Universalabwehrmittel.

Scilla maritima L. (Liliaceae), **Meerzwiebel**.

Sie ist eine in Griechenland häufige Pflanze, der von jeher große Bedeutung beigelegt wurde. Nach Plinius XIX 94 bat Pythagoras ein ganzes Buch über dieselbe verfaßt, auch hielt dieser Philosoph eine vor der Tür des Hauses aufgehängte Meerzwiebel für die beste Abwehr aller Übel.

Die Meerzwiebel hat auch bis jetzt ihren Platz im Arzneischatze bewahrt; sie dient zu Pillen, Infusen und zur Bereitung des Acetum Scillae.

Die Zwiebel enthält hauptsächlich Schleim, **Scillipikrin**, einen gelblichweißen und amorphen Bitterstoff, ferner **Scillitoxin**, zimtbraun, amorph, wahrscheinlich ein Herzgift, und **Scillin**, hellgelb, kristallinisch.

Cap. 203. **Περὶ Παγκρατίου. Gilge.** Pankration – einige nennen auch dieses Meerzwiebel –, die Wurzel ist einer großen Zwiebel ähnlich, rötlilich oder etwas purpurfarben, von bitterem und brennendem Geschmack, die Blätter sind der Lilie ähnlich, aber größer. Die Wurzel hat dieselbe Kraft, Zubereitung und Anwendung wie die Meerzwiebel, ist auch wirksam gegen dieselben Leiden. Die Kraft dieser Wurzel ist aber massiger als die der Meerzwiebel; darum wird auch die zu Saft verarbeitete Wurzel unter Zusatz von Erbsenmehl zu Pastillen geformt und mit Honigmeth erfolgreich den Milzkranken und Wassersüchtigen gereicht.

Pancratium maritimum L. (Liliaceae), **Meerstrands-Gilge**.

Theophrost (Hist. pl. VII 13, 8) hat für die Pflanze keinen besonderen Namen, sondern sagt, es gebe eine eigene Art Zwiebel, welche am Meeresufer wachse und zwischen dem Innern und den äußeren Häuten Wolle trage, welche zu Säcken und Kleidungsstücken benutzt werde.

Sie wächst im Sande an der Küste des Mittelmeers, hat eine bittere, ekelhaft schmeckende Zwiebel, welche früher als Radix Scillae minoris seu Hemerocallidis valentinae seu Pancratii monspessalani, ähnlich wie die Meerzwiebel, aber besonders als Vomitiv angewandt wurde.

Cap. 204. **Περὶ Καππάρεως. Kapper.** Die Kapper [Einige nennen sie Kynosbatos[1], andere Kapria[2], Rabenapfel, Ophioskorodon[3], Phyllostaphylos[4], Thallia[5], Petraia[6], Holophyton[7], Ionites[8], Oligochloron[9], Akoniton[10], Hippomanes[11], Trichomanes[12], die Propheten Potera, auch Peuteron, Herz des Luchses, Haloskorodon[13], Krinon[14], Thlaspis, die Römer persischen Senf, auch Inturis, die Afrikaner Herbiaiatum] ist ein dorniger Strauch, kreisförmig über die Erde sich ausbreitend, mit widerhakigen Dornen[15)], wie beim Brombeer. Sie hat runde, denen der Quitte ähnliche Blätter, eine Frucht wie der Ölbaum, welche beim Aufspringen eine weiße Blüte zum Vorschein bringt. Wenn diese abgefallen ist, findet sich etwas Längliches wie eine Eichel vor, welches geöffnet kleine rote Körner enthält wie die Granate. Sie hat große, sehr zahlreiche holzige Wurzeln und wächst gewöhnlich an rauhen, mageren Stellen, auf Inseln und Baustellen. Ihr Stengel und die Frucht werden zur Speise eingemacht. Sie regt den Bauch auf, ist dem Magen zuwider und macht Durst. Gekocht verspeist ist sie dem Magen bekömmlicher als roh. Ihre Frucht, in der Gabe von 2 Drachmen mit Wein vierzig Tage lang getrunken, erweicht die Milz; sie treibt den Harn und bewirkt blutigen Stuhlgang. Der Genuß der Frucht hilft bei Ischias und Paralyse, bei inneren Rupturen und Krämpfen. Sie befördert die Katamenien und führt den Schleim ab. Auch Zahnschmerzen lindert die Frucht, wenn sie mit Essig gekocht und als Mundwasser gebraucht wird. Die trockene Rinde der Wurzel dient nicht allein den vorerwähnten Zwecken, sondern sie reinigt auch jedes alte, schmutzige und verhärtete Geschwür. Bei Milzsucht wird sie .mit roher Gerstengrütze umgeschlagen· Zerbissen und gekaut hilft sie gegen Zahnschmerz. Mit Essig fein gerieben vertreibt sie weiße Flecken. Die Blätter und die Wurzel, zerstoßen, verteilen Verhärtungen und Drüsen am Halse. Würmer in den Ohren tötet der eingetröpfelte Saft. Die libysche Kapper nun, welche bei den Marmariden[16)] wächst, bläht stark auf; die in Apulien erweist sich brechen erregend; die vom Roten Meere und aus Libyen ist die schärfste, sie macht Blasen im Munde und verzehrt das Zahnfleisch bis auf die Knochen, deshalb ist sie zum Essen untauglich.

[1)] Hagebutte. [2)] Eierstock der Säue und Kamelstuten, der ihnen ausgeschnitten wird, wenn sie nicht mehr brünstig·werden sollen. [3)] Schlangenknoblauch. [4)] Weintraubenblatt. [5)] Blühendes Glück. [6)] Die Steinige. [7)] Festes Gewächs. [8)] Die Jonische. [9)] Wenig grün (die Stengel sind rot). [10)] An Felsen wachsend. [11)] Rosswut, auch ein Kraut in Arkadien, nach dem die Pferde rasten (von der vielfachen schädlichen Wirkung). [12)] So viel wie Polytrichos, stark behaart – nach lucus a non lucendo, weil die ganze Pflanze kahl ist. [13)] Meerknoblauch. [14)] Lilie. [15)] Die Nebenblätter sind dornig, widerhakig. [16)] Volksstamm in Kyrene.

Capparis spinosa L. (Caparidaceae), **Runde, Gemeine Kapper**.

Die mit Essig und Salz eingemachten, noch nicht entfalteten Blütenknospen sind noch heute ein beliebtes Gewürz, sie kommen aus Toulon und Marseille in Flaschen und Fässern in den Handel. D. nennt sie daher Früchte, das Längliche in der Blüte ist der ovallängliche Fruchtknoten mit fast sitzender Narbe. Sie enthalten **Rutin**, ein in gelben Nadeln kristallisierendes, in heißem Wasser und Alkohol lösliches Glukosid.

Cap. 205. **Περὶ Λεπιδίου. Gartenkresse.** Das Lepidion, welches Einige Gingidion nennen, ist ein bekanntes Pflänzchen, welches mit Milch in Salzlake eingemacht wird. Die Blätter haben eine scharfe, Geschwüre verursachende Kraft, daher ist es als Umschlag ein sehr hilfreiches Mittel gegen Ischias, wenn es fein gestoßen mit Alantwurzel eine Viertelstunde lang aufgelegt wird. Bei Milzschmerzen wirkt es ähnlich, aber auch den Aussatz nimmt es weg. Die Wurzel scheint auch Zahnschmerzen zu lindern, wenn sie um den Hals gebunden wird.

Περὶ Ἰβηρίδος. Iberis. Iberis, nämlich die kressenartige, hat denen der Kresse ähnliche Blätter, die im Frühjahr am üppigsten sind. Die Länge des Stengels beträgt mehr oder weniger eine Elle; sie wächst an ungebauten Stellen. Im Sommer entwickelt sie eine milchweiße Blüte, und dann ist sie am wirksamsten. Sie hat zwei in etwa der Kresse ähnliche Wurzeln, sie sind erwärmend und brennend. Diese Wurzeln gerade sind gut für Ischiasleidende, wenn sie mit gesalzenem Schweinefett nach Art eines Pflasters als Umschlag vier Stunden aufgelegt werden. Dann muß man ein Bad nehmen und mit Öl und Wein die Stellen einsalben.

Lepidium sativum L. (Cruciferae), **Gartenkresse**. Sprengel zieht *Lepidium latifolium* hierher, dem widerspricht aber erstlich das Größenverhältnis, denn D. nennt sie ein Pflänzchen (βοτάνιον), und Lepid. latifol. ist viermal so groß als Lepid. sativum. Dann wird Gingidion als Synonymum angeführt, welches fiederspaltig geteilte Blätter hat, während bei Lepid. latif. dieselben ungeteilt, gekerbt-gesägt, die unteren eiförmig, stumpf, die oberen aus eiförmigem Grunde lanzettlich sind.

Plinius XXV 87 sagt, daß kürzlich (nuper) die Iberis von Servilius Damocrates aufgefunden und in Versen beschrieben sei. Damocrates handelt in seinem »Clinicus« von drei Arzneimitteln, darunter von Iberis. Mit dieser Pflanze, sagt Galen X 350, habe ein Arzt in Iberien seinen kranken Freund geheilt und die Pflanze, da er sie früher nicht gekannt habe, Iberis genannt. Galen sowohl wie viele spätere Schriftsteller halten Iberis und Lepidion für dieselbe Pflanze; Anguillara und Dodonäus (Hist, stirp. 16. Jahrh.) haben schon die Verschiedenheit derselben nachgewiesen.

Das Kapitel »Iberis« wird für unecht gehalten und fehlt in den ältesten Codices, in der Aldina steht es am Ende des ersten Buches, an durchaus ungehöriger Stelle, wohin es von einem späteren Arzt oder Herausgeber eingeschmuggelt ist (vgl. darüber Bauhin et Cherler lib. XXII p. 915 sqq.).

Iberis amara L. (Cruciferae), **Bitterer Bauernsenf**.

Cap. 206. **Περὶ Βατραχίου. Batrachion.** Batrachion, einige nennen es wilden Sellerie. Von diesem gibt es mehrere Arten, aber sie haben eine Kraft, nämlich eine scharfe und sehr leicht Geschwüre verursachende. Die eine von ihnen hat dem Koriander ähnliche, aber bittere, dabei weißliche und fettglänzende Blätter, eine gelbe, zuweilen purpurfarbige Blüte, einen nicht starken, eine Elle hohen Stengel, eine kleine weiße, bittere Wurzel mit Nebenwurzeln wie die Nieswurz; sie wächst an fließenden Gewässern. Es gibt eine zweite Art, sie ist rauhhaariger, hat einen größeren Stengel und viele Einschnitte an den Blättern; sie wächst am meisten in Sardinien und ist sehr scharf, man nennt auch diese wilde Sellerie. Die dritte ist sehr klein und riecht schlecht, die Blüte ist goldgelb. Die vierte gleicht dieser, hat eine milchweiße Blüte. Die Blätter, Blüten und zarten Stengel haben die Kraft, als Kataplasmen schmerzhafte Geschwüre und Schorf zu bilden. Deshalb bringen sie schorfige Nägel und Krätze weg und entfernen Brandmale, ebenso gewöhnliche und dünn gestielte Warzen und (heilen) die Fuchskrankheit, wenn sie kurze Zeit[1] aufgelegt werden. Gekocht bilden sie eine warme Bähung für die, welche von Frostbeulen zu leiden haben. Die Wurzel erregt Niesen, wenn sie trocken fein gestoßen in die Nase gebracht wird, lindert auch Zahnschmerzen, wenn sie (an die Zähne) gelegt wird, sie zerbröckelt sie allerdings.

[1] Der C. C. setzt χλωρά, grün, hinzu.

D. behandelt hier verschiedene Ranunculaceen; zuerst *Ranunculus asiaticus* L., **Asiatischer Hahnenfuß**, welcher sehr häufig in Griechenland vorkommt; die zweite Art ist *R. languinosus* L.. **Wollhaariger Hahnenfuß**, die dritte *R. muricatus* L., **Stacheliger Hahnenfuß**, die vierte *R. aquatilis* L., der **Wasserhahnenfuß**.

Alle Arten enthalten mehr oder minder ein scharfes Prinzip, das bei einigen sogar giftig ist.

Cap. 207. **Περὶ Ανεμώνης. Anemone.** Die Anemone [einige nennen sie die wilde, andere die schwarze, die purpurfarbene, Enemon[1], Mekonion, Tragokeros[2], Ges parine, Barbyle[3], Osthanes nennt sie Berylios, auch Ornios keranios, Pythagoras Atraktylis[4], die Propheten Cnicus agria[5], die Römer Orci Tunica[6], die Afrikaner Chuphphois] hat zwei Arten, die wilde und die kultivierte; von der gebauten treibt eine rote, eine andere weißliche, milchweiße oder purpurrote Blüten. Die Blätter sind denen des Korianders ähnlich, über der Erde[7] leicht eingeschnitten. Die Stengelchen sind behaart, zart, auf ihnen sitzen die Blüten wie Mohnblüten, auch die Köpfchen in der Mitte sind schwarz oder blau. Die Wurzel ist von der Größe einer Olive oder größer, gleichsam durch Knoten abgeteilt. Die wilde ist im Ganzen größer als die gebaute, hat auch breitere und härtere Blätter und ein länglicheres Köpfchen; die Blüte ist purpurfarben, die Wurzel zart und zu mehreren. Eine Art hat aber dunkle, schärfere Blätter. Beide haben eine scharfe Kraft, darum eignet sich der Saft ihrer Wurzel, in die Nase gebracht, zur Reinigung des Kopfes. Genossen führt die Wurzel den Schleim ab. In süßem Wein gekocht heilt sie als Umschlag Augenentzüudungen, entfernt Narben in den Augen und Stumpfsichtigkeit und reinigt die Geschwüre von Schmutz. Werden die Blätter und Stengel mit Ptisane gekocht und gegessen, so befördern sie die Milchabsonderung, im Zäpfchen treiben sie die Menstruation, als Umschlag heilen sie auch Aussatz. Einige aber, welche die sogen. Argemone und die Klatschrose, worüber wir bei den Mohnarten reden werden, nicht von der wilden Anemone unterscheiden können, lassen sich durch die Gleichfarbigkeit der Blüte, welche purpurrot ist, täuschen, indem sie die Argemone Eupatorium nennen. Überdies ist die Purpurfarbe der Argemone und der Klatschrose weniger tief, diese und dio Argemone blühen auch später. Ferner scheidet die Argemone einen safranfarbigen, höchst scharf schmeckenden Saft aus, die Klatschrose einen weißen und scharfen. Beide haben in der Mitte Köpfchen ganz wie der wilde Mohn, nur ist das der Argemone oben etwas abgeplattet, das der Klatschrose etwas schmal. Die Anemonen aber scheiden weder Saft aus noch haben sie ein Köpfchen, sondern wie der Spargel eine Spitze. Jene wachsen zumeist auf Ackerfeldern.

[1] Gleich ἄνεμος, Wind. [2] Bockshorn, die Pistille stehen wie Hörnchen. [3] Vielleicht verwandt mit βάρβιλος, die Schlehe, wegen einer gewissen Ähnlichkeit mit der Blüte. [4] Bei D. *Carthamus lanatus* L., **Wollige Dornhülle**. [5] Wilde Distel. [6] Gewand des Pluto. [7] Die Wurzelblätter.

Die gebaute Anemone des D. ist *Anemone coronaria* L. (Ranunculaceae), **Kranzwindröschen**, die wilde ist *A. hortensis* L., **Gartenwindröschen**, die dritte, die mit den dunklen Blättern ist *A. apennina* L., **Italienisches Windröschen**, sie kommt, wie Fraas sagt, nächst den vorhergehenden am häufigsten vor.

Cap. 208. **Περὶ Ἀργεμώνης. Argemone.** Die Argemone [einige nennen sie Oinone, andere Anthemis[1], Homonoia[2], Anthos pedinon[3], die Römer Libornia, auch Concordialis[4], Pergalin, die Gallier Korna] ist ganz dem wilden Mohn ähnlich; aber sie hat ein Blatt wie die Anemone, zerteilt, eine purpurrote Blüte, ein Köpfchen ähnlich der Klatschrose, aber länglicher und an den oberen Teilen glatter, und eine runde Wurzel. Sie scheidet einen safranfarbigen scharfen Saft aus, vertreibt weiße Flecken und Nebel auf den Augen. Die Blätter als Umschlag lindern Entzündungen.

[Der Rhizotom Krateuas sagt über dieselbe: Diese Pflanze verteilt zerstoßen mit Fett Skrofeln; sie wirkt auch gegen weiße Flecken, wenn sie trocken gestoßen und gesiebt ist, mit Natron und rohem Schwefel; sie heilt aber diejenigen, welche sie im Bade anwenden, wenn sie vorher eine trockene Abreibung gemacht haben. Auch gegen Krätze ist sie wirksam.]

[**Die andere Argemone.**] Die andere Argemone – Einige nennen sie Artemone, andere Arsela, Sarkokolla[5], die Römer Artemonia –, auch diese gleicht in der Blüte dem wilden Mohn. Selbige aber grün fein zerstoßen und aufgelegt, hat die Kraft, Wunden zu heilen und Augenentzündungen zu lindern. Mit Wasser getrunken hilft sie bei Dysenterie, sie verklebt Wunden und ist bei Geschwülsten von guter Wirkung. In gleicher Weise ist sie heilsam als Umschlag bei Krämpfen und Muskelzuckungen. Mit Wein getrunken hilft sie auch den von giftigen Tieren Gebissenen.

[1] Ist bei D. *Matricaria Chamomilla* L., Kamille. [2] Die Eintracht. [3] Blume der Ebene. [4] Die Einträchtliche. [5] Ein Gummi von *Penaea Sarcocolla* L. (?), einer Pflanze Persiens, welches die Ärzte zum Verkleben der Wunden gebrauchten (von σάρξ, Fleisch, und κολλάω, verkleben).

Argemone des D. ist nach Fraas *Adonis autumnalis* L. (Ranunculaceae), **Herbst-Adonis**, eine in Griechenland und Italien häufige Pflanze mit blutroter Blumenkrone und größeren, am oberen Bande bogigen Früchten. Sprengel und Kosteletzky ziehen *Papaver Argemone* L. hierher.

Die andere Argemone ist nicht näher zu bestimmen; nach Anguillara soll es *Caucalis grandiflora* L. sein, die aber als Umbellifere wohl nicht hierher passen kann.

Dieser Absatz fehlt in den besseren Codices.

Cap. 209. **Περὶ Ἀναγάλλιδος. Gauchheil.** Von der Anagallis gibt es zwei Arten, welche sich durch die Blüte unterscheiden. Die eine hat eine blaue Blüte und wird die weibliche genannt. [Einige nennen sie auch Korchoros, andere Halikakabon, Zeliamos, die Propheten Nykteritis, die Ägypter Mikiei, die Römer Meciato, die Afrikaner Asirrisoi]; die purpurblütige ist die männliche [einige nennen sie Aeritis, andere Aigitis, Sauritis, die Propheten Blut des Auges, auch Chelidonion, die Römer Macia, die Tusker Masitipos, die Gallier Sapana, die Dakier Kerkeraphron]. Es sind kleine, über die Erde sich verleitende Kräuter; sie haben an einem vierkantigen Stengel kleine, rundliche Blätter, welche denen der Ackerwinde ähneln, und eine runde

Frucht Beide sind beruhigend, sie besänftigen Entzündungen, ziehen Splitter aus und halten fressende Geschwüre auf. Ihr Saft, zum Gurgeln gebraucht, führt den Schleim aus dem Kopfe ab, lindert, in die Nase gebracht, Zahnschmerzen, wenn er in das dem leidenden Zahne gegenüber stehende Nasenloch gegeben wird. Mit attischem Honig vertreibt er weiße Flecken auf dem Auge und hilft gegen Stumpfsichtigkeit. Mit Wein getrunken ist er denen, die von der Viper gebissen sind, heilsam, ebenso den Nieren- und Leberkranken. Einige sagen, daß die (Anagallis) mit der blauen Blüte Mastdarmvorfall wieder in Ordnung bringt, die mit der purpurfarbigen Blüte reizend wirke.

Anaynllis coerulea L. und *A. arvensis* L., *A. phoenicea* Lam. (Primulaceae), **Gauchheil**. Die Stengel der ersteren sind mehr aufrecht, die Blätter eilänglich, die Kelchzipfel schmaler, länger zugespitzt, fein gesägt und so lang wie die schön blauen Kronenblätter, deren Zipfel verkehrt eiförmig-oval, fein gezähnt sind, auch ist die Blüte fast drüsenlos. Sie wurde früher gegen Unterleibsstockungen, Leberverhärtungen, Wassersucht, auch gegen Epilepsie gebraucht, ist jetzt aber vollständig vergessen.

Cap. 210. **Περὶ Κισσοῦ. Epheu.** Der Epheu [Einige nennen ihn Kitharos, andere Kissaros[1)], Chrysokarpos[2)], Poietika[3)], Korymbethra[4)], der gemeine Mann Nysios[5)], auch Dionysios, noch andere Ithytherion[6)], Persis, Kemos[7)], Asplenos[8)], die Römer Silva mater[9)], Hedera, die Gallier Subites) hat nach der Gestalt viele Varietäten, überhaupt aber drei Arten, nämlich die weiße, die schwarze und die gewundene. Der weiße trägt eine weiße, der schwarze eine schwarze oder safranfarbige Frucht, diesen nennt der gemeine Mann auch Dionysios. Der gewundene (Helix) ist unfruchtbar, hat zarte Stengel und kleine, kantige rote Blätter. Jeder Epheu ist scharf, adstringierend und greift die Nerven an. Von seiner Blüte so viel, als man mit drei Fingern greifen kann, in Wein genossen und zweimal im Tage getrunken, ist wirksam gegen Dysenterie; mit Wachssalbe fein zerrieben ist sie auch ein gutes Mittel bei Brandwunden. Die zarten Blätter mit Essig gekocht oder auch roh mit Brot zusammen fein zerrieben sind für die Milz heilsam. Der Saft der Blätter und der Fruchtdolde wird mit Iris- und Salböl[10)], oder mit Honig oder Natron in die Nase gebracht, er hilft dann gegen chronische Kopfschmerzen, wird aber auch mit Essig und Rosenöl zum Begießen (des Kopfes) angewandt. Ohrenschmerzen und eiterflüssige Ohren heilt er mit Öl. Der Genuß des Saftes und der Fruchtdolde vom schwarzen bewirkt Schlaffheit[11)] und im Übermaß Erschütterung des Verstandes. Werden fünf Beeren der Fruchtdolde fein zerrieben mit

Rosenöl in der Granatapfelschale erwärmt und in das dem leidenden Zahn gegenüberliegende Ohr geträufelt, so lindern sie die Zahnschmerzen. Als Umschlag angewandt färben die Fruchtdolden die Haare schwarz. Die Blätter mit Wein gekocht dienen als Umschlag auf jedes Geschwür; böse Brandwunden und Sonnenbrandflecken heilen sie, wenn sie, wie vorher angegeben, gekocht werden. Die fein gestoßenen Fruchtdolden befördern die Katamenien, wenn sie als Zäpfchen eingelegt werden; in der Gabe von 1 Drachme nach der Reinigung getrunken, bewirken sie Unfruchtbarkeit; der junge Sproß[12] der Blätter, mit Honig bestrichen und in die Gebärmutter gelegt, befördert die Menstruation und treibt den Embryo aus. Der Saft in die Nasenlöcher geträufelt beseitigt schlechten Geruch und faulige Geschwüre. Das Gummi desselben entfernt die Haare und tötet, eingeschmiert, die Läuse. Der Saft der Wurzel mit Essig getrunken hilft gegen den Biß der Spinnen.

[1] Gleichbedeutend mit κισσός, Epheu. [2] Goldgelbe Frucht. [3] Die Poetische. [4] Vom Corymbus, dem doldenartigen Fruchtstande so genannt. [5] Von Nysia, einer Stadt am Indus, wo Dionysos oder Bacchus, dem der Epheu geweiht war, einen Berg mit Wein und Epheu bepflanzt haben soll. [6] Wild aufrecht strebend. [7] Bergwald. [8] Die Milz mildernd. [9] Waldmutter. [10] μύρῳ fehlt in den meisten Codices. [11] C. und N. haben ἀγωνίαν, soll jedenfalls wohl ἀγονίαν, Unfruchtbarkeit, heißen. [12] μόσχος, können wohl nur die Blattknospen sein.

Hedera Helix L., *H. poetarum* Bertel. (Hederaceae), **Epheu**, der erste mit schwarzen, der andere mit roten Beeren.

D. nennt drei Arten, die aber nur Spielarten einer und derselben Art sind die durch Verschiedenheit des Standortes, des Alters usw. bedingt werden. Aus dem Arzneischatze ist der Epheu vollständig verschwunden, die Blätter sind noch hie und da ein Volksmittel.

Cap. 211. **Περὶ Χελιδονίου μεγάλου. Großes Chelidonion.** Das große Chelidonion [einige nennen es Paionia[1], andere Krataia[2], Aubios, Glaukios[3], die ganz göttliche Wurzel, Philomedeion[4], Othonion[5], die Römer Fabium, die Gallier Thona, die Ägypter Motboth, die Dakier Kustane] entwickelt einen ellenhohen oder höheren dünnen Stengel, welcher reichbeblätterte Nebentriebe hat. Die Blätter sind denen des asiatischen Hahnenfusses ähnlich, die des Chelidonion sind jedoch weicher und bläulichglaufarben, bei jedem Blatte stobt eine Bltüthe wie die der Levkoje[6]. Der Saft ist safranfarbig, scharf, heißend, etwas bitter und von schlechtem Geruch. Die Wurzel ist oben einfach, unten sind es mehrere[7]. Die Frucht ist wie die des Hornmohns, zart, lang, wie ein Kegel, in ihr befinden sich die Samen, größer als die des Mohns. Der mit Honig gemischte und in einem ehernen Geschirr über Kohlen gekochte Saft dient zur Schärfe des Gesichtes. Der Saft wird aus der Wurzel, aus den Blättern, aus dem Stengel und der Frucht im Anfänge des Sommers gewonnen und im Schatten getrocknet und (in Pastillen) geformt. Die Wurzel mit Anis und Weißwein getrunken heilt die Gelbsucht und mit Wein als Umschlag Bläschenausschlag. Die Pflanze scheint den Namen Chelidonion[8] zu haben, weil sie zugleich mit dem Eintreffen der Schwalben blüht, mit dem Abzüge derselben welkt. Einige berichten, daß, wenn eine von den jungen Schwalben erblinde, die Mutter das Kraut herbeihole und den Schaden heile.

[1] Päonie. [2] Die Mächtige. [3] *Glaucium luteum* Scop. [4] Pflanze der Aphrodite. [5] Hängt wohl mit der im 213. Kapitel beschriebenen Pflanze ὀθόννη, Othonne, zusammen. [6] C. C. τοῦ λευκοῦ λίνου. [7] Die Nebenwurzeln. [8] χελιδών, Schwalbe.

Chelidonium majus L. (Papaveraceae), **Schöllkraut**; eine in Griechenland seltene, in Italien häufige Pflanze, kommt auch im Norden auf Schutthaufen und an Hecken viel vor. Sie enthält nach E. Schmidt (Arch. d. Ph. 1901, S. 395 ff.) **Chelerythrin**, ein narkotisches, und **Chelidonin**, ein giftiges, bitteres Alkaloid, **α-Homochelidonin**, **β-** und **γ-Homochelidonin**, **Sanguinarin** und **Protopin**, **Chelidonsäure** und **Chelidoxanthin**, einen gelben Bitterstoff. Der Alkaloidgehalt ist zur Blütezeit am schwächsten. Im Gebrauch ist noch das Extrakt.

Cap. 212. **Περὶ Χελιδονίου μικροῦ. Kleines Chelidonion.** Das kleine Chelidonion – einige haben es wilden Weizen genannt – ist ein aus den Blattstielen bestehendes (hängendes)[1] Pflänzchen, stengellos, von Blättern, welche denen des Epheu ähnlich, aber viel runder, kleiner, weicher und etwas fettig sind, umgeben. Es hat Wurzeln, welche aus einem Punkte hervorkommen, klein, zahlreich, gehäuft wie beim Weizen; drei oder vier derselben sind in die Länge gewachsen. Es wächst an Wässern und Sümpfen, hat eine scharfe Kraft, ähnlich der Anemone und bewirkt auf der äußeren Hautfläche Geschwüre. Die zu Saft verarbeiteten Wurzeln sind mit Honig in die Nase gebracht gut dienlich zur Reinigung des Kopfes. [In gleicher Weise reinigt die Abkochung derselben, als Gurgelwasser angewandt vorzüglich den Kopf und bringt alles aus der Brust weg]

[1] ἀνηρτημένον, nach anderer Lesart ἀνηρτισμένον.

Ranunculus Ficaria L. (Ranunculaceae), **Feigwurzel, Scharbock.**

D. stellt die Pflanze als stengellos hin. Der Stengel entwickelt sich allerdings klein und einfach aus der büschelförmigen Wurzel. Früher war die Wurzel und das Kraut officinell.

Cap. 213. **Περὶ Ὀθόννης. Othonna.** Othonna [die einen sagen, es sei der Saft des Schöllkrautes oder der des Glaukion, oder der Blüten des gelben Hornmohns. Andere glauben, es sei eine Mischung der Säfte des blauen Gauchheils, des Bilsenkrautes und Mohns, noch andere, es sei der Saft einer troglodytischen Pflanze, welche Othonna heiße]. Sie wächst in dem an Ägypten grenzenden Teile von Arabien, hat Blätter wie die Rauke, vielfach durchlöchert, wie von Motten zerfressen und mürbe. Sie treibt eine safranfarbige breitblätterige Blüte, deshalb haben Einige geglaubt, es sei eine Art Windröschen. Sie wird zu Saft für Augenmittel verarbeitet, wo es sich darum handelt, zu reinigen, da sie beißend ist und alle Verdunkelungen auf der Pupille entfernt. Es heißt ferner, aus der Pflanze trete eine gewisse Flüssigkeit aus, welche man nach dem Auswaschen und Absondern der Steine zu demselben Zwecke in Pastillen formt. Einige sagen, dies sei der ägyptische Stein, der in Theben entstehe, von weißer Farbe, klein, der einen beißenden und zugleich brennenden und adstringierenden Geschmack hat.

Plinius XXVII 109 sagt von der Othonna, sie wachse in Syrien, sei der Eruca ähnlich, habe vielfach durchbohrte (soll wohl heißen: vielfach deutlich punktierte) Blätter, eine safrangelbe Blüte und werde als Anemone bezeichnet. Er hat also aus derselben Quelle wie D. geschöpft. Die spätmittelalterlichen Schriftsteller haben sich viele Mühe gegeben, die Pflanze zu identifizieren. aber vergebens. Matthiolus bekennt offen, er wisse es nicht; Rondeletius zieht die Labiate *Phlomis herba venti* L. hierher, Cäsalpinus die Composite *Tagetes erecta* (vgl. Bauhin et Cherler lib. XXVI p. 97).

Rätselhaft ist der ägyptische Stein. Plinius XXVII 83 sagt beim Glaucium, es habe schmutzige, widrig riechende, bittere, adstringierende Blätter und ein safrangelbes Korn, dieses werde in einem mit Lehm bestrichenen irdenen Geschirr im Ofen erhitzt und ein Saft daraus gepreßt.

Cap. 214. **Περὶ Μυὸς ὤτων. Mauseohr.** [Einige nennen es Myoton, andere Anthyllion[1)], Alsine, Myortochon, Myrtosplenon, die Römer Muris auricula[2)], die Afrikaner Labotholabath] hat die Namen von der Ähnlichkeit der Blätter mit Mäuseohren, Alsine[3)] heißt es, weil es schattige und buschige Haine liebt. Es ist ein Kraut wie die Ackerwinde, aber niedriger und kleinblätteriger und nicht behaart. Es hat kühlende Kraft und ist als Umschlag mit Graupen ein gutes Mittel bei Augenentzündungen, sein Saft wird bei Ohrenleiden eingetröpfelt [und überhaupt leistet es dasselbe wie die Ackerwinde].

Dos andere Mauseohr – Einige nennen es Myosotis – entwickelt mehrere Stengel aus einer Wurzel, unten sind sie rötlich und hohl, die Blätter sind länglich und schmal und haben eine erhabene schwärzliche Rippe, dabei entstehen je zwei in Abständen, sie laufen in eine Spitze aus. Aus den Achseln entspringen zarte Stengelchen, auf denen bläuliche kleine Blüten sitzen, wie die des Gauchheils. Die Wurzel ist fingerdick und hat viele Nebenwurzeln. Im Ganzen ist das Kräutchen der Hirschzunge ähnlich, zarter aber und kleiner. Die Wurzel als Umschlag heilt Aegilopie. Einige nennen die Ackerwinde auch Mauseohr.

1) Blümchen. 2) Das Öhrchen der Maus. 3) Von ἀλσός, Hain; in allen Codices und Ausgaben steht statt ἀλσώδεις, buschig, ἀμμώδεις, sandig, nach Oribasios und Saracenus hat SPRENGEL die erstere Lesart vorgezogen, sie entspricht auch mehr dem Namen Alsine.

Die erste Pflanze ist *Parietaria cretica* L. (Urticaceae), **Kretisches Glaskraut**, welches früher in den Officinen geführt wurde, die andere nach FRAAS *Asperugo procumbens* L. (Asperifoliaceae), **Rauhhaar**, nach SPRENGEL *Myosotis palustris* L., **Sumpf-Vergißmeinnicht**.

Cap. 215. **Περὶ Ἰσάτιδος. Waid.** Der Waid [der gebaute. Einige nennen ihn Augion, andere Egne, die Propheten Arusion, die Römer Ruta], welchen die Färber gebrauchen, hat ein Blatt wie der Wegerich, aber fetter und auch dunkler, und einen über eine Elle hohen Stengel. Die Blätter vermögen als Umschlag jedes Ödem und Geschwür zu zerteilen, blutige Wunden zu verkleben, Blutflüsse zu stellen, fressende und kriechende Geschwüre sowie roseartige Entzündungen und faulige Geschwüre zu heilen.

Isatis tinctoria L. (Cruciferae), **Waid**.

Cap. 216. **Περὶ Ἰσάτιδος ἀγρίας. Wilder Waid.** Der wilde Waid [einige nennen ihn kleine Egne, die Römer Ruta minor] ist dem vorigen ähnlich, hat größere, dem Lattich ähnelnde Blätter, aber zartere, vielzweigige, rötliche Stengel, welche an der Spitze eine Art zungenförmiger herabhängender Säckchen in großer Anzahl haben, in denen der Same sich befindet. Die Blüte ist hochgelb, zart. Er wirkt gegen dasselbe, wie der vorige, hilft auch innerlich und äußerlich angewandt den Milzkranken.

[Es muß bemerkt werden, daß die Angaben über den Waid fehlerhaft sind; denn auch der gebaute hat eine hochgelbe Blüte, zartere und vielzweigige Stengel und auch an der Spitze die zungenförmigen Säckchen, in denen der Same sich befindet. Von diesen wird der Same eingeschlossen, schwarz, gleich dem Melanthion. Ferner hat er einen über zwei Ellen hohen, nicht aber einen über eine Elle hohen Stengel.

Der wilde Waid treibt dunklere Blätter als dieser, einen kleineren und dickeren Stengel, eine purpurfarbige oder blaue Blüte und eine kreuzförmige[1] rauhe Frucht, in welcher der Same durch fünf gleiche kleine Blättchen gewissennassen aus einander gehalten wird.]

[1] Die Schötchen sind länglich keilförmig, auf beiden Flächen gekielt.

D. kennt zwei Arten Waid, ebenso nennt Plinius XX 59 einen in den Wäldern wild wachsenden und einen, den die Färber gebrauchen. Man unterscheidet sie wohl als *Isatis tinctoria* und *I. silvestris,* indessen sind es wohl nur Varietäten einer und derselben Art.

Der letzte Satz des in Klammern befindlichen Absatzes enthält eine offenbar falsche Ansicht; denn der Waid hat herabhängende einfächerige Schötchen mit nur einem hellen Samen; die Worte ἐν ᾧ τὸ οπέρμα φυλλαρίοις μικροῖς ἀνὰ πέντε ἴσοις οἱονεὶ διειλημμένον müßten auf eine fünffächerige Schote bezogen werden.

Früher wurden die Blätter des Waid viel angewandt, jetzt dient die Pflanze nur zur Herstellung des Indigo.

Cap. 217. **Περὶ Τηλεφίου. Wachsblume.** Das Telephion [einige nennen es wildes Immergrün, andere auch dieses wilden Portulak, die Römer Illecebra, die Ägypter Anot, die Afrikaner Atiertopuris], dieses gleicht sowohl nach den Blättern als auch nach dem Stengel dem Portulak. Es hat zwei Achseln an jedem Knoten der Blätter[1], aus denen sechs bis sieben Zweiglein hervorkommen, die aus der Wurzel sind voll von dicken, fleischigen und schlüpfrigen Blättern. Die Blüten sind weiß[2]. Es wächst im Frühjahr in Weinbergen und an bebauten Stellen. Als Umschlag heilen die Blätter binnen sechs Stunden weiße Flecken auf den Nägeln, danach muß aber ungeröstetes Gerstenschrot angewandt werden. Mit Essig in der Sonne eingeschmiert entfernen sie weiße Flecken auf der Haut, später, wenn sie trocken geworden sind, muß man sie ab wischen.

[1] Die Stengelblätter sind ohrförmig-stengelumfassend. [2] In einigen Codices gelb, μήλινα, woher vielleicht der Name.

Cerinthe aspera L. (Asperifoliaceae), **Rauhe Wachsblume.**

Drittes Buch

In den früheren Büchern, teuerster Areios, haben wir von den Gewürzen, Salben, Ölen, Bäumen und den von letzteren abstammenden Früchten und Ausscheidungen, ferner von den Tieren, Getreidearten, Gemüsen und den mit einer Schärfe begabten Kräutern gehandelt. In diesem, dem dritten nuu werden wir die Besprechung der Wurzeln, Säfte, Kräuter und Samen, welche sowohl dem gewöhnlichen als auch dem arzneilichen Gebrauche dienen, verfolgen.

Cap. 1. **Περὶ Ἀγαρίκου. Lärchenschwamm.** Das Agarikon wird für eine Wurzel gehalten, ähnlich der des Silphion[1)], es ist aber nicht dicht an der Oberfläche wie das Silphion, sondern durchweg locker. Es gibt aber davon ein männliches und ein weibliches. Das weibliche unterscheidet sich dadurch, daß es innen gerade Fasern[2)] hat; das männliche dagegen ist rund und durchweg fest gefügt. Der Geschmack ist bei beiden gleich, nämlich anfangs süßlich, hernach bitterlich auftretend. Es wächst zu Agaria in Sarmatien[3)]. Einige behaupten, es sei die Wurzel einer Pflanze, andere, es wachse aus faulenden Baumstümpfen, wie die Pilze. Es wächst aber sowohl in Galatien in Asien als auch in Kilikien auf den Zedern[4)], ist leicht zerbrechlich und weich. Seiner Kraft nach ist es adstringierend, erwärmend, es wirkt bei Leibschneiden und Unverdaulichkeit, bei inneren Rupturen und Sturzverletzungen. In der Gabe von 2 Obolen wird es denen, die fieberfrei sind, mit Honigwein, den Fiebernden mit Honigmeth gereicht. Auch bei Leberleiden, Asthma, Gelbsucht, Dysenterie, Milzleiden, Harnverhaltung, Gebärmutterleiden und hässlicher (Haut-)Farbe wird es zu je 1 Drachme gegeben, ferner den Phthisikern mit süßem Wein, den Milzsüchtigen mit Sauerhonig, auch den Magenkranken, indem es so gegessen oder getrunken wird, ohne daß ein Schlürftrunk noch dazu genommen wird, ebenso auch denen, die saures Aufstoßen haben. In der Gabe von 3 Obolen mit Wasser genommen stellt es den Blutauswurf, wirkt ferner bei Ischias-, Gelenkschmerzen und Epilepsie, wenn es mit Sauerhonig im gleichen Gewicht genommen wird. Weiterhin befördert es die Menstruation und wird auch im gleichen Gewicht mit Erfolg den Frauen gegeben, welche an Aufblähen der Gebärmutter leiden. Es hält die Fieberschauer zurück, wenn es vor dem Eintritt gereicht wird, ln Honigmeth zu 1 bis 2 Drachmen genommen reinigt es den Bauch; ferner ist es in der Gabe von 1 Drachme mit Mischtrank genommen ein Gegenmittel gegen tödliche Gifte, hilft auch im Gewicht von 3 Obolen mit Wein getrunken gegen Schlangenbisse und -Stiche. Überhaupt ist es gegen alle innerlichen Leiden dienlich, wenn es mit Berücksichtigung der Wirkung und des Alters (des Patienten) gegeben wird, den Einen mit Wasser, den anderen mit Wein, mit Sauerhonig oder mit Honigmeth.

[1)] Siehe Cap. 84. [2)] Es besteht aus verschiedenen Fadenzellen, Hyphen, welche von schichtweise übereinander stehenden Röhren durchzogen sind. Auf dem Längsschnitte erscheinen sie wie Fasern. [3)] Die Sarmaten oder Sauromaten erscheinen zuerst bei Herodot in ihren Wohnsitzen östlich vom Don, später überschritten sie den Fluß und setzten sich im heutigen europäischen Rußland fest. [4)] κέδρος, Kedros, ist bei D. der Wachholder, hier hat er jedenfalls nach Berichten geschrieben, in denen die Lärche als Zeder bezeichnet ist.

Boletus Laricis Jacq., *Polyporus officinalis* Fries, *Agaricus albus* (Fungi, Hymenomycetes), **Lärchenschwamm**.

Er enthält hauptsächlich Harz und darin als wesentlichen Bestandteil das **Agaricin**, ein weißes Pulver von schwachem Geruch und Geschmack mit schweißbeschränkender Wirkung, während der Pilz selbst zugleich abführend wirkt. Die Anwendung des Lärchenschwammes ist eine sehr beschränkte geworden.

Cap. 2. **Περὶ Ῥᾶ. Rhapontik.** Die Rha, einige nennnen sie Rheon [Andere Rhian, die Römer Rhaponticum], wächst in den Gegenden jenseits des Bosporus, woher sie auch gebracht wird. Die Wurzel ist außen schwarz, dem großen Kentaurion ähnlich, allerdings kleiner und innen röter, geruchlos, locker und etwas leicht. Für die beste gilt die, welche frei von Wurmfrass ist, einen klebrigen und zugleich schwach adstringierenden Geschmack und beim Kauen etwas blaße und gelbliche Farbe hat. Genossen wirkt sie gegen Aufblähen des Magens, gegen Schlaffheit, jeglichen Schmerz, Krämpfe, Milz-, Leber- und Nierenkrankheiten, Leibschneiden, Brust- und Blasenbeschwerden, Spannung des Unterleibes und Gebärmutterleiden, gegen Ischias, Blutspeien, Asthma, Schlucken, Dysenterie, Magenleiden, periodische Fieber und Bisse giftiger Tiere. Man gibt sie ähnlich wie Lärchenschwamm gegen die einzelnen Leiden unter Anwendung desselben Gewichtes und derselben Flüssigkeiten, mit Honigwein den Fieberfreien, mit Honigmeth den Fiebernden, den Phthisikern mit süßem Wein, den Milzkranken mit Sauerhonig. Mit Essig aufgestrichen entfernt sie blutunterlaufene Stellen und Flechten, mit Wasser umgeschlagen verteilt sie alle alten Geschwülste. Obenan steht ihre adstringierende, mit gelinder Wärme verbundene Wirkung.

Rheum Rhaponticum L. (Polygonaceae). **Rhapontik, Pontische Rhabarber.** Theophrast kennt die Pflanze nicht, Plinius XXVII 128 nennt sie Rhacoma und beschreibt sie übereinstimmend mit D.

Den Namen hat sie vom Flusse Rha (Wolga), an dessen Ufern sie zuerst gefunden wurde, das Rhaponticum deutet auf ihre Herkunft aus oder jenseits vom Pontus, aus den Ländern der Barbaren, **Rha barbarum.**

Um die Zeit des Mesue, als der Handel der Araber in Blüte war, kannte man schon eine aus der Nähe Chinas kommende, stark abführende Wurzel, man behielt anfangs beide Namen gleichbedeutend bei, als später im 11. Jahrh. China als die Heimat der echten Rhabarber (*Rheum palmatum, Rh. undulatum* L., *Rh. officinale* Baill.) bekannt wurde, erhielt diese von den späteren griechischen Schriftstellern (Steplianos, Magnetes, Nicolaus Myrepsos) die Bezeichnung **Rhabarber.**

Die Rhapontik hat eine rübenförmige 5–15 cm lange und etwa 2 cm dicke, tieflängsrunzelige Wurzel, innen rötlichweiß und markig. Der Geruch ist wie bei der echten Rhabarber eigentümlich, nur schwächer, der Geschmack bitterherb und mehr schleimig; sie färbt den Speichel gelb und knirscht wenig oder gar nicht zwischen den Zähnen, weil sie weniger Oxalate enthält als die echte.

Ihre Bestandteile sind hauptsächlich **Chrysophan** und das diesem nahestehende **Emodin.**

Sie wird nur noch in der Tierheilkunde gebraucht.

Cap. 3. **Περὶ Γεντιανῆς. Enzian.** Der Enzian [einige nennen ihn Kentaurioswurzel[1)], andere gallische Aloë, Narke, Cheironion[1)], die Dardaner[2)] Aloïtis, die Römer Genus, Cicendia, auch Cyminalis] soll seine erste Auffindung Gentis, einem Könige von Illyrien verdanken, von dem er auch den Namen erhalten hat. Seine Wurzelblätter sind denen des Nußbaumes oder des großen Wegerichs ähnlich, rötlich. Die am mittleren und besonders am oberen Teile des Stengels befindlichen sind leicht eingeschnitten. Der Stengel ist hohl, zart, fingerdick, zwei Ellen hoch, durch Knoten abgeteilt und trägt in größeren Abständen die Blätter. Er hat einen platten, leichten, spreuartigen, dem der Bärenklau ähnelnden Samen in einer Kapsel[3)], eine große, der großen Osterluzei ähnliche, dicke und bittere Wurzel. Er steht auf den höchsten Bergrücken und an schattigen und wasserreichen Stellen. Die Wurzel hat erwärmende, adstringirende Kraft, hilft auch in der Menge von 2 Drachmen mit Pfeffer, Raute und Wein genossen gegen den Biß giftiger Tiere, vom Saft tut es 1 Drachme; ferner gegen Seitenschmerzen, bei Sturzverletzungen, inneren Rupturen und Krämpfen. Mit Wasser getrunken ist sie Leber- und Magenkranken heilsam. Als Kollyrion eingelegt treibt sie den Embryo aus. Wie das Lykion aufgelegt ist sie ein Wundmittel, auch ein Heilmittel bei fistelartig hinkriechenden fressenden Geschwüren, vorzüglich der ausgezogene Saft, auch als Salbe bei Augenentzündungen. Der Saft wird ferner den scharfen Kollyrien statt Mohnsaft zugemischt. Die Wurzel entfernt auch weiße Flecken. Der Saft wird daraus gewonnen, indem sie zerstoßen und fünf Tage mit Wasser mazeriert wird; dann wird sie in dem Wasser gekocht, bis die Wurzeln hervorragen und nach dem Erkalten das Wasser durch ein leinenes Tuch abcoliert; es wird dann bis zur Honigkonsistenz eingekocht und in einem irdenen Topfe aufbewahrt.

[1] Cheiron, einer der Kentauren, Erzieher des Asklepios, war nach HOMER ein ausgezeichneter Wundarzt, nach diesem dürfte die Wurzel genannt sein. [2] ἐν κάλυξι. in Kelchen.

Auffallend sind bei der Beschreibung der Pflanze des D. die leicht eingeschnittenen (ἐσχισμένα μικρῶς) Blätter; sie sind bei allen Enzianen ganzrandig, wohl ist der Kelch gezähnt.

Plinius XXV 71 vergleicht die Blätter mit denen der Esche, an Größe mit denen des Lattichs. Die Heimat der Pflanze scheint Illyrien zu sein.

Gentiana lutea L. (Gentiauaceae), **Gelber Enzian.**

Die Wurzel ist 60 cm lang und oben 4 cm dick, im frischen Zustande gelblichgrau, innen weiß, beim Trocknen wird die Oberfläche rotbraun, das innere Gewebe gelblichbraun; frisch liefert sie beim Pressen etwa 50% Saft. Es ist ein einfaches oder verzweigtes Rhizom mit ansehnlichen Nebenwurzeln. Sic enthält ein Glukosid. **Gentiopikrin** in farblosen bitteren, in Wasser und verdünntem Alkohol leicht löslichen Kristallen, dem sie auch den bitteren Geschmack verdankt, und **Gentianasäure**, in blaßgelben geruch- und geschmacklosen Nadeln, etwas ätherisches Öl und Schleim.

Die Enzianwurzel ist heute noch ein häufig angewandtes Bittermittel.

Cap. 4. **Περὶ Ἀριστολοχίας. Osterluzei.** Die Aristolochia hat ihren Namen daher, daß sie am besten den Wöchnerinnen helfen soll[1]. Es gibt eine runde, als weibliche bezeichnete, sie hat epheuähnliche Blätter, welche mit einer Schärfe verbunden wohlriechend sind, rundlich, weich, mit vielen Trieben aus einer Wurzel. Die Schößlinge sind länglich, die Blüten weiß, Hüten vergleichbar; in diesen befindet sich etwas Rothes[2] von widrigem Geruch.

(Cap. 5.) Die große Aristolochia wird die männliche genannt, auch Daktylitis[3] [von einigen Melokarpon[4], Teuxinon[5], von den Römern Herba Aristolochia], sie hat länglichere Blätter als die runde, zarte, etwa eine Spanne lange Zweige, eine purpurrote übelriechende Blüte, diese wird nach dem Verblühen der Birne ähnlich. Die Wurzel der runden ist rund, einer runden Rübe ähnlich, die der großen ist fingerdick, eine Spanne lang oder länger. Beide haben inwendig viel von der Farbe des Buchsbaumes, schmecken bitter und stinken.

(Cap. 6.) Es gibt auch eine dritte große, welche Klematitis heißt, sie hat zarte Zweige voll rundlicher Blätter, welche der kleinen Hauswurz ähnlich sind, Blüten denen der Raute ähnlich und größere zarte Wurzeln, welche eine dicke, wohlriechende Rinde haben und besonders den Salbenmischern zur Verdichtung der Salben dienen. Die runde wirkt gegen die übrigen Gifte, aber gegen Schlangen und tödliche Gifte wird die große im Gewicht von 1 Drachme mit Wein getrunken und als Umschlag gebraucht. Die gesammte in der Gebärmutter nach der Geburt befindliche Reinigung, sowie die Menstruation und den Embryo treibt sie aus, wenn sie mit Pfeifer und Myrrhe getrunken wird. Im Zäpfchen eingelegt bewirkt sie dasselbe. Auch die runde leistet dasselbe wie die vorgenannte. Außergewöhnlich aber hilft sie mit Wasser getrunken bei Asthma, Schlucken, Fieberfrost, Milzleiden, inneren Rupturen, Krämpfen, Seitenschmerzen. Ferner zieht sie als Kataplasma auch Splitter und Dornen aus und entfernt Knochenschuppen. Eiterige Geschwüre reißt sie ringsum ein und reinigt schmutzige Geschwüre; mit Iris und Honig füllt sie Cavernen aus und ist dem Zahnfleisch und den Zähnen gut. Die Klematitis scheint übrigens dasselbe zu leisten; in Betreff ihrer Kraft steht sie jedoch hinter den vorgenannten.

[Diese heißt auch Arariza[6)], Melekarpum[4)], Ephestios[7)], Lestitis, Pyxionyx[8)], Dardanos[9)], Iontitis[10)], die Gallier nennen sie Theximon, die Ägypter Sophoeph, die Sicilianer Chamaimelon, die Italer Terrae mala (Erdäpfel), die Dakier Bauernbeifuß. Sie wächst in bergigen, warmen und mittelmäßigen (ebenen), oder auch in rauhen und felsigen Gegenden. Bei scharfem Fieber wirkt sie so: Räuchere mit der Aristolochia auf Kohlen den Fieberkranken und das Fieber wird weichen. Wunden heilt sie als Umschlag. Mit Zyperngras, Drachenwurzsamen und Honig hilft sie bei Karzinomen in der Nase; mit Öl und Schweinefett zusammengekocht und eingerieben heilt sie Frostschauer. Auch der Rhizotom Krateuas und Gallos haben über sie dasselbe berichtet, auch daß sie bei Podagra sich heilsam erweise.]

[1)] ἄριστος, der beste; λοχοῖς, den Wöchnerinnen. [2)] Jedenfalls ist der rote Same gemeint. [3)] Fingerförmig. [4)] Von μῆλον, Apfel, und καρπός, Frucht, wegen der säuerlichen Wurzel, denn auf diese ist die Bezeichnung zu beziehen, wie aus den anderen Synoymen Terrae mala und Chamaimelon, von χαμαί, an der Erde, und μῆλον hervorgeht. [5)] Oder Texinon, von θῆξις, Schärfe, auf die Wirkung bezogen. [6)] Von ἄρος, Nutzen, lind ῥίξα, Wurzel. [7)] Einheimisch, am Herd, wo die Penaten, darunter auch das Bild der Diana, der Beschützerin der Gebärenden, standen; es könnte auch Ἐφέσιος, Ephesios, heißen, weil Diana zu Ephesus besonders verehrt wurde. [8)] Von der Ähnlichkeit der Farbe im Innern mit dem

Buchsbaum. [9] Dardanos war der Gründer von Troja, vielleicht wuchs sie dort viel oder besonders gut. [10] Von der dunklen Farbe der Blüte, wie ἴον, das Veilchen sie hat.

Der in Klammern stehende Absatz findet sich in der Aldina, in mehreren Codd. nicht.

Theophrast (Hist. pl. IX 15, 5 und 20, 4) kennt nur die runde Aristolochia, welche auf Bergen wächst, besonders auf dem Pelion in Thessalien und auf dem Parnass, ferner in Arkadien.

Bei Plinius XXV 95 finden wir vier Arten: 1. die mit runder Wurzel, 2. die mit vier Finger langen Wurzeln, 3. die Clematitis von der Stärke eines jungen Weinstockes, und 4. die Pistalochia mit vielen zarten haarförmigen Wurzeln.

D. beschreibt drei Arten. Die runde ist als *Aristolochia pallida* Willd. (Aristolochiaceae), **Blaße Osterluzei**, angesprochen, sie hat blasse Blüten und ist die häufigste; von den alten Ärzten wurde sie als Aristolochia rotunda angewandt und wird, wie Fraas erzählt, noch heute vom Volke, besonders wegen ihrer liebeerweckenden Eigenschaft, von den Frauen auch gegen Blutfluß gebraucht.

Die große des D. ist *Aristolochia parviflora* Sibth.; sie ist gleichfalls in Griechenland sehr häufig. Die dritte, Klematitis, ist als *Aristolochia* baetica L. (nach Sibth.) bestimmt, da die *A. Clematitis* im eigentlichen Hellas gar nicht vorkommt, auf jene auch der schwache, niederliegende Stengel besser paßt.

Manche Aristolochien bilden wahre Zierden der Gewächshäuser; medizinische Anwendung findet die Wurzel nicht mehr, außer der Schlangenwurz von *Aristol. Serpentaria* Bart.

Cap. 5 (7). **Περὶ Γλυκυῤῥίζης. Süßholz.** Die Glykyrrhiza [einige nennen sie Pontika[1], andere Glykeraton[2], Symphyton[3], Leontika[4], Glykyphyton[5], Skythion[6], Adipson[7], Sylithra, Libyestaso, Homoinomoios, Peenthaomoios, die Römer Radix dulcis[5]] ist ein kleiner Strauch[8] und hat zwei Ellen lange Zweige, um welche die Blätter dicht stehen, sie gleichen denen des Mastixbaumes, sind fettglänzend und klebrig anzufühlen. Die Blüte ist der der Hyacinthe ähnlich. Die Frucht ist von der Größe der Platanenfrucht, rauher, sie hat Hülsen wie die Linse, rot und klein. Die Wurzeln sind lang, buchsbaumfarbig wie beim Enzian, etwas herb, süß, sie werden zu Saft verarbeitet wie das Lykion. Der Saft wirkt gegen Rauheit der Luftröhre, man muß ihn aber unter die Zunge legen und zergehen lassen. Er ist auch ein gutes Mittel bei Magenbrennen, bei Brust- und Leberleiden, mit süßem Wein getrunken bei Blasenkrätze und Nierenleiden. Aufgelulscht löscht er den Durst; als Salbe ist er ein Wundmittel und gekaut ist er bei Mundkrankheiten zuträglich, die Abkochung der frischen Wurzel leistet dasselbe. Die trockene fein geriebene Wurzel ist beim Überwachsen der Nägel aufgestreut von guter Wirkung.

[1] Die beste wuchs nach Plinius XXII 24 in Pontus und Kilikien. [2] Das Herzerfreuende. [3] Dicht verwachsen, kann auf die Blätter und die Wurzel bezogen werden. [4] Die Leontika heißt auch Cacalia (Plin.). [5] Süße Pflanze. [6] Bei Theophrast (Hist. pl. IX 13, 2) heißt sie σκυθική oder γλυκεῖα, die skythische oder süße Wurzel, bei Plinius XXV 82 Scythice. [7] Die Durststillende. [8] C. nur θαμός, Strauch.

Glycyrrhisa glabra L. (Papilionaceae), **Glattes Süßholz.** *Glycyrrhiza echinata* L., **Stachelhülsiges Süßholz.** Die erste wird in den Mittelmeerländern, in Westasien bis Afghanisten gebaut, die andere ist die Stammpflanze des russischen Süßholzes.

Ein Strauch mit ausdauernder Wurzel und zahlreichen, weit in dem Boden horizontal kriechenden Ausläufern.

Hauptbestandteil der Wurzel ist das Glukosid **Glycyrrhizin, Glycyrrhizinsäure**, an Ammoniak oder Kalk gebunden.

Bei den Hippokratikern fand die Wurzel auffallender Weise nur äußerliche Verwendung.

Schon im Mittelalter wurde der griechische Name Glykyrrhiza, wie MATTHIOLUS angibt, in den Officinen in das barbarolatinische Liquiritia, das sich für die vielgebrauchte Wurzel bis auf den heutigen Tag erhalten, umgewandelt. Neben der Wurzel findet das aus ihr in den Produktionsländern hergestellte Extrakt, **Succus Liquiritiae**, viel Verwendung.

Cap. 6 (8). **Περὶ Κενταυρίου τοῦ μεγάλου. Großes Kentaurion.** Das große Kentaurion, welches einige Narke nennen [endere Limnesion[1], Marone[2], Pelethronion[3], Cheironias[4], Limnestis[1], die Propheten Blut des Herakles, die Römer Phierrei, Unefera, Phellerae[5]], hat Blätter denen des Nußbaumes ähnlich, länglich, grün wie Kohl, ihr Rand ist eingeschnitten wie eine Säge. Einen Stengel hat es wie der Ampfer, zwei bis drei Ellen hoch, mit vielen Nebenschüssen aus der Wurzel, an denen mohnähnliche, länglichrunde Köpfe sitzen. Die Blüte ist blau, die Frucht ähnlich der des Saflors, gleichsam eingehüllt von den wolligen Blüfchen. Die Wurzel ist dick, fest, schwer, an zwei Ellen lang, saftreich, scharf, zugleich etwas adstringierend und süßlich, rötlich; ebenso ist der Saft rot. Sie liebt fetten, gut besonnten Boden, Gehölze und Hügel. Sehr häufig ist sie in Lykien und im Peloponnes, in Elis, Arkadien und Messene, am Pholoë, Lykaion[6] und um Smyrna. Die Wurzel ist ein gutes Mittel bei inneren Rupturen, Krämpfen, Seitenstechen (Pleuritis), Atemnot, altem Husten und Blutauswurf; den Fieberfreien wird die Wurzel zu 2 Drachmen mit Wein, den Fiebernden mit Wasser gegeben. Sie dient gleichfalls gegen Leibschneiden und

Gebärmutterschmerzen. Sie befördert die Menstruation und treibt die Frucht aus, wenn sie geschabt und in Kollyrionform an die Gebärmutter gelegt wird. Der Saft leistet dasselbe. Sie ist auch ein Wundmittel, wenn sie frisch zerstoßen, trocken aber, wenn sie vorher angefeuchtet und dann zerstoßen wird; denn sie verbindet und verklebt. Auch das gekochte Fleisch bindet sie, wenn man sie zerstößt und mitkocht. Die, welche in Lykien ihren Saft auspressen, wenden ihn statt des Lykions an. [Sie ist aber auch als Panacee gerühmt, da sie als Allheilmittel alle von Entzündung begleiteten Leiden beschwichtigt und sowohl Stoßwunden als auch in der Injektion Harnzwang und Steinschmerzen heilt. Sie wird gesammelt, wenn die Sonne aufgehen will, zur heiligen Stunde, wo alles in Erfüllung geht.]

1) Vom Standorte an Seen, λίμνησι, wo eie aber nicht steht. 2) Vom Berge Maronia in Thrakien. 3) Von dem Berge Pelethron in Thessalien. 4) Vom Kentauren Cheiron, der durch sie geheilt sein soll. 5) Fel terrae?, Erdgalle, geht auf die Bitterkeit der Wurzel. 6) Berge in Arkadien.

Theophrast (Hist. pl. III 3, 6; IV 5, 1) sagt vom Kentaurion, daß es am einen Standorte fruchtbar, am anderen steril sei, aber viel Kälte ertragen könne. Er rechnet (l. c. IX 9, 7) es zu denjenigen Pflanzen, welche von den Pharmakopolen und Rhizotomen mit allerlei Hokuspokus gesammelt wurden. So mußte man sich beim Graben des Kentaurion vor dem Falken hüten, um mit heiler Haut davon zu kommen. Er nennt (l. c. IX 1, 1) den Saft blutrot, αἱματώδης, D. rot, ἐροθρός.

Die spätmittelalterlichen Schriftsteller sind sich über die Pflanze nicht einig, die einen halten sie für *Scabiosa alpina maxima*, die anderen für *Inula Helenium*, die meisten für *Centaurea Rhaponticum*, Rübendistel. Sie haben mehrere Varietäten beschrieben, so Centaurium majus folio Juglandis; Cent. maj. alterum folio integro; Cent, majus, Rha capitatum folio Enulae, subtus hirsuto et incano; Cent. sive Rhaponticum alterum angustiore folio.

Centaurea Centaurium L. (Compositae), **Centaurenkraut, Großes Goldkörbchen**. Auf den Bergen der südlichen Alpen und den Gebirgen Italiens wächst es wild, es hat eine gewürzige bittere Wurzel, welche früher als Radix Centaur. maj. gebraucht wurde.

Cap. 7 (9). **Περὶ Κενταυρίου τοῦ μικροῦ. Kleines Kentaurion.** Das kleine und zarte Kentaurion, welches einige Limnesion (Limnaion, Libadion)[1] nennen, weil es feuchte Gegenden liebt [einige nennen es Helleborites[2], andere Amarantos[3], Blut des Herakles, die Römer Febrifugia[4], auch Aura multiradix[5], die Dakier Tulbela], ist ein dem Hartheu oder Dosten ähnliches Kraut und hat einen über eine Spanne hingen kantigen Stengel, aus rot purpurfarbige, der Nelke ähnliche Blüten, kleine, längliche, der Raute ähnliche Blätter. Die Samen sind dem Weizen ähnlich. Die Wurzel ist klein, nutzlos, glatt, beim Kosten hat sie Bitterkeit. Grün gestoßen verklebt sie (die Pflanze)[6] als Umschlag Wunden, reinigt alte Geschwüre und vernarbt sie. Gekocht und genossen führt sie die galligen und dicken Säfte durch den Stuhlgang ab. Ihre Abkochung ist als Klystier bei Ischias angebracht, da sie das Blut abführt und Erleichterung verschafft. Der Saft ist zu Augenmitteln gut zu gebrauchen, da er mit Honig die Verdunkelungen auf der Pupille vertreibt. Im Zäpfchen befördert er die Menstruation und treibt den Embryo aus; getrunken aber ist er ein spezifisches Mittel bei Nervenleiden. Zur Saftbereitung wird die Pflanze, wenn sie Samen trägt, gesammelt und fünf Tage mit Wasser mazeriert, dann wird gekocht, bis das Kraut aus dem Wasser hervorragt. Wenn dieses erkaltet ist, wird es durch Leinen coliert und das Kraut ausgepreßt und (die Flüssigkeit) wieder bis zur Honigkonsistenz eingekocht. Einige zerstoßen die grüne samentragende Pflanze, pressen den Saft ab, geben ihn in ein ungepichtes irdenes Gefäß und dicken ihn unter beständigem Rühren mit einem Holzspatel in der Sonne ein, wobei sie das ringsum Angesetzte stets abschaben und mit der Flüssigkeit mischen; bei Nacht decken sie es vorsichtig zu, denn der Tau stellt sich dem Konsistentwerden der flüssigen Säfte hindernd entgegen. Was nun die Saftgewinnung aus den trockenen Wurzeln und Kräutern betrifft, so wird dieselbe durch Kochen bewirkt, wie beim Enzian; was den Saft der ausgepreßten frischen Rinden, Wurzeln und Kräuter angeht, so wird er in der Sonne eingeengt, wie angegeben ist. In dieser Weise auch wird bei der Thapsia, Mandragora und bei den unreifen Trauben verfahren; beim Lykion jedoch, beim Wermuth und bei der Hypokistis und den diesen ähnlichen Pflanzen wird der Saft durch Einkochen dargestellt, worüber die Anweisung oben gegeben ist.

[1] Bei Späteren bzw. Plinius. [2] Nieswurzähnlich, wegen der abführenden Wirkung. [3] Dasselbe ist auch ein Synonymon für *Gnaphalium Stoichas* L. (D. IV 57); es ist aber hier wohl auf die lange dauernde Blüte – unverwelklich – zu beziehen. [4] Das Fieber vertreibend. [5] Herba? multiradix, eine vielwurzelige Pflanze. [6] αὕτη, dieselbe; da D. vorher die Wurzel als ἄχρηστος, unbrauchbar, bezeichnet, so kann das Folgende nur auf die ganze Pflanze, βοτάνη, bezogen werden.

Diese Pflanze ist das andere Centaurium des Plinius XXV 68, mit dem Beinamen Lepton; er macht dann noch eine dritte Art, dio er Triorchis nennt, von Triorches, der Bussard, mit Bezug auf die oben angeführte Erzählung des Theophrast.

Erythraea Centaurium L. (Gentianaceae), **Tausendgüldenkraut.**

Hauptbestandteile derselben sind ein noch unbekannter Bitterstoff und **Erythrocentaurin**, eine farblose, kristallinische, am Lichte sich rot färbende Substanz.

Der Name Tausendgüldenkraut (von Centum ?) findet sich schon im Mittelalter für Centaurium majus, Erythraea heißt sie von der roten (ἐρυθρός) Blüte.

Sie ist heute noch ein beliebtes Bittermittel.

Cap. 8 (10). **Περὶ Χαμαιλέοντος λευκοῦ. Weißes Chamaileon.** Das weiße Chamaileon [einige nennen es Chrysiskeptron[1], andere Ixia, die Römer Carduus varinus (varius)[2], die Ägypter Epher, auch Ephthosephin]; man hat es Ixia genannt, weil auf seiner Wurzel in einigen Gegenden ein Gummi[3] sich findet, welches die Frauen statt des Mastix gebrauchen. Es hat Blätter wie die Mariendistel oder die bunte Distel, aber rauher, schärfer und kräftiger als beim schwarzen. Einen Stengel hat es nicht, sondern entwickelt aus der Mitte einen Dorn, ähnlich wie die Marien- oder die Golddistel. Die Blüten sind purpurfarbig und bilden gleichsam einen Haarkranz; die Frucht ist der des Saflors ähnlich; die Wurzel ist an fruchtbaren Hügeln dick, an steinigen aber dünner, im Innern weiß, etwas gewürzhaft, von durchdringendem Geruch, süß und treibt in der Menge eines Bechers getrunken den Bandwurm ab. Sie wird in herbem Wein mit Dostenabkochung genommen; auch Wassersüchtigen wird sie vorteilhaft zu 1 Drachme mit Wein gegeben, denn es macht sie dünner. Ferner wird ihre Abkochung gegen Harnverhaltung getrunken. Mit Wein genommen ist sie ein Mittel gegen den Biß giftiger Tiere. Hunde, Schweine und Mäuse tötet sie, wenn sie mit Graupen gemischt und mit Hydroleum angerührt wird.

[1] Goldszepter, wegen der gelben kopfförmigen Blüte. [2] Bunte Distel. [3] ἰξόν, Viscum.

Atractylis gummifera L. (Compositae), **Mastixdistel**.

Den Namen Atractylis soll sie erhalten haben, weil in der frühesten Zeit die Frauen sie als Spindel (ἀτρακτυλίς) gebrauchten.

Die kleine schiefe Wurzel entwickelt einen einzelnen rauhen Schaft mit dunkelgrünen, tiefgespaltenen, dornigen, sitzenden Blättern, und trägt, am oberen Ende zerteilt, an jedem Zweige ein von stacheligen Schuppen umgebenes gelbes Blütenköpfchen.

Die spätmittelalterlichen Schriftsteller nannten sie wilde Kardebenedikte.

Nach Plinius XXII 45 heißt die Pflanze Chamaeleon, weil sie die Farbe der Blätter nach dem Standorte wechselt; nach ihm scheidet sich auch das Gummi an den Blattachseln aus.

Sie findet sich jetzt in Griechenland selten wild.

Cap. 9 (11). **Περὶ Χαμαιλέοντος μέλανος. Schwarzes Chamaileon.** Das schwarze Chamaileon [einige nennen es Pankarpos[1], andere Ulophonos[2], Ixia, Kynomachos[3], Okimoeides[4], knidische Beere, Kynoxylon[5], die Römer Carduus nigra[6], auch Vernilago, die Ägypter

Sobel]; auch dieses gleicht in den Blättern der bunten Distel, sie sind jedoch kleiner, zarter und rot untermischt. Es entwickelt einen fingerdicken, eine Spanne langen, rötlichen Stengel, welcher eine Dolde trägt und dornige, zarte, hyacinthähnliche bunte Blüten. Die Wurzel ist dick, schwarz, fest, hie und da angefressen, auf dem Schnitte gelblich, beim Kauen beißend. Es wächst in trockenen und hügeligen Ebenen und in Meeresgegenden. Die fein gestoßene Wurzel, wenn sie mit etwas Kupfervitriol, Zedernöl und Fett gemischt ist, hat die Kraft, die Krätze zu vertreiben. Sie entfernt auch Flechten, wenn sie unter Zugabe von Schwefel und Asphalt mit Essig gekocht und aufgeschmiert wird. Als Mundspülwasser stillt die Abkochung derselben Zahnschmerzen. Mit gleichviel Pfeffer und Wachs als Salbe hilft sie bei kranken Zähnen. Auch werden die Zähne damit gebäht, indem sie in Essig gekocht und dieser daran gegossen wird. Wenn sie heiß mit einem Griffel an den leidenden Zahn gebracht wird, zerstört sie ihn. Mit Schwefel vertreibt sie Sonnenbrandflecken und weiße Flekken. Sie wird auch den Fäulnismitteln zugesetzt. Ferner beseitigt und heilt sie als Umschlag um sich fressende und bösartige Geschwüre. Sie wird aber Chamaileon genannt wegen der Buntfarbigkeit der Blätter; denn man findet dieselben sehr grün oder weißlich oder bläulich oder rot, je nach der Verschiedenheit des Standortes.

[1] Reich an Früchten, Samen. [2] Das Zahnfleisch tötend. [3] Hunde bezwingend, geht eher auf die vorige Art. [4] Dem Basilikon, ὤκιμον (nach Nikander an Geruch) ähnlich; D. nennt aber Okimoeides IV 28 auch die rauhe Nelke, *Silene gallica* L. [5] Hundeholz. [6] Schwarze Distel (D. wechselt häufig das Genus).

Carthamus corymbosus L. (Compositae), **Schirmsaflor**.

Cap. 10 (12). **Περὶ Κροκοδειλίου. Krokodeilion.** Das Krokodeilion ist dem schwarzen Chamaileon ähnlich; es wächst aber in waldigen Gegenden und hat eine lange [leichte, etwas breite[1]], scharfe Wurzel und einen kresseartigen Geruch. Die in Wasser gekochte und getrunkene Wurzel vermag starkes Nasenbluten zu erregen; sie wird auch Milzkranken als außerordentlich wirksam gegeben.

[1] Die eingeklammerten Worte finden sich nicht im C. u. N. und bei Oribasius.

Carduus pycnocephalus L. (Compositae), **Dichtköpfige Distel**.

Cap. 11 (13). **Περὶ Διψάκου. Karde**. Der Dipsakos [einige nennen ihn Krokodeilion, andere Chameileon, Onokardion[1], Bad der Aphrodite, die Römer Bad der Venus[2], auch Venusdistel, die Ägypter Seseneor, auch Cheir oder Meleta, die Dakier Skiare], auch dieser gehört zu den stacheligen Gewächsen. Er hat einen hohen, stacheligen Stengel und stengelumfassende, denen des Lattichs ähnliche Blätter, zwei an jedem Knoten, länglich und selbst auch stachelig, die eine Art Buckel mitten auf dem Rücken haben, welche innen und außen mit Stacheln besetzt sind; um die Knoten bilden die Blätter Höhlungen, wie um das Thau- und Regenwasser zu sammeln, woher er auch den Namen hat[3]. An der Spitze des Stengels hat er an einzelnen Ästchen einen igelähnlichen, länglichen, stacheligen Kopf, getrocknet erscheint er weiß. Der gespaltene Kopf hat in der Mitte des Inneren Würmer[4]. Seine Wurzel mit Wein gekocht und gestoßen, so daß sie die Konsistenz von Wachssalbe annimmt, heilt, hineingelegt, Risse am After und Fisteln. Man muß aber das Mittel in einer ehernen Büchse aufbewahren. Dasselbe soll auch ein Heilmittel für gewöhnliche und gestielte Warzen sein. Die Würmer des Kopfes, in ein Säckchen gegeben und um den Hals oder Arm gebunden, sollen das viertägige Fieber heilen.

[1] Eselskarde, vielleicht von der weißlichen Farbe. [2] Von dem Wasser, welches sich in den durch die Blattstellung am Stengel gebildeten löffelartigen Höhlungen sammelt. [3] δίψακος, Dipsakos, durstleidend. [4] Die Larven eines Käfers, vielleicht von *Cassida rubiginosa* L. (Chrysomelidae), Rostigroter Schildkäfer, welcher besonders auf Distelarten lebt.

Plinius XXVII 71 nennt die Pflanze Dipsakos, an anderer Stelle XXV 171 hat er Labrum Venereum, in welcher der auch von D. erwähnte Wurm sitzt, beide werden wohl identisch sein.

Dipsacus silvestris L. (Compositae), **Wilde Karde.**

Die Köpfe dienen zum Anrauhen des Tuches, wozu die Alten wahrscheinlich nicht diese, sondern Igelfelle benutzt haben.

Cap. 12 (14). **Περὶ Ἀκάνθας λευκῆς. Weiß Akantha.** Die weiße Akantha [einige nennen sie wilde Artischocke, andere Donakitis[1], Erysiskeptron[2], die Römer Spina alba aut regia (weiße oder königliche Dornstaude), auch Carduus rhamptaria] wächst in bergigen und waldigen Gegenden, hat Blätter ähnlich denen des weißen Chamaileon, aber schmaler und weißer, etwas rauh, dornig, einen Stengel über zwei Ellen hoch, daumendick und auch dicker, weißlich, inwendig hohl. An seiner Spitze befindet sich ein stacheliger, dem Seeigel ähnlicher Kopf, aber kleiner und länglich. Die Blüte ist purpurfarben, der Same darin wie der des Saflors, aber runder. Ihre Wurzel, getrunken, ist bei Blutspeien, Magen- und Leibschmerzen wirksam, sie treibt den Urin und wird auch bei Ödemen als Umschlag gebraucht. Ihre Abkochung lindert als Mundspülwasser Zahnschmerzen, der Same aber hilft getrunken bei Krämpfen der Kinder und bei Schlangenbissen. Man sagt auch, daß er als Amulett umgebunden wilde Tiere verscheuche.

[1] Von Rohr, auf den hohlen Stengel bezogen. [2] Goldszepter.

Cnicius ferox L. (Compoeitae), **Hohe Bergdistel.**

Einige haben *Cnicus acarna* L., die weiße Distel, hierher gezogen, allein der hohe hohle Stengel, das weiße Aussehen, die igelähnlichen Blütenköpfe, sowie das vorzugsweise Vorkommen auf hohen Bergen passen am besten auf *Cn. ferox*, zumal die andere eine Pflanze der Ebene ist.

Cap. 13 (15). **Περὶ Ἀκάνθης ἀραβικῆς. Arabische Akantha.** Die arabische Akantha [einige nennen sie Akanthis, die Römer Spina] scheint ihrem Wesen nach ähnlich zu sein der weißen Akantha, sie ist adstringierend, und bei Fluß der Frauen, bei Blutauswurf, sowie bei den anderen Flüssen ist die Wurzel in ähnlicher Weise von guter Wirkung. Sie wächst in rauhen Gegenden.

Der arabische Dornstrauch ist nicht bestimmt. Plinius XXIV 107 wirft die Pflanze mit der Akazie, von der er XIII 62 geredet hat, zusammen. Die spätmittelalterlichen Schriftsteller haben verschiedene Distelarten hierher gezogen (vgl. Bauhin et Cherler, lib. XXV p. 70). *Onopordon arabicum* nach Sprengel?

Cap. 14 (16). **Περὶ Σκολύμου. Golddistel.** Der Skolymos [einige nennen ihn Pherusa, andere Pyrakantha, die Römer Stubulus, die Ägypter Chnus], hat die Blätter des Chamaileon und des genannten weißen Dornstrauches, aber dunkler und dicker. Er entwickelt einen langen blattreichen Stengel mit einem stacheligen Köpfchen. Die Wurzel darunter ist schwarz, dick; ihre Wirkung bewährt sich gegen den üblen Geruch der Achseln und des übrigen Körpers sowohl bei äußerlicher Anwendung, als auch wenn sie mit Wein gekocht und getrunken wird. Sie bewirkt Abscheidung von reichlichem und übelriechendem Urin; das Kraut, wenn es frisch ist, wird als Gemüse gekocht wie Spargel.

Scolymus maculatus L. (Compositae), **Bunte** oder **Golddistel**, deren junge Blätter noch heute gegessen werden.

Es wird auch *Cynara Scolymus* L., **Artischocke**, hierher gezogen, sie paßt aber schlecht, weil sie andere Blätter und einen karg beblätterten Stengel hat, auch werden von der Artischocke die jungen Blütenköpfe als Gemüse benutzt.

Cap. 15 (17). **Περὶ Ποτηρίου. Poterion.** Das Poterion – die Ionier nennen es Neuras, Einige Phrynion, andere Akidoton – ist ein großer Strauch mit langen, weichen, riemenartigen (biegsamen), zarten, denen des Traganth ähnlichen Zweigen. Die Blätter sind klein, abgerundet, der ganze Strauch wird von einem zarten und wolligen Flaum umgeben; er ist auch dornig, die Blüte ist klein, grünlich, die Frucht wohlschmeckend und scharf, aber ungebräuchlich. Es wächst in sandigen und hügeligen Gegenden. Die Wurzeln darunter sind zwei bis drei Ellen lang, fest und sehnig; dieselben scheiden, wenn sie über der Erde abgeschuitten werden, eine gummiähnliche Träne aus; gestoßen und umgeschlagen verkleben sie durchschnittene Sehnen, ebenso Wunden. Auch die Abkochung derselben ist als Trank bei (Nerven-) Sehnenleiden von guter Wirkung.

Plinius spricht an zwei Stellen vom Poterium, XXV 123 bezeichnet er es als Gegengift gegen giftige Frösche, XXVII 122 gibt er dieselbe Beschreibung wie D.

Die Meinungen der spätmittelalterlichen Schriftsteller über Poterium weichen sehr von einander ab. Cornarius hält es für *Prunus spinosa* L., **Schlehdorn**; Pena und Lobel für *Poterium spinosum* L. oder *Pimpinella spinosa*; Matthiolus und Clusius dagegen ziehen eine Astragalus-Art hierher. Clusius zeichnet und beschreibt die Pflanze. Es ist ein Strauch mit vielen biegsamen, weithin sich ausdehnenden weißlichen Zweigen, die in der Jugend flaumhaarig und mit langen weißgrauen Dornen besetzt sind. Die meisten Blätter sind zusammenhängend, geflügelt, klein, weißlich und kommen im Frühjahr in Zwischenräumen hervor. Die Hauptblattnerven laufen in einen Dorn aus, so daß die ganze Pflanze wie blattlos erscheint. Die Wurzel ist lang mit vielen Nebenwurzeln, außen schwarz, innen weiß, schleimig, süß. Eine Blüte sah Clusius an dem Exemplar in Marseille nicht, sie wurde als weiß geschildert, wohl aber sehr viele Hülsen (Bauh. et Cherl. XI p. 409).

Sprengel bestimmte es als *Astragalus Poterium* Pall. (Papilionaceae), darauf wird auch das Poterium des Plinius bezogen. Fraas fand die Pflanze nicht.

Cap. 16 (18). **Περὶ Ἀκανθίου. Eselsdistel.** Das Akanthion bat der weißen Akantha ähnliche Blätter, an der Spitze dornige Hervorragungen mit einem spinnengewebeartigen Überzuge, der gesammelt und über einander gelegt baumwollenartig wird; seine Wurzel und Blätter sind im Trank bei Opisthotonie heilsam.

Plinius XXIV 108 gibt an, daß die Blätter mit einem wolligen Überzuge versehen sind, welcher das Material zu Kleidern liefert.

Onopordon Acanthium L. (Compositae), **Eselsdistel, Krebsdistel, Weiße Wegedistel**, vielleicht auch *Onopordon illyric.* L., **Illyrische Wegedistel**. Früher war die Wurzel und das Kraut als Rad. et Herba Spinae albae seu Cardui tomentosi officinell. Die Samen geben ein fettes Öl, die Samenwolle wurde zum Polstern gebraucht.

Cap. 17 (19). **Περὶ Ἀκάνθης. Akantha.** Die Akantha oder Herpakantha – einige nennen sie Melamphyllon[1)], andere Paiderota[2)] [noch andere Akanthestopia[3)], Mamolaria, Kraipula] – wächst in Anlagen und an steinigen und feuchten Stellen. Sie hat viel breitere und längere Blätter als der Lattich, eingeschnitten wie die Rauke, dunkel, fettglänzend und glatt, einen glatten, zwei Ellen hohen, fingerdicken Stengel, welcher nach der Spitze zu in Abständen mit besonderen Blättchen, gleichwie mit dornigen Mulden, ringsum besetzt ist, aus denen die weiße Blüte hervorkommt. Der Same ist länglich, gelb, der Kopf aber thyrsosartig. Die Wurzeln darunter sind zäh, schleimig, rot, lang. Als Kataplasma dienen sie bei Brandwunden und Verrenkungen. Getrunken treiben sie den Harn und stellen den Durchfall. Von guter Wirkung sind sie bei Schwindsucht, inneren Rupturen und Krämpfen.

(Cap. 20.) Es gibt auch eine wilde Akantha [welche die Römer wilden Dornstrauch nennen], sie ist der bunten Distel ähnlich, stachelig, kürzer als die der Anlagen und Gärten. Ihre Wurzel wirkt gerade so wie die der vorher genannten Pflanze.

[1] Schwarzblatt, [2] Von παῖς und ἔρως. Kinderliebe, Wohlgefallen an der Milch- und Blutfarbe der Kinder. Es wurde im Tempel der Venus zu Sikyon in Achaja neben dem Akanthus eine Pflanze von ebensolcher Farbe, welche Paideros hieß, gepflegt. Sie wird von Sprengel auf eine Eichenart, *Quercus Gramuntia* L. oder *Quercus Ballota* Desf. bezogen. Plinius XIX 170 nennt das Caerefolium auch Paederos. [3] Die Zierpflanze Akantha.

Plinius kennt gleichfalls zwei Arten Acanthus; der eine ist glatt, mit breiten, langen Blättern, er wird als Einfassung um hohe Beete in den Ziergärten gepflanzt, die andere ist dornig, mit krausen Blättern. Die Blätter des ersteren wurden nach Vitruv. IV 1, 8 vom Bildhauer Kallimachos als Muster für Capitäle der korinthischen Säulen benutzt, wo wir sie noch heute finden.

Die erste Art ist *Acanthus mollis* L. (Acanthaceae), Weicher Akanth, mit dornenlosen Blättern, er wird häufig in Gärten gezogen, wächst auch hie und da wild (in Griechenland). Für die wilde Art wird von Sibtorp *Silybus syriacus* Gärtn., **Syrische Silberdistel**, eine auf den Inseln des griechischen Archipels häufig wachsende Composite, von Sprengel *Cirsium stellatum* All., **Sternkratzdistel**, von Fraas *Acanthus spinosus* L., **Stacheliger Akanth**, genommen.

Cap. 18 (21). **Περὶ Ἀνωνίδος. Hauhechel.** Die Anonis – einige nennen sie Ononis –, die Zweige sind eine Spanne lang und größer, strauchig, vielknotig mit vielen Achseln, die Köpfchen[1] sind rund, die Blätter klein und zart, sie ähneln denen der Raute oder des Wiesenklees und sind etwas rauh, (die Blüten) riechen nicht unangenehm, (die Hülsen)[2] sind wie die der Linse. Sie wird eingesalzen, bevor die Dornen hervorbrechen und schmeckt sehr angenehm. Die Zweige haben spitze, pfriemförmige, harte Dornen. Die Wurzel ist weiß, erwärmend, verdünnend, ihre Rinde mit Wein getrunken, treibt den Harn, zertrümmert den Stein und reißt Wundschorf ringsum auf. In

Essigwasser gekocht lindert sie als Mundspülwasser Zahnschmerzen. [Es wird versichert, daß ihre Abkochung Hämorrhoiden heile.]

[1] Darunter sind vielleicht die Blütenknospen zu verstehen. [2] Die eingeklammerten Worte sind augenscheinlich vom Herausgeber SPRENGEL hinzugesetzt, da nur so ein Sinn in den Satz kommt.

Ononis antiquorum L. (Papilionaceae), **Südliche Hauhechel**. Bei Theophrast heißt sie auch Ononis (Hist. pl. VI 5, 1, 3), auch wird αἰγίπυρος, Aigipyros (Hist. pl. II 8, 3) dafür genommen, wohl mit Rücksicht darauf, daß Anguillara (Semplic. p. 145) angibt, die Pflanze Ononis sei der Aigipyros des Krateuas.

Sie unterscheidet sich von Ononis spinosa durch völlige Kahlheit, großem Schlankheit der im Zickzack gebogenen Äste, durch viel längere und gepaarte Dornen, durch viel kleinere, verkehrt-eifürmige Blättchen und kleine Kronen.

Die Hauhecheln enthalten in der Wurzel ein in färb- und geruchlosen Nadeln kristallisierendes Alkaloid **Ononin**, welches in kaltem Wasser unlöslich ist, in heißem Wasser, Alkohol und Aether sich wenig löst.

Cap. 19 (22). **Περὶ Λευκακάνθης. Leukakantha.** Die Leukakantha [einige nennen sie Polygonaton, andere Phyllon, auch Ischias, die Römer Gniacardus, die Etrusker weißen Dornstrauch]; ihre Wurzel ist ähnlich der des Zyperngrases, bitter und kräftig[1], gekaut lindert sie Zahnschmerzen; ihre Abkochung mit Wein, zu 3 Bechern genommen, hilft bei chronischen Seitenschmerzen, bei Ischias, inneren Rupturen und Krämpfen. Und der Saft der Wurzel leistet getrunken dasselbe.

[1] ἰσχυρά, nach MATTHIOLUS besser ἰσχυρῶς, stark bitter.

SPRENGEL zieht gestützt auf Anguillara, der sie in Etrurien fand, *Cirsium tuberosum* All., **Knollige Kratzdistel**, hierher; nach FRAAS ist es *Centaurea dalmatica* L. (Compositae), **Dalmatische Flockenblume**; er fand sie, wenn auch nicht häufig, im ganzen Gebiete. Sie hat knollige büschelförmige Wurzeln.

Cap. 20 (23). **Περὶ Τραγακάνθης. Tragakantha.** Die Tragakanthwurzel ist breit und holzig und ragt aus der Erde hervor; aus ihr entspringen niedrige, kräftige, weithin sich ausbreitende Triebe, an denen viele kleine, zarte Blättchen sitzen, dazwischen, von den Blättern verborgen, weiße, kräftige, gerade Dornen. Tragakanth ist auch ein Gummi, welches über der angeschnittenen Wurzel sich sammelt. Den Vorzug verdient das durchscheinende, leichte, feine, reine und süßliche. Es hat eine dem Gummi gleiche, verklebende Kraft. Dasselbe wird zu Augenmitteln gebraucht, ferner mit Honig als Leckmittel gegen Husten, Rauheit der Luftröhre, Heiserkeit und gegen Nasenbluten. Man läßt es unter die Zunge gelegt zergehen, auch wird es zu 1 Drachme in süßem Wein gelöst gegen Nierenschmerz und bei Verletzung der

Blase getrunken, indem ihm gebranntes und gewaschenes Hirschhorn oder Spaltalaun zugemischt wird.

D. nennt die Mutterpflanze und das Gummi Tragakantha. Ebenso Theophrast (Hist. pl. IX 1, 3): »Gummi scheidet auch die Tragakantha aus, von der man früher glaubte, daß sie nur auf Kreta wachse, jetzt aber weiß man, daß sie auch in Achaja, auf dem Peloponnes und im asiatischen Medien wuchst.«

Die Stammpflanzen, Astragalus-Arten, sind bis 1 m hohe sehr ästige Sträucher mit holzigen zusammengeschobenen Stämmchen und Ästen mit fiederspaltigen Blättchen. Die Blattmittelrippen überdauern die Blättchen und wachsen zu derben, bis 3 cm langen Dornen aus, welche die ganze Pflanze dicht, besetzen. Die Blüten sitzen einzeln oder zu mehreren in den Blattachseln, die Hülsen sind klein, rund und einsamig.

Nach Flückiger (Pharmakognosie) sind es folgende Arten, welche Traganth liefern: *Astragalus adscendens* Boiss. et Hauskn., *A. leiocIados* Boiss., *A. brachycalyx* Fisch., silmmtlich in Persien, *A. gummifer* Labill., *A.microcephalus* Willd. in Kleinasien, *A. pycnoclados* Boiss. et Hauskn. in Westpersien, *A. stromatodes* Bunge in Nordsyrien, *A. kurdicus* Boiss. in Kurdistan, Aleppo und Klcinasien, *A. Parnassi* Boiss. var. *cyllenea* im Peloponnes. Der Traganth ist nicht ein Sekret, welches sich in besonderen Räumen der Pflanze sammelt und austritt, sondern es ist nach Tschirch ein Vergummungsprodukt des Markes und der Markstrahlen. Der Prozeß schreitet von innen nach außen im Stengel fort, bei trockener Witterung drängt sich das Gummi freiwillig oder durch gemachte Einschnitte nach außen. Die verschiedenen Formen desselben hängen von den Austrittsöffnungen, bzw. den Einschnitten ab; die beste Sorte ist der Blättertraganth in farblosen oder gelblichen halbmondförmigen Stücken, er kommt von Smyrna; der syrische Traganth ist mehr kugelig, der griechische faden- oder wurmförmig. Der Hauptbestandteil ist **Bassorin**.

Cap. 21 (24). **Περὶ Ἠρυγγίου. Mannstreu.** Das Eryngion [einige nennen es Erynge, andere Eryneris, Karyos[1)], Gorginion[2)], Hermion[3)], Origanon chlunion[4)], Myrakanthos[5)], Moly, die Ägypter Krobysos, die Propheten Sisertos, die Römer Capitulum Carduus[6)], auch Carterae, die Datier Sikupnoëx, die Spanier Kotukapeta, die Afrikaner Cherdan, Oreian chloen[7)], auch Chida] gehört zu den Dornsträuchern. Seine jungen Blätter werden in Salzlake eingemacht als Gemüse gebraucht; sie sind breit, rings herum rauh und haben einen würzigen Geschmack, aber bei fortschreitendem Wachstum werden sie an vielen Hervorragungen der Stengel zu Dornen. Von diesen aus gehen Zweige, welche an der Spitze runde Köpfchen tragen, die ringsum von sehr spitzen, festen Dornen sternförmig umgeben sind[8)]. Ihre Farbe ist grün oder blaß oder weiß, hie und da soll sie auch blau gefunden werden. Die Wurzel ist lang und breit, außen schwarz, innen weiß, fingerdick, dabei wohlriechend und gewürzig. Es wächst in ebenen und rauhen Gegenden. Es hat erwärmende Kraft, fördert getrunken den Harn und die Menstruation und vertreibt Leibschneiden und Blähungen. Mit Wein hilft es denen, die an der Leber leiden, die von giftigen Tieren gebissen sind und die tödliche Gifte genossen haben. Zumeist wird es mit Möhrensamen in der Menge von 1 Drachme getrunken. Wie man sagt, verteilt es (als Amulett) umgebunden und als Kataplasma Geschwülste. Die Wurzel desselben mit Honigmeth getrunken heilt Opisthotonie und Epilepsie.

[1)] Nuß. [2)] Vielleicht von der Ähnlichkeit der ausgebreiteten Hüllblätter mit den Haaren des Gorgohauptes. [3)] ἔρμα, spitzer Pfahl, Dorn. [4)] Wildeber-Dosten. [5)] Tnusenddorn. [6)] Distelköpfchen. [7)] Bergpflanze. [8)] Die fünfblätterige Blütenhülle ist dornig.

Der Beschreibung des D. nach können hier drei Arten Eryngium in Betracht kommen: *Eryngium viride* Link (Umbelliferae), **Grüne Mannstreu**, welche am häufigsten in Griechenland vorkommt; *E. campestre* L., **Feldmannstreu**, findet sich auch in Norditalien, von diesen beiden werden die ersten Wurzelblätter gegessen; und *E. maritimum* L., **Strandmannstreu**, welche der Meeresküste angehört. Sprengel zieht an erster Stelle *E. planum* Matth., **Flachblätterige** Mannstreu hierher. Früher waren Wurzel und Kraut als Rad. et Herba Eryngii vel Asteris inguinalis seu Capituli Martis seu Acus Veneris officinell.

Cap. 22 (25). **Περὶ Ἀλόης. Aloë.** Die Aloë [einige nennen sie Amphibion, andere Eryngion, Herminon, Tragokeros[1)], die Römer Aloa, die Barbaren Aloe] hat ein dem der Meerzwiebel ähnliches Blatt, dick, fett, umfänglich breit, zurückgebogen. An beiden Seiten haben die Blätter schiefe, entfernt stehende, gekürzte kleine Dornen. Sie entwikkelt einen dem Antheriskos ähnlichen Stengel, eine weiße Blüte und eine dem des Affodill ähnliche Frucht. Die ganze Pflanze hat einen durchdringenden Geruch und sehr bitteren Geschmack. Sie hat nur eine Wurzel, als wenn sie einen Pfahl zur Wurzel hätte. Am meisten wächst sie in Indien, woher auch der Saft bezogen wird; sie kommt aber auch in Arabien und Asien, sowie in einigen Meeresgegenden und Inseln vor, z. B. auf Andros, die aber zur Saftbereitung nicht gut zu verwenden ist, sie eignet sich jedoch zum Verkleben der Wunden, wenn sie fein gestoßen aufgestrichen wird. Es gibt zwei Arten Saft, der eine ist nämlich sandig, dieser scheint der Bodensatz des reinen zu sein, der andere ist leberfarben. Wähle aber die reine und unverfälschte (Aloe), die fette und steinchenfreie, glänzende, gelbliche, leicht zerreibliche, leberfarbene, welche leicht Feuchtigkeit anzieht und starke Bitterkeit besitzt; die schwarze aber und die schwer zu zerbrechende verwirf. Sie verfälschen sie mit Gummi, welches durch den

Geschmack, durch die Bitterkeit und durch die Stärke des Geruchs erkannt wird, ferner dadurch, daß sie sich, zwischen den Fingern zerrieben, nicht in feinste Körnchen zerteilen läßt. Einige mischen auch Akazie zu. Sie hat adstringierende [schlafmachende], austrocknende, den Körper verdichtende, den Bauch lösende, den Magen reinigende Kraft, wenn sie in der Menge von 2 Löffeln mit kaltem oder milchwarmem Wasser getrunken wird. Sie hält Blutauswurf zurück und wirkt, im Gewicht von 8 Obolen oder 1 Drachme mit Wasser getrunken, reinigend bei Gelbsucht. Mit Harz genossen, oder mit Wasser oder Honig gekocht und genommen löst sie den Bauch. Die Menge von 3 Drachmen reinigt gründlich. Mit anderen Abführmitteln gemischt bewirkt sie, daß diese den Magen weniger angreifen. Trocken aber aufgestreut verklebt sie Wunden, bringt Geschwüre zum Vernarben und besänftigt. Vornehmlich heilt sie Geschwüre an den Geschlechtsteilen und verklebt die eingerissene Vorhaut der Kinder. Mit süßem Wein gemischt heilt sie auch Feigwarzen und Risse. Sie hemmt die Blutflüsse aus den Hämorrhoiden, vernarbt Pterygien und entfernt mit Honig blutrünstige Stellen und Sugillationen unter den Augen. Sie bessert Augenkrätze und (lindert) das Jucken der Augenwinkel, ebenso Kopfschmerzen, wenn sie mit Essig und Rosensalbe auf die Stirn und die Schläfen gestrichen wird. Mit Wein hält sie den Ausfall der Haare auf. Gegen Mandel- und Zahnfleischentzündung und alle Mundkrankheiten ist sie mit Honig und Wein von guter Wirkung. Zu den Augenmitteln wird sie in einem reinen, heißen, irdenen Gefäße unter Umrühren mit einem Löffel erhitzt, bis sie gleichmäßig geröstet ist. Gewaschen wird sie aber, indem das Sandige als unbrauchbar abgesondert und das Fette und Feine genommen wird.

1) Mit Bockshörnern.

Als die Stammpflanze der Aloë des D. hat man *Aloë perfoliata seu vera* L. (Liliaceae), *Aloë vulgaris* (arabica) Lam. hierher gezogen, welche, in Afrika heimisch, von da nach Ost- und Westindien gewandert ist. Sie bildet einen Halbstrauch mit gelblichen, dunkelgelb oder grün gestreiften Blüten, nur *Aloë spicata* Thunbg., **Ährige Aloë**, hat weiße Blüten, die der anderen Arten sind rot.

Nach dem Periplus maris Erythr. p. 28 kam die Aloe von Kane an der Südküste Arabiens in den Handel.

Die Art der Saftgewinnung gibt D. nicht an. Die abgeschnittenen Blätter werden in eine mit Fellen ausgelegte Grube oder in einen Trog (Westindien) gestellt, der Saft fließt zufolge des Saftdruckes freiwillig aus und wird dann in Kesseln über Feuer – auf Sokotora in Häuten an der Sonne – eingetrocknet.

Man unterscheidet zwei Haupthandelssorten, die **glänzende**, *Aloë lucida*, und die **matte**, *Aloë hepatica*. Der Unterschied liegt in der Bereitungsweise, indem die glänzenden Aloë-Sorten unter Anwendung großer Hitze, bei welcher die Aloïnkristalle schmelzen, eingedampft wird. (Nach VAN DER WIELEN soll der Glanz der Aloë nicht von der Anwesenheit der Aloïnkristalle abhängen.)

Über die Stammpflanzen der Aloë sagt TSCHIRCH (Apoth.-Zeitg. Nr. 78, 1901): Die Cap-Aloë, welche allein in Deutschland, der Schweiz, Italien und Österreich officinell ist, stammt hauptsächlich von *Aloë ferox* Mill. ab; in den englisch redenden Ländern wird Barbados-Aloë von *Aloë vulgaris* Lam. (A. *vera* L.) und *Aloë chinensis* Bak. gebraucht neben Aloë socotrina.

Außer diesen Aloë-Sorten sind noch im Handel dio Jaferabad-Aloë von *Aloë abyssinica* Lam., welche in Indien hergestellt wird, die Natal-Aloë (?) und die Uganda-Aloë, welche aber nur eine andere Bezeichnung für Cap-Aloë sein soll.

Die Bestandteile der Aloë sind nach demselben Forscher **Aloïne**, und zwar 1. **Barbaloïn** (Th. und H. SMITH 1851), (**Socaloïn** [GROVES 1856] hält TSCHIRCH mit TILDEN für wesentlich identisch mit Barbaloïn), 2. **Capaloïn** (SMITH 1851), 3. **Nataloïn** (FLÜCKIGER 1871), ferner **Emodin**, **Nigrin**, ein Umwandlungsprodukt des Aloïns; es ensteht unter gewissen Bedingungen aus dem Emodin, **Aloëroth**, das Umwandlungsprodukt eines Aloins, aber nicht des Barbaloins und Capaloïns, und Harz, **Resinotannolester**, bei denen das Tannol an Paracumarsäure und Zimtsäure gebunden ist.

Die Aloë ist in kaltem Wasser teilweise, in heißem Wasser und in Alkohol vollständig löslich.

In kleinen Dosen wirkt sie tonisch und gelinde abführend, in größeren ist sie ein Drasticum.

Die ungewöhnlich großen Gaben des D., z. B. von 2 Löffeln = 7,2 g (das κοχλιάριον der Kleopatra war = 3 Skrupel, der Skrupel = 1,12 g), oder auch von einer Drachme = 3,4 g, lassen vermuten, daß die Aloë der Alten nicht identisch ist mit dem heutigen eingedickten Safte der Pflanzen. Auch muß man berücksichtigen, daß die alten Ärzte derartige Mittel nicht in fraktionierter Dosis, sondern nur einmal und dann kräftig gaben.

Cap. 23 (26). **Περὶ Αψινθίου. Wermuth.** Das Absinthion, das sehr bittere [die Ägypter nennen es Somi, die Römer Absinthium rusticum[1)]] ist ein bekanntes Kraut. Das beste davon ist das in Pontus und Kappadokien an dem Gebirge wachsende, welches der Taurus heißt. Es hat die Kraft, zu erwärmen, zu adstringieren, die Verdauung zu befördern, und Magen und Bauch von hineingedrungenen galligen Stoffen zu reinigen. Es treibt den Harn und verhindert, wenn es vorher genommen wird, den Rausch. Mit Sesel und keltischer Narde getrunken ist es ein gutes Mittel gegen Blähungen und Bauch- und Magenschmerzen, auch heilt der Aufguß oder die Abkochung davon Appetitlosigkeit und Gelbsucht, wenn sie täglich in der Gabe von 3 Bechern genommen werden. Getrunken sowohl wie auch mit Honig als Zäpfchen eingelegt befördert es die Katamenien. Mit Essig getrunken ist es ein gutes Mittel gegen die verderbliche Wirkung von (giftigen) Pilzen, mit Wein aber gegen Ixia[2)] und Schierling, gegen den Biß der Spitzmaus und den Meerdrachen. Gegen Schlundmuskelentzündung gibt es die beste Salbe mit Honig und Natron, gegen Epinyktiden mit Wasser, gegen Sugillationen unter den Augen mit Honig; gegen Stumpfsichtigkeit und eitel-flüssige Ohren wird es in gleicher Weise angewandt. Die Bähung mit einer Abkochung davon hilft bei Ohren- und Zahnschmerzen. Die Abkochung mit süßem Wein ist als Umschlag für sehr schmerzhafte Augen angebracht. Es wird auch als Umschlag gebraucht gegen Unterleibs-, gegen Leber- und Magenschmerzen, auch wenn sie chronische Leiden sind, zusammengemischt mit kyprischer Wachssalbe, beim Magen mit Rosensalbe. Auch den Wasser- und Milzsüchtigen bringt es Besserung, wenn ihm Feigen, Natron und Taumellolchmehl zugemischt werden. Es wird auch ein Wein daraus bereitet, der sogen. Wermuthwein, vorzüglich in der Propontis und in Thrakien, wo man ihn in den vorhin genannten Fällen bei Fieberfreiheit an wendet. Auch sonst trinken sie ihn im Sommer vorher (d. h. vor der Mahlzeit), indem sie glauben, daß er der Gesundheit zuträglich sei. Er (der Wermuth) scheint auch, in den Schränken aufgehängt, die Kleider vor Mottenfraß zu schützen und mit Öl zusammen als Salbe die Mücken abzuhalten, so daß sie den Körper nicht belästigen. Wird die Schreibtinte mit einem Aufguß desselben versetzt, so bewahrt es die Schriftstücke vor Mäusefrass. Der Saft des Absinths scheint aber dieselbe Wirkung auszuüben, außer daß wir ihn nicht zu Tränken für gut halten, da er dem Magen zuwider ist und Kopfschmerzen verursacht. Einige verfälschen den Saft durch Zumischung von eingekochtem Ölsatz.

[1] Bauern-Wermuth. [2] Der Wermuth wird als ein Gegenmittel gegen Ixia (Loranthus), das Synonym von Chamaileon album bezeichnet. Auch Scribonius Largus (um die Mitte des 1. Jahrh.) nennt in seinen Coposit. medicament. 192 die Ixia Chamaeleon und beschreibt dessen giftige Wirkungen; diese erstrecken sich bei D. (III 8) doch nur auf Munde, Schweine und Mäuse. Bei Theophrast (Hist. pl. III 7, 6 und III 16, 1) ist ἰξία, der ἰξός des D., der mit Vorliebe auf der Eiche wachsende Loranthus, an einzelnen Stellen auch die Mistel.

Plinius XXVII 45 behauptet, das Absinthium des Pontus sei viel bitterer, als das italische, habe aber ein süßes Mark und sei ein ausgezeichnetes Mastfutter für Schafe.

Artemisia Absinthium L. (Compositae-Anthemideae), **Absinth, Wermuth**.

Er scheint anfangs eine Kulturpflanze gewesen zu sein, ist dann aber über Pontus in Griechenland und Italien verwildert.

Der Hauptbestandteil des Wermuths ist neben etwas ätherischem Öl und anorganischen Salzen ein intensiv bitterer Stoff, das Absinthiin.

Er ist eine der besten Bitterpflanzen des heutigen Arzneikörpers.

Cap. 24 (27). **Περὶ Ἀψινθίου θαλασσίου. Seebeifuß.** Der Seebeifuß – einige nennen ihn auch Seriphon – wächst am meisten am Taurusgebirge in Kappadokien und zu Taphosiris in Ägypten, wo die Isispriester sich statt des Ölzweiges seiner bedienen. Es ist ein Kraut mit feinen Zweigen, ähnlich einem kleinen Eberreis, voll von kleinen Samen, etwas bitter, dem Magen nicht bekömmlich, von durchdringendem Geruch und mit einer gewissen Wärme adstringierend. Dieser für sich allein oder mit Reis gekocht und mit Honig genommen tötet Askariden und runde Würmer und treibt sie leicht aus. Mit eingekochtem Most oder mit Linsen gekocht leistet er dasselbe. Besonders ist es in Kappadokien ein Mastfutter für die Weideschafe.

Artemisia maritima L. (Compositae), **Seebeifuß**.

Cap. 25 (28). **Περὶ Ἀψινθίου Σαντονίου. Santoninbeifuß.** Es gibt noch eine dritte Art Absinthion, welche an den Alpen in Galatien wächst und in der Landessprache Santonion heißt, benannt nach dem Lande Santonis[1)], welches dasselbe hervorbringt. Es gleicht dem Wermuth, ist aber nicht so samenreich, etwas bitter, hat aber dieselbe Wirkung wie das Seriphon.

[1)] Santonis im aquitanischen Gallien, dem Lande zwischen den Pyrenäen und der Garonne, jetzt Charente inférieure.

Artemisia judaica L. (Compositae), **Jüdischer Beifuß**. Theophrast kennt weder die eine noch die andere der beiden letzten Pflanzen; bei Scribonius Largus (Comp. med. 141) kommt eine Sandonica herba vor, ob und inwieweit sie zu unserer Pflanze in Beziehung steht, ist nicht zu sagen.

Daß die heutige Bezeichnung **Santonin** von der Pflanze des D. abgeleitet ist, bedarf wohl keines Beweises, ob aber Artemisia maritima und judaica des D. identisch sind mit der Stammpflanze unserer Flores Cinae, muß eine offene Frage bleiben. Gerade so, wie die Droge früher bei uns Semen Cinae hieß, empfiehlt auch D. die zahlreichen kleinen Samen als Wurmmittel.

Die Stammpflanze der heutigen Flores Cinae ist *Artemisia mnritima* L., var. *A. Cina* Berg., *A. pauciflora* Weber, heimisch in den Steppengebieten Turkestans. Kahler und Alms stellten 1830 aus dem ätherischen Extrakte des Wurmsamens das **Santonin** dar, von dem kurz vor der Blüte 2–3% darin enthalten sind.

Cap. 26 (29). **Περὶ Ἀβροτόνου. Abrotonon.** Das Abrotonon [einige nennen es Abutonon, Absinthion, Herakleion[1)], Cholopoion[2)], Theluphtorion[3)], Absinthiomenon[4)], Prokampylon[5)], die Propheten Nerven des Phönix, auch Kynanchites, die Römer Absinthium ponticum[6)], andere auch Thelythamnon[7)], auch hübsche Neigung], eine Art desselben ist weiblich, ein baumartiger, weißlicher Strauch mit zart eingeschnittenen Blättern rings um die Zweige; an der Spitze trägt er eine Art goldfarbigen Schirm, voll von Blüten, der im Sommer sich bildet und einen etwas scharfen Wohlgeruch und bitteren Geschmack hat. Dieses scheint der sicilische zu sein. Die andere Art wird die männliche genannt, sie ist strauchig und hat dünne Zweige wie Wermuth. Sie wächst am meisten in Kappadokien und im asiatischen Galatien und bei Hieropolis in der Nähe von Syrien. Wird der Same von diesem (Abrotonon) gekocht, auch roh mit Wasser zerrieben, getrunken, so hilft er gegen Orthopnöe, innere Rupturen, Krämpfe, Ischias, Harnverhaltung und Zurückbleiben der Menstruation. Er ist, mit Wein getrunken, auch ein Gegengift gegen tödliche Gifte. Mit Öl gibt er eine Salbe gegen Frostschauer. Als Lagerstreu[8)] und als Räucherung angezündet verscheucht er die Schlangen, mit Wein genommen hilft er auch gegen ihre Bisse. Besonders ist er von guter Wirkung gegen Spinnen- und Skorpionstiche; ist auch ein Heilmittel bei Augenentzündungen, wenn er mit gekochten Quitten oder mit Brot aufgelegt wird. Mit rohem feinem Gerstenschrot gekocht zerteilt er Geschwülste, wird auch bei der Bereitung des Irisöls zugesetzt.

[1)] Bei Heraklea in Pontus sollte es in besonderer Güte wachsen. [2)] Galle erzeugend. [3)] Weiber mordend. [4)] Monatsbeifuß. [5)] Nach vorn gekrümmt, von den überhängenden Scheibenköpfchen. [6)] Pontischer Beifuß. [7)] Frauenstrauch. [8)] Wohl das Kraut mit dem Samen.

Auch Plinius XXI 160 unterscheidet zwei Arten, den weiblichen Strauch nennt er Habrotanum montanum, den männlichen H. campestre. Die spätmittelalterlichen Schriftsteller halten die erstere Pflanze teils für *Absinthium ponticum,* teils (MATTHIOLUS und CLUSIUS) für *Chamaecyparissus*; diesen stimmt SPRENGEL zu und erklärt sie für *Chamaecyparissus aquosus.* FRAAS dagegen zieht *Artemisia arborescens* L. (Compositae), **Beifußbäumchen** hierher. Die zweite Art ist *Artemisia Abrotanum* L., **Eberreis, Zarter Beifuß.**

Cap. 27 (30). **Περὶ Ὑσσώπου. Hyssopos.** Der Hyssopos [die Römer nennen ihn Hyssopus, auch Later oder Kassiola, die Ägypter Pesalem] ist eine bekannte Pflanze in zwei Arten; die eine ist die wildwachsende, die andere die in Gärten gebaute. Am besten ist die in Kilikien wachsende. Sie hat eine verdünnende, erwärmende Kraft. Mit Feigen, Wasser und Honig gekocht und getrunken ist sie ein gutes Mittel bei Lungenentzündung, Asthma, chronischem Husten, Katarrh und Orthopnöe. Sie tötet auch die Würmer; mit Honig als Leckmittel leistet sie dasselbe. Ihre Abkochung mit Sauerhonig getrunken führt den dicken Schleim durch den Bauch ab. Mit fein gestoßenen grünen

Feigen wird sie auch zum Reinigen des Bauches gegessen; kräftiger reinigt sie aber, wenn ihr Kresse oder Schwertlilie oder Rauke zugemischt wird. Sie bewirkt auch eine gute Farbe. Als Kataplasma mit Feigen und Natron dient sie gegen Milz- und Wassersucht, mit Wein gegen Entzündungen. Mit heißem Wasser aufgelegt verteilt sie Sugillationen unter den Augen, bei Schlundmuskelentzündung ist sie mit Feigenabkochung als Gurgelwasser das beste Mittel. Zahnschmerzen lindert sie mit Essig gekocht als Mundspülwasser. In der Räucherung hebt sie das Getöse in den Ohren.

Dem Hysop begegnen wir zuerst in der Bibel, wo er אֵזוֹב Esob heißt und zur symbolischen Reinigung diente (II. Mos. 12, 22; Psalm 50, 9), indem die Aussätzigen mittelst eines Hysopzweiges mit Blut besprengt und dadurch für rein erklärt wurden.

Weder bei D. noch bei Plinius finden wir eine Beschreibung der Pflanze, beide ziehen sie aber später zu Vergleichen heran; so hat das Origanon bei D. Blätter wie der Hysop, aber keine radförmige Dolde; Chrysokome, das Goldhaar, hat einen eberreisartigen Blütenstand wie der Hysop; die Onetis ist dem Hysop ähnlicher usw.

Dazu kommt, daß die Talmudisten Sampsuchum (sonst Majoran) mit Hysop übersetzen (Mischn. Tr. Schabb. 14 M. 3), ferner, daß nach Anguillara (Sempl. p. 196) Krateuas und ebenso der Nikander-Scholiast den Hysop als ähnlich dem Majoran bezeichnen. Fraas hat deshalb nach dem Vorgange von Sprengel *Origanum smyrnaeum* vel *syriacum* L. (Labiatae), **Smyrnäischer Dosten**, hierher gezogen. Lenz dagegen hält an *Hysopus officinalis* L. fest·, obwohl er in Griechenland nach Fraas, auch nicht in Kleinasien, Syrien vorkommt. Einige halten *Teucrium Pseudohyssopus* Schreb. für den Hysop der Alten.

Cap. 28 (31). **Περὶ Στοίχαδος. Stoichas.** Die Stoichas [einige nennen sie Synkliopa[1], andere Alkibiades, Pankration, Styphonia, die Ägypter Suphlo, die Propheten das Auge Pythons, die Römer Sciolebina] wächst auf den nächst Galatien, Marseille gegenüber gelegenen Inseln, welche die Stöchaden[2] heißen, woher sie auch den Namen erhalten hat. Es ist eine Pflanze mit dünnen Zweigen, hat Kraut wie der Thymian, jedoch großblätteriger und von scharfem, etwas bitterem Geschmack. Ihre Abkochung ist wie der Hysop bei Brustleiden von guter Wirkung. Sie wird auch mit Nutzen den Gegenmitteln zugemischt. [Sie öffnet und erleichtert die ganzen Eingeweide und überhaupt den Zustand des Körpers.[3]]

[1] Neben einander liegend, von der Lage der Inseln hergenonnnen. [2] Die Hyerischen Inseln an der Südküste von Frankreich. [3] Der eingeklammerte Satz wird als von Galen VIII p. 130 stammend, von Marcellus u. a. ad Notha verwiesen.

Lavandula Stoechas L. (Labiatae), **Ährenförmiger Lavendel**. Von diesem, in Südeuropa und Nordafrika wachsenden kleinen, sehr ästigen Strauche waren sonst die kurzen Blütenähren als Flores Stoechadis arabicae gebräuchlich.

Cap. 20 (32). **Περὶ Ὀριγάνου. Dosten.** Das herakleotische Origanon – einige nennen es Konila – hat ein Blatt wie der Hysop, aber keine radförmige Dolde, sondern sie ist wie eingeschnitten, und der Same an der Spitze der Zweige steht nicht dicht. Es ist erwärmend, deshalb hilft seine Abkochung mit Wein denen, die von giftigen Tieren gebissen sind, mit süßem Wein denen, die Schierling oder Mohn genossen haben, mit Sauerhonig denen, die Gips oder die Eintagsfliege[1] verschluckt haben. Gegen Krämpfe, innere Rupturen und Wassersucht wird es mit Feigen gegessen. Trocken, ein Essignäpfchen voll, mit Honigmeth getrunken, führt es die schwarzen Säfte durch den Bauch ab. Mit Honig als Leckmittel befördert es die Katamenien und heilt den Husten. Jucken, Krätze und Gelbsucht bessert seine Abkochung als Bad. Der Saft der grünen Pflanze heilt Mandel- und Zäpfchenentzündung sowie Soor; es reinigt auch durch die Nase (den Kopf), wenn es mit Irisöl hineingebracht wird. Mit Milch lindert es Ohrenschmerzen. Mit Zwiebeln und Speisesumach wird aus ihm ein Brechmittel bereitet, indem alles vierzig Tage bei der Hitze der Hundstage in die Sonne gestellt wird. Das Kraut als Lagerstreu verscheucht die Schlangen.

[1] ἐφήμερον ist auch Synonym zu κολχικόν, Colchicum, s. auch IV 84 u. 85.

Origanum heracleoticum L. (Labiatae), **Scharfer Dosten**; nach Sibtorp eine in Griechenland in trockenen, felsigen Gegenden häufige Pflanze. Sie unterscheidet sich vom gemeinen Dosten durch die kleineren, undeutlich gezähnelten, anfangs abstehenden, später zurückgeschlagenen Blätter. Der Kelch ist drüsig punktiert. die Krone blaß-rosenrot.

Cap. 30 (33). **Περὶ Ὀνήτιδος. Onetis.** Die Onetis genannte Pflanze hat weißere Blätter und ist dem Hysop ähnlicher, auch hat sie die Samen gleichsam wie zusammenhängende, eng anliegende Dolden. Sie hat dieselbe Wirkung wie der scharfe Dosten, erweist sich jedoch nicht so drastisch.

Origanum creticum L. (Labiatae), **Kretischer Dosten**. Das ὀρίγανον der Hippokratiker und λευκὸν ὀρίγανον des Theophrast (Hist. pl. VI 2, 3). Eine in Griechenland, Dalmatien, auf Kreta und in Kleinasien ausdauernd wachsende Pflanze mit langen, ziegeldachartig geordneten Blütenähren, welche am Ende der kleinen Stengel zu einer ziemlich flachen Doldentraube zusammengedrängt stehen. Die blühenden Stengelspitzen waren früher als kretischer Dosten, spanischer Hafer, Herba et Summitates Origani cretici officinell.

Cap. 31 (34). **Περὶ Ἀγριοριγάνου. Wilder Dosten.** Das Agrioriganon, welches einige Panakes herakleion[1)], andere Konila nennen, unter ihnen auch Nikander aus Kolophon, hat denen des Origanon ähnliche Blätter, eine Spanne lange zarte Zweige mit Dolden ähnlich wie beim Dill und weiße Blüten. Die Wurzel ist dünn und unbrauchbar. Die Blätter und Blüten, mit Wein getrunken, helfen gegen den Biß giftiger Tiere.

[1)] Allheilmittel des Herakles, auch *Ferula Opopanox.*

Origanum vulgare var. *album* L. (Labiatae), **Gemeiner Dosten**.

Das ὀρίγανον μέλαν Theophrasts l. c. Das blühende Kraut war früher als Herba Origani officinell, ist jetzt noch ein beliebtes Volksmittel, besonders zu erweichenden und verteilenden Umschlägen. Die Wirkung der Dostenarten beruht auf dem Gehalte von einem durchdringend riechenden ätherischen Öl.

Cap. 32 (35). **Περὶ Τραγοριγάνου. Tragoriganon.** Das Tragoriganon ist ein kleiner Strauch, nach Blättern und Zweigen dem Dosten oder dem wilden Quendel ähnlich. Es gibt eine Art, welche nach der Beschaffenheit des Standortes üppiger und breitblätterig, dabei reichlich klebrig ist; eine andere hat dünne Zweige und zarte Blätter, welche einige Prasion[1)] nennen. Das beste ist das aus Kilikien, auch das von Kos, Chios, Smyrna und Kreta. In der Abkochung getrunken sind sie alle erwärmend, harntreibend und gut für den Bauch; denn sie leiten das Gallige ab. Von guter Wirkung sind sie auch mit Essig getrunken bei Milzleiden, mit Wein bei denen, welche Mistel genossen haben, auch befördern sie die Katamenien. Bei Husten und Brustfellentzündung (Peripneumonie) werden sie mit Honig im Leckmittel gegeben. Sie geben aber auch einen wohltuenden Trank, der darum auch denen gereicht wird, welche an Übelkeit, schlechtem Magen und saurem Aufstoßen leiden, ferner solchen, welche Angstgefühl, Seekrankheit und Hitze des Unterleibes quält. Als Umschlag mit Mehl verteilen sie auch Ödeme.

[1)] Lauchgrün, Porree.

Den Namen (τράγος – ὀρίγανος) soll die Pflanze nach dem Schol. zu Nicandri Alexipharm. 308 davon haben, daß die Böcke nach ihrem Genüsse sehr mutwillig werden.

D. hat zwei Arten; die erste ist bei Sprengel *Stachys glutinosa* L., **Klebriger Ziest**, bei Fraas *Thymus graveolens* Sibth., **Stark duftender Thymian**; die zweite Art mit zarten Blättern und dünnen Zweigen hält Sprengel für *Thymus Trayopogum* L., Fraas für *Satureja Juliana* L., **Schmaler Saturei.**

Cap. 33 (36). **Περὶ. Γλήχωνος. Polei.** Das Glechon [Einige nennen es Blechron, andere Arsenikanthos[1], die Römer Poleïum, die Afrikaner Apoleïum, die Gallier Albolon, auch Gallisopsis] ist eine bekannte Pflanze, welche verdünnt, erwärmt und der Verdauung hilft. Getrunken befördert es die Menstruation, treibt die Nachgeburt und die Leibesfrucht aus. Mit Aloë und Honig getrunken reinigt es die Lunge und hilft bei Krämpfen. Mit Essigwasser getrunken stillt es Übelkeit und Magenschmerzen und führt die schwarzen Säfte durch den Bauch ab. Ferner hilft es mit Wein getrunken denen, die von giftigen Tieren gebissen sind; die Ohnmächtigen richtet es auf, wenn es ihnen mit Essig unter die Nase gebracht wird. Trocken fein gerieben und gebrannt macht es das Zahnfleisch fest. Mit Gerstenschrot als Umschlag besänftigt es jede Entzündung, für sich allein hilft es bei Podagra, aufgelegt bis zum Rotwerden der Haut. Mit Wachssalbe bringt es Finnen weg. Mit Salz umgeschlagen ist es Milzkranken heilsam. Die Abkochung davon zum Bade verwandt lindert Juckreiz und als Sitzbad ist sie ein gutes Mittel bei Aufblähung, Verhärtung und Umwendung[3] der Gebärmutter. Einige nennen die Pflanze Blechon[4], weil, wenn es um die Zeit der Blüte von den Ziegen gefressen wird, bei diesen ein Blöken anhebt.

[Das grüne und zerriebene, mit Essig aufgelegte Kraut erhitzt und rötet (die Haut), reinigt schmutzige Geschwüre oder bringt sie wenigstens zur Reife. Dasselbe vertreibt Sugillationen unter den Augen, weil das Blut abgezogen wird. Gegen Erschlaffung und Ohnmacht wird es als Riechmittel angewandt, zerstoßen und eingerieben entfernt es Sonnenbrandflecken. Mit Wein, Honig und Salz zerrieben lindert es Zahnschmerzen, oder mit Wein und Honig allein, oder mit Wein und gleichviel Salz in einem irdenen Topfe erwärmt. Ferner wird es gegen den Meerhasen und andere schädliche Tiere genommen. Getrunken und aufgestrichen heilt es die Krätze. Die Asche des getrockneten Krautes wird nach dem Bade gegen Kälteschmerz der Glieder aufgestreut; man muß diese aber mit Binden eng umwickeln, so daß sie (die Asche) dicht auf der Haut liegt, weil sie nicht allein die Schmerzen lindert, sondern auch den kalten Teil erwärmt.]

[1] Arsenikblüte; vielleicht von der rötklichen Farbe der Blüte oder von der reizenden Wirkung. [2] Von βλήχη, Geblök. [3] ἀποστροφάς, Goupylos und Saracenus lesen ὑποστροφάς.

Der in Klammern stehende Absatz rührt her aus dem Cod. Cantacuzen.

Mentha Pulegium L. (Labiatae), *Pulegium vulgare* Mill., **Polei-Minze, Gemeiner Polei**. Die Pflanze enthält ein unangenehm stark riechendes, ätherisches Öl; früher war sie officinell, jetzt ist sie noch ein beliebtes Volksmittel.

Cap. 34 (37). **Περὶ Δικτάμνου. Diptam.** Der Diktamnos, welchen einige wilden Polei nennen [andere Embaktron, Beluakos[1], Artemidion[2], den kretischen, Ephemerem[3], Eldia, Belotokos[4], Dorkidion[5], Elbunion, die Römer Ustilago rustica], ist eine Pflanze Kretas, sehr scharf, dem Polei ähnlich, hat aber größere und wollige Blätter und einen eigenen wolligen Auswuchs, trägt aber weder Blüte noch Frucht. Er hat aber in allem dieselbe Wirkung wie der gebaute Polei, nur viel kräftiger; denn nicht allein getrunken, sondern auch im Zäpfchen und in der Räucherung wirft er den toten Fötus heraus. Man sagt, daß die Ziegen auf Kreta, wenn sie von einem Pfeile getroffen sind und dieses Kraut fressen, das Geschoss herauswerfen. Auch der Saft desselben hat reinigende Kraft, sei es, daß er eingestrichen oder mit Gerstenmehl eingerieben wird. Als Umschlag heilt die Pflanze unter den Füßen oder am übrigen Körper eingedrungene Splitter. Sie ist auch bei Milzleiden wirksam, denn sie verkleinert die Milz. Man sammelt sie im Sommer und Herbst. Der Genuß der Wurzel erwärmt, beschleunigt auch die Geburt. Ihr Saft, mit Wein getrunken, hilft gegen den Biß giftiger Tiere. Die Pflanze hat eine solche Kraft, daß ihr Geruch schon giftige wilde Tiere verscheucht und ihre Berührung sie tötet. Wenn ihr Saft auf eine Speerwunde oder auf eine Giftbißwunde getröpfelt und zu dem Auftröpfeln auch innerlich genommen wird, so macht er schnell gesund.

[1] von βέλος und ἄκος, Heilmittel gegen Pfeile. [2] Artemispflanze. Artemis, die Göttin der Jagd, verwundete mit Pfeilen, heilte aber auch solche Wunden. [3] Vgl. D. IV 85. [4] Von βέλος und τόκος, pfeilrasch die Geburt machend. [5] Rehkitzchen , vielleicht von der wolligen Gestalt der Pflanze oder von der hübschen Blüte.

Theophrast beschreibt den Diktamnos (Hist. pl. IX 16, 1) sehr kurz, sagt nichts von einer fehlenden Blüte und Frucht, wohl aber, daß man nur die Blätter verwendet, nicht aber die Zweige und die Frucht. Plinius XV 92 dagegen schreibt: Sie (die Pflanze) hat sehr dünne Äste, weder Stengel, Blüte, noch Samen.

D. hat jedenfalls ebenso wie Plinius die Pflanze, welche nur auf Kreta wächst – in Norditalien zieht man sie nach Lenz in Töpfen –, nie gesehen, so daß er ein Fehlen von Blüte und Frucht nur nach Berichten angenommen hat. Sie hat eine holzige Wurzel, rötliche Stengel mit gegenständigen wollig-filzigen Zweigen und ebensolchen rundlichen, 2,5 cm langen, ganzrandigen, beiderseits dicht weißlich überzogenen Blättern von kräftigem Geruch und scharfem Geschmack. Der Blütenstand ist ährenförmig, der Kelch kahl, gestreift, die Krone röhrig, purpurfarben. Auch in Griechenland kommt sie vor.

Die Pflanze wurde im Altertum wegen der ihr zugeschriebenen wunderbaren Kräfte sehr geschätzt. Schon zur Zeit des Cordus war sie selten oder gar nicht mehr zu haben, statt ihrer wurde in den Officinen *Dictamnus albus* L. (Labiatae), Weißer Diptam, substituiert. Die Wurzel ist lange als Radix Dictamni sive Fraxinellae officinell gewesen. (Vgl. Bauhin et Cherler lib. XXVIII p. 253.)

Die Pflanze des D. ist *Origanum Dictamnus* L. (Labiatae), **Echter Diptam.**

(Cap. 38.) Der sogen. Pseudodiptam wächst in vielen Gegenden, er ist wohl dem vorgenannten ähnlich, aber weniger scharf. Er hat auch dieselbe Wirkung wie der Diptam, aber nicht in gleicher Stärke.

Marrubium Pseudodictamnus L. (Labiatae), **Pseudodiptam**, im östlichen Teile Griechenlands sehr gemein. Ein bis 1 m hoher, mit einem dichten, weißlichen Filz überzogener Strauch mit undeutlich-vierseitigen Ästen und gestielten Blättern, in fast allen Blattachseln stehen Wiertel. Die Deckblätter sind teils spatelig, teils lineal; zwischen den größeren breit-eirunden Kelchzähnen stehen fünf ganz kleine. Die Krone ist lilarot, der Helm kurz-zweispaltig. In Griechenland und Kandia.

(Cap. 39.) Von Kreta wird noch eine andere Art Diktamnos gebracht; sie hat Blätter wie die Wasserminze, aber größere Zweige, an deren Spitze eine Blüte wie beim wilden Dosten, dunkel und weich. Der Geruch der Blätter ist sehr angenehm, steht in der Mitte zwischen dem der Wasserminze und des Salbei. In der Wirkung kommt sie mit dem vorgenannten überein, erweist sich aber weniger betäubend. Sie wird den Pflastern und den Arzneien gegen den Biß giftiger Tiere zugemischt.

Marrubium acetabulosum L. (Labiatae), oder nach Sprengel wegen der zupassenden dunklen Blüte und des angenehmen Geruches *Thymus mastichina* L. (Labiatae), **Mastixthymian**; es ist ein kleiner Strauch auf Bergen und Felsen im südlichen Europa und Nordafrika mit einem starken, mastixähnlichen Gerüche. Die Ästchen sind in der Jugend weichhaarig, die Blätter breit, stumpf, dicklich, in den Blattstiel verschmälert, drüsig punktiert. Die Blütenwirtel bilden eine Ähre; die Deckblätter sind oval und wimperig, der Kelch ist weißlich-wollig, die Krone weiß, durchscheinend punktiert, die obere Lippe kurz und stumpf, die Röhre kleiner als der Kelch.

Cap. 35 (40). **Περὶ Ἐλελισφάκου. Salbei.** Das Elelisphakon – einige nennen es Elaphoboskon[1], andere Kiosmin, Phagnon, Bekion, die Ägypter Apusi, die Römer Salvia, andere Kosalon – ist ein langer vielästiger Strauch mit vierkantigen weißlichen Zweigen. Die Blätter gleichen denen der Quitte, sind jedoch länger, rauher und dicker, dunkel-gerunzelt wie aufgekratzte Zeuge, weißlich, sehr wohlriechend, aber bockartig[2]. An der Spitze der Zweige hat es eine Frucht wie die des wilden Horminon[3]. Es wächst aber an rauhen Stellen. Die Abkochung der Blätter und Zweige als Trank hat die Kraft, den Urin zu treiben, die Katamenien und den Embryo hervorzuziehen und die Wunden des Stechrochen zu heilen. Es färbt auch das Haar schwarz, ist ein Wund- und blutstillendes Mittel und reinigt böse Geschwüre. Die mit Wein hergestellte Abkochung der Blätter und Zweige als Bähmittel beruhigt das Jucken an den Geschlechtsteilen.

1) Hirschfutter (ἔλαφος und βιβρώσκω), auch *Pastinaca sativa* L., vgl. III 73. 2) βρωμώδη, paßt eigentlich nicht zu dem angenehmen Geruche, im C. wird es daher auf den Geschmack bezogen ἔμβρωμον τῇ γεύσει. 3) *Salvia viridis*? s. III 135.

Welcher Salbei die Pflanze des D. ist, kann wohl kaum mit Sicherheit angegeben werden; der am häufigsten noch jetzt in Griechenland vorkommende ist *Salvia pomifera* L. (Labiatae), **Breitblätteriger** oder **Apfel-Salbei**, dann *Salvia calycina* L., **Kelchsalbei**, am seltensten ist *Salvia officinalis* L., **Gebräuchlicher Salbei**.

Theophrast (Hist. pl. VI 2, 5) unterscheidet σφάκος als Gartensalbei und ἐλελισφακος als wilden Salbei.

Die Blätter von Salvia officiualis haben sich bis heute im Arzneischatze behauptet. Ihr wirksamer Bestandteil ist das **ätherische Öl**; sie werden im Aufguß angewandt gegen Nachtschweiß und Diarrhöe und als Gurgelmittel.

Cap. 36 (41). **Περὶ Ἡδυόσμου ἡμέρου. Gebaute Minze.** Der Hedyosmos – einige nennen ihn auch Mintha oder Kalamintha [die Römer Mentha, auch Nepeta, die Ägypter Tis, andere Pherthrumonthu, Perxo, Makitho] – ist eine bekannte Pflanze mit erwärmender, adstringierender und austrocknender Kraft, daher stellt der Saft mit Essig getrunken den Blutauswurf. Er tötet ferner die runden Würmer, reizt zum Liebesgenuß, bringt das Schlucken, den Brechreiz und die Cholera zur Ruhe, wenn zwei bis drei Reiser davon mit saurem Granatensaft genommen werden. Mit Graupen umgeschlagen zerteilt er Abszesse; auf die Stirn gelegt lindert er Kopfschmerzen, besänftigt geschwollene und (von Milch) strotzende Brüste. Mit Salz gibt er ein Kataplasma gegen Hundsbiß; der Saft mit Honigmeth stillt Ohrenschmerzen, den Weibern aber vor dem Beischlaf im Zäpfchen eingelegt behindert er die Empfängnis. Fein gerieben glättet er eine rauhe Zunge. Ferner bewahrt er die Milch vor dem Gerinnen, wenn die Blätter desselben in der Milch umgeschwenkt werden. Überhaupt ist er dem Magen zuträglich und eine gute Würze.

(Cap. 42.) Der wilde Hedyosmos, welchen die Römer Menthastrum nennen, hat rauhere Blätter und ist überhaupt größer als die Wasserminze, im Geruch aber stinkender und zum Gebrauch in gesunden Tagen weniger geeignet.

Mentha piperita L. (Labiatae), **Pfefferminze**; der Name (ἡδύς und ὀσμή) bedeutet süßen Geruch. Die wilde Art ist *Mentha tomentosa* d'Urv., nach Sibtorp *Mentha gentilis.*

Die Pfefferminze ist in Griechenland die verbreitetste.

Als Carminativum, Stimulans und Stomachicum ist sie sehr geschätzt, besonders das ätherische Öl findet häufige Anwendung, bei dem das **Menthol** der Träger des Geruches ist.

Cap. 37 (43). **Περὶ Καλαμίνθης. Kalamintha.** Die Kalamintha[1] – eine Art gehört mehr den Bergen an – hat denen des Basilikum ähnliche weißliche Blätter, kantige Zweige und Reiser und eine purpurfarbene Blüte. Eine andere Art gleicht der Poleiminze, ist aber größer, darum haben einige sie den wilden Polei genannt, weil sie ihm auch im Geruche durchaus gleicht; diese bezeichnen die Römer als Nepeta. Eine dritte gleicht der wilden Minze, hat aber längliche Blätter, größere Zweige und Reiser als die vorgenannten und ist auch weniger kräftig. Die Blätter aller sind beim Genüsse stark brennend und scharf, die Wurzel ist nutzlos. Sie wächst in ebenen rauhen und sehr feuchten Gegenden. Innerlich und äußerlich angewandt hilft sie bei Schlangenbissen. Ferner treibt die Abkochung, getrunken, den Harn, hilft bei inneren Rupturen Krämpfen, bei Orthopnöe, Leibschneiden, Cholera und Frostschauer. Vorher genommen macht sie tödliche Gifte unwirksam und heilt die Gelbsucht. Den Bandwurm und die Eingeweidewürmer tötet sie, wenn sie, gekocht oder roh zerrieben, mit Salz und Honig getrunken wird. Genossen hilft sie bei Elephantiasis mit nachgetrunkenen Molken. Die fein gestoßenen Blätter, im Zäpfchen eingelegt, töten den Embryo und befördern die Menstruation. In der Räucherung und als Lagerstreu verscheuchen sie die Schlangen. In Wein gekocht machen sie als Umschlag die dunklen Narben weiß und bringen auch Sugillationen unter den Augen weg. Den Ischiaskranken werden sie auf die Haut gelegt zur Ausscheidung der schlechten Säfte, indem sie eine Entzündung der Haut bewirken. Der Saft, eingeträufelt, tötet auch die Würmer in den Ohren.

[1] Schöne Minze.

Die Kalamintha der Berge ist *Mentha tomentella* Link (Labiatae), **Trockene Minze**, eine auf trockenem Boden häufige Pflanze; die zweite Art *Mentha gentilis* L., **Zarte Minze**, und die dritte, *Thymus Calamintha* L., **Hoher Thymian**. Sie gehören der südlichen Flora an.

Bei Theophrast (De caus. pl. II 16, 4) wird Kalamintha als *Melissa altissima* Sibth. angesprochen.

Cap. 38 (44). **Περὶ Θύμου. Saturei.** Der Thymos [einige nennen ihn den weißen, andere den kopfförmigen, Epithymis, Thyrsion[1], die Römer Thymus[2], die Ägypter Stephane[3], die Dakier Mozula] ist allen bekannt. Es ist ein kleiner, sparriger, mit vielen schmalen Blättchen besetzter Strauch, welcher an der Spitze purpurrote Blütenköpfchen trägt. Am meisten findet er sich in steinigen und magerbodigen Gegenden. Mit Salz und Essig getrunken hat er die Kraft, den Schleim durch den Bauch abzuführen. Die Abkochung davon mit Honig hilft bei Orthopnöe und Asthma, treibt den Bandwurm, den Embryo und die Nachgeburt aus und befördert die Menstruation. Er ist auch ein harntreibendes Mittel. Mit Honig als Leckmittel ist er ein Expectorans. Mit Essig umgeschlagen verteilt er frische Ödeme, löst das geronnene Blut auf und vertreibt Feigwarzen und gestielte Warzen. Er ist auch mit Wein und Graupen als Aufschlag ein gutes Mittel bei Ischias. Mit den Speisen genommen nützt er denen, die an Stumpfsichtigkeit leiden. Vorzügliche Verwendung findet er als Gewürz für die Gesunden.

[1] Von der Ähnlichkeit des Blütenstandes mit der Spitze des Thyrsosstabes. [2] Thymian. [3] Bekränzung.

Satureja capitata L. (Labiatae), **Satureistrauch**.

Theophrast (Hist. pl. VI 2, 3) unterscheidet einen weißen und schwarzen Thymos, der erste (mit weißer Blüte) wird hierher gezogen, der andere ist vielleicht *Thymus vulgaris* L. Die spätmittelalterlichen Schriftsteller nahmen die Pflanze des D. für *Thymus vulgaris,* allein schon Matthiolus bestimmte sie als *Thymus creticus* oder *Satureja capitata* (vgl. Bauhin et Cherler lib. XXVIII p. 263).

Die Pflanze ist reich an ätherischem Öl.

Cap. 39 (45). **Περὶ Θύμβρας. Thymbra.** Die Thymbra, auch diese ist bekannt. Sie wächst in sterilen und rauhen Gegenden und ist dem Thymos ähnlich, jedoch kleiner und zarter und trägt eine reichblütige, grünliche Ähre. Sie hat, in gleicher Weise angewandt, dieselbe Kraft wie der Thymos, auch eignet sie sich sehr zum Gebrauch in gesunden Tagen. Es gibt auch eine gebaute Thymbra, in allem kleiner als die wilde, aber viel geeigneter zur Speise, weil die Schärfe an ihr nicht so hervortritt.

Satureja Thymbra L. (Labiatae), **Großer Saturei**. Eine in Griechenland und Italien sehr häufige Pflanze, welche auch heute noch als Gewürz sehr beliebt ist. Sie war früher als Herba Thymi cretici gebräuchlich. Bei der gebauten könnte man an *Thymus vulgaris* L. denken.

Bei Theophrast (Hist. pl. VII 1, 2) heißt die Pflanze Thymbron.

Cap. 40 (46). **Περὶ Ἑρπύλλου. Quendel.** Der Herpyllos [einige nennen ihn wilde Zygis[1], andere Polion, die Ägypter Meruopios, die Römer Serpyllum, auch Cerelaticum], eine Art ist der im Garten gebaute, welcher einen Majorangeruch hat und zu Kränzen gebraucht wird. Er hat seinen Namen daher, daß er kriecht[2] und, wo ein Teil von ihm die Erde berührt, Wurzeln schlägt. Er hat Blätter und Zweige wie der Dosten, nur weißer, wenn er aber von Mauern herabhängt[3], wächst er üppiger. Eine andere Art ist der wilde, welcher auch Zygis genannt wird; er ist nicht kriechend, sondern aufrecht und entwickelt zarte, reisartige Zweige, welche mit der Raute ähnlichen Blättern ringsum besetzt sind, sie sind aber schmaler, länger und spröder. Die Blüten haben einen scharfen Geschmack und angenehmen Geruch. Die Wurzel ist unbrauchbar. Er wächst an Felsen und erweist sich kräftiger und erwärmender als der gebaute, auch für den Arzneigebrauch geeigneter; denn getrunken befördert er die Katamenien und treibt den Harn, hilft bei Leibschneiden, inneren Rupturen, Krämpfen und Leberanschwellungen, auch bei Schlangenbissen, innerlich genommen und als Umschlag. Mit Essig gekocht lindert er unter Zusatz von Rosensalbe als Compresse Kopfschmerzen. Besonders ist er ein gutes Mittel gegen Lethargie und Hirnwut. Endlich, in der Gabe von 2 Drachmen getrunken, stillt er Blutbrechen.

[1] *Thymus Zygis* L. [2] ἕρπειν, kriechen. [3] ἀπὸ δὲ αἱμασιῶν καθιέμενος; Theophrost (Hist. pl. VI 7, 3) spricht sich klarer aus: »Die Zweige des Herpyllos haben ein eigenes Wachstum, indem sie nämlich bedeutend in die Länge wachsen, wenn sie irgendeine Stütze erlangen oder an Zäune gepflanzt werden oder nach unten sich herabsenken können, wenn sie also entweder in eine Grube geleitet werden oder auf Mauer werk stehen.«

In Betracht kommen hier *Thymus Serpyllum* L. (Labiatae), Quendel, und *Thymus glabratus* Link, **Glatter Thymian.** Nach Theophrast (l. c. VI 7, 2) gibt es einen wilden Herpyllos, welchen man von den Bergen, in Sykion und Athen vom Hymettus holt, um ihn in die Gärten zu pflanzen, anderswo aber sind die Hügel ganz damit besetzt, wie in Thrakien. Hier haben wir also beide Arten; auf dem Hymettus kommt aber nach Fraas zuverlässig nur Thymus glabr. vor, während Th. Serpyll. den oberen Tannen- und subalpinen Regionen angehört. Ebenso dürfte der Herpyllos Thrakiens Th. Serpyllum sein. Da nun aber D. seinem Herpyllos Blätter und Stengel des Dosten zuschreibt, so ist vollständige Klarheit nicht geboten.

Das Kraut dient heute zur Bereitung des Spiritus Serpylli und zu Kräuterkissen; es enthält ein **ätherisches Öl**, dessen Hauptbestandteil **Cymen** neben etwas **Carvacrol, Thymol** und einem nicht erstarrenden **Phenol** ist.

Cap. 41a (47). **Περὶ Σαμψύχου. Majoran.** Sampsuchon [Einige nennen es Triphyllon[1], andere Amarakon[2], Agathides[3], Knekon[4], Pythagoras Thrambes, die Ägypter Sopho, die Armenier Myuron, die Propheten Esel des Priesters, auch süßes Kind der Isis, die Römer Maizurana (Majorana)], das beste ist das von Kyzika[5] und Zypern, danach kommt das ägyptische. Bei den Bewohnern von Kyzika und Sicilien heißt es Amarakon. Es ist eine vielzweigige, über die Erde hinkriechende Pflanze; sie hat rauhe, runde, denen der zartblätterigen Kalamintha ähnliche Blätter, ist sehr wohlriechend und erwärmend und wird auch zu Kränzen geflochten. Ihre Abkochung als Trank ist ein gutes Mittel bei beginnender Wassersucht, bei Harnverhaltung und Krämpfen. Die trockenen Blätter mit Honig als Kompresse entfernen Sugillationen unter den Augen, befördern im Zäpfchen auch die Menstruation. Gegen den Skorpionstich werden sie mit Salz und Essig als Compresse gebraucht; bei Verrenkungen werden sie, in Wachssalbe aufgenommen, aufgestrichen, in gleicher Weise bei Ödemen in Wachssalbe aufgenommen. Auch bei Augenentzündungen werden sie mit dem feinen Mehle der Graupen als Umschlag angewandt. Endlich werden sie auch den stärkenden und erwärmenden Salben zugemischt.

[1] Dreiblatt, vielleicht so genannt, weil die Blütenköpfchen meist zu dreien gehäuft sind. [2] So heißt die Pflanze bei Theophrast. [3] Von ἀγαθίς, Knäuel, von den knäuelähnlichen Blütenköpfchen. [4] Fahl, Blätter und Blüten sind graufilzig. [5] Oder Kyzikos, einst eine der schönsten Städte Kleinasiens an der Südseite der Propontis (des Marmarameeres).

Origanum Majorana L. (Labiatae), **Majoran.**

Nach Plinius XXI 61, der sich auf Diokles beruft, ist die Pflanze und ihr Name ägyptischen Ursprunges.

Cap. 41b (48). **Περὶ Μελιλότου. Steinklee.** Der Melilotos [Einige nennen ihn Zoodotion, andere Ortanon, die Propheten Thermutis, die Ägypter Haimeith, die Römer Sertula, auch Trypatium], der beste ist der attische und der bei Kyzika und Karchedon[1] wachsende, er ist safranfarbig und wohlriechend; er wächst aber auch in Campanien um Nola, in etwa dem Bockshorn ähnlich und mit schwachem Wohlgeruch. Er hat die Kraft zu adstringieren und jede Geschwulst zu erweichen, besonders solche um die Augen, an der Gebärmutter, am After und an den Hoden, wenn er in süßem Wein gekocht und als Compresse aufgelegt wird, wozu bisweilen auch gebratenes Eiweiß oder Bockshornmehl oder Leinsamen oder feines Weizenmehl oder

Mohnköpfe oder Wegwart gemischt wird. Er heilt für sich allein in Wasser frischen Kopfausschlag und mit Thon von Chios und Wein oder Galläpfeln aufgestrichen bösen Grind, ferner Magenschmerzen sowohl mit Wein gekocht als auch roh mit einem der vorgenannten Mittel. Ferner lindert er roh mit süßem Wein zu Saft verarbeitet und eingetröpfelt Ohrenschmerzen und mit Essig und Rosenöl angefeuchtet Kopfschmerzen.

1) Der alte griechische Ausdruck für Karthago.

Die zuerst genannte Art ist *Melilotus creticus* L. (Papilionaceae-Trifolieae), **Kretischer Stein-** oder **Süssklee**; die in Campanien wachsende ist *Melilotus neapolitanus* L., **Italienischer Steinklee.** Sprengel zieht *M. officinalis* L. hierher; nach Fraas ist dieser aber in Griechenland so selten, und zwar nur in einzelnen sumpfigen Niederungen zu finden, daß an ihn nicht gedacht werden kann.

Das aromatisch riechende Kraut mit den Blüten von Melilotus offic. wird noch heute in erweichenden Umschlägen gebraucht. Den Geruch verdankt die Pflanze einem Gehalt an **Melilotsäure**, es sind farblose, in Wasser lösliche Prismen.

Cap. 42 (49). **Περὶ Μάρου. Maron.** Das Maron oder Isobryon[1] – einige nennen es auch Origanis – ist eine bekannte Pflanze, in der Blüte dem Dosten ähnlich; aber die Blätter dieses sind viel weißer und die Blüte ist wohlriechend. Es hat eine Kraft ähnlich wie die Wasserminze, etwas adstringierend und mäßig erwärmend. Darum hält es als Umschlag fressende Geschwüre auf und wird auch erwärmenden Salben zugemischt. Es wächst bei Magnesia[2] und am meisten bei Tralles[2].

1) Traubenblütenähnlich, von ἴσος und βρύον. 2) Städte an der südwestlichen Küste von Kleinasien.

Plinius XII 111 gibt als die Heimat des Marum Ägypten und Lydien an.

Das Maron des D. ist mit Sicherheit nicht bestimmt. Von *Teucrium Murum* L. hat man sehr bald abgesehen, nach Sibtorp paßt am besten das nur in Asien, besonders bei Smyrna (nach Fraas auch auf Euböa) wachsende *Origanum sipyleum* L. Es unterscheidet sich von O. Dictamnus durch eirunde, ganz kahle, seegrüne Blätter und fast kugelige, endständige übergebogene Ähren.

Cap. 43 (50). **Περὶ Ἀκίνου. Akinos.** Der Akiuos oder Akonos [einige nennen ihn wildes Basilikum, die Römer Ocimastrum] ist eine Krautpflanze mit zarten Zweigen, zu Kränzen gebräuchlich, dem Basilikum ähnlich, aber rauher und wohlriechend. Von Einigen wird er auch in den Gärten gezogen. Getrunken hemmt er den Durchfall und die Menstruation. Als Kataplasma heilt er Drüsenverhärtungen an der Scham und unter den Achseln und roseartige Entzündungen.

Thymus Acinos L. (Labiatae), **Kleiner Thymian, Basilienthymian.**

Theophrast hat die Pflanze nicht. Plinius XXI 174 sagt, sie werde in Ägypten als Kranz- und Speisepflanze gezogen, sie sei ein Basilicum, wenn sie nicht rauhere Blätter und Wohlgeruch hätte. Sprengel zieht, weil *Thymus Acinos* in ganz Europa gemein und – wie er unrichtig meint – nicht wohlriechend sei, denn sie ist selir gewürzhaft, *Ocimum pilosum* Willd. hierher. Stark aromatisch ist die an den Voralpen und Alpen vorkommende Art, sie wird als *Acinos alpinus* Mönch bezeichnet.

Thymus Acinos war früher als Herba Clinopodii silvestris vel Ocymi silv., Steinpolei, gebräuchlich.

Cap. 44 (51). **Περὶ Βακχάρεως. Bakcharis.** Die Bakckaris ist eine wohlriechende Kranzpflanze; ihre Blätter sind rauh und stehen an Größe zwischen denen des Veilchens und der Königskerze. Der Stengel ist knotig, von der Größe einer Elle, etwas rauh mit Nebenzweigen. Die Blüten sind purpurfarben, weißlich und wohlriechend. Die Wurzeln sind ähnlich denen der schwarzen Nieswurz und haben einen zimtartigen Geruch. Sie liebt rauhen und trockenen Boden. Ihre Wurzel, in Wasser gekocht, hilft bei Krämpfen, inneren Rupturen, bei Sturzverletzungen, bei Engbrüstigkeit, chronischem Husten und Harnverhaltung. Sie befördert die Menstruation und wird mit Nutzen den von giftigen Tieren Gebissenen mit Wein gegeben. Eine der zarten Wurzeln (in die Scheide) eingelegt zieht den Embryo heraus. Die Abkochung derselben ist Wöchnerinnen als Sitzbad zuträglich; auch zu Parfümerien ist sie gut zu gebrauchen, da sie einen feinen Wohlgeruch hat. Die Blätter sind adstringierend und als Kataplasma bei Kopfschmerzen heilsam, bei Augenentzündungen, bei beginnendem Gaisauge, bei Entzündungen der Brüste von der Geburt her und bei roseartigen Entzündungen. Schon der Geruch aber ist schlafmachend.

Theophrast kennt die Pflanze nicht. Plinius XXI 29 und 132 spricht sich sehr unklar aus; an einer Stelle heißt es, die Baccaris werde auch Bauern-Narde (Valeriana Dioscoridis) genannt, dieses bedürfe aber insofern einer Berichtigung, als unter diesem Namen ein Kraut eristire, welches die Griechen Asaron nennen; auch heiße es Perpressa. An derselben Stelle berichtet er, nur die Wurzel der Baccaris sei wohlriechend. Raindolf (Itinerar. II 12) fand am Libanon ein Gnaphalium, welches er für die Bakcharis des D. hielt. Die Beschreibung des D. würde sehr gut für *Echium rubrum* passen, welches aber gar keinen Geruch hat; so hat auch Fraas *Gnaphalium sanguineum* L. (Compositae), **Blutrotes Immerschön**, hierher gezogen; die Blüten riechen gerieben angenehm aromatisch.

Cap. 45 (52). **Περὶ Πηγάνου. Raute.** Das Bergpeganon – einige nennen es Bergraute, die Römer Ruta montana, andere Gartenpeganon, die Römer Ruta hortensis. Das Berg- und auch das wilde Peganon ist schärfer als das gebaute und das der Gärten und zur Speise nicht geeignet. Vom Gartenpeganon ist das aber zum Essen besser, welches bei den Feigenbäumen wächst[1]. Beide sind brennend, erwärmend, Geschwüre machend, harntreibend, die Menstruation befördernd, gegessen sowohl wie getrunken stellen sie den Durchfall. Sie sind ein Gegenmittel gegen Gifte, wenn vom Samen ein Essignäpfchen voll in Wein getrunken wird. Die Blätter für sich allein und auch mit Walnüssen und trockenen Feigen, vorher genommen, machen die tödlichen Gifte unwirksam. In derselben Weise genommen sind sie ein gutes Mittel gegen Schlangenbisse. Gegessen und getrunken vernichtet das Peganon die Leibesfrucht. Mit trockenem Dill gekocht und getrunken beruhigt es Leibschneiden, dann auch wirkt es gegen Seiten- und Brustschmerz, Atemnot, Husten, Brustfellentzündung, Ischias- und Gelenkschmerzen und gegen periodische Frostschauer, wenn es, wie vorhin angegeben, getrunken wird, ferner gegen Aufblähen des Magens, der Gebärmutter und des Rectums mit Öl gekocht als Injektion. Gebärmutterkrämpfe besänftigt es, wenn es fein gerieben mit Honig von der Scheide bis zum After aufgelegt wird. Mit Öl gekocht und getrunken wirft es den Bandwurm hinaus. Mit Honig wird es als Kataplasma bei Gelenkschmerzen angewandt, mit Feigen gegen das unter dem Fleische gebildete Wasser; sowohl getrunken hilft es denen, bei welchen sich Wasser unter dem Fleische gebildet hat, als auch wenn es mit Wein bis auf die Hälfte eingekocht und aufgestrichen wird. Roh und eingesalzen genossen bewirkt es Schärfe des Gesichts, und mit Graupen im Kataplasma lindert es heftige Augenschmerzen. Mit Rosensalbe und Essig hilft es bei Kopfschmerzen, und als Pulver eingeführt stillt es Nasenbluten. Die Hodenentzündungen heilt es mit Lorbeerblättern als Umschlag und Hautausschlag mit Myrtenwachssalbe. Mit Wein, Pfeffer und Natron aufgestrichen heilt es die weiße Ventiligo, und mit denselben Mitteln entfernt es im Umschlag Feigwarzen und gewöhnliche Warzen. Mit Honig und Alaun aufgestrichen bessert es Flechten. Der Saft, in der Granatapfelschale erwärmt und eingetröpfelt ist ein wirksames Mittel bei Ohrenschmerzen, auch hilft er, mit Fenchelsaft und Honig eingerieben, bei Stumpfsichtigkeit. Mit Essig, Bleiweiß und Rosensalbe aufgestrichen, heilt er roseartige Entzündungen, kriechende Geschwüre und bösen Grind. Den Geruch und die Schärfe von Lauch und Zwiebeln mildert das Peganon, wenn es hinterher gekaut wird. Der übermäßige Genuß des Bergpeganon ist tödlich. Wird es um die Zeit der Blüte zum Einmachen gesammelt, so rötet es die Haut und erzeugt auf ihr Blasen mit Jucken und heftiger Entzündung; man muß das Gesicht und die Hände bestreichen und es so einsammeln. Man sagt, daß der Saft, wenn die Küken damit besprengt werden, die Katzen fern hält; das in Makedonien am Flusse Haliakmon wachsende soll die, die es essen, umbringen; die Gegend ist bergig und voll von Ottern. Der Same desselben getrunken ist ein wirksames Mittel gegen Eingeweideleiden, auch wird er mit Nutzen den Gegengiften beigemischt. Röste den Samen und gib ihn sieben Tage hindurch dem zu trinken, der den Harn nicht halten kann, und ihm wird geholfen. Seine Wurzel wird Bergmoly genannt. Das wilde Peganon weiter gleicht dem gebauten. Getrunken hilft es den an Epilepsie und Ischias Leidenden; es befördert die Katamenien, tötet aber den Embryo. Es ist schärfer und in der Wirkung kräftiger als das gebaute. Man darf aber das wilde nicht essen, weil es schädlich ist.

[1)] Theophrast (De caus. pl. V 7, 10) sagt, die Raute wachse am besten, wenn sie in Feigen gesäet werde, der Same werde in die Schale der Feige geheftet und so in die Erde gelegt. Er hält (Hist. pl. VII 6, 1) die wilde der kultivierten Raute gleich, nur hat die erstere kleinere Blätter und Stengel und schärferen Saft. Er sagt (De sudor. 5), der Genuß von Raute bewirke übelriechenden Schweiß.

D. unterscheidet drei Arten, das πήγανον (κατ᾽ ἐξοχήν) oder πήγανον ὄρεινον, es ist *Ruta graveolens* L. (Rutaceae), **Gemeine Raute**; dann die wilde, welche er im folgenden Kapitel behandelt, und die zahme, kultivierte, πήγανον κηπευτόν, ἥμερον, als Abart der ersten. Für das in Makedonien wachsende Peganon wird *Ruta montana* Clus., **Bergraute**, hierher gezogen, die Fraas nur in Phthiotis, und zwar an Gebirgsbächen fand.

Die Pflanze findet jetzt nur wenig Anwendung, als Volksmittel zu Kräuterkissen; sie enthält das Glukosid **Rutin**.

Cap. 46 (53). **Περὶ Πηγάνου ἀγρίου. Wilde Raute.** Einige nennen wildes Peganon auch die in Kappadokien und im asiatischen Galatien als Moly bezeichnete Pflanze. Es ist ein Strauch, welcher aus einer Wurzel mehrere Zweige entwickelt, er hat Blätter viel größer und zarter als das andere Peganon und von durchdringendem Geruch, eine weiße Blüte, an der Spitze kleine Köpfchen, größer als beim gebauten Peganon, meist aus drei Teilen bestehend, in denen sich ein dreikantiger, hellgelblicher, sehr bitter schmeckender Same befindet, von dem auch Gebrauch gemacht wird. Im Spätherbst wird der Same reif und dient mit Honig, Wein, Hühnergalle, Safran und Fenchelsaft fein gerieben gegen Stumpfsichtigkeit. Einige nennen dasselbe auch Harmala, die

Syrier Besasa [die Ägypter Epnubu, die Afrikaner Churma], die Kappadokier aber Moly, weil es im großen Ganzen eine Ähnlichkeit mit dem Moly zeigt, da es eine schwarze Wurzel und weiße Blüte hat. Es wächst auf hügeligem und fruchtbarem Boden.

Peganum Harmala L. (Rutaceae), **Wilde Raute, Harmal-Raute**. Eine Pflanze des südlichen Europa und des Orients, vorzüglich auf Sandboden. Alle Teile derselben riechen stark und unangenehm, schmecken harzig-bitter und etwas beißend. In Arabien dient das Kraut als Umschlag bei geschwollenen Füßen und die Samen in der Türkei auch als Gewürz. Geröstet und mit Schwefelsäure auf eigene Weise behandelt geben sie das bekannte feine Türkisch-Rot.

Cap. 47 (54). **Περὶ Μώλυως. Moly.** Das Moly [einige nennen es wilde Levkoje] hat grasähnliche über den Boden gestreckte Blätter, der Levkoje ähnliche milchfarbige Blüten, kleiner aber als die des Veilchens, einen zarten, vier Ellen hohen Stengel; an dessen Spitze befindet sich ein Gebilde wie beim Knoblauch. Die Wurzel ist klein, zwiebelartig, sie ist sehr gut gegen Verengung der Gebärmutter, wenn sie mit Irissalbe zerrieben und im Zäpfchen eingelegt wird.

Theophrast sagt (Hist. pl. IX, 15, 7) vom Moly: »Es wächst bei Pheneos (Stadt in Arkadien) und am Kyllene (das höchste Gebirge im Peloponnes, auch eine Stadt in Elis), es soll dem ähnlich sein, dessen Homer Erwähnung tut, hat eine runde zwiebelartige Wurzel und ein Blatt wie die Meerzwiebel, es dient gegen Gifte und magische Betrügereien.«

Die Identifizierung des Moly hat eine reichhaltige Literatur hervorgerufen. Einige wollen dasselbe für *Peganum Harmala* nehmen, mit Bezug auf die Stelle bei Hippokrates, De dieta II 26: πήγανον … καὶ πρὸς τὰ φάρμακα τὰ βλαφαρὰ ὠφέλιμον, das Peganon … wirksam gegen die verderblichen Mittel. Andere haben es für *Allium nigrum* L. oder als eine eigene Art für *Allium Moly* Boerh. gehalten. Ob Homer eine wirkliche Pflanze unter seinem Moly verstanden hat, oder ob es nicht vielmehr ein abstracter Begriff für Abwehrmittel, abgeleitet von μωλύω ist, läßt sich schwer entscheiden. Für letztere Ansicht sprechen die Verse Ovids (Metamorph. XIV 291), welche es geradezu auf die Götter beziehen:

> Pacifer huic florem Cyllenius dederat album,
> Moly vocant superi, nigra radice tenetur.
> (Weiß verlieh ihm die Blüte der Friedensgott vom Cyllene,
> Moly heißen's die Hohen, schwarz ist die haftende Wurzel.)

Fraas zieht *Allium magicum* L. (Liliaceae) hierher, da die starke Wurzel und die Höhe stimmen, in der Voraussetzung, daß es weiß blüht. Die Angabe des 4 Ellen (1,5 m) hohen Stengels hat viele Autoren stutzig gemacht, sie haben deshalb statt πήχεων, Ellen, παλαιστῶν, Handbreite, vorgeschlagen. Fraas erzählt S. 291 Anm., ein Kapitän McAdam habe ihm aus Kleinasien (Smyrnas Umgegend) eine

Zwiebel nebst 4 Fuß hohem Schaft ohne Blüte mitgebracht, mit dem Zusatze, es sei dies Homers Moly. Der Knollen sei gepflanzt und gewachsen, eine Blüte habe er noch nicht gesehen.

Cap. 48 (55). **Περὶ Πάνακός. Panakes.** Das herakleische Panakes, von dem das Opopanax gesammelt wird, wächst am meisten in Böotien und zu Psophis in Arkadien, so daß es auch wegen des Gewinns aus seinem Safte reichlich gebaut wird. Es hat rauhe, grüne, denen der Feige sehr ähnliche Wurzelblätter mit fünfteiligem Rande, einen sehr hohen Stengel wie Steckenkraut, mit weißwolligem Überzug und kleineren Blättern, an dessen Spitze eine Dolde wie beim Dill und gelbe Blüten. Der Same ist wohlriechend und brennend; die Wurzeln gehen zahlreich von einer Stelle aus, sind weiß, haben durchdringenden Geruch und eine dicke, bitterlich schmeckende Rinde. Es wächst auch zu Kyrene in Libyen und in Makedonien. Aus der Wurzel wird aber der Saft gewonnen, indem sie angeschnitten wird, wenn die Stengel eben zu keimen begonnen haben. Sie sondert einen weißen Saft ab, welcher eingetrocknet an der Oberfläche safranfarbig ist. Den ausfließenden Saft fangen sie in Blättern auf, welche sie in einer Grube des Erdbodens vorher darunter ausgebreitet haben, den eingetrockneten nehmen sie weg. Aber auch aus dem Stengel ziehen sie den Saft, indem sie denselben um die Zeit der Weizenernte anschneiden und den ausfließenden Saft in gleicher Weise auffangen. Die besten Wurzeln sind die glatten, weißen, trockenen, nicht angefressenen, die einen brennenden Geschmack haben und aromatisch sind. Der Same aus der Mitte der Pflanze ist gut zu gebrauchen, der von den Nebenzweigen ist weniger kräftig. Vom Saft hat der den Vorzug, welcher sehr bitter schmeckt, innen weiß bis gelblich, außen safranfarbig, glatt, fett, leicht zerreiblich ist, schnell zergeht und einen durchdringenden Geruch hat. Der dunkle und weiche ist schlecht. Sie verfälschen ihn nämlich mit Ammoniakum oder Wachs. Er wird aber geprüft durch Reiben zwischen den Fingern in Wasser; der echte zergeht und wird milchig. Er hat erwärmende, erweichende, verdünnende Kraft, deshalb ist er ein gutes Mittel bei Wechselfiebern und Frostschauern, bei Krämpfen, inneren Rupturen, Seitenschmerzen, Husten, Leibschneiden, Harnzwang, Blasengeschwüren, wenn er mit Honigmeth oder Wein getrunken wird. Er befördert die Menstruation und tötet den Embryo, vertreibt auch Aufblähen und Verhärtungen der Gebärmutter, wenn er mit Wein verdünnt wird. Auch ist er eine Salbe bei Ischias. Ferner wird er den kräftigenden Salben und den Arzneien für den Kopf zugemischt. Er reißt Karbunkeln rings herum auf, ist auch mit Rosinen als Umschlag ein gutes Mittel bei Podagra. Weiter besänftigt er Zahnschmerzen, wenn er in den hohlen Zahn gesteckt wird, und bewirkt als Einreibung Schärfe der Augen. Mit Pech gemischt bildet er die beste Salbe gegen den Biß des tollen Hundes. Wird die fein geschabte Wurzel an die Gebärmutter gelegt, so treibt sie den Embryo aus. Von guter Wirkung ist sie bei alten Geschwüren und den vom Fleisch entblößten Stellen der Knochen, wenn sie fein gerieben aufgestreut, auch mit Honig aufgestrichen wird. Der Same mit Wermuth genommen befördert die Katamenien, mit Osterluzei dient er gegen giftige Tiere und gegen Gebärmutterkrämpfe, wenn er mit Wein getrunken wird.

Der Name Panakes, Allheilmittel, wird zurückgeführt auf Panakeia, die Tochter des Asklepios.

Ferula Opopanax Spr. (Umbelliferae), **Breitblätteriges Steckenkraut**. Ob diese in Griechenland heimische Pflanze als die Stammpflanze des Opopanax anzusehen ist, wird vielfach bezweifelt. Nach anderen stammt die Droge von *Opopanax Chironium* Koch (Umbelliferae) ab. Bei Theophrast ist es jedenfalls **Panakes Cheironion**. Das Gummiharz wird arzneilich wohl kaum noch angewandt.

Cap. 49 (56). **Περὶ Πάνακος Ἀσκληπιοῦ. Asklepisches Panakes.** Das asklepische Panakes entwickelt von der Erde aus einen zarten, eine Elle hohen, in Knoten abgeteilten Stengel, um welchen dem Fenchel ähnliche, aber größere und rauhere, wohlriechende Blätter stehen. An der Spitze trägt er eine Dolde mit goldgelben, scharfen, wohlriechenden Blüten. Die Wurzel ist klein und zart; Blüte und Samen haben eine heilsame Wirkung bei Geschwüren, Geschwülsten und Krebs, wenn sie fein gerieben mit Honig aufgelegt werden, gegen Schlangenbisse, wenn sie mit Wein getrunken und mit Öl aufgestrichen werden. Einige nennen das Panakes auch wilden Dosten, andere Konila, worüber im Abschnitte vom Dosten gehandelt ist.

Echinophora tenuifolia L. (Umbelliferae), **Zartblätteriges Stachelkraut.**

Cap. 50 (57). **Περὶ Πάνακος Χειρωνίου. Cheironisches Panakes.** Das cheironische Panakes wächst am meisten am Berge Pelion. Es hat Blätter wie der Majoran, eine goldgelbe Blüte, eine zarte und nicht tiefgehende Wurzel von scharfem Geschmack. Getrunken ist die Wurzel ein Mittel gegen Schlangenbiß, das Kraut aber als Umschlag wirkt ebenso.

Theophrast (Hist. pl. IX 11, 1) beschreibt das Cheironion durchaus anders; es hat lattichähnliche Blätter, aber größer und rauher, eine goldfarbene Blüte und lange Wurzel; dabei bevorzugt es fetten Boden. Hiernach ist die Pflanze ganz verschieden bestimmt worden. Die Einen halten sie für *Helianthemum vulgare* Pers., andere für *Inula Helenium* L., SPRENGEL, weil ihr Aroma zugesprochen wird, für *Hypericum origanifol.* Willd.; FRAAS möchte am liebsten das gleichfalls am Pelion häufig vorkommende, stark duftende *Hypericum olympicum* hierher ziehen.

Cap. 51 (58). **Περὶ Λιγυστικοῦ. Ligustikon.** Das Ligustikon [einige nennen es Panakeia, auch Panakes] wächst am meisten in Ligurien, woher es auch den Namen hat, an dem Apennin genannten Gebirge; es ist dies ein den Alpen ähnliches Gebirge. Die dortigen Bewohner nennen dasselbe nicht ohne Grund Panakes, da Wurzel und Stengel dem herakleischen Panakes gleichen, auch die Kraft sich ähnlich erweist. Es wächst auf den höchsten, rauhesten und schattigen Gebirgsstellen, am liebsten an Quellen. Es bat einen zarten, dem Dill ähnlichen knotigen Stengel und daran dem Steinklee ähnliche, aber zartere und dazu wohlriechende Blätter, nach der Spitze des Stengels zu sind sie schmaler und mehr eingeschnitten. An der Spitze trägt er eine Dolde, in welcher der dunkle, feste, längliche, fenchelähnliche, scharf schmeckende, aromatische Same sich befindet. Die Wurzel ist weiß, ähnlich der des herakleischen Panakes und wohlriechend. Die Kraft des Samens und der Wurzel ist erwärmend, die Verdauung befördernd, auch dient sie gegen Leiden der Eingeweide, zur Verdauung, gegen Ödeme und Blähungen, besonders des Magens und gegen den Biß giftiger Tiere. Getrunken befördern sie den Harn und die Menstruation; die Wurzel als Zäpfchen eingelegt leistet dasselbe. Die Wurzel und der Same werden mit Nutzen den Arzneien zugemischt, welche schnell eindringen und verdauend wirken. Dieser ist dem Magen sehr zuträglich, deshalb gebrauchen ihn die Eingeborenen statt des Pfeifers, um ihn den Speisen zuzusetzen. Er wird verfälscht mit einem gewissen durchaus ähnlichen Samen, welchen man durch den Geschmack herausfindet, denn er ist bitter. Einige verfälschen ihn auch, indem sie Fenchel oder Sesel zumischen.

D. bat die Pflanze so mangelhaft beschrieben, daß es schwer ist, sie zu identifizieren. SPRENGEL zieht vornehmlich zwei Pflanzen hierbei, nämlich *Levisticum officinale* Koch, **Liebstöckel**, und *Laserpitium Siler* (Umbelliferae), **Rosskümmel**, von denen das zweite nach SIBTORP, welcher dasselbe auf Euböa fand, am besten paßt. Die Wurzel ist walzig-röhrenartig, außen hellbräunlich, innen weiß, der Stengel aufrecht bis 1½ m hoch, seegrün bereift, nach oben ästig, die fiederschnittigen Blätter sind mannigfach geformt, die Dolden halbkugelig,

30–50strahlig, Hüllblätter 10–15. lineal-lanzettlich, sehr fein zugespitzt, abstehend-zurückgeschlagen. Die Blüten weiß, Früchte fast lineal-länglich, braun. Auf sonnigen Kalkhergen und Voralpen Süddeutschlands.

Die Früchte waren früher als Sem. Sileris montani vel Seseleos gebräuchlich.

Cap. 52 (59). **Περὶ Σταφυλίνου. Möhre.** Der wilde Staphylinos [einige nennen ihn Keraskome, die Römer Carota, auch Pastinaca, die Ägypter Babibyru, die Afrikaner Sicha] hat dem Gingidion ähnliche Blätter, aber breiter und etwas bitter, einen aufrechten, rauhen Stengel, dieser trägt eine Dolde wie der Dill, an der weiße Blüten, in der Mitte aber ein purpurfarbenes, pilzähnliches [und gleichsam safranfarbiges] Gebilde[1)] sich befinden. Die Wurzel ist fingerdick, eine Spanne lang, wohlriechend, gekocht wird sie gegessen. Der Same desselben getrunken oder im Zäpfchen eingelegt befördert die Menstruation; er ist im Trank auch ein gutes Mittel gegen Harnverhaltung, Wassersucht, Brustfellentzündung sowie gegen die Bisse und Stiche giftiger Tiere; man sagt nämlich, daß diejenigen, welche ihn vorher nehmen, von giftigen Tieren nicht angegriffen werden. Ferner befördert er die Erapfängniss. Die Wurzel aber, welche selbst harntreibend ist, reizt sowohl zum Beischlaf, als auch wirft sie, im Zäpfchen eingelegt, den Embryo hinaus. Die fein gestoßenen Blätter, mit Honig aufgestrichen, reinigen krebsige Geschwüre. Der gebaute Staphylinos ist besser zum Essen und leistet auch dasselbe, ist aber von geringerer Wirkung.

[1)] In der Mitte der Dolde befindet sich gewöhnlich eine große, schwarz-purpurrote Blüte.

Daucus Carota L. var. *silvestris* (Umbelliferae), **Gemeine Möhre**. Früher war der Same und der Saft der Wurzel, Succus Dauci, officinell, letzterer wird noch hie und da gebraucht. Die Wurzel ist ein gesundes Gemüse.

Cap. 53 (60). **Περὶ Σεσέλεως μασσαλεωτικοῦ. Massiliensisches Seseli.** Das massiliensische Seseli [einige nennen es Sphagnon] hat Blätter wie der Fenchel, aber dicker, und einen kräftigeren Stengel; ferner hat es eine Dolde wie der Dill, in der ein länglicher, kantiger, wenn er rasch gegessen wird, scharfer Same sitzt. Die Wurzel ist lang, wohlriechend. Wurzel und Same haben erwärmende Kraft. Getrunken heilen sie Harnzwang und Orthopnöe. Sie helfen bei Gebärmutterkrämpfen und Epilepsie, treiben die Katamenien und den Embryo aus, wirken gegen alle innerlichen Leiden und bessern chronischen Husten. Der Same mit Wein getrunken befördert die Verdauung und hebt Leibschneiden. Erfolgreich wirkt er bei Wechselfieber und gegen Frost auf Reisen wird er mit Pfeffer und Wein getrunken. Er wird auch den

Ziegen und dem übrigen Vieh als Trank gegeben zur Beschleunigung der Geburt.

Valerius Cordus nennt dieses Seseli *Laserpitium Siler.* Nach Sprengel, dem Fraas zustimmt, ist es *Seseli tortuosum* L. (Umbelliferae), **Gewundener Sesel**, eine Pflanze Albaniens und Piemonts. Die Wurzel ist möhrenartig, schopfig, dick, außen schmutzig-gelb, innen weiß, der Stengel aufrecht, bis fast 1 m hoch, sehr hart, rillig, gedreht, mit kurzen Gelenkstückchen und wie die ganze Pflanze weißlich-seegrün. Die Blätter sind zahlreich, die unteren gehäuft, zwei- bis dreifach gefiedert, die Blattstiele mit dem scheidigen, weiß gerandeten Teile den Stengel umfassend. Die oberen Stengelblätter sind viel kleiner, sitzen auf den Scheiden. Die Dolden sind blattgegen- oder gipfelständig, die Doldchen klein, Blüten weiß, die Hüllblätter lineal, randhäutig, die Früchte länglich-oval, graugrün. Auf sonnigen Plätzen.

Cap. 54 (61). **Περὶ Σεσέλεως αἰθιοπικοῦ. Äthiopisches Seseli.** Das als äthiopisches bezeichnete Seseli [die Ägypter nennen es Kyonos phrike] hat epheuähnliche Blätter, aber kleiner und auch länglich, dem Geissblatt ähnelnd. Es ist ein großer Strauch mit zwei Ellen langen rankenartigen Ästen, an denen eine Spanne lange Zweige sitzen mit Köpfchen wie beim Dill. Der Same ist fest wie Weizen, schwarz, bitter, schärfer aber und wohlriechender als beim massiliensischen, sehr angenehm. Es hat dieselben Wirkungen.

Bupleurum fruticosum L. (Umbelliferae), **Strauchartiges Hasenohr**, ein aufrechter, ästiger, mannshoher Strauch des südlichen Europa mit sitzenden, lederigen, zart netzaderigen Blättern, vielstrahligen Dolden, länglichen, kurzen Hüllblättern, geschärften, ein sehr feines Striemchen bedeckenden Fruchtriefen und einstriemigen Tälchen.

Cap. 55 (62). **Περὶ Σεσέλεως πελοποννησιακοῦ. Peloponnesisches Seseli.** Das im Peloponnes wachsende Seseli hat Blätter ähnlich denen des Schierlings, aber breiter und dicker, einen größeren Stengel als das massiliensische, etwa wie Steckenkraut, mit einer breiten Dolde an der Spitze; darin sitzt der ziemlich breite, wohlriechende und sehr fleischige Same. Es hat aber dieselbe Kraft und wächst an rauhen, feuchten und hügeligen Stellen. Auch am Ida kommt es vor.

Es ist das δαῦχον des Tkeophrast (Hist. pl. IX 15, 8) mit schwarzer Wurzel.

Lophotaenia aurea Grieseb. (Umbelliferae), **Goldgelber Bärenklau.**

Es kann aber auch recht gut *Myrrhis odorata* Scop. (Umbelliferae), **Spanischer Aniskerbel**, sein. Die Wurzel ist dick, ästig, vielköpfig, der Stengel aufrecht, bis fast 1 m hoch, röhrig, gerillt, weichhaarig-zottig. Die Hauptabschnitte der Blätter sind eilanzettlich, am Grunde fiederschnittig, nach oben fiederspaltig, die kleineren Abschnitte länglich-lanzettlich, stachelspitzig-gesägt. Die Dolden sind schwach gewölbt, ungleichstrahlig, nur die Randblüten der Döldchen fruchtbar, alle anderen männlich. Die Hüllblättchen hautrandig, die ziemlich langen Früchte nach oben verschmälert, glänzend braun. An feuchten Steilen auf Waldwiesen in Südeuropa. Die Pflanze riecht angenehm anisartig.

Kosteletzky möchte *Angelica silventris* L. (Umbelliferae), **Wald-Angelika**, hierher ziehen.

Cap. 56 (63). **Περὶ Τορδυλίου. Tordylion.** Das Tordylion – einige nennen es kretisches Seseli – wächst am Amanos in Kilikien. Es ist ein strauchartiges Pflänzchen und hat einen runden, doppelten, schildförmigen, etwas scharfen, aromatischen Samen. Es wird gegen Harnverhaltung und zur Beförderung der Menstruation getrunken. Der Saft des noch frischen Stengels und Samens macht, wenn er zu 3 Obolen mit süßem Wein zehn Tage hindurch getrunken wird, Nierenleidende gesund. Auch die Wurzel ist wirksam; sie reinigt mit Honig als Leckmittel die Brust. [Es hat aber viele lauchgrüne, quittengelbe, purpurfarbene Zweige und an der Spitze ähnliche (Dolden)[1], welche innen runde Blüten wie Samen haben.]

[1] Hier scheint σκιάδια ergänzt werden zu müssen. Dieser letzte Satz ist offenbar eingeschoben, denn so würde D. nie eine Pflanze beschrieben haben.

Plinius XX 238 nennt das Tordylium den Samen von Seseli.

Die Beschreibung paßt sehr gut auf *Tordylium officinale* L. (Umbelliferae), **Gebräuchlicher Zirmet.** Es ist eine einjährige Pflanze des Orients und südlichen Europa, deren Früchte in früherer Zeit als Semina Tordylii vel Seseleos cretici bei Nieren- und Blasenleiden und unterdrückter Menstruation gebraucht wurden.

Cap. 57 (64). **Περὶ Σίσωνος. Sison.** Sison ist ein in Syrien vorkommender Same, dem Selleriesamen sehr ähnlich, länglich, schwarz und brennend. Er wird gegen Milzkrankheit, Harnverhaltung und Zurückbleiben der Katamenien getrunken. Die Eingeborenen gebrauchen ihn als Würze, indem sie ihn zu Gurken, die mit Essig gekocht sind, verwenden. An der Spitze hat (die Pflanze) eine Art zahlreicher Körner.

D. deutet nur im letzten Satz auf die Pflanze hin, welche er nicht beschreibt, also entweder selbst nicht kennt oder als ganz allgemein bekannt betrachtet. Sowohl Plinius als auch Galen führen sie nur an. Die spätmittelalterlichen Schriftsteller haben sie auf die verschiedensten Pflanzen, besonders auf *Petroselinum macedonicum* und *Apium saxatile* und *nigrum* bezogen. Bauhin beschreibt sie als *Amomum officinale:* Sie hat einen ellenhohen und höheren schlanken, runden, markigen Stengel mit langen, fiederspaltigen Blättern. Die Blättchen sind länglich, zart, gekerbt, oft fein gelappt. Die Blütendolde ist weiß, die Früchte sind klein, braun, gestreift, etwas scharf aromatisch. Die Wurzel ist lang, mit vielen Nebenwurzeln.

Sibtorp und Sprengel, denen Fraas sich anschließt, sind für *Sison Amomum* L. (Umbelliferae), **Gewürzhaftes Sison**, welches Sibtorp in Kleinasien fand. Die in Südeuropa und Frankreich wachsende zweijährige Pflanze lieferte das früher officinelle Semen Amomi, die balsamisch gewürzhaften Früchte. Die Wurzel ist möhrenartig, weiß, der Stengel bis fast 1 m hoch, aufrecht, markig, fein gerillt, sehr ästig. Die Wurzelblätter sind mit 7–9 stumpf gesägten Abschnitten, deren Zähne in feine Stacheln endigen, ebenso die Abschnitte der Stengelblätter, oben lappig eingeschnitten, fast fiederspaltig, die obersten viel kleiner; die Dolden sind sehr zahlreich, mit 4–6 ungleichen Strahlen und 2–3 linealpfriemlichen Hüllblättchen, die Döldcken 8blütig, die Blüten kurz gestielt, weißlich, die Früchte eirund, schwarzbraun, mit roten Striemen.

Cap. 58 (65). **Περὶ Ἀνίσου. Anis.** Das Anison [einige nennen es auch Sion, die Römer Anisum] hat im Ganzen eine erwärmende, austrocknende, das Atomen erleichternde, schmerzstillende, verteilende, harntreibende, die Säfte verdünnende und, bei Wassersucht getrunken, durststillende Kraft. Es ist auch ein gutes Mittel gegen den Biß giftiger Tiere und gegen Blähungen. Es stellt den Durchfall und den weißen Fluß, befördert die Milchabsonderung und reizt zum Beischlaf. Der durch die Nase aufgesogene Rauch des angezündeten Anison lindert Kopfschmerzen, fein gerieben und mit Rosenöl eingetröpfelt heilt es Reissen in den Ohren. Das beste aber ist das frische, volle, nicht krümlige, stark duftende. Vorzuziehen ist das kretische, dann kommt das ägyptische.

Daß D. hier nur von den Früchten redet, geht aus dem vorletzten Satze hervor.

Pimpinella Anisum L. (Umbelliferae), **Anis, Bibernellanis**.

Die Pflanze wächst in Ägypten und Griechenland wild, Pythagoras rechnete sie unter die gesundesten Gemüsepflanzen. Bei uns wird sie als Gewürz- und Arzneipflanze gebaut. Die Wirkung beruht auf dem Gehalt der Früchte an ätherischem Öl; dasselbe besteht zum größten Teil aus **Anethol** in weißen Blättchen oder Schuppen, welche bei 21–22° schmelzen, und aus einem Gemische von flüssigem Anethol mit einem Terpen. Dieses sowohl als auch die Früchte selbst finden häufig Verwendung als Stomachica, Stimulantia, Carminaliva und als Geschmackscorrigentien.

Cap. 59 (66). **Περὶ Κάρου. Kümmel.** Der Karos ist ein bekannter kleiner Same, er ist harntreibend, erwärmend, gut für den Magen und angenehm für den Mund, er befördert die Verdauung und wird auch vorteilhaft den Gegenmitteln und den Arzneien zugesetzt, welche schnell wirken sollen. Er steht dem Anis gleich. Die gekochte Wurzel wird gegessen wie die Möhre.

Carum Carvi L. (Umbelliferae), **Kümmel**. Auch hier fehlt die Beschreibung der Pflanze, welche der griechischen Flora fremd, dagegen in den höheren Gegenden Norditaliens häufig ist.

Der Kümmel wird wegen der Früchte und des in ihnen enthaltenen ätherischen Öles gebaut. Letzteres besteht aus **Carvol** und **Limonen**. Wirkung ungefähr wie beim Anis.

Cap. 60 (67). **Περὶ Ἀνήθου. Dill.** Das Speiseanethon [einige nennen es Polgidas, andere Aniketon, die Propheten Same des Hundsaffen[1], ebenso Haare des Hundsaffen, auch Same des Merkur[2], die Ägypter Arachu, die Römer Anetum, die Afrikaner Sikkiria, die Dakier Polpum]; die Abkochung der trockenen Dolde und der Frucht befördert als Trank die Milchabsonderung, lindert Leibschneiden und Blähungen, reinigt den Bauch und stillt leichtes Erbrechen, treibt den Harn und beruhigt den Schlucken, bei anhaltendem Genuß aber schwächt sie das Gesicht und unterdrückt die Zeugungskraft. Von Nutzen ist seine Abkochung als Sitzbad für hysterische Frauen. Der gebrannte Same als Umschlag vertreibt Geschwülste (Kondylome) am After.

[1] Der Hundsaffe war das Symbol des ägyptischen Ärztegottes. [2] γόνος Ἑρμοῦ, in Übereinstimmung mit Dambergis (Pharm. Post 1899, 22); v. Oefele übersetzt γόνος mit Penis.

Anetum graveolens L. (Umbelliferae), **Dill**. Die Früchte sind aus dem Arzneischatze wohl ganz verschwunden; im Haushalte dagegen wird die ganze Fruchtdolde wegen des gewürzhaften, kümmelartigen Geschmackes beim Einmachen der Früchte, besonders der Gurken verwandt.

Cap. 61 (68). **Περὶ Κυμίνου ἡμέρου. Mutterkümmel.** Das gebaute Kyminon ist angenehm für den Mund, und zwar besonders das äthiopische, welches Hippokrates das königliche nennt, an zweiter Stelle kommt das ägyptische, dann das übrige. Es wächst im asiatischen Galatien, in Kilikien und zu Tarent und an vielen anderen Orten. Es ist erwärmend, adstringierend, austrocknend und ein gutes Mittel gegen Leibschneiden und Blähungen, wenn es gekocht mit Öl als Klystier oder mit rohem Gerstenschrot als Umschlag gebraucht wird. Es wird mit Essigwasser auch denen gegeben, die an Orthopnöe leiden und mit Wein denen, die von giftigen Tieren gebissen sind. Mit Rosinen und Schrot von Hülsenfrüchten oder Wachssalbe aufgelegt hilft es bei Hodenanschwellungen. Mit Essig fein zerrieben und eingelegt hemmt es den Fluß der Frauen und Nasenbluten. Im Trank und als Salbe bewirkt es eine bleiche Hautfarbe.

Cuminum Cyminum L. (Umbelliferae), **Mutterkümmel, Römischer Kümmel**. Bei Hippokrates heißt es äthiopisches Kyminon, nur an einer Stelle (De tumor. 4) königliches, τὸ παρὰ βασιλεῖ λεγόμενον.

Die Heimat des Mutterkümmels ist Ägypten und Aethiopien, kultiviert wird er im südlichen Europa. Die Früchte enthalten ein ätherisches Öl, welches wesentlich aus **Cymen** und **Cuminol** (Cumin-Aldehyd) besteht, sie sind heute noch ein hie und da beliebtes Volksmittel.

Cap. 62 (69). **Περὶ Κυμίνου ἀγρίου. Wilder Mutterkümmel.** Das wilde Kyminon [die Römer nennen es Cuminum agreste oder silvaticum] wächst am meisten in Lykien, im asiatischen Galatien und zu Karthago in Spanien. Es ist ein kleiner Strauch, welcher einen eine Spanne langen zarten Stengel hat mit vier bis fünf kleinen zarten, nach Art der Einschnitte bei Gingidion gleichsam geschlitzten Blättern. An der Spitze hat er fünf bis sechs runde, weiche Köpfchen, darin eine spreuartige Frucht, welche schärfer schmeckt als die des gebauten. Es wächst an hügeligen Orten. Der Same wird mit Wasser gegen Leibschneiden und Blähungen getrunken; mit Essig stillt er den Schlucken, gegen den Biß giftiger Tiere und gegen Schlaffheit des Magens wird er mit Wein getrunken. Mit Honig und Rosinen gekaut[1)] und aufgelegt entfernt er Sugillationen unter den Augen; mit demselben Umschläge heilt er auch Hodenanschwellungen.

Es gibt noch eine andere Art wildes Kyminon, dem gebauten ähnlich. Aus jeder Blüte entwickelt es in die Höhe gerichtete Hörnchen, in denen ein dem Schwarzkümmel ähnlicher Same sich befindet. Dieser ist getrunken das beste Mittel gegen Schlangenbisse. Er hilft auch denen, die an Harnzwang und am Stein leiden und die Blutklümpchen harnen. Sie mögen aber eine Abkochung von Selleriesamen nachtrinken.

[1)] Bei den alten Juden war die gewöhnliche Art des Kataplasma ein von Feigen oder Getreide gekauter Brei (vgl. I Cap. 52).

D. hat zwei Arten des wilden Mutterkümmels. Die erste wird von Sprengel und Fraas für *Lagoecia cuminoides* L. (Umbelliferae), **Hasenkümmel**, gehalten, die in Griechenland sehr häufig ist; die andere Art spricht Sprengel nach dem Vorgänge von Val. Cordus als *Nigella arvensis* an. Fraas dagegen zieht *Nigella aristata* L. (Ranunculaceae), **Gegrannter Schwarzkümmel**, hierher, auf den das wenige von D. darüber Gesagte am besten paßt. Die Hörnchen in der Blüte sind die Frucht, welche aus fünf Balgkapseln besteht, die, bis zur Mitte verwachsen, aufrecht stehen und wie Hörnchen gegeneinander gebogen sind.

Cap. 63 (70). **Περὶ Ἄμμιος. Ammi.** Das Ammi [bei den Römern Ammi alexandrinum], einige nennen auch dieses das äthiopische oder das königliche Kyminon; andere haben behauptet, das äthiopische Kyminon sei von ganz anderer Art als das Ammi. Es ist aber ein bekannter kleiner Same, viel kleiner als Mutterkümmel, im Geschmack dem Dosten ähnlich; wähle aber das reine und nicht krümlige aus. Auch dieses hat erwärmende, brennende und austrocknende Kraft, ist mit Wein getrunken wirksam gegen Leibschneiden, Harnverhaltung und gegen die Bisse giftiger Tiere. Es befördert die Menstruation. Ferner wird es den aus Kanthariden bereiteten Hautreizmitteln zugesetzt, um der daraus entstehenden Harnverhaltung entgegenzuwirken. Mit Honig als Kataplasma vertreibt es Sugillationen unter den Augen. Als Trank wie in der Einreibung bewirkt es eine bleiche Hautfarbe. Endlich reinigt es mit Rosinen oder Pech in der Räucherung die Gebärmutter.

SPRENGEL nennt die hier nicht beschriebene Pflanze mit Berufung auf LINNÉ *Ammi copticum*; von FRAAS wird *Ammi Visnaga* Lam. (Umbelliferae), **Hartes Ammi**, hierher gezogen. Ammi copticum auf Kandia und in Ägypten lieferte seit alter Zeit die gewürzigen Früchte Sem. Ammeos cretici sive veri.

Es wird der Pflanze ein brechenerregendes und die Herztätigkeit herabsetzendes Glukosid, **Kellin**, und ein Alkaloid, **Visnagin**, zugeschrieben.

Cap. 64 (71). **Περὶ Κορίου. Koriander.** Das Korion oder Korianon [bei den Ägyptern Ochion, bei den Afrikanern Goïd] ist bekannt; es hat kühlende Kraft, daher heilt es im Kataplasma mit Brot oder Gerstenschrot roseartige Entzündungen und kriechende Geschwüre. Mit Honig und Rosinen hilft es bei Epinyktiden, Hodenentzündungen und Karbunkeln; mit Schrot von Hülsenfrüchten zerteilt es Drüsen und Geschwülste. Vom Samen eine Kleinigkeit mit süßem Wein getrunken treibt den Bandwurm aus und befördert die Samenbildung. Zu viel genommen greift es den Verstand gefährlich an; deshalb muß man sich vor einem Übermaß und einem fortgesetzten Gebrauche hüten. Der Saft mit Bleiweiß oder Bleiglätte und Essig und Rosenöl als Salbe ist ein gutes Mittel gegen brennende Entzündungen auf der Haut.

Coriandrum sativum L. (Umbelliferae), **Koriander**.

Der Koriander gehört zu den ältesten Gewürzen und ist so bekannt, daß D. die Pflanze nicht beschreibt. Er fand schon in der altägyptischen Medizin Verwendung. Moses (II 16, 31 und IV 11, 7) vergleicht das Manna mit Koriandersamen. Sein spontanes Vorkommen ist nicht nachzuweisen; gebaut als Arznei- und

Küchenpflanze wird er vielfach, jedoch nur wegen der Früchte. Der eigentümliche. wanzenartige (κόρις, Wanze) Geruch mag ihn im Altertume wohl in den Verdacht der Schädlichkeit gebracht haben. Die reifen Früchte liefern bei der Destillation ein angenehm riechendes Öl von der Zusammensetzung $C_{10}H_{17}OH$.

Cap. 65 (72). **Περὶ Ἱερακίου τοῦ μεγάλου. Großes Hierakion.** Das große Hierakion [einige nennen es Sonchites, die Römer Lampuca, die Afrikaner Sithileas] treibt einen rauhen, rötlichen, stacheligen, etwas hohlen Stengel, es hat Blätter, welche entfernt[1] schwach eingeschnitten sind und einen distelähnlichen Rand haben. Die gelben Blüten sitzen in länglichen Köpfchen. Es hat kühlende, mäßig adstringierende Kraft, darum ist es als Kataplasma ein gutes Mittel bei erhitztem Magen und bei Entzündungen. Der Saft im Schlürftrank beruhigt Magenstiche. Das Kraut mit der Wurzel hilft als Umschlag gegen Skorpionstiche.

[1] ἐκ διαστημάτων.

Den Namen Hierakion leitet Plinius XX 60 davon her, daß der Habicht (ἱέραξ, Hierax), wenn er nicht gut sehen kann, die Pflanze aufschlitzt und mit dem Safte die Augen benetzt.

Tragopogon picroides L. (Compositae), **Habichtskraut, Bitterkrautartiger Bocksbart**. In Griechenland und Italien wild vorkommend.

Cap. 66 (73). **Περὶ Ἱερακίου τοῦ μικροῦ. Kleines Hierakion.** Das kleine Hierakion. Einige nennen auch dieses Sonchites [die Römer Intybus agrestis, die Afrikaner Sithilesade], auch dieses hat entfernt eingeschnittene Blätter; es treibt aber rauhere und grüne Stengelchen, an welchen gelbe Blüten, kreisförmig geordnet, sitzen. Es hat dieselbe Kraft wie das vorhergehende.

Scorzonera resedifolia (Compositae), **Gefiedertblätterige Schwarzwurzel**, eine in Griechenland an Wegen häufige Pflanze. Nach SIBTORP *Scorzonera elongata* Willd.

Cap. 67 (74). **Περὶ Σελίνου. Gartensellerie.** Gartenselinon. Das Kraut hat dieselbe Wirkung wie der Koriander; es ist auch ein gutes Mittel gegen Augenentzündungen im Umschlag mit Brot oder dem feinen Mehle der Graupen. Es besänftigt auch den erhitzten Magen, erweicht Verhärtungen in den Brüsten, gekocht und roh genossen treibt es den Urin. Die Abkochung davon wie auch von der Wurzel wirkt tödlichen Mitteln entgegen, indem es Brechen erregt, und hält den Durchfall auf. Der Same ist aber stärker harntreibend, er hilft denen, die von giftigen Tieren gebissen sind und die Bleiglätte genossen haben, ferner vertreibt er auch Blähungen. Er wird auch mit Nutzen den schmerzstillenden Mitteln, denen gegen den Biß giftiger Tiere und den Hustenmitteln zugesetzt.

Apium graveolens L. (Umbelliferae), **Gebaute Sellerie.** Die wilde Sellerie ist bitter und ungenießbar. Bei den Neugriechen ist Sellerie eine Glückspflanze, sie wird nebst Knoblauch und Zwiebel im Zimmer aufgehängt, den kleinen Kindern als Talisman umgebunden usw. Sie enthält ein ätherisches Öl. Bei SPRENGEL ist es *Apium Petroselinum* L., **Petersilie.**

Cap. 68 (75). **Περὶ Ἐλειοσελίνου. Sellerie.** Das Eleioselinon [einige nennen es Feld-, andere wilde Wassersellerie, die Römer Bauernsellerie] wächst in feuchten Gegenden und ist größer als die gebaute Sellerie. Es bat dieselbe Wirkung wie die Gartensellerie.

Apium graveolens L., **Sellerie.** Den Namen hat die Pflanze vom Standorte (ἔλειος, sumpfig, und σέλινον).

Cap. 69 (76). **Περὶ Ὀρεοσελίνου. Oreoselinon.** Das Oreoselinon [einige nennen es wilde Petersilie, die Römer Apium, die Ägypter Anonis] hat einen einzigen, eine Spanne langen Stengel aus einer dünnen Wurzel, mit kleinen Zweigen rings herum und Köpfchen wie beim Schierling, jedoch bedeutend dünner. In diesen befindet sich der längliche, scharfe, zarte, wohlriechende, dem Mutterkümmel ähnliche Same. Es wächst an felsigen und gebirgigen Stellen. Der Same und die Wurzel haben, in Wein getrunken, harntreibende Kraft. Sie befördern auch die Menstruation und werden ferner den Gegenmitteln, sowie den harntreibenden und erwärmenden Arzneien zugesetzt. Die aber sollen sich nicht täuschen lassen, welche glauben, das Oreoselinon sei das an Felsen wachsende; denn das andere ist das Petroselinon.

Auch hier verdankt die Pflanze ihren Namen dem Standorte (ὄρος, Berg, und σέλινον).

C. GESNER gibt sie für *Athamantha Libanotis* L., *Seseli Libanotis* Koch, auf sonnigen Bergwiesen und Kalkfelsen aus, und ihm stimmt SPRENGEL zu. FRAAS zieht aber *Seseli annuum* L., **Bergsilge,** hierher; er fand dasselbe häufig auf Bergen zwischen Felsen bei 500–800 m Höhe.

Cap. 70 (77). **Περὶ Πετροσελίνου. Petroselinon.** Das Selinon, nämlich das Petroselinon; es wächst in Makedonien an steilen Stellen. Es hat einen Samen wie Ammi, aber wohlriechender, scharf und aromatisch, welcher den Harn und die Menstruation befördert; er ist aber im Trank genommen auch ein gutes Mittel gegen Aufblähen des Magens und Kolons und gegen Leibschneiden, ebenso gegen Seiten-, Nieren- und Blasenschmerzen. Auch wird er den harntreibenden Mitteln zugesetzt.

Der Felsen- oder Steineppich (von πέτρα, Fels, und σέλινον). Sprengel übersetzt *Athamantha macedonica*. Fraas hält die Pflanze für *Apium Petroselinum* L., **Petersilie**; er bemerkt dazu, daß nach Aussage der Eingeborenen dasselbe in Makedonien und Thessalien wild wachse und noch jetzt allgemein die Namen μακεδονῆσι (μακεδονησία πόα) und μαϊδανό, auch μυρωδιά πετροσέλινα, Petersiliensalbenpflanze führe, Sibtorp fand es auf dem Athos, de Candolle gibt Byzanz als Fundort an. Die Pflanze ist erst später in Kultur genommen. Das Apium der Römer, welches meistens in Sümpfen oder in Ufergegenden vorkommen soll, geht auf Sellerie. Die Früchte von Apium Petroselinum enthalten ein ätherisches Öl, welches zum Teil aus **Apiol**, Petersilienkampfer, besteht.

Cap. 71 (78). **Περὶ Ἱπποσελίνου. Hipposelinon.** Das Hipposelinon – einige nennen es Grielon, andere wilde Sellerie, Smyrnion [die Römer Olusatrum], wiewohl das eigentlich sogen. Smyrnion eine andere Pflanze ist, wie wir gleich zeigen werden. Es ist größer und weißer als der Gartensellerie; der Stengel ist hohl, hoch, zart und hat gleichsam Striche. Die Blätter sind breiter, ins Röthliche spielend; über diesen befindet sich ein Schirm wie bei Libanotis, voll von Blüten, welcher vor dem Aufblühen eine Kuppe bildet. Der Same ist schwarz, länglich, fest, scharf und aromatisch. Die Wurzel ist wohlriechend, weiß, wohlschmeckend, nicht dick. Es wächst an schattigen Orten und an Sümpfen. Es dient zu Gemüse wie Sellerie. Die Wurzel wird gekocht und roh gegessen, die Blätter und Stengel nur gekocht, teils für sich allein, teils werden sie mit Fischen zubereitet. Roh werden sie auch in Salzbrühe eingemacht. Die Frucht, in Honigwein getrunken, wirkt die Menstruation befördernd; getrunken und eingerieben erwärmt sie die von Frostschauer Befallenen und hilft gegen Harnzwang. Auch die Wurzel leistet dasselbe.

Theophrast (Hist. pl. II 2, 1 und VII 6, 3) sagt, das Hipposelinon sondere einen Saft wie Myrrhe ab, der auch wie diese gebraucht werde, die Wurzel sei schwarz und dick.

Sprengel hat wegen der Unsicherheit auf eine Bestimmung der Pflanze verzichtet; nach Fraas ist es *Smyrnium Olusatrum* L. (Umbelliferae), **Pferdseppich**, in Griechenland auf Schutthaufen und an Hügeln. Die Wurzel ist dick, möhrenartig, ästig, außen schwarz, innen weißlich, und voll eines scharf- und bitterlich-aromatischen Saftes. Die Stengel sind bis 1 m hoch, gerillt, ästig, die oberen Äste gegenständig, die Wurzelblätter sind gestielt, 2–3schnittig, die Abschnitte ziemlich groß, rund, stumpf, am Grunde last keilförmig, am Rande mit stachelspitzigen Sägezähnen besetzt. Die Stengelblätter sitzen auf breiten, häutigen, wimperigen Scheiden. Die Dolden sind 10–20strahlig, die Hüllen fehlend oder einblätterig, die Blüten polygamisch, gelbgrün, die Früchte oval, schwarz.

Cap. 72 (79). **Περὶ Σμυρνίου. Smyrnion.** Das Smyrnion, welches man in Kilikien Petroselinon nennt, wächst am meisten an dem Amanos genannten Berge. Auch dieses hat einen der Sellerie ähnlichen Stengel mit vielen Nebenzweigen; die Blätter sind breiter, zur Erde gebogen, etwas fettglänzend, kräftig, mit einer gewissen Schärfe wohlriechend, arzneikräftig und von schwach gelber Farbe. Die Dolde am Ende des Stengels ist wie beim Dill. Der Same ist rund, ähnlich dem des Kohls, schwarz, scharf, beim Kosten wie Myrrhe schmeckend, so daß das eine wie das andere wirkt. Die Wurzel ist scharf, wohlriechend, weich, saftig, den Gaumen reizend, sie hat eine außen schwarze, innen aber grüne oder weißliche Rinde. Es wächst an felsigen, hügeligen, trockenen Stellen und in öde liegenden Winkeln. Die Wurzel, das Kraut und die Frucht haben erwärmende Kraft. Die Blätter werden als Gemüse in Salzlake eingemacht, sie stellen den Durchfall. Die Wurzel ist getrunken ein gutes Mittel gegen Schlangenbisse, sie besänftigt auch Husten und Orthopnöe und heilt Harnverhaltung. Als Kataplasma verteilt sie frische Ödeme, Geschwülste und Verhärtungen und bringt Wunden zur Vernarbung. Gekocht und im Zäpfchen eingelegt verursacht sie Fehlgeburt. Der Same ist ein gutes Mittel bei Nieren-, Milz- und Blasenleiden; er befördert auch die Menstruation und die Nachgeburt. Mit Wein getrunken hilft er bei Ischias und lindert Aufblähen des Magens. Ferner ruft er Schweiß und Aufstoßen hervor. Ganz besonders wird er gegen Wassersucht und periodische Fieber getrunken.

Smyrnium perfoliatum L., **Kleiner Pferdseppich**, eine in Griechenland auf höheren Gebirgen und in schattigen Felsschluchten nicht seltene Pflanze. Sie unterscheidet sich von der vorigen durch den niedrigeren, nach oben fast geflügelteckigen Stengel, die Blätter sind dort unzerteilt, herz-eiförmig, kerbig-gezähnelt, umfassend und scheinen wegen der übereinander liegenden Lappen wie durchwachsen, sie sind myrrhenartig wohlriechend, die Dolden sind ohne Hüllen. SPRENGEL nennt sie *Smyrnium Dioscoridis*.

Cap. 73 (80). **Περὶ Ἐλαφοβόσκου. Pastinak.** Das Elaphoboskon [einige nennen es Elaphikon[1], andere Nephrion, Ophigenion[2], Ophioktonon[3], Herpyxe[4], Lyme[5], die Römer Cervi ocella oder Cervina[6], die Ägypter Chemis, die Afrikaner Askaukau]; der Stengel ist dem der Libanotis oder des Fenchels ähnlich, knotig; die Blätter sind zwei Finger breit, recht laug wie bei der Terebinthe, zurückgebogen und gewissermassen rauh. Der Stengel hat reichlich Nebenzweige, welche Dolden tragen wie der Dill. Die Blüten sind schwach gelb, der Same gleicht dem des Dill. Die Wurzel ist drei Finger lang und fingerdick, weiß, süß, eßbar, auch der junge Stengel wird als Gemüse gebraucht. Mail sagt von dieser Pflanze, daß sie die Hindinnen, wenn sie dieselbe gefressen haben, unempfindlich mache gegen Schlangenbisse. Deshalb wird auch der Same in Wein denen gegeben, die von Schlangen gebissen sind.

[1] Für die Hirsche geeignet. [2] Schlangen erzeugend. [3] Schlangen tötend. [4] Kriecherin. [5] Verderben. [6] Hirschauge oder Hindin.

Plinius XXII 79 beschreibt die Pflanze in derselben Weise, hat also offenbar dieselbe Quelle wie D. benutzt.

Pastinaca sativa L. (Umbelliferae), **Gemeiner Pastinak.** Sibtorp gibt an, daß die Pflanze im Peloponnes und auf den Inseln des Archipels an Ackerrändern wild vorkomme.

Cap. 74 (81). **Περὶ Μαράθρου. Fenchel.** Das Marathron, das Kraut desselben genossen, hat die Kraft, die Milchabsonderung zu befördern, der Same auch, wenn er getrunken oder mit Gerstenschleim gekocht wird. Die Abkochung des Blütenstengels ist als Trank den Nieren- und Blasenleidenden zuträglich, da sie den Urin treibt. Mit Wein getrunken ist er (der Blütenstengel) ein gutes Mittel gegen Schlangenbisse, auch befördert er die Menstruation. In Fieberzuständen mit kaltem Wasser getrunken beseitigt er das Übelkeitsempfinden und den Brand des Magens. Die Wurzeln, fein gestoßen und mit Honig aufgelegt, heilen den Biß des tollen Hundes. Der ausgepreßte und in der Sonne getrocknete Saft der Stengel und Blätter wird mit Nutzen zu den Augenmitteln, welche für die Schärfe des Gesichtes dienen, verwandt. Für dieselben Zwecke wird auch aus dem noch frischen Samen nebst den Zweigen und Blättern sowie auch aus der Wurzel nach dem ersten Ausschlagen der Saft bereitet. Im abendländischen Iberien scheidet es einen gummiähnlichen Saft ab, wobei die Eingeborenen den mittleren Stengel zur Blütezeit abschneiden und ans Feuer stellen, damit durch die Wärme das Gummi gleichsam ausschwitze und austrete. Dieses ist aber zum Gebrauche für die Augenmittel kräftiger als der Preßsaft.

Anetum Foeniculum L. (Umbelliferae), **Fenchel.** Er findet sich in Griechenland in allen feuchten Niederungen, aber entfernt von der Meeresküste, wild. Theophrast sagt von der Ausscheidung des Saftes beim Fenchel nichts. Die Früchte sind reich an ätherischem Öl, welches in seiner Zusammensetzung dem Anisöl gleicht.

Cap. 75 (82). **Περὶ Ἱππομαράθρου. Hippomarathron.** Das Hippomarathron [einige nennen es Marathis, andere wilden Fenchel, die Ägypter Sampsos, die Propheten Thymarnolion, die Römer Foeniculum erraticum oder equinum[1], auch Marum, die Gallier Sistrameor] ist wilder Fenchel, groß. Er trägt einen Samen ähnlich dem Kachrys[2]; die Wurzel darunter ist wohlriechend, getrunken heilt sie Harnzwang. Im Zäpfchen eingelegt befördert sie die Menstruation. Der Same und die Wurzel, wenn sie getrunken werden, stellen den Durchfall, helfen gegen den Biß giftiger Tiere, zertrümmern den Stein und vertreiben die Gelbsucht. Die Abkochung der Blätter als Trank befördert die Milchabsonderung und reinigt die Frauen nach der Geburt.

Es wird auch noch ein anderes Hippomarathron genannt, mit schmalen, kleinen, länglichen Blättern. Die Frucht ist rund, fast wie Koriander, scharf, wohlriechend, erwärmend. In seiner Kraft steht es dem vorigen gleich, wirkt aber schwächer.

[1] Wild wachsender oder Pferdefenchel. [2] *Cachrys Libanotis* L. **Wohlriechender Kachrys**, die Frucht davon nennt D. Kachrys.

Plinius XX 255 beschreibt die Pflanze, die er auch Myrtineum nennt, ebenso kurz, sie soll sehr hoch, der Stengel stabdick sein und an warmen, felsigen Stellen wachsen. Die zweite Art führt er auf Diokles als Autor zurück.

Mit Sicherheit ist das Hippomarathron nicht bestimmt. Anguillara hat *Cachrys Morisonii* Vahl, **Kachrys**, hierher gezogen, ihm schließen sich Sprengel und Fraas an, der die Pflanze in Griechenland nicht fand. Die zweite Art wurde von Tabernämontanus *Cnidium Silaum* genannt. Fraas hält sie für *Seseli Hippomarathrum* L., **Fenchelblätteriger Sesel**, oder *Anetum segetum* L., **Wilder Dill**, der in Böotien auf Saatfeldern häufig ist.

Cap. 76 (83). **Περὶ Δαύκου. Daukos.** Der Daulcos – einige nennen ihn Daukeion –. Es gibt eine Art, den kretischen, welcher fenchelähnliche Blätter hat, kleiner jedoch und zarter, einen eine Spanne langen Stengel, eine dem Koriander ähnliche Dolde und weiße Blüten. In diesen befindet sich die weiße, rauhe, beim Kauen scharfe und wohlriechende Frucht. Die Wurzel ist fingerdick, eine Spanne lang. Er steht an felsigen und sonnigen Stellen. Eine andere Art gleicht dem wilden Sellerie, ist gewürzhaft, scharf, wohlriechend und hat brennenden Geschmack. Der kretische ist der bessere. Eine dritte Art gleicht in den Blättern dem Koriander, hat auch weiße Blüten, aber ein Köpfchen und eine Frucht wie der Dill, dabei eine Dolde wie die wilde Möhre, voll von scharfen und länglichen Samen wie heim Mutterkümmel. Der Same aller Arten hat erwärmende Kraft. Getrunken befördert er die Menstruation, treibt den Embryo aus und den Harn, beseitigt Leibschneiden und lindert chronischen Husten. Mit Wein getrunken hilft er gegen Spinnenstiche und zerteilt im Kataplasma Ödeme. Von den beiden letzten ist nur der Same im Gebrauch, vom kretischen aber auch die Wurzel, welche meistens mit Wein gegen giftige Tiere getrunken wird.

Die erste Art Daukos wird von den spiltmittelalterlichen Schriftstellern, u. a. von Lobel und Matthiolus für *Athamantha cretensis* L., **Kretische Augenwurz**, gehalten, dem bisher nicht widersprochen ist; die zweite für *Peucedanum Cervaria* L. (Umbelliferae), **Hirschwurz** oder Haarstrang, sie kommt in ganz Griechenland und Italien vor. Für die dritte Art zieht Sprengel *Seseli ammoides* hierher, Fraas dagegen *Ammi majus* L., bei dem alles gut paßt bis auf die Gestalt der Früchte.

Dieses ganze Kapitel findet sich nur bei Oribasios, es wird daher von Matthiolus als unecht bezeichnet.

Cap. 77 (84). **Περὶ Δελφινίου. Delphinion.** Das Delphinion [einige nennen es Diachysis, andere Diachytos, Paralysis[1], Kamaros[2], Hyakinthos, Delphinios, Nerion, Neriadion, Sosandron[3], Kronion, die Römer Bucinus minor[4]] treibt aus einer Wurzel zwei Spannen lange und längere Zweige mit eingeschnittenen zarten, länglichen Blättchen. Die Blüte ist levkojenähnlich, purpurfarben, von der Gestalt des Delphins, woher auch der Name. Der Same sitzt in Kapseln und ist der Hirse gleich. Dieser hilft, mit Wein getrunken, gegen Skorpionsstiche, wie kein anderes Mittel. Man sagt auch, daß die Skorpione bei Annäherung der Pflanze gelähmt werden und kraftlos und betäubt, sind, nach Entfernung derselben wieder hergestellt werden. Es wächst an rauhen und sonnigen Stellen.

(Cap. 85.) Es gibt noch ein anderes Delphinion, ganz ähnlich dem vorigen, aber mit viel feineren Blättern und Zweigen. Es hat dieselbe Kraft, wie das vorher genannte, aber es wirkt nicht so energisch.

[1] Lähmung, diese drei Synonyma beziehen sich wohl auf die vermeintliche Wirkung auf den Skorpion. [2] Eine Krebsart (Homarus, Hummer), vielleicht wegen der Wölbung der Blütenblätter oder der Nektarien. [3] Männer rettend. [4] Bezeichnung für Vaccinium.

Sibtorp zieht *Delphinium Ajacis* L., **Garten-Rittersporn**, hierher, Fraas dagegen *Delphinium peregrinum* L. (Ranunculaceae), **Fremder Rittersporn**, wegen seiner auffallenden Ähnlichkeit der Blüte mit dem Delphin, auch der Standort paßt, jedoch findet es sich nur in der Nähe des Meeres. Auch an *Delphinium Consolida* L., **Feld-Rittersporn**, welches in ganz Griechenland und Italien häufig ist, hat man gedacht; es enthält ein Alkaloid **Calcatripin** (von der früheren Bezeichnung der Blüten, Flores Calcatripae so genannt).

Die zweite Art (Cap. 85) ist *Delphinium tenuissimum* L., **Zarter Rittersporn**, eine Pflanze der höheren Xirobunen (Dürrberge) oder der Region der immergrünen Gewächse, bei einer Höhe von 700–800 m.

Cap. 78 (86). **Περὶ Πυρέθρου. Bertramwurz.** Das Pyrethron [einige nennen es Doryknion[1], Audere Pyrinon, Pyroton, Pyrotron[2], Arnos pyrites[3], die Propheten Pyrites, die Römer Salivaris[4]] ist eine Pflanze, welche einen Stengel und Blätter treibt wie die wilde Möhre oder der Fenchel, aber eine kreisrunde Dolde[5] wie der Dill. Die Wurzel hat die Dicke eines großen Fingers, ist lang, von sehr brennendem Geschmack und bewirkt Schleimabsonderung. Mit Essig gekocht hilft sie daher als Mundspülwasser bei Zahnschmerzen, bewirkt beim Zerkauen Schleimabsonderung und treibt mit Öl eingerieben den Schweiß, ist gegen anhaltende Frostschauer wirksam und ein ausgezeichnetes Mittel gegen erkältete und erschlaffte Körperteile.

[1] Das Halikakabon des Krateuas und Solanum furiosum bei Plinius; Langkavel (Botanik der späteren Griechen 144, [2] hält es *für Physalis somnifera,* Fraas für *Convolvulus Dorycnium* L., **Strauchwinde.** [2] Feurig, die drei Synonyma beziehen sich auf das Brennende der Wurzel. [3] Feuerstein des Lammes. [4] Speichel erregend. [5] Der Ausdruck σκιάδιον ist nicht wörtlich als Umbella. Dolde, aufzufassen, sondern von D. auf den scheibenförmig ausgebreiteten Blütenstand der Compositen bezogen.

Anthemis Pyrethrum L. (Compositae-Anthemideae), **Große Anthemis, Bertram-Kamille** oder **Speichelwurz** (*Anacyclus Pyrethrum* D. C.). Eine Pflanze der Mittelmeerländer, daher wohl die kurze Beschreibung, weil D. dieselbe als allen bekannt voraussetzt.

Die Schärfe und den brennenden Geschmack verdankt die Wurzel dem als **Pyrethrin** bezeichneten Harze. Sie findet noch zuweilen in der Tierheilkunde und als Volksmittel Verwendung.

Cap. 79 (87). **Περὶ Λιβανωτίδος. Libanotis.** Es gibt zwei Arten Libanotis; die eine ist fruchttragend – sie wird von einigen Zea oder Kampsanema genannt –, ihre Frucht heißt Kachrys. Sie hat fenchelähnliche, aber dickere und breitere, kreisförmig über die Erde sich ausbreitende, wohlriechende Blätter; der Stengel ist etwa eine Elle hoch oder höher, mit vielen Achseln und hat an der Spitze eine Dolde, in der zahlreiche weiße, wiertelähnliche, runde, kantige, scharfe, harzartige, beim Kauen brennend schmeckende Früchte sich befinden. Die Wurzel ist weiß, von ansehnlicher Länge, nach Weihrauch duftend. Die andere Art ist in allem der vorigen ähnlich, sie hat einen breiten schwarzen Samen wie Bärenklau, er ist wohlriechend, nicht brennend, und eine außen schwarze, beim Zerstoßen weiße Wurzel. Die aber als unfruchtbar bezeichnete Art ist in allem den vorigen ähnlich, hat aber weder Stengel, noch Blüte, noch Samen; sie wächst an felsigen und rauhen Stellen. Das Kraut von allen Arten fein gestoßen als Umschlag hemmt den Hämorrhoidalfluß, lindert Entzündungen am After und bringt Geschwülste, Drüsen und hartnäckige Geschwüre zur Reife. Die trockenen Wurzeln reinigen mit Honig Geschwüre, helfen bei Leibschneiden und sind, mit Wein getrunken, ein gutes Mittel gegen den Biß giftiger Tiere. Sie befördern die Menstruation und den Harn, zerteilen auch als Kataplasma alte Ödeme. Der Saft des Krautes und der Wurzel, mit Honig gemischt als Salbe, schärft das Gesicht. Die Frucht, getrunken, leistet dasselbe; sie hilft bei Epilepsie und alten Brustleiden, bei Gelbsucht, wenn sie mit Pfeffer und Wein gegeben wird. Mit Öl eingesalbt wirkt sie auch schweißtreibend. Ferner ist sie ein gutes Mittel gegen innere Rupturen und Krämpfe, sowie gegen Podagra, wenn sie fein gestoßen mit Taumellolchmehl und Essig umgeschlagen wird. Mit schärfstem Essig gemischt beseitigt sie weiße Flecken. Zu Tränken darf man aber die Libanotis nicht gebrauchen, welche die Kachrys trägt, denn sie ist scharf und macht die Luftröhre rauh. Theophrast berichtet, eine Libanotis, welche dem wilden bitteren Giftlattich ähnliche Blätter habe, wachse zusammen mit der Heide, die Wurzel sei aber kurz, sie führe nach oben und unten ab, ihre Blätter seien weißer und rauher als die des Giftlattichs.

Die erste Art ist ohne Zweifel *Cachrys Libanotis* L. (Umbelliferae), **Wohlriechende Kachrys**. Sie hat eine lange, möhrenartige Wurzel, einen aufrechten, beblätterten, kahlen Stengel, dreispaltige, lineale, fast stechende Blattabschnitte, zahlreiche Hüllblätter, eine vielstrahlige Dolde mit an der Spitze eingerollten Blütenblättern und eiförmige Früchte mit sehr dicken Riefen; ihre Heimat ist das südlichste Europa und Nordafrika. Die zweite hält Sprengel für *Ferula nodiflora* L., **Knotenblühendes Steckenkraut**, es ist die ναρθηκία des Theophrast (Hist. pl. VI 2, 7). Ihre Wurzel ist schwarzbraun, tiefgehend, vielköpfig, der Stengel bis fast 2 m hoch, markig, in zahlreiche Blütenäste geteilt. Die Wurzel- und unteren Stengelblütter sitzen auf gegen das Blatt zu dreikantigen Stielen, sie haben große, breite Lappen, die übrigen Stengelblätter sitzen auf kurzen Scheiden, verkleinern sich nach oben und bestehen schließlich nur noch aus linealen, spitzen, zurückgekrümmten Scheiden. Die Dolden sind flach, bis zwanzigstrahlig, die Hüllen sechsblätterig, die Blüten dottergelb, die Früchte rostbraun. An steinigen Plätzen in Südeuropa. Die nach Theophrast (Hist.pl. IX 11, 11) zwischen der Heide wachsende ist nicht bestimmt, ebenso nicht die als unfruchtbar bezeichnete Art.

(Cap. 88.) Das Kachry[1)] hat erwärmende, stark austrocknende Kraft, deshalb eignet es sich als Zusatz zu reinigenden Salben; gegen triefende Augen wird es auf den Kopf gestreut und nach drei Tagen abgewischt.

[1] D. gebraucht hier das Neutrum.

(Cap. 89.) Die Libanotis, welche die Römer Rosmarinus nennen, und welche die Kranzbinder gebrauchen, bildet zarte Zweige mit zarten, dichten, länglichen, schmalen, unterseits hellen, oberseits aber grünen, starkriechenden Blättern. Sie hat erwärmende Kraft und heilt die Gelbsucht, wenn man dieselbe in Wasser gekocht vor den körperlichen Übungen zu trinken gibt, dann üben, waschen und Wein trinken läßt. Sie wird auch den kräftigenden Salben und der Mostsalbe zugesetzt.

Rosmarinus officinalis L. (Labiatae), **Rosmarin.** Die nach dem Trocknen beinahe nadelförmig zusammengeschrumpften Blätter des bis zu 2 m hohen Strauches der Mittelmeergegenden finden nur noch beschränkte Anwendung, besonders als Volksmittel. Sie haben einen kampferartigen, vom ätherischen Öl bedingten Geruch, der ihnen, dank der geschützten Öldrüsen, sehr lange verbleibt.

Cap. 80 (90). **Περὶ Σφονδυλίου. Bärenklau.** Das Sphondylion [einige nennen es Arange[1], andere Phalangion[1], Asterion[2], Nisyris, Sphondylis, Chorodanon, Oinanthe, die Römer Herba rutinalis, die Ägypter Apsapher, die Propheten Osiris] hat Blätter in etwa denen der Platane ähnlich, denen des Steckenkrauts[3] sich nähernd. Stengel von der Höhe einer Elle und auch größer, dem Fenchel ähnlich, mit Dolden an der Spitze, in denen der dem Sesel gleichende doppelte Samen sitzt, der aber breiter, weißer, mehr spreuartig ist und durchdringend riecht. Es hat gelbe oder weiße Blüten, eine weiße rettigähnliche Wurzel und wächst in Sümpfen und an feuchten Stehen. Seine Frucht scheidet, getrunken, den Schleim durch den Stuhlgang aus; weiter heilt sie, getrunken, Leberleiden, Gelbsucht, Orthopnöe, Epilepsie und Mutterkrämpfe. In der Räucherung weckt sie die von Schlafsucht Befallenen auf. Mit Öl auf den Kopf gestrichen ist sie ein gutes Mittel für solche, die an Gehirnkrankheit, Lethargie und Kopfschmerzen leiden; mit Raute als Umschlag heilt sie Schlangenbisse. Auch die Wurzel wird Gelbsüchtigen und Leberleidenden gegeben. Ringsum abgeschabt und eingelegt bringt sie Wulste in Fisteln zum Verschwinden. Der Saft der frischen Blüten ist ein gutes Mittel gegen geschwürige und eiterflüssige Ohren. Nach seiner Darstellung wird er aufbewahrt wie die übrigen Säfte.

[1] Arange hängt vielleicht mit Arachne (ἀράχνη), Spinne, zusammen; Phalangion, eine Pflanze, die besonders gegen den Biß der giftigen Spinne diente. [2] Sternartig, von der 30strahligen Dolde. [3] C. C. κατὰ ποσὸν πρὸς τὰ τοῦ ἀποπάνακος, πλατανοιδῆ, beinahe denen des Opopanax ähnlich, platanenartig.

Heracleum Sphondylium L. (Umbelliferae), **Bärenklau.** In Griechenland scheint es sehr selten zu sein, im nördlichen Italien ist es häufig.

Cap. 81 (91). **Περὶ Νάρθηκος. Steckenkraut.** Narthex [bei den Römern Ferula]; das Mark der grünen Pflanze hilft getrunken gegen Blutspeien und Magenleiden, auch wird es mit Wein gegen Vipernbisse gegeben, und wie Lampendocht eingelegt stillt es Nasenbluten. Die Samen besänftigen, getrunken, Leibschneiden und rufen, mit Öl eingesalbt, Schweiß hervor. Der Genuß der Stengel bewirkt Kopfschmerzen; sie werden auch mit Salzbrühe eingemacht.

Der Narthex treibt also oft einen drei Ellen langen Stengel mit fenchelähnlichen, aber viel dickeren und größeren Blättern; aus ihm wird auch das Sagapen gewonnen, indem er über der Wurzel angeschlagen wird.

Der letzte Satz kann wohl mit Sicherheit als ein Anhängsel von fremder Hand betrachtet werden, da D. auch selbst später angibt, daß das Sagapen aus einer Ferula-Art in Medien gewonnen wird. Plinius XIII 124 sagt allerdings auch, daß der Stengel beim Einschneiden einen milchigen Saft abgibt, aber von Sagapen spricht er nicht.

Ferula communis L. (Umbelliferae), **Gemeines Steckenkraut.** Der Stengel wurde wegen seiner Leichtigkeit zu Stäben gebraucht. Nach Sibtorp ist die Pflanze in Griechenland selten, aber stets gesellschaftlich auf felsigen Hügeln mit tief ausgefüllten Spalten. Sie hat eine starke Wurzel, einen bis über 2 m hohen markigen, nach oben ästigen und dort nur Scheiden tragenden Stengel, große, hellgrüne, aber matte, vielfach-fiederschnittige Blätter mit linealen, schlaffen Abschnitten und sitzende, endständige, von mehreren gestielten, unfruchtbaren wirtelig umgebene Dolden. Sie war dem Pan heilig.

Cap. 82 (92). **Περὶ Πευκεδάνου. Haarstrang.** Der Peukedanos [einige nennen ihn wilden (Fenchel)[1], andere Agriophyllon[2], die Propheten guten Geist, auch Pinasgelum, die Römer Sataria[3]] treibt einen schmalen fenchelähnlichen Stengel, um die Wurzel hat er einen tüchtigen, dichten Schopf, eine gelbe Blüte, eine schwarze, durchdringend riechende, volle, saftreiche Wurzel. Er wächst an schattigen Bergen. Der Saft wird daraus gewonnen, indem die zarte Wurzel mit einem Messer abgeschnitten und der ausfließende Saft rasch in den Schatten gestellt wird, denn in der Sonne schwindet er bald[4]. Beim Sammeln aber verursacht er Kopfschmerz und Schwindel, wenn man nicht vorher seine

Nase mit Rosenöl eingerieben und den Kopf damit besprengt hat. Die Wurzel, welcher man den Saft entzogen hat, ist unbrauchbar. Auch aus den Stengeln und der Wurzel wird natürlicher und ausgepreßter Saft gezogen, wie bei der Mandragora[5], dieser Saft wirkt aber schwächer als der natürliche, verliert auch schneller seine Kraft. Zuweilen findet sich eine schon hart gewordene weihrauchähnliche Träne an den Stengeln und Wurzeln klebend. Den Vorzug verdient der in Sardinien und Samothrake gewonnene Saft, er ist von durchdringendem Geruch, tiefgelb und hat brennenden Geschmack. Mit Essig und Rosensalbe als Einsalbung ist er ein gutes Mittel bei Lethargie, Hirnkrankheit, Schwindel, Epilepsie, chronischem Kopfschmerz, Paralyse, Ischias, überhaupt bei allen Nervenleiden, wenn er mit Öl und Essig eingeschmiert wird. Er ist auch ein Riechmittel bei Mutterkrämpfen und zum Aufwecken der Ohnmächtigen. Zum Räuchern angezündet verscheucht er wilde Tiere. Ferner hilft er mit Rosenöl eingetröpfelt bei Ohrenleiden, und in den angefressenen Zahn gesteckt bei Zahnschmerzen. Weiter ist er von guter Wirkung, wenn er mit Eiern genommen wird, bei Husten, ebenso bei Atemnot, Leibschneiden und Blähungszuständen. Den Bauch erweicht er leicht, verkleinert die Milz und hilft vorzüglich bei schweren Geburten. Ferner ist er im Trank ein gutes Mittel gegen Schmerzen und Spannung der Blase und der Nieren, er öffnet auch die Gebärmutter. Die Wurzel leistet dasselbe, wirkt aber schwächer; auch ihre Abkochung wird getrunken. Trocken fein gerieben reinigt sie schmutzige Geschwüre, zieht Knochensplitter aus und bringt alte Wunden zur Vernarbung. Sie wird auch Ceraten und erwärmenden Salben zugesetzt. Wähle aber die frische, nicht zerfressene, derbe, die vollen Geruch hat. Zu den Tränken wird der natürliche Saft mit bitteren Mandeln, Raute, warmem Brot oder Dill versetzt[6].

[1] Apulejus nimmt als sicher an, daß hier μάραθρον, Fenchel, zu ergänzen ist. [2] Wildes Blatt. [3] Auch Satanaria, Teufelskraut, bei Apulejus. [4] Man muß hier wohl annehmen, daß die Wurzeln mit dem ausfließenden Saft in den Schatten gestellt wurden; denn der Saft strömt durch den natürlichen Saftdruck aus den Milchsaftgefäßen, in der Sonne würden diese aber sehr bald eintrocknen. [5] Nämlich durch Auspressen. [6] λύεται, C. u. N. μίγνυται, wird gemischt.

Sprengel spricht die Pflanze als *Peucedanum officinale* L. (Umbellifcrae), **Gemeiner Haarstrang**, an, eine in Griechenland seltene, in Norditalien öfter vorkommende Art. Fraas läßt die Frage, ob *Peuced. offic.* oder *creticum*, offen.

Die Wurzel hat einen gelben, nach Schwefel riechenden Milchsaft; sie wurde früher als Pulver oder im Decoct zur Vertreibung von Ungeziefer bei Menschen und Vieh angewandt und in den Apotheken als Rad. Peuced. oder Foenic. porcini geführt.

Cap. 83 (93). **Περὶ Μελανθίου. Schwarzkümmel.** Das Melanthion [einige nennen es auch schwarzen wilden Mohn, die Römer schwarzen Mohn] ist ein kleiner Strauch mit zarten Zweigen, zwei Spannen hoch und höher, hat kleine Blätter wie das Berufkraut, aber viel zarter, und an der Spitze ein zierliches, längliches Köpfchen wie beim Mohn, welches innen Scheidewände besitzt, in denen der schwarze, feste, wohlriechende Same sich befindet, der ins Brot geknetet wird. Im Umschlag auf die Stirn ist er ein gutes Mittel gegen Kopfschmerzen und mit Irisöl als Injektion in die Nase gegen beginnenden Star[1]. Mit Essig aufgelegt entfernt er Leberflecken und Aussatz, ebenso alte Ödeme und Verhärtungen; mit altem Harn eingeschmiert zieht er ringsum eingeschnittene Nägel heraus. Mit Essig und Kienholz gekocht als Mundspülwasser hilft er bei Zahnschmerzen. Ferner treibt er mit Wasser als Umschlag auf den Nabel die runden Würmer aus, hilft, fein gestoßen und in eine Binde gegeben, als Riechmittel denen, die an Schnupfen leiden und befördert, mehrere Tage getrunken, die Menstruation, den Harn und die Milchabsonderung. Mit Wein getrunken beruhigt er Atmungsbeschwerden; in der Gabe von 1 Drachme mit Wasser genommen hilft er bei Spinnenbissen. Zur Räucherung angezündet verscheucht er die Schlangen. Man sagt aber, daß er, im Übernmass genossen, töte.

[1] τοῖς ἀρχομένοις ὑποχεῖσθαι, beginnende Unterlaufung; ὑπόχυσις ist nach **Stern** (Die Augenheilkunde des Dioskorides S. 71) der alte Name für Star, Katarakt.

Nigella sativa L. (Ranunculaceae), **Schwarzkümmel.**

D. nennt die Pflanze Melanthion, schwarze Blüte, wiewohl sie blau blüht; richtiger bezeichnet ist sie in den Euporista II 93 als Melaspermon, schwarzer Samen. Bei Plinius XX 182 heißt sie Git, auch Melaspermon, an anderer Stelle (XXII 53) sagt er, sie werde von einigen auch Anthemis genannt. Greifen wir aber auf die Hippokratiker zurück, so haben diese unter Melanthion zwei verschiedene Pflanzen verstanden, von denen die eine unsere Nigella sativa, die andere durch den Zusatz: »τὸ ἐκ τῶν πυρῶν« oder »ἐλέξας ἐκ τῶν πυρῶν«, »das aus dem Weizen« oder »das aus dem Weizen Ausgelesene«, näher gekennzeichnet wird.

v. Grot (Histor. Studien aus dem pharmakol. Inst. d. Univ. Dorpat I S. 24) bezieht dasselbe mit Kobert nicht zu Unrecht auf das **Mutterkorn**, den auf verschiedenen Getreidearten wachsenden Pilz, *Claviceps purpurea* (Secale cornutum), da es innerlich und äußerlich nur als Uterusmittel, ja sogar als Fruchtabtreibungsmittel gebraucht wird (vgl. Littré VIII p. 154, 158, 160, 184, 190, 198 etc.).

Ebenso hält Stephanus (Thesaur. ling. graec. ed. Hase, Paris 1831, Tom. I) dafür, daß ein **Melanthium** und ein **Pseudo-Melanthium** anzunehmen sei, und daß letzteres das Uterusmittel der Hippokratiker sei.

Nicolai Kruskal (Über Agrostemma Githago L., Arbeiten des pharmakol. Inst. zu Dorpat, 1891) will mit Bezug auf die Angabe des D., daß hohe Dosen des

Melanthion den Tod verursachen können, *Agrostemma Githago* L., die Kornrade, hierher ziehen. Das Melanthium des D. ist viel kleiner als die Rade, hat auch einen ganz anderen Habitus als letzteres (s. auch Cap. 105).

Die Samen von Nigella sativa sind nur noch als Volksmittel in Gebrauch.

Cap. 84 (94). **Περὶ Σιλφίου. Silphion.** Das Silphion wächst in Gegenden von Syrien, Armenien, Medien und in Libyen. Sein Stengel heißt Maspeton und ist dem Steckenkraut ähnlich; es hat Blätter wie Sellerie und einen breiten Samen. Die Wurzel ist erwärmend, schwer zu verdauen und schlecht für die Blase. Mit Wachssalbe vermengt heilt sie Drüsen am Halse und Geschwülste oder auch Sugillationen unter den Augen, wenn sie mit Öl angewandt wird. Mit Iris- oder Kypros-Wachssalbe ist sie ein gutes Mittel bei Ischias. Auswüchse am After vertreibt sie, wenn sie mit Granatrinde und Essig gekocht und aufgelegt wird. Getrunken ist sie ein Gegenmittel gegen tödliche Gifte. Den Speisen und Salzen verleiht sie Wohlgeschmack. Der Saft wird ihr nach Einschnitten in die Wurzel und den Stengel entnommen; den Vorzug darunter verdient der rötliche und durchscheinende, der der Myrrhe ähnlich ist, einen kräftigen Geruch hat, nicht lauchartig ist und keinen unmilden Geschmack hat, der leicht und mit weißlicher Farbe zergeht. Der kyreneische, auch wenn man nur wenig davon gekostet hat, bewirkt Feuchtigkeit im ganzen Körper, er ist von Geschmack sehr milde, so daß beim Kosten der Mund nicht oder nur sehr wenig danach riecht. Der medische und syrische ist von geringerer Kraft und hat einen sehr stinkenden Geruch. Verfälscht wird jeder Saft vor dem Eintrocknen, indem ihm Sagapen oder Mehl von Hülsenfrüchten zugesetzt wird; dieses erkennt man am Geruch, Geschmack, am Aussehen und an der Auflösung. Einige haben den Stengel Silphion, die Wurzel Magydaris und die Blätter Maspeta genannt. Am wirksamsten ist der Saft, danach kommen die Blätter und dann der Stengel. Er ist Winde treibend und scharf und heilt die Fuchskrankheit, wenn er mit Wein, Pfeifer und Essig aufgestrichen wird. Er bewirkt Sehschärfe und zerstreut beginnenden Star, wenn er mit Honig eingeschmiert wird. Gegen Zahnschmerzen wird er in den hohlen Zahn gesteckt, auch mit Weihrauch in Leinen gehüllt und daran gelegt, ebenso in der Abkochung von Hysop (smyrnäischem Dosten) und Feigen mit Essigwasser als Mundspülung angewandt. Er hilft ferner beim Biß des tollenden Hundes auf die Wunde gelegt und als Salbe und im Trank gegen die Bisse aller giftigen Tiere und gegen giftige Pfeilwunden. Gegen die Skorpionstiche wird er mit Öl verdünnt als Salbe aufgelegt. Bei Gangränen wird er appliziert, nachdem sie vorher angeritzt sind, bei Karbunkeln mit Rauke, Natron und Honig oder für sich allein. Hühneraugen und Schwielen entfernt er, nachdem sie erst ringsum eingeschnitten sind, wenn er vorher mit Wachssalbe oder dem Fleische von trockenen Feigen vermischt ist. Frische Flechten heilt er mit Essig, Sarkome und Polypen, wenn er mit Vitriol oder Schwefel einige Tage aufgestrichen wird; die Auswüchse werden mit einer Zange herausgezogen. Er hilft bei chronischer Rauheit der Luftröhre und heilt plötzlich eingetretene Heiserkeit rasch, wenn er, mit Wasser verdünnt, geschlürft wird. Das (geschwollene) Zäpfchen bringt er, mit Honig eingesalbt, wieder in Ordnung, bei Schlundmuskelentzündung ist er mit Honigmeth von Nutzen. Denen, die ihn durch die Zeit[1] nehmen, verschafft er eine gute Farbe. Im Ei zum Schlürfen gereicht ist er ein gutes Mittel gegen Husten, im Schlürftrank bei Brustfellentzündung; Gelbsüchtigen und Wassersüchtigen wird er erfolgreich mit trockenen Feigen gegeben. Mit Pfeffer, Weihrauch und Wein getrunken vertreibt er Frostschauer. Die an Starrkrampf und Opisthotonie Leidenden laß ihn in der Gabe von 1 Obole einnehmen. Blutegel, welche am Schlunde hängen, wirft er beim Gurgeln mit Essig heraus. Denen, welchen die Milch in der Brust geronnen ist, und den Epileptikern hilft; er mit Sauerhonig genommen. Mit Pfeffer und Myrrhe getrunken befördert er die Katamenien. Den Magenkranken verschafft er Linderung, wenn er mit Weintrauben genommen wird. Mit Lauge getrunken heilt er plötzlich auftretende Krämpfe und innere Rupturen. Zu den Tränken wird er aber mit bitteren Mandeln, Raute oder warmem Brot gemischt. Der Saft der Blätter leistet wohl dasselbe, aber viel schwächer. Er wird mit Sauerhonig genossen als Mittel gegen Luftröhrenaffektionen, besonders gegen Heiserkeit. Man gebraucht ihn auch zur Speise mit Gartensalat anstatt der Rauke.

Es wird auch eine andere in Libyen wachsende Magydaris genannt, die Wurzel ist der des Silphion ähnlich, aber weniger dick, dabei scharf und locker und ohne Saft. Sie leistet dasselbe wie das Silphion.

[1] ἐν διαίτῃ.

Bei Antiphanes (Athen. I 50) und dem Nikander-Scholiasten (Alexiph. 308) heißt nur die Wurzel Silphion; Galen (Conuneut. in Hippocr. de vict. acutor. IV 877) sagt·, die Bezeichnung sei allmählich auf die ganze Pflanze übergegangen.

Theophrast (Hist. pl. VI 3, 2 sqq.) nennt abweichend von D. das Blatt des Silphion **Maspeton**, den Samen **Phyllon**, weil er blattähnlich ist. »Der Stengel ist einjährig; im Frühjahr erscheint zuerst das Blatt, Maspeton, welches sehr nahrhaft für das Vieh ist und dem Fleisch eine wunderbare Süße verleiht, dann kommt der Stengel, welcher jegliches Gericht, gekocht oder gebraten, schmackhaft macht und, wie man sagt, demselben eine 40tägige Purgierkraft gibt. Der Stengel und die Wurzel liefern einen Saft, von dem jedesmal nur eine bestimmte Quantität abgezogen wird; da er leicht verdirbt, wird er mit Mehl zu einer Paste geknetet und aufbewahrt. Das Silphion flieht jede Kultur, es kommt nur wild vor. Die sogen. Magydaris ist vom Silphion verschieden, weniger scharf und saftlos; sie wächst in Syrien und nicht in Kyrene, kommt auch am Parnass vor und wird Silphion genannt. Das Silphion soll durch häufige Regengüsse in Libyen entstanden sein« (De caus. pl. I 5, 1).

Herodot (IV 169) und Theophrast bezeichnen Kyrene (heute Barka) als die einzige Heimat des Silphion. Bei Hippokrates (De morb. IV) heißt es, daß man vergebens versucht habe, dasselbe in Jonien oder im Peloponnes anzupflanzen.

Plinius XIX 38 nennt die Pflanze **Laserpitium** und den Saft **Laser**; zu seiner Zeit war diese berühmteste Pflanze des Altertums schon so selten, daß der Saft mit Silberdenaren aufgewogen wurde. Ein Zweig der Pflanze wurde als fürstliches Geschenk dem Kaiser Nero übersandt. Plinius nennt die Blätter **Maspeta**, den Stengel **Magydaris**, im übrigen stimmen seine Berichte mit denen des Theophrast überein.

Die Deutung der Pflanze hat eine umfangreiche Literatur hervorgerufen. Das Silphium Linnés hat mit dem der Alten nichts zu tun. Bis in die neuere Zeit (auch bei Fraas S. 146 und bei Lenz S. 569) hat man an der Ansicht festgehalten, das Silphion sei *Thapsia garganica* oder *Th. Silphium* (Compos.). Durch die Untersuchungen Schroffs (Über das Silphium der alten Griechen, Med. Jahrbücher 1862, I u. II) ist dieselbe aber als vollständig irrig nachgewiesen. Er stellt fest, daß Silphium und Thapsia zwei pharmakologisch ganz verschiedene Pflanzen sind. Die Untersuchung einer in der Gegend des ehemaligen Kyrene gesammelten Wurzel von Thapsia ergab, daß das Wirksame in dem harzigen Milchsäfte derselben liegt, welcher sich in Alkohol und Aether löst, daß in dem ausgezogenen Pulver keinerlei wirksame Substanz zurückbleibt. Dieser Milchsaft ist blasenziehend, seine Wirkung ist der des Crotonöls und der Kanthariden gleich. Das stimmt auch mit der Warnung des Theophrast. daß man sich beim Graben der Thapsia-Wurzel vom Winde abgewandt stellen und das Gesicht mit Wachssalbe überziehen müsse, sonst schwelle der Körper durch die Ausdünstung der Pflanze an, im Gesicht bekomme man die Rose usw. Der wahre Grund davon ist der ins Gesicht, auf die Hände usw. gespritzte Milchsaft. Auch sonst kann die Beschreibung der Thapsia des Theophrast und D. nicht auf das Silphion bezogen werden. Der Text des D. läßt offenbar auf zwei verschiedene Pllanzen schließen. Das Silphion der Alten war erstlich eine wohlriechende, äußerst wohlschmeckende Pflanze, heimisch in der Landschaft Kyrene, dann eine sehr hässlich riechende (ϐρωμωδεστέραν ἔχουσα ὀσμήν) in Medien und Armenien. Die letztere ist ohne Zweifel *Ferula Asa foetida* L., *Ferula Narthex* Boiss., auch *Ferula Scordosma* Bentl. et Trimen (Umbelliferae), **Stinkasant**, der in Persien wachsende, 2–3 m hohe Strauch, welcher das Gummiharz Asa foetida liefert. Zur Saftgewinnung wird beim Welken der Blätter der Stengel abgeschnitten, die Wurzel entblösst und mit Blättern umlegt und angeschnitten. Oder man schneidet eine Scheibe nach der anderen von der Wurzel ab und sammele den austretenden dünnen Saft, »Shir«, welcher mit anderen Substanzen zur Konsistenz geknetet wird. Nach mehreren Monaten tritt ein dickerer Saft, »Pispaz«, aus, die Asa foetida des Handels, das **Hiltit** der Araber. Sie kommt in mehreren Sorten vor: 1. in Körnern oder Tränen (**Asa foet. in granis seu lacrymis**), es sind unregelmäßige, lose oder verklebte, blaßbräunliche Körner, welche in der Kälte hart, in der Wärme weich sind. Auf dem Bruche sind sie bläulichweiß, porzellanartig, werden an der Luft aber rötlich, violett und zuletzt, blaßbräunlich. 2. **Asa foet. in massis seu amygdaloides**, unregelmäßige, dunkelfarbige Klumpen mit eingebetteten Körnern (Mandeln) der ersten Sorte. Sie enthält auch Pflanzenreste, Sand, Sternchen usw.

Die Asa foetida besteht aus bis zu 71% Harz, 6–9% ätherischem Öl und 12–15% einer Art Gummi und ist ein Antihystericum und Wurmmittel.

Auch Oerstedt (Zeitschr. f. Ethnol. III 3) unterscheidet zwischen kyreneischem und medischem Silphion, das letztere ist nach ihm Asa foetida. Die erstere Pflanze war von der größten medizinischen und nationalen Bedeutung, da jeder Teil der Pflanze einen hohen Wert hatte. Die dicke, heilkräftige Wurzel kam in Scheiben geschnitten in den Handel, die jungen Sprossen gaben das feinste Gemüse, die Stengel galten als Delikatesse, Wurzel und Stengel lieferten den kostbaren heilkräftigen Saft. Die Pflanze wurde so geschätzt, daß sie auf den Münzen abgebildet wurde. In der Nationalbibliothek zu Paris befindet sich ein antikes Gefäß, die Arkesilas-Schale, in deren Vertiefung der König Arkesilas (wahrscheinlich Arkesilas IV. um die Mitte des 4. Jahrh. v. Chr.) das Abwägen des Silphion kontrolliert, während Sklaven und Arbeiter dasselbe in Säcke verpacken.

Der englische Botaniker Falkoner hat im nördlichen Kaschmir ein hohes Doldengewächs gefunden, welches eine Art Asant liefert, und dasselbe als *Narthex* bestimmt. Friedländer (Numismatische Zeitschr. 1872) sagt: »Die Abbildung der Pflanze entspricht genau dem Bilde der Münzen« usw. (s. Baumeister, Denkmäler II p. 948 und Janus 1898, Juli-August). Nach der Abbildung ist der starke, gerillte Stengel reichlich mit fiederspaltigen Blättern besetzt, deren Stiele aufgeblasene Scheiden bilden; an der Spitze des Stengels sitzt eine nicht reich verzweigte Dolde.

Welcher Zusammenhang zwischen dieser Pflanze Ostindiens und dem Silphion an der Küste des Mittelländischen Meeres besteht, muß dahingestellt bleiben. Jedenfalls hat die Untersuchung das negative Resultat gehabt, daß Thapsia nicht die Mutterpflanze des kyreneischen Silphion ist.

Cap. 85 (95). **Περὶ Σαγαπήνου. Sagapenon.** Das Sagapen ist der Saft einer steckenkrautähnlichen, in Medien wachsenden Pflanze. Den Vorzug verdient das durchscheinende, welches außen gelb, innen aber weiß ist, den Geruch hält zwischen Silphion und Galbanum und scharfen Geschmack hat. Es wirkt gegen Brust- und Seitenschmerzen, gegen innere Rupturen, Krämpfe und chronischen Husten, es reinigt auch die Lunge von dickem Schleim. Es wird ferner denen im Tranke gegeben, die an Epilepsie, an Opisthotonie, an der Milz, an Paralyse, Erkältungen und periodischen Fiebern leiden. Auch in Salben wird es mit Nutzen angewandt. Es befördert die Menstruation und tötet den Fötus, wenn es mit Honigmeth getrunken wird. Mit Wein genommen hilft es den von giftigen Tieren Gebissenen. Mit Essig als Riechmittel richtet es die von Mutterkrämpfen Gepeinigten auf. Es entfernt Narben im Auge, Verdunkelungen auf der Pupille und Unterlaufungen. Es wird wie der Saft[1] mit Raute und bitteren Mandeln oder Honig oder warmem Brote gemischt.

[1] d. h. Silphion-Saft.

Als wahrscheinliche Mutterpflanze des Sagapen wird *Ferula persica* L. oder *Ferula Scuntziana* D. C. (Umbelliferae), **Persisches Steckenkraut**, angenommen. Aus dem Arzneischatze ist es schon lange verschwunden.

Cap. 86 (96). **Περὶ Εὐφορβίου. Euphorbion.** Das Euphorbion ist ein steckenkrautähnlicher libyscher Baum, welcher am Atlas in Maurusien[1] wächst, voll eines scharfen Saftes, vor dem die dortigen Bewohner sich fürchten und ihn wegen des heftigen Brennens so sammeln: Sie binden also frische gereinigte Schafmägen um den Baum und verwunden dann aus der Ferne seine Rinde mit Wurfspeeren; sofort aber, wie aus einem Gefäße ergießt sich der Saft reichlich in die Mägen, er wird aber auch herausgeschleudert und auf die Erde gespritzt. Es gibt zwei Arten des Saftes, den durchscheinenden, wie Sarkokolla, von Erbsengrösse, und den glasartigen, in den Mägen gesammelten. Verfälscht wird er durch Vermischen mit Sarkokolla und Leim. Wähle aber den durchsichtigen und scharfen. Schwer ist er durch eine genommene Kostprobe zu beurteilen, weil, wenn einmal die Zunge davon berührt ist, das Brennen eine ziemliche Zeit anhält, so daß alles ihr Gebotene Euphorbium zu sein scheint. Die Erfindung desselben wird aber auf Juba, den König von Libyen, zurückgeführt. Der Saft hat, eingestrichen, die Kraft, Unterlaufungen des Auges zu verteilen; er brennt jedoch den ganzen Tag, deshalb wird er mit Honig oder mit Kollyrien zu dem betreffenden Schärfegrade gemischt. Er ist ein gutes Mittel bei Ischiasleiden, wenn er einem aromatischen Tranke zugesetzt und getrunken wird. Knochensplitter zieht er am selben Tage aus, bei der Anwendung muß man aber das um die Knochen herum liegende Fleisch mit Charpie oder Wachssalbe sichern. Einige erzählen, daß den von Schlangen Gebissenen keinerlei Ungemach passiert, wenn man die Kopfhaut bis auf die Knochen einschneidet, den fein geriebenen Saft hineinschüttet und die Wunde zunäht.

[1] Oder Mauretanien, eine Landschaft im Nordwesten des den Alten bekannten Afrika, das heutige Algerien.

D. nennt die Pflanze einen Baum, da er dieselbe wohl selbst nie gesehen hat·. Nach Plinius XXV 77 hat Juba, König von Mauretanien und Getulien (30 v. Chr.

bis 24 n. Chr.), die Pflanze zuerst aufgefunden, ihr ein Werkelten gewidmet und sie nach seinem Leibarzt Euphorbos benannt.

Die Mutterpflanze des Euphorbium ist *Euphorbia resinifera* Berg (Euphorbiaceae), ein kaktusähnlicher, 2 m hoher, oft reich verzweigter Strauch an den Vorbergen des westlichen Atlas, hauptsächlich im Inneren von Marokko, mit daumendicken, vierkantigen, fleischigen, bläulichgrünen Ästen mit konkaven Seitenflächen. Die Rinde des Stengels und die Blätter sind von zahlreichen, besonders nach reichlichem Regen saftstrotzenden Milchsaftgefäßen durchzogen. Da das ganze Röhrennetz aus einer Zelle ohne Querwände besteht, genügt ein Schnitt zur Entleerung eines großen Teils des Milchsaftes.

Das Euphorbium bildet mattgelbe, unregelmäßige, oft stalaktitenartige, durchscheinende, leicht zerreibliche, geruchlose, scharf und brennend schmekkende Massen, welche oft Stacheln und Stengelfragmente einschließen und beim Zerreiben und Pulvern heftiges Niesen erregen. In Wasser ist es wenig, in Alkohol und Aether besser löslich. Es besteht hauptsächlich aus **Euphorbon**, weißen, glänzenden, luftbeständigen Kristallen, aus **ätherlöslichem Harz** mit scharfem, brennendem Geschmack, welchem die reizenden Eigenschaften zukommen, aus **ätherunlöslichem Harz, Gummi, Salzen** usw. Zur Gewinnung des Euphorbium schneiden die Sammler die Knoten der Stengel an und lösen später den erstarrten Saft ab.

Es dient heule als Zusatz zu reizenden Pflastern und Salben.

Cap. 87 (97). **Περὶ Χαλβάνης. Galbanum.** Die Chalbane ist der Saft eines in Syrien wachsenden Steckenkrautes, welches Einige auch Metopion nennen. Als bestes Galbanum gilt das, welches weihrauchähnlich, körnig, rein, fettig, holzfrei ist und etwas Samen und Steckenkraut untermischt enthält, welches einen scharfen Geruch hat und weder sehr feucht noch aber auch sehr trocken ist. Sie verfälschen es durch Zusatz von Harz, Bohnenmehl und Ammoniakum. Es hat erwärmende, brennende, reizende und verteilende Kraft. Im Zäpfchen und in der Räucherung angewandt befördert es die Menstruation und treibt den Fötus aus. Mit Essig und Natron aufgestrichen vertreibt es Leberflecken. Getrunken wird es aber gegen alten Husten, Atemnot, Asthma, innere Rupturen und Krämpfe. Mit Wein und Myrrhe genommen ist es ein Gegenmittel gegen Gift; es wirft auch, in gleicher Weise genommen, den toten Fötus heraus. Ferner wird es bei Seitenschmerzen und Furunkeln aufgelegt. Epileptische, von Mutterkrämpfen und Schwindel Befallene regt es als Riechmittel an. Wilde Tiere verscheucht es, wenn es zur Räucherung angezündet wird, die damit Eingesalbten schützt es vor den Bissen derselben. Schlangen tötet es, wenn es mit Bärenklau und Öl in deren Nähe gebracht wird. Zahnschmerz lindert es herumgestrichen oder in den hohlen Zahn gesteckt. Es scheint aber auch Harnverhaltung zu bewirken. Zu Tränken wird es aber mit bitteren Mandeln und Wasser, oder Raute oder Honigmeth oder warmem Brote gemischt; anders[1] aber mit Mohnsaft, gebranntem Kupfer oder feuchter Galle. Wenn du dasselbe reinigen willst, so gib es in siedendes Wasser; denn wenn es geschmolzen ist, wird der Schmutz obenauf schwimmen, den du so absonderst: Gib es in ein lockeres leinenes Säckchen und hänge dieses in eine eherne Büchse oder ein ehernes Gefäß, so daß der Beutel den Boden des Gefäßes nicht berührt, lege einen Deckel darauf und setze es in kochendes Wasser; denn so wird das Brauchbare wie durch ein Seihetuch sich abscheiden, das Holzige aber bleibt im Leinensacke zurück.

[1] d. h. zum äußerlichen Gebrauche.

Der Name tritt uns schon in II. Mos. 30, 34 entgegen, wo Chelbenah unter dem Räucherwerke aufgeführt wird.

Theophrast (Hist. pl. IX 7, 2) gibt als Mutterpflanze des Galbanum ein in Syrien wachsendes Panakes an, Plinius XII 126 eine Ferula am Berge Amanus, wo es Stagionitis heiße.

Die Stammpflanze ist *Ferula rubricaulis* Boiss., *Ferula galbaniflua* Boiss. et Buhse, *Peucedanum galbanifluum* Baill. (Umbelliferae), eine Hochgebirgspflanze Persiens mit dickem, nacktem, zylindrischem, nur in der Blütenregion verzweigtem Stengel. Die Blätter sind weichhaarig, feingefiedert und gestielt mit nicht aufgeblasener, verlängerter Scheide. Die sechs- bis zwölfstrahligen Dolden tragen gelbliche Blüten mit an der Spitze zurückgeschlagenen Kronenblättern. Die Früchte haben starke Randflügel.

Das Galbanum ist das freiwillig am Grunde des Stengels austretende Gummiharz, hie und da wird es jedoch wie die Asa foetida gesammelt. Im Handel kommen zwei Sorten vor, **Galbanum in granis seu lacrymis**, erbsen- bis nußgroße, rundliche, wachsglänzende, gelbliche bis rötlichgelbe, lose oder zusammenhängende Körner mit gelblichweißem Bruch, und Galbanum in massis seu placentis, mehr oder weniger dunkle, grünlichbraune Massen, die in der Wärme leicht weich werden und die Körner eingesprengt enthalten. Es besteht aus etwa 68% **Harz**, 3% **ätherischem Öl**, 18% **Gummi**, etwas **Umbelliferon** und **anorganischen Stoffen**. Es findet noch wenig Anwendung.

Cap. 88 (98). **Περὶ Ἀμμωνιακοῦ. Ammoniakura.** Das Ammoniakon [es ist eine Krautpflanze, von der das Rauchwerk Ammoniakum stammt; Einige nennen sie Agasyllon, andere Kriotheos[1], Heliustros, die Römer Gutta], auch dieses ist der Saft eines Steckenkrautes, welches in Libyen bei Kyrene wächst. Ihr ganzer Strauch sammt der Wurzel wird auch Agasyllis genannt. Für besser gilt, was eine gute Farbe hat, holz- und steinfrei ist, Körner wie Weihrauch hat, rein und fest ist, keinen Schmutz enthält, nach Bibergeil riecht und bitter schmeckt. Ein solches heißt Thrausma (Bruch), das aber Erde oder

Steine enthaltende heißt Phyrama. Es entsteht in Libyen bei Ammon[2] als Saft eines steckenkrautähnlichen Baumes. Es hat erweichende, reizende, erwärmende Verhärtungen und Geschwülste zerteilende Kraft. Genossen regt es den Bauch etwas an und treibt den Embryo aus. Zu 1 Drachme mit Essig getrunken erweicht es die Milz und lindert Glieder- und Ischiasschmerzen. Es hilft auch bei Asthma, Orthopnöe, Epilepsie und Brustwasser, wenn es entweder mit Honig als Leckmittel genommen oder mit Gerstenschleim geschlürft wird. Es treibt aber auch blutigen Harn. Ferner verwischt es weiße Flecken auf den Augen und vertreibt Rauheiten der Augenlider. In Essig gelöst und aufgelegt erweicht es Verhärtungen der Milz und Leber. Weiter bringt es, als Umschlag mit Honig oder Pech gemischt, Gelenkknoten zum Verschwinden. Endlich wirkt es als stärkende Salbe gegen Ermattung und Ischias, wenn es mit Essig, Natron und Kyprosöl gemischt eingerieben wird.

[1] Widdergott, weil der Gott mit einem Widderkopfe abgebildet wurde. [2] d. h. in der Gegend, wo der Tempel des Juppiter Ammon stand.

Plinius XII 107 nennt den Baum auch Metopium, den Saft Hammoniaci lacryma. Nach Marcellus wird der Name Ammoniacum sowohl für das Gummiharz wie auch für das in derselben Gegend gefundene Steinsalz von ἄμμος, Sand, abgeleitet. Plinius sagt an der genannten Stelle: Aethiopiae subjecta Africa hammoniaci lacrymam stillat in haerenis suis, inde nomine etiam Hammonis oraculo, juxta quod gignitur arbor, quam Metopium appellant, resinae modo aut cummium.

Die Mutterpflanze des Ammoninkum der Alten ist *Perula tingitana* L. (Umbolliferae), eine afrikanische Doldenpflanze. Das Ammoniakum enthält etwa 68% **Harz**, 4,1% **ätherisches Öl**, 9% Gummi, 19% **Bassorin** und kommt wenig in den Handel.

Die Droge des heutigen Handels stammt von *Dorema Ammoniacum* Don., *Peucedanum Ammoniacum* Baill. (Umbelliferae) ab, einer etwa 2,50 m hohen Pflanze Persiens mit langen, gestielten, doppelt gefiederten Blättern, von denen die obersten zusammenlaufen. Die Blütendolden sind verzweigt, mit kurzen Wollhaaren besetzt. Die ganze Pflanze enthält reichlich Milchsaft, welchem durch Insektenstiche am oberen Teile des Stengels der Austritt erleichtert wird. Eine absichtliche Verletzung zur Saftgewinnung geschieht nicht.

Die Droge kommt im Handel vor als Ammoniacum **in granis seu amygdalis**, hirsekorn- bis nußgroße, lose oder zusammenhängende, außen gelblichweiße bis bräunliche, auf dem frischen Bruche trübweißliche Körner, und als Ammoniacum **in massis seu placentis**, mehr oder weniger dunkle, meist braune Klumpen mit eingesprengten Körnern und Sand und Pflanzenresten untermischt; sie haben einen trübweißlichen, fettglänzenden Bruch und dienen nur noch als Zusatz zu Pflastern. Die Pflanze wächst meist in Gesellschaft von Ferula Asa foetida.

Cap. 89 (99). **Περὶ Σαρκοκόλλας. Sarkokolla.** Die Sarkokolla ist die Träne eines in Persien wachsenden, einem kleinen Weihrauchbaume ähnlichen Baumes, gelblich, von bitterem Geschmack. Sie hat die Kraft, Wunden zu verkleben und Augenflüsse zurückzuhalten; auch wird sie den Pflastern zugemischt. Verfälscht wird sie aber durch Zusatz von Gummi.

D. beschreibt die Mutterpflanze der Sarkokolla nicht; Plinius XXIV 128 sagt nur, man halte sie für den gummiartigen Saft einer Akazie; Mesue, der gleichfalls die Pflanze wohl nie gesehen hat, schreibt, es sei ein strauchartiger, dorniger Baum mit an den Stamm gedrückten Zweigen.

Lange Zeit hat man *Penaea Sarcocolla* L. als die Stammpflanze dieser gummiartigen Substanz angesehen, bis Dymock nachwies, daß sie das Produkt einer *Astragalus*-Art Persiens sei, von der man bisher nichts als Pflanzenreste zwischen der Droge gefunden hat und kennt. Dymock fand die verwelkten Blütenblätter und die kurzgestielten, 2 cm langen, glockenförmigen, geschnäbelten, weißfilzigen Hülsen, deren Scheitel von den nach der Blüte persistenten Blumenblättern kapuzenähnlich eingehüllt werden. Die Hülse ist zweiklappig, graubraun und enthält nur einen Samen; in Wasser gelegt schwillt sie an, platzt und läßt einen Tropfen Sarkokolla austreten. Weiter wurden zwischen der Droge Stücke des holzigen Stammes gefunden, welcher Dornen trägt, während die jungen Zweige von Filz bedeckt und mit Sarkokolla überzogen sind, ebenso weißgelbliche Blättchen, sowie sehr feine, teils gerade, teils stark gekrümmte Dornen, an denen sich die Spur der Anheftung der Blätter zeigte.

Die früher viel gebrauchte Droge ist aus dem Arzneischatze verschwunden.

Cap. 90 (100). **Περὶ Γλαυκίου. Glaukion.** Das Glaukion ist der (ausgepreßte) Saft einer bei Hieropolis in Syrien wachsenden Pflanze. Ihre Blätter gleichen denen des Hornmohns, sind aber fettglänzender und zur Erde geneigt, haben einen durchdringenden Geruch und bitteren Geschmack. Sie hat aber reichlichen safranfarbigen Saft. Die Eingeborenen werfen die Blätter desselben in einen Topf und wärmen sie in halbwarmen Brotformen bis zum Welkwerden an, dann zerstoßen sie dieselben und pressen den Saft aus. Er findet Verwendung bei beginnenden Augenleiden, da er kühlend ist.

Theophrast sagt über Glaukion nichts. Plinius XXVII 83 beschreibt dasselbe als eine niedrige Pflanze Syriens und Persiens. Es hat dichte, dem Mohn ähnliche, aber kleinere und schmutzigere – vermutlich hat er ῥυπαρώτερα statt λιπαρώτερα gelesen oder gehört – Blätter von häßlichem Geruch und bitterem Geschmack. Es bat einen safranfarbigen Samen, welcher erwärmt und ausgepreßt wird. An anderer Stelle, XX 206, nennt er den Hornmohn Glaucium. Im Ganzen stimmt er also mit D. überein. Die Pflanze ist ohne Zweifel *Glaucium corniculatum* Curt., *Gl. phoeniceum* Smith, **Echter Hornmohn**, eine niedrige, auch in Mittel- und Südeuropa auf Gebirgen unter der Saat vorkommende Pflanze mit niedrigem, schlankem, behaartem Stengel. Die Blätter sind sitzend, fast ei-länglich, fiederschnittig, mit stumpfgelappten, spitzigen Abschnitten, lauchgrün, die Blüten klein, scharlachrot, am Grunde schwarzgefleckt, die Früchte steifhaarig.

Cap. 91 (101). **Περὶ Κόλλης. Leim.** Der Leim, welchen einige auch Holzleim[1] oder Ochsenleim nennen, ist am besten auf Rhodus, wo er aus Ochsenhäuten gemacht wird. Ein solcher ist weiß und durchsichtig, der schwarze ist schlechter. In Essig gelöst hat er die Kraft, Flechten und Aussatz leichter Art zu vertreiben; bei Verbrennungen mit Feuer läßt er keine Blasenbildung zu, wenn er in warmem Wasser gelöst und aufgestrichen wird. Er ist auch ein Wundmittel, wenn er in Honig und Essig gelöst wird.

[1] Tischlerleim.

Cap.92 (102). **Περὶ Ἰχθυοκόλλης. Ichthyokolla.** Der sogen. Fischleim ist der Magen eines großen Meerfisches. Den Vorzug hat der aus Pontus stammende, welcher weiß und etwas dick, nicht krätzig rauh ist und sehr schnell sich löst. Er dient zu Kopfpflastern, zu Aussatzmitteln und zu solchen, welche die Gesichtshaut glatt machen.

Der Fischleim oder die Hausenblase ist die Schwimmblase verschiedener Accipenser-Arten; sie bewohnen teils das Schwarze und Kaspische Meer, teils die Ost- und Nordsee, die Elbe usw. Die beste Sorte liefert der Osseter (*Accipenser Guldenstaedtii* Br. et R.), der Hausen (*Acc. Huso* L.), der Scherg (*Acc. stellatus* Pall.) u. a.

Cap. 93 (103). **Περὶ Ἰξοῦ. Ixos.** Der Vogelleim ist schön, wenn er frisch ist, innen eine lauchgrüne, außen eine gelbliche Farbe hat, dabei nichts Rauhes und Kleieartiges enthält. Er wird aus einer gewissen runden Frucht eines auf der Eiche wachsenden Strauches[1] mit buchsbaumähnlichen Blättern bereitet. Die Frucht wird zerstoßen, dann gewaschen und danach in Wasser gekocht. Einige bereiten ihn auch durch Kauen zu. Der Ixos wächst aber auch auf dem Apfel-, dem Birnbäume und auf anderen Bäumen; ferner findet er sich auch auf den Wurzeln gewisser Sträucher. Er hat, mit gleichviel Harz und Wachs gemischt, die Kraft zu verteilen, zu erweichen, zu reizen, Geschwüre, Drüsen an den Ohren und andere Abszesse zur Reife zu bringen. In der Compresse heilt er Epinyktiden; mit Weihrauch erweicht er alte Geschwüre und bösartige Abszesse. Ferner macht er die Milz weich, wenn er mit ungelöschtem Kalk oder Gagatstein[2] oder mit Schlamm[3] gekocht und aufgelegt wird. Mit Arsenik oder Sandarach als Umschlag zieht er Nägel heraus. Wird er mit ungelöschtem Kalk oder Weinstein gemischt, so wird seine Kraft gesteigert.

[1] θάμνου fehlt im Texte, muß aber unbedingt ergänzt werden. [2] S. V Cap. 145. [3] ἀσίῳ, vielleicht auch statt ἀσσίῳ, mit assischem Steine.

Loranthus europaeus L. (Loranthaceae), da nach FRAAS die Mistel, Viscum, vorzugsweise auf der griechischen Tanne, in der Höhe von 1000 m vorkommt.

Es ist die Ixia, ἰξία des Theophrast (Hist. pl. III 16, 1), wo er sagt, daß sie gemeinschaftlich mit der Mistel, ὑφέαρ, auf der Eiche sich finde, die erste auf der nördlichen, die andere auf der südlichen Seite des Baumes (De caus. pl. II 17, 1), nennt er die Mistel auch στελίς und bemerkt, daß der Unterschied der beiden Pflanzen nur darauf beruhe, daß sie auf verschiedenen Bäumen wüchsen, Stelis und Hyphear auf der Fichte und Pinie, die Ixia aber auch auf der Eiche, der Terminthe und anderen Bäumen. Übrigens heiße dieselbe Pflanze in Euböa Stelis, in Arkadien Hyphear, und Ixia sei der gemeinschaftliche Name.

Die Frucht diente hauptsächlich zur Bereitung des Vogelleims, nach Plinius XXIV 248 kam der beste vom Viscum der Eiche.

Die Schmarotzerpflanze spielt sowohl in der alten wie in der nordischen Literatur eine große Rolle. Wenn, heißt es bei Plinius XVI 248, in Gallien eine Mistel auf einer Steineiche steht, so zollen die Priester, welche Druiden heißen, der Mistel und der Eiche die höchste Verehrung. Ein Mistelzweig sollte bei den Griechen die Pforten der Unterwelt öffnen. Bei den germanischen Völkern war die Mistel als heilige Pflanze ein Schutzmittel gegen Zauberei, sie durfte aber auch in keinem Zaubertrunke fehlen. Nach der nordischen Göttersage soll sie dem Frühlingsgotte Baldur den Tod gebracht haben.

Früher war sie officinell, jetzt ist sie nur noch ein wenig gebrauchtes Volksmittel gegen Epilepsie und Krämpfe.

Cap. 94 (104). **Περὶ Ἀπαρίνης. Wandlabkraut.** Die Aparine – Einige nennen sie Ampelokarpos[1], andere Ompbalokarpos[2], Philanthropos[3], auch Ixos[4] – hat viele lange vierkantige, rauhe Zweige. Die Blätter sind in Abständen quirlförmig gestellt wie beim Krapp, die Blüte ist weiß, der Same hart, weiß, rund, in der Mitte schwach nabelförmig vertieft. Das Kraut bleibt an den Kleidern hängen. Die Hierten gebrauchen es statt eines Seihetuches bei der Milch zum Herausnehmen der Haare[5]. Der Same, die Blätter und Stengel desselben zu Saft verarbeitet helfen, mit Wein getrunken, gegen Spinnen- und Vipernbisse. Auch Ohrenschmerzen heilt der eingetröpfelte Saft. Wird sie (die Pflanze) fein gestoßen und in Fett aufgenommen, so verteilt sie Drüsen.

[1] Weinfrucht, die Samen gleichen in etwa den Kernen der Weinbeere. [2] Nabelfrucht, zwei Früchte sind zusammengewachsen und bilden so in der Mitte eine

Vertiefung. [3] Menschenfreund, weil die Pflanze sich an jeden, der sie streift, anhängt. [4] Kleber. [5] Indem sie die Pflanze zusammenlegen.

Gallum Aparine L. (Rubiaceae), **Wandlabkraut**.

Cap. 95 (105). **Περὶ Ἀλύσσου. Alysson.** Das Alysson [einige nennen es Aspidion[1], andere Haplophyllon[2], Akkyseton, Adeseton] ist ein einfacher kleiner Strauch, etwas rauh, mit runden Blättern; neben diesen sitzt die Frucht in Form von doppelten Schildchen, darin der etwas flache Same. Es steht an bergigen und rauhen Stellen. Die Abkochung davon getrunken hebt den nicht mit Fieber verbundenen Schlucken. In der Hand gehalten oder darauf gerochen leistet es dasselbe. Mit Honig fein gerieben vertreibt es Leber- und Sonnenbrandflecken. Zerstoßen und in der Speise gereicht scheint es auch die Hundswut zu heilen. In den Häusern aufgehängt soll es die Gesundheit fördern und die Menschen vor Behexung schützen. In einem roten Lappen aber umgebunden vertreibt es die Krankheiten der Haustiere.

[1] Schildchen. [2] Mit einfacher Blüte.

Der Name der Pflanze wird abgeleitet von ἀ priv. und λύσσα, gegen die Wut.

Galen (De antid. II p. 168) beschreibt das Alysson als eine dem Andorn ähnliche Pflanze mit blauer Blüte. Plinius XXIV 95 sagt, das Alysson unterscheide sich vom Krapp nur durch kleinere Blätter und Zweige. Beide haben offenbar ganz verschiedene Pflanzen darunter verstanden. Die spätmittelalterlichen Schriftsteller haben das Alysson teils auf *Asperula arvensis*, teils auf *Veronica arvensis* und *montana*, teils anf *Stachys annua* bezogen. Sprengel hält sie nach dem Vorgange von Dodonäus (Histor. stirp. um 1550) für *Farsetia clypeata* R. Br. (Cruciferae), **Schildtragende Farsetie**. Sie wächst nach Fraas auf allen Xirobunen in Höhen, wo weder Veronica arvensis noch montana vorkommt. Der Stengel ist unverzweigt, die Blätter sind länglich, ausgeschweift, die sehr kurz gestielten gelben Blüten stehen in endständigen Trauben, die Schötchen sind elliptisch aufgeblasen, wie zwei aneinander gelehnte Schildchen, der Same ist flach. Die ganze zweijährige Pflanze ist schwach filzig. Dies alles paßt sehr gut auf das Alysson des D.

Cap. 96 (106). **Περὶ Ἀσκληπιάδος. Asklepias.** Die Asklepias [einige nennen sie kleinen Epheu, andere Epheublatt] hat kleine Zweige mit epheuähnlichen Blättern, viele und zarte wohlriechende Wurzeln, durchdringend riechende Blüten und einen Samen wie die Kronwicke[1]. Sie wächst an Bergen. Die Wurzeln in Wein getrunken helfen bei Leibschneiden und Bissen giftiger Tiere. Die Blätter sind als Umschlag ein gutes Mittel gegen böse Leiden der Brüste und der Gebärmutter.

[1] πελεκῖνος, *Coronilla securidaca* L. (Papilionceae).

Asclepias Dioscoridis (Asclepiadaceae), Des **Dioskurides Schwalbenwurz** nach FRAAS. Die Pflanze hat einen aufrechten Stengel mit ei-herzförmigen, zugespitzten Blättern, dunkelpurpurfarbige, achselständige, doldenförmige Blüten. Sie findet sich auf kräuterreichen Waldblößen in Gesellschaft von Paeonia, Helleborus und Phlomis auf Euböa in Höhen von etwa 1000 m. Die älteren Botaniker hielten die Pflanze für *Asclepias Vincetoxicum* L., der aber die wohlriechenden Wurzeln fehlen.

Cap. 97 (107). **Περὶ Ἀτρακτυλίδος. Atraktylis.** Die Atraktylis [die einen nennen sie Amyron, die anderen wilde Distel, Schildchen, die Propheten Aphedros, die Ägypter Cheno, die Römer Presepium[1], Phusugrestis[2], Clonuca rustica[3]] ist eine dem Saflor ähnliche stachelige Pflanze, aber viel größer und hat die Blätter an der Spitze der Zweige. Der größte Teil ist kahl und rauh, diesen gebrauchen die Frauen als Spindel. An der Spitze trägt sie auch stachelige Köpfchen. Die Blüte ist blaßgelb, in einigen Gegenden auch purpurfarben. Die Wurzel ist zart, unbrauchbar. Ihre Blätter, Blütenköpfe und Früchte, wenn sie fein gestoßen mit Pfeffer und Wein getrunken werden, helfen bei Skorpionstichen. Einige berichten, daß die Gestochenen, so lange sie das Kraut in der Hand halten, keinen Schmerz empfinden, wenn sie es aber wegwerfen, leiden.

[1] Praesepium, Vermachung, Verhau, wozu sie sich vielleicht wegen der Stacheln eignete. [2] Fusus agrestis, Bauernspindel. [3] Colus rustica, Bauernrocken.

Bei Theophrast (Hist. pl. VI 4, 6) heißt sie auch φόνος (Phonos), Blutvergießen, weil das abgerissene Blatt bei Berührung mit der Haut einen blutigen Saft abgibt (vielleicht die Haut ritzt). Dasselbe sagt Plinius.

Auch über die Identität dieser Pflanze sind die früheren Botaniker sich nicht einig, die einen hielten sie für *Carlina vulgaris* L., die anderen für *Centaurea benedicta* L., SIBTORP für *Onobroma leucocaulon*. MATTHIOLUS zog zuerst *Centaurea lanata, Carthamus lanatus* L., **Wolliger Saflor, Wollige Dornhülle**, Compositae, hierher, ihm stimmt FRAAS bei und bemerkt, daß die Pflanze in Griechenland an mageren Orten sehr häufig sei; sie heißt jetzt τῆς γυναῖκας τ' ἀτράχτι.

Cap. 98 (108). **Περὶ Πολυκνήμου. Polyknemon.** Das Polyknemon [Einige nennen es auch Klinopodion[1], andere Polygonaton[2], Jovis Elakate[3], Echeonymon[4], die Römer Putialogonthria] ist ein holziger Strauch; es hat Blätter wie der Dosten, einen vielkantigen Stengel wie Polei, aber keine Dolde, sondern an der Spitze kleine Blütentrauben, welche einen scharfen Wohlgeruch besitzen. Frisch oder getrocknet mit Wasser als Umschlag wirkt es bei Wunden verklebend; man muß es aber am fünften Tage ablösen. Es wird auch mit Wein gegen Harnzwang und innere Rupturen getrunken. [Die Erfahrung hat gelehrt, daß, wenn die kleinen Zweige desselben mit Wein zerrieben werden, sie ein gutes Mittel sind für solche, welche von Wildheit (dem Drange nach Notzucht) ergriffen sind.]

[1] Bettfüßlein, von der Form der Blüte, wegen der Ähnlichkeit mit den Knäufen der Bettfüße. [2] Vielkantig. [3] Zeusspindel. [4] Ottername.

Der letzte Satz wird von MARCELLUS für unecht gehalten. In den meisten Handschriften befindet er sich unter den Nothis.

Bei Theophrast findet sich die Pflanze nicht. Plinius XXVI 148 hat ungefähr dasselbe wie D., vergleicht sie aber mit Cunila bubula, einer Dostenart.

LOBEL hielt sie für *Mentha vulgaris,* CÄSALPINUS für *Prunella vulgaris,* DODONÄUS für ein *Polygonum* (vgl. BAUHIN et CHERLER lib. XXIX p. 347). FRAAS bezieht sie auf die in den fetten Ebenen Böotiens vorkommende *Liziphora capitata* L. (Labiatae), welche dort so hoch wird, daß die Bezeichnung θάμος, Strauch, des D. wohl gerechtfertigt ist.

Cap. 99 (109). **Περὶ Κλινοποδίου. Wirbeldosten.** Das Klinopodion [die einen nennen es Kleonikon[1], die anderen Okimoeides[2], auch Zopyron[3]]; auch dieses ist ein holziger, zwei Spannen hoher, an Felsen wachsender kleiner Strauch; er hat Blätter ähnlich denen des Quendels und Blüten, die Bettfüssen in gewisser Weise gleichen und nach Art des Andorns in Abständen von einander stehen. Das Kraut und die Abkochung davon wird gegen die Bisse giftiger Tiere, gegen Krämpfe, innere Rupturen und Harnzwang genommen. Einige Tage hindurch getrunken, befördert es die Katamenien und treibt den Embryo aus, vertreibt auch gestielte Warzen. [Auf den dritten Teil eingekocht und getrunken stellt es den Durchfall, bei Fieberfreien in Wein, bei Fiebernden in Wasser gekocht.]

[1] Sieger im Streite. [2] Dostenähnlich, das Synonym darf nicht auf das Ὀκιμοειδές des D. IV 28 bezogen werden, dort fehlt auch das Synonymon Klinopodion. [3] Das Belebende, Feuer.

Der letzte Satz fehlt in den besseren Handschriften, daher hält ihn MARCELLUS für unecht.

Man hat das Klinopodion auf verschiedene Pflanzen bezogen, besonders die spütmittelalterlichen Schriftsteller haben es mit mannigfachen Namen belegt. Am besten paßt hierher *Clinopodium vulgare* L. (Labiatae), **Gemeiner Wirbeldosten**, welches in Norditalien sehr häufig, auch in der sächsischen Flora nicht selten ist, oder *Clinopodium Plumieri,* welches FRAAS in Griechenland oft unter Gestrüpp in der Nähe hoher Gebirge, z. B. des Oeta, sah.

Cap. 100 (110). **Περὶ Λεοντοπετάλου. Leontopetalon.** Das Leontopetalon[1] [Einige nennen es Leontopodion[2], andere Leukethron[3], Leontion[4], Doris, auch Dorikteris[5], wilde Nelke, Pardale[6], Torybethron, Rhapeïon (Rübe), Hornmohn, Anemone, die Römer Cubilia marina, Löwensamen, kleines Möhnchen] entwickelt einen spannenlangen oder größeren Stengel mit vielen Achselzweigen, welche an der Spitze erbsenähnliche Hülsen tragen. In diesen befinden sich zwei bis drei kleine Samen. Die Blüte ist rot, sie gleicht der der Anemone. Es hat kohlähnliche Blätter, eingeschnitten wie die des Mohns. Die Wurzeln sind schwarz, wie Weißrüben, mit Auswüchsen wie Gelenkknöpfen besetzt. Es wächst auf Äckern und unter dem Getreide. Seine Wurzel, mit Wein getrunken , hilft den von Schlangen Gebissenen, indem sie rasch den Schmerz beseitigt. Sie wird auch den Klystieren für Ischiaskranke zugesetzt.

[1] Löwenblatt. [2] Löwentatze; auch hier ist nicht an das Λεοντοπόδιον des D. IV 129 zu denken. [3] Glänzender Blütenthron. [4] Löwenartig. [5] Läßt sich von Δωρίς und κτερίζω, gebührend bestatten, ableiten, indem vielleicht in Doris die Pflanze als Grabschmuck verwandt wurde; bei Virgil. (Aen. V 77) heißt es: Streut mit vollen Händen Lilien und purpurfarbige Blumen auf das Grab. [6] Pantherfell.

Theophrast hat die Pflanze unter dem Namen μήκων μέλαινα, Schwarzer Mohn. Sprengel hält über allem Zweifel die Berberidee *Leontice Leontopetalum* L. für die Pflanze des D., Fraas dagegen zieht *Roemeria hybrida* D. C. (*Glaucium violaceum*) (Papaveraceae), **Violetter Hornmohn**, vor und stützt seine Ansicht 1. darauf, daß die kleine Pflanze viele achselständige Zweiglein, 2. purpurfarbige anemoneähnliche Blüten, 3. schwarze, mit Auswüchsen besetzte, rübenförmige Wurzeln, und 4. den von D. bezeichneten Standort hat. Leontice Leontopetalon hat vor allem keine Hülsen (λοβοί), sondern Beerenfrüchte (Blasen mit 1–3 Samen), blüht ständig gelb und bat keine Ähnlichkeit mit Anemone.

Cap. 101 (111). **Περὶ Τευκρίου. Gamander.** Das Teukrion – einige nennen es auch Chamaidrys oder Teukris – ist ein sparriges Kraut ähnlich der Chamaidrys, mit zarten und denen der Erbse ähnlichen Blättern. Es wächst am meisten in Kilikien unweit Gentias und Ketis. Frisch mit Essigwasser getrunken oder trocken gekocht als Trank hat es die Kraft, die Milz kräftig zu erweichen. Mit Feigen und Essig dient es als Umschlag bei Milzleiden, bei Bissen giftiger Tiere mit Essig allein ohne Feigen.

Teucrium flavum L. (Labiatae), **Wohlriechender Gamander**.

Plinius XXV 45 hat zwei Arten Teucrium, »das eine heißt auch Hermionion oder Splenion, welches nie zur Blüte kommt und keinen Samen trägt (das Asplenion D. III 141), das andere ist eine hysopähnliche Pflanze mit bohnenähnlichen Blättern auf den Bergen Kilikiens und Pisidiens«. Von den älteren Botanikern wurden Veronica-Arten hierher gezogen, von Dodonäus und Anguillara schon die oben genannte Pflanze.

Nach Plinius hat sie den Namen von Teucer, einem Sohn des Telamon, Königs von Salamis und Bruder des Ajax, der sie zuerst gefunden haben soll.

Bei den Neugriechen heißt die Pflanze χαμαιδρυά und kommt häufig nur am Fuße von Hochgebirgen vor.

Cap. 102 (112). **Περὶ Χαμαίδρυος. Chamaidrys.** Die Chamaidrys[1)] – Einige nennen sie Cliamaidrops oder Linodrys[2)], die Römer Tripsago minor –; weil sie eine gewisse Ähnlichkeit mit dem Teukrion hat, haben Einige sie auch Teukrion genannt. Sie wächst in rauhen und felsigen Gegenden. Es ist ein **kleiner** spannenhoher Strauch mit kleinen Blättern, welche der Form und Beschaffenheit nach denen der Eiche gleichen und bitter sind. Die Blüte ist purpurfarbig, klein; man muß sie sammeln, wenn sie Samen trägt. Sie hat, frisch mit Wasser gekocht und getrunken, die Kraft, bei Krämpfen, Husten, Leberverhärtung, Harnverhaltung und beginnender Wassersucht zu helfen. Sie befördert auch die Menstruation und treibt den Embryo aus und erweicht die Milz, wenn sie mit Essig getrunken wird. Mit Wein getrunken und als Umschlag wirkt sie gegen den Biß giftiger Tiere. Fein gestoßen kann sie auch zu Bissen geformt werden gegen die angeführten Leiden und mit Honig, um alte Wunden zu reinigen. Fein gestoßen mit Öl und eingestrichen entfernt sie Nebel auf den Augen. Als Salbe ist sie erwärmend.

[1)] Niedrige Eiche. [2)] Leineiche, d. h. so zart wie Lein.

Theophrast (Hist. pl. IX 9, 5) sagt, das Pflänzchen sei eine Spanne hoch, süß und wohlriechend, eine Teil der Wurzel führe nach oben, der andere nach unten ab.

Sprengel hält sie mit Sibtorp für *Teucrium Chamaedrys* L.; da aber Theophrast die Pflanze wohlriechend und süß bezeichnet, was nur auf *Teucrium lucidum* und *flavum* L. paßt, da ferner T. Chamaedrys eine krautartige Pflanze ist, D. sie aber als δαμνίσκος, also mehr holziger Natur bezeichnet, so zieht Fraas richtiger *Teucrium lucidum* L., **Gamanderstrauch**, hierher, den er nirgends höher als 30 cm fand, was allerdings eine Spanne überragt. Die Blätter sind hie und da als Volksmittel im Gebrauch.

Cap. 103 (113). **Περὶ Λευκάδας. Leukas.** Die Gebirgsleukas hat breitere Blätter als die kultivierte, aber einen schärferen, mehr bitteren und für den Mund unangenehmeren Samen, sie ist aber kräftiger als die gebaute. Beide sind jedoch als Kataplasma und im Trank ein gutes Mittel gegen den Biß giftiger Tiere, besonders der des Meeres.

Alles, was über diese Pflanze gesagt und geschrieben ist, sind nur Vermutungen. Das ganze Kapitel ist offenbar ein Bruchstück, in dem von zwei Pflanzen nur eine, die wilde Art, behandelt ist.

Wahrscheinlich ist die Quelle, aus der D. geschöpft hat, schon verstümmelt gewesen, denn auch Plinius, welcher ohne Zweifel denselben Gewährsmann wie D. hat, läßt sich XXVII 102 ebenso kurz. Nachdem er von der Leuce als einer der Mercurialis ähnlichen Pflanze geredet hat, welche ihren Namen davon habe, daß über die Mitte des Blattes ein weißer Strich gehe, schließt er: Vielleicht mag dieses dieselbe sein, welche Leucas genannt wird, wirksam gegen alle Gifte des Meeres. Die Schriftsteller geben keine Art an, sondern sagen nur, daß die wilde mit breiten Blättern stärker wirke, daß der Same schärfer sei.«

Die späteren Botaniker haben teils *Potentilla subacaulis,* teils *Galeobdolon luteum, Teucrium capitatum* oder *aureum,* Sprengel endlich *Lamium maculatum* L. und Fraas *Lamium striatum* (Labiatae), **Gestreifte Taubnessel**, hierher gezogen.

Cap. 104 (114). **Περὶ Λυχνίδος στεφανωματικῆς. Kranznelke.** Die Kranzlychnis [Einige nennen sie die Unsterbliche, andere Akylonion[1], Vallarion[2], Geranopodion[3], Korymbion, Taurion[4], Zepter, Maloïon[5], die Ägypter Semeon, die Propheten Geschlechtsteil des menstruierenden Weibes (ἀποκαθημένης αἷμα), die Römer Genicularis[6], auch Vallaria]; die Blüte ist ähnlich der der Levkoje, purpurfarbig und wird in die Kränze geflochten. Ihr Same, mit Wein getrunken, hilft den vom Skorpion Gestochenen.

[1] Ungegliederte Pflanze. [2] Wallkranz; man unterschied bei den Ehrenkränzen die corona civica, den Bürgerkranz, corona vallaria, den Wallkranz, und corona muralis, den Mauerkranz. [3] Kranichfuß. [4] Zum Stier gehörig; vielleicht wurden die Opferstiere damit bekränzt. [5] Zottiges Veilchen; die ganze Pflanze ist weißlich-zottig. [6] Knotenpflanze.

Agrostemma coronata L. (*Lychnis coronaria* Lam.) (Caryophyllaceae), **Samtnelke**, Lichtnelke, Gartenrade, in Makedonien, Thrakien und Bithynien häufig, in Norditalien hie und da wild, sonst eine Zierpflanze.

Cap. 105 (115). **Περὶ Λυχνίδος ἀγρίας. Wilde Nelke.** Die wilde Lychnis [einige nennen sie Tragonoton[1], andere Atokion[2], Hierakopodion[3], Lampas[4], die Ägypter Semura, die Propheten Penis (ταῦρος) der Menstruierenden, die Römer Intybus agrestis[5], auch Lapathi caphaguina oder Steridos] ist in allem der gebauten ähnlich. Ihr Same, in der Gabe von 2 Drachmen getrunken, führt das Gallige durch den Bauch ab und ist ein gutes Mittel gegen Skorpionstiche. Man sagt auch, daß die Skorpione bei Annäherung der Pflanze betäubt und gelähmt werden.

[1] Vierkantig, vierknotig. [2] Unfruchtbarkeit bewirkend. [3] Habichtskralle. [4] Leuchte. [5] Ackercichorie.

Agrostemma Githago L., Githago segetum Desf. (Caryophyllaceae), **Kornrade**.

Theophrast (Hist. pl. VI 8, 3) kennt nur eine Lychnis, die coronaria. Plinius XXV 129 nennt die Lychnis agria auch Antirrhinum, stimmt sonst mit D. überein, nur gibt er noch an, daß sie, als Amulett getragen, jegliche Giftwirkung verhindere. Im 16. und 17. Jahrhundert war sie eine Art Wundermittel. Schon die spätmittelalterlichen Schriftsteller, auch Tabernämontanus (vgl. Bauhin et Cherler lib. XXIX p. 341) reihen die Pflanze unter Pseudo-Melanthium. Sennert (Praxeos lib. I p. 976) beschreibt sie unter dem Namen Melanthium und an anderer Stelle (lib. V p. 464) nennt er sie Pseudo-Melanthium. Zu Anfang des 19. Jahrhunderts war die Rade aus dem Arzneischatze verschwunden und wurde nur noch einzeln als Volksmittel gebraucht.

Die Samen von Agrostemma Githago enthalten neben viel Eiweiß, Fett und Stärke Zucker, weshalb sie mit Vorteil zur Branntweinbrennerei benutzt wurden, und ein giftiges Prinzip, welches H. Schulze (Arch. d. Pharm. 1848. Bd. 55 u. 56 S. 298 bzw. 163) als gelblichweißen Körper isolierte und **Agrostemmin** nannte. Scharling (Annal. der Chemie und Pharm. 1850, Bd. 74 S. 351) veröffentlichte gleichfalls als Resultat seiner Untersuchungen der Kornradesamen die Auffindung eines giftigen Stoffes, den er als **Githagin** bezeichnete. Kruskal (Arb. d. pharm. Inst. zu Dorpat 1891, Bd. VI) schied die giftige Substanz als **Agrostemma-Sapotoxin** ab, welche sich aus alkoholischer Lösung kristallinisch-blätterig ausscheidet. Sie schmeckt scharf, bewirkt Kratzen und Brennen im Halse, Speichelabsonderung, Schlingbeschwerden, Erbrechen, Kolik, Durchfall, Mattigkeit, Betäubung und bei manchen Tieren Krämpfe und Lähmung. Nach Lewin (Lehrb. d. Toxikol. 1885, S. 386) genügen 30 g Kornradepulver, um beim Menschen Intoxikation hervorzurufen.

Cap. 106 (116). **Περὶ Κρίνου. Lilie.** Das königliche Krinon. [Einige nennen es Krinanthemon[1], andere Kalleirion[2], die Propheten Blut des Mars, Osthanes nennt es Krokodilshauch[3], die Ägypter Symphairu, auch Tialos, die Römer Lilium, Rose der Juno, auch Oinomagrium[4], die Syrier Sasa, die Afrikaner Abiblaphon.] Seine Blüte wird zu Kränzen gebraucht und von einigen Leirion genannt. Es wird daraus ein Salböl bereitet, welches bei einigen Leirion, bei anderen Susinum heißt; es erweicht die Sehnen und ganz besonders Verhärtungen an der Gebärmutter. Die Blätter der Pflanze helfen als Umschlag bei Schlangenbissen; gekocht wirken sie auch gut bei Brandwunden; in Essig eingemacht sind sie ein Wundmittel. Ihr Saft, mit Essig und Honig gemischt und in einem kupfernen Gefäße gekocht, gibt ein dünnes Mittel gegen alte Geschwüre und frische Wunden. Die geröstete fein gestoßene Wurzel heilt mit Rosensalbe Feuerbrandwunden, erweicht die Gebärmutter, befördert die Menstruation und bringt Wunden zum Vernarben. Mit Honig fein zerrieben heilt sie durchschnittene Sehnen und Verrenkungen, vertreibt weiße Flecken, Aussatz und Schorf, bringt bösen Grind zum Verschwinden, säubert das Angesicht und macht es runzelfrei. Mit Essig fein zerrieben oder mit Bilsenkrautblättern und Weizenmehl besänftigt sie Hodenentzündungen. Der Same ist im Trank ein Gegenmittel gegen Schlangenbisse; der Same und die Blätter in Wein fein zerrieben werden als Kataplasma bei roseartigen Entzündungen angewandt. Einige sagen, es gebe auch Lilien mit purpurfarbiger Blüte. Die zur Bereitung des Salböls kräftigsten wachsen in Syrien, Persien und Pamphylien.

1) Lilienblüte. 2) Schöne Lilie; λείριον bedeutet häufig bei den Schriftstellern die Pflanze, κρίνον die Blüte. 3) αὖρα κροκοδείλου, ich vermute entweder αὔρα κρ., oder vielleicht οὖρα κρ., Krokodilsharn. 4) οἶνον ἄγριον, vinum agrium?

Nach Geopon. 11, 19 wollte Juppiter dem Herkules, Sohne der Alkmene, Unsterblichkeit verleihen und legte ihn an die Brust der schlafenden Juno. Als der Knabe sich satt getrunken hatte und von der Brust abließ, floß die Milch noch in Strömen aus; was dann an den Himmel kam, wurde die Milchstraße, was auf die Erde floß, brachte die milchweißen Lilien hervor.

Plinius XXI 26 berichtet: »Um purpurfarbene Lilien zu erhalten, sammelt man im Monat Juli die trockenen Stengel der Lilie und hängt sie in den Rauch. Wenn die Samen frei werden (nudantibus se nodulis) legt man sie im März in die Hefe von dunklem oder griechischem Wein, damit sie die Farbe annehmen, säet sie in kleine Furchen und begießt sie mit einer Hemine Hefe. So entstehen rote Lilien.«

Lilium candidum L. (Liliaceae), **Weiße Lilie**. Im Arzneischatze findet sie sich nicht mehr.

J. Parkim (Apoth.-Ztg. 1901 Nr. 85) hat in den Knollen ein unbekanntes Kohlenhydrat aufgefunden, welches bei der Hydrolyse Mannose, aber keine Glykoso liefert.

Cap. 107 (117). **Περὶ Βαλλωτῆς. Ballote.** Die Ballote, auch schwarzer oder großer Andorn, einige nennen sie auch den anderen Andorn [andere Nophthan, Notianoskemin, Nosprasson, Notheras, Nochelis, Nostelis, Nophrys, Gnoturis, Gnotera, die Römer Apuium, auch Melita1), Ulceraria2), Marrubium, Cantherinum3), die Ägypter Asphos, auch Eske, die Propheten Isionsblut], entwickelt vierkantige, schwarze, etwas rauhe Stengel, mehrere aus einer Wurzel. Die Blätter sind denen des Andorn ähnlich, aber größer und rauhaariger, rundlich, in Abständen am Stengel stehend, übelriechend, der Melisse ähnlich, daher man sie auch Melisse genannt hat. Auch die Blüten stehen zusammen rund um den Stengel. Ihre Blätter mit Salz als Umschlag wirken gegen Hundsbiß; in heißer Asche allmählich getrocknet bringen sie Geschwülste zurück und reinigen mit Honig schmutzige Geschwüre.

1) Biene. 2) Geschwürpflanze. 3) Wallachpflanze (Canther), sie heißt in Italien heute noch Marrubio bastardo.

Ballota nigra L. (Labiatae), **Ballote, Schwarzer Andorn.**

Cap. 108 (118). **Περὶ Μελισσοφύλλου. Melisse.** Das Melissophyllon, welches einige auch Melittaina[1] nennen [Andere Melittaion[1], Meliphyllon[2], Eiythra[3], Temele[4], die Römer Apiastrum[5], auch Citrago[6], die Gallier Meriseimorion]. Es wird so genannt, weil die Bienen sich an der Pflanze ergötzen. Ihre Blätter und Stengelchen gleichen denen der vorher genannten Ballote, sie sind jedoch größer und zarter und nicht so behaart, riechen aber nach Zitronen. Die Blätter mit Wein getrunken und als Kataplasma sind ein gutes Mittel gegen Skorpion- und Spinnenstiche und Hundsbisse. Auch ihre Abkochung als Bähung dient gegen dieselben Übel. Ferner ist sie als Sitzbad zur Beförderung der Katamenien wohl angebracht, als Mundspülwasser bei Zahnschmerzen und als Klystier bei Dysenterie; die Blätter mit Natron getrunken helfen denen, die durch den Genuß von (giftigen) Pilzen gepeinigt werden und gegen Leibschneiden, im Leckmittel auch den an Orthopnöe Leidenden. Mit Salz als Kataplasma zerteilen sie Drüsen am Halse und reinigen Geschwüre, Gelenkschmerzen besänftigen sie als Umschlag.

[1] Bienenpflanze. [2] Honigblatt. [3] Die rote, die Blüte ist weiß oder rötlich. [4] Sorgfalt, Pflege. [5] (Von Apis) Bienenpflanze. [6] Zitronenkraut.

Melissa altissima Sibth. (Labiatae), **Hohe Melisse**, anch *M. officinalis* L., die aber in Griechenland dem Hochgebirge angehört. Bei Macer Floridus (De viribus herbarum) heißt die Melisse Baroccus, in den Arzneibüchern des späteren Mittelalters Citaria, Cedronella und Citrago.

Ihr wirksamer Bestandteil ist ein feines **ätherisches Öl**, welches bei der trockenen Pflanze besonders lieblich ist. Die Ausbeute ist sehr gering, deshalb wird dasselbe häufig durch das sogen, indische Melissenöl aus dem Lemongrase, *Andropogon citratus* D. C., ersetzt. Die Blätter sind noch officinell, auch ein gern angewandtes Volksmittel.

Cap. 109 (119). **Περὶ Πρασίου. Prasion.** Das Prasion [einige nennen es Eupatorion, andere Phyllophares[1], Tripedilon[2], Kamelopodion[3], Philopolis[4], die Ägypter Asterope, die Propheten Ochsenblut, auch Aphedros oder Samen des Horus, die Römer Marrubium, auch Labeonia[5], die Afrikaner Atierberzia] ist ein vielzweigiger Strauch aus einer Wurzel, etwas rauhaarig, weiß, mit vierkantigen Zweigen. Das daumengleiche Blatt ist rundlich, dicklich, gerunzelt und schmeckt bitter. Der Same steht in Abständen an den Stengeln, auch die rauhaarigen Blüten[6] stehen wie in Quirlen. Es wächst an wüsten Orten und auf Schutthaufen. Seine Blätter sammt den Samen mit Wasser gekocht oder grün zu Saft ausgepreßt werden mit Honig den an Phthisis, Asthma und Husten Leidenden gegeben, mit zugemischter trockener

Iris führen sie auch den dicken Schleim aus der Brust. Sie werden auch den Frauen verordnet, denen die Reinigung fehlt, um die Menstruation und die Nachgeburt zu befördern, ebenso auch denen, die eine schwere Geburt haben, ferner denen, die von giftigen Tieren gebissen sind und die Gift geschluckt haben. Der Blase aber und den Nieren sind sie nicht zuträglich. Die Blätter mit Honig als Kataplasma reinigen schmutzige Geschwüre, halten Pterygien und fressende Geschwüre auf und lindern Seitenschmerzen. Der durch Auspressen der Blätter bereitete und in der Sonne eingeengte Saft leistet dasselbe. Er schärft auch das Gesicht, wenn er mit Wein und Honig als Salbe gebraucht wird. Er beseitigt ferner auch die Gelbsucht durch die Nase, und ist ein gutes Mittel bei Ohrenschmerzen, wenn er für sich allein oder mit Rosenöl eingetröpfelt wird.

1) Mit bedeckten Blättern (φύλλον und φᾶρος), sie sind oben graulich, unten weißfilzig. 2) Drei Sohlen, kann auf die Dicke der Blätter bezogen werden. 3) Kamelfuß, ebenso. 4) Freund der Stadt, vom Standort. 5) Lippenblume. 6) Die Deckblätter der Blüte sind borstig.

Theophrast beschreibt zwei Arten Marrubion; bei der einen sind die Blätter mehr und deutlicher eingeschnitten, bei der anderen ist das Blatt mehr rund mit leichten Einschnitten, eingesägt und hat ein schmutziges, dürres Aussehen (αὐχμῶδες); die erste ist nach Sprengel *Marrubium catarifolium*, die letztere ist die Pflanze des D., *Marrubium vulgare* L. (Labiatae), **Gemeiner Andorn**. Im Arzneischatze befindet er sich nur noch als ein in manchen Gegenden gern gebrauchtes Volksmittel.

Cap. 110 (120). **Περὶ Στάχυος. Ziest.** Die Stachys ist ein dem Andorn ähnlicher Strauch, aber etwas länger und hat Blättchen, von denen die meisten in Abständen stehen und rundlich, rauhaarig, hart, wohlriechend und weiß sind. Mehrere Schößlinge kommen aus derselben Wurzel, sie sind weißer als beim Andorn. Sie wächst an bergigen und rauhen Stellen und hat erwärmende, scharfe Kraft; daher befördert die Abkochung als Trank die Menstruation und die Nachgeburt.

Stachys germanica L. (Labiatae), **Deutscher Ziest**; er ist in Griechenland selten, findet sich nur auf der subalpinen Region in den Hochgebirgen. Sibtorp zieht die häufiger vorkommende *Stachus palaestina* hierher, sie hat aber lanzettliche Blätter.

Früher war Herba Stachydis seu Marrubii agrestis gebräuchlich.

Cap. 111 (121). **Περὶ Φυλλίτιδος. Hirschzunge.** Die Phyllitis [einige nennen sie Phyllis, andere Akaulon[1], wilden Lattich] entwickelt lattichähnliche Blätter, aber länglicher und schöner grünend, sechs bis sieben, aufrecht gerichtet, an der Oberseite glatt, an der Unterseite aber, als ob kleine Würmer darauf verteilt wären[2]. Sie wächst an dicht beschatteten Stellen und in Parkanlagen und hat einen zusammenziehenden Geschmack. Sie treibt weder einen Stengel, noch Früchte, noch Blüten. Ihre Blätter, mit Wein getrunken, sind von guter Wirkung gegen Schlangenbisse. Bei den Vierfüßlern helfen sie, indem sie ins Maul eingegossen werden. Sie werden auch gegen Dysenterie und Durchfall genommen.

[1] Stengellos. [2] Es sind die von dem Indusium (Schleierchen) bedeckten Sori (Häufchen) der Sporenfrüchte.

Bei Theophrast (Hist. pl. IX 18, 2) heißt die Pflanze Skolopendrion.

Scolopendrium officinale Sm., *Asplenium Scolopendrium* L. (Polypodiaceae), **Hirschzunge**. Die Wedel als Herb. Scolopendr. seu Linguae cervinae wurden früher gegen Brustkrankheiten gebraucht.

Cap. 112 (122). **Περὶ Φαλαγγίου. Phalangion.** Das Phalangion[1] – einige nennen es Phalangition, andere dasselbe auch Leukakantba[2] – bildet zwei bis drei oder mehrere von einander abstehende Schößlinge. Die Blüte ist weiß, der Lilie ähnlich, mit vielen Einschnitten. Der Same ist dick, schwarz, von der Gestalt einer halben Linse, aber viel feiner. Das Würzelchen ist klein, zart, beim Herausziehen aus der Erde grün, denn nachher zieht es sich zusammen. Es wächst an Hügeln. Seine Blätter, Samen und Blüte, mit Wein getrunken , helfen gegen Skorpion- und Spinnenstiche. Es beruhigt auch Leibschneiden.

[1] Spinnenpflanze. [2] Weißdorn.

Bei Dodonäus ist es *Anthericus ramosus* L.

Sibtorp zieht *Anthericus graecus* L. mit Zwiebel und einfachem Schaft hierher, Fraas findet am meisten passend *Lloydia graeca* Salisb. (Liliaceae), welche durch ganz Griechenland auf Hügeln und Vorbergen sich findet.

Theophrast (Hist. pl. VII 13, 2–4) handelt über Anthericus, aber seine Beschreibung paßt nicht auf die Pflanze des D. Der Stengel ist sehr groß und zart und teilt sich oben in kleine Ästchen. Er beherbergt einen Wurm, der sich in ein waldbienenartiges Insekt verwandelt und zur Blütezeit des Anthericus ein Flugloch frißt und ausfliegt.

Cap. 113 (123). **Περὶ Τριφύλλου.** Asphaltklee. Das Triphyllon – einige nennen es Oxyphyllon, andere Menyanthes, Asphaltion, Knikion, die Römer Trifolium acutum, odoratum – ist ein mehr als ellenhoher Strauch und hat zarte dunkle Zweige mit binsenartigen Nebenzweigen, an denen Blätter sitzen, welche denen des Zürgelbaumes ähnlich sind, drei an jedem Trieb. Sie haben, wenn sie eben hervorgebrochen sind, den Geruch nach Raute, wenn sie ausgewachsen sind, nach Asphalt. Es entwickelt eine purpurfarbige Blüte, einen etwas flachen und schwach behaarten Samen, der an dem einen Ende eine Art Hörnchen hat. Die Wurzel ist dünn, lang und fest. Der Same und die Blätter, in Wasser getrunken, helfen bei Brustfellentzündung, Harnverhaltung, Epilepsie, beginnender Wassersucht und bei Hysterie; auch befördern sie die Menstruation. Man muß aber vom Samen 3 Drachmen, von den Blättern 4 Drachmen gehen; den von giftigen Tieren Gebissenen helfen die fein gestoßenen Blätter mit Sauerhonig getrunken. Einige berichten, daß die Abkochung des ganzen Strauches, der Wurzel sammt den Blättern als Bähung die Schmerzen bei den von giftigen Tieren Gebissenen lindern. Wenn Einer aber ein anderes Geschwür hat und daran behandelt wird, so leidet er durch die Bähung in derselben Weise wie durch die Bisse. Einige trinken beim dreitägigen Fieber drei Blätter oder drei Samen mit Wein, beim viertägigen vier als Mittel, welche das periodische Fieber brechen. Die Wurzel seihst wird auch den Gegenmitteln zugemischt.

Psorea bituminosa L. (Papilionaceae-Trifolieae), **Asphaltklee**. Der Stengel ist aufrecht, bis zu 1½ m hoch, gerillt und wie die ganze Pflanze weichhaarig. Die Blätter sind zahlreich, langgestielt, die Blättchen ei-lanzettlich, teils stachelspitzig, teils zugespitzt, die Nebenblättchen pfriemig, zottlich; die Blütenköpfchen zehn- bis zwanzigblütig, der Kelch ist röhrenförmig, die Krone violett, die Fahne am Grunde zweizähnig, die Hülse zusammengedrückt, an der Spitze etwas gekrümmt. An dürren, sonnigen Stellen Südeuropas.

Cap. 114 (124). **Περὶ Πολίου. Gamander.** Das Polion [einige nennen es Theutkrion, andere Pheuxaspidion, Achaimenis, Ebenitis, Melosmon, Belion, Leontocharon]; es gibt davon eins, das Bergpolion, welches auch Teuthrion heißt, und im Gebrauch ist. Es ist ein kleiner, zarter, weißer, eine Spanne hoher, vollfrüchtiger Strauch, welcher an der Spitze ein doldenartiges kleines Köpfchen, wie weißes Haar hat mit durchdringendem, dabei angenehmem Geruch. Das andere ist ein größerer Strauch, er hat einen nicht so kräftigen Geruch und eine schwächere Wirkung. Ihre Abkochung hat die Kraft, als Trank den von giftigen Tieren Gebissenen, den Wasser- und Gelbsüchtigen zu helfen, den Milzsüchtigen aber mit Zusatz von Essig. Sie bewirkt aber Kopfschmerzen und ist dem Magen zuwider. Sie befördert den Stuhlgang und die Menstruation. (Der Strauch) als Lager oder zur Räucherung angezündet hält die giftigen Tiere ab; als Umschlag verklebt er Wunden.

Theophrast (Hist. pl. II 8, 3) kennt nur ein Polion, eine immergrüne Pflanze, welche zur Caprification gebraucht wird.

Plinius XXI 44 unterscheidet gleichfalls zwei Arten, das größere Polium campestre und das kleinere P. silvestre; die Blätter entspringen unmittelbar aus der Wurzel und sollen Morgens weiß, mittags purpurrot und abends blau aussehen. An anderer Stelle heißt es, das Polium sei identisch mit Tripolium, der Sumpfnelke; er wirft hier wieder zwei verschiedene Pflanzen durcheinander. Die beiden Pflanzen des D. sind *Teucrium Polium* L. (Labiatae), **Grauer Gamander**, und *Teucrium capitatum* L., **Großer, Geruchloser Kopfgamander**. Beide finden sich in Griechenland und Italien; die Neugriechen nennen beide ἄγριος ἀμάραντος, Wilder Amaranth.

Cap. 115 (125). **Περὶ Σκορδίου. Knoblauch-Gamander.** Das Skordion[1] [einige nennen es Skorbion, andere Pleuritis, Dysosmon[2], wilde Kalaminthe (Minze), Chamaidrys, Mithridanios[3], die Propheten Podosblut, die Ägypter Apho, die Römer Phrixago palustris[4]] wächst an bergigen[5] und sumpfigen Stellen, hat Blätter wie Chamaidrys (Gamanderstrauch), aber größer und am Rande nicht so eingeschnitten[6], mit schwachem Zwiebelgeruch und zusammenziehendem bitterem Geschmack. Die Stengel sind vierkantig und tragen rötliche Blüten. Das Kraut hat erwärmende, harntreibende Kraft, wenn es frisch fein gestoßen getrunken wird, trocken mit Wein wirkt es gegen den Biß der Schlangen und gegen tödliche Mittel, gegen Magenstechen, Dysenterie und Harnverhaltung zu 2 Drachmen mit Honigwasser. Auch reinigt es die Brust von eiterigem dickem Schleim. Ferner hat es gute Wirkung bei altem Husten, bei inneren Rupturen und Krämpfen, wenn es trocken mit Kresse, Honig und Harz zum Leckmittel gemischt wird. In Wachssalbe aufgenommen lindert es anhaltende Unterleibsentzündung; bei Podagra leistet es gute Dienste, wenn es mit scharfem Essig eingerieben oder mit Wasser umgeschlagen wird. Im Zäpfchen eingelegt befördert es die Menstruation. Weiter verklebt es Wunden, reinigt alte Geschwüre und bringt sie mit Honig zur Vernarbung. Trocken hält es Fleischwucherungen ein. Auch der aus ihm gepreßte Saft wird gegen die genannten Leiden getrunken, der wirksamste ist der pontische und kretische.

[1] Von σκόροδον, Knoblauch, benannt wegen des eigentümlichen Zwiebelgeruches. [2] Übelriechend. [3] Auf Mithridates, den König von Pontus, zurückzuführen, weil das pontische Teucrium geschützt wurde; nach Lenäus bei Plinius hat Mithridates dasselbe zuerst gefunden. [4] Wohl richtiger Trixago, so nennt es auch Plinius XXIV 130. [5] Diese in allen Handschriften mit Ausnahme des Cod. X. sich findende Angabe ist wohl nicht richtig, da der Knoblauch-Gamauder nur auf feuchten, sumpfigen Wiesen vorkommt. Er ist eine Pflanze ganz Europas;

Fraas fand ihn in Griechenland in stehenden und fließenden Gewässern. Plinius sagt daher auch XXV 63: Das Scordion wird in Pontus auf fettem und feuchtem Boden gefunden. [6] Bei *Teucrium Chamaedrys* sind die Blätter am Rande grob gekerbt oder eingeschnitten, bei *T. Scordium* grob oder ungleich gesägt.

Teucrium Scordium L. (Labiatae), **Knoblauch-Gamander**; in manchen Gegenden ein beliebtes Hausmittel.

Cap. 116 (126). **Περὶ Βηχίου. Huflattich.** Das Bechion[1] [einige nennen es Richion, andere Petrine[2], Peganon, Pithion[3], Pagonaton, Chamaileuke[4], Procheton, Arkophyton, Chamaigeiron, die Ägypter Saartha, die Römer Tusilago[5], Pharpharia, Pustulago, die Bessier Asa] hat epheuähnliche Blätter, aber größer, sechs bis sieben, an der Oberseite sind sie grün, auf der Unterseite weiß und haben mehrere Ecken, der Stengel ist eine Spanne hoch. Es entwickelt im Frühjahr eine gelbe Blüte, wirft Blüte und Stengel aber bald ab, weshalb Einige glaubten, die Pflanze habe weder Stengel noch Blüte. Die Wurzel ist zart. Es wächst an Bächen und feuchten Stellen. Seine Blätter mit Honig fein zerrieben als Umschlag heilen roseartige und alle anderen Entzündungen. Trocken aber zur Räucherung angezündet hilft es denen, die von trockenem Husten und Orthopnöe belästigt werden, wenn sie den Dampf mit geöffnetem Munde aufnehmen und herunterschlukken. Es öffnet aber auch die Abszesse in der Brust. Dasselbe leistet auch die Wurzel in der Räucherung. Sie treibt in Honigwasser gekocht und getrunken den toten Embryo aus.

[1] Hustenkraut (von βήξ, Husten). [2] Die Felsige, nach lucus a non lucendo so genannt. [3] Fäßchen, vielleicht von der Gestalt der sich öffnenden Blütenknospe. [4] Nach der Erde zu weiß. [5] Tussilago, Hustenpflanze (von tussis, Husten).

Tussilago Farfara L. (Compositae), **Huflattich**; in Griechenland nur am Fluß Kephissos in Attika, sonst selten. Die Blüten werden bei uns als Volksmittel gegen Husten gebraucht, die Blätter sind noch officinell als Bestandteil der Species pectorales.

Cap. 117 (127). **Περὶ Ἀρτεμισίας. Beifuß.** Die Artemisia, es gibt eine vielzweigige und eine einfache (einstengelige) [einige nennen sie Toxetesia[1], andere Ephesia[2], Anaktorios[3], Sozusa[4], Leia[5], Lykophrys[5], die Propheten Menschenblut, andere Chrysanthemon, die Römer Valentia[7], Serpyllum, Herba regia[8], Rapium, Tertanageta, die Gallier Ponem, die Dakier Zuste]. Die vielzweigige wächst meist in der Nähe des Meeres als strauchartige Pflanze, ähnlich dem Wermuth, ist aber größer und hat glänzendere Blätter. Eine Art davon ist üppig, hat breitere Blätter und Zweige, eine andere dünnere, dabei kleine, weiße, zarte Blüten mit durchdringendem Geruch. Sie[9] blüht im Sommer. Einige nennen auch die im Binnenlande wachsende Pflanze mit dünnem und einfachem Stengel, dabei klein und voll von wachsfarbigen zarten Blüten die einfache Artemisia; sie ist wohlriechender als die vorige. Beide erwärmen und verdünnen. Abgekocht sind sie ein gutes Mittel zu Sitzbädern für Frauen zur Beförderung der Katamenien, der Nachgeburt und des Embryos, ebenso auch gegen Verschluss und Entzündung der Gebärmutter, wie zum Zertrümmern des Steins und gegen Urinverhaltung. Das Kraut, reichlich auf den Unterleib gelegt, treibt die Menstruation. Der ausgepreßte Saft, mit Myrrhe gemischt und als Zäpfchen eingelegt, zieht aus der Gebärmutter alles wie das Sitzbad. Auch der Blütenstand wird in der Menge von 3 Drachmen zur Wegschaffung desselben getrunken.

[1] Die mit dem Bogen Schießende; Artemis, nach der die Pflanze benannt sein soll, war die Göttin der Jagd, aber auch die Beschützerin der Frauen und Jungfrauen, die Geburtsmächtige (Iphigeneia). [2] Von ἐφίημι, schleudern, schießen, kann auch auf das Jagdattribut bezogen werden. [3] Herrscherin. [4] Retterin, Helferin. [5] Zarte. [6] Eigentlich Dämmerlicht; Artemisia war auch die Göttin der Nacht, früher bedeutete sie den Mond. [7] Vermögende, Gewaltige. [8] Königliches Kraut. [9] C. λεπτοκορφότερον, das Dünnzweigige. Nach Plinius XXV 73 hat die Pflanze ihren Namen von Artemisia, der Gattin des Königs Mausolus von Karien, welcher sie zuerst gefunden haben soll; dieser regierte aber um 350 v. Chr., und schon bei Hippokrates, also hundert Jahre früher, findet sich die Pflanze als Artemisia.

Die beiden ersten Arten sind als *Artemisia arborescens* L. (Compositae), **Beifußbäumchen**, und *A. campestris* L., **Feldbeifuß**, bestimmt.

Die mit einfachem Stengel (μονόκλωνος), welche nach Sibtorp auf den Bergen Griechenlands sich findet, wird von Sprengel für *Artemisia spicata* Jacq. gehalten.

Die Wurzel, welche als wirksame, reizende Substanz Harz und ätherisches Öl enthält, wird noch vereinzelt als Volksmittel gebraucht, aus dem Arzneischatze ist sie verschwunden.

[Cap. 118 (128). **Περὶ Αρτεμισίας λεπτοψύλλου. Zartblätterige Artemisia.** Die zartblätterige Artemisia, welche an Gräben, Zäunen und auf Saatäckern wächst. Ihre Blätter und Blüten geben beim Zerreiben den Geruch nach Majoran. Wenn nun jemand am Magen leidet und das Kraut derselben stösst, mit Mandelöl gut durchmischt und eine Art Salbe daraus macht und sie auf den Magen legt, so wird er genesen. Wenn aber jemand an den Nerven leidet und den Saft derselben mit Rosenöl gemischt einreibt, so wird er geheilt werden.]

Dieses Kapitel ist offenbar von fremder Hand zugesetzt; abgesehen davon, daß im vorhergehenden Kapitel von der zartblätterigen Artemisia die Rede schon war, ist die Sprache durchaus von der des D. verschieden.

Cap. 119 (129). **Περὶ Ἀμβροσίας. Ambrosia** – einige nennen sie Botrys, andere Botrys Artemisia[1] [die Römer Caprum silvaticum, auch Apium rusticum, die Ägypter Merseo] ist ein kleiner vielzweigiger Strauch von drei Spannen Höhe; er hat am Grunde des Stengels kleine Blätter wie die Raute. Die dünnen Zweige sind voll von kleinen Samen[2], ähnlich kleinen niemals blühenden Trauben, mit weinartigem Geruch. Die Wurzel ist zart, zwei Spannen lang. In Kappadokien wird sie in die Kränze geflochten. Sie hat die Kraft, vordrängende Säfte[3] aufzuhalten und zurückzustoßen, als Umschlag wirkt sie adstringierend.

[1] *Botrys Artemisia* L., Traubenkraut. [2] Die Blütenköpfchen. [3] Säfte, welche ihren richtigen Weg verlassen haben.

Plinius XXVII 28 sagt: der Name Ambrosia werde mehreren Pflanzen beigelegt, sei daher ein vager; er beschreibt dann die Pflanze wie D. An anderer Stelle, XXVII 55, heißt es dagegen, in Kappadokien heiße die Pflanze Botrys Ambrosia oder auch Artemisia.

Die älteren Botaniker haben sie teils für eine mystische Pflanze, auf Ambrosia, die Götterspeise hinweisend, gehalten, teils unter die verschiedensten Namen, vorzugsweise Artemisia, registriert. Lobelius hat eine Abbildung der Pflanze geliefert (Bauhin et Cherler lib. XXVI p. 148): die Wurzel ist holzig, einfach, mit feinen Wurzelfasern; sie entwickelt gleichzeitig mehrere geriefte, rötliche, etwas rauhaarige Stengel, welche sich in viele Zweige teilen. Die Blätter sind den Wermuthblättern ähnlich, wie diese gefiedert, weißlich, wohlriechend und nicht unangenehm bitter. Die Blüten bilden lange Ährentrauben am Ende der Zweige mit kleinen Blütenköpfchen, deren jedes einen schwarzen, weinbeerähnlichen Samen entwickelt.

Sprengel hält sie für *Ambrosia maritima* L. (Compositae), ihm folgt Fraas. Der bis fast 1 m hohe Stengel ist aufrecht, ästig, zottig-weichhaarig. Die in einem deutlichen Blattstiel verschmälerten Blätter sind mit anliegenden, weichen Haaren besetzt, in zahlreiche, seitliche Lappen tief gespalten, von denen die unteren fiederspaltig, die oberen, viel kleineren ungeteilt, kaum buchtig gezähnt oder ganzrandig sind. Die Blütentrauben stehen dicht, langgestielt, am Ende der Zweige, die männlichen Blüten sind fast sitzend, gehäuft, gelb, die ganze Pflanze hat angenehmen Geruch und aromatisch-bitteren Geschmack. In den Mittelmeerländern.

Cap. 120 (130). **Περὶ Βότρυος. Traubenkraut.** Botrys ist die ganze honiggelbe, strauchartig ausgebreitete Pflanze mit vielen achselständigen Zweigen. Der Same wächst um die ganzen Zweige herum. Die Blätter sind denen der Cichorie ähnlich. Die Pflanze ist im Ganzen wohlriechend, darum wird sie auch zwischen die Kleider gelegt. Sie wächst am meisten an Rinnsalen und Bergströmen. Mit Wein genommen hat sie die Kraft, die Orthopnöe zu bessern. Die Kappadokier nennen diese auch Ambrosia, Einige auch Artemisia.

Chenopodium Botrys L. (Chenopodiaceae), **Traubenkraut**. Früher waren die Blätter als Herba Botryos gebräuchlich, es ist dem noch jetzt hie und da in den Officinen geführten Kraute, Herb. Chenopod. ambrosioides in der Wirkung ähnlich. Die Pflanze ist nach Fraas in Griechenland selten und zwar nur in den nördlichen Gebirgen; in Italien, wo sie Botri heißt, kommt sie ziemlich häufig vor.

Cap. 121 (131). **Περὶ Γερανίου. Storchschnabel.** Das Geranion[1] [einige nennen es Pelonitis, andere Trika, Geranogeron[2], die Römer Echinastrum, die Afrikaner Ieske] hat ein der Anemone ähnliches, eingeschnittenes, aber größeres Blatt, eine rundliche, süße, eßbare Wurzel; diese in der Menge von 1 Drachme in Wein getrunken hebt die Aufblähungen der Gebärmutter.

Von einigen wird noch ein anderes Geranion angeführt [die einen nennen es Oxyphyllon[3], die anderen Mertryx, Myrris[4], Kardamomon, Origanon, die Propheten Hierobrynkas, die Römer Pulmenia[6], auch Cicotria[6], Gruïna[7], die Afrikaner lenk], es hat zarte, wollhaarige, zwei Spannen hohe Stengelchen, denen der Malve ähnliche Blätter und an der Spitze der Achseltriebe gewisse nach oben gerichtete Auswüchse wie Kranichköpfe mit den Schnäbeln oder wie Hundezähne. In der Heilkunde findet es keine Verwendung.

[1] Storchschnabel, der Fruchtknoten verlängert sich zu einem langen Schnabel. [2] Reihergreis. [3] Spitzblatt. [4] Myrtenähnliches Blatt. [5] Vielleicht Zukost statt pulmentum. [6] Cicutaria? [7] Kleiner Kranich.

Die erste Pflanze ist *Geranium tuberosum* L. (Geraniaceae), **Knolliger Storchschnabel**, die zweite *Errodium malachoides* L., **Malvenartiger Storchschnabel.**

Cap. 122 (132). **Περὶ Γναφαλίου. Gnaphalion.** Das Gnaphalion [einige nennen es Eires, andere Ampetokos, Anaxeton, Anaplialis, die Ägypter Semeon, die Gallier Gelasonen, die Römer Centunclum, auch Turcularis oder Albinus]. Die Blätter desselben, die weiß und weich sind, gebrauchen einige als Polsterwolle. Mit Wein getrunken haben die Blätter gute Wirkung bei Dysenterie.

Athanasia maritima L., *Santalina maritima* Huds. (Compositae), **See-Santaline**. Bei Plinius XXVII 88 heißt sie auch Chamaezelon. Ein zierliches Pflänzchen der Mittelmeerküste mit langer, spindeliger, ästiger Wurzel und mehreren dicht schneeweiß-filzigen Stengeln, linealen, nach oben etwas verbreiterten, schwach gekerbten, gleichfalls beiderseits weißfilzigen Blättern und doldentraubigen gelben Körbchen.

Cap. 123 (133). **Περὶ Τύφης. Rohrkolben.** Die Typha entwickelt ein dem Zyperngrase ähnliches Blatt, einen glatten, ebenen Stengel, um dessen Spitze die Blüte dicht steht und einen Blütenbüschel bildet, welcher bei einigen Anthele heißt. Die Blüte derselben, in altes gewaschenes Schweinefett aufgenommen, heilt Brandwunden. Sie wächst in Sümpfen und Gegenden mit stehenden Gewässern.

Typha angustifolia L. (Typhaceae), **Schmaler Rohrkolben.** D. sagt hier κυπερίδι δμοιον, ohne Zweifel statt κοπείρῳ. FRAAS nennt κυπερὶς ἰνδική die Curcuma longa, und bezieht sich auf D. I 4 der SPRENGEL'schen Ausgabe; dort findet sich aber der Ausdruck κυπερίς nicht, es heißt dort: ἕτερον εἶδος κοπείρου ἐν Ἰνδίᾳ γεννώμενον; unmöglich kann auch D. die Blätter der Typha mit denen von Curcuma longa verglichen haben.

Cap. 124 (134). **Περὶ Κιρχαίας. Kirkaia.** Die Kirkaia, welche man auch Dirkaia nennt, hat Blätter wie der Gartennachtschatten, viele Nebenschüsse, viele kleine dunkle Blüten und einen hirsekornartigen Samen in einer Art Hörnchen, drei bis vier eine Spanne lange, weiße, wohlriechende, erwärmende Wurzeln. Sie wächst meist an gewissen felsigen, luftigen, sonnigen Stellen. Ihre Wurzel zu 2 Unzen zerstoßen, einen Tag und eine Nacht in 6 Kotylen süßem Wein mazeriert und in drei Tagen getrunken reinigt die Gebärmutter. Der Same, im Schlürftrank genommen, befördert die Milchabsonderung.

Die Pflanze ist mit Sicherheit nicht bestimmt. ANGUILLARA nimmt sie für *Cynanchum nigrum* R. Br. (Asclepiadaceae), LOBELIUS, der sie anfangs für *Solanum Dulcamara* hielt, bei der aber die Haarkronen der Samen fehlen, stimmte später für *Circaea lutetiana* L. (Oenoteraceae), CÄSALPINUS für *Capsicum annuum* L. (Solanaceae). FRAAS zieht *Cynanchum monspeliacum* (aber mit?), **Französischer Hundswürger**, hierher; dies ist aber eine Pflanze der feuchten Niederungen der südlichen Länder, steht an Bächen und Flüssen und nicht auf felsigen, sonnigen Höhen; auch hat sie einen scharfen Milchsaft, den D. sicher erwähnt hätte.

Cap. 125 (135). **Περὶ Οἰνάνθης. Oinantke.** Die Oinantke – einige nennen sie Keraskomion[1)], andere Leukanthon[2)] – hat Blätter wie die Möhre, aber weiße Blüten und einen dicken, spannenlangen Stengel, einen Samen wie die Gartenmelde und eine große Wurzel mit vielen runden Köpfen. Sie wächst an Felsen. Same, Stengel und Blätter derselben werden mit Honigwein zum Austreiben der Nachgeburt getrunken; die Wurzel aber mit Wein ist ein gutes Mittel gegen Harnzwang und Gelbsucht.

[1] Von κέρας, Horn, und κόμη; könnte bei Pedicularis auf die Blüte bezogen werden. [2] Weiße Blüte.

Theophrast (Hist. pl. V 9, 6; VI 6, 11) hat zwei Arten Oinanthe, eine kletternde und eine Kranzpflanze, die beide mit der des D. nichts gemein haben, eine dritte (De odor. VI), die einen schwachen Wohlgeruch hat, wächst in Zypern auf den Bergen. Bei Plinius XXI 167 ist Oenanthe auch eine Felsenpflanze mit Blättern, wie sie der Pastinak hat. Von den älteren Botanikern sind mehrere Umbelliferengewächse hierher gezogen; die meisten jedoch, darunter auch Sprengel, stimmten für *Pedicularis tuberosa* L. (Scrophulariaceae), welche zwischen Felsen wächst, runde, knollige Wurzeln und doppelt gefiederte Blätter hat, welche denen der Möhre sehr gleichen. Der Stengel ist eine Spanne hoch, einfach und dick, die Blüten sind weißlichgelb, die Frucht ist eine zusammengedrückte Kapsel, zweifächerig und der der Melde nicht unähnlich. Fraas dagegen glaubt, auf die Oinanthe eher *Spiraea filipendula* L. (Rosaceae), **Knollige Spierstaude, Filipendelwurz**, beziehen zu können. Sie wächst auf trockenen Wiesen, hat einen abgebissenen Wurzelstock, dessen Wurzeln sich zu Knollen verdicken; die fiederschnittigen Blätter haben längliche, fiederspaltig eingeschnittene Abschnitte und sind sehr zierlich. Die meisten Blüten stehen in Trugdolden.

Cap. 126 (136). **Περὶ Κονύζης. Konyzn.** Die Konyza [die große, einige nennen sie Kynozematitis, andere Danaïs, Tanachion, Phykos, Ischys, deinosmos, die Propheten Brephyktonos, Anubias, Hedemias, die Ägypter Keti, die Römer Intybus, Mina militaris, Delliarion, Febrifuga, Phragmosa, Musteroi, Pissan]. Eine Art heißt die kleine, welche wohlriechend ist; die größere dagegen bildet einen höheren Strauch, hat breitere Blätter und einen durchdringenden Geruch. Beide gleichen in den Blättern dem Ölbaum, diese sind rauhaarig und fett. Was die Höhe des Stengels betrifft, so hat die größere eine solche von zwei Ellen, die kleinere von einem Fuß. Die Blüte ist mürbe, gelb, gelblich[1] und bildet eine Haarkrone. Die Wurzeln sind unbrauchbar. Der Strauch mit den Blättern als Lager verwandt und auch zur Räucherung angezündet hat die Kraft, giftige Tiere zu verscheuchen und Mücken zu vertreiben, tötet aber auch Flöhe. Die Blätter werden mit Erfolg bei Schlangenbissen, Geschwülsten und Wunden als Umschlag angewandt, auch werden die Blüte und die Blätter mit Wein zur Beförderung der Menstruation, zum Austreiben des Embryo, gegen Harnzwang, Leibschneiden und Gelbsucht getrunken. Mit Essig getrunken helfen sie bei Epilepsie. Die Abkochung davon reinigt die Gebärmutter. Der Saft, im Zäpfchen eingelegt, bewirkt Fehlgeburt. Das Kraut mit Öl eingerieben ist gegen Frostschauer wirksam.

Die zarte [einige nennen sie die kleine Konyza, andere Panios, auch Libanotis, die Propheten Kronos] heilt als Kataplasma Kopfschmerzen.

Es gibt noch eine dritte Art Konyza; sie hat einen dickeren und weicheren Stengel, größere Blätter als die zarte, aber kleinere als die größere, sie sind nicht fett, haben aber einen viel durchdringenderen Geruch, sind unangenehmer und weniger wirksam. Sie wächst an feuchten Stellen.

1) Einige Codices haben ὑποπικρόν, etwas bitter, da die Farbe schon bestimmt ist.

Theophrast (Hist. pl. VI 2, 6) kennt nur zwei Arten, eine männliche und weibliche, welche den beiden ersten des D. entsprechen; ihm folgt Plinius XXI 58, welcher beide als Kranzpflanzen bezeichnet.

Die erstere Art ist als *Erigeron viscosum* L. (Compositae), **Klebriges Berufkraut**, die zweite als *Erigeron graveolens* L., **Riechendes Berufkraut**, und die dritte als *Inula brittannica* (Compositae) bestimmt, die Blätter sind groß, fast ganzrandig und kahl, sie steht auf feuchten Wiesen.

Cap. 127 (128). **Περὶ Ἡμεροκαλλίδος. Hemerokallis.** Die Hemerokallis [einige nennen sie Hemerokatallaktos, andere wilde Lilie, Krinanthemon[1)], Porphyranthes[2)], Blutzwiebel, Antikantharon[3)], die Ägypter Iokroi, die Römer Zwiebel, Feldlilie[4)], Seelilie, die Afrikaner Abiblabon] hat Blätter und einen Stengel wie die Lilie, aber grün wie Porree, an jedem Nebenzweige desselben drei bis vier Blüten, in den Einschnitten der Lilie ähnlich, wenn sie sich zu öffnen beginnt, und von hochgelber Farbe. Sie hat eine einer ansehnlich großen Zwiebel ähnliche Wurzel; wird diese fein zerstoßen und getrunken, auch mit Honig in Wolle als Zäpfchen eingelegt, so führt sie Wasser und Blut ab. Die fein geriebenen Blätter als Umschlag besänftigen die von der Geburt herrührenden Entzündungen der Brüste und die der Augen. Die Wurzel und die Blätter werden auch bei Feuerbrandwunden mit Erfolg aufgelegt.

1) Lilienblüte. 2) Purpurblüte. 3) Mittel gegen den Kantharoskäfer, speziell ist es der in Ägypten verehrte Scarabaeus (*Ateuchus sacer*), der sogen. Pillendreher, welcher aus frischem Mist Kugeln formt, um ein Ei hineinzulegen, und sie dann mit den Hinterbeinen in die Erde rollt. 4) ἔλιουν ἀγρέστεμ.

Die Hemerokalles des Theophrast (Hist.pl. VI 6, 11) ist von der des D. durchaus verschieden, denn sie selbst wie die Wurzel ist holzig. Die Hemerokallis des D. ist mit Sicherheit nicht bestimmt. Matthiolus sprach sie als *Lilium bulbiferum* an, neuerdings hat man *Hemerocallis fulva* L. (Liliaceae) hierher gezogen. Sie findet sich allerdings in Griechenland nicht, kommt aber in Siebenbürgen, Ungarn (südlich der Donau), Krain, Kroatien, Steiermark, überhaupt in den

Ländern, welche die damalige römische Provinz Pannonia bildeten, vor, und bei der genauen Bekanntschaft des D. mit der italischen (damaligen römischen) Flora ist diese Ansicht nicht zurückzuweisen. Im nördlichen Deutschland eine Zierpflanze.

Cap. 128 (138). **Περὶ Λευκοΐου. Goldlack.** Das Leukoïon [einige nennen es das königliche, die Römer Opula alba, weißes Veilchen, die Erhabene, Matronenveilchen[1)], Passarina[2)], Polyphura] ist bekannt; in seiner Blüte ist aber Verschiedenheit, denn es wird entweder weiß, oder gelb, blau oder purpurfarben gefunden. Von diesen dient zum medizinischen Gebrauche aber das gelbe. Die getrockneten gekochten Blüten haben zum Sitzbade gute Wirkung bei Entzündung der Gebärmuttergegend und zur Beförderung der Menstruation. In Wachssalbe aufgenommen heilen sie die Risse am After, mit Honig Ausschlag im Munde. Die Frucht, in der Menge von 2 Drachmen mit Wein getrunken oder mit Honig als Zäpfchen eingelegt, befördert die Katamenien und treibt die Nachgeburt und den Embryo aus. Die Wurzeln mit Essig als Umschlag bringen die (angegriffene) Milz in Ordnung und helfen bei Podagra.

[1)] Andere Codices haben statt matronalis antronalis, Grotten- oder Nymphenveilchen. [2)] von passus, ausgebreitet in der Sonne, Sonnenveilchen.

Das gelbe, als Arzneipflanze angegebene Leukoïon gilt für *Cheiranthus Cheiri* L. (Cruciferae), **Lackviole, Goldlack**, er enthält ein bitteres Glukosid; die anderen Spielarten werden für *Matthiola incana* R. Br. (Cruciferae), **Levkoje**, gehalten. Auf diese paßt auch ziemlich, was Theophrast (Hist. pl. VI 8, 1 und VII 13, 9) vom Leukoïon sagt, daß es sehr früh blüht und eine runde, holzige, knollige Wurzel hat.

Cap. 129 (139). **Περὶ Κραταιογόνου. Krataiogonon.** Das Krataiogonon – einige nennen es Krataionon – hat Blätter ähnlich denen des Melampyrum; von einer Wurzel wachsen mehrere knotige Triebe aus, der Same ist der Hirse ähnlich. Es wächst am meisten an beschatteten und mit Gestrüpp besetzten Stellen; es ist sehr scharf. Von Einigen wird berichtet, der Trank des Samens bewirke, daß eine Frau Knaben gebäre, wenn sie nach der monatlichen Reinigung vor der Beiwohnung des Mannes dreimal täglich nüchtern eine Gabe von 3 Obolen mit 2 Bechern Wasser vierzig Tage hindurch trinkt. In gleicher Weise soll der Mann ebenso viel Tage trinken und dann der Frau beiwohnen.

Der Name der Pflanze leitet sich ab von κρατεῖν und γόνος, das Geschlecht, die Nachkommenschaft beherrschen.

Bei Theophrast, der ihr dieselbe Wirkung beimißt, heißt sie κραταίγονον Krataigonon, und wächst wie λίνον πυρινόν, wie Lein unter den Weizen. Plinius

XXVII 62 sagt, Crataegonon sei dem Weizenhalme (spicae tritici) ähnlich, komme mit vielen Sprossen aus einer Wurzel und sei sehr knotig.

Sprengel zieht *Polygonum Persicaria* L. hierher wegen der Schärfe, wegen der Ähnlichkeit des Samens mit der Hirse und der Blätter mit denen des Melampyrum. Theophrast und D. beschreiben das Melampyrum nicht, bei letzterem (IV 115) ist es nur ein Synonymon von μύαγρος (*Camelia sativa* oder *Nesslia paniculata*), wir wissen also nicht, was D. unter Melampyrum verstanden hat, möglicherweise *Agrostemma Githago.* Polygonum Persicaria, wächst aber nicht an schattigen Stellen, sondern auf Ackerland, Brachen und an Gräben. Auch ist es nicht nennenswert scharf, denn das Kraut wurde früher gebraucht als Herba Persicariae mitis.

Die älteren Botaniker hielten diese zweifelhafte Pflanze für *Melampyrum pratense, Stellaria graminea,* Anguillara für *Polygonum Hydropiper.* Nach Fraas paßt am besten *Crucinella monspeliaca* L. (Rubiaceae), **Kreuzblatt**, eine in Griechenland auf Hügeln und Vorbergen unter Gestrüpp häufige Pflanze.

Cap. 130 (140). **Περὶ Φύλλου. Phyllon.** Das Phyllon – einige nennen es Elaiophyllon[1)], andere Bryonia – wächst auf Felsen. Auch das Thelygonon[2)] genannte hat gleichsam eine Blütentraube, ein Blatt, grüner als das des Ölbaumes, einen dünnen, kurzen Stengel, eine zarte Wurzel, weiße Blüte und eine Frucht, größer als beim Mohn. Das Arrhenogonon[3)] ist in allem dem eben genannten gleich, unterscheidet sich nur durch die Frucht; denn es hat etwas Traubenartiges, welches dem der eben abblühenden Olive ähnlich ist. Es heißt, daß der Genuß des Arrhenogonon die Zeugung männlicher, der von Thelygonon die weiblicher Nachkommen bewirke. Hierüber berichtet Krateuas. Mir scheint aber, so etwas auf der Erzählung sich beruhen zu lassen.

1) Ölblatt. 2) Mädchen erzeugend. 3) Knaben erzeugend.

Bei der sehr kargen Beschreibung bietet der Satz ἔχει γὰρ ὁμοιόν τι τῷ ἄρτι ἐξηνθηκυίας ἐλαίας βοτρυῶδες einige Schwierigkeit. Die Parallelstelle bei Theophrast (Hist. pl. IV 18, [5)] lautet: τοῦ δ' ἀῤῥενογόνου καρπὸς οἱόνπερ ἐλάα ὅταν ἄρτι φύεται ἐκ τοῦ βρύου, δίκρουν δὲ ὥσπερ ὄρχεις ἀνθρώπων, die Frucht des Arrhenogonon ist wie die Olive, wenn sie eben aus der Blüte hervorkommt, zwiespältig wie die Hoden des Menschen. Cäsalpinus hebt die Schwierigkeit am besten dadurch, daß er statt βοτρυῶδες schreibt βρυώδει (dem Hervorsprießenden). Es ist das Köpfchen, die gestielte weibliche Blüte, welche D. als Fracht bezeichnet; Thelygonon ist die weibliche Blüte.

Man hält das Phyllon für *Mercurialis annua,* dann hätte aber D. dieselbe Pflanze unter verschiedenen Namen doppelt beschrieben, da diese IV 188 als Λινόζωστις, Linozostis, behandelt wird. Fraas zieht *Mercurialis perennis* L. (Euphorbiaceae), **Ausdauerndes Bingelkraut**, hierher, besonders mit Rücksicht auf den Standort, da sie am Parnass noch bei 1000 m in Felsspalten (in unseren Gegenden an Bergplätzen) gefunden wird, während M. annua die Gebirge nicht ansteigt. Sprengel dagegen weist auf *Mercurialis elliptica* Lam. oder *M. tomentosa* L. hin.

Cap. 131 (141). **Περὶ Ὄρχεως. Knabenkraut.** Die Orchis – einige nennen sie Hundehoden – hat am unteren Ende des Stengels über den Boden sich hinbreitende, der weichen Olive ähnliche Blätter, aber schmaler, glatt und größer. Der Stengel hat die Höhe einer Spanne, daran stehen die purpurfarbigen Blüten. Sie hat eine zwiebelähnliche, längliche, doppelte, schmale[1)] Wurzel wie eine Olive, die eine oben, die andere mehr unterwärts, auch ist die eine voll, die andere weich und geschrumpft. Die Wurzel wird gekocht gegessen wie die Zwiebel. Auch von dieser erzählt man, daß die größere Wurzel, von Männern verzehrt, die Geburt von Knaben bewirke, die kleinere aber, von Frauen genossen, die Geburt von Mädchen. Weiter berichtet man, daß die Frauen in Thessalien die zartere mit Ziegenmilch trinken, um die Liebeslust, anzuregen, die feste aber zur Unterdrückung und Abschwächung der Liebesgelüste, ferner, daß durch den Genuß der einen die Wirkung der anderen aufgehoben werde.

[1)] Schmal setzt D. wohl nur zu, um das Zwiebelähnliche einzuschränken. In Betracht kommen *Orchis papilionacea* L. (Orchidaceae), **Schmetterlingsblütiges Knabenkraut**, und *Orchis Morio* L., **Gemeines Knabenkraut**, welche den von D. angegebenen Standort behaupten. Diese beiden liefern auch vorzugsweise den Neugriechen die Salepknollen, Salepi. Ihr Hauptbestandteil ist Schleim.

Cap. 132 (142). **Περὶ Ὄρχεως ἑτέρου. Anderes Knabenkraut.** Die andere Orchis, welche man auch Serapias nennt, wie z. B. Andreas, wegen der vielfachen Verwendung der Wurzel, hat porreeähnliche Blätter, länglich, aber auch breiter und fett, in den Achseln eingerollt. Die kleinen Stengel sind eine Spanne hoch, die Blüten purpurfarbig, die Wurzel ist kleinen Hoden ähnlich. Diese hat als Umschlag die Kraft, Ödeme zu verteilen, Geschwüre zu reinigen und kriechende Geschwüre aufzuhalten. Sie räumt auch Fisteln weg und besänftigt als Kataplasma entzündete Stellen. Trocken bringt sie fressende Geschwüre und Fäulnis zum Stillstand, heilt auch böse Fehler im Munde. Mit Wein getrunken stellt sie den Durchfall. Von ihr erzählt man dasselbe wie vom Hundehoden[1)].

[1)] d. i. die erstere Orchis.

Die älteren Botaniker haben für diese Pflanze die verschiedensten Namen, Sprengel verzichtet auf eine Bestimmung; Fraas zieht *Orchis undulatifolia* Biv. hierher.

Cap. 133 (143). **Περὶ Σατυρίου. Satyrion.** Das Satyrion – einige nennen es Dreiblatt, da es meist drei Blätter treibt, welche über der Erde abgebrochen sind, sie sind dem Ampfer- oder Lilienblatt ähnlich, kleiner aber und rötlich. Es hat einen kahlen, etwa eine Elle hohen Stengel, eine lilienartige weiße Blüte und eine zwiebelähnliche Wurzel, etwa wie ein Apfel, rötlich, innen weiß wie ein Ei, süß und wohlschmeckend. Diese muß man in dunklem herbem Wein trinken gegen Orthopnöe, sie auch gebrauchen, wenn man der Frau beiwohnen will, denn man sagt, daß sie beim Beischlaf die Lust reizt.

Bei Plinius XXV 98 heißt die Aristolochia polyrrhizos Satyrion, an anderer Stelle, XXVI 96 sqq., nennt er eine Orchis femina Satyrion und ebenso auch die Pflanze des D. (tribus foliis non amplius e terra exeuntibus). Die älteren Botaniker hielten sie für eine Orchis, Sprengel wegen der Ähnlichkeit der Blüte mit der Lilie für *Tulipa Clusiana* oder *Gesneriana*, heimisch in Thrakien und Kleinasien. Fraas bezieht sie auf *Aceras anthropophora* R. Br., *Ophrys anthropophora* L., **Menschenähnliches Ohnhorn**, welche auf höheren Gebirgen Griechenlands nicht selten ist. Sie hat nur einen Knollen, der Stengel ist aber nicht kahl, sondern hat einzelne kleine, stengelumfassende Blättchen, vier grundständige größere. D. sagt aber für letztere ἐπιτοπολὺ φύλλα τρία, meist drei Blätter, und so könnte Fraas doch recht haben.

Cap. 134 (144). **Περὶ Σατορίου ἐροθρονίου. Satyrion erythronion.** Das Satyrion erythronion[1] – Einige nennen es rotes Satyrion, andere Wasseräpfelchen, das stärkende, Priapiskos[2] oder Morion[3] – [einige auch Satyriskos[4], Saturnshoden, die Römer Molorticulum[5] Veneris] hat einen dem Lein ähnlichen Samen, aber größer und kräftig, glänzend und glatt, der, wie man erzählt, auch zum Beischlaf reizt ebenso wie der Skink. Seine Wurzelrinde ist dünn und rötlich, das Innere derselben aber weiß, wohlschmeckend und süß. Es wächst an sonnigen und bergigen Plätzen. Es wird auch erzählt, daß die Wurzel, in der Hand gehalten, zum Liebesgenuß reize, mehr noch, wenn sie mit Wein getrunken werde.

[1] Rotes. [2] Kleiner Priapos; Priapos war der Gott der Gärten und Weinberge und wurde als Symbol der Fruchtbarkeit rot bemalt und mit einem riesenhaften, aufgerichteten Penis dargestellt. [3] Männliches Glied. [4] Kleiner Satyr. [5] Beischlafglied der Venus (molo – articulus).

Lobelius hielt dieses Satyrion für *Erythronium dens canis* L. (Liliaceae), **Hundszahn**, welches Griechenland fremd ist, Sprengel für *Mithridatia*, Fraas bestimmt es als *Fritillaria pyrenaica* (Liliaceae), **Pyrenäische Schachblume**.

Cap. 135 (145). **Περὶ Ὁρμίνου. Kleiner Salbei.** Das gebaute Horminon[1] [bei den Römern heißt es Geminalis, bei den Dakiern Hormia] ist eine in den Blättern dem Andorn ähnliche Pflanze. Der Stengel ist vierkantig, eine halbe Elle hoch; um diesen stehen Auswüchse, Schoten ähnlich, gleichsam nach der Wurzel zu nickend, in denen ein verschiedener Same ist, denn bei der wilden Pflanze wird er rund, braun gefunden, bei der anderen länglich und schwarz, dieser ist im Gebrauch. Auch dieser scheint, mit Wein getrunken, zum Liebesgenuß zu reizen. Mit Honig vertreibt er weiße Flecken auf dem Auge und Leukome[2]; mit Wasser als Umschlag verteilt er Ödeme und zieht Splitter aus. Aber auch das Kraut als Umschlag leistet dasselbe. Das wilde hat eine kräftigere Wirkung, darum wird es auch den Salben zugemischt, besonders der Mostsalbe.

[1] Von ὁρμάω, anreizen, soll die Pflanze benannt sein. [2] ἄργεμα καὶ λευκώματα, beides Hornhautflecken.

Salvia Horminum L. (Labiatae), **Kleiner** oder **Schopfiger Salbei**. Das Kraut war früher als Herba Hormini sive Gallitrichi gebräuchlich.

Cap. 136 (146). **Περὶ Ἡδυσάρου. Hedysaron.** Das Hedysaron, von den Salbenmischern Pelekinos genannt, ist ein Strauch mit kleinen, denen der Erbse ähnlichen Blättern und Hörnchen gleichenden Hülsen, in diesen befindet sich der gelbe, einer zweischneidigen Axt ähnliche Same, daher auch der Name. Er hat bitteren Geschmack, ist getrunken gut für den Magen und wird auch den Gegenmitteln zugemischt. Mit Honig als Zäpfchen vor dem Beischlaf eingelegt scheint er die Empfängnis zu verhindern. Es wächst unter der Gerste und dem Weizen.

Bei Theophrast (Hist. pl. VIII 8, 3) heißt die Pflanze Pelekinos, als Unkraut unter der Vogelwicke. Hier hat sie jedenfalls den Namen von der wie eine Axt (πελεκῖνος) gekrümmten Hülse, während D. denselben auf den Samen bezieht.

Coronilla securidaca L. (Papilionaceae), **Schwertförmige Kronwicke**.

Cap. 137 (147). **Περὶ Ὀνόσματος. Onosma.** Das Onosma – Einige nennen es Osmas, andere Pblonitis, auch Ononis – hat Blätter denen der Ochsenzunge ähnlich, länglich, weich, an vier Finger lang und einen Finger breit, über den Boden ausgebreitet. Die größte Ähnlichkeit mit der Ochsenzunge zeigen der Stengel, die Frucht und die Blüte. Das Würzelchen darunter ist länglich, schwach, dünn und sanft rötlich. Es wächst an rauhen Stellen. Seine Blätter, in Wein getrunken, treiben den Embryo aus. Man sagt, daß, wenn eine Schwangere über das Kraut hinwegschreite, sie eine Fehlgeburt mache.

Sprengel schwankt bei Onosma zwischen *Lithospermum purpureo-coeruleum* und *Anchusa undulata;* Fraas zieht *Onosma echinoides* L. (Asperifoliaceae), **Natternköpfige Lotwurz**, hierher.

Cap. 138 (148). **Περὶ Νυμφαίας. Weiß Seerose.** Die Nymphaia wächst in Sümpfen und stehenden Gewässern. Sie hat Blätter ähnlich denen des Kiborion[1], aber kleiner und länglicher, gewissermassen aus dem Wasser hervorragend, teils aber auch im Wasser untergetaucht, sie kommen zu mehreren aus derselben Wurzel. Die Blüte ist weiß, der Lilie ähnlich, mit einem safranfarbigen Mittelteil. Wenn sie abgeblüht hat, wird es rund, an Umfang einem Apfel[2] oder einem Mohnkopf zu vergleichen, schwarz, darin befindet sich ein schwarzer, breiter, dichter, schleimig schmeckender Same. Der Stengel ist glatt, nicht dick, dunkel, ähnlich dem des Kiborion. Die Wurzel ist schwarz, rauh, keulenähnlich, sie wird im Spätherbst abgeschnitten. Trocken dann mit Wein getrunken hilft sie bei Magenschmerz, Dysenterie und verkleinert die Milz. Ferner wird die Wurzel als Umschlag bei Magen- und Blasenleiden angewandt, mit Wasser bringt sie weiße Flecken zum Verschwinden, die Fuchskrankheit heilt sie mit Pech aufgelegt. Weiter wird sie gegen Pollution getrunken, denn sie hebt dieselbe, bewirkt auch, wenn man sie einige Tage anhaltend trinkt, Schlaffheit des männlichen Gliedes. Dasselbe tut der Genuß des Samens. Die Nymphaia scheint ihren Namen davon zu haben, daß sie einen wässerigen Standort liebt[3]; sie findet sich aber häufig in Elis im Flusse Anigron und bei Haliartia in Böotien.

[1] Siehe II Cap. 188. [2] Theophrast (Hist. pl. IV 10, 3) sagt: ὅλος ὁ ὄγκος ἥλιχον μῆλον μέγεθει, der ganze Umfang ist so groß wie ein Apfel. [3] Den Aufenthaltsort der Nymphen. Nach Plinius XXV 75 hat sie den Namen von einer aus Eifersucht gegen Herkules gestorbenen Nymphe, deshalb heißt sie auch bei einigen Herculanum. Theophrast nennt sie σίδη, Side, wohl von der Ähnlichkeit der Samen des Granatapfels. Dieselbe Bezeichnung hat sie auch bei Nikander (Ther. 72, 870; Alex. 489, 622 u. a. O.).

Nymphaea alba L. (Nymphaeaceae), **Weiße Seerose**.

Cap. 139 (149). **Περὶ Νυμφαίας ἄλλης. Andere Seerose.** Es gibt noch eine andere Nymphaia [einige nennen sie Nymphon, ihre Blüte heißt Nuphar[1]] mit Blättern, ähnlich denen der vorgenannten; sie hat eine große und rauhe Wurzel, eine gelbe, glänzende, der Rose ähnliche Blüte. Die Wurzel und der Same, in dunklem Wein getrunken, haben gute Wirkung gegen den Fluß der Frauen. Sie wächst aber in Gegenden Thessaliens am Flusse Peneus.

[1] In Codd. Vindob. ist dieser Satz nicht in Klammern gesetzt, die Ausgabe des Matthiolus dagegen schließt ihn ein.

Auf diese Art ist jedenfalls die Nymphaia des Theophrast (Hist. pl. IX 13, 1) zu beziehen, welche im orchomenischen Gebiete, in Marathon und Kreta sich findet und bei den Böotern μαδονάϊς, Madonaïs, heißt; sie lieferte ihnen die eßbaren Samen.

Nymphaea lutea L., **Gelbe Seerose**. Bei den Neugriechen heißt sie Nuphara und Ninupharo, in Norditalien, wo sie sehr häufig ist, Ninfea, Ninfea gialla, Nannufero, Carfano maschio.

Cap. 140 (150). **Περὶ Ἀνδροσάκου. Die Androsakes** – einige nennen sie Pikras, andere die weiße, auch Seeandrosakes – wächst in Syrien in der Nähe des Meeres. Es ist ein weißes Kraut mit dünnen Zweigen, bitter, blattlos und hat an der Spitze einen kleinen Schlauch, welcher den Samen einschließt. Mit Wein in der Menge von 2 Drachmen getrunken hat es die Kraft, bei Wassersüchtigen reichlichen Urin zu treiben. Die Abkochung des Krautes und die Frucht leisten, getrunken, dasselbe. Mit Erfolg wird sie auch bei Podagrakranken als Umschlag benutzt.

Plinius XXVII 25 sagt fast wörtlich dasselbe wie D., Theophrast hat die Androsakes nicht.

Schon die älteren Botaniker hielten die Androsakes des D. für eine auf Conchylien des Mittelmeers wachsende Zoophyte. LOBELIUS beschreibt sie als ein sehr elegantes Gebilde mit einfachem, fingerlangem, weißem, am Grunde etwas verbreitertem Stiel. Dieser trage an der Spitze ein rundes, grünes, flaches, faltigstrahliges Schirmchen von 3–6 Linien Durchmesser. SPRENGEL nennt sie *Tubularia Acetabulum*, sie gehörte demnach zu den Hydroidpolypen und Saumquallen.

Cap. 141 (151). **Περὶ Ἀσπλήνου. Milzfarn.** Das Asplenon – einige nennen es Skolopendrion, andere Splenion[1)], Hemionion[2)], Pteryx[3)], Lonchitis[4)], Aturios, Phrygia, Phrygitos, Philtrodotes[5)], die Propheten Marderblut – hat Blätter ähnlich dem Tiere Skolopender[6)], welche zu mehreren kreisförmig aus einer Wurzel hervorkommen. Es wächst an Felsen und beschatteten Steinmauern, ist ohne Stengel, Frucht und Blüte. Sie (die Blätter) sind wie beim Engelsüß eingeschnitten, auf der Unterseite gelblich und rauh, auf der Oberseite grün. Die Blätter, mit Wein gekocht und vierzig Tage getrunken, haben die Kraft, die Milz zu erweichen; man muß aber auch die Milz mit den in Wein fein geriebenen Blättern als Umschlag bedecken. Ferner helfen sie bei Harnzwang, beim Schlucken und bei Gelbsucht, zerkleinern auch den Stein in der Blase. Sie scheinen aber auch Unfruchtbarkeit zu bewirken, wenn sie für sich allein sowie mit der Milz des Maulesels umgebunden werden. Man sagt, um Unfruchtbarkeit zu bewirken, müsse man dasselbe in einer mondfinsteren Nacht ausreißen.

[1] Milzkraut. [2] Mauleselchen. [3] Feder, von der Form des Blattes. [4] Lanzenähnlich, ebenso. [5] Liebeszauber verleihend. [6] *Scolopender cingulata* Latr., Gegürtelter Tausendfuß.

Asplenium Ceterach L., *Ceterach officin.* Willdw. (Polypodiaceae), **Gebräuchlicher Milzfarn.** Früher als Herba Ceterach sive Asplenii veri gebräuchlich.

Cap. 142 (152). **Περὶ Ἡμιονίτιδος. Hirschzunge.** Die Hemionitis, bei Einigen Splenion, entwickelt ein dem Drakontion ähnliches halbmondförmiges Blatt; die Wurzeln darunter sind zahlreich und zart. Sie treibt weder Frucht noch Stengel noch Blüte; sie wächst an felsigen Plätzen. Das Kraut hat zusammenziehenden Geschmack, dasselbe erweicht, mit Essig getrunken, die Milz.

Von den älteren Botanikern, denen Sprengel und Fraas sich anschließen, ist es für *Scolopendrium Hemionitis* Sw., **Eckiger Zungenfarn**, gehalten, von Matthiolus für eine Varietät *Scolop. officinarum*, Hirschzunge.

Cap. 143 (153). **Περὶ Ἀνθυλλίδος. Anthyllis.** Die Anthyllis – Einige nennen sie Anthyllon, andere Anthemis, Eranthemis[1], Leukanthemon[2], Soranthis, Feldblume, die Römer Solastrum[3] – kommt in zwei Arten vor; die eine hat nämlich Blätter denen der Linse ähnlich und Zweige von der Höhe einer Spanne, aufrecht, und weiche Blätter. Die. Wurzel ist zart und klein. Sie wächst an sandigen und sonnigen Stellen und hat einen etwas salzigen Geschmack. Die andere gleicht in Blättern und Zweigen dem Günsel, sie sind aber härter, kürzer und rauher. Die Blüte ist purpurfarben und hat einen stark durchdringenden Geruch. Die Wurzel gleicht der Cichorienwurzel. Sie hat die Kraft, in der Gabe von 4 Drachmen bei schwerer Harnverhaltung und Nierenleiden zu helfen; fein zerrieben mit Honig und Milch als Zäpfchen eingelegt besänftigen sie (die Wurzeln) Gebärmutterentzündung. Sie heilen auch Wunden. Die dem Günsel ähnliche hilft außer anderem auch bei Epilepsie, wenn sie mit Wein getrunken wird.

[1] Liebliche Anthemis (ἔρος und ἄνθεμις). [2] Weiße Blüte. [3] Sonnenstern.

Die erste Anthyllis ist *Cressa cretica* L. (Convolvulaceae), **Kretische Kresse**, auf die Prosper Alpinus (De plant. exot. p. 156 sqq.) zuerst aufmerksam gemacht hat, die zweite, mit günselähnlichen Blättern ist mit Sicherheit nicht bestimmt, Clusius hielt sie für *Ajuga Iva* Schreb., Fraas zieht *Frankenia hirsuta* hierher.

Cap. 144 (154). **Περὶ Ἀνθέμιδος. Kamille.** Die Anthemis – einige nennen sie Leukanthemon, andere Eranthemon, weil sie im Frühjahr blüht, Chamaimelon wegen des apfelähnlichen Geruches, Melanthemon[1], Chrysokome[2], Kallia[3], die Römer Malium[4], die Afrikaner Astertiphe –. Es gibt ihrer drei Arten, welche sich nur durch die Blüte unterscheiden. Die Zweige sind eine Spanne laug, strauchig, mit vielen Achselzweigen, die Blättchen klein, zart, zahlreich, die Köpfchen sind rund, die Blüten innen goldfarben, außen stehen sie kreisförmig, weiß, gelb oder purpurfarben, von der Größe der Rautenblätter. Sie wächst an rauhen Plätzen und an Wegen, gesammelt wird sie im Frühling. Die Wurzeln, Blüten und das Kraut haben erwärmende und verdünnende Kraft; im Trank und Sitzbade befördern sie die Menstruation, treiben den Embryo aus sowie den Stein und den Urin. Sie werden ferner gegen Blähungen und Darmverschlingung getrunken, vertreiben die Gelbsucht und heilen Leberleiden. Weiter wird ihre Abkochung gegen Blasenentzündung genommen. Am wirksamsten bei Steinbeschwerden ist die purpurblühende, welche in allem größer ist und eigentlich Eranthemon heißt. Das Leukanthemon und Chrysanthemon ist mehr harntreibend. Als Umschlag helfen sie auch bei Geissauge, gekaut heilen sie Soor. Einige wenden sie auch, indem sie dieselben fein reiben, mit Öl zum Einsalben an, um das periodische Fieber zu vertreiben. Aufbewahren muß man aber die Blätter und Blüten, indem man dieselben gesondert zerstößt und zu Pastillen formt, die Wurzel aber trocknet man. Bei vorkommendem Gebrauch muß man bald 2 Teile des Krautes, bald 1 Teil der Blüte oder der Wurzel geben, bald im Gegenteil 2 Teile der Blüte, aber 1 Teil des Krautes, indem man abwechselnd um den Tag die Gabe verdoppelt. Man muß sie aber in (mit Wasser) gemischtem Honigwein trinken.

[1] Honigblüte (μέλι und ἄνθεμον)? [2] Goldhaar. [3] Vielleicht von καλός, Compar. καλλίων, schön, abzuleiten. [4] Äpfelchen. Auf die Anthemis bezieht man das εὐάνθεμον des Hippokrates an verschiedenen Stellen De morbis und De morbis mulierum (vgl. Explor. voc. Hippocr. ed. Franz p. 474), um so mehr als Galen bemerkt, Euanthemon und Anthemis seien gleichbedeutend. Plinius, der ihre Wertschätzung bei Asklepiades betont, sagt darüber dasselbe wie D. Hier werden nach der Farbe der Strahlenblüten drei Arten unterschieden; die erste, mit weißen Randblüten, bezieht man auf *Matricaria Chamomilla* (Compositae-Anthemideae), Kamille, die mit gelben Randblüten auf *Anthemis tinctoria* L., **Färber**- oder **Gelbe Anthemis**, früher als Herba et flores Buphthalmi gebraucht, die dritte auf *Anthemis rosea*. Die älteren Botaniker halten sie für *Anacyclus officinar.* Hayn., **Gebräuchliche Ringblume**, mit unterseits rot gestreiften Randblüten.

Cap. 145 (155). **Περὶ Παρθενίου. Parthenion.** Das Parthenion– einige nennen es Amarakon, andere auch dieses Leukanthemon – [Anthemis, Chamaimelon, Chrysokalis, Melabathron, Feldblume, die Römer

Solis oculum, auch Millefolium, die Tuskier Kautan, die Afrikaner Thamakth] hat dem Koriander ähnliche, zarte Blätter. Die Randblumen sind weiß, die in der Mitte gelb, sie haben einen unangenehmen Geruch und bitterlichen Geschmack. Es hat, trocken mit Sauerhonig oder mit Salz getrunken, die Kraft, wie die Flachsheide Schleim und schwarze Galle nach unten abzuführen, sowie den Asthmatikern und Melancholikern Hilfe zu leisten. Das Kraut ohne Blüte wird mit Erfolg bei Steinleiden und Asthma getrunken. Die Abkochung desselben dient zum Sitzbade bei verhärteter und entzündeter Gebärmutter. Mit den Blüten wird es als Umschlag bei roseartigen Entzündungen und Geschwülsten angewandt.

Die Pflanze soll ihren Namen nach Plinius XXII 44 daher haben, daß die jungfräuliche Göttin Athene (Athene Parthenon) dieselbe dem Perikles im Schlafe zeigte, um einen beim Bau des Tempels verunglückten Sklaven zu heilen. Plinius hat den Namen Parthenium für verschiedene Pflanzen, hier nennt er es auch Perdicium, XXII 41 ist es Synonym von Helxine, XXI 89 von Cichorium, XXV 38 von Linozostis (Mercurialis annua).

Sprengel hält das Parthenion für *Matricaria Chamomilla* wegen des kräftigen Geruches und der von D. angegebenen Wirkungen, Fraas für *Matricaria Parthenium* L., **Mutterkraut**; es hat gelbe Scheiben- und weiße Randblüten mit kamillenartigem, aber widrig gewürzhaftem Geruch und bitterem Geschmack. Es fand früher als Herba cum floribus Matricariae seu Pyrethri innerlich und äußerlich viel Anwendung.

Cap. 146 (156). **Περὶ Βουθάλμου. Wucherblume.** Das Buphthalmon[1], einige nennen es Kachlas [andere Balsamene, die Propheten Haimorrha[2], Same des Hermes, unvergänglicher Same, Mnesitheos[3], die Römer Cappacorania, die Afrikaner Narat] entwickelt zerbrechliche und dünne Zweiglein, fenchelähnliche Blätter und gelbe Blüten, größer als die der Anthemis, augenförmig, woher sie auch den Namen hat. Sie wächst auf den Feldern und in der Nähe der Städte. Ihre fein gestoßenen Blüten verteilen mit Wachssalbe Ödeme und Verhärtungen. Es heißt, daß sie im Bade nach dem Verlassen desselben getrunken bei den Gelbsüchtigen auf eine gewisse Zeit eine gute Farbe bewirke.

[1] Ochsenauge (von βοῦς und ὀφθαλμός). [2] Wohl gleich αἱμόῤῥοος, eine giftige, starkes Bluten nach dem Bisse verursachende Schlange. Andere lesen dafür αἴλουρον, Wiesel. [3] Gotteseingedenk.

Chrysanthemum coronarium L. (Compositae), **Goldblume, Gartenwucherblume**; sie ist nach Fraas sehr häufig auf Schutt, Ruinen und um Wohnungen; auch auf Kandia, in Sicilien und in der Schweiz ist sie zu finden. Kosteletzky zieht *Anacyclus valentinus* L., in Südeuropa heimisch, hierher.

Cap. 147 (157). **Περὶ Παιονίας. Gichtrose.** Die Paionia oder Glykyside – einige nennen sie Pentoboron[1], andere Orobelion[2], Orobax[3], Haimagogon[4], Paisaide, Menogeneion[5], Menion[6], Panthikeraton[7], idäische Daktylen[8], Aglaophotis[9], Theodonion[10], Selenion[11], die Propheten Selenogonon[12], auch Phthisi, die Römer Casta[13]. Der Stengel wächst an zwei Spannen hoch und hat viele Nebenzweige; die männliche hat Blätter ähnlich denen der Walnuß, die weibliche eingeschnittene Blätter wie beim kleinen Pferdseppich. Sie entwickelt an der Spitze der Stengel eine Art mandelähnlicher Schoten, in denen nach der Öffnung sich viele kleine, rote Granatkörnern ähnliche Körner finden, in deren Mitte fünf oder sechs schwarze, purpurfarbige. Die Wurzel der männlichen ist etwa einen Finger dick, eine Spanne lang, hat zusammenziehenden Geschmack und ist weiß, bei der weiblichen hat sie Nebenwurzeln wie Eicheln, sieben bis acht, nach Art des Asphodelos. Die trockene Wurzel wird den Weibern gegeben, wenn sie nach der Geburt nicht gereinigt sind. Sie befördert, in der Größe einer Mandel genommen, auch die Katamenien. In Wein getrunken hilft sie bei Magenschmerzen, wirkt heilsam bei Gelbsucht, Nieren- und Blasenleiden und hemmt, in Wein gekocht und getrunken, den Durchfall. Zehn bis zwölf rote Körner von der Frucht in dunklem herbem Wein getrunken stellen den roten Fluß, auch helfen sie gegessen denen, die an Magenverletzungen leiden. Ferner, von den Kindern getrunken und auch gegessen, beseitigen sie beginnendes Steinleiden. Die schwarzen sind ein wirksames Mittel gegen Alpdrücken, Mutterkrämpfe und Mutterschmerzen, wenn sie zu fünfzehn Körnern in Honigmeth oder Wein getrunken werden. Sie wächst an den höchsten Bergen und Vorgebirgen.

[1] Nach Galen und Plinius πεντόροβος, mit fünf Erbsen (Samen). [2] Vielleicht von ὄρος, Berg, und βέλος, Wurf, an den Berg geworfen. [2] Ebenso von ὄρος und βαίνω, am Berge schreitend, beides auf den Standort bezogen. [4] Blut abführend. [5] Halbmond bildend. [6] Halbmond. [7] Allgöttliches Horn. [8] Die Wurzeln, idäische Finger, vom Berge Ida. Idäische Daktylen hießen bei den Griechen die Diener der Kybele. der Personification der mütterlichen Natur, phrygische Dämonen, die späteren Kureten und Korybanten; sie sollen die Pflanze zuerst kultiviert und die Wurzeln verwandt haben. [9] Die herrlich Leuchtende, von ἀγλαός, herrlich, und φώς, Licht. [10] Gottesgeschenk. [11] Halbmond. [12] Zum Halbmond geworden. [13] Die Keusche.

Den Namen hat die Pflanze vom Götterarzte Paion oder Päan (Hom. Il. V 401, 900), der sie zuerst gefunden und den Pluto damit geheilt haben soll.

D. hat zwei Arten, die männliche ist nach Fraas *Paeonia corallina* Retz. (Ranunculaceae), **Korallengichtrose**, welche am häufigsten in Griechenland und zwar auf Waldblößen mit humusreichem Boden an den höchsten Bergen vorkommt, die weibliche *Paeonia officinalis* L., **Gichtrose.** SPRENGEL bestimmt gerade umgekehrt.

Theophrast (Hist. pl. IX 8, 6) kennt nur eine Art. Es ist eine der Pflanzen, bei denen der Humbug der Pharmakopolen eine Rolle spielt. Es heißt nämlich, beim Graben der Päonie müsse man sich hüten, vom Specht gesehen zu werden, sonst drohe den Augen Gefahr und man bekomme Mastdarmvorfall.

Gebraucht wurden früher die Wurzeln, Blüten und Samen. Die Wurzeln enthalten frisch ein scharfes Prinzip, welches sich beim Trocknen verliert. Die Samen finden noch Anwendung als Volksmittel zu Zahnhalsbändern für Kinder und bei Epilepsie (sympathetisches Mittel).

Cap. 148 (158). **Περὶ Λιθοσπέρμου. Steinsamen.** Das Lithospermon – Einige nennen es Aigonychon[1], andere Exonychon[2], Leontion[3], Stein Leontike, Gorgonion[4], Tantalitis[5], Diosporon[6], die Römer Columba[7], die Dakier Gonoleta, auch Herakleia wegen des harten Samens, weshalb es auch Steinsame genannt wird – hat Blätter ähnlich denen des Ölbaumes, aber größer und breiter, auch liegen die Grundblätter am Boden. Die Zweige sind aufrecht, zart, von der Stärke der Strandbuche. hart, holzig und haben an der Spitze eine gespaltene stengelartige Fortsetzung[8] mit kleinen Blättern, zwischen denen der steinige, runde, weiße, einer kleinen Erbse gleiche Same sitzt. Es wächst an rauhen und hochgelegenen Plätzen. Der Same, mit Weißwein getrunken, hat die Kraft, den Stein zu zertrümmern und den Harn zu treiben.

[1] Ziegenklauig. [2] Auswärtsklauig. Beide Synonyma beziehen sich auf die Bifurcation des Stengels. [3] Wohl gleich Leontike, Synonymon von Kakalia. [4] Vielleicht von der Ähnlichkeit der Zweige mit den Schlangenhaaren der Medusa, welche versteinernde Kraft hatten. [5] Vielleicht auf den Felsen bezogen, der über dem Haupte des Tantalus in der Unterwelt schwebte. [6] Gottesbrücke. [7] Taube. [8] Der Stengel teilt sich in zwei Äste mit sitzenden Blättchen, in deren Blattwinkeln die Blüten und später die weißen Samen sitzen, welche Plinius XXVII 98 wunderbarer Weise dort wachsende, glänzende, runde Edelsteine nennt.

Lithospermum tenuiflorum L. (Asperifoliaceae), **Kleinblühender Steinsame**; diese Pflanze zieht FRAAS als die am meisten der Beschreibung des D. entsprechende hierher, KOSTELETZKY dagegen *L. offcin.* L., **Steinhirse.**

Cap. 149 (159). **Περὶ Φαλαρίδος. Glanzgras.** Die Phalaris entwickelt aus zarten und unbrauchbaren Wurzeln viele zwei Hände hohe, knotige, rohrähnliche Stengelchen, welche denen des Dinkels gleichen. Der Same daran hat die Größe der Hirse, ist weiß und länglich. Das zerstoßene, mit Wasser oder Wein zu Saft verarbeitete Kraut hat getrunken die Kraft, bei Blasenleiden gut zu wirken; auch ein Löffel voll Samen, mit Wasser getrunken, leistet dasselbe.

Phalaris nodosa L. (Gramineae), **Knotiges Glanzgras**. Bei Sprengel ist es *Phalaris canariensis*. In Südeuropa, im mittleren Europa selten.

Cap. 150 (160). **Περὶ Ἐρυθροδάνου. Krapp.** Das Erythrodanon oder Ereuthodanon – einige nennen es Teutrion, andere Drakanos, Kinnabaris[1)], die Römer Rubia passiva[2)], die Tusker Lappa minor[3)], die Ägypter Sophobi –. Die Wurzel ist rot, zum Färben geeignet. Es gibt eine wilde und eine gebaute Art, wie zu Tabiane in Galatien, zu Ravenna in Italien, und in Karien, wo sie unter die Ölbäume gesäet wird, wie auf die Äcker. Es wird mit Vorteil gesäet, weil daraus ein sehr großer Nutzen erwächst. Seine Stengel sind vierkantig, lang, rauh, ähnlich denen des Wandlabkrautes, in allem aber größer und kräftiger; die Blätter sind in Abständen an jedem Knoten kreisförmig wie ein Stern geordnet; die Frucht ist rund, zuerst grün, dann rot und, vollständig ausgereift, schwarz. Die Wurzel ist dünn, lang, rot, harntreibend, daher hilft sie, mit Honigmeth getrunken, bei Gelbsucht, Ischias und Paralyse. Sie treibt aber reichlichen und dicken Harn, oft ist es auch Blut. Die, welche sie trinken, müssen jedoch täglich gewaschen werden [und den Unterschied der Entleerungen beobachten]. Der Saft mit den Blättern getrunken[4)] hilft gegen den Biß giftiger Tiere, die Frucht mit Sauerhonig genommen erweicht die Milz. Als Zäpfchen eingelegt befördert die Wurzel die Menstruation und die Nachgeburt. Mit Essig als Umschlag heilt sie weiße Flecken.

[1)] Zinnober. [2)] Durch und durch rot. [3)] Kleine Kette, vielleicht im Gegensatz zu dem ähnlichen *Galium aparine*. [4)] Hier dürfte gewiß eine andere Lesart am Platze sein, entweder ὁ χυλὸς ἐκ τῶν φύλλων, der Saft aus den Blättern, oder ὁ καυλὸς μετά τῶν φύλλων ἐπιτεθείς, der Stengel mit den Blättern aufgelegt.

Den Namen hat die Pflanze von der roten (ἐρυθρός oder ἔρευθος) Farbe der Wurzel.

Die wilde Pflanze des D. wird als *Rubia lucida* L. (Rubiaceae), **Wilder Krapp**, angesprochen, von der Theophrast (Hist. pl. IX 13, 6) sagt, daß sie schattige Orte liebe, die gebaute dagegen als *Rubia tinctoria* L., **Krapp**.

Der tief unter der Erde kriechende Wurzelstock mit langen, gegliederten, gänsekieldicken, blutroten Wurzelfasern treibt hie und da an gegenständigen Knoten Äste. Die Stengel, zu mehreren und oft 1 m hoch, sind niederliegend oder kletternd, schwach vierkantig, mit an den Kanten rückwärts stehenden feinen Stacheln. Die Blätter, zu 4–6 quirlförmig stehend, sind bald mehr elliptisch, bald mehr lanzettlich, auf der Flüche glatt, am Mittelnerv und am Rande stachelig-scharf. Die aus den Blattachseln entspringenden Blütenstiele bilden eine Rispe. Die Krone ist flach, radförmig, fünfspaltig, grünlichgelb, an den Spitzen dicklich eingebogen. Die oft durch Fehlschlagen nur einfächerigen Früchte sind rundlich, kahl und rötlich, dann schwarz. Im Orient und in Südeuropa.

Eine medizinische Verwertung findet die Pflanze wohl noch kaum; der kriechende Wurzelstock enthält erneu harzigen Farbstoff (Krapppurpur), in reichlicher Menge einen extractiven roten und einen gelben Farbstoff. Die Farbe des Krapps hat die Eigenschaft, nicht nur die Säfte der damit gefütterten Tiere (Harn, Milch, Schweiß) zu färben, sondern selbst die Knochen zu durchdringen.

Cap. 151 (161). **Περὶ Λογχίτιδος. Zungensumpfwurz.** Die Lonchitis [einige nennen sie Kestron[1] oder Medusa, die Römer Venerea oder Lanceola] hat Blätter ähnlich denen von Schnittlauch[2], aber breiter und meist rötlich, sie sind über der Wurzel umgebogen wie zur Erde (geneigt); kleine hat sie aber auch am Stengel und an diesem auch die Blüten, welche Filzbäuschchen ähnlich sind von der Form komischer Masken mit geöffnetem Munde; sie sind zwar gelb, aber etwas Weißes ragt daraus wie eine Zunge hervor, vom Schlunde hin zu der unteren Lippe[3]. Der Same in den Früchten ist lanzenähnlich, dreikantig, woher sie auch den Namen erhalten hat. Die Wurzel ist der der Möhre ähnlich. Sie wächst an rauhen und dürren Plätzen; ihre Wurzel mit Wein getrunken ist harntreibend.

[1] Spitzer, eiserner Griffel. [2] πράσιρ καρτῷ ὅμοια. [3] Die Blumenkrone besteht aus zwei Perigonkreisen, die drei äußeren Zipfel sind gleich, von den drei inneren weicht einer an Größe, Gestalt und oft auch an Farbe erheblich von den zwei anderen ab, es ist die Honiglippe, das Labellum.

Serapias Lingua L. (Orchidaceae), **Zungensumpfwurz**.

Cap. 152 (162). **Περὶ ἑτέρας Λογχίτιδος. Andere Zungensumpfwurz.** Die andere Lonchitis, welche einige die rauhe [die Römer Longina, auch Calabrina] nennen, treibt Blätter wie Skolopendrion[1], sie sind aber rauher, größer und mehr eingeschnitten. Sie ist ein Wundmittel und dient gegen Entzündungen. Mit Essig getrunken erweicht sie die Milz.

[1] σκολοπένδριον ist bei D. Synonymon zu ἄσπληνον und σαξίφραγον; s. auch Cap. 111.

Die kurze Beschreibung des D. weist auf ein Farnkraut hin. Sprengel zieht *Aspidium Lonchitis* Sw. (Polypodiaceae), **Rauher Wildfarn**, hierher; nach Fraas ist die Pflanze in der unteren Tannenregion Griechenlands nicht selten.

Der Wurzelstock ist spreublätterig mit rötlichen, häutigen Schuppen; die Wedel sind doppelt gefiedert, die Blätter etwas ausgehöhlt, am oberen Rande spitzig geöhrt, die Häufchen zweireihig, sehr genähert.

Cap. 153 (163). **Περὶ Ἀλθαίας. Eibisch.** Die Althaia – einige nennen sie Hibiskos, andere Althiokos –. Es ist eine Art wilder Malve; sie hat runde Blätter wie das Schweinsbrot, flaumhaarig, eine rosenähnliche

Blüte, einen zwei Ellen langen Stengel und eine schleimige, innen weiße Wurzel. Althaia[1] heißt sie, weil sie viele Krankheiten heilt und eine vielfache Verwendung findet. In Honigmeth oder Wein gekocht, auch für sich allein gestoßen, ist sie ein gutes Mittel bei Wunden, Drüsen an den Ohren und am Halse, bei Abszessen am After, entzündeten Brüsten, bei Emphysem und Sehnenspannung. Denn sie verteilt und erweicht, oder eröffnet und vernarbt. Gekocht, wie angegeben, und mit Schweine- oder Gänsefett oder Terpentin zusammengemischt wirkt sie im Zäpfchen gegen Entzündung und Verstopfung der Gebärmutter. Ihre Abkochung leistet dasselbe, befördert auch die sogen. Lochien[2]. Die Abkochung der Wurzel aber mit Wein getrunken hilft bei Harnverhaltung, gegen die Beschwerden der Steinkranken, bei Dysenterie, Ischias, Zittern und inneren Rupturen. Auch Zahnschmerzen lindert sie mit Essig gekocht als Mundspülwasser. Die Frucht, grün und getrocknet, bringt weiße Flecken weg, wenn sie fein zerstoßen mit Essig in der Sonne aufgestrichen wird. Mit Essig und Öl eingesalbt ist sie ein Schutzmittel gegen den Biß giftiger Tiere. Sie ist auch ein wirksames Mittel bei Dysenterie, Blutauswurf und Durchfall; die Abkochung der Frucht ist ein Trank gegen die Stiche der Bienen und aller kleinen Tiere, wenn sie mit Essigwasser oder Wein genommen wird. Auch die Blätter werden mit etwas Öl bei Verwundungen und Brandwunden aufgelegt. Endlich verdickt die Wurzel auch das Wasser, wenn sie, fein gestoßen, damit vermischt und an die freie Luft gesetzt wird.

[1] Von ἀλθήεις, heilsam. [2] Die Reinigung der Wöchnerinnen nach der Geburt, auch diese selbst.

Althaea officinalis L. (Malvaceae), **Eibisch**, nach Fraas: dem könnte man unbedenklich zustimmen, wenn die Form der Blätter περιφερῆ ὥσπερ κυκλάμινος passte, oder man müßte diese Bezeichnung lediglich auf die Berandung »abgerundet« beziehen. Theophrast (Hist. pl. IX 15, 5 und 18, 1) nennt die Althaea wilde Malve mit gelber Blüte; mit Bezug darauf zieht Sprengel *Lavatera flava* Desf. oder *Althaea pallida* Kit. hierher.

Bei Althaea ist der 5spaltige Kelch von einer 6–9spaltigen, bei Lavatera von einer 3spaltigen Hülle umgeben.

Die wesentlichsten Bestandteile der Alteewurzel – zur Verwendung kommen nur die Wurzeläste – sind **Schleim** und **Stärkemehl** mit etwas **Asparagin**. Die Blätter dienen nur noch zu Kataplasmen; die Früchte sind außer Gebrauch.

Cap. 154 (164). **Περὶ Ἀλκέας. Malope.** Die Alkea ist gleichfalls eine Art wilder Malve; sie hat Blätter, welche entsprechend denen der heiligen Pflanze[1] eingeschnitten sind, drei bis vier Stengel mit einer dem Hanf ähnlichen Rinde, eine kleine, der Rose gleichende Blüte und weiße, glatte Wurzeln, fünf bis sechs, von der Länge einer Elle. Diese, mit Wein oder Wasser getrunken, heilen Dysenterie und innere Rupturen.

[1] *Verbena officinalis* L. (vgl. IV 61).

Malope malacoides L. (Malvaceae), **Malvenartige Malope**. Sie wird in den Mittelmeerländern wie die Malve gebraucht. Sprengel zieht *Malva Alcea* hierher, ihre Blätter sind aber zu sehr von denen der Verbene verschieden; die letzteren sind am unteren Stengel oval und eingeschnitten gesägt, die oberen sind leierförmig, fiederspaltig und gekerbt, die blütenständigen fast ganzrandig.

Cap. 155 (165). **Περὶ Καννάβεως ἡμέρου. Gebauter Hanf.** Der Hanf – einige nennen ihn Kannabion, andere Schoinostrophon[1], Asterion[2] – ist eine Pflanze, welche im Leben sehr viel Verwendung findet zum Flechten der kräftigsten Stricke. Er hat denen der Esche ähnliche, übelriechende Blätter, lange einfache Stengel und eine runde Frucht, welche, reichlich genossen, die Zeugung vernichtet[3]. Grün zu Saft verarbeitet und eingeträufelt ist sie ein gutes Mittel gegen Ohrenleiden.

[1] Stricke drehend (σχοινίον und στρέφω). [2] Sternähnlich, von der Form der in 5–9 lanzettliche spitze Lappen tief eingeschnittenen Blattspreite. [3] Plinius XX 259 sagt, daß der Same die Zeugungskraft der Männer vernichte. – Heutzutage wendet man ihn (fructus Cannabis) in der Emulsion gegen Blasenleiden an.

Cannabis saliva L. (Urticaceae), **Hanf**. Die Pflanze hat ein sehr großes Verbreitungsgebiet, es erstreckt sich von der unteren Wolga und vom Ural bis zum Altai und nach Nordasien, andererseits bis Kashgar, Kaskmir und zum Himalajagebirge.

D. wendet nur die Früchte arzneilich an.

Der Hanf gehört zu den ältesten Arzneimitteln. Im Berliner Papyrus und dem Papyrus Ebers findet er sich unter den ägyptischen Heilmitteln; das Pharmakon Nepenthes des Homer wollen einige auf das aus dem Hanf bereitete Berauschungsmittel, Haschisch, das noch jetzt bei den Orientalen beliebt ist, beziehen. Entweder wird das Kraut mit Kalk zusammengerollt, oder ein Extrakt daraus hergestellt. Nach Herodot IV 74 gebrauchten die Skythen den Hanf außer zu allerlei Flechtwerk und Kleidungsstücken zu trockener Bähung als Schwitzbad, besonders nennt er den Samen zu diesem Zwecke.

Kultur und klimatische Verschiedenheit haben wohl manche Veränderungen an der Pflanze bewirkt, so daß der indische Hanf sich zu einer besonderen Art, *Cannabis indica*, erhoben hat. Derselbe enthält nach Siebold und Bradbury (1881) und H. F. Smith (Apoth.-Ztg. 1891, 455) ein gelblichgrünes, firnisartiges, amorphes, im Geruch stark an Coniin erinnerndes Alkaloid, **Cannabinin**, und **Cannabinol**, eine harzartige, braune Substanz mit der charakteristischen Wirkung der Droge.

In Indien unterscheidet man zwei Sorten des dortigen Hanfs, nämlich: 1. **Bhang** oder **Siddhi**, die zur Blütezeit abgestreiften, zerkleinerten, nur von wenig Früchten begleiteten Blätter. Sie werden mit Wasser oder Milch unter Zusatz von schwarzem Pfeffer, dem man bisweilen Zucker und Gewürz hinzufügt, zu einer berauschenden Flüssigkeit zerrieben. 2. **Ganja**, die entblätterten Spitzen der weiblichen Pflanze. Die nicht befruchteten weiblichen Triebe erzeugen reichlich Harz, Charas. Ganja und Charas dienen mit Tabak gemischt zum Rauchen.

Das Extractum Cannabis indicae ist heute ein geschütztes Mittel, besonders bei Uterusblutungen.

Cap. 156 (166). **Περὶ Καννάβεως ἀγριας. Wilder Hanf.** Der wilde Hanf – einige nennen ihn Hydrastina, die Römer Terminalis[1] – treibt Zweige ähnlich denen des Eibisch, aber dunkler und auch rauher und kleiner; er hat die Höhe einer Elle. Die Blätter sind denen des gebauten gleich, aber rauher und dunkler; die Blüten sind rötlich, denen der Nelke ähnlich. Same und Wurzel sind wie beim Eibisch. Die gekochte Wurzel hat als Umschlag die Kraft, Entzündungen zu lindern, Ödeme zu verteilen und verhärtete Knochengeschwülste zu erweichen. Auch von diesem eignet sich die Rinde sehr zum Verfertigen von Stricken.

[1] Vielleicht wurde sie bei den Terminalien, den Festen des Grenzgottes Terminus, gebraucht.

Althaea cannabina L. (Malvaceae), **Hanfblätteriger Eibisch**; er ist in Griechenland ziemlich selten, häufiger in Norditalien, wo er heute Canape selvatico heißt.

Die ganze Pflanze ist durch anliegende Sternhaare scharf; der Stengel bis fast 2 m hoch, rutenförmig-ästig, markig. Die Blätter sind gestielt, graugrün unterseits etwas filzig, die unteren tief 3teilig, die Seitenlappen 2spaltig, so daß sie 5lappig erscheinen, die oberen tief 3teilig mit schwächeren Lappen, die obersten fast ganz. Die langgestielten Blüten sind rosenrot, Hülle und Kelch filzig, gelblichgrün, die Blütenblätter an der Spitze zurückgedrückt, die Früchtchen querrunzelig.

Cap. 157 (167). **Περὶ Ἀναγύριος. Stinkstrauch.** Die Anagyris – einige nennen sie Anagyron, andere Akopon, Agnakopon – ist ein an Zweigen und Blättern dem Keuschlamm ähnlicher baumartiger Strauch mit stark durchdringendem Geruch. Die Blüte gleicht der Kohlblüte; der Same befindet sich in großen Hörnchen, ist nierenförmig, buntfarbig und fest und verhärtet sich beim Reifen der Traube[1]. Ihre zarten Blätter, fein gestoßen, bringen als Umschlag Ödeme zurecht. In der Menge von 1 Drachme werden sie in Rosinenwein gegen Asthma, zum Austreiben der Nachgeburt, der Menstruation und des Embryo getrunken, gegen Kopfschmerzen dienen sie mit Wein. Sie werden schwer Gebärenden als Amulett umgebunden; nach der Geburt muß man aber das Anhängsel sofort entfernen und wegwerfen. Die Wurzelrinde verteilt und reift; genossen wirkt die Frucht stark brechenerregend.

[1] περὶ τὸν τῆς σταφυλῆς πεπασμόν, C. und N. haben περὶ τὸν τῆς κεφαλῆς πεπλασμόν, bei Bildung des Köpfchens.

Anagyris foetida L. (Papilionaceae-Leguminosae), **Stinkstrauch**. Plinius XXVII 39 nennt die Pflanze Anagyros und sagt fast wörtlich dasselbe.

Cap. 158 (168). **Περὶ Κηπαίας. Zwiebelpfeffer.** Die Kepaia ist dem Portulak ähnlich, hat aber dunklere Blätter und eine zarte Wurzel. Die Blätter helfen, mit Wein getrunken, bei Harnzwang und Blasenkrätze; am besten wirkt die Wurzel, wenn sie mit einer Abkochung von Spargel, dem sogen. Myakanthos getrunken wird.

Sedum Cepaea L. (Crassulaceae), **Zwiebelpfeffer**, eine in Griechenland auf den Felsen in den Niederungen häufige Pflanze.

Cap. 159 (169). **Περὶ Ἀλίσματος. Froschlöffel.** Das Alisma[1] – die einen nennen es Alkea, die anderen Damassonium, Akyron, auch Lyron – hat denen des großen Wegerich ähnliche Blätter, aber schmaler und zur Erde hin geknickt. Der Stengel ist dünn, einfach, über eine Elle hoch mit thyrsosartigem Köpfchen[2]. Die Blüten sind zart, weiß, etwas blaß[3], die Wurzeln dünn wie bei der schwarzen Nieswurz, wohlriechend, scharf, etwas fett. Es liebt feuchte Plätze. Die Wurzel, mit Wein getrunken, ist in der Gabe von 1 bis 2 Drachmen ein gutes Mittel für die, welche den Meerhasen verschluckt haben, die von der Kröte gebissen sind und die Opium getrunken haben. Ferner lindert sie Leibschneiden und Dysenterie für sich allein oder mit gleichviel Möhre genommen. Angebracht ist sie auch bei Krämpfen und Gebärmutterleiden. Das Kraut stellt den Durchfall, befördert die Menstruation und heilt als Kataplasma Ödeme.

[1] Von ἅλισμος, wörtlich Einsalzen, vom Standorte an Meeressümpfen. [2] Der Blüten- und Fruchtstand. [3] Die Blüten sind rötlich, blassen aber etwas ab.

Alisma Plantago L. (Alismaceae), Froschlöffel.

Cap. 160 (170). **Περὶ Ὀνοβρυχίδος. Esparset.** Die Onobrychis – die einen nennen sie Onobrocheilos, die anderen Eschasmene, Hyperikon, Korion, Chamaipitys, die Römer Opaca, Lopta oder Juncinalis, Brichillata, die Dakier Aniassexe – hat denen der Linse ähnliche, etwas größere Blätter, einen spannenlangen Stengel, eine rote Blüte und eine kleine Wurzel. Sie wächst an feuchten und ungebauten Stellen. Die fein gestoßene Wurzel als Umschlag hat die Kraft, Geschwülste zu verteilen; mit Wein getrunken, heilt sie Harnzwang, mit Öl eingesalbt treibt sie den Schweiß.

Onobrychis caput galli L. (Papilionaceae-Leguminosae), **Hahnenkammesparset**, in Griechenland und Italien wild. SPRENGEL zieht *Onobrychis saliva* Lam. hierher.

Cap. 161 (171). **Περὶ Ὑπερίκου. Hartheu.** Das Hyperikon – einige nennen es Androsaimon[1], andere Korion, auch Chamaipitys, weil der Same einen ähnlichen Geruch hat wie Fichtenharz – hat denen der Raute ähnliche Blätter. Es ist ein sparriger, spannenhoher, rötlicher Strauch und hat eine Blüte wie die Levkoje, welche zwischen den Fingern zerrieben, einen blutähnlichen Saft abgibt, weshalb es auch Androsaimon heißt, eine etwas rauhe, länglich runde Kapsel von der Größe eines Gerstenkornes[2], in der sich ein schwarzer Same befindet, welcher nach Harz riecht. Es wächst an bebauten und rauhen Stellen. Es hat eine harntreibende und, im Zäpfchen eingelegt, eine die Menstruation befördernde Kraft. Mit Wein getrunken vertreibt es das vier- und dreitägige Fieber, der Same vierzig Tage genommen heilt Ischias und die Blätter sammt den Samen als Umschlag heilen Brandwunden.

[1] Männerblut. [2] κριθῆς μέγεθος, D. hat vermutlich nicht nach der Natur beschrieben.

SIBTORP und nach ihm SPRENGEL halten die Pflanze für *Hypericum barbatum* Jacq., FRAAS dagegen für *Hypericum crispum* L. (Guttiferae-Hypericoideae), **Krauses Hartheu**, das er in Griechenland in den Ebenen auf lehmigem Boden, meist in der Nähe des Meeres, sehr verbreitet fand, und auf welches die Beschreibung des D. sehr gut paßt. Auch in Italien ist sie heimisch. Der Stengel ist aufrecht, vielästig, hart. Die Blätter sind sitzend, stengelumfassend, wellenrandig, an der Basis oft kraus, die Blüten endständig oder in lockeren Trugdolden, gelb. Der Kelch ist bis unter die Mitte in fünf eiförmige Zipfel geteilt, die Kapsel eiförmig mit fünf bis sechs schwärzlichen Samen in jedem Fach.

Cap. 162 (172). **Περὶ Ἀσκύρου. Gemeines Hartheu.** Das Askryon – einige nennen es Askyroeides, andere Androsaimon –, auch dieses ist eine Art Hyperikon, in der Größe verschieden, denn es hat größere Zweige, ist buschiger und hat rötliche zarte Blätter, trägt gelbe Blüten und eine Frucht wie Hyperikon, welche nach Harz duftet und welche zwischen den Fingern zerrieben diese blutartig färbt, wie es auch dieserhalb Androsaimon genannt wird. Auch seine Frucht ist wirksam bei Ischias, wenn sie mit 2 Kotylen Honigwasser getrunken wird, denn sie führt viel gallige Unreinigkeit ab; sie muß aber anhaltend bis zur Gesundung gegeben werden. Sie ist auch ein gutes Mittel als Umschlag bei Feuerbrandwunden.

Hypericum perforatum L. (Hypericoideae), **Gemeines** oder **durchstochenes Hartheu**. Die Blütenzweige waren früher als Herba Hyperici, Johanniskraut, gebräuchlich, jetzt bilden sie sowie das daraus durch Infusion hergestellte Öl (Johannisöl) ein beliebtes Volksmittel.

Cap. 163 (173). **Περὶ Ἀνδροσαίμου. Androsaimon.** Das Androsaimon – einige nennen es Dionysias, andere dasselbe auch Askryon –. Es unterscheidet sich aber vom Hyperikon und Askyron, indem es ein zartzweigiger sparriger Strauch ist mit rötlichen Zweigen und dreimal so großen Blättern als bei der Raute, welche beim Zerreiben einen weinartigen Saft abgeben. Es hat mehrere nach oben zu fiederspaltige Achselschüsse, an denen kleine gelbe Blüthchen stehen. Die Frucht sitzt in einem dem des schwarzen Mohns ähnlichen Kelche und ist wie bunt[1)], die zerriebene Dolde[2)] gibt einen harzigen Geruch von sich. Auch von diesem die Frucht, fein zerrieben und zu 2 Drachmen getrunken, führt die galligen Unreinigkeiten ab. Vorzugsweise heilt sie Ischias, man muß aber nach der Reinigung Wasser nachtrinken. Auch Feuerbrandwunden heilt das Kraut als Kataplasma, endlich stillt es das Blut.

[1)] Der Same ist punktiert, ebenso ist die Kapsel punktiert (die Punkte sind die Öldrüsen) und gestreift. [2)] κόμη, der Blüten- bzw. Fruchtstand ist eine Trugdolde.

Sibtorp und Sprengel ziehen *Hypericum ciliatum* Lam. (Hypericoideae) hierher, Fraas *Hypericum perfoliatum* L., **Breitblätteriges Hartheu.** Der Stengel ist wenig ästig, schwach zweiflügelig, die Blätter sind durchscheinend punktiert, die Blüte ist eine weißlichgelbe Trugdolde. Im südlichen Europa.

Cap. 164 (174). **Περὶ Κόρεως. Koris.** Die Koris – einige nennen auch diese Hyperikon – hat ein Blatt ähnlich dem der Heide, aber kleiner, fetter und rot. Es ist ein spannenhoher, scharfer und wohlriechender Strauch. Seine Frucht, getrunken, treibt den Harn und die Katamenien; mit Wein genommen hilft sie bei Spinnenstichen, bei Ischias und Opisthotonie, gegen Frostschauer mit Pfeifer; mit Öl bildet sie auch eine wirksame Salbe gegen Opisthotonie. [Seine Wurzel – so glaubt man – mit Wein gekocht und getrunken, hilft Erschlafften, der Leidende muß sich aber beim Trinken[1)] gut bedecken, denn der ganze Körper kommt in Schweiß und erhält dadurch Lebendigkeit.]

[1)] d. h. bei der Kur.

Hypericum Coris L. (Hypericoideae), **Strauchiges Hartheu,** in Griechenland sehr häufig, es steigt an den Bergen von 250–800 m. Die Abkochung dient den Hirten als Fiebermittel. Auch in Italien ist es heimisch. Der Stengel ist halbstrauchig, aufsteigend, vielästig, mit zahlreichen drei- bis fünfwirteligen, schmal-linealen, am Ronde eingerollten, durchscheinend-punktierten Blättern und schlaffen Trugdolden.

Cap. 165 (175). **Περὶ Χαμαιπίτυος. Chamaipitys.** Die Chamaipitys – bei einigen heißt sie Pitysorysis, bei anderen Oreizelos, in Pontus Olokyros, auch wilde Zaunrübe, in Athen Ionia, in Euböa Sideritis, bei den Propheten Minervablut, bei den Römern Cypripus, bei den Dakiern Dochela. Es ist ein über den Boden kriechendes, gekrümmtes Kraut und hat der Hauswurz ähnliche Blätter, aber viel zarter und fetter, sie sind rauh, stehen dicht am Stengel und haben Harzgeruch. Es hat zarte gelbe [oder weiße] Blüten, eine Wurzel wie die Cichorie. Ihre Blätter, sieben Tage mit Wein getrunken, heilen die Gelbsucht, dreissig Tage mit Honigwasser getrunken, die Ischias. Sie werden auch bei Leberleiden, Harnverhaltung und besonders bei Milzsucht gegeben, sind auch ein gutes Mittel bei Leibschneiden. Die Bewohner von Heraklea in Pontus wenden sie (die Pflanze) als Gegenmittel an, indem sie die Abkochung gegen Akonit trinken. Sie wird auch bei den genannten Beschwerden mit Gerstenmehl als Umschlag angewandt, welches mit einer Abkochung des Krautes angefeuchtet ist. Wird sie mit Feigen fein gestoßen als Bissen gegeben, so erweicht sie den Bauch; mit Honig, Kupferschlacke und Harz gemischt reinigt sie. Im Zäpfchen mit Honig eingelegt säubert sie die Gebärmutter. Endlich mit Honig als Umschlag erweicht sie Verhärtungen der Brüste, verklebt Wunden und hält kriechende Geschwüre auf.

Ajuga Iva Schreb., *Teucrium Iva* L. (Labiatae), **Schmalblätteriger** oder **Iva-Günsel**, in Griechenland und Italien heimisch, bei SPRENGEL *Ajuga Chamaepytis.*

Cap. 166 (176). **Περὶ ἑτέρας Χαμαιπίτυος. Andere Chamaipitys.** Es gibt noch eine andere Chamaipitys mit eine Elle langen, ankerförmigen, dünnzweigigen Ästen; die Dolde ist der der vorigen ähnlich, die Blüte weiß, der Same schwarz. Auch diese riecht nach Harz. Dann gibt es eine dritte, die männliche genannt. Es ist ein Pflänzchen mit zarten, weißen, behaarten Blättchen, hat einen rauhen, weißen Stengel, gelbe Blütchen und einen kleinen Samen an den Achseln; auch dieses riecht nach Harz. Sie haben beide eine der vorhin genannten gleiche Kraft, nur ist sie nicht so energisch.

Die erstere ist *Passerina hirsuta* L. (Thymeleaceae), **Haariger Vogelkopf**, nach SIBTORP und FRAAS, der sie in dürren Ebenen, auf Hügeln und Vorbergen sehr häufig fand. Es ist der κνέωρος μέλας des Theophrast (Hist. pl. VI 2, 2), der geruchlos ist und fleischige Blätter hat wie die Tamariske; er ist unfruchtbar (der männliche Stamm der Passerina). Die letztere ist *Ajuga chia* L., **Schmalblätteriger Günsel**. Sprengel zieht für die erstere Pflanze *Teucrium supinum* oder *montanum*, für die andere *Ajuga Iva* Sibth. hierher.

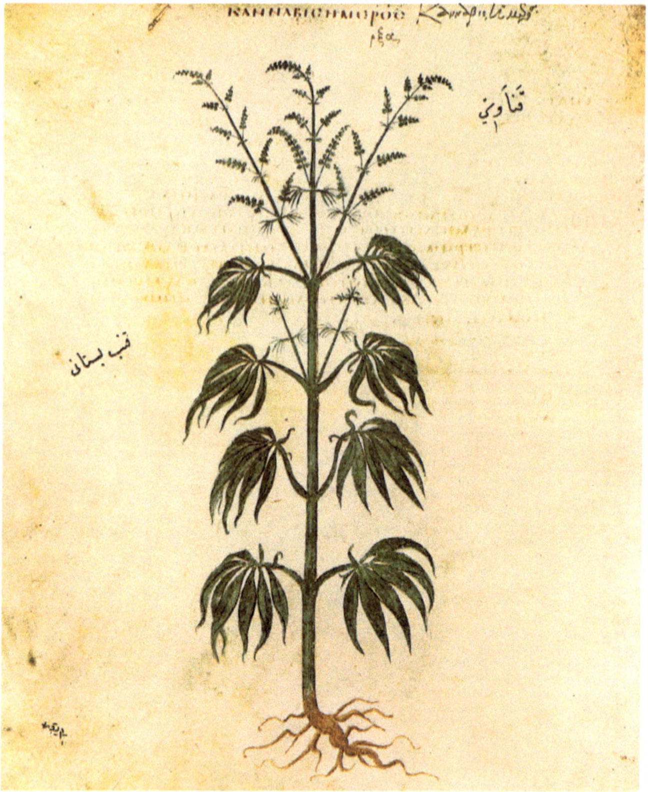

Cannabis [aus dem »Wiener Dioskurides«]

Viertes Buch

Nachdem ich in den drei vorigen Büchern, teuerster Areios, von den Gewürzen, Ölen, Salben, Bäumen, Tieren, Getreide- und Gemüsearten, von Wurzeln, Säften und Kräutern gehandelt habe, werde ich in diesem, dem vierten, über die übrigen Kräuter und Wurzeln weiter reden.

Cap. 1. **Περὶ Κέστρου. Kestron.** Das Kestron, welches auch Psychotrophon heißt, weil es in den kältesten Gegenden sich findet und welches die Römer Vettonica[1] nennen, ist ein Kraut mit dünnem, vierkantigem Stengel von der Höhe einer Elle oder größer. Die Blätter sind groß, weich, denen der Eiche ähnlich, am Räude eingeschnitten, wohlriechend, an der Wurzel aber größer. An der Spitze der Zweige sitzt der Same in Ähren wie beim Saturei. Die Blätter dieser Pflanze muß man sammeln und trocknen, von ihnen wird ein vielfacher Gebrauch gemacht. Die Wurzeln darunter sind dünn wie bei der Nieswurz, sie bewirken, mit Honigwasser genommen, das Erbrechen galliger Stoffe. Von den Blättern wird gegen Krämpfe, innere Rupturen, Gebärmutterleiden und Gebärmutterkrämpfe 1 Drachme im Trank mit Honigwasser gegeben[2], gegen Bisse giftiger Tiere 3 Drachmen mit 2 Kotylen Wein. Auch als Umschlag ist das Kraut bei Bissen giftiger Tiere von Nutzen; gegen tödliche Gifte ist 1 Drachme mit Wein getrunken ein wirksames Mittel. Wenn es aber jemand vorher trinkt und dann ein tödliches Gift nimmt, wird dieses ihm nichts schaden. Es ist ferner harntreibend und nach unten durch den Bauch abführend. Mit Wasser getrunken hilft es bei Epilepsie und Wahnsinn, zu 1 Drachme mit Sauerhonig getrunken bei Leber- und Milzkrankheiten. Es befördert auch die Verdauung, wenn man es nach der Mahlzeit bohnengroß mit gekochtem Honig nimmt. In gleicher Weise wird es auch bei saurem Aufstoßen gegeben, den Magenleidenden zum Kauen und den Saft hinunterzuschlucken, dann mit Wasser gemischten Wein nachzuschlürfen. Weiter wird es in der Gabe von 3 Obolen mit 1 Becher milchwarmen Mischtrankes denen gereicht, die an Blutspeien leiden, den Ischiaskranken aber mit Wasser, ebenso den Nieren- und Blasenleidenden, den Wassersüchtigen, wenn sie fiebern, zu 2 Drachmen mit Honigwein, wenn sie fieberfrei sind. Es hilft bei Gelbsucht und befördert die Katamenien, wenn es zu 1 Drachme mit Wein genommen wird; den Bauch reinigt es, wenn es zu 2 Drachmen mit 10 Bechern Honigwein getrunken wird. Endlich ist es mit Honig ein gutes Mittel bei Schwindsucht und Lungengeschwüren. Man muß die getrockneten zerriebenen Blätter in einem irdenen Kruge aufbewahren.

[1] D. schreibt οὐεττονικήν, so in den beiden Wiener Codices, wogegen er sonst das V der Römer durch B wiedergibt; in der Aldina steht βετονικήν. [2] Der Satz: τῶν δὲ φύλλων δίδόναι ... πινόμεναι ὅλκή α' μεθ' ὑδρομέλιτος ... wird eher verständlich, wenn es, wie SARACENUS vermutet, heißt: τῶν δὲ φύλλων δίδοται·... ὅλκη α' πινομένη μεθ' ὑδρουμέλετος ...

Plinius XXV 84 sagt: »Die Vettonen in Spanien (sie bewohnten die Gegenden des heutigen Estremadura) haben die Pflanze gefunden, welche in Gallien Vettonica, in Italien Serratula und in Griechenland Cestros genannt wird.« Aus der Anwendung, welche er XXVI 107 sqq. von der Vettonica macht, geht hervor, daß das Kestron des D. gemeint ist. Anders bei Galen (De sanit. tuend. V p. 339), welcher das Kestron der Kelten, das er auch Saxifragon nennt, von der Betonica trennt. Ebenso unterscheidet auch PAULUS VON AEGINA (Opera a Guintero conversa, Venet. 1567, VII p. 233) die Betonica mit zarten Zweigen, welche an felsigen Plätzen wächst (die keltische Galens) vom Kestron des D.: »Es ist ein Kraut mit zarten Zweigen, noch dünner wie die des Pulegion, ohne besonderen Geschmack. Es wächst vorzüglich auf Felsen. Man gebraucht es bei Nierenleiden. Die Römer nennen aber eine andere Pflanze Bettonika, welche D. Kestron nennt.« Die älteren Botaniker führen den Namen Kestron (spitzes Eisen) auf den borstigen Kelch mit grannig zugespitzten Zähnen zurück; sie nahmen zwei verschiedene Pflanzen desselben Namens an, die Betonica vulgaris purpurea (Kreston) und Betonica flore albo, so BRUNFELSIUS, Tragus (vgl. BAUHIN et CHERLER lib. XXVIII p. 301). DALECHAMP schlägt *Betonica Alopecurus* vor; ihm schließt sich SPRENGEL an. FRAAS gibt zu, daß die Blätter von *Betonica Alopecurus*, einer Pflanze der Alpen und Voralpen im mittleren und südlichen Europa, besser hierher passen, zieht aber *Sideritis syriaca* L. (Labiatae), **Syrisches Gliedkraut**, vor, weil die Blätter wohlriechend sind, weil die sonstigen Angaben des D. passen, weil der Ausdruck Kestron sehr gut auf die Brakteen bezogen werden kann und weil endlich die Pflanze einen so ausgedehnten Gebrauch findet. Sie hat einen bis fast 1 m hohen, am Grunde fast holzigen Stengel, längliche, stumpfe, sehr fein gekerbte Blätter, entfernte sechsblütige Wiertel von herzförmigen, ganzrandigen, spitzen Blättern umgeben und gelblichweiße Blüten. Die ganze Pflanze ist dicht weißwollig-filzig. Im südlichsten Europa und Orient.

Cap. 2. **Περὶ Βρεταννίκης. Bretannika.** Die Bretannika oder Bettonika ist ein Kraut mit Blättern, welche denen des wilden Ampfers gleichen, aber größer und rauhaariger sind und zusammenziehenden Geschmack haben. Sie treibt einen nicht großen Stengel, eine dünne und kurze Wurzel. Aus den Blättern wird Saft gemacht und in der Sonne oder über Feuer eingedickt. Sie hat adstringierende Kraft, ist ein specifisches Mittel gegen fressende Geschwüre im Munde und an den Mandeln. Sie ist aber in den sonstigen Fällen angebracht, wo es sich um zusammenziehende Wirkung handelt.

[In einem anderen Codex heißt es folgendermaßen; es ist aber fraglich, ob es von Dioskurides herrührt[1]:

Die Bettonika wächst auf Wiesen und in gebirgigen Gegenden, auch an reinen und gebauten Plätzen unter den Früchten. Sie behütet den Geist und Körper des Menschen; sie schützt auf nächtlichen Wanderungen, in gefahrdrohenden Gegenden und vor schwerem Schlaf, sie wird überhaupt für jede Heilung gerühmt. Die ganze Wurzel ist rot und wohlriechend. Die Blätter sind porreeartig und die Mitte der Blätter ist rot. Die aufrechten Stengel haben eine viereckige Gestalt und daran rötliche Blüten. Ihre Kraft ist diese: Wenn sie nämlich frisch gestoßen und auf den durch einen Hieb zertrümmerten Kopf gelegt wird, so bewirkt sie Schmerzlosigkeit. Ferner verklebt sie die Wunden und holt die zerbrochenen Knochen heraus; und dieses besorgt sie, wenn sie täglich bis zur Genesung gewechselt wird. Kopfschmerzen heilt sie, wenn sie mit Wasser gekocht und dieses über den Kopf gegossen wird, auch wenn sie mit Asphalt auf die Schläfen gestrichen wird, und wenn diese mit der Wurzel geräuchert werden.]

[1] Diese Worte scheinen eine Schreiberglosse zu sein.

Die Bretannika des D. ist ohne Zweifel die Pflanze, welche Plinius XXV 21 Britannica nennt und von der er sagt, sie habe einen Soldaten auf dem Feldzuge Casars jenseits des Rheins von Mundfäule und Knielähmung geheilt; die Blüten nenne man »vibones«; die Friesen hätten die Pflanze ihnen gezeigt und wunderbarer Weise Britannica genannt, nicht weil sie dort viel wachse, sondern vielleicht wegen der Nachbarschaft des an den Ozean grenzenden Landes.

Die Väter der Botanik sind sich über die Identität der Pflanze sehr uneinig, sie haben teils Rumex-Arten, teils Cochlearia, Potygonum Bistorta u. a. hierher gezogen; Matthiolus bemerkt, wenn auch Ruellius behaupte, es sei die in Italien Pixtamano gonannte Pflanze, so sei dieselbe doch vollständig unbekannt. Fraas hält sie (mit?) für *Inula odora* L. (Compositae), welche in den Hochgebirgen Griechenlands nicht selten ist, in den Ebenen ganz einzeln vorkommt.

Der in Klammern gesetzte Teil des Kapitels wird als Anhängsel aus einem Werkchen über Betonica von Antonius Musa, dem Leibarzte des Kaisers Augustus, betrachtet, obwohl er sich in einigen älteren Codices findet.

Mit Sicherheit ist die Pflanze nicht ermittelt. Sprengel meint·, es sei vielleicht das bei den Kelten wachsende Kestron (Saxifragon) des Galen, dem würde aber der Standort widersprechen, da Saxifraga nach Plinius XXII 64 feuchte Stellen liebt.

Cap. 3. **Περὶ Λυσιμαχίου. Lysimachion.** Das Lysimachion – einige nennen es Lytron – treibt ellenlange und größere, zarte, strauchige Stengel, an deren Knoten sieb die Knospen der zarten Blätter befinden, welche denen der Weide ähnlich sind und zusammenziehenden Geschmack haben. Die Blüte ist rötlich oder goldgelb; es wächst in sumpfigen Gegenden und am Wasser. Der Saft der Blätter ist adstringierend und so ein gutes Mittel gegen Blutauswurf und Dysenterie, im Trank und Klystier. Den Fluß der Weiber stellt er im Zäpfchen eingelegt; ebenso ist das Kraut sehr wirksam im Tampon bei Nasenbluten, es ist überhaupt ein Wund- und blutstillendes Mittel. Zur Räucherung angezündet gibt es einen sehr scharfen Rauch, so daß es die giftigen Tiere verscheucht und die Fliegen tötet.

Den Namen soll die Pflanze von Lysimachos, einem Feldherrn Alexanders d. Gr., haben, der sie, wie Erasistratos berichtet (Plinius XXV 72), aufgefunden hat.

Die Lysimachia des Plinius (l. c.) unterscheidet sich von der des D. durch die purpurfarbene Blüte und einen scharfen Geruch *(Lythrum Salicaria* L.?).

Die Blüte der Lysimachia ist durchweg gelb, es ist daher nicht unwahrscheinlich, daß D. *Lysimachia vulgaris* L. und *Lythrum Salicaria* zusammengeworfen hat. Soll die griechische Flora in Betracht kommen, so zieht FRAAS entweder die dort sehr seltene *Lysimachia punctata* L. (Primulaceae), **Punktierte Lysimachie**, mit gelben, am Grunde rotbraunen Kronenblättern hierher, oder die viel häufigere *Lysimachia atropurpurea* L., **Rotbraune Lysimachie**.

Cap. 4. **Περὶ Πολυγόνου ἄῤῥηνος. Männliches Polygonon.** Das männliche Polygonon – einige nennen es Polygonaton[1], andere Kynochale, Herakleia, Asphaltos, Chiliophyllon[2], Klema[3], Polykarpos[4], Karkinethron[5], Teuthalis, Myrtopetalon[6], Knopodion[7], Zarithea, Pedalion[8] [die Ägypter Thephis, auch Memphis, die Propheten Herossame, Mäuseklaue, die Römer Sanguinalis, auch Proserpinaka, die Afrikaner Chulum]. Es ist ein Kraut mit zarten, schwachen, zahlreichen mit Knoten besetzten Zweigen, welche über die Erde hinkriechen wie Agrostis[9]. Die Blätter sind denen der Raute ähnlich, doch länglicher und weicher. Bei jedem Blatte hat es eine Frucht, weshalb es das männliche heißt. Die Blüte ist weiß oder rot. Es hat adstringierende, kühlende Kraft. Der Saft ist, getrunken, ein gutes Mittel für die, welche an Blutspeien, Bauchfluß, Cholera und Harnzwang leiden, er treibt auch stark den Harn. Mit Wein getrunken hilft er gegen den Biß giftiger Tiere, gegen das Wechselfieber, wenn er eine Stunde vor Eintritt desselben genommen wird. Ferner stellt er, im Zäpfchen eingelegt, den Fluß der Weiber, ist auch, eingeträpfelt, ein gutes Mittel bei Ohrenleiden und Eiterfluss. Mit Wein unter Zusatz von Honig gekocht wirkt er ausgezeichnet bei Geschwüren an den Schamteilen. Die Blätter werden als Umschlag gebraucht bei Erhitzung des Magens, bei Blutauswurf, bei kriechenden Geschwüren, roseartigen Entzündungen und Geschwülsten, ebenso bei Ödemen und frischen Wunden.

[1] Vielknotig. [2] Tausendblatt. [3] Reis. [4] Vielfrüchtig. [5] Krebssitz. [6] Myrtenblatt. [7] Tierweg (κνώψ und ὁδός). [8] Steuerruder, von der Form der Blätter. [9] *Cynodon Dactylon* Pers., Wucherndes Fingerkraut.

Bei Plinius XXVII 113 heißt die Pflanze Sanguinaria.

Polygonum aviculare L. (Polygonaceae), **Vogelknöterich**.

Cap. 5. **Περὶ Πολυγώνου θήλεως. Weibliches Polygonon.** Das weibliche Polygonon [bei den Römern Seminalis] ist ein einstengeliger zarter, halmartiger kleiner Strauch, welcher zahlreiche, wie Trompeten einander zugeneigte Knoten und um die Knoten herum im Kreise stehende, den Fichtenblättern ähnliche Auswüchse hat. Die Wurzel ist nutzlos. Es wächst an feuchten Stellen und hat adstringierende, kühlende Kraft, wirksam gegen dieselben Beschwerden wie das vorige, nur daß es schwächer wirkt.

Die älteren Botaniker haben teils *Polygonum maritimum* L., teils *Hippuris vulgaris* L. für die Pflanze des D. genommen. Fraas bezieht sie auf *Equisetum pallidum* Bory (Equisetaceae), **Blasser Schachtelhalm**. Wegen der Ähnlichkeit mit Polyg. aviculare mag D. vielleicht die Pflanze hier angereiht haben.

Cap. 6. **Περὶ Πολυγονάτου. Weißwurz.** Das Polygonaton wächst an Bergen, ein Strauch höher als eine Elle, mit Blättern ähnlich denen des Lorbeers, sie sind aber breiter und glatter. Im Geschmack erinnern sie etwas an die Quitte oder Granate [zugleich adstringierend]. An jeder Blattknospe stehen weiße Blüten, welche an Menge die Blätter überragen, wenn man die Zählung von der Wurzel an beginnt. Es hat eine weiße, weiche, große, vielknotige, rauhe, durchdringend riechende, fingerdicke Wurzel, welche als Umschlag ein gutes Mittel für Wunden ist. Sie entfernt auch Flecken im Gesicht.

Convallaria Polygonatum L., *Polygonatum offic.* All. (Liliaceae-Asparagoideae), **Weißwurzelige Maiblume**. In Griechenland ist sie ausgestorben, wenigstens ist sie seit Sibtorp nicht mehr gefunden. In Norditalien heißt sie Sigillo di Salomone oder Sig. di St. Maria wegen der runden, vertieften Narbe durch das Abfallen des Stengels an dem jährlichen Rhizomabschnitte.

Cap. 7. **Περὶ Κληματίδος. Klematis.** Die Klematis – einige nennen sie Philetairion[1], andere Daphnoides[2], Myrsinoeides[3], Polygonoeides[4] –. Sie wächst über die Erde hin auf gutem Boden und treibt kleine Zweige von der Dicke der Binse, ein kleines Blatt, an Gestalt und Farbe dem Lorbeerblatt ähnlich, aber viel kleiner. Ihre Blätter und Stengel, mit Wein getrunken, beschwichtigen Durchfall und Dysenterie; mit Milch und Rosen- oder Zyperngrassalbe im Zäpfchen eingelegt heilen sie Gebärmutterleiden. Gekaut lindern sie auch Zahnschmerzen und helfen aufgelegt beim Biß giftiger Tiere. Man sagt, daß sie, mit Essig getrunken, die von der Aspisschlange Gebissenen heilen. Es wächst (auch) auf Oedland.

[**Andere Klematis.**] Die andere Klematis – einige nennen sie Epigetis, die Ägypter Phylakuon, die Römer Ambuxu – treibt einen rötlichen, biegsamen Schößling, ein sehr scharf schmeckendes und Geschwüre verursachendes Blatt. Sie umschlingt die Bäume wie eine Winde. Ihre Frucht, zerrieben und mit Wasser oder Honigwasser getrunken, treibt Schleim und Galle nach unten ab; die Blätter als Kataplasma heilen den Aussatz. Sie werden auch mit Kresse zur Speise eingemacht.

1) Die Gefährten liebend, von dem peitschenförmigen, kriechenden Stengel. 2) Lorbeerähnlich. 3) Myrtenähnlich. 4) Dem Knöterich ähnlich.

Die erste Klematis ist *Vinca minor* L. (Apocyneae), **Kleines Sinngrün**, die andere *Polygonum Convolvulus* L. (Polygonaceae), **Weidenknöterich**, oder es ist dieselbe Pflanze, welche D. im Cap. 179 beschreibt.

Cap. 8. **Περὶ Πολεμωνίου. Polemonion.** Das Polemonion – einige nennen es Philetairion, die Kappadokier Chiliodynamis[1] – hat zarte, verwickelte Zweige, die Blätter sind etwas größer als die der Raute [aber länglicher und denen des Knöterichs oder der Kalaminthe ähnlich], über diesen steht eine Art Dolden, in denen sich ein schwarzer Same befindet. Die Wurzel ist eine Elle lang, weißlich, der Seifenkrautwurzel ähnlich. Es wächst in gebirgigen und rauhen Gegenden. Seine Wurzel wird mit Wein gegen giftige Tiere[2] und Dysenterie, mit Wasser bei Harnverhaltung und Ischias, bei Milzkrankheit zu 1 Drachme mit Essig getrunken; auch wird die Wurzel gegen Skorpionstich als Amulett umgebunden; denn es heißt, daß diejenigen, welche sie tragen, nicht gestochen werden, wenn sie aber verletzt sind, nichts zu leiden haben. Gekaut lindert sie auch Zahnschmerzen.

1) Tausendkraft. 2) d. h. gegen den Biß giftiger Tiere.

Den Namen soll die Pflanze nach Plinius XXV 64 von einem Streite zweier Könige, Polemon von Kappadokien und Philetairios von Pontus, um die Priorität ihrer Auffindung haben.

Die eingeklammerte Stelle wird von Dodonäus und Anguillara verworfen, weil sie sich weder im Krateuas-Fragment noch bei Plinius findet. Die älteren Botaniker haben sehr verschiedene Pflanzen hierher gezogen; Tournefort nannte sie zuerst *Polemonium coeruleum*. Fraas glaubt viel Übereinstimmendes mit *Hypericum olympicum* L. (Hypericoideae) zu finden.

Cap. 9. **Περὶ Συμφύτου πετραίου. Felsensymphyton.** Das Felsensymphyton[1] wächst auf Felsen. Es entwickelt dem Dosten ähnliche Zweige, zarte Blätter und Köpfchen wie Thymian. Die ganze Pflanze ist holzig und wohlriechend, hat süßen Geschmack und befördert die Speichelabsonderung. Es hat eine große, rötliche, etwa fingerdicke Wurzel. Mit Honigmeth gekocht und getrunken räumt es die Unreinigkeiten aus der Lunge weg, auch wird es bei Blutauswurf und Nierenleiden mit Wasser gegeben. Mit Wein gekocht wird es gegen Dysenterie und den roten Fluß der Frauen getrunken, mit Sauerhonig aber gegen Krämpfe und innere Rupturen; gekaut löscht es den Durst. Ferner ist es ein gutes Mittel bei Rauheit der Luftröhre. Im Umschlag verklebt es frische Wunden und verschließt Darmbrüche. Endlich bindet es das Fleisch zur Gallerte, wenn es damit gekocht wird.

[1] Von σύν und φύω, zusammenwachsen lassen.

Nach Sprengel *Coris monspeliensis* L. (Primulaceae), **Violette Erdkiefer**, an der Küste des Mittelmeeres.

Cap. 10. **Περὶ Συμφύτου ἄλλου. Anderes Symphyton.** Das andere Symphyton – einige nennen es Pekten[1], die Römer Soldago – entwickelt einen zwei Ellen langen oder auch höheren, leichten, dicken, kantigen, distelähnlichen, hohlen Stengel, um welchen in nicht großen Abständen die rauhbehaarten, schmalen, länglichen, denen der Ochsenzunge ähnlichen Blätter stehen. Der Stengel hat an den Knoten gewisse vorgestreckte Verlängerungen von zarten anliegenden Blättern[2]. Aus jeder Achsel treibt es die weißen oder gelben Blüten sowie die Frucht um den Stengel herum wie bei der Königskerze. Der ganze Stengel und die Blätter haben einen etwas rauhwolligen Überzug, welcher bei der Berührung Jucken verursacht. Die Wurzeln darunter sind an der Außenfläche schwarz, innen weiß und schleimig; von diesen wird Gebrauch gemacht. Fein gestoßen und getrunken sind sie gut für die, welche an Blutspeien und inneren Abszessen leiden, als Umschlag verkleben sie auch frische Wunden. Fleisch, mit dem sie zusammen gekocht werden, binden sie zu Gallerte. Als Kataplasma dienen sie bei Entzündungen, besonders am After, und zwar vorteilhaft mit den Blättern der Kreuzwurz[3].

[1] Die Dichte, Netz. [2] Die Blätter sind am Stengel herablaufend. [3] *Senecio vulgaris* L.

Bei den älteren Botanikern *Symphytum officinale* (Asperifoliaceae). **Schwarzwurzel**; FRAAS schlägt *Symphytum Brochum* Bory, **Knolliger Beinwell**, vor, und zwar mit Rücksicht darauf, daß D. die Blüten weiß oder gelb bezeichnet, während sie bei Symph. offic. sehr häufig rötlich, purpurfarbig oder blaurot sind, was D. anzugeben wohl nicht übersehen hätte. Es ist übrigens fraglich, ob das Symphyton des D. nicht eine von der unserigen verschiedene Pflanze ist, man denke nur an den Blüten- und Fruchtstand, der wie bei Verbascum sein soll.

Früher war die Wurzel als Radix Consolidae officinell, sie enthält viel **Bassorin**, etwas **Amylum, Gerbstoff, Zucker, Asparagin**, nach GREIMER ein Alkaloid **Symphyto-Cynoglossin**, welches eine lähmende Wirkung auf das Zentralnervensystem ausübt (vgl. Cap. 24).

Cap. 11. **Περὶ Ὁλοστέου. Holosteon.** Das Holosteon ist ein kleines Kraut, welches sich drei bis vier Finger lang über die Erde erhebt. Es hat Blätter und Zweige wie der Schotenklee oder wie Agrostis, sie sind adstringierend, ferner eine sehr zarte, haarförmige, weiße, vier Finger lange Wurzel. Es wächst an hügeligen Stellen. Auch dieses hat die Kraft, damit gekochtes Fleisch zu Gallerte zu binden; sonst wird es auch gegen innere Abszesse mit Wein getrunken.

Entweder *Plantago albicans* L. (Plantaginaceae), **Weißlicher Wegerich**, welche schon von den älteren Botanikern (DODONÄUS, LOBELIUS) hierher gezogen wurde, oder, was wahrscheinlicher ist, *Holosteum umbellatum* L. (Caryophyllaceae), **Doldige Spurre**, auf welches TABERNÄMONTANUS (Herb. p. 543) schon hinwies.

Cap. 12. **Περὶ Στοιβῆς. Becherblume.** Stoibe – bei einigen Stobion, bei den Römern Stipa – ist bekannt. Ihre Frucht und Blätter sind adstringierend, deshalb wird auch das Decoct derselben bei Dysenterie als Injektion gebraucht; es wird auch in eiterflüssige Ohren gegossen. Die Blätter sind als Umschlag bei Augenverletzungen durch Schlag von Nutzen; sie hemmen auch den Blutfluß.

Bei Theophrast (Hist. pl. I 10, 3; VI 1, 3) wird die Pflanze unter die gerechnet, welche ein fleischiges Blatt und neben den Blättern Dornen haben, sie heißt auch Phleos (φλεώς).

Poterium spinosum L. (Rosaceae), **Strauchartige Becherblume**, mit etwas zottigen, dornig endigenden Ästen, kahlen Blättern und länglichen Ähren, in Griechenland der häufigste und bezeichnendste Repräsentant des Gestrüppdistrikts im Bereiche der Immergrünen bis zu 700 m Höhe; es ist auch in Italien heimisch. Hach Galen (XIV p. 17) wurde es zur Konservierung der Weine zwischen die Krüge gelegt.

Cap. 13. **Περὶ Κλυμένου. Klymenon.** Das Klymenon [einige nennen es Kalykanthemon[1)], andere Periklymenon, Heliophyes[2)], Hepatitis[3)],

Smilax, Anatolikon[4], Dytikon[5], Mergine, die Römer Volucrum[6], auch Volucrum majus, die Ägypter Oxivi, noch andere Klymenion, auch Agonon] treibe einen vierkantigen, dem der Bohne ähnlichen Stengel; die Blätter ähneln denen des Wegerichs. Am Stengel hat es einander zunickende Troddeln, welche [einem Kreisbogen gleichen] und den Fangfüssen des Polypen[7]. Das beste ist das bergige. Die ganze Pflanze sammt der Wurzel wird zu Saft verarbeitet. Der Saft wird gegen Blutauswurf getrunken, gegen Magenleiden und roten Fluß, weil er adstringierend und kühlend ist. Er stillt auch das Nasenbluten. Die fein gestoßenen Blätter als Umschlag auf frische Wunden gelegt wirken heilend bis zur Narbenbildung.

[1] Kelchblume, von der Form des geschlossenen Körbchens. [2] Sonnengestalt. [3] Leberfarbig. [4] Wie die aufgehende Sonne. [5] Wie die untergehende Sonne; die Synonyma beziehen sich alle auf die große Blüte mit den lebhaft gelben Randblumen. [6] Kann auf das in der Knospe stehende Blütenkörbchen bezogen werden. [7] Calendula arvensis hat im wilden Zustande cirrusartige, verlängerte Blütenstiele. Die Troddeln (θυσάνια) können auf die Blütenknospe, aber ebenso gut auf den Fruchtstand gedeutet werden; die äußeren fast dreiseitigen Kapseln sind stark geflügelt mit einwärts gebogenen Flügeln, die mittleren sind kürzer, ungeflügelt, unten einwärts gekrümmt, die innersten sind kleiner, schwach geflügelt und einwärts gekrümmt. Im C. fehlt der Satz: »welche ...«, dafür steht καὶ περιπλεκόμενα, und umschließende (δυσάνια).

Die älteren Botaniker waren sich über das Klymenon sehr uneinig und bezogen es auf die verschiedensten Pflanzen. Fraas, der auch die Vierkantigkeit des Stengels bei üppig wachsenden Exemplaren fand, hält die Pflanze für *Calendula arvensis* L. (Compositae), **Ackertotenblume**. Sie ist in Griechenland heimisch und kommt auch in Italien wildwachsend vor.

Cap. 14. **Περὶ Περικλυμένου. Periklymenon.** Das Periklymenon – einige nennen es Aigine[1], andere Klymenon, Karpathon[2], Splenion[3], Hepatitis, große Winde, Klematitis, Myrte, Kalykanthemon [die Propheten der Venus Grauhaar, die Ägypter Turkon, die Römer Volucrum majus, die Afrikaner Lanath]. Es ist ein einfacher kleiner Strauch, um den in Abständen die weißlichen epheuartigen Blättchen gestellt sind, und neben den Blättern sind Auswüchse, über denen die weiße, bohnenähnliche, dem Blatt gleichsam anliegende Blüte hervorkommt, wie auch die epheuähnliche, rundliche, harte und schwer abzubrechende Frucht. Es hat eine dicke runde Wurzel, wächst auf Äckern und in Hecken und windet sich um benachbarte Sträucher. Seine Frucht wird bei der Reife gesammelt und im Schatten getrocknet; 1 Drachme davon mit Wein vierzig Tage hindurch getrunken erweicht die Milz, hebt die Erschlaffung, hilft bei Orthopnöe und

Schlucken. Sie treibt den Harn, der vom sechsten Tage an blutig ist. Ferner beschleunigt sie die Geburt. Dieselbe Kraft haben die Blätter, zweiunddreissig Tage hindurch getrunken; sie sollen auch bei den Männern Impotenz bewirken. Mit Öl als Salbe lindern sie bei Wechselfieber die Frostschauer.

[1)] Geisspflanze oder Geissblatt. [2)] Karpathos, eine Insel zwischen Kreta und Rhodus, vielleicht kam es dort viel vor. [3)] Verband, Wundmittel.

Die Beschreibung könnte auf *Lonicera Caprifolium* passen, wenn dem nicht die verwachsenen Blätter bei dieser und die Größe des Strauches widersprächen. Sprengel zieht *Lonicera Periclymenon*, Fraas *Lonicera etrusca* Savi (Caprifoliaceae), **Etrurisches Geissblatt**, hierher, welches im Gebüschdistrikt der regio sempervierens Griechenlands sehr häufig ist. Es hat flaumhaarige oder kahle Blätter, von denen nur die zwei obersten Paare zu einem elliptischen, fast runden Blatte verwachsen, die übrigen kurz gestielt sind, und in drei wirteligen Köpfchen stehende Blüten.

Cap. 15. **Περὶ Τριοβόλου. Tribolos.** Der Tribolos kommt in zwei Arten vor. Der Feldtribolos gleicht in den Blättern dem Portulak, sie sind aber zarter, die Zweige sind lang, über den Boden ausgebreitet und an ihnen befinden sich scharfe, harte Dornen. Er wächst an Flüssen und Hausstellen. Es gibt auch einen Wassertribolos [einige nennen ihn Bukephalos[1)], auch Taurokeras[2)], die Römer Tribulum aquaticum], welcher in Flüssen wächst und den oberen Pflanzenteil emporhebt, die Dornen aber verbirgt. Die Blätter sind breit und haben einen langen Stiel. Der Stengel ist oben dick, und zwar dicker als am Grunde, auch finden sich ihm gewisse haarförmige, ährenartige Gebilde angewachsen. Die Frucht ist hart, wie auch die des anderen. Beide sind adstringierend, kühlend und werden als Kataplasma bei jeder Entzündung angewandt. Mit Honig heilen sie Soor, entzündete Mandeln und Mundfäule sowie (erkranktes) Zahnfleisch; zu Augenarzneien aber wird Saft aus ihnen bereitet. Ihre frische Frucht ist genossen Steinkranken heilsam. Vom Feldtribolos 1 Drachme (der Frucht) genossen und auch aufgelegt stellt die von der Viper Gebissenen wieder her. Mit Wein getrunken ist sie ein gutes Mittel gegen tödliche Gifte. Die Abkochung, umhergesprengt, tötet die Flöhe. Die am Flusse Strymo wohnenden Thrakier gebrauchen das frische Kraut als Pferdefutter. Die Frucht, welche süß und nahrhaft ist, vermahlen sie zur Nahrung und verwenden sie statt des Brotes.

[1)] Ochsenkopf, [2)] Stierhorn, die Synonyma beziehen sich auf die Form und Härte der Nuß.

D. hat zwei Arten Tribolos; Theophrast (Hist. pl. VI 5, 3) unterscheidet beim Feldtribolos mit stacheliger Fruchthülle einen mit Blättern, welche denen der Erbse ähnlich sind, und einen mit dornigen Blättern, beide sind niedrig und vielverzweigt; der Wassertribolos kommt nur in sumpfigen Gewässern vor (VI 9, 1).

Plinius sagt an einer Stelle (XXII 27), es gebe zwei Tribuli, einen in den Gärten, ein sehr lästiges Unkraut, und einen in Flüssen, dagegen XXI 98 zählt er mit Theophrast drei Arten auf.

Tribulus terrestris L. (Zygophyllaceae), **Felddorn** oder **Landbürzel**; er wächst auch in Italien wild. Fraas fand ihn nicht allein in Gärten und auf Äckern, sondern auch in feuchten Niederungen; so dürfte sich die Angabe des Standortes παρὰ ποταμοῖς bei D., wofür man ἐν πεδινοῖς, in Ebenen, vorgeschlagen hat, rechtfertigen lassen.

Der Wassertribolos ist *Trapa natans* L. (Oenoteraceae), **Wassernuss**. Wenn die Pflanze die Oberfläche des Wassere erreicht, bleiben die Blätter schwimmend und werden durch den während der Blütezeit blasig aufgetriebenen Stiel (»oben dicker als am Grunde«) gehalten. Die haarförmigen Gebilde können wohl nichts anderes sein, als die entfernt stehenden, haarförmig und einfach gefiederten Blättchen an dem unter dem Wasser bleibenden Teile der Pflanze. Die sehr mehlreichen Früchte (Nüsse) werden roh und gekocht gegessen.

[**Περὶ Σαξιφράγου. Saxifragon.** Das Saxifragon – einige nennen es Saxifrangon, andere Empetron[1], noch andere auch dieses Skolopendrion[2] oder Bruchos[3], die Römer Saxifraga, auch Sanaria –. Es ist ein verzweigter, an rauhen und felsigen Stellen wachsender kleiner Strauch, der Flachsseide ähnlich. Das Kraut hat die Kraft, bei Harnzwang und Schlucken zu helfen, und zwar für die Fieberfreien mit Wein gekocht, für die Fiebernden in warmem Wasser gegeben, ferner auch den Blasenstein zu zertrümmern und den Harn zu treiben.]

[1] Frankenie. [2] Hirschzunge. [3] Ungeflügelte Heuschrecke.

Dieses in Klammern stehende Kapitel wird von einigen als nicht von D. herrührend bezeichnet, es findet sich aber, wie Sprengel angibt, in den besten ältesten Codices, wenn auch nicht übereinstimmend.

Plinius XXVII 75 nennt als Synonym zu Empetros die auf Felsen in Meeresnähe wachsende Calcifraga, welche den Harn treibt und den Stein zertrümmert. Später ging der Name Saxifraga auf mehrere Pflanzen über, so bei Galen als Synonym zu Kestron, bei Paulus und Trallian zu Betonica, bei Marcellus zu Scolopendrium. Die spätmittelalterlichen Schriftsteller verbanden den Namen mit Pimpinella.

Die Pflanze ist nicht bestimmt. Die älteren Botaniker, Brunfelsius, Tragus, Cäsalpinus u. a. hielten sie für *Pimpinella Saxifraga* oder auch *Saxifraga granulata*, denen aber der Standort widerspricht. Fraas hält sie entweder für das IV 178 behandelte Empetron, *Frankenia pulverulenta* L., **Bestäubte Frankenie**, mit salzigem, bitterem Geschmack, oder für *Gypsophila ocellata* Sm., **Kleinäugiges Gipskraut**.

Cap. 16. **Περὶ Λειμωνίου. Limoneion.** Das Limoneion [einige nennen es Neuroeides[1], andere Lonchitis[2], Eselssenf, die Mysier Mendruta, die Syrier Meuda, andere Lykosemphyllon[3], Helleborosemata, Skyllion, die Propheten Wolfsherz, die Römer schwarze Nieswurz, auch Tintinnabulum terrae[4], die Gallier Iumbarum, die Dakier Dakina]. Es hat der Bete ähnliche Blätter, aber zarter, größer und auch zahlreicher, einen dünnen aufrechten Stengel, gleich wie die Lilie, reich besetzt mit einer roten, zusammenziehend schmeckenden Frucht. Die fein gestoßene Frucht, ein Essignäpfchen voll mit Wein getrunken, hat die Kraft, bei Dysenterie und Magenleiden zu helfen und den roten Fluß der Frauen zu stellen. Es wächst auf feuchten Wiesen und sumpfigen Stellen.

[1] Nervenkraut. [2] Lanzenähnlich. [3] Wolfsblatt. [4] Erdscholle.

Plinius XX 72 nennt das Limonium auch Beta silvestris. Die älteren Botaniker und auch Sprengel ziehen *Statice Limonium* L. hierher, Fraas dagegen *Beta vulgaris* L. (Chenopodiaceae), **Wilder Mangold**.

Cap. 17. **Περὶ Λαγώποδος. Hasenklee.** Der Lagopus – einige nennen ihn Hasenkümmel – ist bekannt. Er hat die Kraft, den Durchfall zu hemmen, wenn er mit Wein, bei Fiebernden aber mit Wasser getrunken wird.

Trifolium arvense L. (Papilionaceae-Trifolieae), **Hasenklee**.

Cap. 18. **Περὶ Μηδίου. Medion.** Das Medion [einige nennen es Medica[1], andere Dreiblatt, Klemation[2], Osmos[3], Trigonos[4], Kybellion[5], Polyphyllon[6], die Römer wohlriechendes Dreiblatt, die Ägypter Epaphu] wächst an dicht beschatteten und felsigen Stellen und hat Blätter wie Seris. Der Stengel ist drei Ellen hoch, die Blüte purpurfarben, groß und rund, die Frucht klein, der Same gleicht dem des Safflors. Die Wurzel ist eine Spanne lang, von der Dicke eines Stabes und schmeckt herbe. Wird diese trocken fein gerieben mit Honig gekocht und einige Tage als Leckmittel genommen, so stellt sie den roten Fluß: der Same mit Wein getrunken befördert die Katamenien.

[1] Medicago. [2] Feiner Schößling. [3] Duft. [4] Dreimal zeugend. [5] Pflanze der Kybele oder vom Berge Kybella in Phrygien. [6] Vielblatt.

Rauwolf (Itinerar. 1582) bezog das Medion auf eine Pflanze Syriens, *Michauxia campanuloides*, Sibtorp auf *Campanula laciniata*. Nach Fraas ist es *Convolvulus althaeoides* L. (Convolvulaceae), **Alteenwinde**, eine auf trockenem Boden der Hügel und Vorberge Griechenlands unter dem Gestrüpp häufige Pflanze. Sie hat eine fast holzige, dünne Wurzel mit Ausläufern, einen bis 40 cm hohen, einfachen, klimmenden Stengel, die untersten Blätter sind lang-gestielt, eiförmig, an der Basis tief-herzförmig oder herz-pfeilförmig, stumpf, ungleich ausgeschweift-gekerbt, die oberen kurz-gestielt, die Kelchzipfel sind eiförmig, etwas trockenhäutig, die Kronen schön rosenrot. Diese Beschreibung KOSTELETZKYS würde die Ansicht von FRAAS nicht stützen.

Cap. 19. **Περὶ Ἐπιμηδίου.** Epimedion. Das Epimedion [einige nennen es Erineos[1], andere Tliryas[2], Polyrhizon, die Römer Vindicta[3]]. Der Stengel ist nicht groß, mit zehn bis zwölf epheuähnlichen Blättern, er trägt weder Frucht noch Blüte. Die Wurzeln sind zart, schwarz, haben einen durchdringenden Geruch und faden Geschmack. Es wächst an feuchten Stellen. Die fein gestoßenen Blätter werden mit Öl als Kataplasmen auf die Brüste gelegt, um ein Vergrößern zu verhindern[4]. Die Wurzel bewirkt Unfruchtbarkeit; auch die fein geriebenen Blätter zu 5 Drachmen nach der Menstruation in Wein genommen verhüten fünf Tage lang die Empfängnis.

[1] Der wilde Feigenbaum. [2] Der Stab, womit der Prätor den Sklaven berührte, der die Freiheit haben sollte. [3] Das Synonym geht, auf die Wirkung der Wurzel als Aphrodisiacum. [4] Ein voller, üppiger Busen entsprach nicht dem Schönheitssinn der Griechen.

Die Pflanze ist nicht identifiziert; denn weder die Alpenpflanze *Epimedium alpinum* L., **Sockenblume** oder **Bischofsmütze**, noch *Botrychium Lunaria*, welches die älteren Botaniker hierher zogen, kann dafür genommen werden, da bei ersterem besonders der Standort widerspricht, bei *Botryjchium Lunaria* Sw. (Ophioglossaceae), **Gemeine Mondraute**, aber ist die Sporangienrispe so ausgebildet, daß D. sie nicht würde übersehen haben.

Cap. 20. **Περὶ Ξιφίου. Siegwurz.** Das Xiphion – einige nennen es Phasganon[1], andere Machaironion[2], Anaktorion[3], Arion[4], die Römer Gladiolus[5], auch Segetalis[6] –. Nach der Gestalt des Blattes heißt es Xiphion[5], es gleicht nämlich der Schwertlilie, nur ist es größer, schmaler und zugespitzt wie ein Messer, dabei nervig. Es treibt einen ellenlangen Stengel mit purpurfarbigen Blüten, welche zeilenweise geordnet sind, eine runde Frucht und zwei Wurzeln, und zwar sitzt die eine auf der anderen, von der Form kleiner Zwiebeln. Von diesen ist die untere hager[7], die obere kräftiger. Es wächst vorzugsweise auf Äckern. Die obere Wurzel hat die Kraft, mit Wein und Weihrauch als Umschlag Splitter und Dornen auszuziehen, mit Taumellolchmehl und Honigmeth verteilt sie verhärtete Drüsen der Schamgegend, daher wird sie solchen Zwecken dienenden Pflastern zugesetzt. Im Zäpfchen eingelegt befördert sie die Katamenien. Man sagt auch, daß die obere Wurzel, mit Wein als Zäpfchen angewandt, den Geschlechtstrieb anrege, die untere Unfruchtbarkeit bewirke; auch werde Kindern bei Darmbruch mit Erfolg die obere Wurzel im Trank mit Wasser gegeben.

[1] Schwert. [2] Messerchen. [3] Regierend, vielleicht mit Bezug auf die geschlechtliche Wirkung. [4] Statt ἄρειον, kräftiger? [5] Kleines Schwert. [6] Unter der Saat wachsend. [7] Die untere, ältere Wurzel ist etwas verschrumpft.

Plinius XXV 138 spricht sich in gleicher Weise über Xiphios aus.

Gladiolus communis L. mit der Abart *Gl. segetum* (Iridaceae), **Siegwurz**. Die Knollen wurden früher als Rad. Victorialis rotundae, Runder Siegwurz oder allermannsharnisch, angewandt, vielfach auch als Amulett zur Sicherheit gegen Verwundungen getragen.

Cap. 21. **Περὶ Σπαργανίου. Sparganion.** Das Sparganion – einige nennen es Xiphidion[1], andere Bolos[2] – hat dem Xiphion ähnliche Blätter, aber schmaler und mehr geneigt, an der Spitze des Stengels eine Art Kugeln, in denen sich der Same befindet. Die Wurzel und der Same werden mit Wein den von giftigen Tieren Gebissenen gegeben.

[1] Schwertchen. [2] Kloß, von dem kugeligen Blütenstande oder der runden Frucht. Die älteren Botaniker, auch Kosteletzky, ziehen *Sparganium simplex* oder *ramosum* Sw. (Typhaceae), **Einfacher** oder ästiger **Igelskolben**, hierher, indem die Kugel an der Spitze der Zweige auf den Blütenstand bezogen wird, Fraas dagegen *Butomus umbellatus* L. (Butomaceae), **Doldige Wasserviole**, wohl wegen der dunklen, kugeligen Frucht.

Cap. 22. **Περὶ Ξυρίδος. Xyris.** Die Xyris – eEinige nennen sie wilde Schwertlilie, andere Kakos[1], die Römer Gladiolus, auch Ackerschwertlilie, die Dakier Aprus –. Sie hat denen der Schwertlilie ähnliche Blätter, aber breiter und oben spitzig; aus der Mitte der Blätter treibt sie einen ellenlangen ziemlich dicken Stengel[2], an dem dreieckige Schoten[3] sitzen und über diesen die purpurfarbigen, in der Mitte dunkelroten Blüten. Der Same befindet sich in bohnenähnlichen Säckchen, er ist rund, rot und scharf. Die Wurzel ist vielknotig, lang, feuerrot, wirksam bei Wunden des Kopfes und bei Schädelbrüchen; sie zieht nämlich Knochen und jedes Geschoß ohne Schmerz heraus, wenn sie mit dem dritten Teile Kupferblüte und dem fünften Teile Tausendgüldenkrautwurzel und hinreichend Honig vermischt wird. Sie heilt auch Ödeme und Geschwülste, wenn sie mit Essig umgeschlagen wird. Mit Rosinenwein zerstoßen wird die Wurzel gegen Krämpfe, innere Rupturen und Ischias, wie auch gegen Harnzwang und Durchfall getrunken. Der Same, in der Gabe von 3 Obolen mit Wein getrunken, ist stark harntreibend, mit Essig genommen erweicht er die Milz.

[1] Widrig, die Blätter haben beim Zerreiben einen häßlichen Geruch. [2] Der Blütenstiel. [3] Der geriefte, schwach dreikantige Fruchtknoten; die Samen sitzen in geschnäbelten, schwach dreikantigen Kapseln.

Iris foetida (Iridaceae), **Stinkende Schwertlilie**. Das Rhizom war ehedem als Rad. Spathulae foet. vel Xyridis officinell. In Italien, wo sie hin und wieder wild wächst, heißt sie Spatula fetida.

Cap. 23. **Περὶ Ἀγχούσης. Ochsenzunge.** Die Anchusa, welche einige Kalyx, andere Onokleia[1] [Katanchusa, Libyka, Archibellion, Alkibiadion[2], Onophyllos[3], Porphyris, Mydusa, Salyx, Nonea, die Afrikaner Buinesath] nennen, hat dem scharf blätterigen Giftsalat ähnliche, behaarte, rauhe, dunkle, zahlreiche Blätter, welche von allen Seiten aus der Wurzel hervorkommen und am Boden liegen[1], sie sind dornig. Die fingerdicke Wurzel ist blutrot, die im Sommer wachsende färbt auch die Hände. Sie steht in Gegenden mit gutem Boden. Die Wurzel ist adstringierend, ein gutes Mittel bei Brandwunden und alten Geschwüren, wenn sie mit Wachs und Öl gekocht wird. Sie heilt, mit Grütze umgeschlagen, roseartige Entzündungen, und weiße Flecken und Aussatz im Kataplasma mit Essig. Im Zäpfchen eingelegt zieht sie den Embryo heraus. Ihre Abkochung wird bei Gelbsucht, Nierenleiden, Milzsucht den Fiebernden mit Honigmeth gegeben. Die Blätter, mit Wein getrunken, stellen den Bauch. Die Salbenhändler gebrauchen die Wurzel zum Verdichten der Salben.

[1] Eselshuf. [2] Von Alkibios, der, wie es bei Nikander (Ther. 541) heißt, durch die Pflanze geheilt ist. [3] Eselsblatt. [4] Die in einem dichten Büschel stehenden, oberseits dunklen Wurzelblätter neigen sich zur Erde.

Anchusa tinctoria L. (Asperifoliaceae), **Färberochsenzunge**.

Die Wurzel enthält einen in Weingeist und Öl löslichen roten Farbstoff, das **Alcannin**, dem sie eine früher vielfache Anwendung als Rad. Alcannae verdankte.

Cap. 24. **Περὶ Ἀγχούσης ἑτέρας. Andere Anchusa.** Die andere Anchusa, welche Einige Alkibiadion oder Onocheiles[1] nennen. Diese unterscheidet sich von der vorigen dadurch, daß sie kleinere, aber ebenso rauhe Blätter und zarte Zweige hat, an denen die purpurfarbige in Dunkelrot spielende Blüte sitzt. Sie hat rote, sehr lange Wurzeln, welche um die Zeit der Weizenernte einen blutroten Saft haben. Sie wächst an sandigen Plätzen. Ihre Wurzel und Blätter haben die Kraft, den von giftigen Tieren, besonders von der Viper Gebissenen zu helfen, wenn sie gegessen, getrunken oder umgebunden werden. Wenn sie aber jemand kaut und in das Maul des giftigen Tieres speit, so tötet sie dasselbe.

[1] Eselslippe.

Echium diffusum L. (Asperifoliaceae), **Ausgebreiteter Natternkopf**, auf Kreta und in Kleinasien heimisch und wildwachsend. Sie hat nach SPRENGEL eine große, dicke, holzige, bräunlich-blutrote Wurzel, schmale, lineale, borstig behaarte Blätter und eine dunkelrote Blüte.

Die Asperifoliaceen Anchusa, Echium und Cynoglossum enthalten nach den Untersuchungen von BUCHHEIM und LOS (Über die pharmakolog. Gruppe des Curarins, 1870) und von K. GREIMER (Giftige Borragineen-Alkaloide, Archiv d. Pharm. 1900 S. 205 ff.) ein wie Curare wirkendes Alkaloid, welches GREIMER als **Cynoglossin** bezeichnet. Derselbe isolierte weiter aus den genannten Pflanzen ein Glukosid **Consolidin** und ein Alkaloid **Consolicin**, welche beide in ihrer physiologischen Wirkung vom Cynoglossin verschieden sind, indem sie eine Lähmung des Zentralnervensystems bewirken, während dieses nur die Endigungen der motorischen Nerven lähmt. Das Consolicin ist sowohl in den Pflanzen präformiert vorhanden, als auch ein Spaltungsprodukt des Consolidins, welches bei der Behandlung mit Säuren in Glukose und Consolicin zerfällt.

Cap. 25. **Περὶ ἑτέρας Ἀγχούσης. Weitere Anchusa.** Es gibt noch eine andere, jener ähnliche, mit einer kleineren dunkelroten Frucht. Wenn diese jemand kaut und in den Rachen der Schlange speit, so tötet sie dieselbe. Wird die Wurzel, ein Essignäpfchen voll, mit Hysop und Kresse getrunken, so treibt sie den Bandwurm aus.

Mit Sicherheit ist diese dritte Anchusa nicht identifiziert. Von SPRENGEL und FRAAS wird, als ihr mit Wahrscheinlichkeit entsprechend, *Lithospermum fruticosum* (Asperifoliaceae) hierhergezogen. Es ist ein spannenhoher kleiner Strauch mit linealen, streifig behaarten Blättern, violetten Blüten und braunroten Samen; er soll in Südeuropa nicht selten sein.

Cap. 26. **Περὶ Λυκόψεως. Natternkopf.** Die Lykopsis – einige haben auch diese Anchusa genannt – hat lattichähnliche Blätter, sie sind aber größer, dicker, rauh und breiter, über den Wurzelkopf herabfallend. Sie entwickelt einen großen, aufrechten, rauhen Stengel mit vielen ellenlangen rauhen Nebenzweigen, und an diesen kleine purpurfarbige Blüten. Die Wurzel ist rot, adstringierend. Sie wächst im platten Lande. Die Wurzel mit Öl als Kataplasma heilt Wunden, mit Grütze roseartige Entzündungen. Fein gestoßen mit Öl als Salbe wirkt sie schweißtreibend.

Echium italicum L. (Asperifoliaceae), **Italienischer Natternkopf**, eine in Griechenland an Wegen und auf dürren Feldern häufige Pflanze.

Cap. 27. **Περὶ Ἐχίου. Echion.** Das Echion – einige nennen es Doris, andere Alkibiadion, die Römer Alcibiacum – hat längliche, rauhe, etwas zarte, denen der Anchusa ähnelnde Blätter, aber kleiner und fett, mit feinen, anliegenden Borstenhaaren, welche die Blätter rauh machen, dünne, zahlreiche Stengelchen, beiderseits mit zarten, gefiederten, dunklen Blättern[1], welche nach der Spitze des Stengels zu verhältnismäßig kleiner werden. Nächst den Blättern stehen die purpurfarbigen Blüten, in welchen sich die, einem Vipernkopf ähnlichen Früchte befinden. Die Wurzel ist dünner als ein Finger, schwärzlich. Diese, mit Wein getrunken, hilft nicht nur den von Schlangen Gebissenen, sondern, wenn sie von irgendwelchen vorher genommen wird, so behütet sie diese auch vor dem Biß. In gleicher Weise wirken aber auch die Blätter und die Frucht. Sie lindert ferner Hüftschmerzen und befördert die Milchabsonderung, wenn sie in Wein oder im Schlürftrank genommen wird.

[1] Wird auf die kaminartigen Bracteen bezogen.

Echium rubrum Jacq. (Asperifoliaceae), **Roter Natternkopf**, eine im südöstlichen Europa gemeine Pflanze mit schlankem, starrem Stengel, länglich-lanzettlichen Blättern, welche beide borstenhaarig sind. Die Blüte besteht aus einer langen, aus vielen achselständigen Ähren zusammengesetzten Rispe, die Stützblätter sind fast kammartig, die Kronen rot.

Cap. 28. **Περὶ Ὠκιμοειδοῦς. Okimoeides.** Das Okimoeides[1] – einige nennen es Philetairion, andere selbst dieses Echion [noch andere Skorpiuron[2], Sparganon, Althaia, Amaranthis, Probataia, Elaphion, Antimimon, Porphyris, Augion, Nemesion, Hyainopsolon, Thyrsites, Thermutis, Misopathos, die Römer Ocimastrum] hat dem Basilikum ähnliche Blätter, aber spannenlange rauhe Zweige, Kapseln wie das Bilsenkraut, angefüllt mit schwarzen, dem Schwarzkümmel ähnlichen Samen. Der Same, in Wein getrunken, hat die Kraft, die Bisse der Viper und der übrigen Schlangen zu heilen; er wird auch den Ischiaskranken mit Myrrhe und Pfeffer gegeben. Die Wurzel darunter ist zart und unbrauchbar.

[1] Dem Basilikum ähnlich. [2] Skorpionschwanz, dieses wie andere Synonyma, Hyainopsolon, Thyrsites, Sparganon können auf den racemösen Blütenstand bezogen werden.

Sprengel zieht *Saponaria Ocimoeides* L. hierher, Fraas als besser passend *Silene gallica L.* (Caryophyllaceae), **Rauhe Nelke**.

Cap. 29. **Περὶ Ἐρίνου. Erinos.** Der Erinos [einige nennen ihn Okimoeides, andere Hydreros[1], die Römer Ocimum aquaticum] wächst an Flüssen und Quellen. Er hat dem Basilikum ähnliche Blatter, sie sind aber kleiner und an den oberen Teilen eingeschnitten, fünf bis sechs Zweige von Ellenlänge, weiße Blüten und kleine, schwarze, harte Samen. Der Stengel und die Blätter sind saftreich. Sein Same, in der Menge von 2 Drachmen zu 4 Bechern Honig gemischt, hemmt als Salbe den Augenfluß; der Saft lindert Ohrenschmerz, wenn er mit Schwefel, der vom Feuer noch nicht berührt ist, und Natron eingetröpfelt wird.

[1] Der Feuchte, vom Standort.

Plinius XXIII 131 beschreibt die Pflanze übereinstimmend mit D., sie hat bei ihm 5 Stengel, er will sie nur der Namensverwandtschaft wegen anführen (ἐρινός heißt der wilde Feigenbaum, unsere Pflanze ἔρινος).

Sie ist nicht bestimmt. Val. Cordus meint, man habe der Pflanze den Namen Erinos gegeben, weil sie wie der Feigenbaum Milchsaft enthalte, er kennt sie nicht, Ruellius scheint sie gekannt zu haben, er sagt: Bei Hippokrates findet sich eine Pflanze Echinos (auch bei Galen ἐχῖνος, korrumpiert für Erinos), bei den neueren Botanikern heißt sie Milchpflanze, Lactoris, Militaris, auch Ocimum aquatile; sie hat 4 Zoll lange Zweige mit je 4–5 Blättern, die länger als beim Basilikum und oben geteilt sind. Die Blüte ist weiß, der Same klein, schwarz, hart und herb. Die arzneilichen Wirkungen gibt er dann wie D. an, überdies noch, daß die Blätter, genossen, die Geburt erleichtern und als Umschlag Schlag- und Stichwunden heilen.

Einige haken *Impatiens noli tangere* L. dafür gehalten, sie hat aber gelbe Blüten. Fab. Columna (Ecphr. plant.) bezieht sie auf *Campanula Rapunculus* und *Camp. Erinus* (vgl. Bauhin et Cherler lib. XX p. 798); die erste hat blaue, selten weiße Blüten, beide haben aber keinen Milchsaft. Fraas zieht, da Camp. Rapunculus der Flora Griechenlands fremd ist, *Campanula ramosissima* Sibth. (Campanulaceae), **Viel verzweigte Glockenblume**, in Frage.

Cap. 30. **Περὶ Ἀγρώστεως. Agrostis.** Die Agrostis [Einige nennen sie Aigikon[1], andere Hamaxitis[2], die Ägypter Anuphi, die Römer Gramen[3], auch Asifolium, Sanguinalis[4], Viola, die Spanier Aparia, die Dakier Kotiata, die Afrikaner Jebal] hat knotige Halme, welche über die Erde kriechen und von den Sprossen entsandt werden[5], süße, knotige Wurzeln, scharfe, harte, breite Blätter wie heim kleinen Rohr[6], welche den Ochsen und dem Zuchtvieh als Futter dienen. Ihre Wurzel, fein gestoßen, als Umschlag verklebt Wunden; die Abkochung derselben als Trank wirkt gegen Leibschneiden, Harnbeschwerden und bei Blasengeschwüren; sie zertrümmert auch den Stein.

[1] Ziegenpflanze, Capriola der heutigen Italiener. [2] Auf Wagen gefahren. [3] Dem römischen Gramen, Gras, entspricht auch ἄγρωστις als Kollektivname, hier ist es aber ἄγρωστις κατ' ἐξοχήν. [4] Blutfingergras (*Digitaria Sanguinalis*). [5] Aus jedem Knoten der unterirdischen Halmäste (κλάδοι) entspringt ein neuer Sproß oder Halm. [6] Wohl *Arundo Donax* oder *Phragmites*.

Sprengel hält Agrostis für *Triticum repens* L., Fraas für *Cynodon Dactylon* Pers., *Panicum Dactylum* L. (Gramineae), **Wucherndes Fingerkraut**, weil dieses auf allen dürren und feuchten Niederungen, oft Rasenplätze bildend, besonders in der Nähe der Küste, vorkommt und auch dort wie in Italien dem medizinischen Zwecke dient wie unsere Quecke, während Trit. repens seltener ist.

Cap. 31. **Περὶ Καλαμαγρώστεως. Kalamagrostis.** Kalamagrostis ist im Ganzen größer als Agrostis [die Wurzel ist der Kalmuswurzel ähnlich]. Für das Vieh ist es, wenn es dasselbe frißt, tödlich, besonders das in Babylonien an den Wegen wachsende.

Nach Sprengel *Calamagrostis epigeios* Roth, von dem er sagt, daß es vom Vieh nicht angerührt wird, das Vieh aber, wenn es dasselbe vor Hunger frißt, an Eingeweideentzündung eingebt. Fraas zieht *Sorghum halepense* Pers. (Gramineae), **Aleppo-Moorhirse**, hierher, welches in Italien auf den Äckern ein gefürchtetes Unkraut ist und dessen Rhizome dort in den Apotheken als europäische Sarsaparille gebraucht werden. Beide Pflanzen haben dieselbe Höhe; bei Calamagrostis ist die Ähre zusammengezogen oder weitschweifig, die Ährchen sind lanzettlich, zugespitzt, die Klappen lanzettlich, grannenlos, die innere Spelze ist zweikielig, die Deckschüppchen sind länglich-lanzettlich. Bei Sorghum sind die Rispenäste zerstreut, nicht büschelig, die Ährchen gepaart, die Klappen ovalkonvex, glänzend, die Spelzen dünnhäutig, die Granne ist zurückgeschlagen.

Cap. 32. **Περὶ τῆς ἐν Παρνασσῷ ἀγρώστεως. Agrostis am Parnass.** Die am Parnass wachsende Agrostis ist stärker verzweigt. Sie treibt epheuähnliche Blätter, eine weiße, wohlriechende Blüte, eine kleine unbrauchbare Frucht und fünf bis sechs fingerdicke weiße, weiche, sehr süße Wurzeln. Ihr Saft, mit gleichviel Honig und Wein, der Hälfte Myrrhe und dem dritten Teile Pfeffer und Weihrauch gekocht, ist das beste Arzneimittel für die Augen; es wird in einer ehernen Büchse aufbewahrt. Die Abkochung der Wurzel leistet das Nämliche wie sie selbst. Der Same aber ist stark harntreibend, erregt Erbrechen und stellt den Bauchfluß.

Die aber, welche in Kilikien wächst und bei den Eingeborenen Kinna heißt, bewirkt bei den Ochsen, wenn sie oft damit gefüttert werden, Entzündung.

Für Sprengel ist die Pflanze rätselhaft. Fraas bezieht sie auf *Serapias grandiflora* (Orchidaceae), **Großblätterige Sumpfwurz**, sie hat ein fast kriechendes Rhizom.

Kinna halten beide Autoren identisch mit Kalamagrostis.

Cap. 33. **Περὶ Σιδηρίτιδος. Sideritis.** Die Sideritis – einige nennen sie Herakleia [die Propheten Same, auch Blut des Titanos, auch Skorpionschweif, Pythagoras nennt sie Parmiron, andereas Xanthophanea[1], Osthanes Ochsenauge, die Ägypter nennen sie Sendionor, die Römer Vertumnus[2], auch Soleastrum[3], die Afrikaner Udedoni] ist ein Kraut mit Blättern, welche denen des Andorns ähnlich, aber länglicher sind, denen des Salbei oder der Eiche ähneln, jedoch kleiner und rauh sind. Sie entwickelt vierkantige, spannenlange, oder auch größere Stengel, nicht unangenehm von Geschmack, etwas zusammenziehend. An ihnen stehen in Abständen runde (Blüten-)Wirtel wie beim Andorn und darin sitzt ein schwarzer Same. Sie wächst an etwas felsigen Stellen. Die Blätter als Umschlag haben die Kraft, Wunden zu verkleben und Entzündung abzuhalten.

[1] Gelb erscheinend. [2] Vertumnus, Gott der Jahreszeiten, der sich verwandelnden Natur; in der Nahe seiner Statue hatten die Gemüsehändler ihren Stand. [3] Sonnengestirn.

In der Identifizierung der Pflanze weichen die Botaniker sehr von einander ab; bei Fuchs ist es *Stachys recta* L., bei Fab. Columna *Stachys Heraclea*, bei Clusius und Kosteletzky *Sideritis scordioides* L. (Labiatae). Letzterer beschreibt sie als eine Pflanze des südlichen Europa mit mehreren niederliegenden Stengeln, welche mit den Enden und Ästen aufsteigen und verholzen. Die Blätter sind lanzettlich, ganzrandig oder fast gezähnt, oberseits kahl, die Blütenwirtel ährig, der Kelch ist trichterig, rauhaarig, die Kronenröhre pfriemig-grannig, die Krone blaßgelb, der mittlere Zipfel ausgerandet. Zur Blütezeit hat sie einen angenehm-balsamischen Geruch.

Cap. 34. **Περὶ ἑτέρας Σιδηρίτιδος. Andere Sideritis.** Die andere Sideritis hat zweiellenlange dünne Zweige; die Blätter haben lange Stiele, sind denen des Farnkrauts ähnlich und stehen zahlreich zu beiden Seiten (des Stengels). Aus den oberen Achseln kommen große, zarte Auswüchse, welche an der Spitze runde rauhe Köpfchen tragen, in denen der der Bete ähnliche aber rundere und härtere Same[1] sich befindet. Die Blätter auch von dieser haben die Kraft, Wunden zu heilen.

[1] Die Früchtchen sind eirund-vierseitig, etwas grubig.

Nach Sibtorp *Poterium Sanguisorba* L., nach Fraas *Poterium polygamum* Kit. (Rosaceae), **Bereifte Becherblume**; sie ist in Griechenland häufig an Wasserriefen in der Ebene und auf Gebirgen an feuchten, steinigen Stellen.

Cap. 35. **Περὶ ἑτέρας Σιδηρίτιδος. Weitere Sideritis.** Es soll noch eine dritte Sideritis geben, selbst diese nennt Krateuas Herakleia, welche an Mauern und in Weinbergen wächst. Sie hat aus einer Wurzel zahlreiche Blätter, welche denen des Koriander ähnlich sind und um spannenlange dünne, zarte, weißliche, ins Rötliche spielende Stengelchen gestellt sind. Die Blüten sind dunkelrot, klein, haben einen bitteren, leimigen Geschmack. Ihre Wurzel hat als Kataplasma die Kraft, blutige und frische Wunden zu verkleben.

SPRENGEL pflichtet SIBTORP bei, welcher diese dritte Sideritis für *Scrophularia lucida* L. hält; mit Rücksicht auf das Vorkommen auch an bebauten Stellen zieht FRAAS *Scrophularia chrysanthemifolia* L. (Scrophulariaceae) hierher.

Cap. 36. **Περὶ Ἀχιλλείου. Garbe.** Achilleios – einige nennen den Achilleios auch Sideritis [Andere Myriomorphos[1)], Chiliophyllon[2)], Stratiotikon[3)], Herakleion[4)], die Römer Supercilium Veneris[5)], auch Acrum[6)] silvaticum, Militaris[7)] oder Millefolium, die Afrikaner Aster Choiloth]. Er treibt spannenlange oder auch höhere spindelartige Zweige und an diesen zarte Blättchen mit häufigen schiefen Einschnitten wie beim Koriander, welche etwas bitter, klebrig sind und einen starken, nicht unangenehmen, dabei arzneikräftigen Geruch haben. Der Blütenschirm an der Spitze ist rund, die Blüte weiß, dunkelrot oder auch goldiggelb. Er wächst in Gegenden mit gutem Boden. Sein (des Blütenschirmes) Obertkeil, fein gestoßen, verklebt blutige Wunden und hält Entzündung ab und stillt Blutungen, solche aus der Gebärmutter, wenn er im Zäpfchen eingelegt wird. Auch die Abkochung desselben ist als Sitzbad heilsam für solche (Frauen), die am Fluß leiden; sie wird auch gegen Dysenterie getrunken.

[1)] Zehntausendgestaltig. [2)] Tausendblatt. [3)] Im Kriege tauglich, als Wundkraut. [4)] Herkuleskraut, wegen der mächtigen Wirkung. [5)] Augenbrauen der Venus. [6)] Acorus? [7)] Soldatenpflanze.

Den Namen soll die Pflanze nach Achilles, dem Schüler des Götterarztes Cheiron erhalten haben (Plin. XXV 42), welcher den verwundeten Telephos damit heilte.

D. führt, ohne zu unterscheiden, drei Arten Achillea auf, die mit weißer, dunkelroter und gelber Blüte; sie können auf *Achillea magna* L., *A. tanacetifolia* All. und *A. tomentosa* L. (Compositae), **Große, Rainfarnblattähnliche** und **Wollige Garbe** bezogen werden.

Fast alle Arten Garbe werden in der Volksmedizin als heilkräftig geschätzt.

Cap. 37. **Περὶ Βάτου. Brombeer.** Batos, welche wir kennen [einige nennen sie Kynosbatos[1)], andere Selenorytion [2)], Asyntrophon[3)], die Propheten Titansblut, auch Ibisblut, die Römer Sentes[4)], auch Rubus, Mora vaticana[5)], die Dakier Manteia, die Ägypter Haimoios, auch Ametros], adstringiert und trocknet aus, färbt auch die Haare. Die

Abkochung der Zweigspitzen, getrunken, stellt den Bauch und hält den Fluß der Frauen auf, heilt auch den Biß des Prester. Die gekauten Blätter kräftigen das Zahnfleisch und heilen Soor. Ferner halten die Blätter als Umschlag kriechende Geschwüre auf und heilen Kopfgrind, das Vorfällen der Augen, Feigwarzen und Hämorrhoiden. Fein gestoßen als Umschlag sind sie ein geeignetes Mittel bei Magen- und Herzkrankheiten. Ihr aus den Stengeln und Blättern gepreßter und in der Sonne eingeengter Saft wirkt in allen angeführten Fällen noch besser. Der Saft der vollständig reifen Frucht eignet sich zu Mundmitteln; aber auch die nicht ganz ausgereifte Frucht stellt genossen den Bauch; endlich auch die Blüte desselben, mit Wein getrunken, stellt den Bauch.

[1] κονὸς-βάτος, wörtlich Hundegang, für Hunde gangbar, weil die dornigen Zweige den Weg versperren. [2] Mondhörnchen (σελήνη und ῥύτιον). [3] Ohne Gesellschaft, der Strauch steht allein. [4] Dornstrauch. [5] Rast auf schlechtem Boden, der Vatican war bekannt wegen seines sterilen Erdreiches.

Bei Theophrast (Hist. pl. III 18, 4) heißt die Pflanze χαμαίβατος, an der Erde kriechender Dornstrauch, er zählt ihn zu den Immergrünen, da er im Winter viele Blätter behält.

Rubus tomentosus Willd. (Rosaceae), **Wolliger Brombeer**, mit verschiedenen Varietäten, *R. caesius* L., **Ackerbrombeer**, *R. amoenus* L., **Lieblicher Brombeer** u. a. Er vertritt in Griechenland die Stelle unseres *Rubus fruticosus*, dessen Stengel als Volksmittel gegen Durchfall und zu Gurgelwasser, die Beeren in Sirup gegen Brustaffektionen und das sogen. Schwämmchen der Kinder gebraucht werden.

Cap. 38. **Περὶ ἰδαίας Βάτου. Himbeer.** Batos idaia hat den Namen vom häufigen Vorkommen am Idagebirge; sie ist viel weniger verzweigt als die vorige und hat kleine Dornen, sie findet sich aber auch dornenlos. Sie hat dieselbe Kraft wie die vorige; außergewöhnlich aber hilft die mit Honig zerriebene Blüte als Salbe bei Augenentzündungen und lindert roseartige Entzündungen. Magenleidenden wird sie mit Wasser als Trank gegeben.

Es ist ohne Zweifel βάτος ὀρθοφυής καὶ ὕψος ἔχων, der zu einer Höhe aufsteigende Dornstrauch des Theophrast (Hist. pl. III 18, 4).

Plinius XXIV 123 sagt, eine Art Rubus wächst nirgends andern als auf dem Ida, er ist kleiner, schwächer und hat wenigstachelige Zweige. *Rubus Idaeus* L. (Rosaceae), **Himbeerstrauch**. Er liebt sogen. Schlagschattenstellen, ist in Griechenland nicht häufig, besonders auf dem Hochgebirge, meist in schattigen Schluchten der Tannenregion. In Italien findet er sich nicht gerade selten, wird dort auch in Gärten gezogen.

Der aus den Beeren bereitete Sirup ist officinell; durch Destillation wird auch ein aromatisches Wasser, Aqua Rub. Id. daraus gewonnen.

Cap. 39. **Περὶ Ἑλξίνης. Ackerwinde.** Die Helxine [einige nennen sie Heleitis, andere Kanochersaia, Amelxine, Eusine, Amorgine, Sukotachos, Psychuakos, Melampelos, Kissampelos, Kissanthemon, Anatetamenon, die Römer Volutu laparu, die Ägypter Hapap] hat Blätter wie der Epheu, aber kleiner, und lange Zweige, welche alles umschlingen, was sie treffen. Sie wächst in Hecken, Weinbergen und unter dem Getreide. Der Saft der Blätter hat, getrunken, den Bauch lösende Kraft.

Convolvulus arvensis L. (Convolvuluceae), **Ackerwinde**, ein in den fruchtbaren Niederungen Griechenlands sehr häufiges und lästiges Unkraut. Einer zweiten Helxine begegnen wir im Cap. 86. Plinius spricht gleichfalls an zwei Stellen von einer solchen, aber weder die eine noch die andere kann hierher gezogen werden.

Cap. 40. **Περὶ Ἐλατίνης. Elatine.** Die Elatine hat denen der Helxine ähnliche Blätter, sie sind aber kleiner, runder und rauh, ferner zarte, spannenlange Zweige, fünf bis sechs aus einer Wurzel, welche reich sind an zusammenziehend schmeckenden Blättern. Sie wächst unter dem Getreide und an gebauten Stellen. Die Blätter als Umschlag haben die Kraft, Entzündungen und Flüsse der Augen zu heilen. Gekocht und getrunken helfen sie auch bei Dysenterie.

Auch diese Pflanze soll Blätter haben wie der Epheu, deshalb bezog sie MATTHIOLUS auf *Linaria Elatine,* mit spießförmigen Blättern, SIBTORP auf *Linaria spuria* Willd.; FRAAS zieht *Linaria graeca* Bory (Scrophulariaceae), **Griechisches Leinkraut**, hierher, welches am häufigsten auf Saat- und Brachfeldern vorkommt.

Cap. 41. **Περὶ Ἐυπατωρίου. Odermennig.** Das Eupatorion – einige nennen es Hepatorion[1], andere Hepatitis[1], die Römer Volucrum majus – ist ein strauchiges Kraut, welches nur einen zarten, holzigen, geraden, dunklen, etwas rauhen, ellenlangen oder auch größeren Stengel treibt. Die Blätter stehen in Abständen, meist wohl in fünf oder auch mehr Abschnitte geteilt, sie gleichen denen des kriechenden Gänsefusses, mehr noch denen des Hanfes, sind gleichfalls dunkel und an der Spitze sägeförmig gezähnt; von der Mitte an steht um den Stengel der etwas rauhe, nach unten nickende Same, so daß er auch trocken an den Kleidern haftet. Seine Blätter mit altem Schweinefett fein gestoßen und aufgelegt, heilen schwer vernarbende Geschwüre. Der Same und das Kraut, mit Wein getrunken, helfen bei Dysenterie und Schlangenbissen. Einige haben diese Pflanze irrtümlich Argemone[2] genannt; dies ist nämlich eine andere, wie wir zeigen werden.

[1] Leberkraut. [2] ἀργεμώνη nach MARCELLUS und RUELLIUS, sonst haben die Codices ἀρτεμισίαμ.

Plinius XXV 65 schreibt der Pflanze ein königliches Ansehen zu, weil sie nach dem Könige Mithridates Eupator benannt sei. Die Beschreibung der Pflanze ist nicht klar, denn wie sollen die Blätter den Vergleich mit denen des Hanfes aushalten! Sie stehen abwechselnd, unten am Stengel gehäuft, nach oben entfernt, sind unterbrochen gefiedert mit gegenüberstehenden großen, großzähnig gesägten Blättchen, die von kleineren unterbrochen werden. Der Kelch (bei D. τὸ σπέρμα) ist später mit hakigen Borsten besetzt.

Agrimonia Eupatoria L. (Rosaceae), **Odermennig**. In manchen Gegenden ist Herb. Agrimon. heute noch ein beliebtes Hausmittel.

Cap. 42. **Περὶ Πενταφύλλου. Gänsefuß.** Das Pentaphyllon [einige nennen es Pentapetes[1], andere Pentatomon[2], Pentadaktylon[3], Pseudoselinon[4], Kallipetalon[5], Xylolotos[6], Xylopetalon[7], Asphaltos, Pentakoinon[8], Thymiatitis[9], die Ägypter Orphitebeoke, auch Enotron, die Propheten Ibisklaue, auch Ibisflügel, Hermodaktylon[10], die Römer Quinquefolium[11], die Gallier Pempedula, die Dakier Probedula] treibt hagere, zarte, spannenlange Zweige, an denen sich die Frucht befindet. Es hat Blätter ähnlich wie die Minze, fünf, selten wohl mehr an jedem Stiel[12], welche am Rande sägeförmig gezähnt sind. Die Blüte ist blaß, goldfarbig. Es wächst an feuchten Stellen und Gräben. Es hat eine rötliche, längliche Wurzel, dicker als bei der schwarzen Nieswurz; es findet vielfache Verwendung. Das bis auf ein Drittel durch Kochen eingeengte Decoct der Wurzel hat, im Munde behalten, die Kraft, Zahnschmerzen zu heilen, auch beseitigt es als Mundspülwasser die Mundfäule und besänftigt als Gurgelwasser die Rauheit der Luftröhre. Ferner hilft es bei Bauchfluß und Dysenterie und wird auch von den Gicht- und Ischiaskranken getrunken. Fein gestoßen in Essig gekocht hält sie (die Wurzel) als Umschlag kriechende Geschwüre auf, verteilt Drüsen am Halse, Verhärtungen, Aneurysmen[13] und Abszesse, heilt roseartige Entzündungen, überwachsene Fingernägel, Feigwarzen und Krätze, der Saft der zarten Wurzel wirkt bei Leber- und Lungenleiden und gegen tödliche Gifte. Die Blätter aber werden mit Honigmeth oder gemischtem Wein[14] und etwas Pfeffer gegen die periodischen Fieber getrunken, und zwar beim viertägigen die Blätter von vier Zweigen, beim dreitägigen von zwei, beim eintägigen von einem Zweige. Auch bei Epilepsie helfen die Blätter, jedesmal dreissig Tage hindurch getrunken. Der Saft der Blätter, in der Menge von 3 Bechern einige Tage getrunken, heilt rasch die Gelbsucht; mit Salz und Honig als Umschlag heilen sie (die Blätter) Wunden und Fisteln. Es (das Pentaphyllon) heilt Darmbrüche und stillt Blutungen, wenn es getrunken und umgeschlagen wird. Es wird auch als Reinigungs- und Sühnemittel sowie als Mittel gegen Blutfluß geschnitten.

[1] Fünf Flüchen (πέντε und πέτομαι). [2] Fünfteilig. [3] Fünffingerkraut. [4] Falsche Sellerie. [5] Mit schönen Blättern. [6] Holzklee. [7] Holzblatt. [8] Zusammen fünf. [9] Raucher-(Opfer-)Pflanze. [10] Hermesfinger, auch Colchicumknolle. [11] Fünfblatt. [12] Die Blätter sind fünfzählig gefingert. [13] Ausdehnungen der Sehnen. C. C. νεύρων σπάσματα, Sehnenkrämpfe. [14] οἶνος κεκφάμενος, der Mischtrank der alten Griechen.

Plinius XXV 109 nennt die Pflanze Pentapetes und Pentaphyllon, deren Zweige über die Erde kriechen und viele Knoten haben.

Potentilla reptans L. (Rosaceae), **Kriechender Gilnsefuß**.

Cap. 43. **Περὶ Φοίνικος. Phoinix.** Die Phoinix – einige nennen sie Rhus[1], andere Anchinops[2], Phoinikopteron[3], Rhus Stachyos[4], Osthale, die Römer Palolu cupinum, die Ägypter Athnon. Sie hat Blätter wie die Gerste, aber kürzer und schmaler, eine Ähre wie der Lolch, aber sechsfingerlange Zweige um die Wurzel und sieben bis acht Ähren. Sie wächst auf Äckern und frisch ausgestrichenen Dächern[5]. Mit herbem Wein getrunken hat sie die Kraft, Durchfall und Blutfluß aus der Gebärmutter, sowie Übermass von Urin zu hemmen. Einige sagen, sie wirke blutstillend, wenn sie in rote Wolle gehüllt und umgebunden werde.

[1] Sumnch. [2] Scharfes Gesicht. [3] Mit purpurnen Flügeln. [4] Ährensumach. [5] Die Dächer der Alten waren flach und mit Platten belegt, deren Fugen ausgestrichen werden mußten.

Lolium perenne L. (Gramineae), **Englisches Raigras**. Sprengel meint, die Pflanze habe den Namen φοῖνιξ von der roten Farbe der Früchte. Plinius XXII 135 nennt sie Hordeum murinum, die Phoenice der Griechen.

Cap. 44. **Περὶ Ἰδαίας ῥίζης. idäische Wurzel.** Die idäische Wurzel gleicht in den Blättern dem Mäusedorn; neben diesen steht eine Art kleiner Geringel, aus denen auch die Blüte kommt. Ihre Wurzel ist stark adstringierend, geeignet zum Gebrauch in den Fällen, wo es sich um eine styptische Wirkung handelt. Sie wird auch gegen Bauchfluß und Fluß der Frauen getrunken; sie stellt auch jeden Blutfluß.

Fabius Columna bat *Ruscus hypophyllus* hierher gezogen, bei dem die Blüten auf den Blättern entspringen, Kosteletzky dagegen *Streptopus amplexifolius* D. C. (Smilaceae), **Umfassendblätteriger Knotenfuß**. Das Rhizom ist knollig dick, der Stengel bis zu 1 m hoch, einfach oder ästig, schlaff, röhrig. mit langen ausgebreiteten Zweigen, die Blätter sind aus einer herzförmigen Basis oval-länglich, stengelumfassend, die Blütenstiele fadenförmig, am Stengel herum unter die Blattbasis gebogen, in der Mitte knotig, dort unter einem fast rechten Winkel gebrochen (darauf wird das ὡς ἕλικες, eine Art Geringel, bezogen) und geschlängelt herabhängend, die Blüten gelblichgrün oder weiß, am Grunde rötlich, hängend; die Frucht ist eine rote Beere. In Gebirgswäldern Italiens.

Cap. 45. **Περὶ Ῥοδίας ῥίζης. Rhodiaswurzel.** Die Rhodiaswurzel – einige nennen sie Rhodis – wächst in Makedonien, ist dem Kostos ähnlich, aber leichter und gleichförmig, und gibt beim Zerreiben einen rosenähnlichen Geruch von sich. Sie wird gegen Kopfleiden gebraucht, indem sie geschält mit Narde aufgelegt wird, auch Stirn und Schläfen damit bestrichen werden.

Die Rhodiaswurzel wird für das Rhizom von *Sedum Rhodiola* D. C. (Crassulariaceae) gehalten. Dasselbe ist fleischig, walzenförmig, fingerdick, nach oben vielköpfig, weißlich, mit einer sich leicht ablösenden braunen Haut bedeckt, rosenartig riechend.

Es war ehedem als Rad. Rhodiae gebräuchlich und wird noch heute bei den Bewohnern der Alpen und Voralpen als schmerzstillendes, zerteilendes und kühlendes Mittel angewandt.

Cap. 46. **Περὶ Ἱππούριδος. Hippuris.** Die Hippuris [einige nennen sie Trimachion, andere Anabasis, Charadranon[1]. Ephedra, Weidenbaum, Gis, Schoiniostrophon[2], die Ägypter Pherphra, die Propheten Nahrung des Saturn, die Römer Equinalis[3], auch Salix equinalis[4]] wächst an feuchten Stellen und Gräben; sie hat leere rötliche, etwas rauhe, starre Stengelchen, welche von unter einander zusammengewachsenen Knoten umgeben sind. Um diese stehen dichtgedrängt binsenartige, zarte Blätter. Sie wächst in die Höhe, indem sie an benachbarten Stämmen emporgeht und herabhängt, umgeben von dunklen Haaren wie ein Pferdeschweif. Die Wurzel ist holzig, hart; das Kraut adstringierend, daher stellt ihr Saft Blutflüsse aus der Gebärmutter. Mit Wein getrunken hilft er bei Dysenterie, treibt auch den Harn. Die Blätter verkleben blutige Wunden, wenn sie fein gerieben aufgestreut werden; die Wurzel und das Kraut sind heilsam bei Husten, Orthopnöe und inneren Rupturen. Es heißt auch, daß die Blätter, mit Wasser getrunken, eine Zerteilung der Eingeweide, einen Riß in der Blase und einen Darmbruch wieder in Ordnung bringen.

[1] Grabenpflanze. [2] Seile drehend. [3] Pferdeschweifig. [4] Pferdeschweifige Weide.

Die Pflanze ist mit Sicherheit nicht leicht zu bestimmen. Sprengel und Kosteletzky halten sie für *Equisetum fluviatile* (Equisetaceae), **Flussschachtelhalm**, Fraas und mit ihm Lenz für *Ephedra fragilis* L. var. *graeca* (Gnetaceae), **Zerbrechliches Meerträubchen**. Für die erstere Ansicht spricht der Standort, feuchte Stellen und Gräben, während Ephedra auf dürren Bergen, besonders in der Nähe des Meeresufers, wächst, ferner der am Grunde rötliche Stengel mit den zarten Zähnen der Gliederscheiden, die καυλία κενά, leeren Stengel, lassen sich ebenso gut auf das interzellularreiche Gewebe des Stengels von Equisetum beziehen, wie auf die blattleeren Stengel von Ephedra, dagegen wird diese besser charakterisiert durch ἀναβαίνουσα ἐπὶ τὰ παρακείμενα στελέχη, da sie nach

Fraas auf allen Xirobunen Griechenlands auf Bäume hoch hinaufrankt, durch περικεχομένη κόμαις πολλαῖς μελαίναις, die vielen dunklen Kätzchen und die holzige Wurzel. Bei Theophrast (Hist. pl. IV 1, 3) ist es Thraupalos, eine im Schatten wachsende Pflanze (θραύπαλος χαίρει τοῖς παλισκίοις) mit oberflächlichen Wurzeln (ἐπιπολαιότατον).

Plinius XXVI 132 sagt: »Das Equisetum, von den Griechen Hippuris genannt und von uns auf den Wiesen verabscheut, ist ein dem Pferdeschweif ähnliches haarartiges Gewächs (pilus terrae). ... Einige bezeichnen mit diesem Namen eine schwärzliche Pflanze, welche in den Blättern der Fichte ähnlich ist und eine solche Kraft besitzt, daß durch ihre bloße Berührung Blutflüsse gestellt werden. Andere nennen sie Hippuris, Ephedra oder Anabasis und sagen, sie wachse neben Bäumen, klettere an denselben hinauf und hänge in zahlreichen schwarzen, binsenartigen Haaren wie ein Pferdeschweif herab, habe knotige Zweige, spärliche, kleine Blätter, runde Samen wie Koriander und eine holzige Wurzel« usw. Offenbar wirft er hier Equisetum und Ephedra zusammen.

Cap. 47. **Περὶ ἑτέρας Ἱππούριδος. Andere Hippuris.** Die andere Hippuris [einige nennen sie Ekytion, andere Chedra, Gynon, die Römer Salix equina]. Der Stengel ist aufrecht, gleichmäßig, größer als eine Elle, ziemlich leer und hat in Abständen kürzere, weißere und weichere Haare. Auch diese, mit Essig fein gerieben heilt Wunden, da sie dieselbe Kraft hat.

Es ist nach Sprengel *Equisetum limosum*. Fraas zieht *Equisetum Telmateja* L. (Equisetaceae), **Großer Schachtelhalm**, vor.

Cap. 48. **Περὶ Κόκκου βαφικῆς. Färberkokkos.** Die Färberkokkos ist ein kleiner ästiger Strauch, an dem die Beeren wie Linsen hängen, welche gesammelt und auf bewahrt werden. Die beste ist die galatische und armenische, dann kommt die in Asien[1] und Kilikien, zuletzt von allen die in Spanien. Sie hat adstringierende Kraft und ist mit Essig als Umschlag ein gutes Mittel bei Wunden und verwundeten Sehnen. Sie wächst in Kilikien auf den Eichen, einer kleinen Schnecke ähnlich, weiche die Frauen mit den Nagelspitzen sammeln und Kokkos nennen.

[1] Asien im engeren Sinne, vgl. Plin. V 102, Kleinasien, das Anatole der Griechen, Anadoli der Türken, Natolien oder Anatolien. Theophrast (Hist. pl. III 7, 3) sagt: πρῖνος φέρει τὸν φοινικοῦν κόκκον. Plinius XVI 32 nennt die Mutterpflanze Ilex aquifolia parva; der coccus, das Korn, welches zuerst wie ein rauher Körper auf der kleinen, stacheligen Steineiche sitzt, heißt Cusculinum.

Quercus coccifera L. (Cupuliferae), Kermeseiche; im Orient und südlichen Europa. Sie wächst nur zu einem buschigen Strauche heran, und wird selten baumartig, hat eine graue Rinde, weißlich-filzige Ästchen und kurzgestielte, buchtig-gezähnte, steile, lederige, dunkelgrüne Blätter. Die weiblichen Kätzchen sind kurz, die Früchte fast 3 cm lang. Sie beherbergt die Kermesschildlaus, *Lecanium Ilicis* L., deren trächtige, bis erbsengroße Weibchen als Kermes- oder Scharlachkörner (grana Kermes), weil man sie früher als krankhafte Auswüchse der Pflanze ansah, in den Handel kommen. Sie liefern einen kostbaren roten Farbstoff.

Cap. 49. **Περὶ Τραγίου. Tragion.** Das Tragion[1)] wächst nur auf Kreta; es hat Blätter, Zweige und Früchte wie die Mastixpistazie, aber alles kleiner. Es erzeugt einen dem Gummi ähnlichen Saft. Seine Blätter, sowie die Frucht und der Saft mit Wein als Kataplasma ziehen Splitter und alles, was sonst in den Körper gedrungen ist, heraus. Getrunken heilen sie Harnzwang, zertrümmern den Blasenstein und befördern die Katamenien; es wird davon 1 Drachme genommen. Man sagt auch, daß die wilden Ziegen, wenn sie durch einen Pfeil verwundet sind und das Kraut fressen, das Geschoß herauswerfen.

[1)] Pflanze mit Bocksgeruch.

Plinius XIII 115 nennt die Pflanze Tragion, der Terebinthe ähnlich, XXVII 141 heißt sie Tragonis oder Tragion und soll dem Wachholder ähnlich sein.

Man ist sich über die Pflanze des D. nicht klar. Kosteletzky hält sie für *Hypericum hircinum* L. (Hypericineae), **Bockshartheu,** wegen des unangenehmen bockartigen Geruches. Er beschreibt sie als meterhohen Strauch mit schwach umfassenden, eilänglichen, durchscheinend punktierten Blättern, drei- bis zwölfblütigen Trugdolden und ziemlich großen gelben Blüten, Südeuropa. Fraas weist mit ? auf *Origanum Maru,* **Maru-Dosten,** hin.

Cap. 50. **Περὶ ἄλλου Τραγίου. Anderes Tragion.** Das andere Tragion [einige nennen es Tragos, andere Tragokeros, Skorpion, Garganon, die Römer Cornulaca, auch Bituensa, die Dakier Salia, die Ägypter Sober, die Afrikaner Achoiosim] hat Blätter wie Skolopendrion, eine zarte, weiße, dem wilden Rettich ähnliche Wurzel. Diese hilft, roh oder gekocht genossen, bei Dysenterie. Die Blätter behalten bis in den Spätherbst einen Bocksgeruch, deshalb wird es auch Bockspflanze genannt. Es wächst an bergigen und abschüssigen Stellen.

Rauwolf beschreibt dieses Tragion als eine Pflanze mit weißlichen, ziemlich langen Wurzeln, fingerlangen, holzigen Zweigen und langen, einfach gefiederten, oberseits schön grünen, Unterseite aschgrau-wolligen Blättern, zwischen denen die nackten Blütenstiele mit purpurfarbigen, ährigen Köpfchen emporsteigen. Bei den Arabern von Aleppo heißt sie Sekudes.

Kosteletzky zieht *Pimpinella Tragium* Vill. (Umbelliferae) hierher.

Cap. 51. **Περὶ Τράγου. Tragos.** Der Tragos – einige nennen ihn Skorpion, andere Traganos – wächst meistens am Meere. Es ist ein kleiner, über die Erde kriechender länglicher, nicht großer, etwa spannenlanger oder auch größerer Strauch. Blätter hat er nicht, aber an den Zweigen hängt eine Art kleiner roter Beeren von Weizenkorngröße, sie sind an der Spitze scharf, zahlreich und haben sehr zusammenziehenden Geschmack. Seine Frucht, etwa zehn Körner mit Wein getrunken, hilft bei Magenleiden und Fluß der Frauen, einige stoßen sie auch, formen sie zu Pastillen zum Aufbewahren und gebrauchen sie so.

Die an Meeresfelsen in Südeuropa, selbst nach dem Inneren zu nicht seltene *Ephedra distachya* L. (Gnetaceae), **Zweijähriges Meerträubchen**. Es ist ein bis über 1 m hoher, gestreckter, seegrüngelblicher, am Grunde sehr ästiger Strauch mit meist niederliegenden, kahlen, gerillten Ästen. Die Früchte haben einen süßlich-sauren Geschmack. Sie waren früher als Amenta Uvae marinae gebräuchlich.

Cap. 52. **Περὶ Σχοίνου ἐλείας. Sumpfschoinos.** Der Sumpfschoinos [einige nennen ihn Oxypternos[1], andere Augenbrauen der Sonne, die Römer Juncus marinus[2], auch Manualis[3], die Afrikaner Chudua]. Es gibt zwei Arten davon, die eine, Oxyschoinos, ist an der Spitze scharf; auch dieser ist doppelter Art, einer nämlich ist unfruchtbar, und einer trägt eine schwarze runde Frucht. Die Halme dieses sind dicker und fleischiger. Dann gibt es eine dritte Art, welche viel fleischiger und dicker ist als die beiden anderen und Holoschoinos genannt wird. Auch dieser hat an der Spitze eine Frucht wie der vorher genannte. Die geröstete Frucht beider mit Mischtrank genommen stellt den Bauch und roten Fluß, treibt auch den Harn; sie bewirkt aber auch Kopfschmerzen. Die zarten Wurzelblätter sind als Umschlag ein gutes Mittel gegen Spinnenbisse. Der Schoinos vom Euripos trägt eine schlafmachende Frucht; man muß sich vor einer (zu großen) Menge derselben für den Trank hüten, denn sie betäubt sehr.

[1] Scharfschenkelig. [2] Meerbinse. [3] Der Handliche.

Theophrast (Hist. pl. IV 12, 1) unterscheidet drei Arten Schoinos, den scharfen, sterilen oder männlichen, den fruchttragenden mit schwarzen Köpfchen, Melankranis, und den dritten, sehr großen, dicken und fleischigen, Holoschoinos. Melankranis, sagt Theophrast weiter, ist eine Art für sich, die beiden anderen entwickeln sich aus demselben Binsengeflechte (σχοινιά), und zwar wunderbarer Weise fruchttragende und sterile. – Die drei Arten würden also eigentlich nur zwei darstellen.

Sprengel und Kosteletzky nehmen vier Arten Schoinos an; ersterer bezeichnet den Oxyschoinos als *Juncus acutus*, den unfruchtbaren als *Scirpus palustris*, den fruchttragenden als *Sc. lacustris* oder *maritimus* und den Holoschoinos als *Clodium germanicum* Schrad. Wahrscheinlich sind es in Wirklichkeit nur drei Arten, nämlich Schoinos oder Oxyschoinos, *Juncus maritimus* L. (Juncaceae), **Strandbinse**, dann die beiden Abarten, der sterile und fruchtbare, *Scirpus lacustris* L., **Sumpfbinse**, und Holoschoinos, *Sc. Holoschoinos* L. (Juncaceae), **Große Simse**. D. sagt ja auch, nachdem er die ersten Unterscheidungen gemacht hat: »Es gibt noch eine dritte Art.« Später, nach Ausschaltung der sterilen Art, heißt es: »Die Früchte beider«, d. h. der beiden Arten; hieraus könnte man gar auf nur zwei Arten schließen, nämlich auf Oxyschoinos mit den beiden Abarten und Holoschoinos. Dieser Ansicht ist Fraas, er meint, daß die Alten mit den ersteren die kleinen, mit den letzteren die größeren Arten umfaßten. Als den unfruchtbaren bezeichnet er die jüngeren Wurzelstöcke, denn beide sind an der Spitze scharf, ἄποξυς ἐπ' ἄκρου.

Plinius XXI 112 unterscheidet wie Theophrast.

Das Synonymon Manualis zu Schoinos (Strick) deutet auf die technische Verwendung der Binse zu Flechtwerk u. dgl.

Früher wurde der Wurzelstock von Scirpus lacustris, Rad. Scirpi majoris oder Junci maximi als zusammenziehendes und harntreibendes Mittel gebraucht.

Cap. 53. **Περὶ Λειχῆνος. Flechte.** Das auf den Felsen wachsende Leichen – einige nennen es Bryon[1] – ist ein an bethauten Felsen hängendes Moos[2]. Als Umschlag stillt es Blutungen, besänftigt Entzündungen und heilt Flechten. Mit Honig aufgestrichen heilt es die Gelbsucht und beruhigt Rheuma des Mundes und der Zunge[3].

[1] Moos. [2] Die Flechten (Lichenes) wurden früher als eine besondere Klasse Lagerpflanzen angesehen und hinter die Moose gestellt. Man hat aber erkannt, daß sie keine selbständigen Pflanzengebilde sind, sondern aus der Symbiose von Algen und Filzen hervorgehen. [3] Den letzten Satz hat Plinius XXVI 22 in folgender Lesung: Aliud genus lichenis petras adhaerens … morbum quoque regium cum melle sanat ore inlito et lingua, es heilt auch die Gelbsucht, wenn es mit Honig in den Mund und auf die Zunge gestrichen wird.

Sprengel zieht *Pettigera canina* Hoffm., Hundsschildflechte, oder *P. aphthosa* Hoffm., Warzige Schildflechte, Fraas *Lecanora Parella* Ach., **Parelleflechte**, hierher, eine Krustenflechte, welche auf Felsen, aber auch auf nackter Erde und an Baumstämmen wächst.

Cap. 54. **Περὶ Παρωνυχίας. Paronychia.** Die Paronychia [einige nennen sie Adokotos, andere Neuras, Phrynion, die Römer Buinalis[1]] wächst auf Felsen und ist ein kleiner, der kleinen Wolfsmilch ähnlicher Strauch, in der Größe geringer aber mit größeren Blättern. Die ganze Pflanze zerrieben heilt als Umschlag Paronychie[2] und bösen Grind.

[1] Marcellus liest besser »Unguinalis«, Nagelkraut. [2] Nebennägel. Die Identifizierung dieser Pflanze hängt hauptsächlich davon ab, was man unter der Vergleichspflanze πέπλος versteht. Fraas hält sie für *Euphorbia retusa*, Varietät

von *E. exigua,* mit aufsteigendem, oft schon am Grunde ästigem Stengel und schmal-linealen, am Grunde verbreiterten, sitzenden, vom abgestutzten Blättern, darnach die Pflanze des D. für *Paronychia serpyllifolia* D. C. (Caryophyllaceae), **Quendelblätterige Paronychie.** Sie ist sehr häufig auf Felsen und steinigem Boden der Ebenen, Hügel und Vorberge. Anguillara zieht *Polycarpum tetraphyllum* L., Lobelius *Draba verna,* Clusius *Paronychia Hispanica* hierher.

Cap. 55. **Περὶ Χρυσοκόμης. Goldhaar.** Die Chrysokome[1] [einige nennen sie Chrysitis[2], andere Chrysanthemon[3], Amaranton[4], Zeusbart, die Römer Bart des Juppiter, die Afrikaner Dubath, auch Burchumath] ist ein spannenhoher kleiner Strauch; er hat einen doldenartigen Blütenstand, ähnlich wie der Hysop, eine rauhe, zarte Wurzel, wie die schwarze Nieswurz, mit nicht unangenehmem, cypressenartigem, süß-herbem Geschmack. Sie wächst an schattigen und felsigen Stellen. Die Wurzel hat erwärmende und adstringierende Kraft, ist ein gutes Mittel bei Leberleiden und Brustfellentzündung. Mit Honigmeth gekocht wird sie auch zur Reinigung der Gebärmutter gebraucht.

[1] Goldhaar. [2] Goldähnlich. [3] Goldblume. [4] Unverwelklich.

Chrysocome Linosyris L. (Compositae), **Goldhaar, Golden Leinkraut.** Eine bis 50 cm hohe Pflanze mit goldgelben Blüten. Nach Sibtorp bei Konstantinopel, nach Kosteletzky auch im südlichen Europa auf sonnigen Hügeln und Bergen.

Cap. 56. **Περὶ Χρυσογόνου. Chrysogonon.** Das Chrysogonon [einige nennen es Chrysospermon, andere Daspis, Origanon, Arkophthalmon, die Römer Arilaria] hat denen der Eiche ähnliche Blätter. Der Strauch ist dicht, die Blüte ähnlich derjenigen der Kranzkönigskerze, die Wurzel gleicht der der Weissrübe, ist innen stark rot, außen aber schwarz. Diese, mit Essig zerrieben und aufgelegt hilft gegen den Biß der Spitzmaus.

Leontice Chrysogonum L. (Berberideae), Fiederartiges Löwenblatt. Im Orient und nach Sibtorp auch im Peloponnes.

Cap. 57. **Περὶ Ἑλιχρύσου. Elichryson.** Das Elichryson – einige nennen es Chrysanthemon, andere auch dieses Amaranton, mit dem sie auch die Götterbilder bekränzen – ist ein weißgrünes, gerades, festes Rüthchen und hat schmale, in Abständen stehende Blätter, welche denen des Beifußes ähneln, eine kreisrunde Dolde und goldglänzende runde Köpfchen, gleichsam trockene Büschel[1], und eine zarte Wurzel. Es wächst an rauhen und zerklüfteten Stellen. Die Dolde, mit

Wein getrunken, hilft gegen Harnverhaltung und Schlangenbisse, bei Ischias und inneren Rupturen, befördert auch die Menstruation. Mit Honigwein genommen löst sie geronnene Blutklumpen in der Blase und im Bauche. Ferner lindert sie Katarrhe, wenn sie dem Nüchternen in der Gabe von 3 Obolen im Mischtrank von weißem Wein gereicht wird. Sie wird auch zwischen die Kleider gelegt, da sie dieselben vor Mottenfraß schützt.

[1] ὥσπερ κορύμβους ξερούς. Plinius XXI 168 sagt: Helichryson hat kreisförmig stehende Doldentrauben, welche, von der Sonne beschienen, goldig glänzen und niemals welk werden.

Sibtorp und Fraas ziehen *Gnaphalium Stoechas* L. (Compositae), **Goldblume**, die heute noch Amaranton bei den Griechen heißt, hierher, Sprengel *Tanacetum annuum* L., welches stark aber unangenehm riecht und dem zuletzt angegebenen Zwecke wohl dient, aber zu der Beschreibung des D. weniger paßt und auch in Griechenland (nach Fraas) nicht vorkommt, während jenes häufig ist.

Cap. 58. **Περὶ Χρυσανθέμου. Goldblume.** Das Chrysanthemon oder Chalkas – einige nennen es Buphthalmon [andere Chalkitis[1], Chalkanthon[2], die Römer Caltha, die Thuskier Garuleum, die Afrikaner Churzeta] ist ein zartes, strauchiges Kraut, welches dünne Stengel treibt und vielfach geteilte Blätter. Die Blüten sind gelb, stark glänzend und kreisrund wie ein Auge, daher wird es auch so genannt. Es wächst in der Nähe der Städte, seine Stengel werden als Gemüse gegessen. Die fein zerriebenen Blüten mit Wachssalbe sollen Fettgeschwülste verteilen, auch den Gelbsüchtigen eine Zeit lang gesunde Farbe geben, wenn sie nach längerem Verweilen im Bade beim Heraustreten getrunken werden.

[1] Kupfererz. [2] Kupferblüte.

Chrysanthemum coronarium L. (Compositae), **Goldblume. Kranzwucherblume.**

Der Inhalt dieses Kapitels deckt sich fast genau mit dem von III, Cap. 140 (Buphthalmon). Plinius XXV 82 sagt vom Buphthalmon dasselbe, was D. vom Chrysanthemon schreibt, daß es nämlich in der Nähe der Städte wachse, daß es Cachla heiße, daß seine krautigen Stengel gegessen würden, und daß es mit Wachssalbe Fettgeschwülste verteile. Es liegt daher die Vermutung nahe, daß dieses Kapitel eingeschoben ist. Fraas begründet dieselbe noch besonders damit, daß keine andere Composite mit gelben Blüten und vielfach geteilten Blättern (III, Cap. 140 fenchelähnlichen, μαραθροειδῆ) in der Nähe der Städte vorkomme, daß ferner die so beschriebenen Blätter vorzüglich auf die blau angelaufenen (μαραθροειδῆ) jungen Blätter von *Chrysanthemum coronarium* passen, daß endlich die jungen Triebe noch jetzt in Attika, wo es auf Schutt, Ruinen und um Wohnungen vorkommt, gegessen werden.

Cap. 59. **Περὶ Ἀγηράτου. Ageraton.** Das Ageraton[1] ist ein zwei Spannen langer, niedriger, einfacher, am meisten dem Dosten ähnlicher Strauch und hat eine Dolde mit blasiger, goldgelber Blüte, die kleiner ist als beim Elichryson. Es wird aber Ageraton genannt, weil es auf lange Zeit die Blüte in gleichem Aussehen erhalt. Die Abkochung desselben hat brennend erwärmende Kraft. Das Kraut selbst getrunken treibt den Harn und hat bei Gebärmutterleiden erweichende Wirkung.

[1] ἀ priv. und γῆρας, nicht alternd.

Fraas zieht *Hypericum origanifolium* Willd. (Hypericoideae), **Dostenblälteriges Hartheu**, hierher, eine in Gesellschaft von Hyp. perfoliatum nicht seltene Gebirgspflanze in Griechenland, während die älteren Botaniker und auch Kosteletzky *Achillea Ageratum* L. für die Pflanze des D. nehmen. Diese hat einen gerillten, oben in einige Äste geteilten. in allen übrigen Blattachseln bloß Blätterbüschel treibenden Stengel, beiderseits, wie auch der Stengel, behaarte, scharf gesägte, die untersten eingeschnittene Blätter, gelbe, sehr gedrängte Köpfchen mit äußerst kleinen Strahlenblüten, dabei einen unangenehmen, starken, aromatischen Geruch und Geschmack; sie war früher als Herba et flores Agerati vel Eupatorii Mesues gegen Magen- und Unterleibsbeschwerden, Menstruationsstörungen usw. im Gebrauch.

Cap. 60. **Περὶ Περιστερεῶνος. Taubenkraut.** Das aufrechte Peristereon[1] – einige nennen es Peristerion, andere Trygouion[2], Bunion[3], Hierabotane[4], Philtrodotes[5] [die Ägypter Perapsemte, die Propheten Träne der Hera, auch Marderblut, Blut des Hermes, die Römer Crista gallinacea[6], auch Ferraria[7], Trixalis, Exsuperans[8], Herba sanguinalis[9]] wächst an feuchten Plätzen; es scheint aber den Namen daher zu haben, daß die Tauben sich gern bei ihm auf halten. Es ist ein Kraut von der Höhe einer Spanne oder größer, hat eingeschnittene, weißliche, aus dem Stengel hervorkommende Blätter und wird meist mit nur einem Stengel und einer Wurzel angetroffen. Es scheint, daß die Blätter mit Rosensalbe oder altem Schweinefett als Zäpfchen eingelegt die Schmerzen der Gebärmutter vertreiben. Mit Essig als Umschlag lindert es roseartige Entzündungen und heilt faulige Geschwüre; ferner verklebt es Wunden und bringt alte mit Honig zur Vernarbung.

[1] Taubenkraut (von περιστερά, Taube). [2] Turteltaubenkraut. [3] Pflanze der Hera, mit dem Beiwort Bunaia, weil ihr Tempel bei Akrokorinth auf einer Höhe, βουνός, stand. [4] Heilige Pflanze, sie wurde bei Opfern und Abschluß von Bündnissen gebraucht (Vgl. Virgil. Aen. V 120; Horat. IV 9, V. 7; Plin. XXII 5). [5] Liebe gebend; sie diente bei Opfern der Venus (vgl. Horat. Od. I 19; Virg. Ecl. VIII V. 5). [6] Hahnenkamm. [7] Eisenkraut. [8] Siegerin. [9] Blutkraut.

Die älteren Botaniker halten die Pflanze für *Verbena officinalis* L., Fraas verhält sich abweichend, er zieht *Lycopus exaltatus* L. (Labiatae), Hoher **Wolfsfuß**, hierher, auf den die Beschreibung des D. insofern besser paßt als auf Verbena, weil er an feuchten Orten steht, tief fiederspaltige und so haarige Blätter hat, daß sie weißlich genannt werden können und weil er nur einen Stengel treibt.

Cap. 61. **Περὶ Περιστερεῶνος ὑπτίου. Zurückgebogenes Peristereon.** Das zurückgebogene Peristereon – einige nennen es Hierabotane, andere Erigeuion[1], Chamailykos[2], Sideritis, Kuritis[3], Persephonion[4], Zeusrohr, Dichromon[5], Kallesis[6], Hipparison[7], Demetrias[8] [die Ägypter Pemphthemphtha, Pythagoras Erysiskeptron[9], die Römer Cincinnalis[10]] entwickelt ellenlange oder auch größere kantige Zweige, um welche in Abständen die denen der Eiche ähnlichen Blätter stehen, nur daß sie schmaler und kleiner, am Rande eingeschnitten und etwas bläulich sind. Es hat eine längliche dünne Wurzel, rote, zarte Blüten. Seine Blätter und Wurzel, mit Wein getrunken und auch als Umschlag, sind wirksam gegen Schlangen(bisse)[11]. Bei Gelbsucht werden die Blätter zu 1 Drachme mit 3 Obolen Weihrauch in 1 Kotyle alten, warmen Weins nüchtern vier Tage hindurch getrunken. Langwierige Ödeme und Entzündungen heilen sie als Umschlag, reinigen auch schmutzige Geschwüre. Die ganze Pflanze mit Wein gekocht reißt den Schorf auf Mandelgeschwüren ringsum auf und heilt als Gurgelmittel fressende Geschwüre im Munde. Es heißt, daß, wenn ein Aufguß davon im Speisezimmer umhergesprengt wird, die Gäste vergnügter werden. Den am dreitägigen Fieber Leidenden wird von der Erde an der dritte Knoten mit den daran stehenden Blättern zu trinken gegeben, den am viertägigen Fieber Leidenden der vierte. Man nennt diese Pflanze die heilige, weil sie bei den Sühneopfern als Amulett sehr im Gebrauch ist.

[1] Pflanze der Erigeneia, der Göttin der Frühe. [2] Niedrige Wolfspflanze. [3] Die Freundliche. [4] Pflanze der Persephone, der Göttin der Unterwelt. [5] Zweifarbig, von der weißen, ins Rötliche spielenden Blüte. [6] Hahnenbart. [7] Pferdchen gleich. [8] Pflanze der Demeter. [9] Synonymon für mehrere Pflanzen, s. I 4 u. 19; III 12. [10] Die Gekräuselte. [11] Nach Lacuna ist eine bessere Lesart πρὸς ἕρπητας καὶ ἐρυσιπέλατα, gegen kriechende Geschwüre und Rose.

Plinius XXV 105 nennt die Hierabotane oder Verbenaca die vornehmste Pflanze der römischen Flora; er kennt eine männliche mit wenigen Blättern und eine weibliche, blätterreiche, die beiden Arten des D. wirft er zusammen.

Fraas zieht *Verbena officinalis* L. (Verbenaceae), **Gebräuchliches Eisenkraut**, hierher, gegen *V. supina* der älteren Botaniker, weil dieses viel zu selten ist, um sich so viele Synonyma zu verdienen, auch nicht so lange Schüsse macht.

Die noch selten gebrauchte Pflanze gehört zu den sogen. Weihkräutern.

Cap. 62. **Περὶ Ἀστραγάλου. Walderbse.** Der Astragalos [einige nennen ihn Chamaisyke[1], andere Onyx, Gatales, die Römer Pinus trivius[2], ebenso Ficus terrae[3], Glandula[4], Tium, Nonaria[5]] ist ein kleiner, an der Erde sich haltender Strauch mit Blättern und Zweigen wie bei der Erbse. Die Blüte ist purpurfarben, klein, die Wurzel rund wie Rettich, sehr groß, mit festen, schwarzen, härteren Nebenwurzeln, welche wie Hörner in einander verflochten sind und adstringierenden Geschmack haben. Er wächst an luftigen, schattigen[5] und schneeigen Stellen. Häufig ist er in Pheneum in Arkadien. In Wein getrunken stellt die Wurzel den Bauchfluß, treibt aber auch den Harn; trocken aufgestreut wirkt sie gut bei alten Geschwüren und stillt auch das Blut. Wegen ihrer Festigkeit läßt sie sich aber schwer stoßen.

[1] Erdfeige. [2] Dreiwegefichte. [3] Erdfeige. [4] Angeschwollene Drüse, von der verdickten Wurzel. [5] Dirne, vielleicht wegen ihres vielfachen Vorkommens. [6] Cod. C. hat dafür εὐηλίοις, sonnigen.

Sprengel und Kosteletzky ziehen *Orobus tuberosus* L. hierher, Fraas als besser passend *o. sessifolius* Sibth. (Papilionaceae), **Schmale Walderbse.** Jener hat einen mehr einfachen, aufrechten Stengel und ein weiches, knollentragendes Rhizom, bei diesem, niedrig bleibenden, wird die Hauptwurzel vor der Teilung in Büschel oft fast 2 cm dick gefunden, dabei ist sie härter. Auch ist er viel häufiger als O. tuberosus, er kommt auf allen Gebirgen vor.

Cap. 63. **Περὶ Ὑακίνθου. Hyacinthe.** Der Hyakinthos [einige nennen ihn Helonias, andere Porphyranthes[1], die Römer Vaccinium, auch Ulcinum] hat denen der Zwiebel ähnliche Blätter, einen spannenlangen, glatten, grünen Stengel, der schmaler als der kleine Finger ist, daransitzend eine gekrümmte Spitze voll von purpurfarbenen Blüten. Auch die Wurzel selbst gleicht einer Zwiebel. Diese, mit weißem Wein als Umschlag bei Kindern angewandt, hält, so glaubt man, die Mannbarkeit fern. Getrunken stellt sie auch den Bauch, treibt den Harn und ist den von giftigen Spinnen Gebissenen heilsam. Die Frucht, welche selbst noch adstringierender wirkt, eignet sich sehr zu Mitteln gegen den Biß giftiger Tiere. Sie beseitigt ferner die Gelbsucht, wenn sie mit Wein getrunken wird.

[1] Purpurblüte.

Hyacinthus orientalis L. (Liliaceae), **Gemeine Hyacinthe.**

Cap. 64. **Περὶ Μήκωνος ῥοιᾶς. Mekon Rhoias.** Mekon Rhoias hat seinen Namen davon, daß er die Blüten früh abwirft [einige nennen ihn Oxytonon[1], die Römer Papaveralis, die Ägypter Nanti]; er wächst im Frühjahr auf den Äckern, dann wird er auch gesammelt. In den

Blättern gleicht er dem Dosten oder der Rauke oder Cichorie oder dem Thymian, sie sind eingeschnitten, aber größer und rauher, der Stengel ist binsenartig, gerade aufrecht, rauh, etwa eine Elle hoch, die Blüte rot, bisweilen auch weiß, ähnlich der der wilden Anemone. Das Köpfchen ist länglich, jedoch kleiner als bei der Anemone, der Same rötlich, die Wurzel länglich, weißlich, von der Dicke des kleinen Fingers und bitter. Fünf bis sechs Köpfchen davon koche mit 3 Bechern Wein, enge sie bis auf 2 ein und gib sie denen zu trinken, die schlafen sollen. Ein Essignäpfchen voll der Samen mit Honigmeth getrunken erweicht gelinde den Bauch. Zu demselben Zwecke werden sie dem Honigkuchen und dem Gebäck zugemischt. Die Blätter samt den Köpfen als Umschlag heilen Entzündungen; der Aufguß davon als Klystier ist schlafmachend.

[1)] Scharf.

Sprengel und Kosteletzky ziehen *Papaver dubium* L. (Papaveraceae) hierher, Fraas ist für *Pupaver Argemone* L., **Keulen**- oder **Sandmohn**. Beide haben keulenförmige Kapseln, bei letzterem sind sie steif haarig-rauher, er ist auch kleiner und schmächtiger als *P. dubium*.

Cap. 65. **Περὶ Μήκωνος ἡμέρου. Gartenmohn**. Mekon – bei einigen Chamaisyke, bei anderen Oxytonon, bei den Römern Papaver, bei den Ägyptern Nanti –; es gibt eine gebaute Art, Gartenmohn, dessen Same ins Brot gebacken wird zum Genuß in gesunden Tagen, mit Honig gebraucht man ihn statt Sesam. Er heißt Thylakitis[1)] und hat ein längliches Köpfchen und weißen Samen. Eine andere Art ist die wilde, welche auch ein längliches Köpfchen, aber schwarzen Samen hat; diese heißt auch Pithitis[2)], von einigen wird sie auch Rhoias genannt, weil aus ihr der Milchsaft fließt. Eine dritte Art ist wilder und arzneilich wichtiger, auch größer als jene mit einem länglichen Köpfchen. Gemeinsam ist ihnen die kältende Kraft, deshalb bewirken die in Wasser gekochten Blätter und Köpfe als Bähmittel Schlaf; die Abkochung davon wird auch gegen Schlaflosigkeit getrunken. Fein gestoßen sind die Köpfchen mit Grütze gemischt als Kataplasma ein gutes Mittel bei Geschwülsten und Rose. Man muß sie aber noch grün stoßen und zu Pastillen formen, dann trocknen und sie so zum Gebrauch aufbewahren. Werden die Köpfchen für sich allein mit Wasser bis auf die Hälfte eingekocht, dann wieder mit Honig gekocht, bis die Flüssigkeit dicklich geworden ist, so geben sie ein Leckmittel, welches schmerzstillend wirkt bei Husten, Fluß (Erkältung) der Luftröhre und Magenaffectionen. Es wird aber noch wirksamer, wenn ihm Hypokistis- und Akaziensaft zugemischt wird. Der Same des schwarzen Mohns wird, fein gestoßen. mit Wein gegen Bauchfluß und Fluß der Frauen getrunken; bei den an Schlaflosigkeit Leidenden wird er mit Wasser als Umschlag auf die Stirn und die Schläfen gelegt. Der Saft selbst, welcher noch mehr kältend, verdichtend und austrocknend ist, wirkt, wenig, etwa in der Größe einer Erbse genommen, schmerzstillend, schlafmachend und die Verdauung befördernd, hilft auch bei Husten und Magenaffektionen. Im Übermaß getrunken schadet er, indem er Lethargie bewirkt und tötet. Er lindert aber auch Kopfschmerzen, wenn er mit Rosenöl aufgesprengt wird, Ohrenschmerzen aber, wenn er mit Mandelöl, Safran und Myrrhe eingetröpfelt wird. Bei Augenentzündungen hilft er mit dem gerösteten Weißen vom Ei und Safran, bei Rose und Wunden mit Essig, bei Podagra ferner mit Frauenmilch und Safran, als Stuhlzäpfchen eingelegt macht er Schlaf. Am besten ist der Saft, wenn er dicht ist und einen durchdringenden, betäubenden Geruch und bitteren Geschmack hat, in Wasser leicht zergeht, glatt, weiß[3)], nicht rauh und weder krümlich ist, noch beim Colieren wie Wachs zusammenbackt, welcher, in die Sonne gesetzt, zerfließt und, an der Lampe angezündet, nicht mit dunstiger Flamme brennt, aber nach dem Auslöschen im Geruch seine Kraft behält. Sie verfälschen ihn aber, indem sie Glaukion, Gummi oder den Saft des wilden Lattichs zumischen. Der mit Glaukion versetzte hat beim Auflösen eine safrangelbe Farbe, der mit Lattichsaft hat einen schnell verschwindenden Geruch und ist rauher, der mit Gummi ist kraftlos und durchscheinend. Einige begehen sogar solchen Unverstand, daß sie ihm Fett zusetzen. Zu den Augenmitteln wird er aber in einem neuen irdenen Topfe geröstet, bis er weich und gelb erscheint. Erasistratos sagt allerdings, Diagoras verwerfe seinen Gebrauch bei Ohren- und Augenleiden, weil er Stumpfsichtigkeit und Betäubung bewirke. Andreas behauptet, daß, wenn er nicht versetzt (verfälscht) werde, diejenigen, welche ihn zum Einreiben gebrauchten, blind würden. Mnesidemos aber sagt, seine Anwendung solle sich als geeignetes Schlafmittel allein auf den Geruch beschränken, anders wirke er schädlich. Dies sind aber Erdichtungen, welche von der Erfahrung widerlegt sind, weil durch Tatsachen die Wirkung des Arzneimittels bestätigt ist. Es ist aber nicht unangebracht, die Art und Weise, wie man den Saft sammelt, zu beschreiben. Einige nämlich zerstoßen die Köpfe sammt den Blättern und pressen sie in der Presse aus, reiben (den Saft) dann im Mörser und formen ihn zu Pastillen. Ein solcher heißt Mekonion[4)], er ist schwächer als der (natürliche) Saft. Diejenigen, welche den (natürlichen) Saft gewinnen wollen, müssen nach dem Abtrocknen des Taues das Sternchen mit einem Messer umziehen, so daß es nicht in das Innere eindringt und in gerader Richtung die Köpfchen an den Seiten oberflächlich einschneiden, dann die heraustretende Träne mit dem Finger in eine Muschel streichen und nach nicht langer Zeit wieder dazu gehen, denn er findet sich verdickt und auch am folgenden Tage wird er ebenso vorgefunden. Dann muß man ihn in einem alten[5] Mörser kneten, in Pastillen formen und aufbewahren. Beim Einschneiden übrigens muß man sich zurückhalten, um den Saft nicht mit den Kleidern abzustreichen.

[1] Beutelförmig. [2] Faßförmig. [3] Könnte nur auf den frischen, eben austretenden Saft sich beziehen. [4] Bei Theophrast, welcher den Milchsaft der Mohnköpfe wohl kennt (Hist. pl. IX S, 2), heißt Mekonion auch Wolfsmilchsaft (ὀπὸς … τοῦ τιθυμάλλου ἢ μηκωνίου, καλοῦσι γὰρ ἀμφοτέρως). [5] Das Wort παλαιᾷ steht hier wohl auffallend, da D. sonst neue Gefäße in Gebrauch nehmen läßt; jedenfalls will er nur andeuten, daß es kein neuer Mörser sein brauche; in vielen Codices fehlt es ganz.

Papaver somniferum L. (Papaveraceae), **Schlafmohn**, Gebräuchlicher Mohn. Die zweite Art. (μηκὼν ἀγρία) ist *P. Rhoeas* L., **Klatschrose**. Will man die dritte als besondere Art betrachten, so könnte es *P. hybridum* L., **Saatmohn**, sein, welcher mit *P. Argemone* auf Saatfeldern häutig vorkommt und auch große Ähnlichkeit mit ihm hat, doch sind die Kapseln mehr verkehrt-eiförmig, rundlich und borstig.

Plinius XX 202 unterscheidet gleichfalls drei Arten Mohn, nämlich Papaver sativum mit mehr runden Köpfchen, P. silvestre mit kleinen und rundlichen Köpfchen, aber viel wirksamer, und in der Mitte zwischen beiden P. Rhoeas.

Seiner hohen Bedeutung entsprechend behandelt D. den Gegenstand dieses Kapitels mit besonderer Ausführlichkeit, den wichtigsten Teil bildet der Milchsaft der Kapselfrüchte, dessen Kennzeichen, Wirkungen, Verfälschungen und Untersuchung er angibt, wobei nach damaliger Weise auch die Feuerprobe nicht ausgeschlossen war; zuletzt erst kommt die Darstellung. D. unterscheidet diesen (ὀπός) von dem durch Pressen der Kapseln und Blätter gewonnenen Safte oder Extrakte (χυλός), dem **Mekonion**, eine Bezeichnung, welche später das echte Opium als Synonymon erhalten und bis jetzt beibehalten hat, neben einem anderen Zunamen, dem **Landanum**: Man nannte nämlich im Mittelalter ein Opium oder überhaupt Narkotica enthaltendes Alexipharmacum **Laudana**, der Ausdruck **Laudanum** ist dann für Opium geblieben.

Die erste Gewinnung des Opiums mittelst Einschnitte in die Mohnköpfe lehrte Diagoras (380 v. Chr.), sie ist heute im Wesentlichen dieselbe. Die unreifen Kapseln von Papaver somniferum, welches zu diesem Zwecke gebaut wird, werden kurz nach dem Abfallen der Blumenblätter mit einem oder mehreren rings herumlaufenden (in Persien senkrechten) Schnitten (D. läßt einen solchen unter der strahligen Narbe machen, dann senkrecht ἐπ᾽ εὐθείας, einschneiden) schwach verletzt. Der austretende, anfangs weiß, rasch dunkelnde und etwas erhärtende Milchsaft wird abgeschabt und in kleine Kuchen geformt, welche in

Mohnblätter eingehüllt werden. Zum medizinischen Gebrauche dient wohl nur das kleinasiatische oder smyrnäische Opium, so genannt, weil Smyrna der Stapelplatz ist. Hier oder in Konstantinopel werden die Brote umgeformt und mit Rumex-Früchten bestreut, um ein Zusammenkleben zu verhindern; sie bilden dann mehr oder weniger abgeplattete Kuchen von 300–700 g Gewicht.

Andere Handelssorten Opium sind das türkische, bulgarische, rumelische, welche vom kleinasiatischen nicht wesentlich verschieden sind; ferner das persische (oft mit Traubensaft und Mehl verfälscht), das indische, chinesische, französische usw. Auch in Deutschland (in Württemberg, bei Erfurt, in Baden, Schlesien) und Österreich hat man gutes Opium gewonnen.

Die Güte und der Wert des Opiums hängt vom Gehalt an wirksamen Bestandteilen ab; in erster Reihe ist es das im Jahre 1811 von SERTÜRNER entdekte Morphin, welches in wechselnden Mengen in den verschiedenen Sorten, bis zu 23%, vorkommt; von den sonstigen Alkaloiden sind die wichtigsten das **Narceïn** (PELLETIER 1832). **Narkotin** (DEROSNE 1803), das **Codeïn** (ROBIQUET 1832), das **Thebaïn** (THIMBOUMERIE 1835), das **Papaverin** (MERCK 1848), sie sind alle teils an Schwefelsäure, teils an Meconsäure gebunden. Außerdem enthält das Opium **Extraktivstoffe, Wachs, Schleim, Zucker. Eiweiß, Farbstoff, Harz, kautschukartige Substanzen** und **anorganische Salze**. Der Riechstoff desselben ist noch unbekannt. Das indische und chinesische Opium dient meist zu Rauchzwecken, die andern Sorten besonders zur Darstellung des Morphins und anderer Alkaloide.

Officinell sind noch heute die Capita Papaveris, das Opiumpulver, Opiumextrakt, die Tinktur und besonders die Alkaloide Morphin, Codeïn und Narkotin.

Cap. 66. **Περὶ Μήκωνος κερατίτιδος. Hornmohn**. Mekon Keratitis – einige nennen ihn Paralion[1], andere wilden Mohn, Seemohn [die Römer Pabulum marinum[2], die Afrikaner Sisimaka] hat weiße[3], dicht behaarte, denen der Königskerze ähnliche, am Rande gesägte Blätter, wie die des wilden Mohns und einen ähnlichen Stengel. Die Blüte ist blaßgelb, die Frucht lang, gekrümmt wie ein Horn, ähnlich der des Bockshorns, daher auch sein Zuname. Der Same ist klein, schwarz, dem Mohnsamen ähnlich. Die Wurzel kommt aus der Oberfläche des Bodens hervor, ist schwarz und dick. Er wächst am Meere und in rauhen Gegenden. Die Wurzel, in Wasser bis auf die Hälfte eingekocht und getrunken, hat die Kraft, Ischias- und Leberleiden zu heilen, ferner denen zu helfen, welche dicken und Spinnegewebe ähnlichen Urin lassen. Der Same aber, ein Essignäpfchen voll mit Honigmeth getrunken, reinigt mäßig den Bauch. Die Blätter und Blüten mit Öl als Kataplasma reißen Schorf ringsum auf; als Salbe vertreiben sie beim Vieh weiße Flecken und Nebel auf den Augen. Einige haben sich durch die Ähnlichkeit der Blätter zu dem Glauben verleiten lassen, daß von dieser Pflanze das Glaukion stamme.

[In einem anderen Cod. heißt es: Nach dem Essen oder Trinken dieses Mekon Keratitis treten dieselben Erscheinungen auf wie beim Mohnsafte. Man begegnet ihnen auch mit denselben Mitteln. Die Frucht wird im Sommer, wenn sie trocken ist, gesammelt. Die Abkochung der Wurzel wird mit Wein genommen, sie hilft gegen Dysenterie.]

1) παρὰ. und ἅλς, Strandpflanze. 2) Futter am Meere. 3) Einige wollen λεπτά statt λευκά lesen, dieses kann aber ganz gut auf die weißscheinende Behaarung bezogen werden.

Claucium flavum Crtz. (Papaveraceae), **Gelber Hornmohn**, an den felsigen Küsten Griechenlands nicht selten. Nach den Arbeiten von PROBST, WINTGEN und FISCHER (Arch. d. Ph. 1901 S. 395 ff.) enthält das Kraut **Glaucin**, ein auf das Centralnervensystem wirkendes Gift, und **Protopin**, die Wurzel **Chelerythrin**. Früher war das Kraut als Herba Papaveris corniculati gebräuchlich.

Der in Klammern stehende Absatz findet sich nur in der Aldina.

Cap. 67. **Περὶ Μήκωνος ἀφρώδους. Mekon aphrodes.** Mekon aphrodes[1], von einigen Herakleia genannt, hat einen spannenlangen Stengel, sehr kleine, denen des Seifenkrauts ähnliche Blätter und neben ihnen weiße Früchte [auch die ganze Pflauze ist weiß und schaumig][2]. Die Wurzel ist zart und sucht die Oberfläche. Die Frucht davon wird gesammelt, wenn sie im Sommer vollständig reif geworden ist, getrocknet und aufbebahrt. Ein Essignäpfchen voll mit Honigmeth genommen reinigt sie durch Erbrechen. Ein spezifisches Reinigungsmittel ist sie für Epileptiker.

1) Schaumig. 2) Der eingeklammerte Teil fehlt in den Wiener Handschr.

Silene inflata Sm., *S. vulgaris* Gcke. (Caryophyllaceae), **Klatschnelke**. Es ist ein sehr häufig mit Schaum, welcher durch den Stich eines Insekts, *Cercopis spumaria,* bewirkt wird, bedecktes Unkraut in feuchten Gärten, welches in Griechenland im Sommer noch weißer wird als in unseren Gegenden. Die Wurzel liegt oberflächlich, geht aber tief. Schon LOBELIUS zog sie hierher. SPRENGEL deutet auf *Gratiola officinalis* L., **Gebräuchliches Gnadenkraut**; dieses hat wohl die brechenerregende Wirkung für sich, sonst entspricht es nicht der Beschreibung des D., ist überdies in Griechenland selten. Die Wurzel von Silene ist etwas ekelerregend, der Same nicht, wie D. angibt.

Cap. 68. **Περὶ Ὑπηκόου. Hypekoon.** Das Hypekoon – einige nennen es Hypopheon – wächst unter dem Getreide und auf Äckern. Es hat rautenähnliche Blätter und kleine Zweige. Es besitzt eine Kraft ähnlich der des Mohnsaftes.

Nach FRAAS und SPRENGEL *Hypecoum procumbens* L. (Papaveraceae), **Lappenblume**. Nach älteren Angaben enthält dasselbe einen gelben, unangenehm schmeckenden, narkotischen, dem Opium ähnlich wirkenden Saft, was KOSTELETZKY bestreitet; er zieht *Chelidonium hybridum* L., *Glaucium violaceum* Juss. hierher, welches die Eigenschaften des Mohns besitzen soll.

Cap. 69. **Περὶ Ὑοσκυάμου. Bilsenkraut.** Der Hyoskyamos[1] [einige nennen ihn Dioskyamos[2], andere Pythonion[3], Adamanta, Adamenon, Hypnotikon[4], Emmanes[5], Atomon, Dithiambrion, Pythagoras und Osthanes Xeleon, Zoroaster Typhonion, die Römer Insana[6], Dentaria[7], auch Apollinaris[8], die Propheten Rhapontika, die Ägypter Saphtho, die Tuskier Phabulonia, die Gallier Bilinuntia, die Dakier Dieleia] ist ein Strauch mit dicken Stengeln, breiten, länglichen, eingeschnittenen, dunklen, rauhen Blättern. Am Stengel stehen in geordneter Reihe (Gebilde) wie Granatapfelkelche, umgeben von Schildchen, welche mit Samen gefüllt sind, wie beim Mohn[9]. Es gibt davon drei Arten: der eine hat fast purpurfarbene Blüten, Blätter wie Smilax, schwarze Samen und stachelige Kelche; der andere hat quittengelbe Blüten, weichere Blätter und Kapseln und gelblichen Samen wie die Rauke. Diese beiden bewirken Wahnsinn und Lethargie, sie sind zum Gebrauch untauglich. Zum arzneilichen Gebrauche geeignet und sehr milde ist der dritte, er ist fett, zart und flaumhaarig, hat eine weiße Blüte und weißen Samen; er wächst am Meere und auf Trümmerhaufen. Wenn dieser nicht zur Hand sein sollte, muß man den gelben gebrauchen, den schwarzen als schlechtesten verwerfen. Zur Saftbereitung dienen die weiche Frucht, die Blätter und Stengel, welche zerstoßen und ausgepreßt werden, worauf die Flüssigkeit in der Sonne eingetrocknet wird. Seine Verwendung ist auf ein Jahr beschränkt wegen der leichten Verderbnis. Sein Same wird noch besonders zur Saftbereitung gebraucht, indem er trocken zerstoßen, mit warmem Wasser übergossen und ausgepreßt wird. Es ist aber der ausgepreßte Saft besser als der natürliche und auch schmerzstillender. Der junge Trieb wird zerstoßen, mit Weizenmehl gemischt, zu Brötchen geformt und aufbewahrt. Der erstere Saft und der aus dem Samen hergestellte eignet sich am besten zu schmerzstillenden Kollyrien, sowie gegen heftigen und heißen Fluß, gegen Ohrenschmerzen und Gebärmutterleiden, mit Mehl aber oder Graupen gegen Augen-, Fuß- und sonstige Entzündungen. Der Same leistet dasselbe, wie er auch wirksam ist bei Husten, Katarrh, Fluß und heftigen Schmerzen der Augen, bei Fluß der Frauen und sonstigem Blutverlust, wenn er in der Gabe von 1 Obole mit Mohnsamen in Honigmeth getrunken wird. Er ist ferner ein gutes Mittel bei Podagra, angeschwollenen

Hoden und nach der Niederkunft entzündeten Brüsten, wenn er, fein gestoßen, mit Wein umgeschlagen wird; ebenso wird er den sonstigen schmerzstillenden Kataplasmen mit Vorteil zugemischt. Auch die (zu Pastillen) geformten Blätter sind zu allen schmerzstillenden Arzneien sehr geeignet, wenn sie mit Graupen gemengt oder für sich allein aufgelegt werden. Die frischen Blätter aber sind als Umschlag am meisten schmerzlindernd bei jeglichem Leiden. Drei oder vier mit Wein getrunken heilen bösartige Fieber. Wie Gemüse gekocht und in der Menge von 1 Tryblion[10] gegessen bewirken sie gelinden Wahnsinn. Man sagt aber, daß, wenn man sie Einem, der ein Geschwür im Kolon hat, im Klystier beibringt, dieselbe Wirkung eintritt. Die Wurzel, mit Essig gekocht, lindert als Mundspülwasser Zahnschmerzen.

[1] Von ὗς, Schwein, und κύαμος, Bohne. [2] Zeusbohne. [3] Drachenpflanze; das Synonym kann aber auch auf den Pythischen Apollo bezogen werden wegen der ekstatischen Wirkung. [4] Schlafmachend. [5] Rasendmachend. [6] Wahnsinn. [7] Ist bei Apulejus der giftige Ranunculus sceleratus. [8] Apollopflanze (vgl. Plin. XXVI 140). [9] Bei der unklaren Ausdrucksweise sind die Früchte gemeint, die etwas rundliche Kapsel ist von dem längeren Kelch umschlossen und hat an beiden Seiten, wo die Scheidewand anstößt, eine Längsfurche. [10] Siehe Maße und Gewichte.

Plinius XXV 35 schreibt die Pflanze dem Herkules zu; er nennt vier Arten: einen stacheligen mit schwarzem Samen und fast purpurfarbenen Blüten, die zweite gemeinere Art ist weißer, staudiger und höher als der Mohn, die dritte hat dem der Rauke (Irio) ähnlichen Samen, die vierte ist weich, flaumhaarig, fett, hat weiße Samen und wächst am Meere; dies ist die Pflanze der Ärzte.

Die drei Arten des D. sind *Hyoscyamus niger* L. (Solanaceae), **Schwarzes Bilsenkraut**, *H. aureus* L., **Gelbes Bilsenkraut**, und *H. albus* L., **Weißes Bilsenkraut**. Alle drei Arten sind in Griechenland und Italien heimisch, wenn auch nicht gerade häufig; der schwarze, mit graubraunen Samen, bei uns am meisten verbreitet, ist in Griechenland der seltenste, er kommt als γέρως nur im Hochgebirge und zwar bei Wohnungen vor. Die ganze Pflanze ist klebrig-zottig, die Blumenkrone am Saum schmutzig-gelb, in der Röhre purpurviolett geadert, mit stumpfen oder zurückgeschlagenen Zipfeln.

Sprengel zieht *Hyoscyamus reticulatus* L. mit schmutzig-roten, purpurngeaderten Kronenblättern hierher, gleichsam ein Mittelglied zwischen dem schwarzen und weißen Bilsenkraute.

Hyoscyamus aureus hat lang gestielte, auf beiden Seiten etwas, weit mehr aber am Rande haarige Blätter, die Blütenstiele sind so lang wie die Blattstiele, die Blumenkrone ist goldgelb, im Grunde violett.

Hyoscyamus albus hat die mit kurzen Härchen und zerstreuten Zotten besetzten Blätter an langen, zottigen Stielen, bei den oberen sind sie kürzer, die Blumenkrone ist weißlich, gleichfarbig oder am Grunde violett.

Beide Arten gehören dem südlichen Europa an.

D. wendet die Pflanze als solche, das Extrakt aus derselben und besonders aus den Samen, sowie letztere für sich allein an. Er spricht von einem ὀπός vergleichender Weise, ohne aber vorher die Existenz eines solchen angegeben zu haben.

Die Wirkungen verdankt das Bilsenkraut seinem Gehalt an Alkaloiden, es sind das **Hyoscyamin** und das diesem isomere **Hyoscin** (Geiger und Hesse 1833) und das besonders im Samen enthaltene **Scopolamin** (E. Schmidt). Sie haben die Eigenschaft, die Pupille zu erweitern. Der Same und das Extrakt des Bilsenkrauts finden als beruhigendes und schlafmachendes Mittel wie das Opium, ohne aber wie dieses den Stuhlgang zu verlangsamen, Anwendung, das Kraut dient zu erweichenden Umschlägen.

Cap. 70. **Περὶ Ψυλλίου. Flohkraut.** Das Psyllion[1] [einige nennen es Katnphysis, andere Kynokephalion[2], Kynomyna[3], Kristallion, Psylleris[4], Sikeliotikon[5], die Sicilier Konidiis[4], die Römer Silvacium, Herba Pulicaria[4], die Afrikaner Vargugum] hat ein Blatt wie der niedrige Schotenklee, aber rauh und größer, spannenlange Zweige, und die ganze Pflanze ist grasartig. Von der Mitte des Stengels aus erhebt sich sein Blütenstand, welcher aus zwei oder drei an der Spitze abgerundeten Köpfchen bestellt, in diesen befindet sich der flohähnliche, schwarze, harte Same. Es wächst auf Äckern und Ödland. Er (der Same) hat eine kühlende Kraft; mit Rosenöl, Essig oder Wasser als Umschlag hilft er bei Gicht, Drüsen neben den Ohren, Geschwülsten, Ödemen, Verrenkungen und Kopfleiden; Darm- und Nabelbrüche bei Kindern heilt er als Kataplasma mit Essig. Man muß ein Essignäpfchen voll stoßen und in 2 Kotylen Wasser mazerieren und, wenn das Wasser dick geworden ist, aufstreichen; denn er kühlt sehr. [Wenn es (das Kraut) in kochendes Wasser geworfen wird, setzt es die Wärme herab. Es wirkt auch heilsam bei Rose. Man sagt aber, daß, wenn es frisch ins Haus gebracht wird, es dort Flöhe nicht aufkommen läßt. Zerstoßen mit Fett reinigt es schmutzige und bösartige Geschwüre. Der Saft mit Honig hilft bei Ohrenfluß und Würmern in den Ohren.]

[1] Von ψύλλα, der Floh. [2] Hundskopfpflanze; Plinius XXV 140 hält die Blätter einem Hundekopf ähnlich. [3] Hundsfliege. [4] Flohkraut. [5] Das sicilische.

Die in Klammern stehenden Sätze finden sich nur in der Aldina und in den späteren Ausgaben.

Die Hauptwirkung und daher auch die Verwendung scheint doch dem Samen zuzukommen, so besonders das Gelatinieren des Wassers wegen seines Schleimgehaltes, obwohl das Femininum nur auf das Kraut geht.

Plantago Psyllium L. (Plantaginaceae), **Flohsamenwegerich**. Die Samen sind ein hie und da gebräuchliches Volksmittel.

Cap. 71. **Περὶ Στρύχνου. Strychnos.** Der Gartenstrychnos [einige nennen ihn den gebauten, die Römer Strumus[1], auch Cucubalus, die

Ägypter allelo, die Gallier Skubulus, die Afrikaner Astresmumis]. Der eßbare Strychnos ist ein kleiner, nicht großer Strauch mit vielen Achseltrieben, er hat schwarze Blätter, größer und breiter als die des Basilikum, eine runde grünliche Frucht, sie wird aber nach der Reife schwarz oder gelb. Für den Genuß ist die Pflanze unschädlich. Sie hat kühlende Wirkung, daher sind die Blätter mit dem feinen Mehl der Graupen als Kataplasma ein gutes Mittel bei Rose und kriechenden Geschwüren. Für sich allein fein gestoßen aufgelegt heilen sie Aegilopie und Kopfschmerzen, helfen auch einem erhitzten Magen; mit Salz fein gestoßen als Kataplasma verteilen sie Drüsen neben den Ohren. Auch der Saft der Pflanze mit Bleiweiß, Rosensalbe und Bleiglätte wirkt gut bei Rose und kriechenden Geschwüren, bei Aegilopie mit Brot. Mit Rosensalbe aufgestrichen ist er ein gutes Mittel für Kinder, die an Sonnenbrand leiden; er wird auch statt Wasser oder Ei den Kollyrien zum Einsalben gegen heftige Flüsse zugemischt. Eingeträpfelt heilt er auch Ohrenschmerz. In Wolle als Zäpfchen eingelegt stellt er den Fluß der Frauen. [Der Saft, mit dem gelben Mist der Haushühner verrührt und auf einem Lappen aufgelegt ist ein unentbehrliches Mittel bei Aegilopie.]

[1] Gegen Skrofeln (strumas).

Solanum nigrum L. (Solanaceae) mit der Var. *Sol. flavum* Kit., **Schwarzer Nachtschatten**, dessen Beeren erst gelb, dann schwärzlichbraun werden; sie enthalten **Solanin**, ein in feinen, weißen, glänzenden, bitteren Nadeln kristallisierendes, schwach alkalisch reagierendes Alkaloid. Die Pflanze hat einen unangenehmen Geruch, der zur Kultur gerade nicht auffordert, daher zieht Lenz das aus Asien stammende *Solanum Melongena* L., **Eierpflanze**, hierher, dessen Früchte eßbar, weiß, gelb, violett oder purpurrot sind, aber entgegen der Beschreibung des D. dick und oft gurkenartig gekrümmt.

Cap. 72. **Περὶ Στρύχνου ἁλικακάβου. Strychnos Halikakabos.** Es gibt einen anderen Strychnos, den man eigentlich Halikakabos[1] nennt, Einige nennen ihn Physalis[2] [Andere Dirkaion, Strychnos manikos[3], Doryknion, Kallias, die Römer Bissicalis[2], auch Apollinaris minor[4], Herba ulticana, Opsago, die Dakier Kykolis, die Afrikaner Kakabus]; er hat denen des vorigen ähnliche, aber breitere Blätter. Seine Stengel neigen sich nach vollendetem Wachstum zur Erde; er hat in runden blasenähnlichen Säckchen eine gelbe, runde, glatte Frucht wie Weintraubenbeeren. Die Kranzbinder gebrauchen ihn, um ihn in die Kränze zu flechten. Er hat dieselbe Kraft und findet dieselbe Verwendung wie der Gartenstrychnos, ohne die Essbarkeit. Die Frucht hat getrunken die Kraft, die Gelbsucht zu vertreiben, da sie harntreibend wirkt. Aus dem Kraute beider wird Saft bereitet und zur Aufbewahrung im Schatten getrocknet. Er hat dieselbe Wirkung.

[1] Von κάκαβος oder κακάβη, dreifüßiger Tigel, wegen des glockigen oder urnenförmigen Kelches. [2] (Vesicalis) Blasenpflanze. [3] Rasender Strychnos. [4] Kleine Apollopflanze.

Die älteren Botaniker, auch Sprengel und Kostelelzky, ziehen *Physalis Alkehengi* L. (Solanaceae), **Judenkirsche**, hierher. Fraas dagegen möchte Physalis Alkekengi, weil sie nach Sibtorp in Griechenland nicht mehr gefunden ist und weil die Stengel der Pflanze des D. zur Erde geneigt sein sollen, ganz aus der Flora des D. streichen und *Ph. somnifera* L., **Schlafmachende Schlutte**, dafür nehmen. Er stützt sich dabei auf Theophrast (Hist. pl. IX 11, 5), welcher zwei Arten Strychnos unterscheidet, von denen der eine Schlaf, der andere Wahnsinn erzeuge, jener wachse an Felsklüften und Grabstätten, und dieses treffe bei *Ph. somnifera* L. zu. Es ist ein bis 1,5 m hoher, vielästiger Strauch mit weißborkiger Rinde. Die jungen Zweige sind aufrecht, die älteren geneigt, alle weißlich-filzig. Die Blätter sind langgestielt, oberseits weichhaarig, unterseits filzig, die unteren stumpf, die oberen spitz, die Blüten am oberen Teil der Äste zu drei bis fünf in den Blattachseln gehäuft, kurz gestielt und klein. Der weißfilzige Kelch ist glokken- oder urnenförmig, die Blumenkrone gelbgrün, außen filzig, die Frucht eine erbsengroße rote Beere. Im Orient und in Südeuropa an dürren felsigen Stellen.

Physalis Alkekengi hat bis 3 cm hohe, aufrechte, einfache oder nur am Grunde ästige, rundlich-eckige, unten kahle, oben weichhaarige Stengel, langgestielte, fast ganzrandige oder geschweifte, am Grunde etwas keilförmig in den Blattstiel verlängerte, zarte, unterseits schwach, oberseits stärker weichbehaarte Blätter, die an der Spitze umgebogen, später von der Basis aus zurückgeschlagen sind. Der Kelch ist glockig, zottig, die Blumenkrone schmutzig-weiß, am Grunde grünlich, weichhaarig, die Frucht eine kirschengroße, glänzende, scharlachrote, vom mennigroten Kelch eingeschlossene Beere. Im mittleren und südlichen Europa. Die Beeren enthalten einen Bitterstoff, **Physalin**, und waren früher officinell.

Cap. 73. **Περὶ Στρύχνου ὑπνωτικοῦ. Schlafstrychnos.** Der schlafmachende Strychnos – einige nennen ihn Halikakabos – ist ein Strauch mit vielen dichten, stämmigen, schwer zu brechenden Zweigen voll von fetten Blättern, welche denen der Quitte gleichen. Er hat eine rote, sehr große Blüte, eine safrangelbe Frucht in Säckchen und eine sehr lange Wurzel mit rötlicher Rinde. Er wächst an felsigen Stellen nicht fern vom Meere. Die Rinde der Wurzel zu 1 Drachme in Wein getrunken hat schlafmachende Wirkung, aber milder als der Milchsaft des Mohns. Die Frucht ist stark harntreibend; den Wassersüchtigen werden etwa zwölf Fruchtbüschel gegeben, der Genuß von mehr bewirkt Geistesstörung; Hilfe dagegen leistet der reichliche Genuß von Honigmeth. Seine Rinde[1] wird den schmerzstillenden Mitteln und den Pastillen zugesetzt. In Wein gekocht und im Munde behalten lindert sie Zahnschmerzen. Der Saft der Wurzel mit Honig als Salbe heilt Stumpfsichtigkeit.

[1)] Diu Aldina und die späteren Ausgaben haben χυλός, Saft.

Sprengel und Kosteletzky halten die Pflanze für *Physalis somnifera* L., ersterer gibt aber zu, daß D. sich in der Blüte geirrt haben müsse, denn diese sei weder groß noch safrangelb. Er zieht die Beschreibung des Theophrast (Hist. pl. VII 7, 2): στρύχνος, ὃν καὶ ὠμὸν ἐσθίουσιν, den auch roh eßbaren Strychnos (mit eßbaren Beeren) und (IX 11, 5) στρύχνος ὑπνώδης … καὶ ἔχων ῥίζαν ὥσπερ αἷμα ξηραινομένην den schlafmachenden Strychnos, getrocknet, mit blutroter Wurzel, hierher.

Vermutlich hat D. die Beschreibung der Pflanze vor. Theophrast adoptiert und selbst andere Merkmale zugesetzt, die einer ganz anderen Pflanze als der Theophrast'schen zukamen, z. B. καρπὸν ἐν λοβοῖς, Theophrast sagt: καρπὸν ἐρυθρότερον κόκκου, eine Frucht, roter als die Scharlachbeere, – und so große Unsicherheit geschaffen.

Fraas zieht *Solanum Dulcamara* L. (Solanaceae), **Bittersüß**, hierher. Es passen allerdings die zahlreichen, leicht zerbrechlichen Zweige und die fetten Blätter, die Blüte ist meist schmutzig-violett, selten weiß, mit schön gelben Staubfäden, die Beeren sind schön rot, nicht safrangelb. Hätte D. die Pflanze vor sich gehabt, so würde er sich wohl kaum damit begnügt haben zu sagen: »Blätter, welche denen der Quitte gleichen«, sondern er würde die Eigentümlichkeit, daß die oberen am Grunde in zwei längliche, spitze, ganz abstehende Lapper geteilt sind, nicht unerwähnt gelassen haben.

Cap. 74. **Περὶ Στρύχνου μανικοῦ. Strychnos manikos.** Der Strychnos manikos, welchen einige Persion[1)] nennen, andere Thryon[2)] [Anhydron[3)], Pentadryou[4)], Enoron, Orthogyion]. Sein Blatt ist ähnlich dem der Rauke, aber größer, dem des Akanth, der auch Paideros heißt, sich nähernd. Er treibt aus der Wurzel zehn bis zwölf sehr große Stengel, welche die Höhe von einer Klafter[5)] haben, ein längliches Köpfchen , wie eine Olive, aber rauher, etwa wie die Frucht der Platane, jedoch größer und dicker, eine dunkle Blüte, nach dieser zeitigt er eine traubenartige runde, schwarze Frucht, zehn bis zwölf Beeren in Traubenbüscheln wie beim Epheu, sie sind weich wie Weinbeeren. Die Wurzel darunter ist weiß, dick, hohl, etwa eine Elle lang. Er wächst an bergigen, windigen und mit Platanen besetzten Stellen. Die Wurzel, in der Menge von 1 Drachme mit Wein getrunken, hat die Kraft, nicht unangenehme Phantasiegebilde zu schaffen, 2 Drachmen getrunken, halten sie bis zu drei Tagen an, 4 Drachmen getrunken töten gar. Das Gegenmittel dafür ist Honigmeth, reichlich genossen und wieder erbrochen.

[1] Statt Persea, vou der runden Frucht. [2] Eine magische Pflanze der kolchischen Zaubergärten. [3] Vom Wasser entfernt. [4] Fünfbüschelig. [5] ὀργυιά = 4 πήχεις = 1,25 m.

In diesem Kapitel verhält es sich ebenso. Die Synonyma bei Theophrast sind Thryon und Persion; er beschreibt (Hist. pl. IX II, 6) den Strychnos manikos so: »Das Blatt ist ähnlich dem der Rauke, nur größer, der Stengel eine Klafter hoch, das Köpfchen wie eine Lauchzwiebel, aber rauher, es gleicht auch der Frucht der Platane.« Diesen Merkmalen hat nun D. noch weitere zugefügt.

Fab. Columna hat die Verworrenheit sehr gut dadurch gelöst, daß er die Beschreibung auf zwei verschiedene Pflanzen bezieht, nämlich die dunkle Blüte, die traubige Frucht mit weicher Beere, sowie den bergigen, schattigen Standort auf *Atropa Belladonna* L. (Solanaceae), **Tollkirsche**, und die anderen Kennzeichen auf *Datura Stramonium* L. (Solanaceae), **Stechapfel**.

Der wichtigste wirksame Bestandteil ist das in den Blättern, Früchten, Samen und Wurzeln beider Pflanzen, bei Datura Stram. besonders in den Samen enthaltene **Atropin**. Dasselbe ist aber nur in der mehrjährigen, frischen Wurzel präformiert vorhanden. Die Hauptmenge der Alkaloide ist **Hyoscyamin**, aus welchem bei der Darstellung der Alkaloide durch molekulare Umlagerung das **Atropin** (von Mein 1831 endeckt) entsteht. Es bildet farb- und geruchlose, durchscheinende glänzende Kristallnadeln oder -büschel. Seine Wirkung erstreckt sich auf das centrale Nervensystem, dient zur Beseitigung von Lähmungszuständen des Gehirns, daher auch als Gegengift bei Morphinvergiftungen. Hauptsächlich kommt seine mydriatische Wirkung in Betracht, durch die es zu einem der wichtigsten Heilmittel in der Augenheilkunde geworden ist.

Sprengel und Kosteletzky ziehen *Solanum sodomeum* L. hierher, einen meterhohen Strauch mit seitlichen wenigblütigen Trugdolden und walnußgroßen grün- und weißgescheckten, später gelben und dann schwarzen Beeren. Die Heimat scheint Afrika, besonders die Kapgegend zu sein, es kommt auch halbwild in Calabrien, Sicilien und Griechenland vor. Die Hottentotten verwenden die Wurzel als harntreibendes Mittel bei Wassersucht; die Beere ist sehr giftig.

Cap. 75. **Περὶ Δορυκνίου. Doryknion.** Das Doryknion – Krateuas nennt es Halikakabos oder Kalea – ist ein einem ganz jungen Ölbaum ähnlicher Strauch mit Zweigen, die kleiner als eine Elle sind. Es wächst auf Felsen, nicht weit vom Meere. Die Blätter sind der Farbe nach dem Ölblatt ähnlich, aber kleiner und fester und sehr rauh. Die Blüte ist weiß, hat an der Spitze weiße dichte Hülsen[1] wie die Erbse; in diesen befinden sich fünf bis sechs runde Samen von der Größe kleiner Erbsen, glatt, fest und bunt. Die Wurzel ist fingerdick und eine Elle lang. Auch dieses scheint schlafmachend zu sein, im Übermaß aber zu töten. Einige sagen, die Samen desselben würden zu Liebeszwecken benutzt.

[1] πυκνὰ θυλάκια.

Die älteren Botaniker, Rondeletius und Lobelius, ziehen *Convolvulus monspeliensis* hierher; es ist allerdings eine harmlose Pflanze, aber D. sagt selbst nichts Bestimmtes von den Kräften, sondern nur: »es scheint«. FRAAS hält *Convolvulus Donycnium* L. (Convolvulaceae), **Strauchwinde**, angemessener, weil Standort, Form der Pflanze und Wurzel besser passen, auch die θυλάκια, Hülsen oder Schoten, einzeln, aber häufig genug Vorkommen, so daß im Spätherbst, wenn Blätter und Blüten abgefallen sind, alle Endspitzen noch voll von Früchten stehen.

Cap. 70. **Περὶ Μανδραγόρου. Alraun.** Die Mandragora – einige nennen sie Antimelon[1], andere Dirkaia, auch Kirkaia[2], da die Wurzel als Liebesmittel wirksam zu sein scheint [auch Antimenion[3], Bombochylos[4], Minos, die Ägypter Apemum, Pythagoras, Anthropomorphon[5], andere Althergis, Thridakias, Kammaros[6], Zoroaster Diamonon oder Archine, die Propheten Hemionus, auch Gonogeonas, die Römer Mala canina[7], auch Mala terrestria[8]]. Eine Art davon ist weiblich, schwarz, Thridakias genannt, sie hat schmalere und kleinere Blätter mit häßlichem und scharfem Geruch, über die Erde ausgebreitet, daneben Äpfel wie Speyerlingsbeeren, gelb, wohlriechend, darunter auch eine Frucht wie die Birne, die Wurzeln sind sehr groß, zwei oder drei, mit einander verwachsen, außen schwarz, innen weiß und mit einer dicken Rinde. Einen Stengel treibt sie nicht. Die Blätter der männlichen, welche einige Norion[9] nennen, sind groß, weiß, breit, glatt wie bei der Bete. Die Äpfel sind doppelt so groß, von safrangelber Farbe, mit einer gewissen Schärfe wohlriechend. Wenn die Hierten dieselben essen, werden sie wie leicht betäubt. Die Wurzel ist der der vorigen ähnlich, aber größer und weißer; auch diese ist stengellos.

Aus der Rinde der Wurzel wird Saft bereitet, indem sie frisch zerstoßen und unter die Presse gebracht wird; man muß ihn dann in die Sonne setzen und nach dem Eindicken in einem irdenen Gefäße aufbewahren. In ähnlicher Weise wird auch aus den Aepfeln der Saft bereitet, aber es wird aus ihnen ein schwächerer Saft gewonnen. Auch wird die ringsum abgezogene Rinde der Wurzel auf eine Schnur gereiht und zum Aufbewahren aufgehängt. Einige kochen die Wurzeln mit Wein bis auf den dritten Teil ein, klären es und setzen es dann weg, um einen Becher davon bei Schlaflosigkeit und übermäßigem Schmerzgefühl anzuwenden, ebenso bei solchen, bei denen sie, um sie zu schneiden oder zu brennen, Gefühllosigkeit bewirken wollen. Der Saft[10], in der Gewichtsmenge von 2 Obolen mit Honigmeth getrunken, führt den Schleim und die schwarze Galle nach oben ab wie die Nieswurz; ein Genuß von mehr nimmt das Leben weg. Er wird auch den Augenarzneien und den schmerzstillenden Mitteln, wie auch erweichenden Zäpfchen zugesetzt. Für sich allein so viel wie 1 Obole im Zäpfchen eingelegt, treibt er die Menstruation und den Embryo aus, in den After als Zäpfchen gebracht macht er Schlaf. Man sagt auch, daß die Wurzel das Elfenbein, wenn es damit sechs Stunden gekocht werde, erweiche und plastisch mache, um in jede beliebige Form gebracht zu werden. Die frischen Blätter sind mit Graupen als Umschlag ein gutes Mittel bei Entzündungen an den Augen und an Geschwüren; sie zerteilen auch alle Verhärtungen und Abszesse, Drüsen und Geschwülste; sie bringen ferner Male ohne Eiterung weg, wenn sie fünf bis sechs Tage sanft aufgerieben werden. Zu demselben Zwecke werden die Blätter in Salzlake eingemacht und auf bewahrt. Die Wurzel, mit Essig fein zerrieben, heilt Rose, mit Honig oder Öl dient sie gegen Schlangenbisse, mit Wasser verteilt sie Drüsen und Tuberkeln, mit Graupen lindert sie auch Gelenkschmerzen. Aus der Wurzelrinde wird ferner ohne Kochen ein Wein bereitet; man muß dann 3 Minen in 1 Metretes[11)] süßen Weines geben und davon 3 Becher denen reichen, welche geschnitten oder gebrannt werden sollen, wie oben gesagt ist, denn sie empfinden wegen des Verfallene[12)] (in tiefen Schlaf) keine Schmerzen. Die Äpfel aber sind durch den Geruch und den Genuß betäubend, ebenso der aus ihnen gewonnene Saft, im Übermaß aber genossen, nehmen sie die Sprache weg. Der Same der Äpfel, getrunken, reinigt die Gebärmutter, mit Jungfernschwefel[13)] im Zäpfchen eingelegt stellt er den roten Fluß. Aus der Wurzel wird aber der Saft gezogen, indem sie mehrfach eingeschnitten und er in einer Höhlung aufgefangen wird; der ausgepreßte Saft ist aber kräftiger als der so ausfließende. Die Wurzeln liefern übrigens nicht in jeder Gegend (natürlichen) Saft, dies zeigt die Erfahrung.

Man berichtet, es gebe noch eine andere, Morion[14)] genannte Art, welche an schattigen Plätzen und um Felsenhöhlen wächst; sie hat Blätter wie die weiße Mandragora, aber kleiner und etwa spannenlang, weiß, kreisförmig um die Wurzel gestellt, welche zart, weiß, etwas größer wie eine Spanne und daumendick ist. Diese, in der Gabe von 1 Drachme getrunken oder mit Graupen im Brot oder in der Zukost genossen , soll tiefen Schlaf bewirken; es schläft nämlich der Mensch in derselben Stellung, in welcher er sie genossen hat, ohne jede Empfindung drei bis vier Stunden von da ab, wo sie eingenommen ist. Auch diese gebrauchen die Ärzte, wenn sie schneiden oder brennen wollen. Die Wurzel soll auch ein Gegenmittel (gegen Gifte) sein, wenn sie mit dem sogen. Strychnos manikos genommen wird.

[1] An Apfels Stelle. [2] Pflanze der Kirke, der bekannten Zauberin. [3] Dem Zorn entgegen. [4] Ein Saft, der dumpfes Rauschen verursacht. [5] Menschengestalt, bezieht sich auf die Wurzeln. [6] Dem Schicksal unterworfen, bei Hippokrates ein kühlendes Mittel = κάμμορος. [7] Hundsäpfel. [8] Erdäpfel. [9] Morion? [10] ὀπός, muß hier doch wohl auf den ausgepreßten Saft bezogen werden. [11] 1 Mina = 436,6 g, 1 Metretes = 3 Choes = 144 Kotylen; der äginäische Metretes = 36,4 ℓ, der attische = 39.36 ℓ (nach Hultsch in Pauly und Wissowa, Realencyklop. III 2). [12] διὰ τὸ καταφέρεσθαι seil, εἰς ὕπνον. [13] θεῖον ἄπυρον. [14] Von μωρία, Stumpfheit der Sinne.

Atropa Mandragora L. (Solanaceae), **Alraunwurzel**.

Das Wort Mandragoras setzt sich offenbar zusammen aus μάνδρα, Hürde – noch heute heißen so schlechte Schäferhütten im Gebirge – und ἀγορά, Versammlung, vielleicht weil die Pflanze in der Nähe der Schäferhütten sich gern ansiedelte.

Bei Theophrast (Hist. pl. VI 2, 9) ist Mandragoras die Atropa Belladonna mit hohlem (markigem) Stengel und schwarzer, weinig-saftiger Beere. Plinius, XXV 147, kennt nur zwei Arten, die weiße männliche und die schwarze weibliche.

D. unterscheidet drei Arten, die beiden ersten sind schon durch die Blütezeit verschieden, die dritte kennt er nur vom Hörensagen.

Die erste, die weibliche, schwarze, auch Thridakias genannte, ist von Bertoloni als *Mandragora autumnalis* bezeichnet, sie hat eine spindelige, dicke, fleischige, braune, meist zwei- oder dreispaltige Wurzel, zahlreiche spitze, wellige und runzelige, stielartig verschmälerte, dunkelgrüne, später ausgebreitete Blätter, zwischen denen mehrere weichhaarige Blütenstiele sich erheben. Die Blumenkrone ist lilafarben, purpurn-geadert, den Kelch nur etwas überragend, die Frucht eine eiförmige (darauf könnte ὥσπερ ἀπίου bezogen werden), pomeranzengroße, gelbe, übelriechende Beere mit nierenförmigen Samen. Die Pflanze blüht im Herbst und Winter. Frisch hat sie einen widerlichen, betäubenden Geruch und ekelhaft bitteren Geschmack. In allen Mittelmeerländern.

Mandragora vernalis Bert. unterscheidet sich nur wenig, so daß man jene als Abart von dieser betrachtet hat. Die Wurzel ist weißlich, die Blätter sind weniger runzelig und spitz, die Blütenstiele sind nicht weichhaarig, die Blumenkrone ist schmutzig-weiß, die Frucht mehr rund. Sie blüht im Frühjahr. Beide Pflanzen finden sich im südlichen Europa, in Griechenland häufig, in Norditalien selten.

Wegen der heftigen Wirkung und der Gestalt der Wurzel, in der man eine menschliche Figur erkennen wollte, spielt die Alraunwurzel in der Geschichte des Aberglaubens und der Aphrodisiaka der meisten Kulturvölker eine nicht unbedeutende Rolle. Nach Jos. Flavius (Antiq. jud. I 31) sollen die Dudaïm, welche (nach I. Mos. 30, 14 ff.) Ruben seiner Mutter Lea brachte, die Alraunen gewesen sein. Der Papyrus Ebers hat die Mandragora unter den Arzneimitteln der Ägypter. Diese scheinen auch schon die mydriatische Wirkung der Solanaceen-Alkaloide, von der D. nichts sagt, gekannt zu haben. Erman (Ägypten und ägyptisches Leben im Altertum, S. 364) erzählt nach einem alten Werke (Destruction des hommes) Folgendes: »Sechmet hatte auf Geheiß des Ra fast alle Menschen getötet. Um den Rest zu retten, machte er jene dadurch unschädlich, daß er ihr Doda-Frucht ins Bier mischte; sie wurde trunken, so daß sie die Menschen nicht wieder erkannte … **ihr Antlitz wurde schön**.« Im Mittelalter wurde die Wurzel als Talisman getragen, um Glück zu erringen, im Hause und Stalle aufgehängt, um Unheil abzuwenden.

Die narkotischen Eigenschaften verdankt die Mandragora-Wurzel einem Gehalt an Alkaloiden. Nach M. Wentzel (Über die chemischen Bestandteile der Mandragora-Wurzel. Inaugural-Dissertation, Berlin 1900) ist es ein Basengemisch, welches wie bei Belladonna vorzugsweise aus **Hyoscyamin** besteht, begleitet von einer geringen Menge **Hyoscin** und **Atropin**, das bei der Darstellung aus dem Hyoscyamin entstanden ist.

Aus dem Arzneischatz ist die Mandragora schon lange verschwunden.

Cap. 77. **Περὶ Ἀκονίτου. Akoniton.** Das Akoniton – einige nennen es Pardalianches[1], andere Kammoros[2], Thelyphonon[3], Myoktonon[4], Therophonon[5] – hat drei oder vier, denen des Kyklaminos oder der Gurke ähnliche Blätter, aber kleiner und etwas rauh, und spannenlange Stengel. Die Wurzel ist dem Skorpionschwanze ähnlich, alabasterartig glänzend. Man sagt, daß seine Wurzel, wenn sie dem Skorpion genähert werde, diesen lähme, daß er aber wieder munter werde, wenn Nieswurz neben ihn gelegt werde. Sie wird auch den schmerzstillenden Augenmitteln zugesetzt; sie tötet aber Panther, Schweine, Wölfe, überhaupt jedes Tier, wenn sie, in Fleischstücke gehüllt, diesen vorgeworfen wird.

[1] Pantherwürger (πάρδαλις und ἄγχω). [2] Gleich κάμμαρος, ein Flußkrebs, dem die Wurzel ähnlich sein soll (Plin. XXVII 9, siehe auch Cap. 76, N. 6). [3] Weiber tötend (θῆλυς und φονεύω), nach den Scholiasten soll es einem weiblichen Tiere an den Geschlechtsteil gebracht dasselbe töten; das beste Gegengift ist menschlicher Kot. [4] Mäuse tötend. [5] Wild tötend (θήρ und φονεύω).

Mit der Deutung dieser Pflanze haben sich alle Väter der Botanik abgemüht und ihr die verschiedensten Namen gegeben.

Theophrast (Hist. pl. IX 16, 4) beschreibt das Akoniton so: »Es wächst auf Kreta und Zakynthos, das beste aber bei Herakleia in Pontus. Es hat ein Blatt wie Wegwart, eine Wurzel nach Form und Farbe wie der kleine Seekrebs Karis (Sprengel und Fraas übersetzen fälschlich καρίς mit Nuß), mit todbringender Kraft, Blatt und Frucht dagegen sollen unschädlich sein. Die Frucht ist wie bei den Krautgewächsen , nicht wie bei den Sträuchern; die Pflanze ist klein, nicht besonders ansehnlich (ουδὲν ἔχουσα πέριττον), dem Getreide ähnlich, der Same aber sitzt nicht in Ähren. Es wächst übrigens allenthalben und nicht nur zu Akone, woher es den Namen hat, einer Stadt der Maryandiner (am Schwarzen Meer) … Damit es wirke, muß man die Zubereitung verstehen, in Wein oder Honigmeth wirkt es nicht, man kann aber die tödliche Wirkung auf eine bestimmte Zeit einrichten.« IX 18, 2 sagt er vom **Thelyphonon**, es habe ein Blatt wie Schweinsbrod, eine dem Skorpion ähnliche Wurzel, sei für die Vierfüssler ein tödliches Gift, töte auch den Skorpion, wenn er damit bestreut werde, Nieswurz mache ihn wieder gesund. – Undeutlicher konnte sich Theophrast nicht ausdrücken, wenn unser Sturmhut gemeint sein soll.

Plinius XXVII 19 leitet den Namen Aconitum ab von ἐν ἀκόναις, an nackten Felsen wachsend und beschreibt wie D.; VI 4 nennt er die Hafenstadt Acone am Schwarzen Meere »grauenhaft durch das Gift Aconitum«.

Es war auch eine Giftpflanze der Hekate, und die Fabel läßt es aus dem Geifer des Cerberus entstehen.

Nikander (Alexipharm.) wirft Telyphonon, Myoktonon und Kammaron als Akonita zusammen.

Dodonäus hat zuerst die Pflanze auf *Doronicum Pardalianches* L. (Compositae), **Gemeine Gemswurz**, bezogen, dem auch die neueren Botaniker zustimmen. Es ist eine Pflanze der Gebirgs- und Alpenwiesen im mittleren Europa bis nach Oberitalien. Die süßlich-aromatisch schmeckende, aber nur wenig riechende Wurzel war früher als Rad. Doronici gebräuchlich, ihre Heilkräfte sollen denen der Arnica gleich sein. Das Akoniton des Theophrast kann unmöglich auf unseren Sturmhut *Aconitum Napellus* L. bezogen werden; es ist später weder auf Kreta noch auf Zakynthos gefunden, hat nicht einmal dort eine traditionelle Spur hinterlassen. Erst D. gibt sein Vorkommen in den Vestinischen Bergen (den Abruzzen) an. Bis dahin scheinen die Schriftsteller den wahren Sturmhut nicht gekannt, sondern nur nach Hörensagen über ihn berichtet zu haben, während das *Doronicum Pardalianches*, welches nach Fraas überall in Griechenland auf den Bergen von 100 m Höhe vorkommt, ihnen bekannt war. Auf dieses wurde dann Beschreibung und Wirkung der der griechischen Flora fremden Pflanze übertragen. Die Unsicherheit des D. bei Angabe der giftigen Eigenschaften deutet gleichfalls darauf hin, daß er seiner Sache nicht gewiß ist, daß er aber nicht das giftige *Aconitum Napellus* meint.

Cap. 78. **Περὶ ἑτέρου Ἀκονίτου. Anderes Akoniton**. Das andere Akoniton – einige nennen es Kynoktonon[1], andere Lykoktonon[2] [weiße Bohne, die Römer Colomestrum]. Es gibt davon drei Arten; eine, welche man auf der Jagd gebraucht[3], die beiden anderen wenden die Ärzte an; das dritte davon [das politische genannt] wächst am meisten in Italien, in den sogen. Vestinischen Bergen[4]; es ist von dem vorigen verschieden. Es hat Blätter wie die Platane, aber mehr eingeschnitten, viel kleiner und dunkler, einen Stengel wie Farnkraut, einen kahlen Schößling[5] von der Höhe einer Elle oder noch höher, eine Frucht in etwas länglichen Kapseln, Wurzeln wie die schwarzen verflochtenen Fühler der Heuschreckenkrebse[6]. Man gebraucht sie, in rohes Fleisch eingehüllt, zur Wolfsjagd, denn wenn sie von den Wölfen gefressen werden, töten sie dieselben.

[1] Hundstod. [2] Wolfstod. [3] D. h. zum Vergiften der schädlichen Tiere. [4] Die heutigen Abruzzen. [5] Den Blütenstengel. [6] Squilla mantis Latr.

Die Schriftsteller vor D. kannten diese Pflanze nicht, auch das Aconitum des Plinius ist das Pardalianches des vorigen Kapitels.

Aconitum Napellus L. (Ranunculaceae), **Sturmhut, Eisenhut**. Es kommt in Griechenland nicht vor, wohl aber auf den bedeutenden Höhen der norditalischen Berge, wo es heute noch Aconito oder Napello heißt. Die Blatter und Wurzelknollen enthalten ein starkes Gift, besonders die letzteren, welche als Tubera Aconiti officinell sind; es sind zwei, selten drei rübenförmig verdickte, oben durch einen Querast zusammenhängende, dunkelbraune, längsfurchige Knollen mit wenigen Nebenwurzeln, deren eine den blühenden Stengel trägt.

Der wichtigste und wirksame Bestandteil ist das Alkaloid **Aconitin** (Geiger und Hesse 1833) in farblosen, büschelförmigen, in Wasser schwer, in Alkohol, Aether und Chloroform leicht löslichen Kristallen, die im reinen Zustande einen scharfen, anhaltend brennenden, nicht bitteren Geschmack haben. Außerdem enthalten die Knollen 25% **Amylum, Fett, Harz, Zucker** usw.; ihre Wirkung erstreckt sich besonders auf das Rückenmark und auf die Erweiterung der Pupille. Die Knollen werden nur in der Form der Tinktur und des Extraktes angewandt.

Cap. 79. **Περὶ Κωνείου. Schierling.** Das Koneion [einige nennen es Aigynos, andere Aethusa, Apolegusa[1], Dolia[2], Amaurosis[3], Paralysis[4], Aphron[5], Kreïdion, Koite[6], Katechomenion[7], Abioton[8], Apseudes[9], Ageomoron[10], Timoron[11], Polyanodynos[12], Dardanis, Katapsyxis[13], Osthanes Babathy, die Ägypter Apemphin, die Römer Cicuta] hat einen knotigen großen Stengel wie der Fenchel, Blätter wie das Steckenkraut, aber schmaler und mit durchdringendem Geruch, an der Spitze aber Fortsätze und Dolden. Die Blüte ist weißlich, der Same gleicht dem Anis, ist aber weißer. Die [hohle] Wurzel geht nicht tief. Auch dieses gehört zu den vernichtenden Giften, indem es in Folge von Erkältung tötet. Gegenmittel ist ungemischter Wein. Die Dolde an der Spitze wird, bevor der Same trocken wird, zur Saftbereitung benutzt, sie wird gestoßen und ausgepreßt, der Saft an der Sonne eingeengt. Getrocknet findet er vielfache Verwendung zum Gebrauch in der Heilkunst; auch wird der ausgepreßte Saft mit Wein gemischt vorteilhaft den schmerzlindernden Kollyrien zugesetzt; kriechende Geschwüre und Rose beseitigt er als Salbe. Das Kraut und die Dolde, fein gestoßen als Umschlag um die Hoden gelegt, helfen gegen Pollutionen, auch lassen sie als Kataplasma die Genitalien erschlaffen. Sie vertreiben ferner die Milch und verhindern ein Größerwerden der jungfräulichen Brüste, lassen auch die Hoden der Knaben verkümmern. Das kräftigste ist das kretische, das von Megara und das attische, sowie das auf Chios und in Kilikien wachsende.

[1] Verzweiflung bringend. [2] Die Tückische. [3] Schwächung. [4] Verfall. [5] Wahnsinnig. [6] Schlaf. [7] Die Waltende. [8] Das Leben nehmend. [9] Die Truglose. [10] Dumm machend (ἡγέομαι und μωρός). [11] Die Hilfreiche. [12] Viele Schmerzen lindernd. [13] Erkältung.

Conium maculatum L. (Umbelliferae), **Schierling**.

Theophrast (Hist. pl. IX 15, 8; 16, S) rühmt den Schierling von Susa und aus den kältesten Gegenden, von dort habe Thrasyas aus Mantinea den Saft geholt als Zusatz zu dem einen schmerzlosen Tod bewirkenden Giftmittel. Bei Plinius XXV 151 heißt der Schierling Cicuta, »verhaßt wegen des Gebrauches bei den Athenern als öffentliches Strafmittel, nämlich zur Bereitung des Giftbechers, aber auch geschätzt wegen seiner vielen guten Eigenschaften«. Die beiden Namen wurden später durcheinander gebraucht, so daß man im Zweifel war, ob Conium maculatum oder Cicuta virosa gemeint sei. Linné trennte sie.

Alle Teile der Pflanze, besonders die nicht ganz reifen Früchte, enthalten das giftige, sauerstofffreie Alkaloid **Coniin** (Geiger 1831). Es ist eine farblose oder schwach gelbliche, ölige, stark alkalisch reagierende Flüssigkeit mit widrigem, betäubendem, im verdünnten Zustande mäuseharnartigem Geruch und unangenehm scharfem, tabakähnlichem Geschmack, in 90 Teilen Wasser löslich und leicht der Zersetzung unterworfen. Mit Alkohol mischt es sich in jedem Verhältniss. Die narkotischen Eigenschaften des Coniums sind denen des Bilsenkrautes ähnlich; es wird gegen Skrofeln, Drüsen, Krebs, als schmerzstillendes und auch als krampflinderndes Mittel im Extrakt oder in der Tinktur gegeben. Gegenmittel bei Vergiftungen mit Schierling sind Strychnin und Opium.

Cap. 80. **Περὶ Σμίλακος. Eibe.** Der Smilax – einige nennen ihn Thymalos, die Römer Taxus – ist ein an Blättern und Größe der Tanne ähnlicher Baum, welcher in Italien und Narbonien[1], in der Nachbarschaft von Spanien wächst. Wenn die Küken die Frucht des in Italien wachsenden fressen, ersticken sie; diejenigen (Menschen), welche sie geniessen, gehen an Durchfall zugrunde. Der in Narbonien wachsende hat dieselbe Kraft, so daß die, welche in seinem Schatten ruhen oder eingeschlafen sind, geschädigt werden, oft auch sterben. Man berichtet so über ihn, damit man sich vor ihm in acht nehme.

[1] Die gallische Provincia Romana, später Gallia narbonnensis mit der berühmten Handelsstadt Narbo, das jetzige Arrondissement Narbonne.

Smilax, bei Theophrast (Hist. pl. I 10, 5 u. 6) auch Milax, bei Plinius XVI 51 u. 153 Zmilax und Smilax, ist der Name für verschiedene Pflanzen, hier nach Synonymen und Beschreibung für *Taxus baccata* L. (Taxineae), **Eibe**.

Was die Giftigkeit des Baumes betrifft, so heißt es bei Theophrast (Hist. pl. III 10, 2), das Zugvieh (τὰ λόφουρα) sterbe nach dem Genuß der Blätter, den Wiederkäuern schadeten sie nichts, die süße Frucht sei den Menschen ungefährlich. Plinius, gestützt auf Sextius Niger, berichtet über die Giftigkeit des Taxus wie D.; früher, sagt er, habe man die Gifte, mit denen die Pfeile bestrichen wurden, Taxica genannt, jetzt heißen sie Toxica. Nach Julius Cäsar (De bello gall. VI 31) soll sich der König Calivolcus, der über die eine Hälfte der Eburonen herrschte, mit Taxus vergiftet haben. Auch Galen (De simpl. med. fac. VIII 29) hält die Eibe für einen Baum mit tödlichem Gifte. Diese Erzählungen sind nicht etwa als Fabeln zu betrachten, denn an der Giftigkeit der Zweige, wenn sie in größerer Menge von den Tieren gefressen werden, ist nicht zu zweifeln. Dies bestätigt Lenz (Bot. der alten Griechen u. Römer, S. 388 Amu. 851), welcher einen gesunden Ziegenbock, dem er Eibenzweige statt Heu in die Raufe gab, wenige Stunden später verendet vorfand.

Die toxische Wirkung kommt auf Rechnung des in den Nadeln enthaltenen **Taxins**, eines lockeren, weißen, amorphen, bitteren, in Wasser schwer, in Alkohol leicht löslichen Alkaloids, welches aus ätherischer Lösung sich in sehr leinen, glitzernden Kriställchen ausscheidet.

Cap. 81. **Περὶ Ἀποκύνου. Hundswürger.** Das Apokynon – einige nennen es Kynanchon, andere Pardalianches, Kynomoron[1], Kynokrambe[2] [Kynoktonon[1], Phaleos, Kynanche, Oligoros[3], Hippomanes[4], Onistis, Ophioskorodon[5], Kynarike[6], Elaphoskordon[7], die Propheten Paralysis, die Römer Brassica rustica oder canina[8]] – ist ein Strauch mit langen, biegsamen [stinkenden], schwer zu brechenden Zweigen. Es hat epheuähnliche Blätter, sie sind aber weicher und an der Spitze schärfer, mit durchdringendem Geruch, etwas schlüpfrig und voll von gelbem Saft. Die Frucht gleicht der Hülse der Bohnen, ist einen Finger lang, sackartig, mit kleinen harten, schwarzen Samen. Seine Blätter, mit Fett zu Brötchen geformt, töten, wenn sie ihnen vorgeworfen werden, Hunde, Wölfe, Füchse und Panther, sie lähmen sie sofort an den Oberschenkeln.

[1] Hundstod. [2] Hundskohl. [3] Achtungslos. [4] Roßwut. [5] Schlangenknoblauch. [6] Hagebuttenähnlich, von der Frucht (κυνάρα und εἰκός). [7] Hirschknoblauch. [8] Bauern- oder Hundskohl.

Cynanchum erectum L. (Asclepiadaceae), **Aufrechter Hundswürger**. Eine Pflanze des Orients; sie hat einen bis 1 m hohen buschigen Stengel mit gegenständigen, gestielten, zugespitzten, kahlen, etwas seegrünen Blättern und kleinen, weißen, wohlriechenden, in Trugdolden stehenden Blüten. Sie führt einen sehr scharfen Milchsaft, welcher auf der Haut Blasen zieht, innerlich genommen heftiges Erbrechen und Purgieren bewirkt.

Cap. 82. **Περὶ Νηρίου. Oleander.** Das Nerion – einige nennen es Rhododaphne[1], andere Rhododendron [Spongos[2], Haimostaris[3], die Römer Oleandrum, auch Laurorosa, die Lukanier Ikmane[4], die Ägypter Skinphe] – ist ein bekannter Strauch mit Blättern, welche größer und dicker sind als die der Mandel. Die Blüte ist rosenartig; eine Frucht trägt er wie Hörner, welche geöffnet angefüllt ist mit einem wollartigen Stoffe, ähnlich der Haarkrone der Eselsdistel[5]. Die Wurzel ist zugespitzt, lang, holzig und hat salzigen Geschmack. Es wächst in Anlagen, in Meeresgegenden und an Flüssen. Die Blüte und die Blätter haben die Kraft, Hunde, Esel, Maulesel und die meisten vierfüssigen Tiere zu töten, für die Menschen aber sind sie mit Wein getrunken, besonders wenn Raute zugemischt ist, Hilfsmittel gegen die Bisse giftiger Tiere. Die schwächeren Tiere, wie Ziegen und Schafe, sterben, wenn sie den Aufguß davon trinken.

[1] Lorbeerrose. [2] Schwamm. [3] Bluttropfend (αἷμα und στάζω ?), beide Synonyma gehen vielleicht auf das Tröpfeln, Bluten des Baumes, wenn er verletzt wird. [4] Feucht. [5] Die Frucht ist eine etwa 10 cm lange, braune Balgkapsel mit vielen mit einer Haarkrone versehenen Samen.

Nerium Oleander L. (Apocyneae), **Oleander**.

Ob der Oleander das εὐώνυμον auf Lesbos ist, welches Theophrast (Hist. pl. III 18, 13) in mancher Beziehung übereinstimmend beschreibt, ist fraglich. Bei Plinius XVI 79 heißt er Nerium oder Rhododendron. In Griechenland ist er als Baum von 5–6 m Höhe an Flussufern und Wasserriefen sehr häufig, im südlichen Italien ebenfalls. Nach Schmiedeberg enthalten die Blätter drei stickstofffreie, amorphe Glukoside, **Oleandrin, Nerinathin** und **Nereïn**, welche ähnlich den Digitalis-Glukosiden als Herzgifte wirken; ihre Zusammensetzung ist nicht näher bekannt. Bei uns ein bekannter Zierbaum.

Cap. 83. **Περὶ Μυκήτων. Pilze**. Man unterscheidet zwei Arten Pilze: entweder sind sie nämlich eßbar oder verderblich. Sie entstehen aus vielen Ursachen; denn entweder wachsen sie neben verrosteten Nägeln oder fauligem Zeug oder neben den Schlupfwinkeln der Schlangen, oder neben Bäumen, welche besonders schädliche Früchte tragen. Solche haben eine schlüpfrige Oberfläche; wenn man sie nach dem Herausnehmen weglegt, so werden sie schnell durch Fäulnis zerstört. Die nicht von dieser Art sind, geben eine angenehme Suppenwürze; aber auch diese, im Übermaß genossen, sind schädlich, da sie schwer verdaulich sind, indem sie Erstickung oder Cholera bewirken. Gegen alle hilft aber ein Trank aus Öl und Natron oder Lauge mit einer Brühe von Essig und Salz, oder eine Abkochung von Saturei oder ein Trank aus Dosten, oder Hühnermist mit Essig, oder das Auslecken von viel Honig. Sie sind wohl nahrhaft, doch schwer verdaulich, denn sie werden unversehrt mit den Abgängen wieder ausgeworfen.

D. hat das Kapitel »Pilze« recht kurz behandelt. Theophrast und Plinius widmen ihnen einen breiteren Raum, besonders werden mehrere Arten von ihnen aufgezählt. Die von D. und in Übereinstimmung mit ihm von Galen angegebenen Gegenmittel (De antidot. II 7) bezwecken, Erbrechen und Abführen zu erregen.

Griechenland ist im Ganzen arm an Pilzen (heute μανιτάρι genannt), in Italien dagegen sind sie sehr verbreitet und werden viel verspeist. Von den eßbaren kommen hauptsächlich in Betracht: *Agaricus caesareus* Sch., der Kaiserschwamm, in Italien sehr häufig, *Ag. campestris* L., der Champignon, in Griechenland und Italien häufig, *Boletus edulis* L., der Steinpilz, in Italien als Speise sehr beliebt, ebenso *Morchula esculenta* Pers., die Morchel, mehrere Lycoperdon-Arten, besonders *Lyc. Tuber* L. (ὕδνος oder ἵκνος), die Trüffel; von den giftigen: *Amanita muscaria* Pers., der Fliegenschwamm, *Agaricus emeticus* Sch., der Speiteufel, *Ag. pantherinus* D. C. der Pantherschwamm, *Ag. phalloides* Fr., der Blätterschwamm, und *Bol. luridus* Sch., der Hexenpilz. Plinius XXII 94ff. sagt: »Die Pilze saugen aus den rostigen Nägeln und aus faulenden Lappen die schlechten Säfte an und verarbeiten sie zu Gift. Manche Giftschwämme erkennt man an ihrer verwaschenen Röte (dilutus rubor), an ihrem widrigen Anblick, an ihrem inneren Blauwerden (lividus intra color), am blaßen Rand, an ihren Rissen« usw. – Bekanntlich täuschen aber die sogen. äußeren Proben.

Die in den Pilzen enthaltenen Gifte sind nach KOBERT (St. Petersb. Wochenschr. 1891 Nr. 51 u. 52) das **Muscarin**, ein farb-, geruch- und geschmackloser, stark alkalisch reagierender, in Wasser und Alkohol leicht löslicher Sirup. In den Morcheln ist die Giftwirkung an **Helvellasäure** gebunden, sie läßt sich durch heißes Wasser ausziehen. In den Amanita-Arten bedingt das **Phallin**, ein Toxalbumin, die Giftigkeit.

Cap. 84. **Περὶ Κολχικοῦ. Zeitlose.** Das Kolchikon – einige nennen es Ephemeron, andere wilde Zwiebel [die Römer Ackerzwiebel] – treibt im Spätherbst eine weißliche, der des Safrans ähnliche Blüte, später entwickelt es die Blätter, welche denen der Zwiebel ähnlich, aber fetter sind. Der Stengel ist eine Spanne lang und trägt eine rotbraune Frucht, die Wurzel hat eine schwärzlichgelbe Rinde, abgeschält findet man sie weiß, zart, saftreich und süß. Die Zwiebel hat in der Mitte einen Spalt, aus dem sie die Blüte treibt. Sie wächst am meisten in Messenien[1] und Kolchis. Genossen tötet sie durch Erstickung ähnlich wie die Pilze. Wir haben dieselbe aber beschrieben, damit sie nicht unversehens statt der Küchenzwiebel gegessen werde, denn wunderbar lockt sie die Unerfahrenen durch ihre Süße an. Gegen den Genuß helfen dieselben Mittel wie gegen den Genuß von Pilzen, ferner das Trinken von Kuhmilch, so daß, wenn diese bei der Hand ist, es keines anderen Mittels bedarf.

[1] Eine Landschaft im südwestlichen Peloponnes; SALMASIUS vermutet ἐν Μυσίᾳ statt ἐν Μεσσηνίᾳ, aber warum, da die Pflanze ja in Griechenland sich findet. Den Namen hat sie von der Landschaft Kolchis. Theophrast kennt die Bezeichnung κολχικόν nicht, man vermutet, es sei das (Hist. pl. IX 16, 6) ohne jede Beschreibung genannte Ephemeron, aber nur aus dem einzigen Grunde, weil es ein Synonym zu Kolchikon ist: »denn es sei ein anderes Würzelchen, welches am selben Tage (ἐφήμερον) töte; dieses habe ein Kraut wie Nieswurz oder Trespe, es sei allen bekannt«. Jedenfalls berichtet Theophrast nach Hörensagen.

Colchicum autumnale L. (Melanthaceae), **Herbstzeitlose** der meisten Autoren; FRAAS zieht aber *Colchicum variegatum* L. hierher, teils wegen der weißlichen Blüte, teils wegen der Heimat Messenien, da C. autumn. sich in Griechenland diesseits des Spercheios (Hellada, Fluß im nördlichen Griechenland) nur selten findet und dann erst in bedeutender Höhe, während C. varieg. auf allen Xirobunen von 300 m Höhe an vorkommt.

Die Knollen orientalischer Colchicum-Arten fanden schon im frühen Mittelalter (selbst Alexander v. Tralles verordnete sie bereits) als **Hermodactyli** arzneiliche Verwendung, da man das einheimische Colchicum als Giftpflanze verabscheute.

Der in den Knollen und besonders im Samen enthaltene wirksame Bestandteil ist das **Colchicin**, eine gelblichweiße oder gelbliche, amorphe, gummiartige, bittere, in Wasser, Alkohol und Chloroform leicht lösliche Masse mit drastisch giftiger Wirkung.

Die braunen Samen werden in der Tinktur als diuretisches und als spezifisches Mittel gegen Gicht und Rheumatismus angewandt.

Cap. 85. **Περὶ Ἐφημέρου. Ephemeron.** Das Ephemeron – einige nennen es wilde Iris – hat Blätter und Stengel wie die Lilie, aber zarter, weiße kleine Blüten und eine weiche Frucht. Die Wurzel darunter ist fingerdick, lang, adstringierend und wohlriechend. Es wächst in Wäldern und an schattigen Plätzen. Seine Wurzel ist im Mundspülwasser ein Mittel gegen Zahnschmerzen. Die Blätter, in Wein gekocht und umgeschlagen, verteilen Ödeme und Geschwülste, welche noch keine Flüssigkeit[1] enthalten.

[1] Eiter; Galen (De simpl. fac. VI p. 880) sagt darüber πρὶν ἐκπυῆσαι, vor der Vereiterung.

Die älteren Botaniker weichen in der Bestimmung der Pflanze sehr von einander ab; Sprengel bezieht sie auf *Convallaria verticillata* L. (Liliaceae-Asparagoideae), Fraas auf *Conv. multiflora* L., **Vielblütige Maiblume**; sie kommt in Griechenland nicht vor, ist aber gleichfalls als Sigillo di Salomone oder di S. Maria in Italien sehr verbreitet.

Cap. 86. **Περὶ Ἑλξίνης. Glaskraut.** Die Helxine – einige nennen sie Parthenion[1], andere Sideritis, Herakleia, Asyria[2], Hygieine agria, Klibadion, Polyonymon[3] – wächst an Mauern und Wänden. Es hat zarte rötliche Stengel, Blätter wie das Bingelkraut, rauh, um die Stengel herum eine Art kleiner rauher Samen[4], welche den Kleidern anhaften. Die Blätter haben kühlende, adstringierende Wirkung, daher heilen sie als Umschlag Rose, Geschwülste, Brandwunden, beginnende Drüsenverhärtungen an Scham und Achseln, sowie jegliche Entzündungen und Ödeme. Ihr Saft mit Bleiweiß gemischt hilft als Salbe bei Rose und kriechenden Geschwüren, in kyprische Wachssalbe oder Bocksfett aufgenommen gegen Podagra. Feiner hilft der Saft, etwa 1 Becher voll geschlürft, bei chronischem Husten, ebenso ist er heilsam bei entzündeten Mandeln als Gurgelmittel oder als Salbe. Mit Rosenöl eingetröpfelt lindert er Ohrenschmerzen.

[1] Jungfernkraut. [2] Die Garstige. [3] Die Vielnamige. [4] Gemeint sind wohl die gehäuften Blüten.

Unter dem Namen Helxine kommen zwei verschiedene Pflanzen (vgl. Cap. 39) vor, D. unterscheidet sie durch die Beschreibung.

Parietaria diffusa oder *judaica* L., *P. ramiflora* Mnch. (Urticaceae). **Glaskraut**.

Cap. 87 (88). **Περὶ Φακοῦ τοῦ ἐπὶ τῶν τελμάτων. Wasserlinse.** Der Tümpelphakos [einige nennen ihn wilde Linse, andere Epipetron[1], die Römer Viperalis, Iceosmigdonos] findet sich auf stehenden Gewässern, er ist ein Moos, ähnlich einer Linse und hat kühlende Kraft. Er ist daher für sich allein oder auch mit Graupen als Umschlag ein gutes Mittel bei allen Entzündungen, bei Rose und Podagra. Er verklebt auch bei Kindern Darmbrüche.

[1] Obenauf rudernd.

Lemna minor L. (Lemnaceae), **Wasserlinse**; in Griechenland findet sie sich selten, in Italien dagegen häufig.

Cap. 88 (89). **Περὶ Ἀειζώου τοῦ μεγάλου. Große Hauswurz.** Das große Aeizoon hat seinen Namen daher, daß die Blätter immergrün sind. [Einige nennen es Aeithales[1], andere Ambrosion, Chrysispermon[2], Zoophthalmos[3], Buphthalmos[4], Stergethron[5], Aionion[6], Aeichryson[7], Holochryson[8], Chrysanthemon, Protogonon[9], Boros[10], Notios[11], die Propheten Paronychia, Chrysitis, die Römer Ceriocussia[12], Zeuspenis, Diopetes, Sudemmur, die Ägypter Pamphanes.] Es entwickelt ellenlange oder auch größere, daumendicke, fette, sattgrüne Stengel mit Einschnitten wie beim Wolfsmilchstrauch. Die Blätter sind fett, daumengroß, nach der Spitze hin zungenförmig, die unteren Blätter sind zurückgebogen, die oberen dagegen fest aneinander liegend, einen augenförmigen Kreis bildend. Es wächst in bergigen Gegenden. Einige ziehen dasselbe auch in Töpfen auf den Dächern. Es hat kühlende, adstringierende Kraft, wirksam gegen Rose, kriechende und fressende Geschwüre, Augenentzündungen , Brandwunden, Podagra, wenn die Blätter für sich oder mit Graupen als Umschlag angewandt werden. Der Saft mit Rosenöl wird gegen Kopfschmerzen aufgesprengt, den von Schlangen Gebissenen wird er im Tranke gereicht, ebenso denen, die an Bauchfluß und Dysenterie leiden. Mit Wein getrunken tötet er die Eingeweidewürmer und den Bandwurm. Ferner stellt er, im Zäpfchen eingelegt, den Fluß der Frauen; auch wird der Saft mit Nutzen bei Triefäugigen als Salbe gebraucht.

[1] Immer frisch (ἀεί und θάλειος). [2] Goldsame, von den goldgelben Blütenrispen. [3] Tierauge. [4] Ochsenauge. [5] Liebesmittel, Plinius XXV 160: quia amatoriis conveniat. [6] Immerwährend. [7] Immer goldig. [8] Ganz goldig. [9] Erstgeboren. [10] βόρειος, nördlich, kühl. [11] Feucht. [12] Ceracussia, aus Wachs geformt, eine Wachsblume.

Sempervivum arboreum L. (Crassulaceae), **Baumartige Hauswurz**.

Bei Plinius Sedum; Theophrast beschreibt (Hist. pl. VII 15, 2) ein ἀείζωον, welches ohne Schwierigkeit auf Sempervivum tectorum zu beziehen ist.

Die Pflanze kommt in Griechenland selten vor, Sibtorp fand sie auf Zypern, in Italien ist sie häufig; sie gehört dem südlichsten Europa, dem nördlichen Afrika und dem Orient an, wird auch bei uns häufig kultiviert, doch kommen die goldgelben Blütenrispen selten zur Entwickelung.

Cap. 89 (90). **Περὶ Ἀειζώου μικροῦ. Kleine Hauswurz.** Das kleine Aeizoon [einige nennen es Petrophyes[1], andere Brotion[2], Theobrotion[3], Krobyssos, Cheimerine[4], Keraunia[5], die Römer Vitalis, Herba semperviva[6], die Ägypter Etieikelta] wächst auf Mauern und Felsen, auf Wänden und schattigen Grabmälern. Es treibt aus einer Wurzel viele zarte Stengelchen, stark besetzt mit runden, fetten, kleinen, vorn spitzen Blättern; es entwickelt aber auch in der Mitte einen etwa spannenlangen Stengel, der eine Dolde mit zarten, gelbgrünen Blüten trägt. Seine Blätter haben dieselbe Kraft wie die des vorhergehenden.

[1] Felsengewächs. [2] Menschenblut. [3] Gottmenschenblut. [4] Winterpflanze. [5] Donnerpflanze, weil sie nach Gewittern sich bilden sollte; auch soll sie nach altem Aberglauben den Blitz abhalten. [6] Immer lebendes Kraut.

Sedum amptexicaule D. C. (Crassulaceae), **Kleine Hauswurz**, eine gleichfalls dem südlichen Europa angehörige Pflanze.

Cap. 91. **Περὶ Ἀειζώου ἑτέρου. Andere Hauswurz.** Es scheint noch eine dritte Art Aeizoon zu geben, welche einige wilden Portulak oder Telephion[1], die Römer Illecebra[2] nennen. Dasselbe hat breitere, denen des Portulak nahekommende rauhe Blätter, es wächst an Felsen. Es hat erwärmende, scharfe, Geschwüre erzeugende Kraft, verteilt, mit Schmalz aufgelegt, Drüsen.

[1] Cerinthe, Wachsblume. [2] Verlockung, Synonym für Andrachne agria, Wilder Portulak.

Sedum stellatum L. (Crassulaceae), **Sternförmiger Mauerpfeffer**.

Cap. 90 (92). **Περὶ Κοτυληδόνος. Nabelblatt.** Das Kotyledon – einige nennen es Skytalion[1], andere Kymbalion[2] [noch andere Scham der Aphrodite, Erdnabel, Stichis, Stergethron, die Römer Venusgürtel] – hat ein wie ein Essignäpfchen rundes, dunkel hohles Blatt, dazwischen ein kurzes Stengelchen mit dem Samen, eine runde olivenförmige Wurzel. Der Saft derselben und der Blätter mit Wein als Salbe oder Injektion heilt Verengungen an den Schamteilen, hilft als Umschlag gegen Entzündungen, Rose, Frostbeulen und Skrofeln, ebenso bei erhitztem Magen. Die Blätter mit der Wurzel, genossen, zertrümmern den Stein und treiben den Harn. Auch den Wassersüchtigen werden sie mit Honigwein gegeben; man gebraucht sie auch zu Liebesmitteln.

[1] Keulchen, auf die Wurzel bezogen. [2] Cymbelchen, von der Form der Blüte mit konkaven, kurzen und breiten Kronenzipfeln.

Cotyledon Umbilicus L. (Crassulaceae), **Nabelblatt**, an steinigen Stellen im südlichen Europa. Das Kraut war früher als Herba Umbilici Veneris seu Cotyledonis gebräuchlich. Die Wurzel ist knollig, fleischig, der Stengel aufrecht, unten beblättert, nach oben zu traubig-ästig, die Blätter stehen am Grunde gehäuft, sind sehr saftig, die oberen kleiner, viel kürzer, gestielt und fast keil-nierenförmig, die Blüten zahlreich, traubig, klein und gelblichgrün, die Kronenzipfel stachelig.

Cap. 91 (93). **Περὶ ἑτέρας Κοτυληδόνος. Anderes Nabelkraut.** Es gibt noch eine andere Art Kotyledon, welche einige auch Kymbalion nennen; es hat breitere und weichere[1] Blätter wie kleine Zungen, welche dicht um die Wurzel stehen und gleichsam ein Auge in der Mitte bilden, wie die baumartige Hauswurz, sie haben adstringierenden Geschmack. Der kleine Stengel ist zart, die Blüten und Samen davon sind denen des Hartheus ähnlich. Die Wurzel ist größer. Es hat dieselbe Wirkung wie die Hauswurz.

[1] So der Cod. C., die meisten anderen haben λιπαρά, fette.

Matthiolus zog zuerst *Saxifraga Cotyledon* hierher, Fraas hält die Pflanze für *Saxifraga media* var. *Sibtorpiana* Grieseb. (Saxifragaceae), **Roter Steinbrech**, die er am Parnass in der regio alpina zwischen Felsen häufig fand, Kosteletzky dagegen für *Umbilicus erectus* L. (Crassulaceae), **Aufrechtes Nabelkraut**, mit kriechender Wurzel und gelben, etwas größeren Blüten als die vorige. Die Blätter sind am Grunde ziemlich gehäuft, die oberen kleiner und viel kürzer gestielt. Die Pflanze ist seltener als die vorige.

Cap. 92 (94). **Περὶ Ἀκαλύφης. Nessel.** Die Akalyphe – einige nennen sie Knide[1] [andere Adike[2], die Römer Urtica, die Ägypter Selepsion, die Dakier Dyn] – kommt in zwei Arten vor. Die eine nämlich ist wilder, hat rauhere, breitere und dunklere Blätter und eine dem Leinsamen ähnliche, nur kleinere Frucht. Die andere [Urtica mollis der Römer] hat feinen Samen und ist nicht so rauh. Die Blätter beider, mit Salz als Kataplasma, heilen Hundsbisse und Gangrän, böse, krebsartige und schmutzige Geschwüre, sowie Verrenkungen, Skrofeln, Drüsen an den Ohren und an den Schamteilen und Abszesse. Milzkranken werden sie mit Wachssalbe aufgelegt. Die Blätter mit dem Safte zerrieben und eingelegt helfen auch gegen Nasenbluten. Ferner befördern sie mit Myrrhe im Zäpfchen die Menstruation; die frischen Blätter, eingelegt, bringen Gebärmuttervorfall in Ordnung. Der Same, mit Rosinenwein getrunken, reizt zum Beischlaf und öffnet die Gebärmutter; mit Honig als Leckmittel hilft er bei Orthopnöe, Lungen- und Brustfellentzündung, führt die Unreinigkeiten aus der Brust und wird den fäulniswidrigen Mitteln zugesetzt. Mit Muscheln zusammengekocht erweichen die Blätter den Bauch, vertreiben Blähungen und treiben den Harn. Mit Ptisane gekocht reinigen sie die Brust. Die Abkochung der Blätter mit etwas Myrrhe getrunken befördert die Katamenien. Der Saft als Gurgelmittel beseitigt die Entzündung des Zäpfchens.

[1)] Nessel. [2)] Unschicklich, von der brennenden Eigenschaft; Cod. C. hat die Überschrift περὶ κήφης, über das Jucken, auch die Bezeichnung Ἀκαλύφε, die Unverhüllte, deutet darauf hin.

Die erstere Pflanze ist *Urtica pillulifera* L. (Urticaceae), **Pillennessel**, die andere *Urtica urens* L., Brennnessel; bei Sprengel *Urtica urens* und *dioica* L.

Plinius XXI 92 unterscheidet sie in eine männliche und weibliche, gibt die brennende Eigenschaft der Haare an und empfiehlt die jungen Schüsse als Gemüse.

Die Brennhaare der Nessel enthalten einen giftigen Zellsaft, welcher, wenn bei der Berührung mit der Haut die glasartig spröde Spitze der Haare abbricht, in die Haut dringt und das Jucken verursacht.

Cap. 93 (95). **Περὶ Γαλιόψεως. Galiopsis. Die Galiopsis** – einige nennen sie Galeobdolon [Andere Galephos, die Ägypter Aithopi, die Römer Urtica Labo[1)]]. Der ganze Strauch mit Stengel und Blättern gleicht der Nessel, die Blätter sind aber glatter und beim Zerreiben sehr übelriechend, die zarten Blüten sind purpurfarbig. Sie wächst überall an Zäunen, Wegen und auf Bauplätzen. Die Blätter, sowie der Stengel, der Saft und die Frucht haben die Kraft, Karzinome, Drüsen am Ohr und an der Schamgegend zu zerteilen. Man muß sie zweimal des Tages mit Essig auflegen und ein warmes Kataplasma davon machen, Ihre Abkochung wird vorteilhaft zum Bähen benutzt. Sie ist auch von guter Wirkung gegen fressende Geschwüre, Gangrän und faulige Geschwüre, wenn sie mit Salz aufgelegt wird.

[1)] Die großlippige Nessel.

Scrophularia peregrina L. (Scrophulariaceae), **Fremde Braunwurz**. Schon Anguillara wies auf diese Deutung hin.

Cap. 94 (96). **Περὶ Γαλίου. Labkraut.** Das Galion – einige nennen es Galerion, andere Galation – hat den Namen davon, daß es an Stelle von Lab die Milch zum Gerinnen bringt. Es hat den schwachen Zweig und die Blätter ganz so wie das Wandlabkraut, [jenes] aber ist aufrecht und hat an der Spitze eine gelbe, zarte, dichtstehende, sehr wohlriechende Blüte. Die Blüte dieses wird gegen Verbrennungen als Kataplasma gebraucht, auch stellt sie die Blutflüsse. Sie wird ferner der Rosensalbe zugemischt und an die Sonne gestellt bis zum Weisswerden, so wird es eine kräftigende Salbe. Die Wurzel aber reizt zum Beischlaf; es wächst in sumpfigen Gegenden.

Galium verum L. (Rubiaceae), **Echtes Labkraut.** Die sonst auf Hügeln und trokkenen Wiesen stehende Pflanze wächst nach Fraas in Griechenland an sumpfigen Stellen, so daß sich die Standortsangabe des D. rechtfertigt. Sie wurde früher als Herba et flores Galii veri in den Apotheken geführt.

Cap. 95 (97). **Περὶ Ἠριγέροντος. Kreuzwurz.** Das Erigeron – einige nennen es Erechthites[1] [die Römer Herbalum[2], auch Senecium] – ist ein kleiner, ellenlanger, rötlicher Stengel, er hat gedrängt stehende, am Endo eingeschnittene Blätter wie die Rauke, sie sind aber viel kleiner. Die Blüten sind gelblich, spalten sich rasch und welken ein zu den sogen. Haarkronen; es hat den Namen[3] daher, daß im Frühjahr die Blüten nach Art der Haare weiß werden. Die Wurzel ist unbrauchbar. Es wächst am meisten auf Mauern und bei den Städten. Die Blätter mit den Blüten haben kühlende Kraft; daher heilen die Blätter mit süßem Wein oder für sich allein als Umschlag Entzündungen der Hoden und des Afters, mit Weihrauchkörnern auch sonstige Wunden, sowie solche an den Sehnen. Auch die Haarkronen für sich, in Essig umgeschlagen, leisten dasselbe; frisch dagegen getrunken bewirken sie Erstickung. Der ganze Stengel, mit Wasser gekocht und mit süßem Wein getrunken, heilt Magenschmerzen, die von der Galle herrühren.

[1] Die Gespaltene. [2] Herbula, Kräutchen. [3] Von ἔαρ und γέρων, Frühlingsgreis.

Senecio vulgaris L. (Compositae), **Gemeine Kreuzwurz**; blüht fast das ganze Jahr. Herba Senecionis war früher gebräuchlich.

Cap. 96 (98). **Περὶ Θαλίκτρου. Wiesenraute.** Das Thaliktron hat Blätter wie der Koriander, aber fetter, und ein Stengelchen von der Dicke der Raute, an dem die Blätter stehen. Diese, fein gestoßen, bringen als Kataplasma alte Geschwüre zum Vernarben. Es wächst am meisten im flachen Lande.

Thalictrum flavum L. (Ranunculaceae), **Gelbe Wiesenraute.** SPRENGEL zieht *Thal. minus* hierher, dem widerspricht aber der von D. angegebene Standort; denn dieses findet sich nach FRAAS nur auf Hochgebirgen, während jenes in feuchter Ebene und auf feuchten Bergwiesen häufig ist.

Cap. 97 (99). **Περὶ Βρύου θαλασσίου. Meerlattich.** Das Bryon thalassion [einige nennen es Ballaris[1], andere Irane, die Römer Gnomusillon] wächst auf Felsen und Muschelschalen am Meere; es ist lattichartig, dünn, stengellos, stark adstringierend und wirkt gegen Entzündungen und Podagra, wo adstringierende Wirkung erforderlich ist.

[1] Vallaris, Wallpflanze, am Ufer, dem Walle des Meeres.

Es ist· das Bryon des Theophrast (Hist. pl. IV 6, 6) mit breiten, dem Lattich ähnlichen Blättern (θριδακίνη).

Ulva Lactuca L. oder *Ulva latissima* L., **Meerlattich.**

Cap. 98 (100). **Περὶ Φύκου θαλασσίου. Meertang.** Der Meertang ist teils breit, teils länglich und rötlich, teils weiß, wie er auf Kreta an der Erde (Küste) wächst, sehr wohlriechend und nicht rasch faulend. Alle haben adstringierende Kraft und sind in Kataplasmen wirksam in Fällen von Podagra und bei Entzündungen; man muß sie aber noch feucht, bevor sie trocken werden, anwenden. Nikander sagt, der rote sei auch ein Mittel gegen giftige Tiere. Dieses, so haben einige geglaubt, sei derselbe, dessen sich die Frauen bedienen, es ist aber jenes Würzelchen, welches den gleichen Namen Phykos führt.

D. unterscheidet hier drei Arten Fucus; die erste wird als *Zonaria Pavonia* Ag. (Fucoideae), **Pfauenartiger Gürteltang**, die andere als *Fucus granatus* Lamour., die dritte als *Chondria obtusa* Ag. (Florideae), **Stumpfe Knorpelalge**, von FRAAS angesprochen. Die zweite könnte auch auf *Rytiphlaea tinctoria* Ag. (Florideae), **Färbende Streifalge**, bezogen werden; für die dritte zieht SPRENGEL *Fucus coccineus* Huds. hierher, da die rote Alge am Sonnenlichte leicht ins Weiße abbleiche. Die Frauen Roms gebrauchten die letzteren zum Schminken (fucare). Das am Schlusse bezeichnete Würzelchen soll Rad. Anchusa tinct. sein. Theophrast (De odor. VI 31) sagt, daß zum Färben eine Anchusa gebraucht werde, »das Würzelchen« holten sie aus Syrien.

Cap. 99 (101). **Περὶ Ποταμογείτονος. Laichkraut.** Das Potamogeiton [einige nennen es Stachyïtes[1], die Römer Fontilis oder Fluminalis[2], die Ägypter Ethenchis] ist ein Blatt ähnlich dem der Bete, rauh und etwas über das Wasser hervorragend. Es kühlt und adstringiert, und ist ein gutes Mittel gegen Jucken, gegen fressende und alte Geschwüre.

Es hat seinen Namen[3)] daher, daß es in Sümpfen und an feuchten Plätzen wächst.

[Es gibt noch ein anderes Potamogeiton – einige nennen es Halimoktonon, andere Thyrsion, die Römer Venae folium, auch Herbago oder Gladiatoria, die Afrikaner Astirkok, die Dakier Koadama, die Gallier Tauruk –. Die Blätter sind ähnlich denen der Bete, aber zarter, größer und zahlreich, die Stengel zart, voll von einer rötlichen Frucht, welche adstringierend schmeckt. Von der zerriebenen Frucht ein Essignäpfchen voll mit Wein getrunken hat die Kraft, bei Dysenterie und Magenleiden zu helfen, sowie den roten Fluß der Frauen zu stellen. Es wächst auf feuchten Wiesen und an feuchten Plätzen.]

[1] Ährig, vom Blütenstande. [2)] An der Quelle oder am Wasser stehend. [3)] Von πόταμος und γεἰτων, Flußnachbar.

Potamogeton natans L. (Potamogetonaceae), **Schwimmendes Laichkraut**. Die »rauhen« Blätter stehen allerdings dieser Bestimmung entgegen, man kann aber das δασύς auch auf das Dichtstehen der Blätter beziehen.

Da Plinius XXVI 50 die Kennzeichen der Pflanze gerade so angibt (similis betae foliis, minor tantum hirsutiorque), ist die Beschreibung wohl auf dieselbe Quelle zurückzuführen, welche vielleicht korrumpiert ist, so daß statt δασύ dort etwa παχύ gestanden hat.

Auf das andere Potamogeiton paßt am besten *Potamogeton zosteraefolium* Schumch., mit blattartigem Stengel und untergetauchten, durchsichtigen Blättern.

Cap. 100 (102). **Περὶ Στρατιώτου. Stratiotes.** Der auf dem Wasser wachsende Stratiotes – einige nennen ihn Flußstratiotes [die Ägypter Tibus, die Propheten Katzenblut] – hat seinen Namen davon, daß er auf dem Wasser schwimmt und ohne Wurzel lebt. Er hat ein der Hauswurz ähnliches Blatt, es ist aber größer und hat kühlende Wirkung. Getrunken stellt es Nierenblutungen (Blutharnen); mit Essig als Umschlag schützt es Wunden vor Entzündung und heilt Rose und Ödeme.

Pistia Stratiotes L. (Aroideae), **Schwimmende Krebsscheere**. Die Meinung des D., die Pflanze habe keine Wurzel, ist irrig, diese ist etwa 30 cm lang, büschelig und faserig.

Cap. 101 (103). **Περὶ Στρατιώτου χιλιοφύλλου. Tausendblätteriger Stratiotes.** Der Stratiotes chiliophyllos ist ein ganz kleiner Strauch, eine Spanne hoch und höher, mit Blättern ähnlich den Federn eines jungen Vogels. Die Ansätze[1)] an den Blättern sind sehr kurz, eingeschnitten, in ihrer Kürze, sowie der Unebenheit gleichen die Blätter am meisten dem wilden Mutterkümmel[2)]. Die Dolde ist aber dichter und voller als bei diesem; denn er hat an der Spitze kleine Stengel, an denen die Dolden sitzen wie beim Dill. Die Blüten sind weiß, klein. Er wächst meist auf dürren Äckern und an Wegen. Auch diese Pflanze ist sehr gut gegen Blutflüsse, gegen alte und frische Wunden und Fisteln.

[1] ἐκφύσις müssen hier wohl die Fiederblättchen sein. [2] S. III 62.

Achillea Millefolium L. (Compositae), **Schafgarbe**. Das Kraut und das aus ihm bereitete Extrakt sind noch heute geschlitzte Mittel, auch die Blüten finden hie und da Verwendung.

Cap. 102 (104). **Περὶ Φλόμου. Königskerze.** Der Phlomos [einige nennen ihn Plilonos, die Römer Verbasclum[1], auch Feminalis] hat in der Hauptsache zwei Arten: die eine nämlich ist weiß, die andere schwarz; von der weißen gibt es dann eine weibliche und eine männliche. Die Blätter der weiblichen nun sind dem Kohl ähnlich, aber viel rauher, breiter und weiß. Der Stengel ist eine Elle hoch und höher, weiß und etwas rauh, die Blüten sind weiß oder etwas blaßgelblich, die Samen schwarz. Die Wurzel ist lang, herbe, fingerdick. Er wächst im flachen Lande. Der männlich genannte hat weiße längliche Blätter, sie sind schmaler, auch ist der Stengel zarter, der schwarze ist den weißen Arten in allem ähnlich, doch sind die Blätter breiter und dunkler.

Es gibt auch einen sogen, wilden mit langen und baumartigen (holzigen) Zweigen und salbeiähnlichen Blättern; er hat Ringe um die Zweige wie der Andorn und eine gelbe goldige Blüte.

Ferner gibt es zwei rauhe, an der Erde haftende Arten Phiomis mit runden Blättern und noch eine dritte, die sogen. Lychnitis[2], von einigen auch Thryallis[3] genannt, sie hat drei bis vier oder auch mehr dicke, fette, rauhe Blätter, welche als Lampendocht gebraucht werden.

Die Wurzel der beiden erstgenannten Arten ist adstringierend; deshalb wird sie den an Durchfall Leidenden in der Größe eines Würfels mit Wein vorteilhaft zu trinken gegeben. Die Abkochung derselben hilft bei inneren Rupturen, Krämpfen, Quetschungen und chronischem Husten; als Mundspülwasser lindert sie Zahnschmerzen; die mit goldfarbiger Blüte färbt die Haare und zieht, wohin sie gelegt wird, die Schaben an[4]. Die Blätter in Wasser gekocht, dienen als Kataplasma gegen Ödeme und Augenentzündungen und mit Honig oder Wein gegen brandige Geschwüre. Mit Essig heilen sie Wunden und helfen auch gegen Skorpionbisse. Die Blätter der wilden Art werden als Umschlag bei Verbrennungen gebraucht; die Blätter der weiblichen sollen zwischen trockene Feigen gelegt dieselben vor Fäulnis schützen.

[1] Verbascum. [2] Zum Leuchten dienend. [3] Docht. [4] Daher heißt »die dem Verbascum ähnliche Pflanze« bei Plinius XXV 108 auch Blattaria.

Flückiger (Pharmakogn. S. 790) berichtet, daß zur Zeit des Mittelalters (in Alphita Oxoniensis – Alphita, eine Liste von Drogen und pharmazeutischen Präparaten – dem von Mowat 1887 in Oxford veröffentlichten Glossarium) die Blätter von Verbascum Herba Luminaria hießen.

Die Beschreibung der Pflanzen bei Plinius XXV 120 entstammt derselben Quelle.

D. unterscheidet zwei Hauptarten, die weiße und schwarze, als Unterarten der weißen den weiblichen und männlichen Phlomos. Der weibliche ist *Verbascum plicatum* Sibth. (Scrophulariaceae), **Gefaltete Königskerze**, der männliche *Verbascum Thapsus* L., **Gemeine Königskerze**. Sprengel bezeichnet gerade umgekehrt; Fraas dagegen schließt sich der Bestimmung Sibtorps an, und zwar 1. weil die Beschreibung des weißen weiblichen Phlomos bei D. am besten auf *Verbascum plicatum* paßt, 2. weil dieses vorzugsweise gebraucht wird, und 3. weil es in Griechenland am meisten und zwar in der Ebene vorkommt, während *Verbascum Thapsus* den Gebirgen angehört. Der schwarze Phlomos ist *Verbascum sinuatum* L., φλόμος ἡ μέλαινα des Theophrast (Hist. pl. IX 2, 3). Sprengel und Kosteletzky ziehen *Verb. nigrum* L. hierher, dieses kommt aber in Griechenland nicht vor; wenn es also D. wirklich bekannt gewesen wäre als Pflanze Italiens, so konnte es Theophrast nicht kennen, er zieht aber φλ. μέλαινα zum Vergleich heran.

Die sogen. wilde Art ist *Phlomis fruticosa* L. (Labiatae), **Totenstrauch**. Endlich die drei Phlomis-Arten. Die beiden ersten sind nicht mit Sicherheit bestimmt, Sprengel zieht *Phlomis samia* L. und *Phlomis lunaria* Sibth. hierher, die Lychnitis hält er für *Phlomis Lychnitis*, Fraas dagegen für *Phlomis limnense* im nördlichen Euböa bei der Stadt Limni. Die rosettenförmigen Blätter sind langgestielt, an der Spitze abgerundet, ganzrandig, gesägt, Unterseite dicht wollig, am Grunde mit zarten Wollhaaren besetzt. Die Blüte ist gelb mit violetten Staubfäden.

Die heutigen Arzneibücher haben nur noch die gelben Blüten der Königskerze als Brust- oder Hustenmittel.

Cap. 103 (105). **Περὶ Αἰθιοπίδος. Aithiopis**. Auch die Aithiopis hat denen der Königskerze ähnliche, sehr rauhe und dichte, kreisförmig um den Wurzelkopf gestellte Blätter, einen vierkantigen, rauhen Stengel wie die Melisse oder das Arktion mit vielen Achseltrieben. Die Frucht hat etwa die Größe einer Erbse, zwei zusammen in einem Gehäuse. Die zahlreichen, vom selben Wurzelkopf ausgehenden Wurzeln sind lang, dick und haben schleimigen Geschmack, beim Trocknen werden sie schwarz und hart, hornartig. Sie wächst am meisten in Messenien und am Ida. Ihre Wurzel gekocht und getrunken hilft bei Ischias, Brustfellentzündung, Blutspeien und Rauheit der Luftröhre. Sie wird mit Honig als Leckmittel genommen.

Salvia Aethiopis L. (Labiatae), **Filzblätteriger·Salbei**. In Südeuropa auf Schutthaufen und an wüsten Plätzen.

Cap. 104 (106). **Περὶ Ἀρκτίου. Arktion.** Das Arktion – einige nennen es Arkturos – hat gleichfalls denen der Königskerze ähnliche Blätter, aber rauher und runder, eine zarte, süße, weiße Wurzel, einen weichen, großen Stengel und eine dem kleinen Cuminum[1)] ähnliche Frucht. Seine Wurzel und Frucht, in Wein gekocht, haben die Kraft, als Mundwasser Zahnschmerzen zu lindern, als Bähmittel dienen sie bei Verbrennungen und Frostbeulen. Sie werden aber auch in Wein getrunken gegen Ischias und Harnverhaltung.

[1)] Gemeint ist vermutlich das κύμινον ἄγριον III, 62.

Die älteren Botaniker sind sich über diese Pflanze nicht einig. Sibtorp zieht *Conyza candida* hierher, eine Composite, welche sich aber der Beschreibung des D. nicht anpassen läßt, Fraas bezieht auch diese auf *Verbascum limnense,* Sprengel (mit ?) auf *Verbascum ferrugineum.*

Cap. 105 (107). **Περὶ Ἀρκείου. Klette.** Das Arkeion – einige nennen es Prosopis[1)] oder Prosopion [Andere Aparine[2)], die Römer Personacea[3)], auch Lappa] – hat Blätter ähnlich denen des Kürbis, aber größer, härter, schwärzer und dabei rauh, einen weißlichen Stengel [zuweilen ist die Pflanze stengellos]. Die Wurzel ist groß, innen weiß, außen schwarz. Diese, in der Gabe von 1 Drachme mit Zirbelnüssen getrunken, hilft bei Blutspeien und Lungengeschwüren; fein gestoßen als Umschlag lindert sie die von Verrenkungen herrührenden Gliederschmerzen. Auch die Blätter werden mit Nutzen auf alte Wunden gelegt.

[1)] Maske. [2)] Klebkraut. [3)] Personata, die Maskierte.

Arctium Lappa L. (Compositae), **Klette.**

Cap. 106 (108). **Περὶ Πετασίτου. Petasites.** Der Petasites ist ein mehr als ellenhoher, daumendicker Schößling mit einem schirmartigen, wie ein Pilz sich ausbreitenden Blatte; es wirkt, fein gestoßen, als Umschlag gegen bösartige und krebsige Geschwüre.

Tussilago Petasites L. (Compositae), **Pestwurz, Großer Huflattich**; in Italien als Tussilagine maggiore sehr häufig an feuchten Orten, in Griechenland gar nicht oder sehr selten. Die Blätter werden in der Volksmedizin als kühlendes Mittel gebraucht.

Cap. 107 (109). **Περὶ Ἐπιπακτίδος. Epipaktis.** Die Epipaktis – einige nennen sie Elleborine, andere Borion – ist ein kleiner Strauch mit sehr kleinen Blättern; sie wird gegen tödliche Gifte und Leberleiden getrunken.

Bei Plinius XIII 144 und XXVII 76 erfahren wir nur dasselbe. Das Pflänzchen ist nicht bestimmt. ANGUILLARA (Sempl. p. 282) rühmt die Vorzüge und Heilkräfte eines kleinen Pflänzchens gegen Schlangenbiß und Leberaffektionen, welches in Makedonien, Illyrien, Griechenland und Italien wachse und von den Griechen ἀσφεδίλα genannt werde; dieses sei die Epipaktis des D. SPRENGEL überträgt dieses auf *Herniaria glabra* L. (Paronychieae), **Kahles Bruchkraut**. Diese hat aber zahlreiche Stengel, die im Kreise auf der Erde liegen und sehr ästig sind, was der Beschreibung des D. widerspricht.

Cap. 108 (110). **Περὶ Καπνοῦ. Erdrauch.** Der Kapnos[1] [einige nennen ihn Korydalion[2] oder Korion[3], andere wildes Korydalion, Rauch unter dem Weizen, Kapnites, Marmarites[4], Kapnogorgion[5], kleines Schöllkraut, Peristerion[6], Kantharis, Chalkokri[7], die Römer Apium, auch Fumaria, die Ägypter Knyx, auch Tukin] ist ein strauchartiges Pflänzchen, dem Koriander gleichend, sehr zart; die Blätter sind aber weißer und aschenfarbig und allerseits zahlreich. Die Blüte ist purpurrot. Ihr Saft ist beißend, er schärft das Gesicht und reizt zu Tränen, wodurch er den Namen erhalten hat. Er hat die Kraft, das Wiederwachsen der aus den Augenlidern ausgezogenen Haare zu verhindern, wenn er mit Gummi aufgestrichen wird. Genossen treibt das Kraut den galligen Harn.

[1] Rauch. [2] Kleine Kuppenlerche. [3] Püppchen, auch Koriander. [4] Flimmernd, glänzend. [5] Heftiger Rauch. [6] Täubchen. [7] Mit Erz oder Kupfer gemischt, die meisten Synonyma beziehen sich auf die niedliche Blüte.

Fumaria officinalis L. (Fumariaceae), **Gebräuchlicher Erdrauch**. Das geruchlose, aber unangenehm und stark bitter, zugleich etwas salzig schmeckende Kraut und das daraus bereitete Extrakt war früher officinell. Das frische Kraut enthält **Fumarin**, ein in farblosen monoklinen Prismen kristallisierendes, bitteres und alkalisch reagierendes Alkaloid, welches in Wasser und Alkohol schwer, in Chloroform und Benzol leicht löslich ist.

Cap. 109 (111). **Περὶ Λωτοῦ ἡμέρου. Gebauter Lotos.** Der gebaute Lotos – einige nennen ihn Triphyllon [andere Tripodion[2], auch Tribolion[3]] – wächst in Gartenanlagen. Zu Saft verarbeitet und mit Honig gemischt vertreibt er von den Augen Wölkchen, Nebel und weiße Flecken, sowie Verdunkelungen.

[1] Dreiblatt. [2] Dreifuß. [3] Kleiner Dreizack.

Nach SIBTORP und FRAAS *Melilotus messaliensis* L. (Papilionaceae), **Sicilianischer Steinklee**.

Cap. 110 (112). **Περὶ Λωτοῦ ἀγρίου. Wilder Lotos.** Der wilde Lotos – einige nennen ihn den libyschen [andere Triphyllon, die Römer Trifolium minus] – wächst am meisten in Libyen und hat einen zwei Ellen hoben oder auch höheren Stengel mit vielen Achseltrieben. Die Blätter sind ähnlich denen des dreiblätterigen Lotos, welcher auf den Wiesen wächst. Der Same gleicht dem des Bockshorns, ist aber viel kleiner und hat arzneiartigen[1)] Geschmack. Er hat erwärmende, sanft adstringierende Kraft, mit Honig aufgestrichen bringt er Flecken im Gesicht und Sommersprossen weg. Fein gestoßen für sich allein oder mit Malvenfrüchten in Wein oder Rosinen wein getrunken hilft er bei Blasenleiden.

[1)] d. h. nicht angenehmen.

Trigonella elatior Sibth. (Papilionaceae), **Hoher Kuhhornklee**, eine Pflanze Kleinasiens und auf Zypern mit schlankem, aufrechtem Stengel, verkehrt-eiförmigen, länglichen, scharf gesägten Blättern und lanzettlichen, gezähnten Nebenblättern. Die gestielten, achselständigen Dolden sind lang und vielblütig, die Blüten sind gelb und klein, die Hülsen etwas sichelförmig und lang.

Cap. 111 (113). **Περὶ Κυτίσου. Schneckenklee.** Der Kytisos [einige nennen ihn Teline, andere großen Lotos, Triphyllon, die Römer Trifolium majus] ist ein im Ganzen weißer Strauch, wie Wegdorn, welcher ellenlange und größere Zweige außendet, an denen die dem Bockshorn oder dem dreiblätterigen Lotos ähnlichen Blätter stehen, sie sind aber kleiner und haben in der Mitte einen hervorstehenden Rücken, beim Reiben zwischen den Fingern entwickeln sie den Geruch von Rauke, im Geschmack sind sie grünen Erbsen ähnlich. Die Blätter haben kühlende und sich bildende Ödeme verteilende Kraft, wenn sie fein gestoßen mit Brot umgeschlagen werden. Ihre Abkochung als Trank treibt den Harn. Einige pflanzen ihn neben die Bienenstöcke, um die Bienen anzulocken.

Medicago arborea L. (Papilionaceae), **Baumschneckenklee.**

Theophrast (Hist. pl. IV 16, 5; De caus. V 15, 4) sagt, daß der Kytisos im Kampf ums Dasein fast alle Pflanzen in seiner Nähe tötet, da er wegen seines Salzgehaltes eine Menge Nahrung nötig hat, er selbst wird aus demselben Grunde vom Meldenstranch unterdrückt.

Nach Plinius XIII 130 sqq. stammt er von der Insel Kythnos, einer der Kykladen, und kam von da nach Griechenland zum großen Nutzen für die Käsebereitung; Aristomachus rühmt ihn außerordentlich als Viehfutter. Der Strauch wächst in Griechenland wild, kommt auch im südlichen Italien noch fort. Er erreicht eine Höhe bis 3 m und ist mit weichen, seidenartigen, weißen Haaren dicht besetzt.

Cap. 112 (114). **Περὶ Λωτοῦ αἰγυπτίου. Ägyptischer Lotos.** Der Lotos, welcher in Ägypten in den vom Wasser überschwemmten Ebenen sich findet, hat eine der (ägyptischen) Bohne ähnlichen Stengel und eine weiße, der Lilie gleichende Blüte, welche, wie man sagt, beim Sonnenaufgang sich entfaltet, aber sich schließen und den ganzen Kopf unter dem Wasser verbergen kann, bis die Sonne wieder aufgeht. Der Kopf gleicht einem sehr großen Mohnkopfe, darin befindet sich ein hirseähnlicher Same, welchen die Bewohner Ägyptens trocknen und zum Brotbacken verwenden. Er hat eine dem Quittenapfel ähnliche Wurzel, auch diese wird roh und gekocht gegessen. Gekocht entspricht sie in ihren Eigenschaften dem Weißen vom Ei.

Nymphaea Lotus L. (Nymphaeaceae), **Lotusrose**, nur Ägypten eigen, der Isis und dem Osiris geweiht; nach Kosteletzky soll sie sich auch in einer warmen Quelle bei Groß-Wardein in Ungarn finden.

Theophrast (Hist. pl. IV 8, 9) beschreibt die Pflanze ausführlich. Der dicke Wurzelstock wird mit einer Quitte verglichen.

Die fingerdicken Blätter und Blütenstiele sind sehr biegsam, bis zu 1,5 cm lang, die glänzendgrünen, fast kreisrunden, tief herzförmig gespaltenen schwimmenden Blätter lassen auf der braunroten Unterseite die verzweigte, netzförmige Nervatur auffallend hervortreten. Der vierblätterige Kelch schließt 16–20 dichtgedrängte, glänzendweiße Kronenblätter ein. Die Frucht ist eine kugelige, vielfächerige Beere von schmutzig-grüner Farbe. Schon Homer (Od. IX) erzählt von der wundersamen Wirkung der Frucht beim Aufenthalt der Helden unter den Lotophagen. In der Mythologie der Ägypter spielt die Pflanze eine große Rolle, ebenso in ihrem Arzneischatze. Die Blätter und Blüten werden heute von den Arabern gegen Gelbsucht gebraucht, die Wurzeln, Blätter und Blütenstiele werden gegessen, die Samen noch zuweilen zum Brotbacken verwandt.

Cap. 113 (115). **Περὶ Μυριοφύλλου. Tausendblatt.** Das Myriophyllon [einige nennen es Myllophyllon[1], andere Stratiotike, Achilleios, die Römer Millefolium, auch Supercilium Veneris, die Gallier Beliunkandas] ist ein einfaches, zartes Stengelchen mit nur einer Wurzel; um dieses stehen viele glatte, dem Fenchel ähnliche Blättchen, woher es auch den Namen[2] hat. Der Stengel ist etwas hohl, sehr fest, so daß viel Kraft dazu gehört, ihn zu zerreissen. Es wächst an sumpfigen Stellen. Wird dasselbe grün oder auch getrocknet mit Essig als Umschlag aufgelegt, so schützt es die frischen Wunden vor Entzündung. Es wird auch bei hohem Sturz mit Wasser und Salz getrunken.

[1] Lippenblatt, μύλλον, Lippe, und φύλλον. [2] μυρίος, sehr viel, und φύλλον, Blatt.

Plinius XXIV 152 gibt nur dasselbe an. Bei der mangelhaften Beschreibung des D. und der naheliegenden Verleitung durch die Synonyma ist die Pflanze von den älteren Botanikern verschieden bestimmt, den meisten Beifall hat Sibtorps Ansicht gefunden: *Myriophyllum spicatum* L. (Halorageae), **Ähriges Tausendblatt**, in Griechenland und ganz Italien heimisch.

Cap. 114 (116). **Περὶ Μυῤῥίδος. Körbel.** Die Myrrhis – einige nennen sie Myrrha, andere Konile – gleicht an Stengel und Blättern dem Schierling. Sie hat eine längliche, zarte, runde, wohlriechende, süß schmeckende Wurzel. Mit Wein getrunken hilft diese gegen Spinnenbisse, befördert auch die Menstruation und die Reinigung der Wöchnerinnen. Gekocht wird sie im Trank mit Nutzen den Phthisikern gegeben. Einige berichten, sie sei in Pestzeiten, zwei- bis dreimal täglich in Wein getrunken, ein Mittel, um von der Seuche verschont zu bleiben.

Myrrhis odorata Scop., *Scandix odorata* L. (Umbelliferae), **Wohlriechender Körbel.**

Schon ANGUILLARA (Sempl. p. 284) beschreibt sie als eine Pflanze Griechenlands; SIBTORP fand sie in Kleinasien wild, im nördlichen Italien ist. sie verbreitet. Die ganze Pflanze riecht anisartig, angenehm; sie war früher als Cerefolium hispanicum oder Myrrhis major gebräuchlich.

Cap. 115 (117). **Περὶ Μυάγρου. Myagros.** Der Myagros – einige nennen ihn Melampyron – ist ein strauchiges, zwei Ellen hohes Kraut mit krappähnlichen Blättern und blaßgelber Blüte. Der Same gleicht dem des Bockshorns, ist fett. Man gebraucht ihn, indem man ihn geröstet und zerstoßen um die Zweige schmiert und diese als Lampen benutzt. Das Fett aus demselben scheint auch die Rauheiten des Körpers zu mildern und zu glätten.

ANGUILLARA (Sempl. p. 285) und LENZ ziehen die in Italien sehr verbreitete, in Griechenland seltenere *Camelina sativa* Crtz. (Cruciferae), **Leindotter**, hierher, FRAAS als besser passend die viel häufigere *Nesslia paniculata* Desv., *Myagrum paniculatum* L., (Cruciferae) **Nesslie.**

Cap. 116 (118). **Περὶ Ὀνάγρας. Weidenröschen.** Die Onagra – einige nennen sie Onotera, andere Onuris – ist ein baumartiger Strauch von ansehnlicher Größe, er hat denen der Mandel ähnliche aber breitere und mehr der Lilie gleichende Blätter. Die Blüten sind rosenähnlich, groß, die Wurzel ist weiß, groß, und hat getrocknet einen Weingeruch. Sie wächst in bergigen Gegenden. Der Aufguß der Wurzel bat die Kraft, wenn er von wilden Tieren gesoffen wird, dieselben zahm zu machen. Als Kataplasma besänftigt sie bösartige Geschwüre.

Epilobium hirsutum L. (Onagrarieae), **Rauhes Weidenröschen**, in Griechenland und Italien häufig.

Cap. 117 (119). **Περὶ Κισίου. Kirsion.** Das Kirsion[1] [einige nennen es große Ochsenzunge, die Römer Spina mollis[2]] ist ein zarter, etwa zwei Ellen langer, dreieckiger Strauch, die unteren Blättchen sind rosettenförmig und haben entfernt stehende, weiche, dornige Ecken. Die (Stengel-)Blätter sind denen der Ochsenzunge ähnlich, mäßig rauh und kleiner, weißlich und an den Rändern dornig. Das oberste Ende des Stengels ist rund, rauh, und daran sitzen oben purpurfarbige Köpfchen, welche zu einer Haarkrone auswachsen. Andreas schreibt, daß die Wurzel desselben, über die leidende Stelle gebunden, die Schmerzen der Krampfadern lindere.

[1] κιρσὸς, Krampfader, daher hat die Pflanze den Namen. [2] Weicher Dorn.

SPRENGEL vermutet unter Kirsion *Carduus tenuifolius* Curt. (Compositae). **Zartblätterige Mariendistel**, eine auf den Inseln des griechischen Archipels häufige Pflanze. Die Blätter sind am Stengel herablaufend (D. nennt diesen drei kantig), ganz grau, unterseits wollig, am Rande buchtig, dornig. Die Grundblätter bilden eine Rosette, sind leierförmig, die Blüten purpurfarben.

Cap. 118 (120). **Περὶ Ἀστέρος ἀττικοῦ. Attische Aster.** Die attische Aster[1] [einige nennen sie Asteriskos[2], andere Asterion[2], Bubonion[3], Hyophthalmon[4], die Römer Inguinalis[5], die Dakier Rathibida] bildet einen holzigen kleinen Zweig, der an der Spitze eine purpurfarbige und gelbe Blüte[6] hat, und ein Köpfchen ringsum eingeschnitten wie bei Anthemis. Die Blättchen stehen sternförmig. Die Stengelblätter sind länglich und rauh. [Als Kataplasma hilft sie bei erhitztem Magen, bei Augen- und Schamdrüsenentzündungen und bei Mastdarmvorfall. Man sagt, der purpurne Teil der Blüte, mit Wasser getrunken, helfe bei Angina und Epilepsie der Kinder[7]]. Als feuchter Umschlag ist sie ein gutes Mittel gegen Schamdrüsenentzündung. Wenn sie aber trocken mit der linken Hand des Leidenden abgerissen und auf die Drüse gelegt wird, so wird er vom Schmerz befreit. [Sie wächst mitten zwischen Felsen und an rauhen Stellen. Ihre Sterne leuchten in der Nacht; diejenigen, welche es sehen und noch nicht kennen, glauben, es sei ein Gespenst. Sie findet sich bei den Schafhürden. Auch der Rhizotom Krateuas erzählt: Diese Pflanze, grün mit altem Fett zerstoßen, wirkt gut gegen Bisse wütender Tiere und gegen Kropf; in der Räucherung verscheucht sie die Bestien.]

[1] Stern. [2] Sternchen. [3] Bubonen- oder Drüsenpflanze. [4] Schweinsauge. [5] Schampflanze (inguen, die Weichen oder Schamseiten). [6] Die Scheibenblüten sind gelb, die Randblüten lilafarbig. [7] Die in Klammern stehenden Sätze finden sich nur in wenigen Codices, der Inhalt kehrt in Cap. 120 wieder.

Der letzte, in Klammern stehende Teil des Textes ist als überflüssiger Zusatz von fremder Hand zu betrachten, in den älteren und besseren Codices findet er sich nicht.

Aster Amellus L. (Compositae), **Kleine Aster**, auch Virgils Aster, weil der Dichter (Georg. IV 271) von ihr singt:

Est etiam flos in pratis, cui nomen Amello
Fecere agricolae, facilis quaerentibus herba.
Auf den Wiesen auch steht die Blume mit Namen Amellus,
Den ihr gegeben der Landmann, der leicht zu findenden Pflanze.

Sie war früher als Radix et Herba Asteris attici vel Bubonii gebräuchlich. Bei Tabernämontanus ist es *Inula Bubonium*.

Cap. 119 (121). **Περὶ Ἰσοπύρου. Isopyron.** Das Isopyron – einige nennen es Phasiolos wegen der Ähnlichkeit mit der Bohne von der an der Spitze des Blattes befindlichen Ringel. An der Spitze des Stengels sitzen zarte Köpfchen, voll von Samen, welche im Geschmack dem Schwarzkümmel ähnlich sind; das Blatt gleicht dem des Anis. Dar Same mit Honigmeth getrunken hilft bei Brustschmerzen und Husten; er ist auch ein gutes Mittel bei Blutspeien und Leberleiden.

Sprengel zieht *Corydalis claviculata* Pers. (Fumariaceae) hierher, welches nach Sibtorp in Argolien vorkommt (es findet sich auch in Deutschland von Schleswig bis nach Westfalen), Fraas dagegen *Fumaria capreolata* L. (Fumariaceae), **Rankender Erdrauch**, in Griechenland an schattigen Orten, Felsschluchten und an Zäunen. Er bat einen ästigen, aufsteigenden Stengel mit doppelt-dreizähligen Blättern und viel breiteren, drei- und mehrspaltigen Blättchen und zum Teil rankenden Blattstielen. Die Blüten sind schön dunkelrot, ziemlich groß, die Nüßchen kugelig, oben eingedrückt, glänzend.

Cap. 120 (122). **Περὶ Ἴου. Veilchen.** Das purpurfarbige Ion [einige nennen es Dasypodion[1], andere Priapeïon[2], wildes Ion, Kybelion[3], die Römer Setialis, auch Muraria und Viola purpurea] hat ein kleineres Blatt als der Epheu, auch zarter und schwärzer, sonst aber (diesem) nicht unähnlich, ein mitten aus der Wurzel aufsteigendes Stengelchen, daran das sehr wohlriechende purpurfarbige Blüthchen. Es wächst an schattigen und rauhen Stellen. Es hat eine kühlende Kraft. Seine Blätter, für sich allein und mit Graupen als Umschlag, helfen bei Erhitzung des Magens, bei Augenentzündung und Mastdarm Vorfall. Es heißt, daß der purpurne Teil der Blüte, mit Wasser getrunken, bei Schlundmuskelentzündung und Epilepsie der Kinder helfe.

[1] Rauhfüßig. [2] Pflanze des Priapos, des Gottes der Gärten und Weinberge. [3] Pflanze der Kybele.

Nach Geopon. XI 22 hat die Pflanze den Namen daher erhalten, daß die Erde dieselbe zu Ehren der von Zeus geliebten Juno entstehen ließ.

Ohne allen Zweifel haben wir hier *Viola odorata* L. (Violaceae), **Veilchen**, vor uns; das bestätigen die Parallelstellen bei Theophrast (Hist. pl. VI 6, 7 u. 8, 2): »Das schwarze Veilchen, μέλαν ἴον, unterscheidet sich von den übrigen durch den Stengel, die am Boden liegenden fleischigen Blätter und die zahlreichen Wurzeln. ... Bei der richtigen Kultur blüht es sehr lange, die ganze heiße Zeit hindurch.« (De caus. VI 20, 1:) »Beim Veilchen hat das wildwachsende Geruch.« Bei Plinius XXI 35: »Das Veilchen (Viola) riecht in der Ferne angenehmer als in der Nähe.« XXI 27: »Es gibt viele Arten, rote, gelbe und weiße. Unter denen, die an sonnigen und mageren Plätzen wild vorkommen, schießen die purpurroten mit breiten Blättern unmittelbar aus der fleischigen Wurzel hervor, sie allein werden von den übrigen durch einen griechischen Namen unterschieden, wovon die blauen Kleider ihren Namen haben.« Die Bezeichnung Viola mit dem Zusatz lutea und alba geht auf Cheiranthus. Bei Hippokrates heißt das Veilchen λεοκόιον τὸ μέλαν, schwarze Levkoje. Das Veilchen wurde auch in Gärten gezogen; wo jedoch bei den alten Schriftstellern (Varro, Virgil, Columna) von Violaria, Veilchengärten, von Anpflanzungen der Biene wegen (Plinius) die Rede ist, dürfte Cheiranthus gemeint sein.

Die Schwesterpflanze, *Viola tricolor* L., Wildes Stiefmütterchen, ist heute noch ein beliebtes Blutreinigungsmittel.

Cap. 121 (123). **Περὶ Κακαλίας. Kakalia.** Die Kakalia – einige nennen sie Leontika – treibt weiße Blätter von ansehnlicher Größe, aus ihrer Mitte kommt der aufrechte weiße Stengel mit einer dem Moos oder der Olive ähnlichen Blüte. Sie wächst auf den Bergen. Ihre Wurzel, in Wein mazeriert wie Traganth und aufgeleckt oder für sich allein verzehrt, heilt Husten und Rauheiten der Luftröhre; die nach dem Abblühen entstandenen Körner, wenn sie fein gestoßen in Wachssalbe aufgenommen und aufgeschmiert werden, machen das Gesicht glatt und runzelfrei.

Die Parallelstelle bei Plinius XXV 135 heißt: »Die Cacalia wird auch Leontice genannt; sie hat kleinen Perlen ähnliche Samen, herabhängend zwischen großen Blättern.« Auf Grund hiervon haben die älteren Botaniker die Pflanze teils für *Mercurialis tomentosa* L. gehalten, Anguillara für *Conyza candida* L., Lobelius und Clusius für *Cacalia*. Fraas zieht *Cacalia verbascifolia* Sibth. (Compositae), **Wollblumenblätterige Kakalie**, von Sibtorp am Parnass und um Delphi gefunden, hierher. Der Kelch ist walzenrund, die Scheibenköpfe sind aufrecht, die Blüten haben verdickte Staubfaden; daher paßt der Vergleich mit der Olive oder einem Moose.

Cap. 122 (124). **Περὶ Βουνίου. Bunion.** Das Bunion[1)] [einige nennen es Atonon[2)], andere Aktine, Anemosphoron[3)], die Propheten Paradakry[4)], die Ägypter Erxoe, die Römer Scopa regia[5)], die Afrikaner Zigar, auch Thepso] treibt einen vierkantigen Stengel und an diesem viele fingerlange Zweiglein voll zarter Blättchen und Blüten. Die Wurzelblätter sind ähnlich denen der Sellerie, aber viel zarter, denen des Korianders[6] sich nähernd. Die Blüte ist wie beim Dill, der Same wohlriechend, kleiner als beim Bilsenkraut. Es ist harntreibend, erwärmend, befördert die Nachgeburt und ist der Milz, den Nieren und der Blase zuträglich. Anwendung findet der frische und trockene Same, sowie der daraus und aus den Wurzeln, Stengeln und Blättern bereitete Saft mit Honigmeth.

[1] Bergpflanze, von βουνός, Höhe. [2] Unersättlich. [3] Vom Winde gebracht. [4] Nebenträne. [5] Königlicher Zweig. [6] κορίου, C. C. hat τριβόλου, Felddorn.

Sprengel erklärt, die Pflanze nicht deuten zu können. Fraas zieht *Bunium pumilum* Sm. (Umbelliferae), **Kleiner Erdknoten**, hierher, welches er im Gerölle am Parnass fand, sagt aber, daß wohl die Verästelung und die Blätter, nicht aber die Blüten paßten.

Cap. 123 (125). **Περὶ Ψευδοβουνίου. Pseudobunion.** Das Pseudobunion ist ein spannenlanger Strauch auf Kreta mit dem Bunion ähnlichen scharfen Blättern und Zweigen. Vier seiner Zweige mit Wasser getrunken haben die Kraft, Leibschneiden, Harnzwang und Seitenschmerzen zu heilen. Als lauwarmer Umschlag mit Salz und Wein zerteilen sie auch Drüsen am Halse.

Trinia dioica Gaud., *Pimpinella dioica* Spr., nach Griesebach in Albanien, Makedonien und Bithynien.

Die älteren Botaniker hatten sich durch Plinius verleiten lassen, diese Pflanze für eine Crucifere, *Barbarea vulgaris* R. Br., zu halten; er sagt nämlich XX 21: »Die Griechen unterscheiden auch in der Heilkunde zwei Arten Steckrüben, eine mit kantigen Blattstielen und Blüten wie Dill, welche sie **Bunion** nennen, das Decoct dient zur Reinigung der Frauen usw. … die andere Art nennen sie Bunias« usw. Bei dem Vergleich φύλλα καὶ κλώνια βουνίῳ ὅμοια übersetzten sie βούνιον mit Napus.

Cap. 124 (126). **Περὶ Χαμαικίσσου. Chamaikissos.** Der Chamaikissos[1] [einige nennen ihn Chamaileuke[2], andere sterilen Epheu, Erdkranz, Selenitis[3], die Römer Hedera pluviatica[4]] hat epheuähnliche Blätter, sie sind aber größer, zarter und zahlreich. Die Zweige sind spannenlang, voll von Blättern und kommen zu fünf oder sechs aus der Erde. Die Blüten gleichen denen der Levkoje, sind aber zarter und haben sehr bitteren Geschmack. Die Wurzel ist zart, weiß und unbrauchbar. Er wächst an bebauten Stellen. Die Blätter sind ein gutes Mittel für Ischiasleidende, wenn so viel wie 3 Obolen davon in 3 Bechern Wasser vierzig bis fünfzig Tage getrunken wird; ebenso vertreiben sie Gelbsucht, wenn sie in gleicher Weise sechs bis sieben Tage getrunken werden.

[1] Erdepheu. [2] Erdweiß, bei Plinius XXIV 135 das Synonym für Farfara. [3] Mondkraut. [4] Regenepheu.

Antirrhinum Asarina L. (Scrophulariaceae), von Fraas bei Lamia in Phthiotis am südlichen Abhange des Othrys gefunden. Es ist eine kriechende, stark behaarte Pflanze mit herzförmigen, grobgekerbten, langgestielten Blättern und großen, weißlichen, am Saum etwas gelblichen, achselständigen Blüten. Früher (seit Brunfelsius) hielt man sie für *Glechoma hederacea* L., Gundelrebe.

Cap. 125 (127). **Περὶ Χαμαιπεύκης. Chamaipeuke.** Die Chamaipeuke wirkt, fein gestoßen in Wasser getrunken, gut bei Hüftschmerzen. [In einem anderen Codex[1].] Es ist eine ganz grüne Pflanze mit umgebogenen Blättchen und Zweigen und mit einer Blüte wie die Rose.

[1] Nach Aldin.

Auch hier hat die Angabe des Plinius XXIV 136, »Chamaepeuce mit der Lärche ähnlichen Blättern« bei den älteren Botanikern zu falschen Bestimmungen geführt. Sprengel zieht *Staehelina (Pteronia) Chamaepeuce* L. (Compositae) hierher, welche durch die schmalen, linealen, langen, sehr gedrängten Blätter das Aussehen einer jungen Kiefer erhält. Sie hat weichhaarige Staubfäden und eine vielreihige Fruchtkrone. In Kandia, heimisch. Fraas nennt sie *Serratula Chamaepeuce* L. (Compositae), sie ist an Felsen der Gebirgsschluchten nicht selten.

Cap. 126 (128). **Περὶ Βουγλώσσου. Ochsenzunge.** Das Buglosson[1] [die Propheten nennen es Samen des Wiesels, Osthanes Sannuchi, die Ägypter Anton erinbesor, die Römer Longaevum[2], auch Lingua boum[1], Libanis, die Afrikaner Asanaph, die Dakier Budalla] gleicht der Königskerze, hat ein an der Erde liegendes schwarzes, stacheliges, kleineres Blatt, ähnlich einer Ochsenzunge. Dieses in Wein gelegt soll heitere Stimmung bewirken. [Es wächst im flachen Lande und an massig rauhen Stellen[3].]

[1] Ochsenzunge. [2] Hochbetagt. [3] Den in Klammern stehenden Satz hat Cod. X.

Anchusa italica Retz. (Asperifoliaceae), **Italienische Ochzenzunge**.

Auch Plinius XXV 81 nennt die Pflanze Euphrosyne, weil sie den Geist aufheitert. Die älteren Botaniker bezogen sie auf Borago, und das lustige Mittelalter drückte dies in dem Vers aus: Ego Borago gaudia semper ago, was Gerardus übersetzt: I Borage bring always courage. Nicolaus Leonicenus (De Plinii erroribus IV 60) machte auf den Irrtum aufmerksam und Brunfelsius erklärte sie zuerst für eine Art Anchusa.

Sie ist in Griechenland und Italien heimisch, hat einen ästigen, braunen, steifhaarigen, doldentraubigen Stengel, längliche, am oberen Teile aber eiförmige, zugespitzte, steifhaarige Blätter und kurze Kronenblätter.

Unmittelbar hinter den Synonymen im Texte hat die Aldina Folgendes: Γεννᾶται εἰς τόπους ὁμαλοὺς καὶ ἀτμώδεις (ἀμμώδεις?). Συνάγεται δὲ ἐν Ἰουλλίῳ μηνί. Φασὶ δὲ πρὸς ῥίγη λυσιτελεῖν· πρὸς μὲν τριταῖον, τοῦ ἔχοντος βουγλώσσου γ' καυλοὺς ὅλην ἀποτριτώσας μετὰ τῶν ῥιζῶν καὶ τοῦ σπέρματος τὴν βοτάνην, δίδου πιεῖν· τοῦ δὲ τέσσαρας ἔχοντος τῷ τεταρταΐζοντι· ἡ δὲ ἕψησις τούτων σὺν οἴνῳ· καὶ πρὸς ἀποστήματά φασιν αὐτὸ χρησιμεύειν.

Es wächst in ebenen und dunstigen (sandigen ?) Gegenden, gesammelt wird es im Monat Juli. Es soll gegen Frostschauer helfen; beim dreitägigen Fieber gib die Pflanze, welche drei Stengel Buglosson hat, nachdem du sie ganz sammt Wurzel und Samen zerrieben hast, beim viertägigen die mit vier Stengeln; die Abkochung derselben mit Wein (wirkt ebenso). Auch bei Abszessen soll dasselbe zu gebrauchen sein.

Sprengel hat den ganzen Absatz ausgelassen, weil er offenbar unecht ist. Durchaus fehlerhaft ist εἰς hier mit dem Akkusativ statt ἐν mit dem Dativ. Die Bezeichnung ἐν Ἰουλλίῳ μηνί kennt D. nicht, er würde sagen ἐν πυραμήτῳ. Das Wort λυσιτελεῖν kommt sonst nicht bei ihm vor. Die Verwendung gegen Wechselfieber stammt aus Plinius XXV 81, wo er über Cynoglossus handelt, und findet sich bei D. II 152.

Cap. 127 (129). **Περὶ Κυνογλώσσου. Hundszunge.** Das Kynoglosson[1] [einige nennen es Phyton[2], andere Kaballation[3], Splenion[4], Skolymos[5], die Römer Lingua canis[1], auch Lingua canina[1]] hat dem breitblätterigen Wegerich ähnliche Blätter, sie sind aber schmaler, kleiner und wollig. Es ist stengellos[6], kriecht über die Erde und wächst an sandigen Orten. Die fein gestoßenen Blätter mit altem Schweinefett haben die Kraft, Hundsbisse, die Fuchskrankheit und Verbrennungen zu heilen. Das gekochte Kraut, mit Wein getrunken, erweicht den Bauch.

[1] Hundszunge. [2] Gewächs. [3] Pferdefutter. [4] Milzkraut. [5] Distel. [6] Im ersten Jahre, die Pflanze ist zweijährig.

Man zieht meist *Cynoglossum officinale* L. (Compositae), **Gebräuchliche Hundszunge**, hierher, Fraas dagegen *Cynogl. pictum* Ait., weil es breitere Blätter hat, also eher der sehr kargen Beschreibung des D. entsprechen würde.

Siedler isolierte aus Cynogl. offic. ein Alkaloid in Form einer dicken, erst wasserhellen, später dunkel werdenden, intensiv bitteren, eigentümlich pelletierinähnlich riechenden Flüssigkeit, die sich in Wasser leicht löst und mit Alkohol, Aether und Chloroform in allen Verhältnissen mischt. Nach Kobert kommt ihm die Kurare-Wirkung zu, Siedler nennt es zum Unterschiede der Cynoglossine früherer Autoren **Cynoglossin Riedel**.

Cap. 128 (130). **Περὶ Φυτεύματος. Phyteuma.** Das Phyteuma hat denen des Seifenkrauts ähnliche, aber kleinere Blätter, große durchbohrte[1] Früchte, eine lange, zarte, oberflächige Wurzel. Diese, so berichten einige, sei zu Liebestränken gut zu gebrauchen.

[1] Die Frucht ist eine an der Spitze mit drei Zipfeln klaffende Kapsel.

Reseda Phyteuma L. (Resedaceae), **Einfachblätterige Resede**.

Cap. 129 (131). **Περὶ Λεοντοποδίου. Leontopodion.** Das Leontopodion[1)] [einige nennen es Zoonychon[2)], andere Aetonychon[3)], Kemos, Krossion, Damnamene[4)], Idiophyton[5)], Phytobasilea[6)], Krossophthoon, die Propheten Krokodilsblut, Krokomerion, die Ägypter Daphnoines, die Römer Minercium, Neumatus, auch Palladium und Flamula] ist ein zwei Finger langes Pflänzchen mit schmalen, etwa drei bis vier Finger breiten, rauhen Blättern, welche nahe an der Wurzel wolliger und weißlich sind. An der Spitze der Zweige hat es Köpfchen wie eingeschnitten, darin die schwarzen Blüten. Die Frucht ist schwer zu sehen wegen der herumsitzenden Wolle. Die Wurzel ist klein. Auch von dieser sagen sie, daß sie als Amulett zu Liebeszwekken gut zu gebrauchen sei, auch daß sie Geschwülste verteile.

[1)] Löwenfuß. [2)] Nachtwesen. [3)] Nachtvogel. [4)] Überwinderin. [5)] Pflanze mit besonderen Eigenschaften. [6)] Königliche Pflanze.

Nach Sprengel *Gnaphalium Leontopodium* L. (Compositae), Löwentatzenartiges Immerschön, eine Pflanze der höchsten Alpen und der eigentlichen Flora wohl fremd; daher zieht Fraas *Evax pygmaeus* L. (Compositae), **Löwentatze**, vor, welcher auf dürren Ebenen und Gebirgen bis 1000 m vorkommt.

Cap. 130 (132). **Περὶ Ὑπογλώσσου. Hypoglosson.** Das Hypoglosson [einige nennen dieses auch Antirrhinon[1)], andere Anarrhinon, wilde Nelke] ist ein kleiner Strauch, den Blättern nach der wilden und zarten Myrte ähnlich. Es hat einen stacheligen Stengelschopf und an der Spitze eine Art Züngelchen, neben den Blättern kleine Auswüchse. Der Stengelschopf scheint als Amulett für die an Kopfschmerzen Leidenden in Gebrauch zu sein. Die Wurzel und der Saft werden auch den Salben zugemischt.

[1)] Löwenmaul.

Ruscus Hypoglossum L. (Smilaceae), **Zungenförmiger Mäusedorn**; ein immergrüner Strauch mit einfachem oder etwas ästigem Stengel; in steinigen Wäldern Italiens und des südlichen Europas.

Cap. 131 (133). **Περὶ Ἀντιῤῥίνου. Löwenmaul.** Das Antirrhinon – einige haben es auch Anarrhinon, andere auch dieses wilde Nelke genannt – ist eine nach Blättern und Stengel dem Gauchheil ähnliche Pflanze. Die Blüten sind weiß, etwas purpurfarbig, wohlriechend; darum heißt es auch wilde Nelke. Es trägt eine Frucht ähnlich der Rindsnase [von rotem Aussehen][1)]. Dieses, so wird erzählt, sei als Amulett ein Gegenmittel gegen Gifte, auch mache es den liebenswürdig, der sich zusammen mit Lilien- oder Kyprosöl damit eingesalbt hat.

[1)] Die eingeklammerten Worte fehlen in den codd. Vindobon.

Sprengel zieht *Antirrhinum Orontium* L.. Kleiner Dorant, hierher, Fraas *Antirrhinum majus* L. (Scrophulariaceae), **Großes Löwenmaul**, weil jenes schmale, der Anagallis ganz unähnliche Blatter hat und seltener ist. Die Kapselfrucht sieht der Rindsnase, nach Ansicht anderer dem Affenschädel ähnlich.

Cap. 132 (134). **Περὶ Κατανάγκης. Katananka**. Die Katananka [einige nennen sie Damnamene, andere Dionysias, Thyrsion, Demos, Kemos, Krotion, die Propheten Archaras, auch Arkopus, die Römer Herba filicula, Datisca, auch Jovis madius, die Dakier Karopithla]. Eine Art davon hat große Blätter, wie die des niedrigen Schotenklees, eine zarte, binsenartige Wurzel, sechs bis sieben Köpfchen, darin eine der Linsenwicke ähnliche Frucht. Trocken geworden krümmt sie sich zur Erde hin und gleicht der Klaue einer toten Weihe. Die andere[1)] hat die Größe eines kleinen Apfels, eine kleine Wurzel, die Blätter gleichen nach Form und Farbe der Olive, sie sind aber weich, über die Erde ausgebreitet und geteilt. Die Frucht an den Zweiglein ist klein, vielfach durchbohrt, von der Form der Erbse. Beide, so erzählt man, sollen sich zu Liebesmitteln eignen; in Thessalien, so sagt man, gebrauchten sie die Frauen.

[1)] d. h. die Frucht der anderen Art?

Die Pflanze hat nur als Aphrodisiacum Bedeutung, darauf gehen auch alle Synonyma. Sprengel zieht nicht mit Unrecht *Ornithopus compressus* L. (Papilionaceae), **Gedrückter Vogelfuß**, für die erste Art hierher. Gekennzeichnet ist die Pflanze besonders durch den Vergleich der getrockneten, gedreiten, gegliederten, nach unten gekrümmten und mit einer Spitze versehenen Hülsen mit einer Vogelkralle. Die zweite Art läßt sich schwer bestimmen, Sprengel bezieht sie auf *Astragalus magniformis*, Kosteletzky auf *Astr. oleaefolius* D. C. Die Blätter stimmen, die Frucht nicht.

Cap. 138 (135). **Περὶ Τριπολίου. Tripolion.** Das Tripolion [einige nennen es Psyche, andere Meris, Potamogeiton, Stachyïtes, die Römer Coliumares] wächst in der Nähe des Meeres an Plätzen, welche das Meer bespült und dann wieder verläßt, aber weder auf dem Trockenen noch im Meere. Es hat dem Waid ähnliche, trockene, aber breitere Blätter, einen spannenhohen oben geteilten Stengel. Man sagt, daß seine Blüte dreimal im Tage die Farbe wechsele, früh morgens sei sie weiß, am Mittag purpurfarben, am Abend dunkelrot. Die Wurzel ist weiß, wohlriechend und hat erwärmenden Geschmack. Diese, in der Gabe von 2 Drachmen in Wein getrunken, treibt das Wasser durch den Bauch[1)] und den Harn; sie wird auch unter die Gegenmittel gegen die Gifte geschnitten.

[1] d. h. bewirkt wässerige Stühle.

Plinius XXVI 39 sagt, die Pflanze scheine das Polium zu sein. Die Beschreibung des D. bezieht sich nach Fraas auf *Statice Limonium* und *sinuata* L. (Plumbaginaceae), **Sumpfnelke**. Die Wurzel ist spindelig, dick, braunrot, die Blätter sind rosettenartig ausgebreitet, dicklich, fast lederig, der Mittelnerv tritt als weiche Spitze heraus. Einzelne oder mehrere aufrechte, ziemlich harte, gerillte Äste tragen doldentraubige Blütenähren. Die Blüte ist bläulichlilafarben, selten weiß. *Statice sinuata* zeigt vor der Blüte einen weißen Blütenboden, die Blüte selbst ist blau und nach dem Welken violett. Im südlichen Europa am Meeresstrande, in Griechenland beide häufig zusammen. D. hat wohl die Pflanze nicht selbst beobachtet, denn er sagt ἱστορεῖται, man erzählt.

Cap. 134 (136). **Περὶ Ἀδιάντου. Frauenhaar.** Das Adianton– einige nennen es Polytrichon[1], andere Kallitrichon[2], Trichomanes[3], Ebenotrichon[4] [Argion[5], Wasserkoriander, die Ägypter Epier, die Römer Cincinalis[6], Terrae capillus[7], Supercilium terrae[8], die Dakier Phithophthethela] – hat denen des Korianders ähnliche, an der Spitze eingeschnittene Blättchen, kleine schwarze, sehr zarte, spannenlange, glänzende Zweige. Es treibt weder Stengel, noch Blüte, noch Frucht. Die Wurzel ist nutzlos. Die Abkochung des Krautes als Trank hat die Kraft, bei Asthma, Engbrüstigkeit, Gelbsucht, Milzkrankheit und Harnverhaltung zu helfen. Sie zertrümmert ferner den Stein, stellt den Durchfall und hilft gegen den Biß giftiger Tiere, mit Wein getrunken auch bei Magenfluß. Sie befördert die Menstruation und die Reinigung der Wöchnerinnen, auch hemmt sie Blutauswurf. Roh wird es (das Adianton) als Umschlag bei Bissen giftiger Tiere benutzt, befördert nach der Fuchskrankheit den Haarwuchs und verteilt Drüsen am Halse. Mit Lauge vertreibt es Schorf und bösen Grind, mit Ladanum, Myrrhensalbe, Hysop und Wein hält es den Ausfall der Haare auf, ebenso die Abkochung desselben mit Lauge und Wein aufgestrichen. Unter das Futter gemischt macht es die Hähne und Wachteln kampflustiger. Zum Gedeihen der Schafe wird es auch an die Schafställe gepflanzt. Es wächst an schattigen Orten, an feuchten Mauern und bei Quellen.

[1] Vielhaar. [2] Schönhaar. [3] Wildhaar (von θρίξ und μαίνομαι). [4] Ebenholzhaar. [5] Schimmernd. [6] Gekräuselt. [7] Erdhaar. [8] Augenbrauen der Erde.

Adiantum Capillus Veneris L. (Polypodiaceae), **Frauenhaar**; in Griechenland häufig, ebenso in Hügel- und Berggegenden Italiens.

Theophrast (Hist. pl. VII 14, 1) führt den Namen Adianton darauf zurück, daß die Blätter nicht naß werden (ἀ priv. und διαίνεσθαι); er sowohl wie Plinius XXII 63 unterscheiden zwei Arten, das weiße und schwarze, letzterer nennt das dunkle, größere Trichomanes und handelt darüber in einem besonderen Abschnitte.

Früher war das Frauenhaar als Herba und Sirupus Capillorum Veneris officinell.

Cap. 135 (137). **Περὶ Τριχομανοῦς. Streifenfarn.** Das Trichomanes [Einige nennen es Pterion[1], andere Opteron, die Römer Capillaris[2], Pinula[3], auch Filicla[4]], noch andere auch dieses Adianton – wächst an denselben Stellen, ist dem Farn ähnlich, klein und glatt, die zarten, linsenähnlichen Blätter hat es reihenweise auf jeder Seite einander gegenüber gestellt an zarten, glänzenden, herben, schwärzlichen, kleinen Zweigen[5]. Es scheint dieselbe Kraft zu haben, wie das vorige.

[1] Kleiner Farn. [2] Haarpflanze. [3] Federchen. [4] Filicula, kleiner Farn. [5] Gemeint sind die Blattrippen.

Asplenium Trichomanes L. (Polypodiaceae), **Streifenfarn**, in ganz Griechenland und Italien häufig.

Cap. 136 (138). **Περὶ Ξανθίου. Spitzklee.** Das Xanthion[1] – einige nennen es Phasganon[2], andere Antitkesion[3], Chaskanon[4], Choiradolethron[5], noch andere auch dieses Aparine [die Römer Lappa[6]] – wächst an sonnigen Plätzen und in ausgetrockneten Sümpfen. Es hat einen ellenhohen fetten, kantigen Stengel mit vielen Achseln. Die Blätter, der Gartenmelde ähnlich, haben Einschnitte und riechen wie Kresse. Die Frucht ist rund wie eine große Olive, stachelig wie die Früchte der Platane, so daß sie bei der Berührung an den Kleidern haftet. Die Frucht wird, bevor sie vollständig trocken ist, gesammelt, zerstoßen und in einem irdenen Topfe aufbewahrt, und hat die Kraft, die Haare gelb zu färben, wenn man beim Gebrauche die Menge von 1 Tryblion davon nimmt, in warmes Wasser gibt und den Kopf, nachdem man ihn mit Laugensalz gereinigt hat, beschmiert. Einige zerstoßen sie mit Wein und bewahren sie so auf. Die Frucht wird aber auch mit Nutzen bei Ödemen als Kataplasma angewandt.

[1] Gelbkraut. [2] Schwert, weil es Drüsen und Ödeme öffnen soll. [3] Widerstand, den die stachelige Frucht leistet. [4] Maske. [5] Drüsenvernichter. [6] Klette.

Xanthium Strumarium L. (Compositae), **Spitzklee**. Früher war das Kraut und der Same als Herba et semen Xanthii seu Lappae minoris gebräuchlich.

Cap. 137 (139). **Περὶ Αἰγίλωπος. Aigilops.** Der Aigilops [einige nennen ihn Sitospelos[1], andere Siphon[2], Bromos[3], die Römer Avena[3]], eine kleine Pflanze, hat denen des Weizens ähnliche, aber weichere Blätter und an der Spitze des Kopfes die Frucht in ein, zwei oder drei Hüllen, aus denen Grannen wie Haare heraus wachsen. Das Kraut mit Mehl als Umschlag heilt Aegilopie und verteilt Verhärtungen. Zu demselben Zwecke wird der Saft mit Mehl gemischt, getrocknet und aufbewahrt.

1) Schwarzer Weizen. 2) Leerer Halm. 3) Hafer; βρῶμος = βρόμος.

Aegilops ovata L. (Gramineae), **Aegilops.**

Nach Theophrast (Hist. pl. VIII 11, 9) ist er ein lästiges Unkraut, welches gebauten Boden liebt und im zweiten Jahre keimt (er hält ihn irrtümlich für zweijährig), ebenso Plinius XXI 103 und XVIII 155, der ihn als zweijähriges, sehr schädliches Unkraut unter der Gerste bezeichnet. Die Geopon. II 43 halten ihn für ein Verderben der Gerate. In Griechenland ist Aegilops heute die häufigste einjährige Graspflanze der Xirobunen, trockenen Hügel und dürren Ebenen, selbst feuchte Niederungen verschmäht er nicht. In Norditalien kommt er nur wenig vor.

Cap. 138 (140). **Περὶ Βρώμου. Bromos.** Der Bromos [einige nennen ihn Siphonion1), andere Akrospelos2), die Römer Avena] ist eine dem Aegilops ähnliche Pflanze und hat austrocknende Kraft. Koche ihn sammt der Wurzel mit Wasser bis zum dritten Teile der Abkochung, seihe durch und mische ebensoviel Honig zu und koche wieder bis zur Konsistenz des flüssigen Honigs. Dies übt gute Wirkung aus bei übelriechenden Nasengeschwüren, wenn du damit getränktes Leinen in die Nase steckst, auch für sich allein wirkt es ebenso. Einige reiben auch Aloë fein, mischen sie zu und gebrauchen es auf dieselbe Weise. Mit trockenen Rosen in Wein gekocht wirkt er auch gegen üblen Geruch des Mundes.

1) Wind- oder leerer Hafer. 2) Mit schwarzer Spitze.

Dieses Kapitel scheint untergeschoben zu sein; es enthält Redewendungen, die D. sonst fremd sind. Unter Bromos (vgl. II 116) muß man hier *Avena fatua* L. (Gramineae), **Windhafer**, verstehen.

Cato (De re rust. 37, 5) sagt: »Das Getreide muß man zweimal behacken und jäten, dabei den Hafer ausrupfen;« Virgil (Eclog. V 85): »Meine Felder liegen öde, wo ich Gerste gesäet habe, wächst steriler Hafer und Taumellolch«, und (Georg. I 226): »Gar mancher säet zu früh, seine Saat verdirbt, sein Feld trägt nichts als Windhafer (vana avena).« Plinius XVIII 149: »Oft wird der Same (des Hafers) durch nachteilige Witterung hohl und leer.«

Cap. 139 (141). **Περὶ Γλαυκός. Glaux.** Glaux hat denen des Schneckenkleestrauches oder der Linse ähnliche Blätter, von denen die unteren weißer, die oberen grün sind. Es sendet fünf bis sechs zarte, von der Wurzel an spannenlange Zweiglein über die Erde hin. Die Blüte gleicht der Levkoje, ist aber kleiner und purpurfarben; erwächst am

Meere. Mit Gerstenmehl, Salz und Öl gekocht und als Schlürftrank genommen befördert er die zurückbleibende Milchabsonderung.

Plinius XXVII 82 nennt die Pflanze Eugalacton, milchvermehrend.

Sprengel zieht *Astragalus Glaux* L. (Papilionaceae) hierher, Fraas *Sennebiera Coronopus* Poir. (Cruciferae), **Gemeine** oder **Krähenfußartige Sennebiera**, hauptsächlich weil Astrag. Glaux, ein kleines Pflänzchen, nicht am Meere vorkommt und nach Sibtorp in Griechenlands Flora nicht mehr gefunden wird. *Sennebiera Conoropus*, eine kleine Pflanze mit ausgebreiteten, der Erde angedrückten Ästen, länglichen, etwas fleischigen, eingeschnitten gezähnten oder halbfiederspaltig-gelappten Blättern, vielblütigen Blütentrauben und – allerdings nicht mit purpurfarbigen, aber häufig mit fleischroten – Blüten, wird heute noch mit Öl und Zitronen gekocht genossen.

Die nach Kresse riechende und schmeckende Pflanze war früher als Herba Coronopi seu Nasturtii verrucosi gebräuchlich.

Cap. 140 (142). **Περὶ Πολυγάλου. Kreuzblume.** Das Polygalon ist ein spannenlanger kleiner Strauch mit linsenähnlichen Blättern, es hat schwach adstringierenden Geschmack. Auch dieses scheint als Trank die Milch zu vermehren.

Polygala venulosa Sibth. (Polygalaceae), **Geaderte Kreuzblume**. Sie ist eine der häufigsten Arten der griechischen Mittelgebirge, wo *Polygala amara* Sprengels noch nicht angetroffen wird; überdies entsprechen die linsenförmigen Wurzelblätter der Beschreibung des D. Polygala Plinii XXVII 121 ist jedenfalls die in Norditalien häufige *Pol. vulgaris* oder *amara.*

Pol. amara war früher als Bittermittel officinell; sie enthält nach Chodat (Repert. d. Pharm. 1892, [14]) **Polygalit**, welcher mit Quercit, Pinnit usw. isomer ist, sich nur durch seinen niedrigen Schmelzpunkt (138°) unterscheidet, ferner einen amorphen **Bitterstoff**.

Cap. 141 (143). **Περὶ Ὀσύριδος. Osyris.** Osyris ist ein kleiner schwarzer Strauch mit zarten und schwer zu brechenden Zweigen und mit Blättchen daran wie beim Lein, welche anfangs schwarz sind, dann sich verändern und rötlich werden. Die Abkochung davon als Trank hilft bei Gelbsucht.

Osyris alba L. (Santalaceae), **Weiße Osyris**, in Südeuropa heimisch, in ganz Griechenland auf steinigen Hügeln und Bergen, auch in Italien häufig.

Cap. 142 (144). **Περὶ Σμίλακος τραχείας. Rauher Smilax.** Der rauhe Smilax [einige nennen ihn Epaktitis[1], andere Lykanthemon[2], Kynosbaton, Aniketon[3], Heliophyton[4], Anatolikon, Dytikon, Helide, die Ägypter Lyïsthe, die Römer Mergina, die Tusker Radia] hat dem etrurischen Geissblatt ähnliche Blätter und viele zarte stachelige Schüsse wie der Judendorn oder der Brombeerstrauch. Er windet sich, gleichwie auf- und abwärts Nahrung suchend, um die Bäume und trägt eine traubenartige Frucht wie eine kleine geringwertige Weintraube, welche bei der Reife rot ist und gelinde beißenden Geschmack hat. Die Wurzel ist hart, dick. Er wächst an sumpfigen und rauhen Stellen. Seine Blätter und Frucht sind ein Gegenmittel gegen tödliche Gifte, wenn sie vorher oder nachher genommen werden. Es wird erzählt, daß, wenn man etwas davon zerreibt und einem Neugeborenen zu trinken gibt, es von keinem verderblichen Mittel Schaden zu erleiden haben wird. Er wird auch unter die Gegenmittel gegen die Gifte geschnitten.

1) Helferin. 2) Wolfsblume. 3) Unbesieglich. 4) Sonnengewächs.

Theophrast (Hist. pl. III 18, 11) beschreibt »die an fremden Stengeln lebende Pflanze« sehr genau. Plinius XVI 153 schildert sie als ein bei Opfern und Kränzen Unglück und Trauer bedeutendes Gewächs, indem ein unglückliches Mädchen Namens Smilax in diesen Strauch verwandelt sei. Sonst wird Smilax als Kranzpflanze oft genannt, schon bei Homer wegen der wohlriechenden Blüte.

Smilax aspera L. (Smilaceae), **Rauher Smilax.**

In Griechenland und Italien; in Italien vertritt die Wurzel die amerikanische Sarsaparille, sie enthält aber kein Smilacin, was den anderen Smilax-Arten (außer Sm. China noch) eigen ist.

Cap. 143 (145). **Περὶ Σμίλακος λείας. Glatter Smilax.** Der glatte Smilax hat epheuähnliche, aber weichere und zartere Blätter und Zweige als der vorige, ohne Dornen; er schlingt sich auch um die Bäume wie der vorige. Eine Frucht trägt er wie die der Lupine, schwarz und klein; oberhalb hat sie stets weiße Blüten, am ganzen Smilax sind sie zahlreich und rund. Auch Lauben werden im Sommer daraus gemacht, im Herbste wirft er die Blätter ab. Seine Frucht mit Strauchwinde, von jedem 3 attische Obolen, getrunken, soll viele und schwere Träume verursachen.

Convolvulus sepium L. (Convolvulaceae), **Zaunwinde.**

Cap. 144 (146). **Περὶ Μυρσίνης ἀγρίας. Stechmyrte.** Die wilde Myrsine – Einige nennen sie Myrtakantha[1], andere Hieromyrton[2], Oxymyrsine[3] [Myakantha[4], Agonon[5], Skinkos, Minthe[6], Katangelos[7], Anangelos[8], Akairon[9], Okneron[10], Kinen, Leichene[11], Chamaipitys, Chamaimyrte[12], die Böotier Gyrenias, die Propheten Same des Herakles, die Römer Ruscus] – hat ein der Myrte ähnliches Blatt, aber breiter, lancettlich und an der Spitze scharf, eine runde Frucht, der Mitte des Blattes angewachsen, welche bei der Reife rot ist und einen knochenartigen Kern hat. Die biegsamen Zweige, zahlreich aus derselben Wurzel kommend, sind schwer zu brechen, eine Elle lang und voll Blätter. Die Wurzel ist der der Agrostis ähnlich, sie hat herben, bitterlichen Geschmack. Sie wächst an rauhen und steilen Plätzen. Die Blätter und die Frucht, in Wein getrunken, haben die Kraft, den Harn zu treiben, die Katamenien zu befördern und den Blasenstein zu zertrümmern; sie heilen auch Gelbsucht, Harnzwang und Kopfschmerzen. Die Abkochung der Wurzel, mit Wein getrunken, leistet dasselbe. Die jungen Stengel werden wie Gemüse statt Spargel gegessen; sie sind etwas bitter und harntreibend.

1) Dornige Myrte. 2) Heilige Myrte. 3) Scharfe Myrte. 4) Mäusedorn. 5) Unfruchtbar. 6) Minze. 7) Verkündiger. 8) Ohne Botschaft. 9) Lästig. 10) Scheu. 11) Flüchtig. 12) Niedrige Myrte.

Bei Theophrast heißt die Pflanze Kentromyrsine (Hist. pl. III 17, 4), bei Plinius XXIII 115 Myrtus silvestris.

Ruscus aculeatus L. (Smilaceae), **Stechender Mäusedorn**, **Stechmyrte**, im südlichen Europa weit verbreitet.

Cap. 145 (147). **Περὶ Δάφνης ἀλεξανδρείας. Alexandrinische Daphne.** Die alexandrinische Daphne – einige nennen sie Idaia[1], andere Danae[2], Hypoglotton[3], Zaleia[4], Stephane[5] [Daphnos, die samothrakische[6], Methrion, Hypoglossion[3]] – hat denen des stechenden Mäusedorns ähnliche Blätter, sie sind aber größer, weicher und weißer und tragen in der Mitte eine rote erbsengroße Frucht. Die Zweige sind von der Erde an spannenhoch und höher, die Wurzel ist der des stechenden Mäusedorns ähnlich, aber größer, weicher und wohlriechend. Sie wächst in bergigen Gegenden. Die Wurzel, in der Menge von 6 Drachmen mit süßem Wein getrunken, hat die Kraft, bei schweren Geburten und bei Harnzwang zu helfen; sie führt auch das Blut ab.

1) Nach Plinius XV 132 wuchs sie am meisten am Ida. 2) Tochter des Akrisios und durch Juppiters Vaterschaft Mutter des Perseus. 3) Unter der Zunge befindlich, bezieht sich auf die Blüte. 4) Ungestüm. 5) Krone, bei Plinius ist sie eine Kranzpflanze. 6) Samothrake, eine Insel im nördlichsten Teile des Aegäischen Meeres, berühmt durch die Mysterien der Kabieren.

Ruscus Hypophyllum L. (Smilaceae), **Lorbeerblätteriger Mäusedorn**. In bergigen und waldigen Gegenden Südeuropas.

Cap. 146 (148). **Περὶ Δαφνοειδῆς. Daphnoides.** Daphnoides [ist der Kugelblume[1]) ähnlich, hat eine Blüte wie Nymphaea und in der Mitte eine Art Kegel, in dem sich der Same befindet. Einige nennen es Eupetalon[2], andere Chamaidaphne[3], auch Peplion]. Es ist ein ellenhoher kleiner Strauch mit vielen riemenartigen Zweigen, welche von der Mitte an nach oben zu mit Blättern besetzt sind. Die Rinde der Zweige ist sehr zähe; die Blätter gleichen denen des Lorbeers, sind aber weicher, dünner und nicht leicht zu brechen, im Munde und Schlunde beißend und brennend. Die Blüte ist weiß, die Frucht bei der Reife schwarz. Die Wurzel ist nutzlos. Es wächst in bergigen Gegenden. Seine Blätter, trocken oder frisch getrunken, treiben den Schleim durch den Bauch ab, erregen Brechen und befördern die Menstruation. Auch gekaut führen sie den Schleim ab. Ferner sind sie ein Niesemittel. Von seiner Frucht 15 Körner getrunken bewirken Abführen.

[1] Globularia Alypum L. [2] Schönblatt. [3] Niedriger Lorbeer.

Daphne alpina L. (Thymelaeaceae), **Alpenseidelbast**. Ein meterhoher, sehr ästiger, kahler Strauch mit dunkelbrauner Rinde. Auf den Alpen des südlichen Europas, in Griechenland findet er sich nicht, wohl aber in Italien. Die Rinde enthält das Glukosid **Delphinin**.

Cap. 147 (149). **Περὶ Χαμαιδάφνης. Chamaidaphne**. Die Chamaidaphne [einige nennen sie Daphnitis[1], andere Hydragogon[2], die Römer Laureola[3], auch Lactago[4], die Gallier Usubim] – andere auch diese die alexandrinische – entwickelt einfache, ellenlange, aufrechte, zarte und glatte Zweige; auch ihre Blätter sind denen des Lorbeers ähnlich, aber viel glatter und grüner; die Frucht ist rund, rot, den Blättern aufgewachsen. Ihre Blätter, fein gestoßen als Umschlag, helfen bei Kopfschmerzen und Magenerhitzung, mit Wein getrunken lindern sie Leibschneiden. Der Saft, mit Wein genommen, treibt die Menstruation und den Harn; auch im Zäpfchen eingelegt leistet er dasselbe.

[1] Lorbeerähnlich. [2] Wasser (Urin) treibend. [3] Lorbeerzweig. [4] Milchtreibende Pflanze.

Plinius XXI 68 nennt die Pflanze Vincapervinca, Theophrast (Hist. pl. III 18, 13) zieht sie, ohne sie zu beschreiben, nur zum Vergleich heran. Nach SPRENGELS Ansicht ist es *Ruscus racemosus* L., **Traubiger Mäusedorn**; er unterscheidet sich von den übrigen Arten besonders durch die endständigen, traubigen Blüten.

Cap. 148 (150). **Περὶ Ἐλλεβόρου λευκοῦ. Weiße Nieswurz.** Der weiße Helleboros [einige nennen ihn Askis, andere Ektomon, Pignatoxaris, die Propheten Samen des Herakles, Polyeides, Anaphystos, die Ägypter Somphia, Unre, die Römer Veratrum album, die Gallier Laginon, Anepsa] hat Blätter ähnlich denen des Wegerich oder des wilden Mangold[1], aber kürzer, schwärzer und von roter Farbe, einen vier Finger breiten[2], hohen, hohlen Stengel, der, wenn er zu trocknen beginnt, die Rinde abwirft. Die Wurzeln darunter sind zahlreich, zart, von einem kleinen länglichen Wurzelkopfe, wie von einer Zwiebel, dem sie angewachsen sind, ausgehend. Er wächst in bergigen und rauhen Gegenden. Man muß die Wurzeln um die Zeit der Weizenernte sammeln. Der beste ist der massig ausgedehnte, weiße, leicht zerbrechliche und fleischige, der nicht zugespitzt und binsenartig ist oder beim Brechen Flaum abgibt[3], der auch ein weiches Mark hat, nicht sehr brennend schmeckt und nicht viel Speichelabsonderung veranlaßt, denn ein solcher bewirkt Erstickungsgefühl. An erster Stelle kommt der von Antikyra[4]; der galatische und kappadokische ist weißer und binsenartig und erstickender. Er reinigt durch Erbrechen, indem er Säfte von verschiedener Farbe wegführt. Er wird auch den Kollyrien zugesetzt, welche die Verdunkelungen von den Augen zu vertreiben vermögen. Ferner befördert er die Menstruation, tötet, im Zäpfchen eingelegt, den Embryo, erregt Niesen und tötet, mit Honig und Mehl gemischt, Mäuse. Wird er mit Fleisch zusammengekocht, so löst er dasselbe auf. Er wird nüchtern gegeben, entweder für sich allein oder mit Sesam und Ptisanenschleim, oder mit Spelttrank oder Honigmeth oder Linsenbrei oder mit irgendeinem anderen Schlürftrank. Er wird auch ins Brot gebacken und geröstet. Die Anwendungsweise und Nachdiät ist vorzüglich von denen ausgearbeitet, welche über den Gebrauch desselben geschrieben haben. Am meisten stimmen wir aber Philonides Siculus von Enna bei; denn es wäre zu weitläufig, bei der Behandlung des Gegenstandes eine ausgiebige Anleitung zur arzneilichen Anwendung zu geben. Einige geben ihn mit einem Schlürftrank von Brei oder mit Graupenschleim; oder sie verordnen vorher eine kleine Mahlzeit, geben dann den Helleboros rasch nach, besonders bei solchen, welche eine Erstickung befürchten lassen oder bei denen Schwäche des Körpers vorhanden ist. Für diejenigen, welche ihn so nehmen, ist das Purgieren gefahrlos, weil das Mittel nicht in ungeeigneter Weise dem Körper gereicht wird. Auch die aus ihm gefertigten Zäpfchen, mit Essig dem After eingeführt, bewirken Erbrechen.

[1] ἢ σεύτλου ἀγρίου fehlt, im Cod. C. [2] In den Codices C. und N. ist vom Stengel überhaupt keine Rede; die Größenangabe entspricht auch nicht der Wirklichkeit, denn Veratr. alb. hat einen bis 90 cm hohen Stengel. [3] Nicht faserig brechend. [4] Stadt am Fuße des Oeta am malischen Meerbusen.

Der weiße Helleboros ist eine der wichtigsten und berühmtesten Pflanzen des Altertums. Schon bei den Hippokratikern spielt die Wurzel eine bedeutende

Rolle; wie D., so waren auch sie wegen der energischen Wirkung besonders vorsichtig bei ihrer Anwendung, als diätetisches Brechmittel (Hippocr., De salubr. dieta 5, De intern, affect. 7) wurde sie nicht gebraucht. Betreffs der Frage, welche Pflanze unter dem Helleborus albus der Alten zu verstehen sei, befinden wir uns trotz der überaus reichhaltigen Literatur noch im Reiche der Vermutungen (vgl. Schultze, De Helleb. veter., Halae 1717; Hahnemann, De Heleborismo vet., Lips. 1813; Sonntag, De Helleb. vet., Jenae 1823). Die Beschreibung des D., der die Pflanze vielleicht nicht gesehen oder mit einer anderen verwechselt hat, paßt auf *Veratrum album* L. (Liliaceae), **Weißer Germer**, bis auf die roten Blätter und die Höhe des die Rinde verlierenden Stengels, welche die Breite von vier Fingern oder der hohlen Hand betragen soll. Plinius XXV 48 sagt, die Blätter wären auf der Unterseite an den Rippen rötlich, sie sind dort aber nur mit feinen weißen Haaren besetzt ; der Stengel ist bis 90 cm hoch und wirft die Rinde nicht ab. Theophrast (Hist. pl. IX 10, 1 sqq.) schreibt über die Pflanze: »Einige machen unter den beiden Arten Helleboros nur den Unterschied, daß die Wurzeln des einen weiß, die des anderen schwarz sind. Der Stengel hat die Form des Affodill, ist aber sehr kurz; das Blatt ist in Lappen geschnitten, dem Blatte der Ferula sehr ähnlich, reichlich lang, sitzt gleich auf der Wurzel, dicht an der Erde. Andere sagen, das Blatt des weißen sei dem Zwiebelblatt ähnlich. Er wächst nur an wenigen Orten, der beste am Oeta.« In dieser Beschreibung paßt, auf unser Veratrum album so zu sagen nichts. Man sieht aber, wie weit die Berichte der ältesten Autoren von einander abweichen. Veratrum album ist bis jetzt in Griechenland nicht gefunden, nur Sibtorp will es auf den Bergen Lakoniens gesehen haben. Er hält *Digitalis ferruginea* L. (Scrophulariaceae), **Brauner Fingerhut**, für den weißen Helleboros des D.; wogegen die meisten Botaniker, auch C. Wolley Dod (Eine kurze histor. Studie über Helleborus d. Alten in Gardener's Chronicle 1892) bei *Veratrum album* bleiben. Fraas drückt sich dahin aus, daß er Sibtorp's Ansicht teile, weil 1. Veratrum album nach Sibtorp in Griechenland nicht mehr gefunden wurde, das Vorkommen dort also sehr zweifelhaft ist (nach Theophrast [Hist. pl. IX 15, 5] fanden sich beide Helleborus-Arten in Arkadien); 2. weil die medizinische Wirkung der Pflanze vom Volke sehr gerühmt wird; 3. weil D. als Heimat Galatien und Kappadokien angibt, wo das Vorkommen der Pflanze erst recht problematisch ist. »Doch«, sagt er weiter, »glaube ich trotz allem Angeführten, daß die Alten unter Ἑλλέβορος λευκός dennoch *Veratrum album* verstanden haben, schon wegen der Wurzel, welche allein bei Veratrum der von *Helleborus niger* ähnlich ist und allein in Griechenland in Gebrauch war, die auch die Homonymie verursachte, während die Wurzel von Digitalis ferruginea noch unbekannt war. Ob wohl die Griechen die wahre Pflanze mit Digitalis ferrug. verwechselten, wie Doronicum Pardalianches mit Aconitum? … Ob nicht mit den Wäldern die echte Pflanze ausging?« Digitalis ferrug., heute χελῃδονόχορτον oder κωρακόχορτον, ist, jedoch nur an Hochgebirgen, sehr häufig.

Die Wirkung der Wurzel beruht auf dem Gehalt an mehreren Alkaloiden; es sind nach G. Salzberger (Arch d. Pharm. 1890, 228 u. 462) **Protoveratrin, Protoveratridin, Jervin, Pseudojervin, Rubijervin** und **Veratralbin, kein** Veratrin, die letzten vier erregen kein Niesen. Nach Dr. C. Rundqvist (Pharm. Post 1901 Nr. 10) haben die Alkaloide ihren Sitz im Zellinhalt, den größten Gehalt haben die älteren Teile der Wurzel, nach ihrer Spitze zu nimmt er ab.

Innerlich wird die Wurzel wohl nur noch in der Tierheilkunde angewandt, äußerlich als Pulver in Krätzsalben.

Cap. 149 (151). **Περὶ Ἑλλεβόρου μέλανος. Schwarze Nieswurz.** Der schwarze Helleboros – einige nennen ihn Melarapodion, andere Ektomon, Polyrrhizon[1)], Proition[2)], Koiraneion[3)], Melanorrhizon[4)] [die Propheten Zomaritis, die Ägypter Isaia, Elaphyes, Kemeleg, die Römer Veratrum nigrum, Saraca, die Dakier Prodiorna] –. Melampodion aber heißt er, weil ein gewisser Ziegenhiert Melampus die rasenden Töchter des Proitos damit durch Purgieren geheilt haben soll. Er hat grüne, platanenähnliche Blätter, sie sind aber kleiner [denen der Bärenklau zu vergleichen], viel mehr eingeschnitten, schwärzer und etwas rauh. Der Stengel ist kurz, er trägt ins Purpurne spielende Blüten von der Form der Rose, darin befindet sich die saflorähnliche Frucht, welche die Bewohner von Antikyra auch Sesamoeides nennen, sie gebrauchen dieselbe zum Purgieren. Die Wurzeln darunter sind zart, schwarz, wie von einem zwiebelartigen Köpfchen ausgehend; auch diese stehen im Gebrauch. Er wächst an rauhen, hügeligen und sehr dürren Plätzen. Am besten ist der aus solchen Gegenden bezogene; ein derartiger ist der von Antikyra, denn auch der schwarze wächst dort als der ausgezeichnetste. Wähle aber den recht fleischigen, kräftigen, mit zartem Mark, der scharf und brennend schmeckt, ein solcher ist auch der am Helikon, Parnass und Oeta wachsende, den Vorzug verdient aber der vom Helikon. Er reinigt nach unten den Bauch, indem er Schleim und Galle abführt, wenn er für sich allein oder mit Skammonium und Salz in der Gabe von 1 Drachme oder 3 Obolen gegeben wird. Er wird auch mit Linsen oder Gerichten, wie sie zum Purgieren genommen werden, zusammengekocht. Er hilft bei Epilepsie, Melancholie, Wuthanfällen, Gicht und Paralyse. Im Zäpfchen eingelegt befördert er die Katamenien und tötet den Embryo. Fisteln reinigt er, wenn er eingelegt und am dritten Tage wieder herausgenommen wird. In gleicher Weise wird er bei Schwerhörigkeit in die Ohren gesteckt und zwei bis drei Tage darin belassen. Die Krätze heilt er in einer Salbe mit Weihrauch oder Wachs, Teer und Zedernöl. Für sich allein mit Essig als Kataplasma heilt er weiße Flecken, Flechten und Aussatz. Mit Essig gekocht als Mundspülwasser lindert er Zahnschmerzen. Auch den fäulniswidrigen Mitteln wird er zugesetzt. Mit Gerstenmehl und Wein gibt er ein heilsames Kataplasma für Wassersüchtige. Wenn er neben die Wurzeln des Weinstockes gepflanzt wird, so macht er den aus diesem gewonnenen Wein purgierend. Man streut ihn auch in den Wohnungen umher, weil man ihn für reinigend[5] hält. Deshalb stellen diejenigen, welche ihn graben, sich hin und beten zu Apollo und Asklepios, indem sie den Flug des Adlers beobachten. Man sagt nämlich, daß dieser nicht ohne Gefahr dazufliege, denn der Vogel bringe den Tod, wenn er das Ausgraben des Helleboros sähe. Man muß ihn aber rasch graben, weil der Geruch Schwere des Kopfes verursacht. Deshalb essen die Graber Knoblauch und trinken Wein, denn so bleiben sie vor Schaden bewahrt. Das Mark wird herausgenommen wie beim weißen Helleboros[6].

[1] Vielwurzelig. [2] Proitospflanze. [3] Herrscherpflanze. [4] Schwarzwurzelig. [5] Im religiösen Sinne, versöhnend. [6] D. sagt beim weißen Helleboros davon nichts; bei Plinius XXV 58 erfahren wir aber, daß die Wurzeln desselben mit Scheren zerschnitten und dann gesiebt werden, dabei bleibt die stark purgierende Rinde zurück, während das bei heftigen Entleerungen dem Erbrechen entgegen wirkende Mark durchfällt.

Früher kam für den schwarzen Helloborus der Alten *Helleborus officinalis* L., **Schwarze Nieswurz**, oder *H. orientalis* (Ranunculaceae), **Orientalische Nieswurz**, in Frage. Nach den Untersuchungen von Boissier (C. Wolley Dod l. c.) ist es aber eine Art, welche in der Mitte steht zwischen *Helleborus orientalis* und unserem *H. viridis* und von den älteren Botanikern mit *H. orientalis* verwechselt wurde. Boissier hat dieselbe am Helikon außerordentlich häufig gefunden und sie *Helleborus cyclophyllus* genannt. Fraas zieht *H. officinalis* L. hierher.

Die schwarze Nieswurz genoß als Abführmittel im Altertum denselben Ruhm wie die weiße Nieswurz als Brechmittel. Die Hippokratiker schon geben genaue Vorschrift über die Anwendung und die Behandlung mit Helleborus niger, sie bezeichn eten dieselbe mit ἐλλεβορίζειν.

Die starke Wirkung wird durch zwei giftige Glukoside bedingt, das **Helleborin** und **Helleboreïn**. Das erste bildet glänzendweiße, geruchlose, neutral reagierende Nadeln, welche in Wasser gar nicht, in Aether wenig, in Alkohol und Chloroform leicht löslich sind. Die Lösung schmeckt scharf brennend. Das andere scheidet sich in durchsichtigen, fast farblosen, aus feinen Nadeln bestehenden, sehr hygroskopischen Warzen aus, die sich in Wasser leicht, in Alkohol schwer, in Aether nicht lösen; es ist geruchlos, reagiert schwach sauer und schmeckt süßlich. Das Pulver reizt zum Niesen. Nach den Untersuchungen von C. Rundqvist verliert die Droge bei längerem Lagern ihren Glukosidgehalt vollständig. Derselbe nimmt in allen Teilen der Pflanze nach oben hin ab.

Die Wurzel findet kaum noch Verwendung, früher war sie officinell.

Cap. 150 (152). **Περὶ Σησαμοειδοῦς τοῦ μεγάλου. Großes Sesamoeides.** Das große Sesamoeides[1] [einige nennen es Sesamites[1], andere Sesamis, Lykoskytalion[2], weißen Helleboros, Antikyrionon[3]] heißt in Antikyra Helleboros deshalb, weil es beim Purgieren dem weißen Helleboros zugesetzt wird. Die Pflanze gleicht der gemeinen Kreuzwurz oder der Raute; die Blätter sind groß, die Blüte ist weiß, die Wurzel dünn und unwirksam, der Same dem Sesam ähnlich, bitterschineckend. Er reinigt nach oben den Bauch von Schleim und Galle, wenn so viel davon, als man mit drei Fingern greifen kann, mit 3 Obolen weißer Nieswurz in Honigmeth genommen wird.

[1] Sesamähnlich. [2] Wolfshals, vielleicht von der eigentümlich gestalteten Blumenkrone, von der ein Blatt größer und fünf- bis siebenspaltig, die zwei seitlichen dreispaltig, das vordere zweispaltig ist. [3] Pflanze von Antikyra.

Plinius XXII 133 hält die Pflanze dem Erigeron ähnlich, sonst drückt er sich übereinstimmend mit D. aus.

Nach Sprengel *Reseda mediterranea* L., nach Fraas *Reseda undata L.* (Resedaceae), **Wellenblätterige Resede**, in Griechenland und Italien eine Pflanze der Ebene, an Wegen, Ruinen und auf Schutt häufig.

Cap. 151 (153). **Περὶ Σησαμοειδοῦς τοῦ μικροῦ. Kleines Sesamoeides.** Das kleine Sesamoeides [einige nennen es Koronion[1], andere wilden Sesam] bildet spannenlange Stengelchen mit Blättern, welche dem niedrigen Schotenklee ähnlich, aber rauher und kleiner sind. An der Spitze der Stengelchen sitzen die Köpfchen der schwach purpurfarbenen Blüten, deren Mitte weiß ist, und darin der sesamähnliche bittere, hellgelbe Same. Die Wurzel ist zart. Der Same, ein halbes Essignäpfchen voll, mit Honigmeth getrunken, führt Schleim und Galle nach unten ab. Mit Wasser als Umschlag verteilt er Drüsen und Ödeme. Es wächst in rauhen Gegenden.

[1] Krummhörnig.

Von den älteren Botanikern ist *Passerina hirsuta* L. (Thymelaeaceae), von Sprengel *Reseda canescens*, von Fraas als am besten passend *Ambrietia deltoidea* D. C. (Cruciferae), **Ambrietie**, hierher gezogen.

Cap. 152 (154). **Περὶ Σίκυος ἀγρίου. Wilde Gurke.** Der wilde Sikys [einige nennen ihn Elaterion[1], andere Grynon, Balis, Synkrisis, Bubalion, Skopion, Pherombron, Peukedanon, Notion, die Römer Ancentum, auch Cucumeris rusticus oder agrestis, die Afrikaner Kusimezar] unterscheidet sich von der gebauten Gurke nur durch die Frucht, welche viel kleiner ist und länglichen Eicheln gleicht. Die Blätter und Zweige sind denen der gebauten ähnlich. Die Wurzel ist weiß und groß. Er wächst auf Baustellen und an sandigen Plätzen. Der ganze Strauch ist bitter. Der Saft, eingetröpfelt, ist ein gutes Mittel bei Ohrenschmerzen. Die Wurzel, mit Graupen umgeschlagen, zerteilt jedes Ödem; mit Terpentinharz aufgelegt reißt sie Drüsen auf, mit Essig gekocht als Kataplasma vertreibt sie Podagra. Die Abkochung ist gut als Klystier bei Ischias und als Mundspülwasser bei Zahnschmerzen;

trocken fein gestoßen vertreibt sie weiße Flecken, Aussatz und Flechten und bringt dunkle Narben und Male im Gesichte weg. Auch der Saft der Wurzel, in der Menge von 3 halben Obolen als kleinste Gabe, ebenso die Rinde, etwa ¼ Essignäpfchen voll reinigen von Schleim und Galle, besonders bei Wassersüchtigen, und zwar wird die Reinigung bewirkt, ohne den Magen anzugreifen. Man muß von der Wurzel ½ Pfund nehmen und mit 2 Xestes Wein, am besten ligurischem, fein stoßen und davon nüchtern 3 Becher drei Tage geben, bis die Geschwulst gehörig geschwunden ist.

[1] Treib- oder Abführmittel.
Ecballium Elaterium Rich. (Cucurbitaceae), **Springgurke**.

Cap. 155. **Περὶ Ἐλατηρίου. Elaterion.** Das sogen. Elaterion wird aus der Frucht der Springgurken auf folgende Weise bereitet. Sammle die bei der Berührung sofort abfallenden Früchte, lege sie weg und laß sie eine Nacht liegen; am anderen Tage lege ein loses Sieb über einen Krug, befestige ein zurückgebogenes Messerchen so, daß es die Schneide nach oben hat, nimm mit beiden Händen je eine der Gurken, zerteile sie und presse die Flüssigkeit in den untergestellten Krug. Presse auch die daran befindlichen fleischigen Teile, die auf dem Siebe liegen, damit auch diese Flüssigkeit durchfalle und gib das von den Gurken Ausgepreßte in ein bereit stehendes Becken. Die Schnitzel auf dem Siebe häufe zusammen, übergieße sie mit süßem Wasser und presse sie aus, dann wirf sie weg. Die im Becken befindliche Flüssigkeit rühre um, bedecke sie mit einem Leintuche und setze sie in die Sonne. Nach dem Absetzen gieße das überstehende Wasser mit der darauf gebildeten Schicht ab[1] und tue dies so oft, als noch überstehendes Wasser vorhanden ist. Dieses nimm vorsichtig mit einem Schwamm heraus, den Bodensatz gib in einen Mörser, reibe ihn fein und forme ihn zu Pastillen. Einige, um die Flüssigkeit rasch einzutrocknen, streuen gesiebte Asche auf die Erde, machen in der Mitte eine Höhlung, breiten dreifache Leinwand darüber aus und gießen das Elaterion mit der Flüssigkeit darauf. Die trocken gewordene Masse reiben sie im Mörser fein, wie vorher angegeben. Einige gießen statt des Wassers Meerwasser zum Auswaschen zu, andere geben beim letzten Auswaschen Honigmeth zu. Dasjenige Elaterion scheint das beste zu sein, welches bei weißer Farbe mäßig feucht, leicht, glatt, bitter von Geschmack ist und, an die Lampe gebracht, sich leicht entzündet, das lauchgrüne, schäbige, schlammig aussehende, viel Erbsen und Asche enthaltende und schwere ist untauglich. Einige mischen unter den Gurkensaft Stärkemehl, damit er weiß und leicht bleibt. Zum Purgieren ist das zwei- bis zehnjährige ein geeignetes Mittel. Die volle Dosis ist 1 Obolos, die kleinste ½ Obolos, für Kinder 1 Dichalkos[2)], denn mehr genommen bringt Gefahr. Es bewirkt Reinigung nach oben und unten, indem es Schleim und Galle abführt; für diejenigen, welche an Atemnot leiden, ist es das beste Purgirmittel. Wenn du nun durch den Bauch purgieren willst, mische das Doppelte an Salz zu und Senf, soviel zum Färben nötig ist, gib dieses in mit Wasser geformten erbsengroßen Pillen und laß 1 Becher warmen Wassers nachschlürfen. Zum Erbrechen aber verteile sie in Wasser und bestreiche mit einer (darein getauchten) Feder die Teile unter der Zunge möglichst nach innen zu. Wenn aber jemand schwer zum Erbrechen kommt, verlkeile sie in Öl oder Irissalbe, verhindere aber ein Einschlafen. Denen, welche übermäßig purgieren, muß man beständig mit Öl gemischten Wein reichen, denn so werden sie zu brechen aufhören; wenn aber das Erbrechen nicht nachläßt, muß man kaltes Wasser, Graupen, Essigtrank, Obst und was sonst den Magen verdichten kann, reichen. Das Elaterion befördert auch die Menstruation und tötet im Zäpfchen eingelegt den Embryo. Mit Milch in die Nasenlöcher injiziert befreit es von der Gelbsucht und vertreibt chronische Kopfschmerzen. Für die an Entzündung der Schlundmuskeln Leidenden ist es mit altem Öl, Honig oder Ochsengalle eine bewährte Salbe. Die fein gestoßene Wurzel der gebauten Gurke zu 1 Drachme mit Honigwasser getrunken bewirkt auch Erbrechen; wenn jemand nach der Mahlzeit leicht erbrechen will, genügen 2 Obolen.

In den Codices ist dieses Kapitel mit dem vorigen verbunden.
[1)] Wohl nur leichte, obenauf schwimmende Pflanzenteile. [2)] 2 Chalkoi; Chalkos, eigentlich eine Kupfermünze, auch der achte Teil des Obolos, Dichalkos also der vierte Teil eines solchen.

Theophrust (Hist. pl. IX 9, 4) und Plinius XX 3 weichen in der Bereitung des Elaterion insofern von D. ab, als sie dasselbe nur aus den ausgepreßten Samen herstellen lassen. »Der Same«, sagt Plinius, »wird, um den reichlichen Abfluss des Saftes zu vermeiden, mit Asche bestreut, man presst aus, fängt den Saft in Regenwasser auf, läßt absetzen, darauf an der Sonne verdunsten und formt aus der verdickten Masse Kügelchen; das echte soll, der Lampe genähert, die Flamme auf- und abwärts bewegen.« Klar ist sich Plinius über die Sache wohl nicht gewesen; unter »Semen« muß die Frucht verstanden werden. Das Elaterion des D. ist eine Art Satzmehl, welches durch wiederholtes Auswaschen gereinigt wird, wobei die letzten Anteile Wasser mit einem Schwamm entfernt oder durch Asche abgesogen wurden. Es konnte wohl kaum weiß, sondern, wie die Versuche gezeigt haben, nur weißlichgrau sein und bestand aus Harzen, Satzmehl und sonstigen wasserunlöslichen Pflanzenstoffen, die Feuerprobe bei der Untersuchung ist leicht zu erklären. Die lauchgrüne Farbe des minderwertigen Präparates rührt vom grünen Safte her.

Das Elaterion war ein in hohem Ansehen stehendes Mittel; nach Theophrast (Hist. pl. IX 14, 1) behielt es »laut verbürgter Nachricht eines zuverlässigen Arztes seine Kraft 200 Jahre; der Grund davon ist der, daß es so lange feucht bleibt«; es wurde in feuchter Asche aufbewahrt – und diese ist ja selbst hygroskopisch.

Wir kennen das Elaterion in zwei Formen: das **Elaterium anglicum** ist weißgrau oder grünlich, hergestellt aus den unreifen Früchten nach der modifizierten Methode des D. Das **Elaterium germanicum**, der aus den reifen Früchten gepreßte und zur Trockne eingedampfte Saft ist dunkelgrünbraun, auf dem Bruche etwas glänzend, in Wasser und Alkohol löslich, schmeckt widerlich bitter, nicht scharf. Der wesentlichste Bestandteil ist das **Elaterin**, ein farb- und geruchloser, sehr bitter schmeckender und höchst drastisch wirkender Körper in glänzenden, tafelförmigen Kristallen. Das Elaterium ist aus dem Arzneischatz wohl verschwunden.

Cap. 153 (156). **Περὶ Σταφίδος ἀγρίας. Scharfer Rittersporn.** Die wilde Staphis [einige nennen sie Triphyllon, andere Stesion[1], Astaphis, Phtheiroktonon[2], Phtheirion[3], Apantbropon[4], Polyeides, Pseudopathes[5], Arsenote, die Ägypter Ibesaoide, die Römer Herba pedicularia[3]] hat wie beim wilden Wein eingeschnittene Blätter, aufrechte, weiche, schwarze Stengelchen; sie trägt eine Blüte ähnlich gefärbt wie der Waid, die Samen in grünen Hülsen wie bei der Erbse, dreikantig, rauh, schwärzlichgelb, innen weiß, mit scharfem Geschmack. Wenn man 15 Körner davon, in Honigmeth fein gerieben, gibt, so erfolgt Reinigung durch Erbrechen von dickem Schleim; die, welche sie trinken, müssen spazieren gehen, die welche sie geben, müssen aber fortwährend Honigmeth dazu reichen wegen der Gefahr, Erstickung zu bewirken und wegen des Brennens im Schlunde. Für sich allein zerrieben oder mit Sandarach und mit Öl ist sie (die Pflanze) eine gute Salbe gegen Läusekrankheit, Jucken und Krätze. Gekaut ist sie sehr stark schleimführend. Auch bei Zahnschmerzen hilft sie mit Essig gekocht als Mundspülwasser; ebenso beruhigt sie Fluß des Zahnfleisches und heilt mit Honig Ausschlag im Munde. Sie wird auch den brennenden Salben zugesetzt.

[1] στήσιος, ein Beiwort des Zeus, Juppiter Stator. [2] Läusetötendes Kraut. [3] Läusekraut. [4] Den Menschen zuwider. [5] Falsches Leiden.

Delphinium Staphis agria L. (Ranunculaceae), **Scharfer** oder **Läuserittersporn**. In Südeuropa an wüsten Plätzen.

Die erbsengroßen, bitteren, scharfen Samen waren früher als Stephanskörner, Semina Staphisagriae, gebräuchlich. Ihre stark purgierende Kraft beruht auf dem Gehalt an vier Alkaloiden, dem **Delphinin**, es bildet in Wasser schwer, in Alkohol und Chloroform leicht lösliche, bittere, alkalisch reagierende Kristalle, dem **Delphinidin**, eine bittere, amorphe, alkalisch reagierende, in Wasser schwer, in Alkohol und Chloroform leicht lösliche Substanz, dem **Delphisin**, warzenförmige Kristalle von der Löslichkeit des Delphinins, und dem **Staphisagrin**, eine in Wasser und Aether etwas, in absolutem Alkohol und Chloroform leicht lösliche, amorphe, alkalisch reagierende Substanz.

Cap. 154 (157). **Περὶ Θαψίας. Thapsia.** Die Tkapsia [einige nennen sie Hypopion[1)], andere Pankranon, Skammonion, Thelyteris, die Römer Ferulago, auch Ferula silvestris, die Afrikaner Boiden] hat ihren Namen daher, daß sie zuerst auf der gleichnamigen Insel, auf Thapsos gefunden sein soll. In ihrem ganzen Äußeren gleicht sie einer Ferula, der Stengel ist aber dünner als bei dieser und die Blätter sind denen des Fenchels ähnlich. An der Spitze befinden sich die Dolden auf je einem Stielchen wie beim Dill, und darin die gelbe Blüte. Der Same ist etwas breit, wie bei Ferula, nur kleiner. Die Wurzel ist innen weiß, groß, außen schwarz, mit dicker Rinde und scharf. Der Saft wird daraus gewonnen, indem rund herum ein Graben gezogen und die Rinde angeschnitten wird, oder die Wurzel wird gewölbeartig ausgehöhlt und bedeckt, damit der Saft rein bleibt. Am folgenden Tage muß man hingehen und den angesammelten Saft wegnehmen. Es wird aber auch der Saft aus der Wurzel erhalten, indem sie zerschnitten und in einem Weidenkorbe mittelst eines Kolbens ausgepreßt und der Saft in der Sonne in einem dichten irdenen Gefäße eingetrocknet wird. Einige pressen auch die Blätter mit, ein solcher Saft ist aber kraftlos. Man erkennt ihn aber daran, daß der von der Wurzel stinkender ist und feucht bleibt, der von den Blättern dagegen eintrocknet und von den Würmern angefressen wird. Beim Sammeln des Saftes darf man sich aber nicht gegen den Wind stellen, am besten geschieht es bei Windstille; denn das Gesicht schwillt gewaltig an und die nackten Teile [des unbedeckten Körpers] erhalten Blasen wegen der Schärfe des Hauches. Man muß daher die nackten Teile mit verdichtender flüssiger Wachssalbe bestreichen und so daran gehen. Die Rinde der Wurzel sowie der ausgepreßte und natürliche Saft haben, mit Honigmeth getrunken, reinigende Kraft, denn nach oben wie nach unten führen sie Galle ab. Von der Wurzel werden 4 Obolen mit 3 Drachmen Dillsamen gegeben, von dem ausgepreßten Safte 3 Obolen, vom natürlichen 1 Obolos, eine größere Gabe ist gefährlich. Das Purgieren damit ist ein gutes Mittel bei Asthmaleiden, chronischen Lungenleiden und (Blut-)Auswerfen. Denjenigen, welche schwer erbrechen, wird sie in Speisen und Getränken gegeben. Der Saft und die Wurzel haben von allen gleichwirkenden Mitteln am meisten eine die Säfte verbessernde

Kraft, wenn es sich darum handelt, etwas aus der Tiefe herauszuholen oder Verbesserung der Säfte durch Ausscheidung durch die Poren[2] herbeizuführen. Daher verschafft der Saft oder die frische zerstoßene Wurzel aufgestrichen nach der Fuchskrankheit dichtes Haar. Sugillationen unter den Augen und blutunterlaufene Stellen vertreibt die fein gestoßene Wurzel oder der Saft mit gleichviel Weihrauch und Wachs. Man darf das Mittel aber nicht länger als zwei Stunden liegen lassen und muß danach mit warmem Seewasser bähen; mit Honig aufgestrichen vertreibt es auch Sommersprossen und Aussatz. Der Saft ferner mit Schwefel aufgestrichen öffnet Drüsen. Mit Nutzen wird er auch bei chronischen Leiden der Seite, der Lunge, der Füße und Gelenke eingesalbt. Gute Dienste leistet er auch zum Überziehen (der Eichel) bei solchen, welche die Vorhaut nicht durch die Beschneidung verloren haben, indem er ein Ödem hervorruft, welches gebäht und durch Fett erweicht den Verlust der Vorhaut ersetzt.

[1] Beulenkraut. [2] μεταποροποιῆσαι = μετασυγκρίνειν. Vgl. I 47.

Thapsia garganica L. (Umbelliferae), **Garganische Thapsie**.

Theophrast (Hist. pl. IX 9, 1, 5, 6; IX 20, 3) und Plinius XIII 124 beschreiben die Pflanze nach dem Habitus und die Wirkung der Wurzel und des Saftes ähnlich wie D., als die beste gilt die afrikanische.

Die lange und dicke, möhrenartige Wurzel ist außen grün, innen weiß und strotzt von einem scharfen, blasenziehenden Milchsäfte. Der bis 1 m hohe Stengel ist dick, röhrig, schwach gerillt mit abstehenden Ästen. Die Wurzelblätter sind langgestielt, die ersten eiförmig bis ei-lanzettlich, die späteren drei- bis siebenschnittig und endlich zwei- bis dreifiederig, oberseits seegrün, unterseits blasser. Die Stengelblätter sitzen fast auf großen, häutigen Scheiden. Die ansehnlichen Blütendolden sind bis zwanzigstrahlig. Der Blütenboden ist blaßgelb, die Früchte sind länglich, gelbgeflügelt. In den südlichsten Teilen Europas und in Nordafrika. Früher wurde die Wurzel als Turpith, Rad. Turpethi spuria gebraucht. Der Milchsaft enthält außer anderen Substanzen **Thapsiasäure**. F. Canzoneri (Bollet. Chim. Farm. 1896) fand in dem Thapsiaharz noch **Cholesterin, Isocholesterin, Isovaleriansäure, Capronsäure, Caprylsäure, Angelikasäure, Euphorbion** und eine feste, bei 87° schmelzende, nicht näher charakterisierte Substanz, die er als das aktive Prinzip des Harzes betrachtet.

Cap. 155 (158). **Περὶ Σπαρτίου. Pfriemen.** Das Spartion [einige nennen es Lobos[1], andere Lygos[2]] ist ein Strauch mit langen, blattlosen[3], festen, schwer zu brechenden Zweigen, mit denen man die Weinreben anbindet. Es trägt Hülsen wie die Bohne und darin kleine linsenförmige Samen. Die Blüte ist gelb wie bei der Lackviole. Seine Frucht und Blüten im Gewicht von 5 Obolen mit Honigmeth getrunken purgieren heftig nach oben, nach Art des Helleborus und ohne Gefahr, die Frucht aber bewirkt Peinigung nach unten. Der Saft, welcher aus den in Wasser mazerierten und dann zerstoßenen Zweigen gewonnen wird, ist ein Heilmittel für Ischias- und Anginaleidende, nüchtern im Maß eines Bechers genommen. Einige behandeln sie mit Salzlake oder Meerwasser und gebrauchen dieses als Klystier für Ischiaskranke. Es führt auch blutigen und gerinnselartigen Unrath ab.

1) Hülse. 2) Gerte. 3) Nicht blattlos, aber spärlich beblättert.

Bei Theophrast (Hist. pl. I 5, 2) ist es Linisparton, bei dem sich die Oberhaut ablöst. Plinius ist im Zweifel, ob seine Genista (XXIV 65) die Pflanze der Griechen ist, beschreibt sie aber wie D.

Spartium junceum L. (Papilionaceae), **Binsenpfriemenkraut**. Alle Teile der Pflanze schmecken bitter, sie enthalten das Alkaloid **Sparteïn**, ein farbloses, dickflüssiges, schwach anilinartiges, sehr bitteres Öl. Die Blüten der Spartium-Arten sind wegen ihrer diuretischen und schwach purgierenden Wirkung ein beliebtes Volksmittel.

Cap. 156 (159). **Περὶ Σιλύβου. Mariendistel.** Das Silybon ist ein Dorngewächs mit breiten, der Mastixdistel ähnlichen Blättern. Dasselbe wird, noch jung, gekocht und mit Öl und Salz verspeist. Seine Wurzel, in der Menge von 1 Drachme mit Honigmeth getrunken, bewirkt Erbrechen.

Bei Theophrast (Hist. pl. V 4, 11) heißt die Pflanze Pternix. Plinius XXII 85 verwirft das Silybum sowohl als Speise wie auch als Arzneimittel.

Silybus marianus Gärtn., *Carduus marianus* L. (Compositae), **Mariendistel**; in Süd- und Mitteleuropa. Früher gebrauchte man die Wurzel, das Kraut und die Früchte. Die Semina Card. mar. haben sich am längsten in der RADEMACHERschen Tinct. Card. mar. erhalten.

Cap. 157 (160). **Περὶ Βαλάνου μυρεψικῆς. Salbeneichel.** Die Salbeneichel ist die Frucht eines der Tamariske ähnlichen Baumes, sie gleicht der sogen, pontischen Nuß[1], ihr Kern, zerquetscht wie bittere Mandeln, liefert eine Flüssigkeit, welche man statt Öl zu den kostbaren Salben verwendet. Sie wächst in Äthiopien, Ägypten, Arabien und Petra an der Grenze von Judäa. Den Vorzug hat die frische, volle, weiße und leicht zu schälende. Diese, fein gestoßen, in der Gabe von 1 Drachme mit Essigwasser getrunken, erweicht die Milz, sie wird dazu auch mit Taumellolchmehl als Kataplasma gebraucht und mit Honigmeth auch bei Podagra. Mit Essig gekocht bringt sie Krätze und Aussatz weg, mit Natron weiße Flecken und dunkle Narben. Mit Harn vertreibt sie Leberflecken, Finnen und Ausschlag im Gesicht. Sie bewirkt Erbrechen und löst mit Honigwasser den Bauch. Sie ist aber dem Magen sehr schädlich, und das daraus bereitete Öl bewirkt, getrunken, Abführen. Adstringierender dagegen ist die Schale. Der Rückstand nach dem Zerstoßen und Auspressen wird den Salben zugemischt, welche gegen Rauheiten und Jucken dienen.

[1] *Nux Avellana*, Haselnuß.

Bei Plinius (XXIII 98 und XII 100) heißen die Früchte Myrobalani, ebenso bei Galen (De comp. med. sec. loc.), die späteren griechischen Ärzte behielten den Namen bei, und als später die Araber die echten Myrobalanen, die Früchte von *Emblica offic.* aus Indien einführten, verwechselte man sie mit einander, trotz der sich durchaus entgegenstehenden Wirkung, bis ins Mittelalter.

Die Salbeneichel, Glans unguentaria, oder Nux Beben ist der Same von *Hyperanthera Moringa* Vahl (Moringaceae). Es ist dies ein bis 10 in hoher, schlanker Baum Ostindiens. Die haselnussgroßen, eiförmig-dreieckigen, flügelhäutigen, scharf bitteren, emetisch und abführend wirkenden Samen geben ein nicht leicht ranzig werdendes Öl und enthalten ein Glycerid, die **Behensäure**.

Cap. 158 (161). **Περὶ Ναρκίσσου. Narzisse.** Der Narkissos [einige nennen ihn Narkyssos anydros[1], auch Autogenes[2], andere Bolbos emetikos[3], die Römer Bulbus morbitarius[4], andere auch diesen so wie die Lilie Leirion]. Die Blätter gleichen dem Porree, sind zart, aber um vieles kleiner und schmaler. Der Stengel ist leer, blattlos, über eine Spanne hoch, daran befindet sich die weiße Blüte, die in der Mitte eine safrangelbe, oft auch eine purpurfarbige Höhlung hat. Die Wurzel ist innen weiß, rund, zwiebelähnlich; die Frucht sitzt in einer Art Häutchen, ist schwarz, länglich. Der beste wächst in bergigen Gegenden, er ist wohlriechend; der übrige ist dem Lauch ähnlich und hat einen krautigen Geruch. Wird seine Wurzel gekocht und gegessen oder getrunken, so erregt sie Erbrechen. Fein gestoßen mit Honig ist sie ein gutes Mittel bei Verbrennungen; als Umschlag verklebt sie auch die durchschnittenen Sehnen. Ferner hilft sie fein gestoßen mit Honig als Umschlag bei Verdrehungen der Knöchel und bei chronischen Gliederschmerzen; mit Essig und Nesselsamen vertreibt sie Sommersprossen und weiße Flecken, mit Linsenwicke und Honig reinigt sie Geschwüre von Schmutz und reißt die schwer zur Reife kommenden Geschwüre auf. Mit Taumellolchmehl und Honig als Kataplasma zieht sie Splitter aus.

[1] Dürr. [2] (Einheimisch oder) aus sich selbst geworden. [3] Brechzwiebel. [4] Vielleicht vomitarius, Brechzwiebel. Die lateinischen Bezeichnungen sind oft korrumpiert, vielleicht durch falsches Hören des Schreibers beim Diktieren.

Nach Ovid (Metamorph. III 107) lagerte Narziß, ein schöner Jüngling, an einer klaren Quelle, sah sein Bild darin und wurde von demselben so bezaubert, daß er sich nicht davon trennen konnte und verschmachtete. Mitleidige Götter verwandelten ihn in eine Blume.

Narcissus poeticus L. (Liliaceae), **Weiße Narzisse**, mit purpurbesäumtem Nebenperigon, und *N. Tazetta* L., mit fast gelbem Nebenperigon. Deide Arten sind in Griechenland und Norditalien häufig.

Theophrast (Hist. pl. VI 6, 9 u. VII 13, 1, 2) beschreibt jedenfalls die zweite Art, widerspricht sich aber, so daß es scheint, als habe er die Pflanze nicht selbst gesehen. Plinius XXI 25 gibt drei Arten an, von denen eine einen krautartigen Becher (Nebenperigon) hat. Er nennt sie alle spät blühend, dies kann aber nur auf *Narcissus serotinus* bezogen werden, der nach Fraas im Spätherbst blüht.

Die Zwiebeln enthalten einen Bitterstoff **Narcitin**.

Cap. 159 (162). **Περὶ Ἱπποφαοῦς. Stachelige Wolfsmilch.** Das Hippophaes [einige nennen es Hippophyes[1], andere Hippophanes, Hippion, Echinion[2], Pelekinos, die Römer Lappago[3], auch Lappolamera], womit sie die Kleider walken, wächst am Meere und an sandigen Stellen. Es ist ein verzweigter, dichter, ausgedehnter Strauch mit großen, den Ölblättern ähnelnden Blättern, sie sind aber schmaler und weicher, dazwischen stehen trockene, weißliche, kantige Dornen in Abständen von einander. Die Blüten gleichen den Dolden des Epheu, sie sitzen wie Trauben neben einander, nur sind sie kleiner und weich und teils weißrot. Die Wurzel ist dick und weich, saftig, schmeckt bitter und wird wie die Thapsia zur Saftgewinnung benutzt. Der Saft wird für sich allein aufbewahrt oder auch mit Erbsenmehl gemischt und getrocknet. Unvermischt in der Menge von 1 Obolos führt er das Gallige, Wässerige, Schleimige nach unten ab, mit Erbsenmehl aber zu 4 Obolen in Honigmeth. Auch der Strauch mit den Wurzeln wird getrocknet und zerstoßen und fein zerrieben mit anderthalb Kotylen Honigmeth gegeben. Es wird aber auch aus der Wurzel und dem Kraut ein Saft hergestellt wie bei der Thapsia; von diesem wird 1 Drachme zum Purgieren gegeben.

[1] Von ἵππος, Pferd, und φύη, Natur, für die Natur des Pferdes, also Tiermittel.
[2] Igelchen. [3] Klettenartig.

Euphorbia spinosa L. (Eupborbiaceae), **Stachelige Wolfsmilch**. Es ist ein ½ m hoher, buschiger Strauch des südlichen Europas mit zahlreichen, im Alter dornigen Ästen. Die Blätter sind kurzgestielt, länglich oder lanzettlich, die untersten verkehrt-ei-länglich, ganzrandig, spitz oder stumpf und hellgrün. Die Blüten stehen in Trugdolden, deren Strahlen nur eine Blüte tragen. Die Frucht ist eine fast kugelige, fleischig-warzige, rötliche Kapsel.

Cap. 160 (163). **Περὶ Ἱπποφαίστου. Hippophaiston.** Das Hippophaiston – einige nennen auch dieses Hippophaes – wächst in denselben Gegenden, in denen das Hippophaes sich findet und gehört zu derselben Art Walkerdornpflanzen. Es ist zum Boden geneigt, hat nur kleine, dornige Blättchen und schlaffe[1] Köpfchen, treibt weder Stengel noch Blüte, hat aber eine dicke, weiche Wurzel. Von seinen Blättern, Wurzeln und Köpfchen bereite den Saft und trockne ihn ein und gib, wem du willst, davon das Gewicht von 3 Obolen mit Honigmeth. Das Purgieren damit führt nämlich Wasser und Schleim fort. Die Reinigung damit ist ein spezifisches Mittel bei Orthopnöe, Epilepsie und Nervenleiden.

[1] χαῦνα, C. C. ὅμοια, ebensolche.

Plinius XXII 29 kennt zwei Arten Hippopbyes, die zweite Art, ohne Stengel und Blüten mit kleinen Blättern usw. bezieht sich offenbar auf unsere Pflanze; Hippophaeston (XVI 244), »welches auf der Walkerdistel, Spina fullonia (*Dipsacus fullonum*), schmarotzt, hat leere Köpfe, kleine Blätter, eine weiße Wurzel;« er wirft die beiden Pflanzen durcheinander.

Sprengel zieht *Cirsium stellatum*, welches oft im ganzen Jahre nicht blüht und dann schlaffe, leere Köpfchen hat, hierher, Fraas *Centaurea spinosa* L. (Compositae), **Kornblumenstrauch**, obgleich das Fehlen des Stengels und der Blüte nicht paßt, aber auch wohl auf keine Pflanze passen würde. Die beiden letzten Pflanzen des D. haben übrigens außer dem Namen sonst noch manches gemeinsam; so paßt nach Fraas vieles von Centaurea spinosa auf Hippophaes. Jedenfalls haben D. und Plinius aus derselben Quelle geschöpft.

Cap. 161 (164). **Περὶ Κίκεως. Wunderbaum**. Kiki oder Kroton – einige nennen es wilden Sesam, andere kyprisches Seseli [die Ägypter Systbamna, Trixis, die Propheten Fieberblut, die Römer Rizinus, auch Lupa] –. Kroton heißt es wegen der Ähnlichkeit des Samens mit dem Tiere. Es ist ein Baum von der Größe einer kleinen Feige, hat der Platane ähnliche, aber größere, glattere und schwärzere Blätter, Stamm und Zweige sind hohl wie beim Rohr, der Same steckt in rauhen Trauben, ausgeschält gleicht er dem Tiere Kroton[1]. Aus diesem wird das sogen. Rizinusöl gepreßt; es ist ungenießbar, sonst aber für Lampen und Pflaster gut zu verwenden. Werden 30 Stück Samen gereinigt, fein gestoßen und genossen, so führen sie Schleim, Galle und Wasser durch den Bauch ab, sie bewirken aber auch Erbrechen. Ein solches Purgieren ist aber unangenehm und beschwerlich, weil der Magen heftig erschüttert wird. Die gestoßenen Samen als Umschlag aber bringen Finnen und Sommersprossen weg. Die Blätter, mit feinstem Graupenmehl zerrieben, helfen bei Ödemen und Entzündungen der Augen und bei geschwollenen Brüsten. Rose vertreiben sie als Umschlag für sich allein oder mit Essig.

[1] Hundelaus, Zecke.

Rizinus communis L. (Euphorbiaceae), **Wunderbaum**. Seine Heimat ist Asien, heute ist er in Griechenland wild und kultiviert ziemlich selten, er wird 3 m hoch, friert aber im Winter zurück, in Italien wird er auf Feldern gebaut. Die Samen enthalten eine toxisch wirkende Substanz, das **Ricin**, ein weißes, geruchloses Pulver, welches in Kochsalzlösung aufgenommen die Reaktionen der Eiweißkörper gibt. Die enthülsten Samen liefern das fette Öl (s. I 38).

Cap. 162 (165). **Περὶ Τιθυμάλων. Wolfsmilcharten.** Es gibt sieben Tithymalosarten, von denen der männliche Charakias, von einigen auch Kometes, der mandelähnliche oder auch Kobios[1] genannt wird. Der andere, weibliche, oder Myrtites, heißt auch Karyites oder Myrsinites; weitere sind der Paralios, den Einige Tithymalis nennen, der Helioskopios, der Kyparisias, der baumartige und der Platyphyllos.

Die Stengel des Charakias genannten sind über eine Spanne lang, rötlich, voll eines scharfen, weißen Saftes. Die Blätter an den Zweigen sind denen des Ölbaumes ähnlich, aber größer und schmaler. Die Wurzel ist derb und holzig. An der Spitze der Stengel ist eine Dolde von binsenartigen Zweiglein, welche oben muldenartige Gebilde haben[2], in denen die Früchte sitzen. Er wächst in rauhen und bergigen Gegenden. Der Saft hat die Kraft, den Bauch nach unten zu reinigen, wenn er in der Menge von 2 Obolen mit Essigwasser genommen wird, indem er Schleim und Galle abführt; mit Honigwasser bewirkt er aber auch Erbrechen. Der Saft wird zur Zeit der Herbsternte gewonnen; indem die abgeschnittenen Zweige zusammengestellt werden; man muß sie aber in einen Topf schräg richten. Einige mischen ihm auch Erbsenmehl zu und formen daraus Pastillen von Erbsengrösse; andere lassen drei bis vier Tropfen auf getrocknete Feigen fallen, trocknen ihn so und bewahren ihn auf. Er wird aber auch für sich allein im Mörser geknetet und in Pastillenform aufbewahrt. Bei der Saftgewinnung darf man sich aber nicht gegen den Wind stellen, auch nicht die Hände an die Augen bringen, man muß vielmehr, bevor man zur Saftgewinnung schreitet, den Körper mit Fett oder mit Öl und Wein einsalben, besonders das Gesicht, den Hals und den Hodensack. Er macht den Schlund rauh; deshalb muß man die Pillen (Bissen) mit Wachs oder gekochtem Honig überziehen[3] und so darreichen. Das Einnehmen von zwei bis drei Feigen reicht hin, um Purgieren zu bewirken. Der frische Saft entfernt auch die Haare, wenn er mit Öl in der Sonne eingestrichen wird. Die nachwachsenden macht er gelb und dünn und vernichtet sie schließlich alle. Er wird auch in die hohlen Zähne gesteckt, da er die Schmerzen lindert; man muß aber die Zähne mit Wachs zufüllen, damit er nicht ausfließt und Schlund und Zunge verletzt. Aufgestrichen vertreibt er ferner gewöhnliche und gestielte Warzen, sowie Feigwarzen und Flechten, ist auch ein gutes Mittel bei übgewachsenen Nägeln und Karbunkeln, bei krebsigen, fressenden Geschwüren und Fisteln. Auch die im Spätherbst gesammelte und in der Sonne getrocknete Frucht wird sanft gestoßen und abgesiebt[4] und rein auf bewahrt, dasselbe geschieht mit den trockenen Blättern. Die Frucht aber und die Blätter leisten dasselbe wie der Saft, wenn sie so viel wie ein halbes Essignäpfchen voll im Trank genommen werden. Einige machen sie sogar ein, indem sie Kresse und Käse mit Milch gestoßen zumischen. Auch die Wurzel, 1 Drachme in Honigwasser gestreut und getrunken, reinigt durch den Bauch; mit Essig gekocht als Mundspülwasser hilft sie bei Zahnschmerzen.

[1] Gobius, Grundel, ein Meerfisch. [2] Die verwachsenen und durchbohrten Deckblätter, es können aber auch die becherförmigen Hüllen der Apothecien gemeint sein. [3] Die erste Erwähnung der überzogenen Pillen. [4] Von den Hüllanhängseln und seinen scharfen Haaren.

Euphorbia Characias L. (Euphorbiaceae), **Characias-Wolfsmilch.** Ein meterhoher Strauch mit lineal lanzettlichen, etwas lederigen, graugrünen Blättern. Die Ausdünstung der Pflanze gilt noch heute bei den Türken für fiebergefährlich. Auf Mauern und Felsen in Griechenland und Italien heimisch.

Er enthält, wie alle Wolfsmilcharten in allen Teilen reichlichen Milchsaft mit mehr oder weniger drastischer Wirkung.

[**Über den weiblichen.**] Der weibliche, welchen Einige Myrsinites[1] oder Karyites[2] nennen, ist dem Alpenseidelbast ähnlich und von Ansehen weiß. Er hat der Myrte ähnliche Blätter, sie sind aber größer und derb, an der Spitze scharf und dornig. Er treibt von der Wurzel an spannenlange Schüsse, Frucht trägt er das eine um das andere Jahr, sie ist nussähnlich, auf der Zunge gelinde heißend. Auch dieser wächst in rauhen Gegenden. Saft, Wurzel, Frucht und Blätter haben dieselbe Kraft wie beim vorhergehenden, indes ist jener mehr brechenerregend als dieser.

[1] Myrtenähnlich. [2] Nußähnlich.

Euphorbia Myrsinites L., **Myrtenblätterige Wolfsmilch**. In Griechenland bis zu 1200 m Höhe und in Italien heimisch.

[**Paralios.**] Der Paralios[1] genannte, welcher bei einigen Tithymalis oder Mohn heißt, wächst in der Nähe des Meeres, er treibt fünf bis sechs von der Wurzel an spannenlange aufrechte, rötliche Schüsse, um welche reihenweise die kleinen, etwas schmalen, länglichen, denen des Leins ähnlichen Blätter stehen. An der Spitze befindet sich ein dichtes, rundes Köpfchen und darin die bunte, erbsenähnliche Frucht. Die Blüte ist weiß. Der ganze Strauch ist voll eines weißen Saftes. Die Anwendung und Aufbewahrung dieses ist die gleiche wie beim vorhergehenden.

[1] παρὰ und ἅλς, am Meere.
Euphorbia Paralias L., **Strandwolfsmilch**. Sie ist sehr dicht, fast ziegeldachartig beblättert. In Griechenland und Italien heimisch.

[**Helioskopios.**] Der Helioskopios genannte hat Blätter wie der Portulak, aber zarter und runder. Er treibt vier bis fünf von der Wurzel an spannenlange zarte, rote, von einem weißen Safte strotzende Stengel. Das Köpfchen ist wie beim Dill, und die Frucht steckt darin wie in Blättern. Seine Dolde folgt dem Gange der Sonne, daher heißt er nach der Sonne gewandt. Er wächst am meisten auf Trümmern und in der Nähe der Städte. Der Saft und die Frucht werden wie bei den anderen gesammelt; er hat auch dieselbe Kraft wie die vorigen, sie ist aber nicht so scharf.

Euphorbia Helioscopias L., **Breitblätterige** oder **Sonnenwendewolfsmilch**. Sie war früher als Herba et Cortex Esulae seu Tithymali gebräuchlich. In ganz Europa.

[**Kyparissias**]. Der Kyparissias[1] genannte hat einen spannenlangen oder größeren, etwas rötlichen Stengel, aus dem die Piniennadeln ähnlichen Blätter hervorbrechen, sie sind aber schwächer und zarter. Er gleicht im Ganzen einer sehr jungen Pinie, daher auch sein Name. Auch dieser ist reich an weißem Saft, er hat die gleiche Kraft wie der vorige.

[1] Zypresse.
Die meisten Autoren ziehen *Euphorbia Cyparissias* L. hierher, Kosteletzky und Fraas *Euphorbia aleppica* L., **Dichtbeblätterte Wolfsmilch**, und zwar 1. weil sie häufiger in Griechenland als jene, welche selten ist, vorkommt·, und 2. weil sie in ihrem Habitus mehr einer jungen Pinie gleicht, der Stengel ist nämlich am unteren Teile durch das Abfallen der Blätter mit sehr zahlreichen und dicht in spiraligen Reihen stehenden kleinen Narben besetzt, die Blätter stehen äußerst gedrängt, sind lineal, kaum 1–2 mm breit und 2 cm lang, fein zugespitzt. Die Deckblätter sind verhältnismäßig groß, die Hülle hat fünf halbmondförmige Anhängsel, die Früchte sind dreikantig, die Samen kugelig-eckig, braunrot und weißwarzig. Im südöstlichen Europa und im Orient.

[**Dendrites.**] Der auf den Felsen wachsende, genannt der baumartige, ist oben ausgedehnt und stark belaubt; er hat rötliche Zweige mit

Blättern denen der zarten Myrte ähnlich. Die Frucht gleicht der von Characias. Auch dieser wird auf gleiche Weise aufbewahrt und wirkt ebenso wie die vorigen.

Euphorbia dendroides L., **Wolfsmilchbäumchen**. Ein über 1 m hoher, baumartig verzweigter Strauch mit dickem Stamm. Die Äste stehen am Ende fast trugdoldenartig. Nicht sehr häufig in Griechenland, an felsiger Meeresküste, auch in Italien nur an einzelnen Stellen.

[**Platyphyllos**]. Der Platyphyllos gleicht der Königskerze; auch seine Wurzel, sowie der Saft und die Blätter führen das Wässerige durch den Bauch ab. Er tötet aber die Fische, wenn er zerstoßen und ins Wasser geworfen wird; aber auch die vorhorgenannten bewirken dasselbe.

Euphorbia platyphyllos L., **Flachblätterige Wolfsmilch**.

Cap. 163 (166). **Περὶ Πιτυούσης. Pityusa.** Die Pityusa – einige nennen sie Klema[1)], andere Krambion, Paralion[2)], Kanopikon[3)] – scheint sich durch die Gestalt von der Euphorbia Cyparissias zu unterscheiden, deshalb wird sie auch als eine Art denselben (den Euphorbien) zugezählt. Sie treibt einen mehr als ellenhohen vielknotigen, mit scharfen, zarten Blättchen besetzten Stengel. Diese gleichen denen der Pinie. Die Blüten sind klein, fast purpurfarben, die Frucht ist platt wie eine Linse. Die Wurzel [welche man Turpet nennt[4)]], ist weiß, dick, saftreich. In einigen Gegenden wird sie als Strauch von beträchtlicher Größe angetroffen. Die Wurzel, im Gewicht von 2 Drachmen mit Honigmeth gegeben, purgiert nach unten, die Frucht zu 1 Drachme, der Saft zu 1 Löffel voll mit Mehl im Bissen genommen. Die Gabe der Blätter sind 3 Drachmen.

[1)] Zweig. [2)] Meeresuferpflanze. [3)] Von Kanopus, einer Stadt an der Nilmündung.
[4)] Der in Klammern stehende Satz findet sich nur in der Aldina.

Euphorbia Pityusa L., **Wachholderblätterige Wolfsmilch**. Eine Pflanze Norditaliens, in Griechenland findet sie sich nicht. Sie ist im Habitus einem Wachholdersträuchchen nicht unähnlich. Am sandigen Meeresufer.

Cap. 164 (167). **Περὶ Λαθυρίδος. Lathyris.** Lathyris; auch diese nennt man Tithymalos, Einige zählen sie auch zu den Euphorbien. Sie treibt einen ellenhohen leeren, fingerdicken Stengel, mit Achseln an der Spitze. Die Stengelblätter sind länglich, denen der Mandel ähnlich, aber breiter und zarter, die an der Spitze der Zweige sind kleiner, wie bei der länglichen Osterluzei oder beim Epheu. Sie trägt an der Spitze der Zweige eine dreifächerige runde Frucht, wie eine Kapper, darin drei von einander durch Hüllen getrennte runde, mehr als linsenwickengroße Samen; geschält sind sie weiß und schmecken süß. Die Wurzel ist zart, unbrauchbar. Der ganze Strauch ist saftreich wie Wolfsmilch. Die Samen haben den Bauch reinigende Kraft, wenn 7 bis 8 Stück im Bissen genommen, oder mit Feigen oder Datteln gegessen oder getrunken werden und kaltes Wasser nachgeschlürft wird. Sie führen Schleim, Galle und Wasser ab. Der Saft, wie der der Wolfsmilch genommen, leistet dasselbe. Die Blätter werden für dieselbe Wirkung mit Huhn und Gemüse gekocht.

Euphorbia Lathyris L., **Kreuzblätterige Wolfsmilch, Kleines Springkraut**. Auch diese Euphorbie ist Griechenland fremd, vermutlich hat sie D. der Flora Italiens entnommen. Der Milchsaft enthält, wie bei den meisten Euphorbien, Euphorbon, der Same einen in farblosen Nadeln und Blättchen kristallisierenden Körper, das **Aesculetin**, und einen zweiten in farblosen Prismen sich ausscheidenden Körper. Früher waren die Samen als Sem. Cataputiae minoris seu Tithymali latifolii seu Lathyridis majoris gebräuchlich.

Cap. 165 (168). **Περὶ Πέπλου. Peplos.** Der Peplos – einige nennen ihn Feige, andere Schaummohn – ist ein kleiner, von weißem Safte strotzender Strauch, er hat ein der Raute ähnliches, aber breiteres Blatt. Der ganze Oberteil, rund und etwa eine Spanne umfassend, ist über die Erde ausgebreitet. Neben den Blättern sitzt die kleine runde Frucht, kleiner als beim weißen Mohn. Die Pflanze findet vielfache Verwendung, sie hat aber eine einfache, unbrauchbare Wurzel, aus der der ganze Strauch entspriesst. Er wächst in Gärten und Weinbergen. Gesammelt wird er um die Zeit der Weizenernte und im Schatten unter öfterem Umwenden getrocknet. Die zerstoßene und gereinigte Frucht wird aufbewahrt. Ein Essignäpfchen voll mit 1 Kotyle Honigmeth genommen führt Schleim und Galle ab, auch dem Zugemüse beigemischt bewirkt er Abführen. Endlich wird er in Salzlake eingemacht.

Bei den meisten Autoren ist es *Euphorbia Peplus* L., Gartenwollsmilch; sie hat aber einen bis zu 30 cm aufrechten Stengel, entspricht also nicht der Pflanze des D. – κομὴ σύμπασα ἐκκεχυμένη ἐπὶ τῆς γῆς. Fraas zieht darum *Euphorbia retusa* L. hierher, welche besser paßt, zudem viel häufiger in Weinbergen und Gärten, auch an Hügeln bis 250 m vorkommt. Es ist das tertium genus Papaveris des Plinius XX 209, welches auch Mekon (bei den Hippokratikern) oder Paralion heißt.

Cap. 166 (169). **Περὶ Πεπλίδος. Peplis.** Die Peplis – einige nennen sie wilden Portulak, bei Hippokrates heißt sie Peplion – wächst am meisten in der Nähe des Meeres. Es ist ein ausgedehnter Strauch, voll eines weißen Saftes, er hat Blätter wie der Gartenportulak, rund und unterseits rötlich. Die runde Frucht sitzt wie beim Peplos unter den Blättern, sie hat brennenden Geschmack. Die Wurzel ist zart, einfach, unbrauchbar. Sie wird gesammelt, auf bewahrt und gegeben wie der Peplos, auch eingemacht. Sie hat dieselbe Kraft.

Euphorbia Peplis L., **Meerstrandswolfsmilch.** Die Wurzel ist fadenförmig, etwas gedreht, der Stengel gleich am Grunde in zahlreiche, nach allen Seiten ausgebreitete, gabelspaltige, rötliche Äste geteilt. Am Strande des Mittelmeeres.

Cap. 167 (170). **Περὶ Χαμαισύκης. Erdfeige.** Die Chamaisyke – einige nennen sie Feige, andere Schaummohn – entwickelt vier Finger lange, über die Erde ausgebreitete, runde, saftreiche Triebe. Die Blätter sind linsenförmig, denen des Peplos ähnlich, klein, zart und zur Erde geneigt. Die Frucht unter den Blättern ist rund, wie die des Peplos. Sie hat weder Blüte noch Stengel, eine zarte, aber nutzlose Wurzel. Die Triebe, mit Wein fein gestoßen, haben die Kraft, Gebärmutterschmerzen zu lindern, wenn sie als Zäpfchen eingelegt werden, als Kataplasma vertreiben sie Ödeme, gestielte und gewöhnliche Warzen; gekocht und genossen lösen sie den Bauch. Der aus ihnen gewonnene Saft leistet dasselbe, auch hilft er aufgestrichen gegen Skorpionbiss; ferner ist er, mit Honig eingestrichen, ein gutes Mittel gegen Stumpfsichtigkeit, Verdunkelung, beginnende Unterlaufung, Narben und Nebel auf den Augen. Sie wächst an felsigen und dürren Stellen.

Euphorbia Chamaesyce L. In Griechenland und Italien häufig, auch in Baumwollenfeldern und Weinbergen, sowie auf Kulturland (nach Sibtorp).

Cap. 168 (171). **Περὶ Σκαμμωνίας. Purgirwinde.** Die Skammonia [einige nennen sie Skamboniawurzel, andere Kolophonia[1], auch Daktylion, die Römer Colophonium, die Propheten Apopleumonos, die Ägypter Sanilum] entwickelt aus einer einfachen Wurzel viele drei Ellen lange fette, etwas rauh erscheinende Triebe; auch die Blätter sind rauh, denen der Ackerwinde oder des Epheus ähnlich, aber weicher und dreieckig. Die Blüten sind weiß, rundrandig, hohl wie Körbe (κάλαθοι), mit durchdringendem Geruch. Die Wurzel ist sehr lang, armdick, weiß, stark riechend und voll Saft. Der Saft wird gesammelt, indem der Wurzelkopf abgeschnitten und eine gewölbeartige Höhlung eingeschnitten wird; der Saft fließt dann in dieser zusammen und wird so in Muscheln aufgenommen. Einige graben auch ein rundes Loch in die Erde, legen es mit Nussblättern aus, lassen den Saft darauffließen und nehmen ihn, wenn er so trocken geworden ist, weg. Am besten ist er, wenn er durchscheinend, leicht, locker ist, die Farbe von Stierleim und feine Gänge hat und schwammig ist. So beschaffen ist der aus Mysien an der Grenze von Asien bezogene. Man darf aber sein Augenmerk nicht allein darauf richten, daß er bei der Berührung mit der Zunge weiß wird, dieses findet auch statt, wenn er mit Wolfsmilchsaft verfälscht ist, vielmehr auf die vorerwähnten Eigenschaften (muß man achten) und darauf, daß er auf der Zunge nicht brennt, was aber geschieht, wenn er mit Wolfsmilch(-Saft) vermischt ist. Der syrische und der aus Judäa stammende ist der schlechteste, er ist schwer, dicht, mit Wolfsmilch und Erbsenmehl verfälscht. Der Saft, in der Menge von 1 Drachme oder 4 Obolen mit Honigmeth oder Wasser genommen, hat die Kraft, nach unten Galle und Schleim abzuführen, um aber den Bauch zu öffnen, reichen 2 Obolen mit Sesam oder irgendeinem anderen Samen hin. Zum kräftigeren Purgieren dagegen werden 3 Obolen Saft, 2 Obolen schwarze Nieswurz und 1 Drachme Salz gegeben. Purgirsalz bereitet man aber, indem man 6 Becher Salz mit 20 Drachmen Skammoniensaft vermischt. Was die Wirkung betrifft, so nimmt man zu einer vollen 3, zur mittleren 2, zur geringsten 1 Löffel voll. Es bewirken aber auch 1–2 Drachmen der Wurzel mit den genannten Zusätzen Purgieren. Einige kochen sie und trinken sie dann. Mit Essig gekocht und mit Gerstenmehl fein gestoßen ist sie ein gutes Kataplasma bei Ischias. Der Saft, in Wolle als Zäpfchen in die Gebärmutter gelegt, tötet den Embryo; er verteilt aber auch Drüsen, wenn er mit Honig oder Öl aufgestrichen wird. Mit Essig gekocht und aufgestrichen vertreibt er Aussatz; mit Essig und Rosenöl ist er ein Besprengungsmittel gegen chronische Kopfleiden.

[1)] Von der Inael Kolophon an der Küste Lydiens, wo nach Plinius XXVI 59 besonders gutes Skammonium gewonnen wurde.

Convolvulus Scammonia L. (Convolvulaceae), **Purgirwinde**. In Kleinasien, von Sibtorp auch auf Rhodus gefunden.

Der aus der dicken, fleischigen Wurzel gewonnene eingedickte Milchsaft, das Scammonium, bildet unregelmäßige, zerbrechliche, rotbraune oder schwärzliche, auf dem Bruche glänzende, in Splittern durchscheinende Massen; es hat einen anfangs süßlichen, hintennach kratzenden Geschmack und gibt mit Wasser eine weißliche oder graugelbe Emulsion. Als bestes gilt das Scammonium halepense, dann kommt das von Smyrna und Antiochien und zuletzt das französische, Sc. gallicum seu monspeliense. Dieses stammt aber gar nicht von Conv.

Scamm. ab, sondern wird aus dem Safte von *Cynanchum monspeliacum* L. mit anderen Harzen und purgierenden Substanzen hergestellt.

Das Scammoniumharz besteht im wesentlichen aus **Jalapin**, einem in Alkohol, Aether und Chloroform löslichen Glukoside.

Das einst so berühmte, von den alten Ärzten hochgeschätzte Scammonium – im Mittelalter hieß es **Diagrydion** – ist fast ganz aus dem Arzneischatze geschwunden.

Cap. 169 (172). **Περὶ Χαμελαίας. Bergseidelbast.** Die Chamelaia[1] – einige nennen sie Feuerspreu oder Aknestos, andere knidisches Korn [schwarze Chamelaia, Herakleion, Bdelyra, die Römer Citocacium, auch Oleago[2], Oleastellum] – hat spannenlange Triebe. Es ist ein zweigiger Strauch und hat denen des Ölbaums ähnliche Blätter, sie sind aber zarter, dichtstehend, bitter, im Geschmack beißend und die Luftröhre kratzend. Die Blätter führen nach unten Schleim und Galle ab, am besten im Bissen genommen unter Zusatz vom Doppelten an Wermuth auf 1 Teil Chamelaia. Der Bissen soll aber mit Wasser oder Honig genommen werden; er löst sich nicht auf, sondern geht durch so, wie er genommen wird. Die fein gestoßenen Blätter in Honig aufgenommen reinigen schmutzige und schorfige Geschwüre.

[1] Niedriger Ölbaum. [2] Ölbaumartig.

Daphne oleoides L. (Thymelaeaceae), **Bergseidelbast.**

Cap. 170 (173). **Περὶ Θυμελαίας. Südlicher Seidelbast.** Die Thymelaia – einige nennen sie Chamelaia, andere Feuerspreu, Knestron oder Kneoron – liefert als Frucht die knidischen Körner, welche die Syrier Apolinon, auch Lein nennen wegen der äußeren Ähnlichkeit des Strauches mit dem gesäeten Lein. Sie entwickelt hübsche und zahlreiche zarte, zwei Ellen lange Triebe; die Blätter sind denen der Chamelaia ähnlich, nur sind sie schmaler und fetter, beim Kauen etwas klebrig und zähe. Die Blüten sind weiß und mitten darin sitzt die der Myrtenbeere ähnliche kleine, runde, anfangs grüne, später rote Frucht; die Fruchthülle ist hart und schwarz, das Innere weiß. Sie führt Schleim, Galle und Wasser nach unten ab, wenn von 20 Körnern das Innere genommen wird, brennt aber im Schlunde, deshalb muß sie mit Mehl oder Graupen gegeben werden, oder zum Verschlucken in einer Weintraube oder mit gekochtem Honig überzogen. Denen, welche schwer zum Schwitzen kommen, gibt man sie zum Einsalben, fein gerieben mit Essig und Natron. Die Blätter, welche eigentlich Kneoron genannt werden, muß man um die Zeit der

Weizenernte sammeln und, nachdem man sie im Schatten getrocknet hat, auf bewahren; bei der Verabreichung muß man sie stoßen und die Nerven entfernen. Ein Essignäpfchen voll mit gemischtem Wein angerührt purgiert durch Abführen des Wässerigen; sie bewirken aber ein mäßigeres Purgieren, wenn sie gekochten Linsen oder zerriebenen Gemüsen zugesetzt werden. Fein gestoßen und mit dem Saft der unreifen Traube gemischt werden sie zu Brötchen geformt und aufbewahrt. Für den Magen ist die Pflanze nicht gut; im Zäpfchen eingelegt tötet sie den Embryo. Sie wächst in bergigen und rauhen Gegenden. Diejenigen irren übrigens, welche glauben, das knidische Korn sei die Frucht von Chamelaia, sie lassen sich täuschen durch die Ähnlichkeit der Blätter.

Theophrast (Hist. pl. VI 2, 2) beschreibt zwei Arten Kneoros, den weißen und schwarzen, jener soll wohlriechend sein, dieser ein fleischiges Blatt haben, keiner von beiden kann die Pflanze des D. sein. Plinius XIII 114 stimmt mit D. überein.

Daphne Gnidium L. (Thymelaeaceae), **Südlicher** oder **Rispenblütiger Seidelbast**. Ein meterhoher Strauch mit vielen geraden, ruthenförmigen, dicht beblätterten Ästen und graubrauner Rinde. Er lieferte die früher gebräuchlichen Semina Coccognidii.

Cap. 171 (174). **Περὶ Ἀκτῆς. Holunder.** Die Akte [einige nennen sie Bärenbaum, andere die gebaute, die Römer Sambucus, die Gallier Skobien, die Dakier Seba] kommt in zwei Arten vor; die eine ist baumartig mit rohrartigen runden, fast hohlen, weißlichen, ziemlich langen Zweigen; vier oder fünf Blätter stehen in Abständen um den Zweig, ähnlich denen der Walnuß, nur sind sie größer[1] und stark riechend. An der Spitze der Zweige oder Stengel stehen runde Dolden mit weißen Blüten, die Frucht gleicht der der Terebinthe, sie ist schwarz-purpurfarben, traubenförmig, saftreich, weinartig.

[1] μακρότερα, in einigen Codices μικρότερα, kleiner.

Sambucus nigra L. (Caprifoliaceae), **Gemeiner Holunder**. In Griechenland ziemlich selten, nur in der Nähe von Wohnungen. Die Blüten, Flores Sambuci, und der Saft, Succus Sambuci, sind heute noch als schweißtreibendc Mittel sehr geschätzt.

F. Malméjac isolierte aus dem schwarz gefärbten, kräftig nach Holunder riechenden Extrakte der Rinde und Blätter ein bitteres, auf der Zunge brennendes Alkaloid in kleinen, länglichen, zerfließlichen Kristallen, außerdem Gerbstoff, ein abführend wirkendes Harz und ein gelbbräunliches, stark nach Holunder riechendes Öl.

Cap. 172 (175). **Περὶ Χαμαιάκτης. Zwergholunder.** Die andere Art heißt Chamaiakte[1] [einige nennen sie Sumpfholunder, andere wilden, auch euböischen Holunder, die Römer Ebulus, die Gallier Dukone, die Dakier Olma]. Sie ist niedrig, kleiner und krautartiger und hat einen viereckigen vielknotigen Stengel, die gefiederten Blätter stehen in Abständen um jeden Knoten, sie sind den Mandelblättern ähnlich, aber am Rande gesägt, größer und stark riechend. Die Dolde an der Spitze ist der vorigen ähnlich; sie (die Pflanze) hat Blüte und Frucht (wie die vorige). Die Wurzel ist groß, fingerdick. Wirkung und Anwendung sind bei beiden dieselben; sie sind austrocknend und Wasser abtreibend, aber dem Magen zuwider. Die Blätter, wie Gemüse gekocht, führen Schleim und Galle ab, auch die zarten Stengel, in der Schüssel genommen, leisten dasselbe. Die Wurzel, in Wein gekocht und bei der geeigneten Lebensweise gegeben, ist für Wassersüchtige zuträglich; in gleicher Weise genommen hilft sie auch bei Schlangenbiß. Mit Wasser zum Sitzbade gekocht erweicht und öffnet sie die Gebärmutter und bringt Affektionen derselben in Ordnung. Auch die Frucht, mit Wein getrunken, hat dieselbe Wirkung; eingerieben färbt sie die Haare schwarz. Die frischen zarten Blätter mit Graupen als Umschlag lindern Entzündungen, ebenso sind sie als Kataplasma ein gutes Mittel bei Verbrennungen und Hundsbiß. Sie verbinden auch fistelartige Geschwüre und helfen bei Podagra, wenn sie mit Ochsen- oder Bockstalg aufgelegt werden.

[1] Niedriger Holunder.

Theophrast (Hist. pl. III 13, 4) faßt beide Arten zusammen, Plinius XVI 179 u. XXIV 51 unterscheidet Sambucus und die wilde Art, welche die Griechen Chamaeacte oder Helion nennen.

Sambucus Ebulus L. (Caprifoliaceae), **Attich, Zwergholunder**. In Griechenland nur in Gebirgsthälern häufig. Die Blüten und Früchte wurden früher ebenso gebraucht wie die von Samb. nigra.

Cap. 173 (176). **Περὶ Πυκνοκόμου. Pyknokomon.** Das Pyknokomon[1] hat der Rauke ähnliche Blätter, sie sind aber rauh, dick und schärfer, einen vierkantigen Stengel, eine Blüte gleich der des Basilikum, rund und eine Frucht wie Andorn. Die Wurzel ist (außen) schwarz, (innen) gelb, rund wie ein kleiner Apfel und hat erdigen Geruch. Es wächst an felsigen Stellen. Die Frucht, in der Menge von 1 Drachme getrunken, hat die Kraft, wüste und schreckliche Träume zu bewirken. Mit Graupen aufgelegt zerteilt sie Ödeme und zieht Dornen und Splitter aus. Auch die Blätter als Kataplasma zerteilen Drüsen und Furunkeln.

Die Wurzel aber löst den Bauch und bringt die Galle in Bewegung; es werden 2 Drachmen davon in Honigmeth gegeben.

[1] Von πυκνός und κόμη, dichthaarig, dichtköpfig.

Plinins XXVI 57 beschreibt die Pflanze mit denselben Worten. Es ist eine Scabiosa, über die Art ist man sich nicht einig. Fraas zieht als am ehesten passend *Scabiosa ambrosioides* Sibth. (Dipsaceae) mit knolliger Wurzel und raukeähnlichen Blättern hierher, welche in Griechenland auf den Xirobunen bei 300 m Höhe nicht selten ist.

Cap. 174 (177). **Περὶ Ἀπίου. Birnwolfsmilch.** Der Apios – einige nennen ihn Ischas[1], andere Chamaibalanos[2], den bergigen oder wilden, Linozostis[3] [die Römer Radix silvestris, die Afrikaner Torphath Sade] – entwickelt zwei bis drei binsenartige, zarte, rote Triebe aus der Erde, welche sich wenig über den Boden erheben. Die Blätter sind denen der Rauke ähnlich, aber länglicher und schmaler und hellgrün. Die Frucht ist klein. Die Wurzel ist der des Asphodelos ähnlich und etwa von der Form der Birne, aber runder, saftreich, mit einer außen schwarzen, innen weißen Rinde. Der obere Teil der Wurzel, genossen, führt durch Erbrechen Galle und Schleim ab, der untere purgiert nach unten, ganz genommen bewirkt sie Purgieren nach beiden Seiten. Wenn du den Saft gewinnen willst, so zerstoße die Wurzel, wirf sie in einen Krug mit Wasser, rühre tüchtig um, sammle den oben aufstehenden[4] Saft mit einer Feder und trockne ihn ein. 3 halbe Obolen davon genommen purgieren nach oben und unten.

[1] Feige. [2] Erdeichel. [3] *Mercurialis annua*. [4] In Wasser unlöslichen, harzigen.

Euphorbia Apios L. (Euphorbiaceae), **Birnwolfsmilch**. In Griechenland und auf den griechischen Inseln.

Cap. 175 (178). **Περὶ Κολοκυνθίδος. Koloquinthe.** Die Kolokynthis – einige nennen sie Ziegenkürbis, andere bittere Gurke, alexandrinischen Kürbis [Zoroaster Thymbre, Osthanes Autogenes, die Römer Cucurbita silvatica, die Dakier Tutastra] – hat Stengel und Blätter, welche über die Erde hinkriechen und ähnlich denen der gebauten Gurke eingeschnitten sind, eine runde, einem mittelgroßen Ball ähnliche, sehr bittere Frucht. Man muß sie sammeln, wenn sie beginnt, mehr als blaßgelb zu werden. Das Mark der Frucht hat purgierende Kraft, wenn es mit Honigwasser in der Menge von 4 Obolen genommen wird, auch mit Natron, Myrrhe und gekochtem Honig im Bissen. Diese Bälle werden, trocken fein gestoßen, vorteilhaft Klystieren zugesetzt bei Ischias, Paralyse und Kolik, da sie Schleim, Galle und

Gerinnsel, oft auch Blutiges abführen. Im Zäpfchen eingelegt töten sie den Embryo. Sie geben ein Mundspülwasser gegen Zahnschmerzen, wenn man sie, ganz ausgeräumt, mit Lehm beschmiert, dann Essig und Natron darin kocht und dieses zum Mundspülwasser gibt. Wenn man Honigmeth oder auch süßen Wein darin kocht, an die Luft setzt und dann zu trinken gibt, so führt er dicken Schleim und Gerinnsel ab, ist dem Magen aber sehr schädlich. Es wird auch ein Stuhlzäpfchen daraus angewandt, um den Kot fortzuschaffen. Auch der Saft der frischen Frucht ist eingerieben ein gutes Mittel bei Ischias.

Cucumis Colocynthis L. (Cucurbitaceae), **Koloquinthe**. Es ist eine Pflanze des Orients, ihre Heimat ist Asien. Ihre Frucht ist eine dreifächerige Beere von der Größe einer mittleren Apfelsine, mit gelblicher, glatter Haut und zahlreichen, weißlichen Samen, welche an den umgebogenen Enden der Karpellblätter des drei fächerigen Fruchtknotens sitzen, so daß die Frucht scheinbar sechsfächerig ist. Der wirksame Bestandteil ist das im Mark enthaltene bittere Glukosid **Colocynthin**, in Wasser und Alkohol löslich.

Die Früchte sind ein wertvoller Bestandteil des heutigen Arzneischatzes, meist in der Form von Tinktur und Extrakt.

Cap. 176 (179). **Περὶ Ἐπιθυμου. Flachsseide.** Das Epithymon [einige nennen es Kedoïs, die Römer Involucrum] ist die Blüte eines härteren und dem großen Saturei gleichenden Thymians. Es hat zarte, leichte Köpfchen mit haarförmigen Schwänzchen[1]. Mit Honig getrunken purgiert es nach unten Schleim und schwarze Galle. Es ist ein spezifisches Mittel bei Melancholie und Aufblähung, wenn ein Essignäpfchen voll bis 4 Drachmen mit Honig, Salz und etwas Essig genommen werden. Es wächst am meisten in Kappadokien und Pamphylien.

[1] οὐραχοῖς.

Cuscuta Epithymum L. (Convolvulaceae), **Quendelflachsseide**. Plinius nennt die Pflanze auch Hippopheon, er kennt ein weißes und rotes.

Cap. 177 (180). **Περὶ Ἀλύπου. Alypon.** Das Alypon ist eine strauchartige, rötliche Pflanze mit zarten Trieben und Blättern und reich an weichen, leichten Blüten. Die Wurzel ist der der Bete ähnlich, der Same dem der Flachsseide. Es wächst in der Nähe des Meeres, am meisten in Libyen und sehr vielen anderen Gegenden. Der Same, mit Salz und Essig in der gleichen Menge genommen wie bei Flachsseide, purgiert die schwarze Galle nach unten; er greift aber die Eingeweide mit leichten Geschwüren an.

Globularia Alypum L. (Globulariaceae), **Dreizähnige Kugelblume**. Ein meterhoher Strauch mit rutenförmigen, rötlichen Ästen und zahlreichen kurzen, am oberen Teil sitzenden Blättern, die vorn teils abgerundet, teils spitz sind. Der Kelch ist tief-fünfspaltig, langhaarig, die Krone blaßblau mit sehr kurzer zweispaltiger Oberlippe. In Südeuropa an steinigen Stellen.

Cap. 178 (181). **Περὶ Ἐμπέτρου. Empetron.** Das Empetron – einige nennen es Prasoeides[1] – wächst auch in der Nähe des Meeres und an bergigen Plätzen, es hat salzigen Geschmack. Das zur Erde geneigte ist bitterer. In Speisen oder Honigwasser genommen purgiert es Schleim, Galle und Wässeriges.

[1] Lauchartig, die gewöhnlichste Lesart ist aber φακοειδές, linsenartig.

Sprengel stimmt Brunfelsius zu, der Empetron für *Crithmum maritimum* L. (Umbelliferae) hält und übersetzt προσγειότερον mit »magis mediterraneum, mehr dem Binnenlande zu«, Fraas dagegen mit »zur Erde geneigt« (vgl. auch II 146). Dieses sowohl wie φακοειδές paßt nach Fraas am besten auf *Frankenia pulverulenta* L. (Frankeniaceae), **Bestäubte Frankenie.** Es ist ein ästiges Kraut mit knotig-gegliedertem Stengel und gegenständigen, fast büscheligen, etwas verwachsenen und am Grunde halbstengelumfassenden Blättern. Die Blüten sitzen in Trugdolden in den Gabelspalten oder am Ende der Äste. Die Frucht ist eine zwei- bis dreiklappige Kapsel mit zahlreichen Samen.

Cap. 179 (182). **Περὶ Κληματίδιδος. Klematis**. Die Klematis treibt einen rötlilichen biegsamen Stengel und ein sehr scharf schmeckendes, Geschwüre erzeugendes Blatt. Sie wickelt sich um die Bäume herum wie die Zaun winde. Ihre Frucht, fein gestoßen mit Wasser oder Honigwasser getrunken, führt Schleim und Galle nach unten ab. Die Blätter als Umschlag vertreiben Aussatz. [Sie werden mit Kresse zur Speise eingemacht.]

Im 6. Cap. des III. Buches ist Klematis Synonym zu Aristolochia. Bei Plinius heißt sie Clematis per arbores repens. Vgl. auch IV, 7.

Clematis Vitalba L. (Ranunculaceae), **Gemeine Waldrebe**, oder *Clematis cirrhosa* L., **Rankende Waldrebe**. Die letzte zeichnet sich aus durch eine aus zwei verwachsenen Deckblättern bestehende Hülle unter den großen purpurroten Blüten, Es sind bekannte Zierpflanzen, in Südeuropa wild. Früher wurden von Clematis Vitalba die Stengel und Blätter als Stipites et herba Clemat. silv. gebraucht.

Cap. 180 (183). **Περὶ Ἀμπέλου ἀγρίας. Wilde Rebe**. Der wilde Ampelos entwickelt wie der Weinstock große, holzige, rauhe Stengel mit sich ablösender Rinde, denen des Nachtschattens ähnliche Blätter, aber breiter und kleiner. Die Blüte ist wie mooshaarig[1], die Frucht kleinen Trauben ähnlich, bei der Reife rot, sie ist aber rund nach Form der knidischen Körner. Die Wurzel in Wasser gekocht und mit

Wein, der mit Meerwasser versetzt ist, zu 2 Bechern getrunken, führt das Wässerige ab. Sie wird den Wassersüchtigen gegeben. Die Trauben vertreiben Sommersprossen und jedes Mal. Die jungen Zweige werden zur Speise eingemacht.

[1] ὡς τρίχας βρυώδεις. Was damit gemeint sein soll? Oribasius liest dafür βοτρυοειδεῖς, traubig.

Tamus communis L. (Smilaceae), **Gemeiner Tamus.** In Südeuropa gemein in Hecken und Gebüschen.

Cap. 181 (184). **Περὶ Ἀμπέλου λευκῆς. Weiß Rebe.** Der weiße Ampelos – einige nennen ihn Bryonia, andere Ophiostaphylos[1], Chelidonion, Melothron oder Psilothron[2], Archezostis, Echetrosis oder Kedrostis –. Stengel, Blätter und Ranken sind denen der gebauten Rebe ähnlich, alles aber ist rauher. Er schlingt sich auch um die in der Nähe stehenden Sträucher, sie mit den Ranken ergreifend. Er trägt eine beerenartige gelbe Frucht, mit der die Häute enthaart werden. Die beim ersten Spriessen austretenden Triebe werden gekocht und gegessen; sie treiben den Harn und bewirken Abführen. Die Blätter, Früchte und Wurzeln haben eine scharfe Kraft, deshalb sind sie bei bösartigen Geschwüren, Gangrän, bei Krebs- und fauligen Schienbeingeschwüren mit Salz als Umschlag von guter Wirkung. Die Wurzel säubert und glättet die Haut; auch vertreibt sie mit Erbsenmehl, Erde von Chios und Fönumgräkum Sommersprossen, Finnen, Leberflecken und schwarze[3] Narben. Mit Öl bis zum Weichwerden gekocht eignet sie sich für dieselben Zwecke. Sie entfernt Geschwülste unter den Augen und treibt übergewachsene Nägel an den Fingern zurück. Als Umschlag mit Wein zerteilt sie Entzündungen (Anschwellungen) und reißt Abszesse auf. Fein gestoßen aufgelegt zieht sie Knochen heraus. Mit Vorteil wird sie fäulniswidrigen Mitteln zugesetzt. Ferner wird sie zu 1 Drachme täglich das ganze Jahr hindurch gegen Epilepsie getrunken. In derselben Weise genommen hilft sie bei Schlaganfällen und Schwindel. In der Gabe von 2 Drachmen getrunken hilft sie bei Schlangenbiß, tötet auch den Embryo. Sie greift aber oft den Verstand an. Ferner auch treibt sie getrunken den Harn. An die Gebärmutter gelegt zieht sie die Leibesfrucht und die Nachgeburt heraus. Als Leckmittel mit Honig wird sie bei Erstickungen, Atemnot, Husten, Seitenschmerzen, inneren Rupturen und Krämpfen gegeben. Im Gewicht von 3 Obolen mit Essig dreißig Tage getrunken erweicht sie die Milz. Mit Erfolg wird sie auch mit Feigen gegen dieselben Leiden aufgelegt. Weiter wird sie zum Sitzbad gekocht behufs Reinigung der

Gebärmutter und als Abtreibungsmittel. Im Frühjahr wird aus der Wurzel der Saft gepreßt. Der Saft wird mit Honigmeth für dieselben Zwecke getrunken, er führt auch Schleim ab. Die Frucht ist ein wirksames Mittel gegen Krätze und Aussatz in der Salbe und auch im Kataplasma. Der Stengel zu Saft verarbeitet und mit Weizenabkochung geschlürft befördert die Milchabsonderung.

[1] Schlangentraube. [2] Enthaarungsmittel. [3] μέλας, bei D. dunkel, braun.

Bryonia celtica L. (Cucurbitaceae), **Kretische Zaunrübe**. Bei Plinius XXIII 21 Vitis alba.

Sie ist in Griechenland selten, an feuchten Stellen in fruchtbaren Ebenen. Von Sprengel und Kosteletzky wird *Bryonia dioica* L., **Gichtwurz**, hierher gezogen; sie unterscheidet sich von der folgenden durch das Fehlen der warzenartigen Höcker an der Wurzel, die Blätter sind mehr länglich, die Doldentraube ist bei der männlichen kurzgestielt, die Blüten sind etwas größer, die Beeren rot.

Cap. 182 (185). **Περὶ Ἀμπέλου μελαίνης. Schwarze Rebe.** Der schwarze Ampelos – einige nennen ihn schwarze Bryonia, andere cheironische Rebe [Bukranion, die Römer Oblamenia, Batanuta, auch Betisalka, die Dakier Priadela, Pegrina, die Afrikaner Lauothen] – hat epheuähnliche Blätter, sie nähern sich aber mehr denen der Zaunwinde[1], ebenso die Stengel, alles ist aber größer. Auch dieser umschlingt mit den Ranken die Bäume. Die traubige Frucht ist anfangs grün, bei der Reife wird sie schwarz. Die Wurzel ist außen schwarz, innen buxbaumfarbig. Auch die Stengel von diesem werden beim ersten Hervorbrechen als Gemüse gegessen. Sie treiben den Harn, befördern die Menstruation und erweichen die Milz und sind ein gutes Mittel bei Epilepsie, Schwindel und Paralyse. Die Wurzel hat eine ähnliche Kraft wie die des weißen, wirkt auch gegen dieselben Leiden, nur weniger kräftig. Die Blätter werden mit Wein als Kataplasma auf den Nacken der Zugtiere gelegt, wenn er geschwürig ist; auch bei Verdrehungen werden sie in gleicher Weise angewandt.

[1] τὰ τῆς τμίλακος (IV 143).

Bryonia alba L. (Cucurbitaceae), **Schwarzfrüchtige Zaunrübe, Gichtrübe.** Die große, rübenförmige, armsdicke Wurzel ist außen gelblichgrau, quergerunzelt und mit zerstreuten warzenförmigen Höckern besetzt, innen weiß, milchsaftreich. Im nördlichen Mitteleuropa; sie fehlt in Rheinland und Westfalen, ist in Griechenland selten, in Italien häufiger. Beide Arten heißen in Griechenland ἀγριόκλημα.

Die Wurzel war im Altertum sowie im Mittelalter sehr angesehen – ihre Wertschätzung als Diureticum ging auch in die Neuzeit über – auch als Wurmmittel und bei Frauenkrankheiten, bei letzteren bediente man sich besonders der Faecula Bryoniae, des Satzmehls des frisch ausgepreßten Saftes. Jetzt ist sie nur noch ein Volksmittel. Die Wurzel enthält das Glukosid **Bryonin**, eine farblose, zerreibliche, bittere, amorphe, in Wasser lösliche Substanz, und nach MARKOWSKY (Hist. Stud. der Univ. Dorpat von Kobert II S. 143) ein zweites Glukosid, das **Bryonidin**, einen in Wasser wenig, in Alkohol leicht löslichen Körper.

Cap. 183 (186). **Περὶ Πτέριδος. Wurmfarn.** Pteris[1] – einige nennen sie Pterion, andere Pterineon, Dasyklonon[2], Anasphoron, Bleck-non, Polyrrhizon, die Propheten Zweig des Merkur, die Römer Philis phanaria[3], auch Laculla oder Filix, die Ägypter Eselsblut –. Es sind Blätter ohne Stengel, Blüte und Frucht aus nur einem Spross[4] von der Länge einer Elle hervorgehend, eingeschnitten und ausgebreitet wie eine Feder, etwas übelriechend. Sie hat eine an die Oberfläche kommende schwarze, längliche Wurzel mit vielen schwach adstringierend schmeckenden Auswüchsen. Sie wächst in bergigen und felsigen Gegenden. 4 Drachmen der Wurzel mit Honigmeth genommen treiben den Bandwurm aus, besser aber, wenn man sie mit 4 Obolen Skammonium und schwarzer Nieswurz gibt. Diejenigen, welche sie nehmen, müssen vorher Knoblauch essen. Sie hilft auch zur Beseitigung der Milzsucht. [Ferner ist die zerriebene Wurzel mit Fett als Salbe von guter Wirkung bei Wunden durch Rohr. Der Beweis ist dieser; Wo viel Rohr das Blechnon umgibt, verschwindet das Blechnon, und andererseits wo Rohr ist und viel Blechnon dieses einschließt, verschwindet das Rohr[5].]

[1] Feder. [2] Dichter Sproß. [3] Soll vielleicht Filix venerea heißen? [4] μόσχος, muß auf die Blattrippe bezogen werden, von der die einzelnen Blätter als Blättchen ausgehen. [5] Diese Stelle ist offenbar unecht, es ist nicht die Schreibweise des D., er würde wohl nie sagen: ἡ δὲ δοκιμὴ τοιαύτη; sie findet sich überdies in keinem älteren Cod. außer in der Aldina.

Aspidium Filix mas L. (Polypodiaceae), **Gemeiner Wurmfarn**, in Griechenland selten, in Italien häufig. Plinius XXVII 78 sagt: »Es gibt zwei Arten von Filix, aber beide haben weder Blüte noch Samen. Die Griechen nennen die eine Art Pteris oder Blechnon; aus einer Wurzel kommen mehrere über zwei Ellen lange Pflanzen, die nicht stark riechen, diese hält man für die männliche.«

Das Rhizom ist in Form des ätherischen Extraktes das bekannteste Wurmmittel. Zur Zeit des Mittelalters geriet der Wurmfarn eine Zeit lang in Vergessenheit; im 18. Jahrh. wurde er besonders in der Schweiz und in Frankreich als Geheimmittel in den Handel gebracht. Ein solches, aus Zinn, Filix mas, Wurmsamen, Jalape, Kaliumsulfat und Honig bestehendes wurde vom Apotheker MATTHIEU, dem Gründer der Schweizerapotheke in Berlin, vertrieben und diesem von Friedrich d. Gr. für 200 Taler und den Hofrathstitel abgekauft.

Der wirksame Bestandteil des Rhizoms ist die **amorphe Filixsäure**, ein in Aether, Chloroform, Aceton leicht, in Alkohol schwer, in Wasser unlösliches hellbräunlichgelbes Pulver. Daneben enthält es die (unwirksame) kristallisierte Säure und fünf andere phenolartige Körper, sowie Fettsubstanzen (KRAFT, Apoth.-Ztg. 67, 1902).

Cap. 184 (187). **Περὶ Θηλυπτερίδος. Saumfarn.** Thelypteris[1] – einige nennen sie Nymphaia Pteris [die Römer Lingua cervina[2]] – hat dem gemeinen Wurmfarn ähnliche Blätter die [aber nicht aus einem Sproß wie bei jenem kommen, sondern] viele und höhere Schüsse haben. Die Wurzeln sind groß, breit, gelblich-schwarz, einige auch rot. Auch diese, im Leckmittel mit Honig genommen, treiben den Bandwurm aus; in der Menge von 3 Drachmen mit Wein genommen töten sie auch die runden Eingeweidewürmer. Wenn sie den Frauen gegeben werden, verhindern sie die Empfängnis, wenn sie eine Schwangere nimmt, macht sie eine Fehlgeburt. Trocken werden sie auf schwer heilende und sehr feuchte Geschwüre gestreut. Sie heilen auch den Nacken der Zugtiere; die ganz jungen Blätter werden wie Gemüse gekocht und gegessen, sie erweichen den Bauch.

[1] Weiblicher Farn. [2] Hirschzunge.

Pteris aquilina L. (Polypodiaceae), **Saumfarn** oder **Adlerfarn** (die Gefäßbündel im Rhizom stehen so, daß sie den Umrissen eines Adlers in etwa gleichen), in Griechenland der häufigste.

Theophrast (Hist. pl. IX 18, 8) sagt: »Thelypteris unterscheidet sich von Pteris durch das einfache Blatt und die große schwarze Wurzel.« Plinius XXVII 78 unterscheidet nicht ganz wie D., die Pteris treibt nach ihm aus einer Wurzel mehrere Pflanzen, Thelypteris steht einzeln, ist nicht buschig, aber kürzer, weicher und dichter; die Blätter haben über der Wurzel eine Rinne.

Das Rhizom kommt als Verwechselung von Filix mas vor.

Cap. 185 (188). **Περὶ Πολυποδίου. Tüpfelfarn.** Das Polypodion [einige nennen es Skolopendrion, andere Pteris, Polyrrhizon, die Römer Filicula flucticalis] wächst auf moosbewachsenen Felsen und alten Baumstämmen, am liebsten von Eichen, ist eine Spanne hoch, der Pteris ähnlich, etwas rauh und eingeschnitten, nicht aber so fein zerteilt. Die Wurzel darunter ist rauh, mit Fasern wie Fangarmen des Meerpolypen, von der Dicke eines kleinen Fingers. Abgeschabt ist sie innen grün, hat herben, süßlichen Geschmack und purgierende Kraft. Zum Purgieren wird sie mit Hühnerfleisch oder Fischen, Bete oder Malve gekocht gegeben. Trocken in Honigmeth gestreut führt sie Schleim und Galle ab. Die fein gestoßene Wurzel als Umschlag wirkt auch gut bei Verdrehungen und Rissen zwischen den Fingern.

Polypodium vulgare L. (Polypodiaceae), **Gemeiner Tüpfelfarn, Engelsüß**, Theophrast (Hist. pl. IX 18, 6) sagt: »Die Wurzel hat Saugnäpfchen, wie sie an den

Armen der Polypen sitzen« (es sind die Blattnarben). Plinius XXVI 58 nennt sie auch Filicula und Filix. Das Rhizom war früher officinell.

Cap. 186 (189). **Περὶ Δρυοπτερίδος. Eichenfarn.** Die Dryopteris [einige nennen sie Pteris, andere Nymphaia Pteris, die Römer Filicula] wächst auf den moosigen Teilen alter Eichen, sie ist dem Wurmfarn ähnlich, im ganzen Habitus aber viel kleiner. Sie hat dicht verschlungene Wurzeln mit adstringierendem, süßlichem Geschmack. Fein gestoßen mit der Wurzel als Umschlag vertreibt sie die Haare; man muß aber die Haut, nachdem man sie feucht angeweicht hat, zuerst abschaben und dann die frische Wurzel auf legen.

Die meisten Autoren ziehen *Polypodium Dryopteris* L. (Polypodiaceae), **Eichentüpfelfarn**, der in den Gebirgen Norditaliens nicht selten ist, hierher; FRAAS schließt sich aber SIBTORP an, der die Pflanze für *Adiantum nigrum* L. (Polypodiaceae), **Schwarzer Streifenfarn**, hält, wegen ihres Standortes und häufigen Vorkommens in Griechenland.

Cap. 187 (190). **Περὶ Κνίκου. Saflor.** Der Knikos hat längliche, eingeschnittene, rauhe, dornige Blätter. Die Stengel sind zwei Ellen hoch, daran Köpfchen von Olivengröße. Die Blüte ist dem Safran (an Farbe) gleich, der Same weiß und gelb[1], länglich, eckig. Diese Blüte gebraucht man als Zugemüse. Der zerstoßene und zu Saft verarbeitete Same zusammen mit Honigwasser oder Hühnergericht reinigt den Bauch, ist aber dem Magen zuwider. Man macht auch den Bauch erweichende Küchelchen daraus, indem man den Saft mit Mandeln, Natron, Anis und gekochtem Honig mischt. Man muß sie aber in vier Stücke teilen und vor der Mahlzeit zwei bis drei von der Größe einer Walnuß nehmen. Man bereitet sie auf folgende Weise: (Nimm) 1 Xestes weißen Knikos, 3 Becher geröstete und geschälte Mandeln[2], 1 Xestes Anis, 1 Drachme Aphronitron, das Fleisch von 30 Feigen. Der Saft des Samens macht auch die Milch gerinnen und sie mehr lösend.

[1] Marcellus vermutet statt πυῤῥόν eher πύρινον, brennend, oder πικρόν, bitter.
[2] θάσια, seil, κάρυα, Nüsse von Thasos.

Carthamus tinctorius L. (Compositae), **Saflor**. Wird nach FRAAS in Griechenland sehr wenig angebaut, mehr in Italien. Die schön safrangelben, später dunkleren Blüten dienen zur Verfälschung des Safrans. Die Heimat ist Ostasien, von da ist die Pflanze wahrscheinlich über Ägypten nach Europa gewandert.

Cap. 188 (191). **Περὶ Λινοζώστεως. Bingelkraut.** Linozostis [die männliche] – einige nennen sie Parthenion[1] [andere Argyros[2], Aritrillis, Chrysitis[3], die Ägypter Aphlopho], auch Merkurs Kraut[4] [die

Römer Herba Mercurialis mascula oder testiculata[5], die Afrikaner Asumes] – hat dem Basilikum ähnliche, denen der Helxine sich nähernde, aber kleinere Blätter, zweiknotige Zweige mit vielen dichten Achseln. Die Frucht ist bei der weiblichen traubig und zahlreich, bei der männlichen sitzt sie neben den Blättern, klein, rund, zu zweien neben einander wie Hoden. Der ganze Strauch ist eine Spanne hoch oder höher. Beide bewirken, als Gemüse genossen, Durchfall; werden sie in Wasser gekocht, so führt dieses als Trank Galle und Wässeriges ab. Es scheint, als ob die Blätter der weiblichen, fein gestoßen und getrunken oder nach der Menstruation im Zäpfchen eingelegt, die Empfängnis eines Mädchens, die der männlichen, in derselben Weise angewandt, die Erzeugung eines Knaben bewirken.

[1] Jungfernkraut. [2] Silber, ἄργυρος χυτός, Quecksilber, Mercurius. [3] Goldartig. [4] Die Entdeckung der Pflanze wird nach Plinius XXV 38 dem Merkur zugeschrieben. [5] Hodengestaltet, von der zweiknotigen, zweifächerigen Kapsel.

Mercurialis annua L. (Eupborbiaceae), **Jähriges Bingelkraut**. Vgl. III 130.

Cap. 189 (192). **Περὶ Κυνοκράμβης. Hundskohl.** Die Kynia oder Kynokrambe – einige nennen sie wildes männliches Bingelkraut [die Afrikaner Harmas, auch Asumeslabon] – treibt ein zwei Spannen langes, weiches, weißliches Stengelchen, die Blätter sind denen des Bingelkrautes oder des Epheus ähnlich, weißlich, in Abständen. Die Frucht steht bei den Blättern, ist klein und rund. Der Stengel und die Blätter als Gemüse genossen, haben Durchfall erregende Wirkung; das davon abgekochte Wasser treibt die Galle und das Wässerige ab.

Thelygonum Cynocrambe L. (Chenopodiaceae), **Hundskohl**. Eine Pflanze des südlichen Europas – in Italien fehlt sie.

Cap. 190 (193). **Περὶ Ἡλιοτροπίου τοῦ μεγάλου. Grosses Heliotropion.** Das große Heliotropion, welches einige von der Form der Blüte Skorpionsschwanz, andere davon, daß es die Blätter nach dem Gange der Sonne richtet, Sonnenwende nennen [noch andere Heliotropos, Dialion[1], Heliopun, Skorpioktonon[2], wilden Sesam, Skorpionsschwanz], hat denen des Basilikum ähnliche Blätter, sie sind aber rauher, weißer und größer. Es treibt aus der Wurzel drei, vier oder fünf Stengel und aus diesen mehrere Achseln. An der Spitze sitzt die weiße, rötliche[3], wie ein Skorpionsschwanz gekrümmte Blüte; die Wurzel ist zart, nutzlos. Es wächst in rauhen Gegenden. Ein Bündelchen[4] davon mit Wasser gekocht und getrunken führt Schleim und Galle durch den Bauch ab. Mit Wein getrunken und auch als Umschlag ist es ein gutes Mittel gegen Skorpionsbiss. Ferner wird es umgebunden, um die Empfängnis zu verhindern. Man sagt, daß 4 Körner der Frucht eine Stunde vor Eintritt des Fiebers mit Wein getrunken das viertägige Fieber zurückhalten, 3 Körner das dreitägige. Die Frucht als Kataplasma bringt gewöhnliche und gestielte Warzen, Feigwarzen und Epinyktiden zum Eintrocknen. Die Blätter werden mit Nutzen bei Podagra, Verrenkungen und den an Sonnenstich leidenden Kindern aufgelegt. Endlich befördern sie auch die Menstruation und treiben, fein gestoßen im Zäpfchen eingelegt, den Embryo aus.

[1] Pflanze des Zeus. [2] Skorpiontöter. [3] Einige Codices haben ἢ ὑποπόρφυρον, oder purpurrote. [4] δέσμη, ein Bündelchen, soviel man mit der Hand zusammenfassen konnte.

Heliotropium villosum Desf. (Asperifoliaceae), **Haarige Sonnenwende**, oder *H. europaeum* L., **Gemeine Sonnenwende.** Jene paßt nach FRAAS besser und ist die verbreitetste in Griechenland. Bei dieser ist der Stengel ½ m hoch, ästig, graugrün, die Blätter sind langgestielt, stumpf, dicht mit auf schwieligen Punkten stehenden feinen Borsten besetzt. Die Blüten stehen in Ähren, die Kelchzipfel sind so lang wie die haarige, grüne Kronenröhre, deren Saum weiß, selten rötlich ist und zwischen den abgerundeten Zipfeln ein Zähnchen trägt. Die Früchte sind runzelich-gekörnt, flaumhaarig. Plinius II 109 u. XXII 58 nennt die eine Art Heliotropium, welche selbst bei bewölktem Himmel sich der Sonne zuwende, Verrucaria.

Früher diente das Kraut, Herba Verrucariae, zum Vertreiben der Warzen, der Nasenpolypen usw., man schrieb ihm eine scharfe Wirkung zu.

Cap. 191 (194). **Περὶ Ἡλιοτροπίου τοῦ μικροῦ. Kleines Heliotropion.** Das kleine Heliotropion – einige nennen es auch Skorpionsschwanz – wächst an sumpfigen Stellen und an Seen; es hat dem vorigen ähnliche, aber rundere Blätter, eine runde, herabhängende Frucht wie gestielte Warzen. Wird das Kraut sammt der Frucht mit Natron, Hysop und Kresse in Wasser getrunken, so hat es die Kraft, den Bandwurm und runden Eingeweidewurm auszutreiben. Mit Salz .aufgestrichen vertreibt es Warzen.

Die älteren Botaniker, LOBELIUS und GESSNER, auch SPRENGEL und KOSTELETZKY, halten die Pflanze des D. für *Croton tinctorium* L. (Euphorbiaceae), **Gemeines Lackmuskraut** (so benannt, weil eine blaue Schminkfarbe als Bezetta coerulea daraus hergestellt wurde, indem mit dem Safte getränkte Läppchen, über Kalk und faulenden Harn aufgehängt, blau wurden). Der ästige, oft gabelige Stengel ist wie die ganze Pflanze weißgrau-filzig, die Blätter sind langgestielt, stumpf, ungleich ausgeschweift, die jungen aschgrau, die älteren schmutziggrün, die Blüte ist eine kurze, sitzende Traube, die Kronenblätter sind lineal, weiß, an der Spitze gelblich, die männlichen Blüten fast sitzend, die weiblichen gestielt, später überhängend, die Früchte sind rundlich-dreikantig. An sandigen Küsten des Mittelmeers. Fraas zieht als besser passend *Heliotropium supinum* L. (Asperifoliaceae), **Niederliegende Sonnenwende**, hierher, welches im reifen Zustande auch einerseitswendige, abwärtsgebeugte Früchte hat und häutig an sehr feuchten Stellen in Meeresniederungen steht.

Cap. 192 (195). **Περὶ Σκορπιοειδοῦς. Skorpionskraut.** Das Pflänzchen Skorpioeides hat kleine Blätter und dem Skorpionsschwanz gleichende Samen. Es hilft als Umschlag vortrefflich gegen Skorpionsstiche.

Scorpiurus sulcata L. (Papilionaceae), **Skorpionskraut**, in Griechenland heimisch.

Fünftes Buch

Nachdem ich in den vorstehenden vier Büchern, teuerster Areios, von den Gewürzen, Ölen, Salben, und den Bäumen, sowie von ihren Früchten und Tränen, ebenso auch von den Tieren, dem Honig, der Milch, den Fetten, den Getreidearten und Gemüsen und überhaupt von den Wurzeln, Pflanzen, Säften und Samen geredet habe, werde ich in diesem als dem letzten des ganzen Werkes von den Weinen und den sogen. Metallen handeln, beginnend mit dem Vortrage über den Weinstock.

Cap. 1. **Περὶ Ἀμπέλου οἰνοφόρου. Weinstock.** Die Blätter und Ranken der Wein tragenden Rebe, fein gestoßen als Umschlag, lindem Kopfschmerzen, mit Graupen Entzündung und Brand des Magens; auch für sich allein aufgelegt sind sie kühlend und adstringierend. Auch der aus ihnen gepreßte Saft hilft, getrunken, bei Dysenterie, Blutauswurf, Magenschmerzen und falschem Appetit schwangerer Frauen. Dasselbe aber leisten die in Wasser mazerierten und getrunkenen Ranken. Die gummiartige Träne desselben, welche sich unten am Stamm ausscheidet und erhärtet, zertrümmert den Stein, wenn sie mit Wein genommen wird. Eingestrichen heilt sie auch Flechten, Krätze und Aussatz, man muß aber vorher die Stelle mit Natron reinigen. Mit Öl dauernd eingesalbt vertreibt sie die Haare, besonders (tut dies) auch die aus den angebrannten Zweigen ausschwitzendo Flüssigkeit; aufgestrichen bringt diese auch Warzen weg. Die Asche ferner der Zweige und Trester, mit Essig aufgeschmiert, heilt die am After gebildeten Geschwülste und Feigwarzen. Die Trester endlich helfen bei Verrenkungen, Schlangenbiß und Milzentzünduugen, wenn sie mit Rosenöl, Raute und Essig angewandt werden.

Vitis vinifera L. (Vitaceae), **Weinrebe**.

Plinius XXIII 3 sqq. sagt über den Gebrauch der Ranken, Blätter, Zweige und des Gummis dasselbe.

Als die Heimat der seit den ältesten Zeiten in Poesie und Prosa verherrlichten Rebe und ihres Produktes, des Weins, wird nach Mythe, Geschichte und naturwissenschaftlichen Ergebnissen der Südosten von Europa und Kleinasien betrachtet. In Griechenland und in Italien, wohin sie aus Hellas kam, wächst sie an Zäunen und in Gebüschen wild, die Grenze für ihr Fortkommen ist die Höhe von 1000 m auf Sicilien und am Abhange des Parnon. Naturgemäß verwandte man auf die Kultur der Rebe die größte Sorgfalt (vgl. Homer, Od. V 21; XXIV 341; Hesiod, Op. et dies 607, 722; Theophrast, Hist. pl. IV 13, 5; Varro, De re r. I 26,

31, 34, 36 etc., besonders Columella, De rer. I 1; II; III 1 sqq., und Plinius XIV 21 sqq.; XVII 152 sqq.), die Griechen pflegten sie im Weingarten, ἀλώη, die Römer in der vinea. Man hat es jetzt bis über 1000 Arten gebracht.

Man war früher der Ansicht, daß der Weinstock aus dem Morgenlande stamme, doch wird seine asiatische Heimat stark in Frage gestellt. Nach K. Koch entstammt die Weinrebe den Urwäldern Mingreliens, an der Ostküste des Schwarzen Meeres, wo, wie in Armenien und den südkaspischen Ländern, der Weinstock noch in seiner ursprünglichen Gestalt als hohe Schlingpflanze sich vorfindet, in den Urwäldern die alten Bäume umschlingend. Dort, von keinem Sonnenstrahl getroffen, bleiben die Früchte klein und wenig schmackhaft.

Es ist auch nachgewiesen, daß er schon ein uralter europäischer und deutscher Bürger ist. Alexander Braun hat in den tertiären Schichten der Wetterau die Weinrebe, die er Vitis teutonica nennt, in Blättern, Traubenbeeren und Kernen aufgefunden. Göppert hat in Schossnitz in Schlesien die Weinrebe ebenfalls in der Tertiärformation gefunden. Ebenso sind in den am Rhein unterhalb Konstanz gelegenen Oeninger Steinbrüchen (Tertiärformation) Traubenkerne und ein der Beeren beraubter Fruchtstand gefunden.

Gabriel de Morbillet hat in der Umgebung von Aix in der Provence im quarternären Tuffgestein gleichfalls Abdrücke der Weinrebe nachgewiesen. Auch in der Champagne im Tuffstein von Sézarne wurde Vitis praevinifera, wie sie genannt wurde zum Unterschiede von der heutigen V. vinifera, gefunden, ebenso in Italien im Tertiärgestein. Ob nun aber das Morgen- oder das Abendland die Heimat des Weinstockes ist, mag eine offene Frage bleiben. Als wahrscheinlich kann man annehmen, daß der Weinstock in vorgeschichtlicher Zeit eine allgemeine Verbreitung gehabt hat. (Nach K. V.-Ztg. 1900, Nr. 1171.)

Als Volksmittel werden Blätter und Ranken noch heute angewandt, jene zum Kühlen, diese als diaphoretisches und diuretisches Mittel; der beim Beschneiden der Reben austretende Saft, das Rebenblut, soll gut sein für die Augen.

Cap. 2. **Περὶ Ἀμπέλου ἀγρίας. Wilder Weinstock.** Die wilde Rebe ist zweifacher Art; die eine nämlich bringt die Frucht nicht zur Reife, sondern nur bis zur Blüte, sie trägt die sogen. Oinanthe, die andere ist kleinkernig, schwarz und adstringierend und bringt die Früchte zur vollen Reife. Ihre Blätter, Ranken und Stengel haben dieselbe Kraft wie beim zahmen.

Plinius XIV 9 rühmt das Holz vom wilden Weinstock, *Vitis silvestris* oder *Labrusca,* als besonders ausdauernd und unverweslich, auf Zypern wachse er zu starken Stämmen.

Cap. 3. **Περὶ Σταφυλῆς. Weintraube.** Jede frische Traube beunruhigt den Bauch und bläht den Magen auf; diejenige, welche eine Zeit lang aufgehängt gewesen ist, hat wenig davon, weil viel von der Feuchtigkeit eingetrocknet ist, sie ist dann gut für den Magen, stellt den Appetit wieder her und ist den Schwachen zuträglich; die Trauben aus den Trestern und aus den Töpfen sind für den Geschmack und den Magen angenehm, stellen massig den Durchfall, die Blase aber und den Kopf greifen sie an, sie sind ein gutes Mittel gegen Blutspeien. Ähnlich wirken die, welche im Moste gelegen haben; die, welche aus dem eingekochten Moste und dem süßen Weine kommen, sind dem Magen mehr zuwider. Sie werden aber auch mit Regenwasser aufbewahrt, nachdem sie vorher in Rosinen verwandelt sind. Diese sind aber etwas weinartig und finden gute Verwendung für die, welche an Durst und an hitzigen und andauernden Fiebern leiden. Ihre aufbewahrten Trester dienen mit Salz als Umschlag bei Entzündungen, Verhärtungen und Anschwellungen der Brüste. Die Abkochung der Trester ist als Injektion von Nutzen bei Dysenterie, Magenleiden und Fluß (der Frauen), auch zum Sitzbade und zur Ausspülung wird sie genommen. Die Kerne daraus sind adstringierend und gut für den Magen; geröstet und fein zerrieben statt Graupen[1] als Umschlag sind sie ein gutes Mittel bei Dysenterie, Magenleiden und Magenschwäche.

[1] ἀντὶ ἀλφίτου, nach Marcellus μετὰ ἀλφίτου. Plinius XXIII 13 sagt aber auch: Inspergitur farina eorum (nucleorum) polentae modo.

Varro (De re r. I 54) sagt über die Conservirung der Trauben: »Man scheidet ganz sorgfältig die zum Getränk und die zum Verspeisen bestimmten Trauben. Die schönsten werden in leere Fässer gehängt, die folgende gute Sorte wird in kleine Töpfe verteilt, welche in Fässer gesetzt und dicht mit Weintrestern umgeben werden; andere kommen in ausgepichte Krüge, welche in einen Teich versenkt werden, noch andere kommen in eine trockene Vorratskammer.« Bei Plinius XXIII 11 kommen die Trauben, welche in Spreu eingemacht sind, den aufgehängten am nächsten, die in den Trestern gelegenen, sowie die im Moste und eingekochtem Moste (Sapa) eingemachten hält auch er für schädlich.

Cap. 4. **Περὶ Σταφίδος. Rosine.** Die am meisten adstringierende Rosine ist die von der weißen Traube. Das Fleisch derselben, genossen, ist von guter Wirkung für die Luftröhre, bei Husten, für die Nieren und die Blase, bei Dysenterie, wenn sie für sich mit den Kernen verspeist wird, aber auch, wenn sie, gemischt mit Hirsen- und Gerstenmehl und Ei, in der Pfanne mit Honig gebraten und genommen wird. Ferner ist sie zum Abführen des Schleimes wohl dienlich, sowohl für sich allein als auch mit Pfeffer gekaut. Hodenentzündungen beschwichtigt sie mit Bohnenmehl und Schwarzkümmel als Umschlag; Epinyktiden, Karbunkeln, Wabengrind, faulende Gelenkgeschwüre, Gangrän heilt sie ohne Kerne fein zerstoßen und mit Raute aufgelegt. Bei Podagra ist sie mit Opopanax als Kataplasma ein gutes Mittel; auch lose Nägel entfernt sie als Umschlag schneller.

Cap. 5. **Περὶ Οἰνάνθης. Oinanthe**. Oinanthe heißt die Frucht[1] des wilden Weinstockes, wenn sie blüht. Man muß sie zum Aufbewahren in einen ungepichten irdenen Topf bringen, nachdem man sie gesammelt und auf einem Leintuche im Schatten getrocknet hat; die beste liefert Syrien, Kilikien und Phönizien. Sie bat adstringierende Kraft, daher ist sie im Trank dem Magen gut, treibt den Harn, stellt den Durchfall und hemmt das Blutspeien. Trocken aufgelegt wirkt sie gegen Ekel und Säure des Magens. Grün sowohl wie trocken ist sie mit Essig und Rosenöl ein Besprengungsmittel gegen Kopfschmerzen. Mit Honig, Safran, Rosenöl und Myrrhe fein zerrieben ist sie ein entzündungswidriges Kataplasma bei blutigen Wunden, beginnender Aegilopie, bei Geschwüren im Munde und bei fressenden Geschwüren an den Schamteilen. Auch wird sie den Tampons zum Zurückhalten des Blutes zugemischt. Ferner wird sie mit dem feinsten Mehl der Graupen und Wein bei Augenentzündungen und Magenbrand aufgelegt. In einem irdenen Gefäße über glühenden Kohlen gebrannt ist sie ein wirksames Mittel für die Augenarzneien. Übergewachsene Nägel an den Fingern und Zehen und sich ablösendes und blutiges Zahnfleisch heilt sie mit Honig.

[1] καρπός ist hier, wie so oft bei D., das Enderzeugnis der Pflanze.

Plinius XII 132 nennt Oenanthe nicht die Frucht, sondern die Blütentraube, uva dum floret, id est, quum optime olet. Nach ihm kommt die beste aus Parapotamia, einer Landschaft am Tigris mit der Hauptstadt Dabitae, heute Degel, die zweite Sorte von Antiochia und Laodicea in Syrien, die dritte von den medischen Bergen. »Einige ziehen die kyprische vor, die afrikanische, Massaris genannt, wird nur von den Ärzten angewandt. Alle aber sind besser von der weißen als von der dunklen Traube.«

Sonst ist Oinanthe auch die Tragknospe.

Cap. 6. **Περὶ Ὀμφακίου. Omphakion**. Omphakion ist der Saft der noch unreifen herben tbasischen[1] oder aminäischen[2] Traube. Man muß den Saft aber vor dem Hundsstern[3] auspressen und in einem roten erzenen Kessel mit Leinen bedeckt in die Sonne stellen, bis er dick wird, indem man all das Festgewordene stets mit dem Flüssigen wieder mischt, ihn aber bei Nacht aus dem Freien wegnehmen, denn die Feuchtigkeit verhindert das Konsistentwerden. Wähle den gelben und leicht zerbrechlichen, der sehr adstringiert und auf der Zunge beißt. Einige dicken den Saft auch durch Kochen ein. Mit Honig und süßem Wein ist er ein gutes Mittel bei geschwollenen Mandeln und Zäpfchen, gegen Soor und skorbutisches Zahnfleisch und eiterflüssige Ohren, mit Essig gegen Fisteln, gegen alte und fressende Geschwüre.

Als Injektion dient er bei Dysenterie und Fluß der Frauen, er bewirkt auch Scharfsichtigkeit und ist von guter Wirkung bei Rauheit der Augen und angefressenen Augenwinkeln. Getrunken wird er ferner bei von selbst auftretendem Blutauswurf und bei solchem, der durch Zerreissen (von Gefassen) entsteht. Man muß ihn aber sehr verdünnt und in geringer Menge anwenden, denn er brennt scharf.

[1] Thasos, eine Insel im Aegäischen Meere, war berühmt durch Marmorbrüche, Reichtum an Nüssen und Wein. [2] Aminäa, eine Landschaft im picenischen Gebiete in Mittelitalien, wo vorzüglicher Wein wuchs. [3] Vor dem Aufgange des Sirius (gegen Ende Juli), der große Hitze brachte.

Cap. 7. **Περὶ ποιήτοτος τῶν οἴνων ἐκ τῆς ἡλικίας. Die Eigenschaft der Weine nach ihrem Alter**. Die alten Weine sind für die Nerven und die übrigen Sinneswerkzeuge schädlich, für den Geschmack aber angenehmer, deshalb von denjenigen, bei denen irgendein innerer Teil leidet, zu vermeiden. Zum Gebrauch in gesunden Tagen dagegen wird er in kleinen Quantitäten und verdünnt ohne Schaden genommen. Der junge erzeugt Blähungen, ist schwer verdaulich, verursacht böse Träume und treibt den Harn; der mittleren Alters ist frei von beiden Fehlern, darum ist er zum Gebrauch in gesunden wie in kranken Tagen zu wählen.

Cap. 8. **Ἐκ τῆς χρόας. Nach der Farbe**. Der weiße Wein ist dünn, leicht zu vertragen und bekommt dem Magen gut; der dunkle ist dick, schwer zu verdauen, macht trunken und setzt Fleisch an. Der gelbliche, welcher in der Mitte steht, hat eine mittelmäßige Kraft, welche jenen beiden entspricht. Vorzuziehen ist jedoch sowohl in kranken wie auch in gesunden Tagen der weiße. Sie unterscheiden sich aber auch noch durch ihre Beschaffenheit.

Cap. 9. **Ἐκ τῆς γεύσεως καὶ τῶν μεμιγμένων. Nach dem Geschmack und den Zusätzen**. Der süße Wein ist voll und verflüchtigt sich schwer aus dem Körper, er bläht den Magen auf; den Bauch und die Eingeweide beunruhigt er sehr, wie auch der Most, macht aber weniger trunken. Für die Blase und die Nieren ist er wohltuend. Der herbe treibt mehr den Harn, bewirkt aber auch Kopfschmerzen und Trunkenheit. Der sauere ist am meisten geeignet zur Beförderung der Verdauung der Speisen; er stellt den Durchfall und die übrigen Flüsse. Der milde greift weniger das Nervensystem an, ist auch weniger harntreibend. Der aber mit Meerwasser versetzte ist dem Magen zuwider,

Durst erregend, nachteilig für die Nerven, er macht offenen Leib, ist aber den Rekonvaleszenten nicht zuträglich. Der Wein aber, welcher aus den an der Sonne getrockneten oder aus den an den Zweigen gedörrten und ausgepreßten Trauben gemacht wird, der sogen, süße, kretische, oder Vormost (Ausbruch) oder pramnische Wein, ebenso der aus dem eingekochten Moste dargestellte, welcher Leirios oder Hepsema heißt, ferner der dunkle, sogen. Melampsithios ist dick und sehr nahrhaft. Der weiße dagegen ist leichter, der in der Mitte steht, hat auch mittelmäßige Kraft. Aller Wein ist adstringierend, geeignet, den Puls zu beschleunigen und wirksam gegen alle die Gifte, welche nach einer Verwundung töten, wenn er mit Öl getrunken und wieder erbrochen wird; ferner gegen Mohnsaft, Pharikon, Pfeilgift, Schierling und Milchgerinnsel, gegen Blasen- und Nierenverwundungen und -Geschwüre. Sie (die Weine) verursachen aber Blähungen und sind dem Magen zuwider. Ein ganz besonders gutes Mittel gegen Bauchflüsse ist der Melampsithios. Der weiße erweicht den Bauch mehr als die anderen. Der mit Gips versetzte ist den Nerven schädlich, verursacht Kopfschmerzen, macht Hitze und ist der Blase nachteiliger. Gegen die tödlichen Gifte ist er wirksamer als die anderen. Die, welche Pech oder Fichtenharz enthalten, sind erwärmend und regen die Verdauung an, nicht anzuraten aber sind sie denen, die an Blutspeien leiden. Die sogen, unvermischten, welche aber einen Zusatz von eingekochtem Most haben, machen schweren Kopf, bewirken Trunkenheit, verlassen den Körper nicht leicht und sind schlecht für den Magen.

Cap. 10. **Περὶ διαφορᾶς ἐκ τῶν τόπων. Unterschied nach den Ursprungsgegenden.** Von den in Italien wachsenden Weinen scheint der Falerner[1)] genannte die erste Stelle einzunehmen, alt geworden ist er leichtverdaulich, regt den Puls an, ist stopfend und gut für den Magen; schädlich ist er für die Blase und für diejenigen, welche an Stumpfsichtigkeit leiden, auch eignet er sich nicht zum reichlicher. Genüsse. Der Albaner[2)] ist voller als der Falerner, etwas süß, er bläht den Magen auf, erweicht den Bauch, befördert aber nicht in gleicher Weise die Verdauung; für das Nervensystem ist er weniger schädlich, im Alter wird er herbe. Der Cäcuber[3)] ist süß, noch voller als der Albaner, setzt Fleisch an und macht eine schöne Hautfarbe, zur Verdauung taugt er nicht. Der Surrentiner[1)] ist sehr herbe; er hemmt daher den Magen- und Eingeweidefluß, greift aber den Kopf weniger an, da er aus feineren Teilen besteht; im Alter wird er dem Magen bekömmlich und süß. Der Adrianer und der Mamertiner[5] aus Sicilien sind gleich derbvoll, massig adstringierend, werden schnell alt und greifen auch wegen ihres sanften Charakters das Nervensystem weniger an. Der Prätutianer[6], der auch aus der Gegend von Adria bezogen wird, ist wohlriechend (hat viel Blume) und sanfter; reichlich genossen verleugnet er sich aber nicht, er hinterläßt einen ziemlich langen Rausch und Betäubung. Der Istrier genannte gleicht dem Prätutianer, wirkt mehr harntreibend, der Chier aber ist milder als die vorhergenannten, sehr nahrhaft, süffig, weniger berauschend, stellt die Flüsse und eignet sich zu den Augenmitteln. Der Lesbier geht schnell durch den Körper, ist leichter als der Chier und dem Magen wohlbekömmlich. Dieselbe Kraft aber wie dieser hat der bei Ephesus wachsende, der sogen. Phygelites; der Messogites aus Asien vom Tmolos[7] macht Kopfschmerzen und schadet den Nerven. Der Koer und Klazomenier sind wegen ihres hohen Gehaltes an Meerwasser leicht dem Verderben ausgesetzt und verursachen Blähungen, sie beunruhigen auch den Bauch sehr und schaden den Nerven.

[1] Vom falernischen Gebiet (ager Falernus) in Campanien am Fuße des Massicus (Mondragone); noch heute heißt eine Sorte campanischen Weins Vino Falerno. [2] Vom Albanergebirge (heute Monte cavo). [3] Cäcubum, eine sumpfige, aber durch eine edle Weinsorte berühmte Ebene in Latium beim jetzigen Castell Vetere. [4] Surrentum, die äußerste Stadt in Campanien, das heutige Sorrent. [5] Adria, Stadt in Etrurien, an einem Arme des Po, die dem Adriatischen Meere den Namen gegeben, heute Adria Veneta; die Stadt liegt, da das Land bedeutend ins Meer hinausgewachsen ist, 22 km vom Meere entfernt in der Prov. Rovigo. Mamertiner hießen die Einwohner von Messana, sie sollen sich nach dem Gotte Mamers benannt haben. [6] Prätutium war ein Gebiet in der Nähe von Picenum im alten Mittelitalien zwischen dem Apennin und dem Adriatischen Meere. [7] Tmolos, Gebirge in Lydien, wo der Paktolos entspringt, eine Fortsetzung des Tauros, jetzt Bojdag.

Cap. 11. **Περὶ δυνάμεως τῶν οἴνων. Kräfte der Weine**. Im allgemeinen ist aller ungemischte, reine, seiner Natur nach herbe Wein erwärmend, er geht leicht durch den Körper, ist dem Magen zuträglich, Appetit erregend, nahrhaft, schlafmachend, stärkend und verschafft eine gute Hautfarbe. Reichlich genossen hilft er denen, die Schierling, Koriander, Pharikon, Mistel, Mohnsaft, Bleiglätte, Eibe, Sturmhut oder (giftige) Pilze genossen haben, ebenso auch gegen Schlangenbisse und die Stiche aller Tiere, deren Bisse oder Stiche durch Kälte töten oder den Magen zerstören. Gute Wirkung hat er ferner bei Aufblähen und Reißen im Unterleibe[1], gegen Erweiterung und Schwäche des Magens und Fluß der Eingeweide und des Bauches. Auch sind sie (die Weine) ein gutes Mittel für die, welche am Oberkörper schwitzen und von Ausdünstungen geplagt werden, besonders die weißen, alten und aromatischen; die alten übrigens und die süßen sind bei Blasen- und Nierenleiden sehr zuträglich. Bei Wunden und Entzündungen werden sie mit schweißiger Schafwolle aufgelegt. Bei bösartigen, krebsigen und nässenden Geschwüren werden sie mit Nutzen zum Bähen gebraucht. Zum Gebrauch in gesunden Tagen sind die ohne Meerwasser, die herben und weißen zu empfehlen; dabei sind die italischen vorzuziehen, so der Falerner, Surrentiner und Cäcuber, auch der Signiner[2)] und zahlreiche andere aus Campanien[3)], ferner der Prätutianer aus der Gegend von Adria, der sicilische, der sogen. Mamertiner, von den griechischen der Chier, der Lesbier und der Phygelites, welcher zu Ephesus wächst. Die dicken und dunklen sind dem Magen zuwider, erzeugen Winde, aber sie bilden Fleisch; die dünnen dagegen und herben sind gut für den Magen aber weniger fleischbildend. Den Harn treiben und Kopfschmerzen verursachen die sehr alten [und dünnen[4)]] und weißen, unmäßig genossen greifen sie das Nervensystem an. Die mittleren Alters sind als Getränk die besten, so die etwa sieben Jahre alten. Das Maß muß sich nach dem Alter, nach der Jahreszeit, nach der Gewohnheit und nach der Eigenschaft des Weines richten. Die beste Regel ist, nicht danach dürsten und die Speise massig damit benetzen. Alle Trunkenheit, besonders die gewohnheitsmäßige, ist schädlich, denn die angegriffenen Nerven zeigen es täglich und der übermäßige Genuß legt täglich den Grund zu heftigen Leiden. Der massige Weingenuß an einigen Tagen und besonders nach dem Genuß von Wasser ist zuträglich, denn er verbessert die innere Körperbeschaffenheit in gewisser Weise, indem er die sichtbaren Ausscheidungen befördert und den unsichtbaren die Wege öffnet. Bei der Trunkenheit muß man aber Wasser trinken, denn es bringt auf dem Wege einer gewissen Heilung bei der absichtlich herbeigeführten Trunkenheit eine Art Hilfe.

[1)] Statt πρὸς δῆξιν ὑποχονδρίου hat Cod. N. πρὸς δῆξιν σκορπίου. [2)] Signia war eine Stadt in Latium. [3)] Die schönste und gesegnetste Landschaft in Mittelitalien mit der Hauptstadt Capua. [4)] καὶ λεπτοί fehlt im Cod. X.

Cap. 12. **Περὶ ὀμφακίτου οἴνου. omphakiteswein.** Der sogen. Omphakites wird besonders auf Lesbos dargestellt, indem die Traube, wenn sie noch nicht ganz reif und noch sauer ist, drei bis vier Tage an der Sonne getrocknet wird, bis die Beeren runzelig werden, und der Wein nach dem Auspressen in Krügen an die Sonne gesetzt wird. Er hat adstringierende Kraft, ist dem Magen zuträglich und ein gutes Mittel für die Schwangeren, wenn sie falschen Appetit haben, für die, welche an Darmverschlingung, an schlechter Verdauung und an Magenschwäche leiden. Er soll auch bei Pestanfällen Hilfe bringen. Solche Weine haben aber ein Alter von mehreren Jahren nötig, sonst sind sie nicht trinkbar.

Cap. 13. **Περὶ δευτερίου καὶ ἀδυνάμου. Zweiter und kraftloser Wein.** Der als Deuteria[1] bezeichnete Wein, welchen einige auch Potimos[2] nennen, wird auf folgende Weise bereitet: Auf die Trester, aus denen du 30 Metretes Wein ausgepreßt hast, gib 3 Metretes Wasser, mische und stampfe es durcheinander, presse aus und koche es auf den dritten Teil ein. Auf jeden Chus der zurückbleibenden Metretes setze 2 Xestes Salz und fülle nach dem Winter in irdene Krüge ab. Verbrauche ihn aber im Jahre, denn er verliert rasch. Er ist ein gutes Mittel für solche, denen Wein zu geben wir Bedenken tragen, da wir durch das Verlangen der Kranken und bei solchen, welche sich nach der Krankheit langsam erholen, dazu gezwungen werden. Man macht auch einen sogen, kraftlosen Wein, welcher dieselbe Wirkung hat wie Deuteria; man muß das gleiche Maß Wasser und Most mit einander mischen und über schwachem Feuer gelinde kochen, bis das Wasser verzehrt ist, danach abkühlen lassen und in ein ausgepichtes Gefäß umgießen. Einige mischen auch gleiche Teile Seewasser mitten aus dem Meere, Regenwasser, Honig und Most mit einander, füllen es um und stellen es vierzig Tage an die Sonne. Man gebraucht dieses zu denselben Zwecken ein Jahr hindurch.

[1] δεύτερος, der zweite, Wein zweiter Güte, Tresterwein. [2] Trinkbar, bei Plinius **Lora**, er hat noch eine dritte Sorte, die aus der Weinhefe gepreßt wird.

Die Ausführlichkeit, mit der D. den Wein abhandelt, ist ein Beweis für sein Ansehen als Genuß- und Arzneimittel.

Nach Varro (De re rust. I 54, Plinius XIV und Galen XIV 17) wurde die Hauptmasse des Saftes aus den Trauben durch Austreten (calcare) gewonnen, die Schalen und Fruchtstiele kamen dann in der cella torcularia in die Kelter, um den letzten Saft auszupressen, welcher mit dem ersten gemischt und in die Gährkammer (cella vinaria) gebracht wurde. Die Trester wurden nun mit einer scharfen Klinge zerstampft und nochmals ausgepreßt, dieser Most schmeckte nach Eisen und wurde als Vinum circumcisitum besonders aufbewahrt. Nach der Gährung wurde der Wein auf Krüge gezogen, welche teils in Kellern, teils verpicht in Körben in der Apotheca, einem Raum im oberen Teile eines besonders dazu eingerichteten Hauses untergebracht wurden. Dieses waren vorzüglich die besseren Sorten, welche, um sie rasch alt zu machen, im Fumarium dem Rauch ausgesetzt wurden. Die Krüge (κεράμια, amphorae), meist aus Töpferthon, zuweilen auch aus Glas bestehend, liefen unten etwas spitz zu, um sie in die Löcher des Kredenztisches (abacus) oder in die Erde zu setzen, hatten zwei Henkel zum Tragen und einen engen Hals, welcher mit einem Kork verschlossen wurde; dieser wurde mit Pech oder Gips versiegelt. Eine Nota bezeichnete die Consuln, d. h. das Jahr, unter denen sie gelagert waren. Das Haus stand auf freiem Felde und hatte mehrere Etagen, in der Mitte befand sich ein Heerd; im Innern lief im Oberstock eine Galerie rings herum, auf welche mehrere Gemächer mündeten. Die einzelnen Zimmerwände waren durchbrochen, so daß der Rauch allenthalben durchziehen konnte. Je nach der Sorte wurde der Wein warm oder kalt behandelt. In milderen Himmelsstrichen vergrub inan die Fässer ganz oder teilweise in die Erde, an anderen Orten ließ man sie unter freiem Himmel oder unter einem Dache, ersteres geschah mit den schwachen, letzteres mit den starken Weinen, besonders bei denen aus Campanien.

Auch legte man das Kraut Stoibe (*Poterium spinosum* L.) zwischen die Krüge, dessen Duft zur Konservierung des Weines erheblich beitragen sollte. (Wir holen eine Flasche »herauf«, die Alten holten einen Krug »herunter«.) Plinius bezeichnet als Mittelding zwischen Wein und süßen Getränken den »beständigen Most«, Aigleukos der Griechen, einen moussierenden Rosinenwein, zu dessen Darstellung die Gährung dadurch unterbrochen wurde, daß man das Faß zu Wintersanfang ins Meer versenkte.

Endlich verstand man es auch, den Wein zu verbessern, teils durch bloßes Verschneiden, teils dadurch, daß man süßen Most weitervergähren ließ oder Hefe von besserem Weine zusetzte, mit oder ohne gleichzeitige Wasserzugabe. So soll Cato es verstanden haben, aus italischem Wein Chier zu machen. Wie das Petiotisieren und Gallisieren, so kannte man auch das Chaptalisieren. »Die Griechen«, sagt Plinius XIV 120, »machen den Wein durch Thon, Marmor, Salz oder Seewasser milde«, aber XXIII 45 heißt es: »Wer sollte als gesunder Mensch nicht vor einem Wein erschrecken, der mit Marmor, Gips oder Kalk versetzt ist.« Dagegen heißt es XIV 126: »Übrigens trägt man für die Verbesserung der Weine große Sorge, indem er bei einigen durch Asche, bei anderen durch Gips oder auf die bereits angeführten Weisen verbessert wird …« Cato nennt das Zusetzen von Asche, Marmor oder Salz concinnari.

Cap. 14. **Περὶ οἴνου ἐκ τῆς ἀγρίας σταφυλῆς. Wein aus der wilden Traube**. Der dunkle Wein aus der wilden Traube ist adstringierend und als solcher ein gutes Mittel gegen Bauch- und Magenfluß, sowie gegen die anderen Krankheilszustände, bei denen Adstringieren und Zusammenziehen angebracht ist.

Cap. 15. **Περὶ μελιτίτου οἴνου. Honigwein**. Der Honigwein wird in hitzigen Fiebern denjenigen gegeben, welche einen schwachen Magen haben. Er erweicht nämlich etwas den Bauch, treibt den Harn und reinigt den Magen. Er ist ein gutes Mittel für Gicht- und Nierenkranke und für die, welche an Schwäche des Kopfes leiden; heilsam erweist er sich auch für wassertrinkende Weiber, denn er ist würzig und nahrhaft. Er wird dem Honigmeth vorgezogen, weil dieser aus herbem und altem Wein und wenig Honig bereitet wird, der Honigwein aber aus 5 Chus herben Mostes, 1 Chus Honig und 1 Becher Salz. Man muß ihn aber in einem großen Kessel herstellen, damit er Raum hat zum Aufwallen, indem man allmählich das eben genannte Salz zustreut, so lauge er aufschäumt; wenn er sich beruhigt hat, muß man ihn in andere irdene Gefäße abfüllen.

Cap. 16. **Περὶ οἰνομέλιτος. Oinomeli.** Der Honigwein hat den Vorzug, welcher aus altem und herbem Wein und geschöntem Honig gemacht ist, denn ein solcher bläht weniger auf und wird bald gut. Der alte ist nahrhaft, der mittleren Alters ist gut für den Bauch und treibt den Harn; nach der Mahlzeit genommen schadet er, dagegen vorher getrunken macht er voll, regt dann aber den Appetit an. Bei der Bereitung werden meist 2 Metretes Wein mit 1 Metretes Honig gemischt. Um ihn schneller fertig zu haben, kochen Einige den Honig mit dem Wein zusammen und füllen ihn so um. Andere mischen des Vorteils (der Sparsamkeit) wegen 6 Xestes gührenden Mostes mit 1 Xestes Honig und füllen ihn nach der Gährung um; er bleibt aber süß.

Cap. 17. **Περὶ μελικράτου. Melikraton**. Der Honigmeth besitzt dieselbe Kraft wie der Honigwein. Wir wenden denselben ungekocht an da, wo wir den Bauch erweichen oder Brechen erregen wollen, wie bei verschluckten tödlichen Giften, indem wir ihn mit Öl geben, gekocht aber bei solchen, die einen kleinen Puls haben, bei schwachen und von Husten belästigten Personen, ferner bei solchen, die an Lungenentzündung und an Schweiß leiden. Wenn das auf bewahrte (gelagerte) Getränk, welches Einige eigentlich Hydromel nennen, ein mittleres Alter hat, so entspricht es der Deuteria und dem schwachen Weine, zur Wiederherstellung der Kräfte dienend. Daher ist es bei denen, welche an der Entzündung irgendeines Teils leiden, mehr angebracht, als Deuteria; das ältere dagegen ist bei Entzündungen und Verstopfungen zu verwerfen. Bei Magenleiden, Appetitlosigkeit und Schweißbelästigung ist es von guter Wirkung. Es wird dargestellt, indem man zu 1 Teil Honig 2 Teile altes Regenwasser mischt und in die Sonne stellt. Einige mischen Quellwasser zu, kochen bis auf den dritten Teil ein und bewahren es auf. Apomeli nennen einige das mit dem Wasser von ausgewaschenen Honigwaben bereitete und aufbewahrte Hydromel. Dieses muß man aber auch reiner machen[1]; einige kochen dieses auch. Für Kranke ist es nicht geeignet, weil es zum größten Teil Bienenbrod[2] enthält.

[1] d.h. ohne Wasserzusatz, da der Wabenauszug, welcher der Billigkeit wegen statt Honig genommen wurde, schon genug Wasser enthält. [2] Der zur Nahrung dienende Blütenstaub.

Cap. 18. **Περὶ ὕδατος. Wasser.** Die Beurteilung des Wassers im allgemeinen hat seine Schwierigkeit wegen der Eigentümlichkeit der Gegenden, der besonderen Eigenart[1], (der Einwirkung) der Luft, und aus nicht wenigen anderen Gründen. So gilt als das beste meist das, welches rein und süß ist, dem keine irgendwie besondere Eigenschaft anhaftet, welches auch nicht die geringste Zeit im Unterleibe verweilt, dabei ohne Schmerz gute Wege geht und weder Blähungen macht noch verdirbt.

[1] διὰ τῆς ἰδισυγκρασίας. Hippokrates sagt ganz allgemein (De aüre, aquis et locis [14]): »Als das beste wird das angesehen, welches an hohen Orten entspringt und dessen Quelle und Lauf der aufgehenden Sonne zu liegt.« Ein gutes Wasser muß klar, farb- und geruchlos, frei von Ammoniak, salpetrigsauren Salzen, Schwefelwasserstoff und leimartigen Substanzen sein. Es darf nur wenig Mikroorganismen und außer Eisen keine Metalle enthalten. Der Gehalt an nicht flüchtigen Substanzen, besonders Calcium- und Magnesiumsalzen, welche die Härte des Wassers bestimmen, muß derartig sein, daß beim Verdampfen von 1 ℓ Wasser nicht mehr als 0,5–0,6 g Rückstand bleiben.

Cap. 19. **Περὶ θαλασσίου ὕδατος. Meerwasser.** Das Meerwasser ist warm, scharf, dem Magen zuwider, denn es bringt Störungen im Bauche hervor und führt Schleim und Galle ab. In warmer Bähung zieht es zusammen und zerteilt; es ist ein gutes Mittel bei Nervenleiden und bei Frostbeulen, bevor sie aufbrechen. Vorteilhaft wird es mit Schrot von ungerüstetem Getreide gemischt, ist auch zu verteilenden Pflastern und Umschlägen sehr geeignet, ebenso als lauwarmes Klystier zur Herausbeförderung des Unrates und als heißes bei Leibschneiden. Ferner dient es zum Umschlag gegen Krätze, Jucken, Flechten, Lause und geschwollene Brüste. Als heiße Bähung verteilt es blutunterlaufene Stellen. Weiter hilft es gegen die Bisse giftiger Tiere, welche Zittern und Kälte bringen, besonders des Skorpions, der Spinne und Natter. Von Nutzen erweist es sich auch, wenn man es als Bad anwendet, so ist auch ein Bad davon sehr dienlich bei andauerndem schlechtem Allgemeinbefinden des Körpers und der Nerven. Heiß gemacht als Räucherung bringt es Linderung bei Wassersucht, Kopfschmerzen und Schwerhörigkeit. Das reine Meerwasser ohne Zusatz von Trinkwasser verliert bei der Aufbewahrung seinen üblen Geruch; Einige kochen es vorher und heben es so auf. Zum Purgieren wird es entweder für sich allein gegeben oder mit Essigwasser oder mit Wein oder Honig, und nach der Reinigung verordnen sie ein Gericht aus Hühnern oder Fischen, um die heißende Schärfe zu mildern.

Das Meerwasser enthält reichliche Mengen von Salzen, besonders von Chlorverbindungen des Natriums, Kaliums und Magnesiums, im Ganzen etwa 3,5%, wovon nahezu 2,7% auf Chlornatrium kommen, außerdem kleine Mengen von Brom- und Jodverbindungnu der Alkali- und alkalischen Erdmetalle. Das spec. Gewicht ist durchschnittlich bei 15° C. 1,02484 (Wasser bei 15° C. = 0,999183). Die Binnenmeere zeigen einen etwas geringeren Salzgehalt als die Weltmeere, sonst ist derselbe ziemlich konstant.

Cap. 20. **Περὶ θαλασσομέλοτος. Honigmeerwasser.** Das Honigmeerwasser scheint kräftig zu purgieren. Es wird aus Honig, Regen- und Meerwasser bereitet, indem gleiche Teile davon geläutert und in einem ausgepichten Gefäße bei Hundstagshitze in die Sonne gestellt werden. Einige mischen 2 Teile abgekochtes Meerwasser mit 1 Teile Honig und füllen es in Gefäße. Ein solches ist gemäßigter und passender als Meerwasser.

Cap. 21. **Περὶ ὄξους. Essig.** Der Essig kühlt und adstringiert, ist gut für den Magen, regt den Appetit an und stellt jeden Blutfluß, sowohl getrunken wie auch als Injektion, er ist auch mit den Speisen gekocht ein gutes Mittel gegen Bauchfluß. Mit schweißiger Schafwolle oder Schwämmen angewandt ist er blutstillend und hält Entzündung ab. Er heilt Gebärmutter- und Mastdarmvorfall, ebenso sich abtrennendes blutiges Zahnfleisch. Gute Wirkung übt er ferner bei fressenden, roseartigen und kriechenden Geschwüren, bei Aussatz, Flechten und übergewachsenen Nägeln, wenn er einem der wirksamen Mittel zugesetzt wird. Krebsige und fressende Geschwüre hält er bei anhaltendem Bähen auf. Mit Schwefel als warmer Umschlag hilft er bei Podagra, mit Honig aufgestrichen bringt er Geschwülste unter den Augen weg. Gegen Sonnenstich hilft er mit Rosenöl und schweißiger Schafwolle oder Schwämmen. Bei Wassersucht und Schwerhörigkeit, bei Ohrensausen und -Brausen ist er in der Räucherung heilsam. Eingetröpfelt tötet er Würmer in den Ohren. Lauwarm umgeschlagen oder mit Schwämmen aufgelegt verteilt er Drüsen an den Schamteilen und lindert auch Juckenreiz. Gegen die Bisse giftiger Tiere, welche kälten, bewährt er sich in warmer Bähung, gegen die, welche ein brennendes Gift auswerfen, in kalter Bähung. Wirksam ist er ferner gegen alle tödlichen Gifte, wenn er warm getrunken und wieder erbrochen wird, besonders gegen den Genuß von Schierling und Mohnsaft, mit Salz gegen Blut- und Milchgerinnsel im Leibe, gegen Pilze, Mistel und Eibe. Verschluckte Blutegel wirft er als Schlürftrank heraus; chronischen Husten lindert er, frischen reizt er an. Warm geschlürft ist er ein gutes Mittel gegen Orthopnöe. Als Gurgelmittel hemmt er Luftröhrenfluß, hilft bei Anschwellung der Schlundmuskeln, bei Erschlaffung des Zäpfchens und als warmes Mundspülwasser bei Zahnschmerz.

Der Essig der alten Griechen und Römer war Weinessig. Plinius XXIII 54 nennt ihn Vitium vini; auch aus Feigenwein machte man Essig. Plinius XIV 103 lobt als den besten den aus Zypern und Alexandria. Bieressig kannte man nur in Ägypten und Palästina.

Cap. 22. **Περὶ ὀξυμέλιτος. Sauerhonig.** Der Sauerhonig wird so bereitet: Nimm 5 Kotylen Essig, 1 Mine Seesalz, 10 Minen Honig, 10 Kotylen Wasser, mische und koche es bis zum zehnmaligen Aufwallen und fülle es nach dem Abkühlen ab. Innerlich genommen soll er den dicken Schleim abführen, auch bei Ischias, Gelenkschmerzen und Epilepsie von Nutzen sein. Er hilft auch denen, die von der Viper und dem sogen. Seps[1)] gebissen sind und denen, die Mohnsaft oder Mistel genossen haben. Als Gurgelmittel ist er bei Anschwellung der Schlundmuskeln heilsam.

[1)] *Seps chalcida* Bonap. (s. I 70).

Plinius XIV 114 gibt dieselbe Bereitungsweise an, sagt aber, daß alle diese Getränke von dem hoch angesehenen Themison (Schüler des Asklepiades und Gründer der methodischen Schule, kurz vor unserer Zeitrechnung) verworfen seien; und in der Tat könne ihr Gebrauch nur als erzwungen angesehen werden, wenn man nicht annehme, der gewürzte Wein und die aus Spezereien bereiteten seien ein Werk der Natur, oder diese habe die Sträucher geschaffen, damit sie getrunken würden.

Oxymel befindet sich noch heute im Arzneischatze.

Cap. 23. **Περὶ Ὀξάλμης. Salzessig.** Der Salzessig ist als Bähmittel heilsam gegen fressende und faulige Geschwüre, gegen Hundsbiß und Stiche giftiger Tiere. Er stillt auch das Blut nach dem Steinschnitte, wenn nach der Operation rasch damit warm ausgespült wird. Ferner dient er als Injektion bei solchen, welche an Dysenterie mit fressenden Geschwüren leiden, man muß aber mit Milch nachspülen. Als Schlürf- und Gurgelmittel tötet er Blutegel; endlich bringt er Grind und Schorf weg.

Cap. 24. **Περὶ Θυμοξάλμης. Thymoxalme.** Thymoxalme[1], welche die Alten bei magenschwachen Personen gebrauchten, indem sie 3–4 Becher mit warmem Wasser mischten und bei Gelenkschmerzen und Blähungen gaben, führt den dicken und schwarzen Schleim weg. Es wird so bereitet: Nimm 1 Essignäpfchen voll fein gestoßenen Thymian und ebensoviel Salz, Mehl, Raute, Polei von jedem etwas, wirf es in einen Kessel und gieße 6 Kotylen Wasser, ½ Kotyle Essig zu, binde ein Leintuch darüber rings herum fest und stelle es unter freien Himmel.

[1] Von θύμος. Thymian – ὄξος, lässig – und ἅλμη, Salzwasser.

Cap. 25. **Περὶ σκιλλητικοῦ ὄξους. Meerzwiebelessig.** Der Meerzwiebelessig wird auf folgende Art gemacht: Reinige die weiße Meerzwiebel, schneide sie in Stücke und verteile sie so auf ein Leintuch, daß sie einander nicht berühren, trockne sie vierzig Tage im Schatten, dann nimm 1 Mine davon und gib sie in 12 Xestes guten Essigs und laß vierzig Tage in der Sonne mazerieren, nachdem du das Gefäß sorgfältig bedeckt hast. Danach nimm die Meerzwiebel heraus, presse sie aus und wirf sie weg. Den Essig aber seihe durch, fülle ihn ab und hebe ihn auf. Einige geben 1 Mine zu 5 Xestes Essig. Andere reinigen die Meerzwiebel und geben sie sofort, ohne zu trocknen, zu dem gleichen Gewicht (Essig)[1] und lassen sechs Monate stehen; ein solcher wird aber schneidender. Er eignet sich zu Mundspülwasser bei schwammigem Zahnfleisch, indem er dasselbe zusammenzieht und fest macht, und die Zähne befestigt, auch Mundfäule und schlechten Geruch des Mundes beseitigt. Als Schlürftrank macht er den Schlund hart und schwielig und bewirkt eine kräftige und helle Stimme. Ferner wird er bei Magenleiden, schlechter Verdauung, Epilepsie, Schwindel, Melancholie und Verdummung genommen, ebenso bei Gebärmutterkrämpfen, Vergrößerung der Milz und bei Ischias. Er erquickt die sehr Schwachen, macht den Körper gesund und bewirkt eine schöne Hautfarbe. Weiter schärft er das Sehvermögen, hilft bei Schwerhörigkeit, wenn er eingetröpfelt wird, ist überhaupt gegen alles heilsam, außer gegen innere Geschwüre [welche Kopfschmerzen und Nervenleiden verursachen]. Laß ihn täglich nüchtern schlürfen, im Anfang aber wenig, allmählich steigend bis zu 1 Becher. Einige geben 2 Becher oder gar mehr.

[1] Da die irische Meerzwiebel fünf Teile Feuchtigkeit enthält.
Der Meerzwiebelessig, Acetum Scillae, ist noch officinell.

Cap. 26. **Περὶ σκιλλητικοῦ οἴνου. Meerzwiebelwein.** Der Meerzwiebelwein wird so bereitet: Zerschneide, wie angegeben, die Meerzwiebel, trockne sie in der Sonne, zerstoße dann 1 Mine davon und schlage sie durch ein loses Sieb, binde (das Pulver) in grobes Leinen und lege es in 20 Xestes guten, frischen Mostes. Laß drei Monate mazerieren und gieße dann den Wein in ein anderes Gefäß, verschließe es rings herum gut und setze es weg. Man kann auch die Meerzwiebel frisch gebrauchen, wenn man sie nach Art der Rübe[1)] zerschneidet und das Gewicht verdoppelt: Man muß (das Gemisch) vierzig Tage in der Sonne stehen und (den Wein) recht alt werden lassen. Der vorgenannte Wein wird aber auch noch auf folgende Art dargestellt: Nimm 3 Minen gereinigte und zerschnittene Meerzwiebeln, lege sie in 1 italischen Metretes schönen Mostes und laß ihn gut bedeckt sechs Monate stehen; dann seihe ihn durch, gieße ihn um und setze ihn weg. Er hat gute Wirkung bei Unverdaulichkeit, gegen Verderbnis der Speisen und Wiedererbrechen derselben, ist für die heilsam, denen dicker Schleim den Magen und Bauch belästigt, ferner für Milzsüchtige, Schwindsüchtige, Wassersüchtige, Gelbsüchtige, für solche, die an Harnverhaltung, Leibschneiden, Blähungen, Paralyse, chronischen Fieberschauern, Schwindel und Krämpfen leiden. Auch befördert er die Menstruation; er greift am wenigsten die Nerven an. Am besten ist der ältere; man muß seine Anwendung aber bei Fiebernden und solchen, die ein inneres Geschwür haben, vermeiden.

1) d. k. in Scheiben.

Cap. 27. **Περὶ θαλαττίων οἴνων. Meerwasserwein.** Die Weine mit Meerwasser werden auf verschiedene Weise gemacht. Einige nämlich mischen sofort nach der Traubenlese Meerwasser zu, andere lassen die Beeren an der Sonne trocknen, treten sie aus unter Zusatz von Meerwasser; noch andere lassen die Trauben zu Rosinen eintrocknen, mazerieren sie mit Meer wasser in Fässern und treten und pressen sie dann aus; ein solcher Wein wird süß. Die mit herbem Geschmack bereiteten finden auch bei Fiebern Verwendung, wenn man keine bessere hat, ferner zum Reinigen des Bauches nach unten, bei denen, die ein inneres Geschwür haben, bei Hartleibigen und denen vom aminäischen Weine der Kopf angegriffen wird. Diese (Weine) sind jedoch dem Magen zuwider und erzeugen Blähungen.

Cap. 28. Περὶ οἴνων σκευαστῶν ἄλλων. Andere künstliche Weine. Wir glauben, daß es für diejenigen, welche eine vollständige Kenntnis zu erlangen streben, nicht ohne Nutzen ist, auch die Bereitung der verschiedenen Weinarten zu beschreiben, nicht weil ihre Verwendung häufig oder notwendig ist, sondern damit wir nicht in den Verdacht kommen, etwas Dazugehöriges ausgelassen zu haben. Einige derselben erfordern weniger Sorgfalt (in der Bereitung) und kommen in Gebrauch, so der aus Quitten, Birnen, Johannisbrod, ebenso auch der aus Myrtenbeeren bereitete Wein. Der Quittenwein z. B., welchen einige auch Apfelwein nennen, wird so bereitet: Schneide Quittenäpfel nach Herausnahme der Samen wie Rüben und lege 12 Minen in 1 Metretes Most, laß sie dreissig Tage lang darin, dann seihe durch und setze den Wein bei Seite. Er wird auch auf folgende Art gemacht: Nachdem man die Quittenäpfel zerstoßen und abgepreßt hat, muß man zu 12Xestes des Saftes 1 Xestes Honig mischen und so bei Seite stellen[1]. Er ist adstringierend, gut für den Magen, ein gutes Mittel gegen Dysenterie, Leber- und Nierenleiden sowie gegen Harnverhaltung.

[1] Den weiteren Verlauf der Weinbildung setzt D. als bekannt voraus.

Cap. 29. Περὶ Μηλομέλιτος. Apfelhonig. Der Apfelhonig, auch Quittenhonig genannt, wird so bereitet, daß Quittenäpfel, welche von den Samen befreit sind, in möglichst viel Honig gelegt werden, so daß sie wie eingeklemmt sind. Nach einem Jahre wird er mild und gleicht dem Honigwein. Er eignet sich zur Anwendung für dieselben Fälle, wie das vorher genannte Präparat.

Cap. 30. Περὶ ὑδρομήλου. Wassermeth. Der Wassermeth wird bereitet durch Mischen von 1 Metretes Quittenhonig mit 2 Metretes abgekochten Wassers, die Mischung wird während der Hundstage in die Sonne gestellt. Er hat dieselbe Kraft wie jener.

Plinius XIV 113 nennt Hydromeli eine Mischung von fünf Jahre altem Regenwasser mit Honig. »Einige«, sagt er, »handeln klüger, indem sie dasselbe sogleich auf ein Drittel einkochen und den dritten Teil alten Honigs zusetzen, dann vierzig Tage in der Hundstagshitze an der Sonne stehen lassen. Im Alter bekommt das Getränk den Geschmack des Weines; am besten wird es in Phrygien gemacht.«

Cap. 31. Περὶ ὀμφακομέλιτος. Herbetraubenmeth. Der Herbetraubenmeth wird auf folgende Weise dargestellt: Nimm unreife, noch nicht dunkel gefärbte Trauben, stelle sie drei Tage in die Sonne, presse sie danach aus und gib zu 3 Teilen des Saftes gemessen 1 Teil[1)] vom besten abgeschäumten Honig, gieße es um in irdene Krüge und stelle es an die Sonne. Er hat zurückdrängende, kühlende Kraft; daher ist er ein gutes Mittel für Magen- und Kolikleidende. In Gebrauch genommen wird er nach einem Jahre.

[1)] χυλοῦ … μετρητοῦ μέρος ἕν.

Diese Art Meth scheint ein Getränk speziell Griechenlands gewesen zu sein, da Plinius denselben nicht erwähnt.

Cap. 32. **Περὶ ἀπίτου οἴνου. Birnenwein**. Der Birnenwein wird ebenso bereitet wie Quittenwein, nur daß die Birnen nicht zu reif sein dürfen. Der Johannisbrot-, Mispeln-, Speierlingsbeerenwein wird auf dieselbe »Weise gemacht. Alle diese sind adstringierend, herbe, dem Magen bekömmlich und halten innerliche Flüsse auf.

Cap. 33. **Περὶ οἰνανθίνου. Weinblütenwein.** Der Weinblütenwein wird so dargestellt: Nimm von der sich eben öffnenden[1)] trockenen Blüte des wilden Weinstockes 2 Minen auf 1 Metretes Most, nach dreißig Tagen seihe durch und setze ihn weg. Er ist von guter Wirkung bei Magenschwäche, Appetitlosigkeit, Magenleiden und Dysenterie.

[1)] βρυούσης.

Cap. 34. **Περὶ ῥοίτου οἴνου. Granatenwein**. Der Granatenwein wird so bereitet: Nimm reife, von den Kernen befreite Granatäpfel, presse den Safe aus den Früchten[1)] und setze ihn bei Seite, oder koche ihn auf den dritten Teil ein und setze ihn weg. Er ist von guter Wirkung bei inneren Flüssen und mit Flüssen verbundenen Fiebern, auch gut für den Magen, stopft den Bauch und treibt den Harn.

[1)] κόκκοι sind hier die saftigen Samenhüllen, die Kerne selbst sind bitter.

Cap. 35. **Περὶ ῥοδίτου οἴνου. Rosenwein.** Der Rosenwein wird so gemacht: Binde 1 Mine trockener zerkleinerter Rosen in ein Leintuch und hänge dieses in 8 Xestes Most. Nach drei Monaten seihe durch, fülle den Wein um und stelle ihn bei Seite. Bei Abwesenheit von Fieber ist er zur Verdauung und gegen Magenschmerzen dienlich, wenn er nach dem Essen getrunken wird, ferner gegen Bauchfluß und Dysenterie. Er wird auch aus Rosensaft unter Zusatz von Honig bereitet, dann heißt er Rosenhonig[1)]; er ist ein gutes Mittel gegen Rauheit der Luftröhre.

[1] Rhodomeli.

Cap. 36. **Περὶ μυρτίτου οἴνου. Myrtenbeerenwein**. Der Myrtenbeerenwein wird auf diese Weise hergestellt: Man muß schwarze, recht reife Myrtenbeeren nehmen, sie stoßen, den Saft in der Presse abpressen und umgießen. Einige kochen ihn auf den dritten Teil ein; andere setzen (die Beeren) vorher an die Sonne und, wenn sie trocken sind, zerstoßen sie dieselben und mischen zu je 1 Choinix 3 Kotylen Wasser und ebensoviel alten Wein. Sodann pressen sie ab und setzen ihn weg. Er ist sehr adstringierend und gut für den Magen, nützlich bei Magen- und Bauchfluß, ebenso gegen (innere) Geschwüre und Fluß der Frauen. Er färbt aber auch das Kopfhaar schwarz.

Plinius XIV 104 läßt diesen Fruchtwein auch aus den Beeren der wilden Myrte bereiten, er nennt ihn **Myrtidanon**, was sonst auch einen Auswuchs am Myrtenbaume bedeutet. Die Beeren, mit rotem Wein gekocht, sind beute noch in Griechenland ein beliebtes Mittel bei Durchfall der Kinder.

Cap. 37. **Περὶ μυρσίνου οἴνου. Myrtenwein**. Der Myrtenwein wird so bereitet: Man muß die Zweigspitzen und die Blätter sammt den Beeren der schwarzen Myrte[1] stoßen und 1 Mine davon in 3 Chus Most geben, bis auf 2 Chus oder bis auf die Hälfte einkochen, dann durchseihen und bei Seite stellen. Dieser Wein ist ein Mittel gegen Grind und Schorf, Ausschlag, Zahnfleisch- und Mandelanschwellung und gegen eiterflüssige Ohren. Er hält auch den Schweiß zurück.

[1] Nach Sprengel *Myrtus latifolia italica vel baetica.*

Cap. 38. **Περὶ σχινίνου οἴνου. Mastixwein**. Der Mastixwein wird ähnlich so wie der Myrtenwein gemacht.

Cap. 39. **Περὶ τερμινθίνου οἴνου. Terebinthenwein**. Auch der Terobinthenwcin wird auf gleiche Weise bereitet; denn auch bei diesem werden die fruchttragenden Zweigspitzen genommen. Sie (die Weine) haben ähnliche Wirkung; sie sind adstringierend und gut für den Magen, ein gutes Mittel gegen Fluß des Magens, der Eingeweide, der Blase und bei Blutflüssen. Sie vernarben alle nässenden Geschwüre. Endlich heilen sie als Sitzbad angewandt Blasen- und Afterrheumatismus.

Cap. 40. **Περὶ φοινικίτου οἴνου. Dattelwein**. Nimm gewöhnliche reife Datteln und wirf sie in ein am Grunde durchbohrtes und mit eingepichtem Rohr versehenes Faß, die Öffnung aber verstopfe mit Leinen. Auf 10 Choinix gieße 3 Chus Wasser, wenn du ihn aber nicht sehr süß haben willst, gieße 5 Chus zu und laß zehn Tage stehen; am elften nimm aus dem Rohre den Leinenpfropf, ziehe den dicken und süßen Wein ab und hebe ihn auf. Er ist wohl süß, aber macht Kopfschmerzen. Wegen der adstringierenden Eigenschaft ist er wirksam gegen Flüsse, daher auch ein gutes Mittel für die, welche an Magen- und Bauchschmerzen und Blutspeien leiden. Einige gießen dasselbe Maß Wasser wieder auf und ziehen ab, auch zum dritten, vierten, fünften und sechsten Male tun sie dieses, was dann übrig ist, wird sauer.

Cap. 41. **Περὶ κατορχίτου οἴνου. Feigenwein.** Der Katorchites, welchen einige auch Feigenwein nennen, wird auf Zypern wie der Dattelwein bereitet; er ist geschätzt, weil Einige bei diesem statt Wasser das gleiche Maß eines Auszuges von frisch ausgepreßten Trestern zugießen. Es werden dazu getrocknete Feigen, welche auch die braunen[1] oder roten genannt werden, genommen. Sie sind aber schwarz und werden ausgezogen, wie früher angegeben ist. Nach zehn Tagen wird die Flüssigkeit abgelassen und zum zweiten und dritten Male dasselbe Quantum Tresterauszug aufgegossen, in gleicher Weise in Zeitabständen ein dritter, vierter und fünfter Auszug gewonnen, welcher in gleicher Weise sauer wird und als Essig gebraucht wird. (Der Wein) ist dünn (feinteilig), blähend und dem Magen zuwider, er benimmt den Appetit, ist jedoch gut für den Bauch und treibt den Harn. Er befördert die Katamenien und die Milchabsonderung, macht aber schlechtes Blut und erzeugt, wie das Bier, Elephantiasis. Einige setzen auch Salz zu, auf sechs Krüge[2] 10 Xestes, andere einen Krug Meerwasser, in der Meinung, er werde weniger dem Verderben unterworfen und werde gut für den Bauch. Noch andere legen auf den Boden Thymian und Fenchel, darauf die Feigen und dieses tun sie schichtweise, bis das Gefäß voll ist.

[1] χελιδόνιοι, braunrot, wie die Schwalben an der Brust gefärbt sind. [2] κεράμια, 1 Keramion = 26,26 ℓ.

Plinius XIV 102 nennt den Feigenwein auch Palmiprimum. Neben dem kyprischen Essig aus Feigen lobt er besonders den alexandrinischen.

Cap. 42. **Περὶ συκομορίτου οἴνου. Sykomorenwein.** Er wird aus den Maulbeerfeigen auf dieselbe Weise gemacht. Weil ihre Kraft nicht ausreicht, um die Süssigkeit des ausfließenden Saftes zu erhalten, wird er zu scharfem Essig.

Cap. 43. **Περὶ ῥητίνου οἴνου. Geharzter Wein.** Der geharzte Wein wird bei den einzelnen Völkern auf ihre Weise bereitet, hauptsächlich in Galatien, weil dort wegen der Kälte die Traube unreif bleibt und der Wein sauer wird, wenn er nicht mit Fichtenharz versetzt wird. Das Harz wird mit der Rinde gestoßen und ½ Kotyle auf den Krug zugesetzt. Einige seihen ihn nach der Gährung durch und scheiden das Harz ab, andere lassen es darin. Im Alter werden (die Weine) süß; diese alle aber verursachen Kopfschmerzen und Schwindel, befördern jedoch die Verdauung und treiben den Harn. Ferner sind sie ein gutes Mittel bei Katarrh, Husten, Magenleiden, Dysenterie, Wassersucht und Fluß der Frauen. Bei Geschwüren im Unterleibe dienen sie zum Klystier. Der dunkle ist adstringierender als der weiße.

Plinius XXIII 45 sqq. hält von den geharzten Weinen nicht viel, am unschuldigsten ist der mit Pech, d. h. mit geschmolzenem und gebranntem Harze zugerichtete und der von Natur Pech enthaltende Wein.

Cap. 44. **Περὶ στροβιλίτου οἴνου. Zirbelnusswein.** Er wird dargestellt, indem frische zerstoßene Zirbelnüsse in Most mazeriert werden. Er wirkt geradeso wie der geharzte Wein. Wenn man die mit Most behandelten Zirbelnüsse kocht, so erhält man ein Getränk, welches, reichlich genossen, ein gutes Mittel bei Schwindsucht ist.

Cap. 45. **Περὶ κεδρίνου. Zedernwein.** Der Zedern-, Wachholder-, Zypressen-, Lorbeer-, Fichten- oder Tannenwein wird auf gleiche Weise hergestellt. Man muß aber das zur Zeit, wenn die Bäume Früchte tragen, frisch gefällte Holz spalten und in die Sonne oder in einen Baderaum oder ans Feuer legen, damit es ausschwitzt, und 1 Mine davon auf 1 Chus Wein geben, unter Umrühren zwei Monate stehen lassen, dann (den Wein) abziehen, an die Sonne setzen und nachher aufbewahren. Bei den künstlichen Weinen muß man aber die Gefäße voll füllen, denn der nicht vollgefüllte wird sauer. Die Arzneiweine sind den Gesunden nicht zuträglich; alle sind sie erwärmend, harntreibend, etwas adstringierend, der Lorbeerwein zieht am meisten zusammen. Es wird auch aus der Frucht der größeren Zeder Wein gemacht, man muß dann ½ Mine zerstoßener Früchte mit 1 Chus Most mischen, vierzig Tage an die Sonne setzen, ihn dann abseihen und umfüllen.

Cap. 46. **Περὶ ἀρκευθιδίτου οἴνου. Wachholderwein.** Er wird aus Wachholderbeeren gemacht wie der Zedernharzwein, hat auch dieselbe Wirkung.

Cap. 47. **Περὶ κεδρίτου. Zedernharzwein**. Der Zedernharzwein wird so bereitet: Man wäscht das Zedernharz mit süßem Wasser, spült jeden Krug mit 1 Becher aus und füllt ihn dann mit Most. Dieser Wein ist erwärmend und verdünnend, bei Abwesenheit von Fieber ein gutes Mittel gegen alten Husten, gegen Brust- und Seitenschmerzen, Leibschneiden, Geschwüre im Bauche und in den Eingeweiden, bei Lungenempyem, Wassersucht und Hysterie. Ferner wirkt er gegen Würmer und Frostschauer, hilft gegen den Biß giftiger Tiere und tötet Schlangen. Eingetröpfelt heilt er Ohrenschmerzen.

Cap. 48. **Περὶ πισσίτου οἴνου. Pechwein**. Der Pechwein wird aus Teer und Most bereitet; man muß aber den Teer zuerst mit Meer- oder Salzwasser gehörig waschen, bis er weiß erscheint und das Meerwasser klar abläuft, dann mit süßem Wasser. Man muß dann 1 bis 2 Unzen Teer auf 8 Chus geben, nach der Gährung absetzen lassen und abziehen. Der Wein erwärmt, befördert die Verdauung, reinigt und führt ab. Zuträglich ist er bei Brust- und Bauchschmerzen, bei Leber-, Milz- und Gebärmutterleiden, wenn kein Fieber vorhanden ist, ebenso bei chronischen Flüssen und bei Geschwüren im Unterleibe. Ferner hat er gute Wirkung bei Husten, bei träger Verdauung, bei Blähungen und Asthma, endlich bei Verrenkungen, besonders mit schweißiger Wolle (aufgelegt).

Cap. 49. **Περὶ ἀψινθίτου οἴνου. Wermuthwein**. Der Wermuthwein wird auf mancherlei Weise dargestellt. Einige setzen zu 48 Xestes italischer Krüge[1)] 1 Pfund politischen Wermuth und kochen bis auf den dritten Teil ein[2)]; dann mischen sie 6 Xestes Most vorsichtig mit Pfund Wermuth, gießen dieses nach und seihen nach dem Absetzen durch. Andere geben 1 Mine Wermuth in den Krug und mazerieren ihn mit 1 Metretes Most, den zerstoßenen und in loses Leinen gebundenen Wermuth lassen sie zwei Monate darin. Noch andere geben 3, auch 4 Unzen Wermuth, syrische Narde, Zimt, Kasia, Bartgrasblüte, Kalmus, Palmenspathe, von jedem 2 Unzen zerstoßen und zu einem Bündel zusammengeschnürt in 1 Metretes Most und lassen es zwei bis drei Monate darin. Dann ziehen sie den Wein ab, füllen ihn um und heben ihn auf. Wieder andere geben in 1 Metretes Most 14 Drachmen keltische Narde und 40 Drachmen Wermuth, in ein Leintuch gebunden, und füllen nach vierzig Tagen ab. Endlich geben einige auf 20 Xestes Most 1 Pfund Wermuth und 2 Unzen trockenes Fichtenharz, klären nach zehn Tagen ab und heben den Wein auf. Er ist dem Magen bekömmlich, harntreibend, bei träger Verdauung von guter Wirkung, ebenso bei Leber- und Nierenleiden, bei Gelbsucht, Appetitlosigkeit und schlechtem Magen. Ferner ist er ein gutes Mittel gegen chronische Spannung im Unterleibe, gegen Blähungen, runde Eingeweidewürmer, verzögerte Menstruation, endlich gegen verschluckte Mistel, wenn er im Übermaß getrunken und wieder erbrochen wird.

[1] τῶν ἰταλικῶν κεραμίων kann als italisches Maß (1 Amphora = 26,26 ℓ) betrachtet oder auch auf den italischen Wein bezogen werden. [2] μέχρι τὸ τρίτον ἀπολεφῇ kann auch heißen: bis der dritte Teil verzehrt ist; gewöhnlich läßt aber D. bis auf ein Drittel einkochen.

Cap. 50. **Περὶ ὑσσωπίτου οἴνου. Hysopwein.** Der aus dem kilikischen Hysop bereitete Hysopwein ist der beste; er wird ebenso dargestellt wie der Wermuth wein. Man muß auf 1 Krug Most 1 Pfund gestoßene und in loses Leinen gebundene Hysopblätter geben, aber zugleich Steinchen mit ins Bündel legen, damit es auf den Boden des Kruges fallt. Nach vierzig Tagen ziehe den Wein ab und fülle ihn um. Er ist ein gutes Mittel gegen Brust-, Seiten- und Lungenbeschwerden, gegen alten Husten und Asthma, treibt den Harn und hilft bei Leibschneiden, ebenso gegen Wechselfieber; auch befördert er die Menstruation.

Cap. 51. **Περὶ χαμαιδρυΐτου οἴνου. Gamanderwein.** Der Gamanderwein wird in gleicher Weise bereitet wie der Hysopwein. Er ist erwärmend und auflösend, heilsam bei Krämpfen und Gelbsucht, bei Aufblähen der Gebärmutter, langsamer Verdauung und beginnender Wassersucht. Am besten wirkt der sehr alte.

Cap. 52. **Περὶ στοιχαδίτου οἴνου. Lavendelwein.** Auf dieselbe Weise wird der Lavendelwein hergestellt. Man muß 1 Mine Lavendel zu 6 Chus geben. Er löst den dicken Schleim und Blähungen und vertreibt Seiten- und Nervenschmerzen und Kälte. Mit Erfolg wird er auch bei Epilepsie zusammen mit Pyrethrum und Sagapenum gegeben.

Cap. 53. **Περὶ στοιχαδικοῦ ὄξους. Lavendelessig.** Nach derselben Vorschrift wird auch Lavendelessig gemacht, indem, wie oben angegeben, das Kraut mit Essig mazeriert wird. Er wirkt in derselben Weise.

Cap. 54. **Περὶ κεστρίτου οἴνου. Gliedkrautwein.** Auch aus dem in der Kälte gedeihenden Gliedkraut wird Wein gemacht. Man muß das Kraut sammt den Zweigen, wenn sie voll von reifem Samen sind, nehmen und 1 Mine in 2 Chus Wein geben, sieben Monate darin lassen und sodann den Wein abgießen. Er hat gute Wirkung bei vielen inneren Leiden, wie auch der Strauch selbst. Insgemein haben auch alle derartig gemachten Weine die Kräfte von den Substanzen, aus denen sie hergestellt sind. Deshalb ist es denen, welche die Eigenschaften jener erkannt haben, leicht, auf die Kräfte der Weine zu schließen. Die Anwendung der Weine ist jedoch nur bei Fieberfreien angebracht. Es wird aber auch Essig daraus (aus dem Gliedkraut) gemacht, der gegen dieselben Beschwerden dient.

Plinius XIV 101 spricht von einem Wein aus Milium, Hirse. Er hat wohl beim flüchtigen Lesen oder Hören κέστρον mit κέγχρον verwechselt, in der Bereitungsangabe stimmt er mit D. wörtlich überein.

Cap. 55. **Περὶ τραγοριγανίτου οἴνου. Tragoriganoswein.** Wein aus stark riechendem Thymian. Macerire 4 Drachmen in Leinen gebundenen stark riechenden Thymian in 4 Xestes Most drei Monate lang, dann gieße den Wein ab. Er ist ein gutes Mittel bei Leibschneiden, Krämpfen, inneren Rupturen, Seitenschmerzen, verhaltenen Winden und schwerer Verdauung.

Cap. 56. **Περὶ βουνίτου οἴνου. Erdknotenwein.** Wein aus dem kleinen Erdknoten. Zerstoße 2 Drachmen Erdknoten, gib sie in 4 Kotylen Mose und verfahre weiter wie gewöhnlich. Er ist ein gutes Mittel für Magenleidende und solche, die auf dem Kampfplatze oder durch vieles Reiten ermattet sind.

Cap. 57. **Περὶ δικταμνίτου οἴνου. Diptamwein.** Diptamwein. 4 Drachmen Diptam mazeriere in 3 Kotylen Most in gleicher Weise. Er wirkt gegen Übelkeit des Magens, befördert auch die Reinigung nach dem Wochenbette und die Menstruation.

Cap. 58. **Περὶ πρασίτου οἴνου. Andornwein.** Der Wein aus Andorn. Zerstoße die Blätter vom blühenden Andorn und gib 2 Choinix in 1 Metretes Most, weiter verfahre wie gewöhnlich. Er ist ein gutes Mittel gegen Brustbeschwerden und solche Leiden, wogegen auch der Andorn dient.

Cap. 59. **Περὶ θυμίτου οἴνου. Thymianwein.** Der Thymianwein. 100 Unzen zerstoßenen und gesiebten Thymian lege, in ein Leintuch gebunden, in einen Krug Most. Er ist ein gutes Mittel gegen schlechte

Verdauung, Appetitlosigkeit, Dysenterie, Nerven- und Unterleibsleiden, gegen winterliche[1] Frostschauer und Bisse giftiger Tiere, welche Kälte und Fäulnis im Gefolge haben.

[1] φρίκας χειμερινὰς, wie sie der Winter bringt.

Cap. 60. **Περὶ θυμβρίτου οἴνου. Satureiwein.** Der Satureiwein wird in gleicher Weise bereitet und wirkt auch gegen dieselben Beschwerden, gegen welche der Thymianwein dient.

Cap. 61. **Περὶ ὀριγανίτου οἴνου. Dostenwein.** Der Dostenwein wird aus dem herakleotischen Dosten gemacht, wie der Thymianwein, wirkt auch in derselben Weise.

Cap. 62. **Περὶ καλαμινθίτου, γληχωνίτου καὶ ἀβροτονίτου οἴνου. Minzen-, Polei- und Beifußwein.** Der Minzen-, Polei- und Beifußwein wird auf gleiche Weise wie der aus Thymian bereitet. Sie haben gute Wirkung bei Magenleiden und Appetitlosigkeit und gegen Gelbsucht; sie sind nämlich harntreibend.

Cap. 63. **Περὶ κονυζίτου οἴνου. Berufskrautwein.** Der Berufskrautwein wird auf gleiche Weise hergestellt; er ist mehr als alle gegen die Bisse giftiger Tiere wirksam.

Cap. 64. **Περὶ ἀρωματίτου οἴνου. Gewürzter Wein.** Der gewürzte Wein wird so bereitet: Nimm Dattelpalme, Aspalathos, Kalmus und kretische Narde, von jedem 1 Ckoinix[1], stoße sie unter Zusatz von Most fein, forme sie zu Broten von ansehnlicher Größe und gib sie in 12 Xestes herben Most, laß sie vierzig Tage darin, nachdem du das Gefäß gut verschlossen hast, dann seihe den Wein durch und hebe ihn auf. Er wird auch auf folgende Weise gemacht: Nimm 8 Drachmen Kalmus, 7 Drachmen Phu, 2 Drachmen Kostos, 6 Drachmen syrische Narde, 8 Drachmen Kasia, 4 Drachmen Safran, 5 Drachmen Amomon, 4 Drachmen Haselwurz, stoße alles fein und gib es, in Leinen gebunden, in 1 Metretes Most; nach der Gährung fülle den Wein um. Er hat gute Wirkung bei Brust-, Seiten- und Lungenleiden; als Trank ist er ein wirksames Mittel bei Harnverhaltung, Frostschauer, verzögerter Menstruation und für die, welche bei Kälte eine Wanderung machen, ebenso für solche, bei welchen sich dicker Schleim bildet. Ferner verschafft er eine gute Hautfarbe, macht Schlaf und lindert die Schmerzen; endlich ist er hilfreich bei Blasen- und Nierenleiden.

[1] Bei den hier angegebenen Gewichten besteht offenbar ein Mißverhältnis, da 4 Choinix oder 8 Xestes Pflanzenteile in 12 Xestes Most mazeriert werden sollen, Cornarius und Saracenus haben daher statt »Choinix« »Unze« zu lesen vorgeschlagen, dann kämen 120 g Species auf etwa 13 Pfund Most, oder man müßte statt 12 Xestes Most 12 Chus lesen, wobei aber die Masse zu groß würde.

Cap. 65. **Περὶ οἴνου τοῦ ἐκ σμύρνης, πεπέρεως καὶ ἴριδος. Wein aus Myrrhe, Pfeffer und Schwertlilie.** Es wird auch ein gewürzter Wein gemacht gegen Katarrh, Husten, Unverdaulichkeit, Blähungen und Magenfäule. Nimm 2 Drachmen Myrrhe, 1 Drachme weißen Pfeffer, 6 Drachmen Schwertlilie, 2 Drachmen Anis, zerstoße dieses grob, binde es in Leinen und gib es zu 6 Xestes Wein. Nach drei Tagen seihe den Wein durch und fülle ihn auf Flaschen[1] zum Aufbewahren. Laß ihn nach dem Spaziergange trinken und reiche ihn unvermischt zu 1 Becher.

[1] λάγηνος, unser Lägel.

Cap. 66. **Περὶ νεκταρίτου οἴνου. Nektarwein.** Der Nektarwein wird aus dem Alant hergestellt, welchen Einige Medika, andere Symphyton, idäisches Wollkraut, Oresteion, auch Nektarion nennen. 5 Unzen trockenen Alant binde in Leinen, gib sie in 6 Chus Most und gieße nach drei Monaten den Wein ab. Er hat gute Wirkung auf Magen und Brust, treibt auch den Harn.

Cap. 67. **Περὶ τοῦ διὰ συρικῆς νάρδου καὶ κελτικῆς καὶ μαλαβάθρου οἴνου. Wein aus syrischer und keltischer Narde und aus Malabathron.** Der Wein aus syrischer und keltischer Narde und aus Malabathron wird so bereitet: Nimm von jedem ½ Mine und gib sie in 2 Chus Most, nach zwei Monaten seihe durch. 1 Becher gib zu 3 Bechern Wasser. Er hilft bei Nierenleiden, Gelbsucht, Leberleiden, Harnverhaltung, Bleichsucht und Magenleiden. Einige bereiten ihn aus 2 Unzen Kalmus, 3 Unzen keltischer Narde in einem Kruge Wein.

Cap. 68. **Περὶ ἀσαρίτου οἴνου. Aronswein.** Haselwurzwein. 3 Unzen Haselwurz gib auf gleiche Weise zu 12 Kotylen Most. Er ist harntreibend und ein gutes Mittel bei Wassersucht, Gelbsucht, Leberleiden und Ischias.

Cap. 69. **Περὶ τοῦ διὰ τῆς ἀγρίας νάρδου οἴνου. Wein aus der wilden Narde.** Der Wein aus der wilden Narde. 8 Unzen der fein gestoßenen und gesiebten frischen Wurzel der wilden Narde behandle mit 1 Chus Most in gleicher Weise und laß sie zwei Monate darin. Gut zu verwenden ist er bei Leberleiden, Harnverhaltung, Blähungen und Magenleiden.

Cap. 70. **Περὶ δαυκίτου οἴνου. Möhrenwein.** Möhrenwein. 6 Drachmen der grob gestoßenen Wurzel behandle in gleicher Weise mit 1 Krug Most und fülle den Wein ab. Er wirkt gut bei Brust-, Unterleibs- und Gebärmutterleiden, befördert die Menstruation, das Aufstoßen und den Harn; auch ist er ein gutes Mittel bei Husten, Krämpfen und inneren Rupturen.

Cap. 71. **Περὶ ἐλελισφακίτου οἴνου. Salbeiwein.** Der Salbeiwein wird auf gleiche Art bereitet. 8 Unzen Salbei lege in 1 Krug[1)], d. i. 1 Keramion Most. Er ist von guter Wirkung bei Nieren-, Blasen- und Seitenschmerzen, gegen Blutauswurf, Husten, innere Rupturen, Krämpfe, Quetschungen und zurückgebliebene Menstruation.

[1)] ἀμφορεύς, Amphora.

Cap. 72. **Περὶ πανακίτου οἴνου. Panaxwein.** Wein aus breitblätterigem Steckenkraut. 1 Unze Steckenkraut gib zu 1 Chus Most und gieße in gleicher Weise ab. Er hat gute Wirkung bei Krämpfen, inneren Rupturen, Quetschungen und Orthopnöe, verdünnt den dicken Saft der Leber, hilft ferner bei Leibschneiden, Ischiasschmerzen und langsamer Verdauung; er befördert die Menstruation und treibt den Embryo aus. Auch ist er ein gutes Mittel bei Wassersucht und gegen Bisse giftiger Tiere.

D. handelt III 49, 50, 51 über drei verschiedene Panakes, welche alle gegen den Biß giftiger Tiere verwandt werden. Man geht aber wohl in der Annahme nicht fehl, daß hier Panakes Herakleion gemeint ist, welches gegen vielerlei Beschwerden gebraucht wird.

Cap. 73. **Περὶ ἀκορίτου οἴνου. Akoronwein.** Der Wein aus Akoron und Süßholz wird auf gleiche Weise bereitet; man muß nämlich bei jedem 8 Unzen in 6 Chus drei Monate mazerieren und den Wein dann umgießen. Sie wirken gegen Seiten- und Brustschmerzen, treiben auch den Harn.

Cap. 74. **Περὶ σελινίτου οἴνου. Selleriewein.** 9 Unzen reifen, frischen, gesiebten Selleriesamen gib, in Leinen gebunden, auf gleiche Weise zu 1 Krug Most. Er regt den Appetit an und ist ein gutes Mittel bei Magenbeschwerden und Harnverhaltung; er bewirkt auch ein freies Atmen.

Cap. 75. **Περὶ μαραθρίτου καὶ ἀνηθίνου οἴνου. Fenchel- und Dillwein**. Der Fenchel-, Dill- und Petersilienwein wird auf gleiche Weise bereitet. Sie haben dieselbe Wirkung.

Cap. 76. **Περὶ ἁλοσανθίνου οἴνου. Salzblütewein**. Er wird mit der reinsten Salzblüte des Meeres gemacht. Er greift aber den Schlund, die Nieren, die Blase und den Magen an; deshalb ist ein solcher weder für Gesunde noch für Kranke zu verwenden.

Cap. 77. **Περὶ φθορίου ἐμβρύων οἴνου. Abortivwein**. Es wird aber auch ein Abortivwein gemacht, indem neben die Weinstöcke Nieswurz, Springgurke oder Purgirwinde gleichzeitig mitgepflanzt wird. Von diesen nimmt die Traube die Kraft an und der aus dieser bereitete Wein bewirkt Fehlgeburt. Er wird den Frauen, nachdem sie vorher erbrochen haben, nüchtern mit Wasser gemischt in der Gabe von 8 Bechern gereicht.

Cap. 78. **Περὶ θυμελαΐτου οἴνου. Seidelbastwein**. Der Seidelbastwein. 30 Drachmen Zweige mit Blättern und Früchten gib in 3 Chus Most und bereite den Wein, indem du bei gelindem Feuer kochst, bis 2 Chus übrig sind; dann seihe ihn durch und setze ihn weg. Er purgiert das Wässerige und erweicht die Milz.

Cap. 79. **Περὶ χαμαιλαΐτου οἴνου. Bergseidelbastwein**. Der Bergseidelbastwein. Wenn der Strauch blüht, zerstoße ihn samt den Blättern, siebe ab und gib 10 Drachmen in 1 Chus Most; nach zwei Monaten gieße den Wein um. Er hilft bei Wassersucht, Leberleiden, Ermattung und bei schwerer Reinigung der Wöchnerinnen.

Cap. 80. **Περὶ χαμαιπιτυΐνου οἴνου. Günselwein**. Der Günselwein wird auf dieselbe Weise bereitet und ist auch gegen dieselben Beschwerden angezeigt; er treibt den Harn.

Cap. 81. **Περὶ μανδραγορίτου. Mandragorawein**. Mandragorawein. Zerschneide die Rinde der Wurzel und gib ½ Mine, in Leinen gebunden, in 1 Metretes Most drei Monate lang, dann gieße den Wein um.

Die mittlere Gabe ist ½ Kotyle. Er wird getrunken unter Zusatz von doppelt so viel Most. Man sagt, daß 1 Hemine davon 1 Chus zugemischt Schlaf mache und betäube; 1 Becher mit 1 Xestes Wein getrunken tötet. Beim richtigen Gebrauche wirkt er schmerzstillend und die Flüsse verdichtend. Ob er in der Räucherung, als Klystier oder als Trank angewandt wird, er hat dieselbe Wirkung.

Cap. 82. **Περὶ ἐλλεβορίτου. Nieswurzwein.** Nieswurzwein. In 1 Chus mit Meerwasser versetzten Most gib 12 Drachmen fein gestoßene, in loses Leinen gebundene schwarze Nieswurz und, wenn die Gährung vorüber ist, gieße den Wein um. Oder: in 1 Chus ohne Meerwasser gib 14–15 Unzen grob gepulverte Nieswurz und seihe den Wein nach einigen Tagen zum Gebrauche durch. Um Öffnung zu bewirken, laß 1 Becher mit Wasser nach dem Bade trinken, wenn sie nach der Mahlzeit erbrochen haben. Oder: nimm 20 Drachmen Nieswurz, 12 Unzen Bartgras und 13 Unzen syrischen Ziest, siebe ab, binde sie in Leinen und laß sie vierzig Tage in 14 Kotylen koischem Wein liegen. Dann seihe durch und laß 1½ Kotylen davon trinken. Oder: in 1 Krug Most mit 12 Xestes gekochten, von der Höhe des Meeres genommenen Seewassers gib 6 Pfund weißen Nieswurz, mazeriere vierzig Tage, dann seihe den Wein durch und gebrauche ihn. Oder: 12 Drachmen Nieswurz, 4 Drachmen Aphronitron, 12 Kotylen Most, mazeriere fünfzehn Tage, seihe durch und gebrauche den Wein nach sechs Monaten. Dieser tötet auch die Leibesfrucht und treibt sie aus. Oder: nimm 1 Metretes Most aus den an der Sonne getrockneten Trauben – es ist aber 1 Metretes gleich 12 Chus –, wirf 20 Drachmen Gips in den Wein und laß zwei Tage stehen; dann mache ein Bündel von 30 Unzen schwarzer Nieswurz, 30 Drachmen Bartgras, 30 Drachmen Kalmus, ¾ Choinix Wachholderbeeren, Myrrhe und Safran von jedem 1 Drachme, binde es in Leinen und hänge es vierzig Tage hinein. Dann seihe durch und gib 3 oder 2 Becher davon als Mischtrank. Er reinigt die Frauen nach dem Wochenbett oder auch nach einer Fehlgeburt, treibt den Embryo aus und wirkt gegen Gebärmutterkrämpfe.

Cap. 83. **Περὶ σκαμμωνίτου. Purgirwindenwein.** Purgirwindenwein. 5 Drachmen der Wurzel, welche um die Zeit der Weizenernte gegraben ist, lege fein gestoßen und in Leinen gebunden in 1 Chus Most dreissig Tage lang. Er reinigt den Bauch, indem er Schleim und Galle abführt.

Περὶ παντὸς λίθου μεταλλικοῦ. Alle Erzarten.

Cap. 84. **Περὶ Καδμείας. Kadmeia.** Die beste Kadmeia[1] ist die kyprische[2], die sogen. traubige, sie ist dicht, massig schwer und schon mehr leicht zu nennen, hat ein traubenartiges Aussehen und eine aschgraue Farbe, ist auf dem Bruche innen grau und grünspanfarbig. Dieser zunächst steht die außen bläuliche, innen aber hellere, mit Streifen wie beim Onyx [dieser Art sind die aus den alten Gruben geförderten[3]]. Es gibt aber auch eine sogen, plattenartige (Plakodes), mit zonenähnlichen Streifen durchsetzt, weshalb man sie auch Zonitis nennt. Eine andere Art heißt Ostrakitis, sie ist dürr und meistenteils schwarz und hat ein erdiges oder scherbenartiges Aussehen. Die weiße ist schlecht. Dienlich zu Augenarzneien ist die als Botryitis (traubenartige) und Onychitis bezeichnete; die übrigen dienen zu Pflastern und trockenen Mitteln, welche Vernarbung bewirken, doch auch hierzu ist die kyprische gut zu verwenden, denn die aus Makedonien, Thrakien und Spanien bezogene ist untauglich. Sie hat adstringierende Kraft, füllt hohle Stellen aus und reinigt von Schmutz. Sie überzieht[4] aber auch und reinigt durch Auspressen[5], trocknet und hält Fleisch Wucherungen zurück und führt böse Geschwüre zur Vernarbung.

Die Kadmeia wird bei der Verhüttung des Kupfers gewonnen, indem der Rauch sich an den Wänden und am oberen Rande der Kamine ansetzt. Es sind dort große eiserne (Reiser), von den Hüttenleuten Akestiden genannt, angebracht, welche an der Spitze zusammenlaufen, zum Auffangen und Ansetzen der von dem Erz aufsteigenden Teile. Wenn sich diese nun mehr und mehr ansetzen, bildet sich ein großer Körper, und es entsteht bald nur eine Art, bald entstehen zwei oder auch alle Arten. Das Erz wird aber auch gewonnen aus einem Berge, welcher vor der Stadt Soloe[6] liegt, durch Brennen eines Minerals, welches Pyrites[7] heißt. In demselben Berge finden sich aber auch in einer Art Gängen Chalkitis, Misy, Sory, Melanteria, Kyanos, Chrysokolla, Chalkanthos und Diphryges. Einige behaupten, die Kadmeia komme auch in Bergwerken vor, sie lassen sich täuschen durch ein Mineral, welches große Ähnlichkeit damit hat, wie auch ein solches zu Kyme[8] sich findet, das aber keinerlei Wirkung aufzuweisen hat. Diese Mineralien erkennt man aber daran, daß sie leichter sind als Kadmeia und beim Kauen keinen linden Geschmack haben; wenn es ein Stein ist, greifen sie beim Kauen die Zähne schmerzhaft an, während, wenn es Kadmeia ist, man sie ruhig durchbeissen kann, da sie (beim Kauen) nachgibt. Man erkennt sie aber auch dadurch, daß Kadmeia, wenn sie mit Essig fein gerieben und an der Sonne getrocknet wird, fest wird[9], welches beim Mineral nicht der Fall ist; ferner dadurch, daß der Stein, zerrieben und ins Feuer gelegt, aufspringt und sein Rauch dem des Feuers gleich ist, während die Kadmeia liegen bleibt und einen gelblichen, kupferfarbigen Russ, gleichsam eine mehrfarbige Zone absetzt. Weiterhin wird der geglühte und wieder abgekühlte Stein sich in der Farbe ändern und leichter sein, die Kadmeia dagegen wird sich durchaus nicht verändern, wenn man sie nicht einige Tage glüht. Eine weißere und leichtere, aber an Kraft geringere kommt auch aus den Silberhütten. Die oben genannte Kadmeia wird unter Kohlen gebettet gebrannt, bis sie durchscheinend wird und Blasen bildet wie Eisenschlacke, dann in aminäischem Wein abgelöscht, die zu Krätzmitteln dienende aber in Essig. Einige rühren die so gebrannte mit Wein zu einer glatten Masse an und glühen sie nochmals in einem rohen Tiegel, bis sie ein bimssteinartiges Aussehen hat, rühren sie wiederum mit Wein an und glühen sie zum dritten Male, bis sie sich vollständig in Asche verwandelt und nichts Rauhes mehr an sich hat. Eine solche wenden sie statt Spodos[10] an. Sie wird dann im Mörser mit Wasser gewaschen, indem sie so lange mit Wasser übergegossen wird, bis kein Schmutz mehr obenauf steht. Dann wird sie in Pastillen geformt und auf bewahrt.

[1] Der Name wird auf den König Kadmos zurückgeführt, den Erfinder der Metallbereitung. [2] Auf der Insel Zypern oder aus Kupfererz gewonnen. [3] Der eingeklammerte Satz wird für ein Einschiebsel gehalten, da D. nach seinen eigenen Worten das natürlich vorkommende Erz, den Galmei oder Zinkspat, nicht gekannt zu haben scheint. [4] παρεμπλάσσει, vielleicht durch Hautbildung gemeint. [5] ἐξιποῖ, bei Galen (De comp. med.) sind τὰ ἐξικωτικά verteilende Mittel. [6] Solia, eine Stadt auf Zypern, wo viele Athener sich angesiedelt hatten. [7] Eine Bezeichnung für harte Steine, die beim Anschlägen Funken geben, hier Kieselgalmei oder Zinkblende. [8] Stadt in Aeolis, angeblich Mutterstadt von Smyrna [9] ἐμπήγνυσθαι setzt Sprengel statt des vulgären ἐκπιέζειν, herausdrücken. [10] Ofenbruch.

Cap. 85. **Περὶ Πομφώλυγος. Pompholyx**. Pompholyx (Hüttenrauch) unterscheidet sich von Spodos (Ofenbruch) nur durch die Form, einen wesentlichen Unterschied gibt es nicht. Der Ofenbruch ist etwas schwärzlich und meist schwerer, voll von Stroh, Haaren und Erde, gleichsam das Abgekratzte und Zusammengefegte von den Fußböden der Kupferwerkstuben und aus den Schmelzöfen. Der

Hüttenrauch erscheint fett und weiß, dabei sehr leicht, so daß er in die Luft fliegen kann. Es gibt zwei Arten davon; die eine ist bläulich (luftfarben) und fettig, die andere sehr weiß und äußerst leicht. Die weiße Pompholyx entsteht, wenn bei der Bereitung und Fertigstellung des Kupfers die Hüttenleute fein gestoßene Kadmeia in größerer Masse aufschütten, um jene besser zu machen. Denn der von dieser aufsteigende höchst feine Rauch wird zu Pompholyx. Aber nicht allein bei der Bereitung und aus der Materie des Kupfers wird der Hüttenrauch bereitet, sondern auch aus der Kadmeia, indem sie zu seiner Bildung künstlich in die Höhe geblasen wird. Es wird so gemacht: In einem zweistöckigen Hause wird ein Schmelzofen gebaut und daran nach der Decke zu ein passender Ausschnitt gemacht[1], der von oben zu öffnen ist. Die Wand des Raumes, an welcher der Ofen liegt, ist durch ein kleines, bis zum Herde reichendes Loch durchbohrt zur Anlage eines Blasebalges. Sie hat aber auch eine passende Tür, zum Ein- und Ausgang vom Meister eingerichtet. Mit diesem Raum ist ein zweiter verbunden, in dem die Blasebälge sind und der Bläser arbeitet. Nun endlich werden Kohlen in den Ofen gebracht und angezündet. Dann streut der gegenwärtige Meister die fein gestoßene Kadmeia von dem Platze über dem Rande der Öffnung auf; der Geselle tut dasselbe, er wirft auch zugleich Kohlen hinein, bis die Masse, welche eingestreut wird, verzehrt ist. Während die Kadmeia in Rauch verwandelt wird, werden die zarteren und leichteren Teile nach oben in das Haus getrieben und setzen sich an die Wände und die Decke an. Der durch den hinaufgetriebenen Rauch gebildete Körper ist anfangs gleich aufsteigenden Wasserblasen, später aber, je mehr die Zunahme sich steigert, wird er einem zusammengeballten Knäuel Wolle gleich. Der schwerere Hüttenrauch fällt auf den Fussboden und verstreut sich umher, teils im Kamin, teils auf dem Fussboden des Hauses. Dieser ist auch für schlechter zu halten als der feinere, weil er durch das Zusammenfegen erdiger und voll Unreinigkeit ist. Einige sind der Meinung, nur auf diese einzige Art werde der oben genannte Ofenbruch gemacht. Als der beste ist der kyprische anzusehen, welcher mit Essig vermischt, einen erzartigen Geruch, eine pechähnliche Farbe und einen schlammigen Geschmack hat. Wenn ferner der unverfälschte auf glühende Kohlen gelegt wird, so schäumt er auf, indem er eine luftbläuliche Farbe annimmt. Man muß aber sehr wohl auf die vorgenannten Merkmale Acht geben, denn er wird von einigen mit Stierleim, Lamm- oder Seelunge, oder gebrannten unreifen Feigen und anderen ähnlichen Dingen verfälscht. Dies ist aber leicht zu erkennen, denn bei der Probe wird von den oben genannten Kennzeichen hierbei nichts gefunden.

Die Pompholyx wird allgemein auf folgende Weise gewaschen: Gib dieselbe entweder trocken oder mit Wasser angerührt in einen mäßig lockeren Leinenbeutel, bringe ihn in eine Wanne mit Regenwasser und spüle den Beutel durch Hin- und Herwenden; denn auf diese Weise wird das Schlammige und Brauchbare abfließen, alles Schlackige bleibt im Leinenbeutel. Dann laß absetzen und seihe das Wasser mit dem Spodos ab; gieße wieder anderes Wasser zu, rühre um und gieße ab, und dieses setze fort, indem du abseihest und abgießest, bis sich nichts Sandiges mehr absetzt. Zuletzt presse das Wasser ab, trockne den Spodos und bewahre ihn auf. Einige trocknen ihn so viel wie nötig, verteilen ihn mit den Händen in Wasser zur Honigkonsistenz und seihen ihn durch Leinen, welches sie über das Aufnahmegefäß ausgebreitet oder lose gespannt und festgebunden haben. Damit er leichter durchläuft, gießen sie reichlich Wasser auf das Leinen und rühren den Spodos durch. Was durchgelaufen ist und im Topfe schaumig obenauf schwimmt, nehmen sie sofort mit einer Muschel ab und bringen es in einen neuen irdenen Topf; das was sich abgesetzt hat, sieben sie leicht ab und gießen es in ein anderes Gefäß, wobei sie das am Boden befindliche Sandige zurücklassen. Wiederum lassen sie das Steinige sich absetzen, seihen durch in ein anderes reines Gefäß, und dies tun sie so oft, bis der Spodos rein und frei von Sand ist. Andere streuen sie ganz, wie sie ist, nach und nach in Wasser, in der Meinung, der oben erwähnte Sand und das Steinige werde durch die eigene Schwere im Gefäß zu Boden sinken, Haare, Stroh und dergleichen werden wegen der Leichtigkeit obenauf schwimmen. Zuletzt trennen sie den in der Mitte befindlichen Spodos davon, geben ihn in einen Mörser und waschen ihn wie Kadmeia. Er wird auch nach oben genannter Methode in Chierwein, der mit Seewasser versetzt ist, gewaschen, dieser ist adstringierender als der mit Wasser gewaschene.

Der Hüttenrauch hat adstringierende, kühlende, ausfüllende, reinigende, verklebende und in etwa austrocknende Kraft. Er gehört auch zu den Mitteln, welche zarten Schorf bilden. Wenn der Ofenbruch aber geröstet werden muß, so reibe ihn unter Benetzen mit Wasser sorgfältig fein, forme Pastillen daraus und gib sie in ein neues irdenes Gefäß. Dieses setze auf gelindes, leichtes Kohlenfeuer und wende die Kügelchen beständig um, bis sie gelb und trocken geworden sind. Zu bemerken ist noch, daß aus Gold und Silber, wie auch aus Blei(-Erzen) Ofenbruch gemacht wird; nächst dem kyprischen ist der aus Blei der beste.

1) Dazu muß ein trichterförmiger Ansatz zum Einschütten des Materials gedacht werden.

Die in den beiden Kapiteln von D. beschriebenen Substanzen sind mehr oder weniger verunreinigtes Zinkoxyd, welches aus zinkhaltigen Erzen bei der Verhüttung des Kupfers gewonnen wurde. Das metallische Zink kannten die Alten nicht und doch leistete ihnen dasselbe unerkannter Weise die wichtigsten Dienste, indem sie den Galmei, die Cadmia, kohlensaures und kieselsaures Zink. $ZnCo_3$ und $Zn_2SiO_4 + H_2O$ mit Kupfer verschmolzen, um dasselbe gelb und gießbar zu machen, wie D. sagt: τὴν κατεργασίαν καὶ τελείωσιν βελτιοῦν βουλόμενοι, wodurch sie die Kupferlegirungen Messing und Bronze erhielten. Die Metallarbeiter begnügten sich mit der Erfahrung, der Umstand aber, daß beim Zink Reduction und Verdampfung zusammenfallen, erklärt alles. Aus den Stellen bei Plinius XXIV 2 und 117 scheint hervorzugehen, daß er glaubt, aus dem Galmei werde fertiges Messing (aes) gewonnen.

Unter χαλκός haben wir hier also eigentlich Messing zu verstehen.

Bei Strabo, der den Galmei καδμεία λίθος nennt (Geograph. III 4), kommt das Wort ψευδοάργυρος, Pseudoargyros, vor, es ist dies vielleicht das sogen. Tropf- oder Rohzink.

Basilius Valentinus (1420) bezeichnete den Ofenbruch seiner Form wegen als **Zinken** und Paracelsus 100 Jahre später gebrauchte für das Metall, »welches aber keine Malleabilität besitze«, den Namen **Zink**, Agricola (1550) erkannte in dem Zinkstaube der Schmelzöfen zu Goslar ein Metall, wußte aber nicht, daß es aus dem Galmei stamme. Erst Stahl (1718) spricht bei der Theorie der Messingbereitung die Ansicht aus, daß aus dem Galmei zunächst Zink reduziert werde, welches sich dann mit dem Kupfer verbinde. Schon sehr früh kam von China über Ostindien Zink unter dem Namen **Spiauter** in den Handel, dieser Name wird als Spialter noch heute von den Hüttenleuten in Aachen und Stolberg gebraucht.

Die Botryitis und Onychitis des D. enthalten als hauptsächliche Verunreinigung Kupfer, dem jedenfalls die Zonenbildung mit zuzuschreiben ist; sie wurden früher als Tutia praeparata oder Cadmia fornacum mehrfach angewandt, der zerriebene Galmei als Lapis calaminaris.

Reinere Produkte sind Pomphylix, der **Hüttenrauch**, und Spodos, der **Ofenbruch**, die **Zinkasche**, deren Gewinnung und Reinigung durch den Schlämmprozeß D. sehr ausführlich beschreibt; sie werden in der Technik viel gebraucht. Die Alchemisten nannten das Zinkoxyd wegen seiner weißen Farbe und lockeren, wolligen Beschaffenheit **Lana philosophica**, auch **Nix alba**, aus dem dann »weißes nichts«, **Nihilum album**, gemacht wurde. Das Zinkoxyd des Handels wird teils auf trockenem Wege durch Glühen des Metalls unter Luftzutritt, teils als Zincum oxyd. purum auf nassem Wege durch Fallen einer Zinksulfatlösung mit Natriumcarbonat und Glühen des erhaltenen Zinkcarbonats dargestellt.

Weiter, sagt Plinius XXXIV 130, liefere auch das Blei ein Spodium, und zwar auf dieselbe Weise, wie es beim kyprischen Erze angegeben sei. Dies ist wohl der Ofenbruch aus den Bleiöfen, wo Bleiglanz geschmolzen wurde, eine grauschwarze, auf den Flächen stahlblaue und violette Masse, welche beim Zerreiben schwarz wird. Auch nennt er ein Spodium von gelber Farbe mit viel Metall und ein als Lauriotis bezeichnetes aus den Silberhütten und eins aus Goldhütten.

Cap. 86. **Περὶ ἀντισπόδων. Antispodon**[1]. Da die Pflanzenasche als Ersatz für Zinkasche, an der es häufig mangelt, sehr gut gebraucht werden kann, so ist es nötig, zu zeigen, daß sie gleiche Wirkung hat, was sie ist, und auf welche Weise sie anzuwenden ist. Nimm die Blätter der Myrte sammt den Blüten und noch unreifen Früchten, gib sie in einen rohen irdenen Tiegel, lege einen vielfach durchlöcherten Deckel darauf und stelle ihn in einen Töpferofen. Wenn aber der Tiegel glüht, gib es in einen anderen rohen Tiegel, und wenn auch dieser zweite glüht, nimm es heraus, wasche und gebrauche es. In gleicher Weise richte die Schößlinge des Ölbaumes her und verwende sie, es sollen aber die des wilden Ölbaumes sein und in deren Ermangelung die des gebauten, sammt den Blüten, oder zerschnittene und entkernte Quittenäpfel, oder Galläpfel, oder leinene Lumpen, oder unreife weiße, in der Sonne getrocknete Maulbeerfeigen, oder Mastixbaum, oder Terebinthe, oder Weinblüte, oder die zarten Blätter des Brombeerstrauches oder die Buxbaumspitzen oder den sogen. Pseudokypeiros[2] sammt der Blüte. Einige verwenden die vorher in der Sonne getrockneten Spitzen der Feigenzweige in derselben Weise, andere Stierleim, oder sie richten rauhe schmutzige Schafwolle, mit Teer oder Honig benetzt, in gleicher Weise her. Alles dieses wird statt der Metallasche gebraucht.

[1] ἀντὶ und σπόδου, statt des Spodos. [2] S. I 4.

Cap. 87. **Περὶ κεκαυμένου χαλκοῦ. Gebranntes Kupfer**. Das gebrannte Kupfer ist gut, wenn es rot ist und beim Zerreiben eine zinnoberrote Farbe hat, das schwarze ist mehr als nötig gebrannt. Es wird dargestellt aus den Nägeln zerstörter Schiffe, welche in einem rohen irdenen Tiegel zusammengeworfen und mit gleichviel Schwefel oder Salz in abwechselnden Lagen bestreut sind. Der Tiegel wird zugedeckt, die Öffnung rings herum mit Töpferthon verschmiert und in den Ofen gesetzt, bis er vollständig glüht. Einige setzen statt Schwefel und Salz Alaun zu, andere glühen ohne Zusatz von Schwefel und Salz im Tiegel einige Tage laug; oder sie nehmen nur Schwefel, aber sie (die Nägel) werden dann ganz zu Russ verbrannt; oder sie bestreichen die Nägel mit Spaltalaun und glühen mit Schwefel und Essig in einem rohen Tiegel. Noch andere besprengen sie in einem kupfernen Gefäße mit Essig und brennen sie so; nach dem Brennen tun sie dasselbe wiederum und zum dritten Male, dann heben sie sie auf. An erster Stelle kommt das in Memphis, dann das auf Zypern gebrannte. Es hat die Kraft, zu adstringieren, auszutrocknen, zu verdünnen, zu besänftigen, herauszuziehen, zu reinigen, Geschwüre zu vernarben, fressende Geschwüre aufzuhalten. Mit Wassermeth getrunken oder mit Honig geleckt bewirkt es Erbrechen. Gewaschen wird es wie die Kadmeia, indem viermal im Tage das Wasser erneuert wird, bis keine Unreinigkeit mehr obenauf schwimmt. Auch die Schlacke desselben in gleicher Weise gewaschen, hat dieselbe Kraft, nur ist sie schwächer.

D. nennt ein rotes und ein schwarzes gebranntes Kupfer. Das erstere ist **Kupferoxydul**, Cu_2O, welches natürlich als Rotkupfererz vorkommt; das andere ist **Kupferoxyd**, CuO, ein beliebtes Mittel des RADEMACHER'schen Arzneischatzes, es findet sich natürlich als Schwarzkupfererz, Melakonit, oder vielmehr Schwefelkupfer. Wird das Metall mit den von D. angegebenen Substanzen geglüht, so müssen ganz verschiedene Verbindungen entstehen, nur kein Kupferoxyd. Mit Schwefel bildet es das schwarzgraue Kupfersulfür, Cu_2S, oder das Kupfersulfid, CuS, mit Salz die Chlorverbindungen, mit Essig Grünspan. Die Behandlung bei Plinius XXXIV 105 ist dieselbe.

Cap. 88. **Περὶ ἄνθους χαλκοῦ. Kupferblüte**. Einige nennen Kupferblüte das Schabsel von alten Nägeln; das beste ist dasjenige, welches sich leicht brechen läßt, beim Zerreiben kräftig gelb, von hirsekornähnlicher Form, klein, schwer, massig glänzend ist [und adstringiert], das auch frei ist von Feilspähnen, womit es verfälscht wird; diese werden aber dadurch erkannt, daß sie durch das Zusammenpressen zwischen den Zähnen sich ausdehnen. Sie wird so dargestellt: Wenn das in den Schmelzöfen geschmolzene Kupfer durch den Trichter der Leitungsrinnen in die Aufnahmegefäße fließt, gießen die, welche die Reinigung desselben von Schmutz zu besorgen haben, ganz reines Wasser zu, um es abzukühlen. In Folge der plötzlichen Verdichtung und Zusammenziehung wird die oben genannte (Blüte) gleichsam ausgespieen und blüht aus. Auch diese adstringiert und hält die Auswüchse zurück, entfernt die Verdunkelungen von den Pupillen und beißt stark. In der Menge von 4 Obolen gegeben führt sie die dikken Säfte ab. Sie zerstört die Fleischgewächse in der Nase und heilt mit Wein Geschwüre am After. Bei andauernder Taubheit wird die weiße[1)], fein gerieben, durch ein Rohr eingeblasen. Fein gerieben und mit Honig eingestrichen bringt sie Geschwülste am Zäpfchen und an den Mandeln zurück.

[1)] Die hellen Produkte rühren von Messing und Bronze her, diese Legirungen werden ja gleichfalls χαλκός genannt.

Die Kupferblüte ist gleichfalls Kupferoxydul. Plinius XXXIV 107 sagt: »Sie entsteht aus dem Erze, wenn es geschmolzen und in einen anderen Ofen übergeführt wird; hier werden durch das starke Gebläse hirsekornartige Schuppen herausgestoßen, welche man Blüte nennt; sie fallen ab, wenn die Kuchen in Wasser abgekühlt werden.«

Cap. 89. **Περὶ λεπίδος. Kupferhammerschlag.** Gut ist der dicke Hammerschlag von den Nägeln aus den kyprischen Werkstätten, die sogen. Helitis; schlecht aber kommt er aus schlechtem Kupfer oder aus Messing[1)], er ist dünn und kraftlos. Diesen verwerfen wir, ziehen aber den dicken und gelben vor, der beim Benetzen mit Essig sich mit Grünspan überzieht. Er hat die Kraft zu adstringieren, zu unterdrükken (ätzen), zu verdünnen, fressende Geschwüre aufzuhalten [Fäulnis zu bewirken] und zu vernarben. Mit Honigmeth getrunken führt er das Wässerige ab. Einige geben ihn mit Mehl angemacht im Bissen; er wird auch den Augenmitteln zugesetzt, denn er trocknet die Flüsse und beizt rauhe Augenlider glatt. Er wird auf folgende Weise gewaschen: Gib ½ Mine reiner trockener Schuppen in einen Mörser mit klarem Wasser und rühre mit den Händen kräftig durcheinander, bis der Hammerschlag sich gesetzt hat, entferne das obenauf Schwimmende, schütte das Wasser weg und gieße 1 Kotyle Regenwasser zu und reibe (die Schuppen) gleichsam mit der flachen Hand abkratzend im Mörser. Wenn er anfängt, eine gewisse Schlüpfrigkeit abzugeben, gib unter kräftigem Reiben allmählich Wasser bis zu 6 Kotylen zu, presse mit den Händen die Schuppen an die Wand des Mörsers und reibe kräftig; drücke aus und fange das Abfließende in einer Büchse aus rotem Kupfer auf, dieses ist nämlich gleichsam die Blüte des Kupferhammerschlags, sie hat eine vorzügliche Kraft und ist sehr geeignet für Augenmittel. Das Übrige ist kraftlos. Auch das, was zurückgelassen ist[2)], wasche in gleicher Weise, bis es nichts Schlüpfriges mehr abgibt und hebe es auf. Das, was übrig geblieben ist, muß man mit einem Leintuche zudecken und zwei Tage in Ruhe stehen lassen, dann das überstehende Wasser abgießen, trocknen und in einer Büchse aufbewahren. Einige waschen ihn auch wie die Kadmeia und bewahren ihn auf.

[1)] ἐκ τοῦ λευκοῦ. [2)] d. h. der Rest Hammerschlag, der noch nicht in Arbeit genommen ist.

Plinius XXXIV 107 sqq. bemerkt, ein Unterschied zwischen Lepis, Hammerschlag, und Flos aeris, Kupferblüte, bestehe nur darin, daß diese von selbst, jener aber durch Schläge von den Barren abspringe. D. unterscheidet feinere Sorten Hammerschlag, nämlich dasjenige, was durch Verreiben der Schuppen in Wasser sich oberflächlich abscheidet, und das, welches durch besonders kräftiges Aneinanderreiben als feiner Schlämmstaub abfällt. Dies ist wohl das, was Plinius mit »Stomoma, eine andere feinere Art Hammerschlag«, bezeichnet, während D. unter Stomoma offenbar die Schuppen eines anderen Metalls (Eisen) versteht (vgl. auch v. Bibra, Die Bronzen und Kupferlegirungen der alten und ältesten Völker. Erlangen 1869).

Cap. 90. **Περὶ λεπίδος στομώματος. Eisenhammerschlag.** Der Eisenhammerschlag hat dieselbe Kraft, wie der Kupferhammerschlag, auch das Waschen und die Aufbewahrung geschieht in gleicher Weise, aber darin, den Bauch zu reinigen, bleibt er hinter dem Kupferhammerschlag zurück.

Cap. 91. **Περὶ ἰοῦ ξυστοῦ. Abgekratzter Grünspan.** Der abgekratzte Grünspan ist so herzustellen: In ein Weinfaß oder ein anderes ähnliches Gefäß gieße stärksten Essig und decke darüber ein kupfernes Gefäß, es ist gut, wenn dieses gewölbt ist, sonst kann es auch flach sein; aber es muß blank sein und darf keine Öffnung haben. Nach zehn Tagen nimm das Gefäß weg und schabe den Überzug von Grünspan ab. Oder: Mache eine Platte[1)] vom Kupfer selbst und hänge sie so in das Gefäß, daß sie vom Essig nicht berührt werde, und kratze sie nach ebenso viel Tagen ab. Oder: Zwischen nicht mehr frische, säuernde Weintrester lege einen oder mehrere Barren oder Platten und schabe sie in derselben Weise ab. Man kann ihn auch aus Feilspähnen oder aus Plättchen machen, zwischen denen die Goldblättchen ausgeschlagen werden, wenn man sie mit Essig besprengt und drei- bis viermal durchrührt, bis sie vollständig mit Grünspan bezogen sind. Man sagt, daß derselbe auch in Erzgruben entstehe, indem er teils aus gewissen kupferhaltigen Mineralien ausblühe, teils in einer bestimmten Höhle mit Hundstagshitze auströpfele, jener sei zwar spärlich, aber der beste, der aus der Höhle wohl reichlich zufließend und von schöner Farbe, aber schlecht, weil er mit viel Gestein gemischt sei[2)]. Er wird aber durch viele andere Zusätze verfälscht, am meisten durch folgende: Einige vermischen ihn mit Bimsstein, andere mit Marmor, noch andere mit Kupfervitriol. Den Bimsstein und Marmor wird man aber herausfinden, wenn man den Daumen der rechten Hand befeuchtet und mit der linken Hand ein Stückchen Grünspan daran reibt, dann ergibt sich, daß die Grünspanteile zerfließen, die vom Bimsstein und Marmor aber ungelöst bleiben und schließlich durch vieles Reiben und das Zutreten der Feuchtigkeit weiß werden; dann aber auch durch das Aufdrücken der Zähne, denn der unvermischte ist geschmeidig und nicht rauh[3]. Der Kupfervitriol wird durch das Feuer erkannt; denn, wenn man den so verfälschten Grünspan auf eine Platte oder einen Scherben streut und eins von beiden auf glühende Asche oder Kohlen stellt, wird sich der vitriolhaltige verändern und rot werden, weil derselbe (der Vitriol) seiner Natur nach beim Brennen eine solche Farbe erhält[4].

[1] λενίδα, eigentlich Schale. [2] Dieser natürlich vorkonnnende Grünspan ist **Kupfercarbonat, Malachit**, $CuCO_3 + Cu(OH)_2$. oder **Kupferlasur**, $2\,CuCo_3 + Cu(OH)_2$. [3] Er knirscht nicht zwischen den Zähnen. [4] Die rote Farbe von Kupferoxydul.

Die heutige Darstellung des Grünspans geschieht ungefähr in derselben Weise, wie sie von D. angegeben ist. Er kommt in zwei verschiedenen Sorten im Handel vor, als blauer und grüner Grünspan. Der blaue oder französische ist Einfachbasisches Kupferacetat $[(C_2H_3O_2)_2Cu + CuO + 6\,H_2O]$ und wird in der Art hergestellt, daß man mit Grünspanlösung bestrichene Kupferplatten mit Weintrestern, in welchen der vorhandene Zucker durch Gährung in Alkohol und dieser in Essigsäure übergeführt ist, in Berührung bringt. Der grüne ist Zweifach-basisches Kupferacetat $[(C_2H_3O_2)_2Cu + 2\,CuO + 2\,H_2O]$ mit viel Halb-basischem Kupferacetat $[2\,(C_2H_3O_2)_2Cu + CuO + 6\,H_2O]$ und bildet, sich, wenn Kupferplatten mit Filz oder Zeuglappen, die mit Essigsäure getränkt sind, geschichtet werden. Neutralen, sogen, kristallisierten Grünspan $[(C_2H_3O_2)_2Cu + H_2O]$ erhält man durch Auflösen von Kupferoxyd, Kupfercarbonat oder Grünspan in Essigsäure; er kristallisiert in dunkelblauen und monoklinen Kristallen.

Der Grünspan findet außer gegen Schorf der Schafe nur Verwendung in Färbereien und Druckereien.

Cap. 92. **Περὶ ἰοῦ σκώληκος. Wurmförmiger Grünspan.** Vom wurmförmigen Grünspan gibt es zwei Arten; der eine kommt als Mineral vor, der andere wird so bereitet: In einen kupfernen Mörser mit einer Keule aus demselben Metall gieße ½ Kotyle weißen scharfen Essig und reibe, bis er zähe wird; dann gib 1 Drachme runden Alaun und ebenso viel klares Stein- oder Seesalz, welches so weiß und fest wie möglich ist, in dessen Ermangelung Natron zu und verarbeite es in der Sonne zur Zeit der Hundstagshitze, bis es eine grünspanartige Farbe und eine zähe Konsistenz hat, sodann bringe es in den Rosenpastillen ähnliche wurmartige Formen und bewahre sie auf. Er wird aber kräftig und von schöner Farbe, wenn man 1 Teil Essig nimmt, 2 Teile alten Urin und das Übrige, wie angegeben ist. Einige mischen dem misslungenen abgekratzten Grünspan Essig zu, formen ihn zu Pastillen und verkaufen ihn, diesen muß man als schlecht verwerfen. Es gibt auch einen von den Goldarbeitern mittelst eines kupfernen Mörsers sammt Keule und Knabenurins hergestellten Grünspan, mit dem sie das Gold löthen[1]. Im allgemeinen entsprechen die vorgenannten Arten Grünspan dein gebrannten Kupfer, haben aber eine viel kräftigere Wirkung. Man muß aber wissen, daß von diesen der als Mineral vorkommende wurmförmige die erste Stelle einnimmt, die zweite der abgekratzte. Dann kommt der sonst gemachte. Beissender und mehr adstringierend ist allerdings dieser; der der Goldarbeiter entspricht dem abgekratzten. Alle Sorten Grünspan haben die Kraft, zu adstringieren, zu erwärmen, die Narben auf den Augen wegzuglätten, zu verdünnen, Tränen hervorzurufen, fressende Geschwüre aufzuhalten, Wunden vor Entzündung zu schützen und mit Öl und Wachs Geschwüre zu vernarben. Mit Honig gekocht reinigen sie Geschwüre von wildem Fleisch und Schmutz. Mit Ammoniakum zu Kollyrien angewandt vertilgen sie Fisteln und wildes Fleisch. Hilfreich sind sie bei Geschwülsten und Auswüchsen des Zahnfleisches; besonders gut verdünnen sie, mit Honig aufgestrichen, (geschwollene) Augenlider, man muß sie aber nach dem Einschmieren mit einem Schwamm aus warmem Wasser bähen. Mit Terpentinharz, Kupfer und Natron gemischt vertreiben sie den Aussatz. Wenn du den Grünspan brennen willst, so geschieht es auf diese Weise: Zerstoße ihn zu gröblichstem Pulver und bringe ihn in einen irdenen Tiegel, setze ihn zwischen glühende Kohlen und rühre um, bis er sich verändert und eine aschgraue Farbe angenommen hat[2]; zuletzt kühle ihn ab, hebe ihn auf und wende ihn an. Einige rösten ihn in einem rohen irdenen Tiegel wie oben angegeben; aber er verändert sich beim Brennen nicht immer zu derselben Farbe.

[1] Es ist anzunehmen, daß auch die Alten das Gold mit einer Mischung aus Gold, Silber und Kupfer gelöthet haben, dazu erhielten die Goldarbeiter aus diesem Grünspan bei der Reduktion auf Kohle ein reines Kupfer; nach Plinius XXXIII 92 setzten sie der Mischung von Grünspan und Knabenurin Gold und den siebten Teil desselben Silber zu. [2] Ein solches Produkt ist kein Grünspan mehr.

Cap. 93. **Περὶ ἰοῦ σιδήρου. Eisenrost.** Der Eisenrost adstringiert, im Zäpfchen eingelegt stellt er den Fluß der Frauen, innerlich genommen verhindert er die Empfängnis. Mit Essig aufgestrichen heilt er Rose und Ausschlag; er ist ferner sehr heilsam bei Nebennägeln, übergewachsenen Nägeln, rauhen Augenlidern und Geschwülsten, macht das Zahnfleisch fest, hilft als Salbe bei Podagra und bewirkt nach der Fuchskrankheit dichtes Haar. Wasser oder Wein, worin glühendes Eisen abgelöscht[1] ist, wirken getrunken als gutes Mittel bei

Unterleibsleiden, Dysenterie, Milzsucht, Cholera und durch Durchfall angegriffenem Magen.

[1] σίδηρος δὲ πεπυρωμένος ἐνσβεσθεὶς ὕδατι ἢ οἴνῳ.

Der Eisenrost, Ferrum oxydatum, spielt in mancherlei Modifikation in der heutigen Therapie eine nicht unbedeutende Rolle.

Cap. 94. **Περὶ σκωρίας σιδήρου. Eisenschlacke.** Die Eisenschlacke hat dieselbe Kraft wie der Eisenrost, nur ist sie geringer. Mit Sauerhonig getrunken hilft sie bei Sturmhutvergiftung.

Cap. 95. **Περὶ μόλυβδου πεπλυμένου. Gewaschenes Blei.** Das gewaschene Blei wird auf folgende Art bereitet: Gib in einen Mörser aus Blei Wasser und reibe mit einem bleiernen Pistill, bis das Wasser schwarz und schlammig wird, dann seihe durch Leinen, indem du Wasser nachgießest, damit alles Abgeschiedene ausgewaschen werde. Dieses wiederhole, bis du genug zu haben glaubst. Dann laß das Ausgewaschene sich absetzen, gieße das Wasser ab und anderes zu und wasche es wie Kadmeia, bis nichts Schwarzes mehr obenauf schwimmt; darauf forme es zu Pastillen und bewahre es auf. Einige feilen reines Blei und reiben dieses in einem Steinmörser mit steinerner Keule, oder sie gießen Wasser zu, reiben mit den Händen unter Zugabe von Wasser und sammeln die schwarze Masse, welche sie sich absetzen lassen und gleich zu Pastillen formen[1]; denn beim langen Reiben wird es bleiweißähnlich. Einige setzen den Feilspähnen eine Kleinigkeit Molybdaina zu, sie behaupten, daß das so gewaschene Blei besser sei. Es hat die Kraft zu kühlen, zu adstringieren, eine Haut zu bilden, zu erweichen, hohle Stellen auszufüllen, die Augenflüsse zu hemmen, ebenso die Fleischwucherungen in Geschwüren. Es stillt das Blut und ist mit Rosensalbe ein gutes Mittel bei Geschwüren am After, bei Geschwülsten, Hämorrhoiden und schwer vernarbenden Wunden. Überhaupt hat es dieselbe Wirkung wie die Zinkasche bis auf die Vernarbung. Das reine Blei hilft aufgerieben gegen den Biß des Seeskorpions und Seedrachens.

[1] Diese Stelle lautet in der Aldina und den ihr folgenden Ausgaben: ἢ ταῖς χερσὶ μεθ' ὕδατος ὑπὸ χεῖρα κατ' ὀλίγον ἐπιχέοντες τὸ μελαινόμενον. Diesen offenbar korrumpierten Text glaubte SARACENUS zu verbessern durch τοῦ ὑπὸ χεῖρα κατ' ὀλίγον ἐπιχέοντες τὸ ὕδωρ οὕτω μελαινόμενον etc. SPRENGEL setzte obige Lesung her, gestützt auf SERAPION.

Wenn bei dieser Operation der Hände Arbeit in Betracht kommen soll, so geschieht es wohl in derselben Weise wie beim Waschen des Kupferhammerschlages. Das gewaschene Blei ist durch mechanisches Reiben erhaltenes, fein verteiltes **metallisches Blei** mit wenig sauerstoffhaltigem **Suboxyd**, Pb_2O, welches sich in Form einer grauen, aschenähnlichen Schicht auf dem der Luft ausgesetzten Blei bildet (Bleiasche).

Cap. 96. **Περὶ μολύβδου κεκαυμένου. Gebranntes Blei.** Das Blei wird so gebrannt: Nimm möglichst feine Bleiplatten, wirf sie in einen neuen Tiegel und streue Schwefel darüber, wirf wieder andere Platten darauf und streue Schwefel darüber und gib wieder andere Platten dazu und setze dies fort, bis du den Tiegel gefüllt hast, dann zünde Feuer darunter an. Wenn das Blei glüht, rühre mit einem Eisenstabe um, bis es vollständig zu Asche verbrannt ist und nichts Bleiartiges unverbrannt sich darin befindet und bringe es fort, wobei du die Nase zubindest, denn der Rauch ist schädlich. Oder: Gib Bleifeilspähne mit Schwefel in einen Tiegel und brenne so. Einige werfen die Platten in einen rohen Tiegel, wie angegeben, und stellen ihn in einen Brennofen oder auf einen Heerd, bedecken ihn mit einem Deckel, wobei sie ein kleines Zugloch lassen, und brennen. Andere streuen statt des Schwefels Bleiweiß oder Gerstenkörner hinein. Noch andere geben die reinen Plättchen hinein, wenden scharfes Feuer[1)] an und rühren mit einem Eisenstabe kräftig durch, bis sich eine Asche gebildet hat. Solches Brennen ist aber mühevoll, und bei weiterem Brennen erhält es die Farbe der Bleiglätte. Uns gefallt aber die erste Art des Brennens; man muß dasselbe (das Produkt) aber waschen und aufbewahren wie die Kadmeia. Es hat dieselbe Kraft wie das gewaschene Blei, jedoch eine viel stärkere.

[1)] Einige Ausgaben (Aldin., Asulan., Cornar., Goupyl.) haben λεπίδας ἐπιτιθέντες ὄξει πυρὶ χρῶνται, sie legen die Plättchen in Essig und wenden Feuer an. Darauf könnte man dies mühevolle Brennen, δυσχερὴς ἡ καῦσις, beziehen, da sich zunächst ein Bleiacetat bilden müßte.

Das Reaktionsprodukt der ersteren Operation ist Schwefelblei, PbS, bei der letzteren bildet sich Bleioxydul, Pb_2O. als ein schwarzgraues Pulver, welches bei fortgesetztem Erhitzen in Bleioxyd, PbO, übergeht.

Cap. 97. **Περὶ σκωρίας μολύβδου. Bleischlacke.** Die beste Bleischlacke ist die, welche dem Bleiweiß ähnlich, dicht und schwer zu brechen ist, nichts Bleiartiges enthält, quittengelb und glasähnlich ist. Sie hat dieselbe Kraft wie das gewaschene Blei, adstringiert aber mehr. Sie wird im Mörser unter Zugabe von Wasser gewaschen, indem das überstehende von gelber Farbe abgegossen wird; dieses geschieht so lange, bis die Schlacke verbraucht ist. Zuletzt läßt man dieselbe sich absetzen, gießt das Wasser ab und formt zu Pastillen.

D. ist sich über die Bleischlacke wohl nicht ganz klar, indem dieselbe einmal dem Bleiweiß ähnlich, also weiß sein, dann eine gelbe Farbe haben soll. Es kann sich überhaupt wohl nur um die Bleischlacke der Treibheerde handeln.

Cap. 98. **Περὶ τοῦ μολυβδοειδοῦς λίθου. Bleistein.** Der Bleistein hat etwa dieselbe Kraft wie die Schlacke; er wird auf gleiche Weise gewaschen.

Der Bleistein bildet sich bei der Gewinnung des metallischen Bleies durch die sogen. Niederschlagarbeit, bei welcher die Schwefelverbindungen des Bleies mit Eisen zusammengeschmolzen werden. Es bildet sich Schwefeleisen und Blei, $PbS + Fe = FeS + Pb$, ersteres mischt sich mit dem geschmolzenen Blei nicht, nimmt aber den Rest des unzersetzten Bleiglanzes, sowie andere verunreinigende Sulfide auf. Dieses Gemenge von Schwefelblei und Schwefeleisen, welches sich über dem geschmolzenen Blei lagert, nennt man **Bleistein**; darüber befindet sich die Schlacke. Es ist wohl anzunehmen, daß der Bleistein der Alten reicher an Schwefelblei war.

Cap. 99. **Περὶ στίμμεως. Stimmi.** Das beste Stimmi ist das, welches glänzend und strahlig ist, blätterig bricht, nichts Erdiges und Schmutziges enthält und sich leicht zerkleinern läßt. Dieses nennen einige Stibi, andere Platuophthalmon[1)], auch Larbason[2)], das weibliche[3)], Chalkedonion. Es hat die Kraft, eine Haut zu bilden, zu adstringieren, das wilde Fleisch zurückzuhalten, Geschwüre zu vernarben, und auch Augengeschwüre von Schmutz zu reinigen. Es stillt ferner Gehirnblutungen, überhaupt ist seine Kraft gleich der des gewaschenen Bleies. Ganz besonders verhindert es, mit frischem Schmalz aufgestrichen, bei Verbrennungen die Schorfbildung, mit Wachs und etwas Bleiweiß gemischt bringt es aber Schorfbildungen zur Vernarbung. Gebrannt wird es in Weizenteig eingeschlagen und mit Kohlen überschüttet, bis der Teig verkohlt ist; dann wird es herausgenommen und in Milch einer Frau, welche einen Knaben geboren hat, oder in altem Wein abgelöscht. Es wird auch auf Kohlen gelegt und mit Hilfe des Blasebalges gebrannt, bis es glüht, wird es aber weiter gebrannt, so wird es zu Blei. Es wird gewaschen wie Kadmeia oder gebranntes Kupfer; andere waschen es wie Bleischlacke.

[1)] Die Augen erweiternd, als Schönheitsmittel. [2)] Plinius XXXIII 102 nennt es auch Alabastrum, welches dem Gefäße Qs entspricht, worin die ägyptischen Frauen die Augenschminke aufbewahrten. Diese war aber nach den Untersuchungen v. Bayers in den allermeisten Fällen Schwefelblei. [3] Die bessere Sorte; das männliche ist nach Plinius rauher, leichter, weniger strahlig und sandiger.

Es ist **Grauspieesglanz, Schwefelantimon,** Sb_2S_3. Das regulinische Metall kannten die Alten nicht, sie hielten dasselbe für Blei, wie auch aus Plinius hervorgeht: »Vor allem muß beim Brennen Maß gehalten werden, damit es nicht zu Blei wird.« Das Einschlagen in Teig – bei Plinius in Mist – soll die Reduktion verhindern. Die Leichtflüssigkeit des Schwefelantimons gestattet es, dasselbe durch Schmelzen von der Gangart und sonstigen Verunreinigungen zu befreien, das so gewonnene Produkt ist das Antimonium crudum oder Stibium sulphuratum nigrum der Apotheke.

Cap. 100. **Περὶ μολυβδαίνης. Molybdaina.** Die beste Molybdaina ist die, welche wie Bleiglätte aussieht, gelb, etwas glänzend ist, und die beim Reiben hellgelb wird, mit Öl gekocht ein leberfarbiges Aussehen erhält, die luftfarbige (bläuliche) oder bleifarbige ist schlecht. Sie entsteht aus dem Silber und Golde. Es gibt auch eine natürlich vorkommende, welche bei Sebaste[1] und Korykos[2] gefunden wird, und von dieser ist die beste die, welche nicht schlackenähnlich, steinig, aber gelb und glänzend ist. Sie hat eine gleiche Kraft wie die Bleischlacke, wird auch auf dieselbe Art gewaschen und gebrannt. Sie eignet sich mehr für Zusätze, sehr nützlich auch zu fetten und solchen Pflastern, welche nicht aufgebunden werden, da sie fleischbildend ist und Vernarbung herbeifuhrt, zu den verklebenden und abglättenden Mitteln eignet sie sich nicht.

[1] Stadt in Samaria, heute Schemrum. [2] Stadt in Syrien, heute Burku.

Die Molybdaina (wörtlich: Bleikugel) des D. ist ohne Zweifel das bei der Verhüttung von Edelerzen durch die sogen. Treibarbeit entstehende, von den Hüttenleuten als »Heerd« bezeichnete Nebenprodukt. Das silberhaltige Werkblei wird in Flammenöfen von runder Form, den Treibheerden, auf einer Unterlage von Holzasche und Kalkmergel geschmolzen, während ein kräftiger Luftstrom eingeblasen wird. Hierbei oxydiert sich nur das Blei zu Bleioxyd, welches bei seiner leichten Schmelzbarkeit rasch in Fluß kommt und teils seitlich abfließt, teils in die poröse Sohlenfütterung, den Kalkmergel, des Ofens eindringt. Diese letztere, also aus Kalkmergel, Bleioxyd und anderen Metallen bestehende Masse wird für die Molybdaina des D. angesehen. Sie enthält auch noch Silber und wird bei anderen Bleischmelzungen als Zuschlag benutzt. D. redet auch von einem Mineral Molybdaina; entweder glaubt er irriger Weise an das Vorkommen eines solchen, oder es ist unser Gelbbleierz, $PbMO_4$, molybdänsaures Bleioxyd, gemeint. Die luftblaue oder bleigraue Molybdaina ist vielleicht der an der Gicht, d. h. der zum Beschicken des Ofens dienenden Öffnung, sich sammelnde Ofenbruch in solchen Bleiöfen, wo Bleiglanz zu Gute gemacht wird; es ist eine grauschwarze, auf den Flächen stahlblau oder violett schimmernde Masse, die beim Zerreiben grauschwarz wird.

Cap. 101. **Περὶ σκωρίας ἀργύρου. Silberschlacke.** Die Silberschlacke wird Helkysma oder Enkauma genannt; sie hat dieselbe Kraft wie die Molybdaina, deshalb wird sie den dunklen und vernarbenden Pflastern zugesetzt. Sie ist adstringierend und eine Haut bildend.

Die Silberschlacke ist als ein hauptsächlich blei-, auch kupferhaltiges Produkt anzusehen, welches beim letzten Akte der Silbergewinnung, beim »Feinbrennen«, erhalten und mit Haken abgezogen (ἑλκύω) wurde.

Cap. 102. **Περὶ λιθαργύρου. Bleiglätte.** Eine Art Bleiglätte wird aus dem sogen. bleihaltigen Sande gemacht, welcher bis zum vollständigen Glühen geschmolzen wird, eine andere aus Silber und eine dritte aus Blei[1)]. Den Vorzug hat die attische, dann kommt die spanische und nach diesen die aus Dikaiarchia[2)] in Campanien und aus Sicilien; denn der größte Teil wird in diesen Gegenden hergestellt, indem Bleiplatten verbrannt werden. Die gelbe und glänzende heißt Chrysitis, es ist die bessere, die in Sicilien gemachte heißt Argyritis, die aus Silber stammende Lauritis[3)]. Sie hat die Kraft, zu adstringieren, zu erweichen, hoble Stellen auszufüllen, das wilde Fleisch zurückzuhalten und Vernarbung herbeizuführen, zu kühlen und eine Haut zu bilden. Der Brennprozeß ist dieser: Zerkleinere sie in bohnengroße Stücke, lege sie auf Kohlen und brenne sie bis zum Glühen, nachdem du sie von anhängender Unreinigkeit befreit hast, bewahre sie auf. Einige löschen sie bis zu drei Malen in Essig oder Wein ab, glühen sie wiederum und bewahren sie hiernach auf. Sie wird gewaschen wie die Kadmeia, hell gemacht wird sie so: Nimm sogen. Argyritis, oder in deren Ermangelung eine andere Sorte bohnengroß zerstoßen etwa 1 attische Choinix, wirf sie in einen neuen irdenen Topf, gib Wasser zu und 1 Choinix weißen Weizen und eine Hand voll Gerste für sich in grobes Leinen gebunden und an die Henkel des Topfes befestigt; dann koche, bis die Gerstenkörner aufgesprungen sind und wirf alles in einen neuen, weithalsigen Mischkrug, sondere die Weizenkörner ab und wirf sie hinaus und wasche die Glätte, indem du Wasser zugießest und zugleich mit den Händen kräftig reibst. Darauf nimm sie heraus, trockne und reibe sie in einem thebaischen[4)] Mörser unter Zusatz von warmem Wasser, bis sie zergangen ist, seihe das Wasser ab und reibe wieder einen ganzen Tag bis zum Abend, gieße warmes Wasser zu und laß stehen. Am anderen Morgen seihe ab, gieße anderes Wasser zu und seihe dreimal im Tage ab. Dieses mache sieben Tage so; dann mische 5 Drachmen Steinsalz auf 1 Mine Bleiglätte zu, gieße warmes Wasser hinzu und reibe dreimal im Tage durcheinander, indem du abseihest und Wasser zugibst. Wenn sie aber weiß geworden ist, gieße warmes Wasser zu und tue dasselbe, bis sie nichts Salziges mehr an sich hat. Dann trockne in brennender Sonnenhitze, nachdem du vorher die Flüssigkeit entfernt hast, und bewahre sie auf. Oder aber: Nimm 1 Mine Argyritis und reibe sie sorgfältig fein und mische unter Reiben dreimal so viel fein geriebenes Steinsalz zu, wirf es in einen neuen irdenen Topf und gieße so viel Wasser zu, daß es darüber steht, rühre jeden Tag Morgens und Abends um, indem du Wasser zugibst, ohne das frühere abzugießen. Dieses tue dreißig Tage, denn wenn man es nicht umrührt, wird es scherbenhart. Hiernach gieße das Salzwasser vorsichtig ab, reibe die Glätte in einem thebaischen Mörser und gib sie in einen anderen irdenen Topf, gieße Wasser zu und reibe mit den Händen tüchtig durch, indem du das frühere Wasser ab- und anderes zugibst, bis sie nichts Salziges mehr an sich hat. Darauf gib den weiß gewordenen Teil der Glätte in einen anderen Topf, forme daraus Pastillen und bewahre sie in einer bleiernen Büchse auf. Einige brechen die Bleiglätte in bohnengroße Stücke, geben sie in einen frischen Schweinemagen und kochen in Wasser, bis die Schleimhaut[5)] zergangen ist, dann nehmen sie sie heraus, reiben sie mit gleichviel Salz zusammen und waschen, wie vorhin angegeben ist. Andere reiben 1 Pfund Salz mit ebenso viel Bleiglätte in der Sonne mit Wasser, welches sie beständig erneuern, bis es klar ist. Oder auch so: Nimm beliebig viel Bleiglätte, hülle sie in weiße Wolle und gib sie in einen neuen irdenen Krug, dann füge Wasser zu und eine kleine Hand voll reiner, frischer Bohnen und koche. Wenn die Bohnen zerplatzt sind und die Wolle (wieder) weiß geworden ist[6)], nimm die Glätte heraus, hülle sie in andere Wolle und koche ein zweites Mal unter Zusatz eines Bechers Wasser und der gleichen Menge Bohnen. Dasselbe tue der Vorschrift geimiss ein drittes Mal, überhaupt so oft, bis die Wolle nicht mehr gefärbt wird. Zuletzt bringe sie in einen Mörser und mische zu 80 attischen Drachmen Glätte 1 Pfund Steinsalz, mache eine homogene Masse und gib nach und nach 47 Drachmen rein weißes, in Wasser gelöstes Natron hinzu, und reibe wiederum, bis die Glätte vollkommen weiß geworden ist. Sodann schütte sie aber in einen weithalsigen irdenen Topf, gieße reichlich Wasser zu, laß sich absetzen und seihe dieses ab, gieße aber wieder anderes Wasser zu und rühre mit den Händen durch, laß sich wieder absetzen und seihe ab. Abwechselnd, wie vorgeschrieben, tue dieses, bis das ablaufende Wasser vollkommen rein und süß und von allem Salzigen frei ist. Endlich bringe sie in eine neue irdene Schale und setze sie, nachdem du alle Flüssigkeit vorsichtig abgenommen hast, vierzig Tage in die Sonne der Hundstagshitze, und trockne sie zum Gebrauche. Die gewaschene Glätte hält man für ein geeignetes Mittel zu Augenarzneien, gegen entstellende Narben, Runzeln und häßliche Flecken im Gesicht.

[1)] Ein bis in die spätere Zeit bestehender Irrtum des D., daß Silberglätte aus Silber entsteht, daher rührend, daß sie bei der Scheidung von Silber auf dem Treibheerde gewonnen wird. [2)] Dikaiarchia, eine alte, von Dikaiarchos gegründete und nach ihm benannte Stadt, jetzt Puzzuolo. [3)] Vom Berge Laurion in Südattika, wo viele Silbergruben waren. reichhaltig an silberhaltigem Bleiglanz. [4)] Nach Plinius XXXVI 157 wurden die Mörser zum Gebrauche der Ärzte aus einem bei Theben vorkommenden sehr harten Steine, dem Basanites, gemacht, es ist wahrscheinlich unser Basalt. [5)] σπλάγχον. [6)] Die meisten und besseren Codices haben einfach λευκανθῇ, SPRENGEL hat πάλιν zugesetzt, LACUNA liest μελανῇ, wenn sie schwarz geworden ist, RUELLIUS μὴ μελανθῇ, wenn sie nicht mehr schwarz wird; die Lesung LACUNAS entspricht jedenfalls dem Sinn am besten.

Die Bleiglätte ist **Bleioxyd**, PbO, und entsteht bei der mehrfach erwähnten Silbergewinnung als Nebenprodukt. Sie ist durch die Oxyde fremder Metalle, besonders des Kupfers, zunächst dunkel gefärbt, **Abstrich**, dieser wird so lange entfernt, bis die helle Farbe eine genügende Reinheit anzeigt. Die abfließende Masse wird nach dem Erkalten gepulvert und geschlämmt. Erfolgt die Abkühlung rasch, so ist die Farbe hell, sie heißt **Silberglätte**, beim langsamen Abkühlen ist sie rot, **Goldglätte**, beim Erwärmen wird sie braunrot.

Bei Plinius kommen die Ausdrücke Molybdaena, Galena und Lithargyros vor, welche alle auf Bleiglätte, den sogen. Heerd mit einbegriffen, zu beziehen sind.

Mit Öl (Fett) gekocht, bildet die Bleiglätte das Emplastrum Plumbi oder Lithargyri simplex der heutigen Arzneibücher.

Cap. 103. **Περὶ Ψιμυθίου. Bleiweiß.** Das Bleiweiß wird so dargestellt: In einen weithalsigen Krug oder eine irdene Urne gieße stärksten Essig und befestige an der Öffnung des Kruges auf einer kleinen Rohrmattenunterlage einen Bleibarren, oben herüber wirf Decken, damit der Essig sich nicht verflüchtigt, bis jener gelöst und durchgleitend heruntergefallen ist. Die darüber stehende reine Flüssigkeit seihe ab; die zähe Masse wird in ein Gefäß gegeben und an der Sonne getrocknet. Dann muß sie auf einer Handmühle gemahlen oder auf andere Weise zu feinem Pulver gemacht und gesiebt werden, das dabei zurückbleibende Harte wird fein gerieben und gesiebt; dasselbe hat der Reihe nach zum dritten und vierten Male zu geschehen. Das bessere Bleiweiß ist das zuerst abgesiebte, welches auch zu den Augenmitteln genommen wird, dann kommt das nächstfolgende und die übrigen der Reihenfolge nach. Einige hängen in die Mitte des Gewisses ein hölzernes Kreuz und legen die genannte Matte darauf, so daß sie den Essig nicht berührt, bedecken und verschmieren die Öffnung und lassen es stehen. Nach zehn Tagen nehmen sie den Deckel ab und sehen nach; mit dem, was sich gelöst hat, verfahren sie gerade so, wie vorher angegeben ist. Wenn man dasselbe (das Bleiweiß) zu Pastillen formen will, so muß es mit starkem Essig gemischt und so geformt und an der Sonne getrocknet werden. Die Vorschriften müssen im Sommer ausgeführt werden, dann wird es weiß und kräftig. Es wird aber auch im Winter bereitet, indem die Gefäße in der Höhe über dem Backofen, in der Badestube oder auf dem Heerde aufgestellt werden, denn die aufsteigende Wärme bewirkt dasselbe wie die Sonne. Das schönste wird auf Rhodus, zu Korinth oder Lakedämon bereitet; an zweiter Stelle kommt das aus Dikaiarchia. Es wird auf folgende Art geröstet: Setze ein neues irdenes Gefäß, am besten ein attisches, auf glühende Kohlen, streue das fein geriebene Bleiweiß hinein und rühre unausgesetzt um. Wenn es eine aschgraue Farbe angenommen hat, nimm es ab und laß es zum Gebrauche erkalten. Willst du es brennen, so gib es fein gerieben in eine vertiefte Schale, rühre mit einem Steckenkrautstabe um, bis es eine dem Sandarack[1)] ähnliche Farbe hat; dann nimm es weg zum Gebrauche. Das so bereitete wird von einigen Sandyx genannt. Gewaschen wird das Bleiweiß in gleicher Weise wie die Kadmeia. Es hat eine kältende, hautbildende, erweichende, ausfüllende, verdünnende Kraft, dabei ist es etwas zurückdrängend und vernarbend, wenn es mit Wachssalbe, fetten Pflastern und Pastillen gemischt wird. Es gehört aber auch zu den tödlichen Mitteln.

[1)] Mennige oder auch Auripigment.

Die Darstellung des Bleiweiß geschieht bei den Alten im wesentlichen nach der Methode, welche man heute die holländische nennt. Es entsteht zunächst **Basisch-Bleiacetat**, welches durch die Kohlensäure der Luft in Basisch-Bleicarbonat verwandelt wird. Weder Theophrast (De lap. 56) noch D. berücksichtigen diesen Umstand, so daß sie zum größten Teil Bleizucker erhalten, welcher erst durch die späteren Manipulationen in Bleiweiß übergeführt wird. Bei der holländischen Methode wird durch die Gegenwart von Pferdemist oder Lohe durch die Gährung Kohlensäure bzw. kohlensaures Ammoniak entwickelt und dem Bleiacetat zugeführt.

Bei dem Rösten und Brennen wird das Bleiweiß natürlich zersetzt; es entsteht zunächst eine Mischung von Bleicarbonat und metallischem Blei von grauer Farbe, beim weiteren Erhitzen nach Vertagung der Kohlensäure Bleioxyd, welches D. Sandyx nennt. Bei Strabo (Geograph. XI 14) ist Sandyx ein in Goldbergwerken Armeniens vorkommendes Mineral, welches auch armenische Farbe heißt und dem Purpur ähnlich ist; Bei Plinius XXXV 39 ist es eine Mischung aus gleichen Teilen gebrannter Mennige und Röthel.

Cap. 104. **Περὶ Χρυσοκόλλης. Chrysokolla.** Die beste Chrysokolla[1] ist die armenische, von gesättigt lauchgrüner Farbe, dann kommt die makedonische, darauf die kyprische und dabei zieht man die reine vor; die voll Erde und Steinen ist, muß man verwerfen. Gewaschen wird die eben genannte auf diese Weise: Zerstoße sie und wirf sie in einen Mörser, gieße Wasser zu und reibe sie mit der flachen Hand kräftig gegen den Mörser; dann laß absetzen, seihe ab, gieße anderes Wasser zu und reibe wiederum. Dies tue abwechselnd, bis sie rein und lauter ist. Zuletzt trockne sie in der Sonne und bewahre sie zum Gebrauch auf. Willst du sie brennen, so brenne sie auf diese Weise: Reibe genügend davon fein, gib es in einen Tiegel und setze ihn auf Kohlen und mache es im übrigen so, wie in den vorhergehenden Kapiteln angegeben ist. Die Chrysokolla hat die Kraft, Narben zu vertreiben, Fleischwucherungen zu hemmen, zu reinigen, zu adstringieren, sowie auch zu erwärmen, leichte Fäulnis zu bewirken und dabei in etwa zu beissen. Sie gehört auch zu den brechenerregenden und tödlichen Mitteln.

[1] Von χρυσός und κόλλα, Gold leim, Goldloth.

Nach Theophrast (De lap. 26, 39, 51) ist die Chrysokolla unser Malachit, Basisch-Kupfercarbonat. Er sagt: »Der falsche Smaragd kommt an bekannten Stellen vor, besonders in den Kupfergruben Kyperns, wo er Gänge füllt, die sich verschiedentlich durchkreuzen. … Den meisten benutzt man zum Löthen des Goldes, wozu er sich ebenso gut eignet wie die Chrysokolla. Einige glauben, er sei von der Chrysokolla nicht wesentlich verschieden, jedenfalls hat er dieselbe Farbe.« Mit Kohle geschmolzen gibt der Malachit sofort reines Kupfer, war also zum Löthen gut zu gebrauchen. Ebenso bei Plinius XXXIII 86: »Die Chrysocolla ist als beste Sorte eine in den Kupferbergwerken sich findende, schlammige Flüssigkeit, welche zu einer bimsteinartigen Masse erstarrt, sie ist nichts als eine verfaulte Ader. Außer dieser natürlichen, der sogen. Traube, gibt es eine künstliche, die Orobitis, welche die Maler als Farbe gebrauchen. Die Ärzte nennen die Chrysocolla Acesis, die Heilende, zum Unterschiede von der Orobitis. Die Goldarbeiter bereiten sich auch eine Chrysocolla zum Löthen aus Grünspan, Knabenurin und Natron, die Santerna.«

Es hat nicht an Autoren gefehlt, welche die Cbrysokolla für Borax gehalten haben, der nach Buxtorf mit dem Borith der alten Juden verwechselt wurde, oder die das Nitrum des Plinius für Borax angesehen haben. Es sind dies nur Vermutungen; aber es ist durchaus nicht ausgeschlossen, daß die Alten den Borax gekannt haben, berichtet doch X. Landerer (Repert. d. Pharm. LXXXV p. 403), daß er an einer silberplattierten Münze aus einem althellenischen Grabe etwas geschmolzenen Borax gefunden habe.

Das Endprodukt beim Brennen der Chrysokolla mußte Kupferoxydul oder Kupferoxyd sein.

Cap. 105. **Περὶ ἀρμενίου. Armenion**. Das Armenion verdient den Vorzug, welches glatt, von blauer Farbe, nicht steinig und leicht zerreiblich ist. Es hat dieselbe Wirkung wie die Chrysokolla, nur bleibt es in der Kraft hinter dieser zurück. Es ist ein Mittel, um die Haare der Augenlider zu vermehren.

Plinius XXXV 47 nennt Armenium einen der Chrysokolla ähnlich gefärbten Stein; in Spanien gebe es einen ähnlichen Sand, der einen Stich ins Weiße habe. – Auch hier haben wir wohl ein Kupfercarbonat vor uns, welches unserem Bergblau entspricht.

Cap. 106. **Περὶ κυάνου. Kyanos**. Der Kyanos wird wohl auf Zypern in den Kupfergruben gewonnen, der meiste jedoch aus Ufersand, welcher in einigen höhlenartigen Spalten am Meeresufer gefunden wird; dieser verdient auch den Vorzug. Man muß den wählen, der eine gesättigt blaue Farbe hat. Gebrannt wird er wie Chalkitis, gewaschen wie Kadmeia. Er hat unterdrückende und mäßig Fäulnis bewirkende Kraft, erzeugt auch Schorf und Geschwüre.

Kupferlasur. Theophrast (De lapid. 33, 35) spricht von einem natürlichen . Chrysokolla enthaltenden, und von einem in Ägypten künstlich bereiteten Kyanos; da man aber die Kupferlasur nicht künstlich darstellt, ist dieser vielleicht die mit Kobalt gefärbte Glasmasse. Plinius XXXVII 119 will den Cyanos vom Jaspis unterschieden wissen, in Ägypten werde er mit einer Farbe, einem Kraut (Waid) verfälscht; XXXIII 161 sagt er dasselbe vom Coeruleum, er unterscheidet einen männlichen und einen weiblichen. »Übrigens«, sagt er, »verfährt man mit dem Kupferlasur wie mit dem Malachit.«

Cap. 107. **Περὶ ἰνδικοῦ. Indikon**. Es gibt eine Art des sogen. Indikon, welche von selbst entsteht, gleichsam eine Ausscheidung indischer Rohrstengel. Die andere, ein Farbstoff, ist eine purpurne Ausblühung (Schaum), welcher in den kupfernen Kesseln obenauf schwimmt und den die Künstler abnehmen und trocknen. Für das beste hält man das, welches blau aussieht, saftig und geschmeidig ist. Es gehört zu den Mitteln, welche leicht adstringieren und Geschwülste sowie Ödeme aufreißen. Auch reinigt es und bringt Geschwüre zurück.

In der ersten Art ist unschwer der **Indigo** zu erkennen, über dessen Herkunft und Darstellung D. schlecht unterrichtet ist. Etwas klarer drückt sich Plinius XXXV 46 aus: Der Indigo kommt aus Indien, wo er als Schlamm an dem Schaum der Rohrstengel hängt, zerrieben sieht er schwarz aus, aufgelöst aber zeigt er eine wundervolle Mischung aus Purpur und Blau. Eine andere Art desselben findet sich in den Purpurfärbereien, wo sie in den Kesseln obenauf schwimmt, es ist der Schaum des Purpurs. Man verfälscht diese Farbe, indem man Taubenmist mit achtem Indigo, oder selinusische Erde mit Vitrum (Waid) färbt.

Zu Unrecht hält SPRENGEL die zweite Art für ein Mineral.

Der Indigo wird aus verschiedenen, zu den Papilionaceen gehörigen Pflanzen (*indigofera tinctoria* Forsk., *I. Anil.* L., *I. argentea* L. u. a.). gewonnen. Er ist im Safte derselben nicht fertig gebildet vorhanden, sondern entsteht durch Zersetzung des in denselben enthaltenen Glukosides, des **Indican**, indem die zur Blütezeit gesammelten Pflanzen einer Gährung unterworfen werden.

Der normale Indigo enthält außer dem Indigblau noch Indigbraun, Indigrot und Indigleim; diese Substanzen können ihm durch geeignete Lösungsmittel entzogen werden. Er läßt sich auch künstlich darstellen, nach CURTIUS durch Einwirkenlassen von Monochloressigsäure auf Anilin und Schmelzen des Reaktionsproduktes mit Aetzkali. Im Jahre 1880 stellte A. BAEYER das Indigblau aus Zimtsäure als Ausgangsmaterial her, 1894 der Chemiker HERRMANN dasselbe aus Anthranilsäure, die Badische Anilin- und Sodafabrik benutzt als Grundmaterial das Naphthalin.

Cap. 108. **Περὶ ὤχρας. Ochra.** Man muß den Ocker nehmen, der sehr leicht, durch und durch gelb, gesättigt gefärbt und steinfrei ist, der sich leicht zerreiben läßt und aus Attika stammt. Auch dieser wird gebrannt und gewaschen wie die Kadmeia. Er hat adstringierende, Fäulnis machende Kraft, verteilt Entzündungen und Geschwülste, hält Fleischwucherungen zurück, füllt mit Wachssalbe Cavernen aus und vertreibt Gichtknoten.

Der Ocker, die Gelberde, ist ein Gemisch von Eisenoxydhydrat mit Thon. Plinius XXXV 35 sagt: »Aus dem in den Eisengruben befindlichen Röthel kommt die Ochra für die Malerei; beim Glühen erhält man eine rote Farbe, je länger man glüht, desto roter wird sie« (durch die Verwandlung in Eisenoxyd).

Cap. 109. **Περὶ κινναβάρεως. Kinnabari.** Vom Kinnabari glauben Einige, daß es dasselbe sei wie das sogen. Ammion[1)], sie täuschen sich. Denn das Ammion wird in Spanien aus einem gewissen Mineral gemacht, welches dem Silbersande[2)] beigemischt ist. Anderswo kennt man es nicht. Im Schmelztiegel geht es in die blühendste und feurigste Farbe über; in den Gruben gibt es einen erstickenden Hauch von sich[3)]. Die Eingeborenen (Grubenleute) binden deshalb Blasen vor das Gesicht, so daß sie wohl sehen können, die (verderbliche) Luft aber nicht einatmen. Die Maler gebrauchen es zur kostbaren Ausschmückung der Wände. Dieses Kinnabari aber wird aus Libyen gebracht und teuer verkauft; es ist so (selten), daß es nur mit Mühe den Malern für die bunten Umrisse ausreicht. Es gibt aber auch eine stark tiefdunkle Farbe, deshalb glauben einige, es sei Drachenblut. Das Kinnabari hat dieselbe Kraft wie der Blutstein, es eignet sich gut zu Augenmitteln, nur ist es sehr kräftig; denn es adstringiert mehr und heilt mit Wachssalbe gemischt Brandwunden und Hautausschlag.

[1] Mennige. [2] Silberhaltiges Bleierz. [3] Dies kann sich nur auf die Arbeit bei den Glühöfen beziehen.

D. wirft hier zwei ganz verschiedene Substanzen zusammen. In den ersten Sätzen ist das Minium, Mennige, gemeint, wo er von giftigen Dämpfen spricht, der Zinnober. Theophrast (De lapid. 58) sagt: »Vom Zinnober, κιννάβαρι, gibt es zwei Arten; den natürlichen findet man in Spanien und Kolchis, er ist sehr hart und steinig, der künstliche kommt aus Ephesus, es ist ein feines Pulver, hochrot und durch Auswaschen im Wasser gereinigt.« Es ist jedenfalls natürlicher, fein gepulverter Zinnober, denn Vitruv (De architect. VII 8) berichtet, daß bei Ephesus Minium (Zinnober) in Klumpen, die er als anthrax bezeichnet, gefunden werde, aas denen beim Einhauen mit eisernen Hacken Tröpfchen Quecksilber (lacrymae argenti vivi) ausfließen, welche gesammelt werden. Es wird dann in Öfen erhitzt., wobei sich ein Dampf entwickelt, der als Quecksilber niederfallt. – Die künstliche Darstellung des Zinnobers durch Zusammenschmelzen von Schwefel und Quecksilber kannten die Alten nicht.

Plinius XXXIII 111 nennt gleichfalls den in Silbergruben vorkommenden Zinnober Minium, und sagt dann, bei den Griechen heiße er Cinnabaris, aber dieser Name habe Anlaß zur Verwechselung mit dem indischen Cinnabaris gegeben, denn Cinnabaris werde auch der Geifer der Drachen genannt, welche mit Elephanten kämpfen und durch die Gewalt des Feindes erdrückt würden; dieser Geifer drücke auf Gemälden am besten die Farbe des Blutes aus. Es gebe auch eine andere Art Minium, die sich fast in allen Blei- oder Silbergruben finde, es werde durch Glühen aus solche Adern enthaltendem Gesteine gemacht, aber nicht aus solchen Steinen, welche Quecksilber liefern. – Diese zweite Art ist **Minium, Goldglätte**. Das von beiden genannte Drachenblut ist bekanntlich das Harz von *Daemonorops Draco* Bl., welches sich an den Früchten freiwillig ausscheidet, oder durch Ausschmelzen daraus gewonnen wird.

Der jetzt zur Verwendung kommende Zinnober, Einfach-Schwefelquecksilber, HgS, wird nur künstlich dargestellt, da der natürlich vorkommende nicht genügende Reinheit besitzt.

Cap. 110. **Περὶ ὑδραργύρου. Quecksilber**. Quecksilber wird aus dem sogen. Ammion gemacht, welches unrichtiger Weise auch Kinnabari genannt wird. Sie legen nämlich in irdene Schalen ein eisernes Gefass mit Kinnabari, setzen einen Helm darüber und verschmieren ihn rings herum mit Lehm. Dann erhitzen sie über Kohlen. Der am Helme sitzende Russ wird, wenn er abgekratzt und abgekühlt wird, Quecksilber[1]. Es wird auch beim Verhütten des Silbers gefunden, indem es sich an den Decken zu Tropfen verdichtet. Einige berichten, daß sich das Quecksilber auch für sich in den Gruben finde. Es wird aufbewahrt in Gefäßen aus Glas, Blei, Zinn oder Silber, denn jedes andere Gefäß durchdringt es vollständig und macht es durchlässig[2].

Getrunken hat es tödliche Wirkung, indem es durch seine Schwere die Eingeweide zerfrißt. Man hilft sich dagegen durch Trinken von viel Milch und Ausbrechen, oder von Wein mit Wermuth, oder von einer Sellerieabkochung, oder einer solchen von Salbeisamen, Dosten oder Hysop mit Wein; Goldfeilspähne, d. h. ein ganz feines Schabsel, sind getrunken ein wunderbares Gegenmittel gegen Quecksilber.

[1] Es ist wohl anzunehmen, daß der Helm oder Deckel (ἄμβιξ) von Eisen war; bei der Zersetzung des Zinnobers geht der Schwefel an das Eisen und Quecksilber wird frei. [2] Dasselbe würde aber auch bei den genannten Metallen durch Bildung von Amalgam stattfinden. D. hat von Ammion und Quecksilber ganz falsche Vorstellungen, denn aus Ammion, Mennige, kann nie Quecksilber gemacht werden; Theophrast (De lapid. 58) nennt aber schon richtig die Muttersubstanz des Quecksilbers κιννάβαρι, Zinnober, welcher in Spanien und Kolchis natürlich vorkommt, auch künstlich bereitet wird. Das Quecksilber selbst bezeichnet er (De lapid. 60) als flüssiges Silber, χυτὸς ἄργυρος. Er will dasselbe durch Reihen von Zinnober in einem kupfernen Mörser mit kupfernem Pistill unter Zusatz von Essig gewinnen; dabei bleibt aber der Zinnober unzersetzt und wird nur durch Grünspan verunreinigt. Plinius XXXIII 99 kennt das gediegen vorkommende Quecksilber, Argentum vivum liquor aeternus, und das nach den Methoden von Theophrast und D. dargestellte, glaubt aber, es bestehe ein Unterschied zwischen beiden. Alle drei halten das Quecksilber für giftig.

Auch jetzt noch wird die Hauptmenge des Quecksilbers aus dem Zinnober gewonnen.

Cap. 111. **Περὶ μίλτος συνωπικῆς. Sinopischer Röthel**. Der sinopische Röthel; als der beste gilt der dickte, schwere, leberfarbige, steinfreie, homogene, der beim Ausgießen gut fiiesst[1]. Er wird in Kappadokien in einigen Höhlen gewonnen, gereinigt und nach Sinope[2] gebracht, dort kommt er in den Handel, daher hat er auch den Beinamen erhalten. Er hat austrocknende, hautbildende und adstringierende Kraft, deshalb wird er auch den Wundpflastern zugemischt, wie auch den austrocknenden und verdichtenden Pastillen. Er stellt den Durchfall, wenn er im Ei genommen oder im Klystier angewandt wird, man gibt ihn auch Leberkranken.

[1] d. h. recht fein und leicht ist. [2] Stadt in der kleinasiatischen Landschaft Paphlagonien am Schwarzen Meere, heute Sinob.

Cap. 112. **Περὶ τεκτονικῆς. Röthel der Handwerker**. Der Röthel der Handwerker ist im Ganzen minderwertiger als der sinopische; am besten ist der ägyptische und karthagische, er ist steinfrei und leicht zerreiblich. Er wird im östlichen Iberien gewonnen, indem der Ocker gebrannt und in Röthel verwandelt wird.

Nach Vitruv (De architect. VII 7) fand sich der Röthel (Rubrica) häufig, der beste wurde aber bei Sinope, in Ägypten, auf den balearischen Inseln und auf Lemnos gegraben. Theophrast (De lapid. 40, 51, 52) lobt als den besten den von der Insel Keios, einer der Balearen; er kennt drei Sorten, den hochroten, den blaßroten und den in der Mitte stehenden, den letzteren nennt er selbständig, weil er mit den anderen nicht gemischt zu werden braucht, während diese gemischt werden können. Es gibt auch einen künstlichen Röthel, welcher durch Glühen der Gelberde entsteht. Wimmer Übersetzt bei Theophrast μίλτος mit Minium, dagegen spricht aber nicht allein das natürliche, sondern auch das häufige Vorkommen von Miltos. Es ist ein **eisenoxydhaltiger** oder auch **eisensilikathaltiger Thon**, Bolus rubra; der durch Glühen erhaltene ist Eisenoxyd.

Cap. 113. **Περὶ λημνίας γῆς. Lemnische Erde.** Die lemnische Erde entstammt irgendwelchen unterirdischen Gängen, sie wird von der Insel Lemnos gebracht, welche eine sumpfige Gegend hat, wo sie gegraben und mit Ziegenblut gemischt wird. Die Leute dort bringen sie in Formen und stempeln sie mit dem Bildnis einer Ziege, sie nennen sie den Ziegenstempel. Sie hat eine hervorragende Kraft als Gegenmittel gegen tödliche Gifte, indem sie mit Wein getrunken und vorher genommen dazu zwingt, die Gifte zu erbrechen. Auch ist sie ein gutes Mittel gegen Bisse und Stiche giftiger Tiere, ferner wird sie den Gegenmitteln zugemischt. Einige gebrauchen sie auch bei religiösen Feierlichkeiten. Endlich tut sie gute Dienste bei Dysenterie.

Wie aus der genannten Stelle bei Vitruv hervorgeht, ist die lemnische Erde gleichfalls ein **roter Thon**; Plinius XXXV 33 hält sie dem Zinnober an Güte gleich. Das Warenzeichen, die Ziege, war nach Galen ein der Artemis heiliges Tier.

Cap. 114. **Περὶ χαλκάνθου. Chalkanthos.** Der Kupfervitriol existiert nur in einer und derselben Art, denn er ist eine fest gewordene Flüssigkeit. Er tritt aber in drei verschiedenen Sorten auf: der eine entsteht durch Tröpfeln der in bestimmte Gänge durchdringenden, Flüssigkeit, daher heißt er bei den Kupferbergleuten Tropfvitriol (Stalaktis). Peteesios nennt ihn Pinarion, andere nennen ihn Stalaktikon. Der andere bildet in verborgenen Höhlen Teiche, wird dann in Gruben gebracht und nimmt feste Gestalt an. Dieser wird speziell der verdichtete (Pekton) genannt, der dritte heißt der gekochte und wird in Spanien dargestellt; er hat dasselbe Aussehen, eine schöne Farbe, ist aber kraftloser. Sie geben ihn in Wasser und kochen, schütten dieses in Behälter und lassen es stehen. Nach bestimmten Tagen erstarrt es unter Abscheidung in viele Würfel, die traubenartig Zusammenhängen. Für den besten hält man den blauen und schweren, dichten und durchscheinenden. Ein solcher ist der Tropfvitriol, der von einigen auch Lonchoton (zugespitzt) genannt wird. Der gekochte scheint zum Beizen und Färben· geeigneter zu sein als die anderen Sorten, zum medizinischen Gebrauche ist er, wie die Erfahrung zeigt, zu schwach. Er hat die Kraft, zu adstringieren, zu erwärmen und Schorf zu erzeugen, die Würmer zu töten, wenn er im Gewicht von 1 Drachme getrunken oder mit Honig geleckt wird. Er bewirkt auch Erbrechen und hilft denen, die (giftige) Pilze gegessen haben, wenn er mit Wasser getrunken wird. Ferner reinigt er den Kopf, wenn er in Wasser gelöst und mit Wolle in die Nase eingeführt wird. Gebrannt wird er auf dieselbe Weise, wie wir es gleich bei der Chalkitis zeigen werden.

D. bezeichnet unverkennbar den **Kupfervitriol**, $CuSO_4 + 5\,H_2O$. Die erste Sorte ist ein tropfsteinartig gebildetes Kupfersulfat; die zweite wird aus den Gruben- oder Zementwässern durch Verdunsten des Wassers hergestellt, man benutzt sie jetzt, um mittelst Eisen metallisches Kupfer zu erhalten; zu diesem Zwecke wird auch Wasser in alte Grubengänge geleitet. D. dagegen läßt die Mineralien auskochen und das gelöste Sulfat auskristallisieren. Nach Plinius XXXIV 123 werden die Lösungen von Chalcanthon oder Atramentum sutorium in hölzerne Kübel gegossen, man läßt dann mit Steinen beschwerte Stricke hinein, an die sich die ausgeschiedenen Kristalle traubenförmig »in gläsernen Beeren« ansetzen. Das Kupfersulfat wird beim Erhitzen auf 100° bläulichweiß, indem es 4 Mol. Kristallwasser verliert, das 5. Mol. entweicht erst über 230°. Die Farbe ist dann weiß, bei schwacher Rotglut bleibt ein basisches Salz von wechselnder Zusammensetzung zurück.

Nicht mit Unrecht kann man aber auch Chalkanthon auf Eisenvitriol beziehen, bestimmt da, wo dasselbe grün genannt wird.

Cap. 115. **Περὶ χαλκίτεως. Chalkitis.** Den Vorzug soll die Cbalkitis haben, die kupferähnlich, leicht zerreiblich, steinfrei und dabei nicht alt ist, die längliche und glänzende Streifen hat. Sie hat adstringierende, erwärmende und Schorf machende Kraft und reinigt die Augenwinkel und die Augen. Sie gehört auch zu den Mitteln, welche massig Fäulnis erregen. Ferner dient sie gegen Rose, gegen kriechende Geschwüre, mit Porreesaft gegen Blutungen aus der Gebärmutter und der Nase, trocken gegen Zahnfleischgeschwülste, fressende Geschwüre und Mandelentzündungen. Gebrannt eignet sie sich besonders zu Augenmitteln, wenn sie mit Honig fein gerieben wird. Verhärtete und rauhe Augenlider erweicht sie und macht sie geschmeidig, Fisteln bringt sie, in Kollyrien angewandt, weg.

Cap. 116. **Περὶ ψωρικοῦ. Psorikon.** Es wird daraus (aus der Chalkitis) das sogen. Krätzmittel bereitet, indem 2 Teile Chalkitis mit 1 Teil

Kadmeia gemischt und mit Essig fein gerieben werden; man muß es aber in einem irdenen Topfe bei der Hundstagshitze vierzig Tage in Mist eingraben, dann wird es schärfer und hat dieselbe Kraft wie die Chalkitis. Einige mischen auch gleiche Teile, verreiben sie mit Wein und tun weiter dasselbe. Man muß sie (die Chalkitis) «aber brennen, indem man sie in einen neuen irdenen Tiegel gibt und auf glühende Kohlen stellt. Das Maß (die Grenze) des Brennens soll aber bei der, die viel Feuchtigkeit enthält, sein, wenn sie aufhört, Bläschen zu werfen und schön trocken ist, bei den übrigen die Verwandlung in eine schöne Farbe. Wenn sie bis ins Innere die Farbe von Blut und Röthel hat, muß man sie abnehmen, die überstehende Unreinigkeit abblasen und dann aufbewahren. Geröstet wird sie auf Kohlen, die mit dem Blasebalg zur Glut gebracht werden, bis sie gelb geworden ist, oder sie wird im Tiegel mittelst glühender Kohlen tüchtig erhitzt, bis sie glüht und die Farbe verändert hat.

Was ist Chalkitis? Theophrast kennt sie nicht. Plinius XXXIV 2 schreibt: »Man bereitet auch das Kupfer (aes) aus einem anderen Steine (vorher hat er von der Gewinnung aus Cadmia, Galmei, gesprochen), welchen man auf Zypern, wo die Kupferbereitung erfunden wurde, Chalcitis nennt«; und XXXIV 117: »Chalcitis nennt man einen Stein, ans welchem gleichfalls Kupfer geschmolzen wird. Er unterscheidet sich von Cadmia dadurch, daß er über der Erde aus zutage stehendem Gestein ausgehauen wird, der Galmei dagegen aus unterirdischem, ferner dadurch, daß die Chalcitis gleich zerbröckelt, von Natur weich ist und gleichsam wie kompakte Wolle aussieht. Es ist aber noch ein anderer Unterschied, nämlich der, daß Chalcitis drei Arten in sich begreift, und zwar Kupfer (Messing) (aes), Misy und Sory. Man schützt die Chalcitis besonders, wenn sie honiggelb, zierlich geadert und leicht zerreiblich ist. Wenn sie 40 Tage in Essig mazeriert wird, so erhält sie eine safrangelbe Farbe.« Lenz glaubt daher, die Chalcitis des Plinius für Galmei halten zu sollen, wiewohl die beiden Substanzen hinreichend von einander unterschieden werden. Die Angaben deuten vielmehr auf ein Kupfereisenerz. Auch bei der Chalkitis des D. liegt es nahe, sie auf das **Kupfererz** $(FeS)_2S_2Cu_2$ mit 34% Kupfer und 30% Eisen, welches messinggelb und oft bunt angelaufen ist und auf Kohle unter Aufkochen schmilzt, zu beziehen. Dem widerspricht aber der ganze Brenn- und Röstprozeß im obigen Cap. 116; der Ausdruck πολυγρός, wasserreich, in Verbindung mit ἀπομφολύγωτον, aufhörend, Blasen zu werfen, kann nur auf eine Kristallverbindung bezogen werden und diese ist **kupferhaltiger Eisenvitriol**, $FeSO_4 + 7\,H_2O$, welcher natürlich durch Verwitterung von Eisenkiesen als Melanterit vorkommt und außer Kupfer mehr oder weniger Magnesium-Mangan-Aluminium-Zinksulfat und Basisch-Eisenoxydsulfat enthält. Er gibt beim Erhitzen unter Aufblähen sein Kristallwasser ab; das wasserfreie Salz wird beim Glühen in Eisenoxyd, Schwefelsäure- und Schwefligsäureanhydrid zerlegt.

Cap. 116 (117). **Περὶ μίσυος. Misy.** Zu verwenden ist das kyprische Misy, welches goldfarbig, hart und beim Zerhauen goldglänzend und sternartig strahlend ist. Es hat dieselbe Kraft und wird auf dieselbe Weise gebrannt wie Chalkitis, außer daß es nicht zum Krätzmittel gebraucht wird und daß es sich in ein besseres und schlechteres unterscheidet. Das ägyptische zieht man vor, weil es sich zu allem Möglichen eignet, als Zusatz zu den Augenmitteln bleibt es hinter dem vorgenannten weit zurück.

Die Parallelstelle bei Plinius XXXIV 121 lautet: »Es bildet sich aus einem Gesteine mit gelber Ausblühung und geht von selbst in eine kompakte und gesonderte Masse über. Die beste Sorte, die von Zypern, zeigt auf dem Bruche goldfarbige Punkte und beim Zerreiben eine sandige oder erdige, der Chalcitis ähnliche Beschaffenheit.« Bei Galen ist es eine Ausblühung der Chalkitis, er will in drei Schichten Sory, Misy und Chalkitis in einem Bergwerk gesehen haben. Lenz hält die Substanz für Galmei, die Punkte für eingewachsene Eisenkieskristalle.

Am nächsten liegt wohl, das Misy auf **Schwefelkies**, FeS_2, zu beziehen; er ist goldgelb, mit hervorragendem Metallglanz und so hart, daß er am Stahl starke Funken gibt, welches D. ja auch anzudeuten scheint Er neigt sehr zur Bildung von Eisenoxydhydrat, welches von außen nach innen eindringt (die kompakte Masse des Plinius ?).

Cap. 117 (118). **Περὶ μελαντηρίας. Melanteria.** Eine Art Melanteria[1] verdichtet sich an den Mündungen der Gruben, in denen Kupfer gewonnen ist, nach Art von Salzlake; eine andere findet sich an der Oberfläche der genannten Orte, diese ist auch erdig. Eine weitere wird in Kilikien und bestimmten anderen Gegenden als Mineral gefunden. Den Vorzug darunter hat die schwefelgelbe, feine, homogene, reine, die bei der Berührung mit Wasser schnell schwarz wird. Sie hat aber dieselbe ätzende Kraft wie Misy.

[1] Von μέλας, schwarz, und τηρός, wahrnehmend (?).

Die Melanteria ist jedenfalls das Atramentum sutorium, Schusterschwarz, in den Schächten und Teichen Spaniens des Plinius XXXIV 123, es sind Auskristallisationen der Grubenwasser in verlassenen Schächten. Daß sie das Wasser sofort schwarz färben, kann nur dann der Fall sein, wenn dasselbe gerbstoffhaltig ist. Man muß aber bei solchen Dingen mit der unvollkommenen Kenntnis des D. und den ihm zugekommenen zweifelhaften Berichten rechnen. Bei Scribonius Largus ist sie Bestandteil eines Wundpflasters.

Cap. 118 (119). **Περὶ σώρεως. Sory.** Einige haben das Sory für Melanteria gehalten, sie täuschen sich aber; denn es ist eine eigene jener nicht unähnliche Art, aber Sory ist stinkiger und ekelerregend. Es findet sich in Ägypten und in anderen Gegenden, wie in Libyen, Spanien und auf Zypern. Vorzuziehen ist das ägyptische, welches auch beim Zerschlagen dunkler erscheint, viele Löcher hat und etwas fett ist. Es ist auch adstringierend, hat einen ekelhaften Geschmack und Geruch und kehrt den Magen um. Dasjenige aber, welches auf dem Bruche nicht glänzt, gleich Misy, muß man für fremdartig und kraftlos halten. Es hat dieselbe Kraft und wird auf dieselbe Art gebrannt wie die vorgenannten. Es heilt Zahnschmerzen, wenn es in den hohlen Zahn gesteckt wird, und macht lose Zähne fest. Bei Ischias hilft es mit Wein im Klystier; mit Wasser aufgestrichen vertreibt es Finnen. Es wird auch den schwarzfärbenden Haarmitteln zugesetzt. Nach allgemeiner Annahme sind bei diesen und fast allen anderen Mitteln die nicht gebrannten für wirksamer zu halten als die gebrannten, mit Ausnahme von Salz, Weinstein, Natron, Kalk und ähnlichen Substanzen, welche im ungebrannten Zustande schlaff sind, gebrannt wird ihre Kraft stärker.

Auch das Sory ist ein Produkt der Gruben und zwar, nach der Wirkung zu schließen, der Kupfergruben, denn die Eisensalze reizen nicht zum Erbrechen, vielleicht unreiner Kupfervitriol. Beim Liegen an der Luft verwittert er oberflächlich und erhält einen bläulichweißen Überzug, beim Zerschlagen ist er dann dunkler.

Cap. 119 (120). **Περὶ διφρυγοῦς. Diphryges.** Vom Diphryges[1] muß man drei Arten unterscheiden. Die eine nämlich ist ein Grubenprodukt lind bildet sich allein auf Zypern. Sie ist lehmig und wird aus der Tiefe an einem der dortigen Plätze heraufgeholt. Nach dem Herausschaffen wird sie an der Sonne getrocknet und hiernach durch kreisförmig herumgelegtes Reisig gebrannt. Sie wird deshalb Diphryges genannt, weil sie an der Sonne und durch Reisig gebrannt, also getrocknet und gewissermaßen geröstet wird. Die zweite Art ist, sozusagen, der Bodensatz und die Hefe bei der Kupferbereitung; denn nach dem Zugießen von kaltem Wasser, wie wir früher sagten, als von der Kupferblüte die Rede war, und nach Wegnahme des Kupfers findet sich diese Art im Schmelzofen auf dem Grunde liegend. Sie hat die adstringierende Eigenschaft und den Geschmack des Kupfers. Die dritte Art wird so bereitet: Die angestellten Werkleute legen den Stein, den sogen. Pyrites, in den Schmelzofen und brennen ihn die nötige Anzahl Tage wie Kalk. Wenn dann die Farbe wie die des Röthels geworden ist, nehmen sie ihn heraus und bewahren ihn auf. Einige behaupten, die eben erwähnte Art entstehe allein aus der Substanz, aus welcher der Kupferstein besteht, wenn sie auf den sogen.

Tennen geröstet, dann in die Gruben gebracht und dort gebrannt werde. Denn sie nimmt den Platz ringsum in der Grube ein und wird nach Wegräumen der Steine so gefunden. Vorzuziehen ist die, welche einen Kupfergeschmack und Rostfarbe hat, welche adstringiert und die Zunge kräftig austrocknet. Diese Eigenschaften besitzt die gebrannte Gelberde nicht, welche man brennt und statt Diphryges verkauft. Es hat die Kraft, zu adstringieren, auszutrocknen, Fleischwucherungen aufzuhalten und böse kriechende Geschwüre zu vernarben. Mit Terpentin oder Wachssalbe gemischt verteilt es auch Geschwülste.

[1)] Zweimal gedörrt.

Nach der Beschreibung des D. sind die drei Arten Diphryges ganz von einander verschieden. Die erste ist ein Thon, welcher zunächst an der Luft getrocknet und dann nach Art unserer Backsteine gebrannt wird, die zweite ist eine **Schlacke** aus den Kupferschmelzöfen. Plinius XXXIV 135 sagt: »Sie entsteht in den Erzöfen, man läßt die Unreinigkeiten sich absetzen, das Metall selbst unten, die Schlacke seitwärts abfließen, wobei die Kupferblüte obenauf schwimmt, während dos Diphryges zurückbleibt. Einige berichten, in den Öfen bilden sich aus dem zu schmelzenden Steine Klumpen, um diese herum schmelze das Erz, werde aber nicht gar, wenn es nicht in andere Öfen gebracht (also zweimal geröstet) werde, sie seien daher gewissermassen ein Knoten der Masse; das, was nach dem Garwerden übrig bleibe, sei Diphryges.« – Die dritte Art ist durch Rösten von Schwefelkies (Pyrites) an der Luft (ἐν ἅλωσιν) erhaltenes Eisenoxyd. Übereinstimmend mit D. gibt Plinius auch die beiden anderen Arten Diphryges an, die Angaben beider stammen also aus derselben Quelle.

Cap. 120 (121). **Περὶ ἀρσενικοῦ. Arsenikon.** Das Arsenikon entsteht mit der Sandaracha in derselben Grube. Als bestes ist das anzusehen, welches plattenartig, von gelber Farbe ist und schuppige Stücke hat, die stets an einander liegen, sonst ist es frei von anderem Stoff. Ein solches ist das in Mysien am Hellespont sich findende. Es gibt zwei Arten davon; die eine, wie sie eben beschrieben ist, die andere ist eichelähnlich, gelblich, der Sandaracha sich nähernd und klumpig, sie wird aus Pontus und Kappadokien gebracht; diese kommt aber erst an zweiter Stelle. Es wird auf folgende Art gebrannt: Lege dasselbe in eine neue irdene Schale und setze es auf glühende Kohlen, rühre fleißig um, bis es glüht und die Farbe verändert, dann kühle ab, reibe es fein zum Aufbewahren. Es hat ätzende, adstringierende und vernarbende mit Brennen und heftigem Beißen verbundene Kraft. Es gehört auch zu den unterdrückenden Mitteln und entfernt, die Haare.

Bei Vitruv (De archit. VII 7) und bei Celsus (med. V 5) heißt es **Auripigmentum**, bei Theophrast und Plinius **Arrenikon** bzw. **Arrenicum**. Theophrast (De lapid.

51) meint, der Ocker werde statt dessen gebraucht, sie seien beide von gleicher Farbe, scheinen sich aber sonst zu unterscheiden.

Es ist **Rauschgelb, Auripigment**, Dreifach-Schwefelarsen, As_2S_3, welches natürlich teils in rhombischen Prismen, teils in Massen mit blätterigem Gefüge vorkommt. Beim Erhitzen an der Luft verwandelt es sich in Arsenigsäure- und Schwefligsäureanhydrid.

Cap. 121 (122). **Περὶ σανδαράχης. Sandaracha.** Als die beste Sandaracha ist die anzusehen, welche gesättigt rot ist [sich nicht brechen läßt], schön blühend und rein, in der Farbe dem Zinnober ähnlich ist und einen schwefelartigen Geruch hat. Ihre Kraft und die Art des Brennens ist dieselbe wie beim Rauschgelb. Sie heilt mit Terpentin gemischt die Fuchskrankheit und entfernt mit Pech krätzige Nägel. Mit Öl wirkt sie auch gegen die Läusekrankheit, mit Fett zerteilt sie Geschwülste. Sie ist ferner ein gutes Mittel bei Nasen- und Mundgeschwüren, mit Rosensalbe bei sonstigem Ausschlag und Geschwülsten. Mit Honigwein wird sie bei Lungengeschwüren gegeben und mit Harz als Räucherung gegen alten Husten angewandt, indem der Dampf durch ein Rohr in den Mund gesogen wird. Mit Honig geleckt macht sie die Stimme rein und für Asthmatiker ist sie mit Harz im Bissen das beste Mittel.

Bei Vitruv scheint die Sandaracha Mennige zu sein. Nach Theophrast (De lapid. 40, 50, 51) kommt sie in Erzgruben vor, ist wie das Arrenikon durch Verbrennen entstanden und von der Natur des Kalkes. Ebenso drückt sich Plinius XXXIV 117 aus, die Samlaracha finde sich in Gold- und Silbergruben, sie sei um so besser und stärker, je roter, reiner und zerreiblicher sie sei. … Das Auripigment bestehe aus demselben Stoffe, das beste übertreffe an Farbe das Gold, das bläßere oder der Sandaracha ähnliche sei geringer. – Alle Schriftsteller sind so unklar, daß man mit Bestimmtheit nicht sagen kann, was unter Sandaracha gemeint ist. Mennige kann es nicht sein, weil diese nicht natürlich vorkommt, viel eher deutet alles, wie auch Kobert meint, auf den **Sandarach** oder **Real** gar, das Zweifach-Schwefelarsen, As_2S_2. Auch die therapeutische Verwendung bei D. steht dieser Annahme nicht entgegen, da das reine Schwefelarsen nach Schroff und Husemann ungiftig ist; die giftige Wirkung kommt auf Rechnung der darin mehr oder weniger enthaltenen löslichen Arsenverbindungen.

Bei Plinius XI 17 heißt auch das Bienenbrod (Erithace) Sandaraca; bei den Arabern bedeutet Sandaracha Wachholderharz, bei uns (Sandaraca, Sandarak) das Harz von *Callitris quadrivalvis* Rich.

Cap. 122 (123). **Περὶ στυπτηρίας. Stypteria.** Fast jede Art Stypteria findet sich in Ägypten in denselben Gruben. Sie entsteht aber auch in bestimmten anderen Gegenden, so auf Melos, in Makedonien, Liparis[1], Sardonien, zu Hierapolis[2] in Phrygien, in Libyen, Armenien und an vielen anderen Orten, wie der Röthel. Es gibt davon sehr viele Arten. Zum medizinischen Gebrauche wird die spaltbare, runde und feuchte genommen. Als beste erweist sich die spaltbare und von dieser wieder die, welche frisch, sehr weiß, steinfrei ist, scharf riecht und kräftig adstringiert, die ferner nicht schollenartig oder splitterig zusammengebackt ist, sondern die aus einzelnen vorspringenden Streifen, grauen Haaren vergleichbar, besteht; eine solche ist die sogen. Trichitis, welche in Ägypten entsteht. Es findet sich auch ein Stein, welcher derselben sehr ähnlich ist, den man aber durch die Geschmacksprobe erkennt, da er nicht adstringiert. Von der runden gibt es eine künstliche (mit der Hand gemachte) falsche, sie wird aus der Form erkannt. Hinzunehmen muß man wohl die, welche von Natur rund, blasig, weißlich und kräftig adstringierend ist, die auch etwas bleiche Farbe und Fettigkeit hat, die zudem steinfrei und leicht zu brechen ist und aus Melos oder Ägypten stammt. Von der feuchten ist die vorzuziehen, welche durchscheinend, milchig, gleichartig und durchweg saftig, dabei aber steinfrei ist und einen feurigen Hauch hat. Sie haben erwärmende, adstringierende, heilende Kraft, reinigen die Pupille von Verdunkelungen und bringen das auf den Augenlidern gebildete Fleisch und sonstige Wucherungen zum Verschwinden. Die spaltbare ist aber für kräftiger zu halten als die runde. Gebrannt und geröstet werden sie wie Chalkitis. Sie halten eiterige Geschwüre und Blutungen auf, verdichten schwammiges Zahnfleisch und befestigen mit Essig und Honig wackelige Zähne. Mit Honig helfen sie bei Soor und mit Knöterichsaft bei Geschwüren und Flüssen in den Ohren. Sie sind, mit Kohlblättern oder Honig gekocht, ein gutes Mittel bei Aussatz, mit Wasser als Überguss gegen Jucken, krätzige Nägel, übergewachsene Nägel und Frostbeulen, mit Essighefe, welche mit gleichviel Galläpfel gebrannt ist, als Einreibung gegen krebsige Geschwüre, mit doppelt so viel Salz gegen fressende Geschwüre. Mit Erbsenmehl und Teer eingeschmiert beseitigen sie Kleiengrind. Mit Wasser aufgestrichen sind sie ein Mittel gegen Wanzen, Läuse und Brandwunden. Gegen Ödeme und den üblen Geruch der Achseln und Bubonen werden sie als Salbe angewandt. Die melische wirkt auch zur Verhinderung der Empfängnis, wenn sie vor dem Beischlaf an den Muttermund gelegt wird, auch wirft sie den Embryo hinaus. Sie (die Stypteria-Arten) sind endlich heilsam bei Anschwellungen des Zahnfleisches, des Zäpfchens, der Mandeln und werden im Munde, in den Ohren und an den Schamteilen mit Honig eingestrichen.

[1] Die größte der äolischen oder liparischen Inseln. [2] Heute Tambuk oder Pambuk.

Unter Stypteria haben wir **verschiedene Alaunsorten** oder alaunartige Substanzen zu verstehen, und zwar teils den sogen. rohen Alaun als Auswitterung einiger Lavasorten in vulkanischen Gegenden und des Alaunschiefers, teils als Auskristallisation gesammelter alaunhaltiger Wässer. Strabo (Geogr. VI 2) berichtet von Alaunwerken (στυπτηρίας μέταλλα) auf den liparischen Inseln. Plinius XXXV 183, der in seinen Angaben mit D. übereinstimmt, sagt: »Aller Alaun entsteht aus Wasser und Schlamm, d. h. aus einem Stoffe, welcher der Erde ausschwitzt; was sich im Winter gesammelt hat (conrivatum), wird durch die Sonne im Sommer gezeitigt. Was zuerst reif ist (d. h. sich ausscheidet), erscheint am weißesten ... Der beste kommt von Ägypten und Melos, es gibt davon zwei Sorten, den flüssigen und festen. Kennzeichen für die Güte des flüssigen sind, daß er hell, milchig, weich (sine offensis fricandi) ist und eine schwache Wärme enthält, dieser heißt Phorimon (der nützliche). Der reine wird auf Zusatz von Granatapfelsaft schwarz; die zweite Sorte, blasser und rauher, wird durch Galläpfel gefärbt, sie heißt Parapharon.« Den besten flüssigen müßten wir also für eine ziemlich konzentrierte, nicht kristallisierende, eisenvitriolhaltige Alaunlösung halten, denn eisenfreier Alaun reagiert auf Gerbstoffe nicht; es ist jedenfalls ein durch Auslaugen von Alaunschiefer, Alaunerde oder Alaunstein (Alunit) erhaltenes Produkt. Der Alaunschiefer ist ein Thonschiefer, der bei vorgeschrittener Zersetzung reichlich Alaun und Eisenvitriol, bituminöse Substanz und Schwefel enthält, worauf auch wohl der scharfe Geruch zurückzuführen ist. Die Alaunerde kommt nesterweise in Braunkohlenlagern vor. Der Alaunstein enthält die Bestandteile des Alauns, nämlich 38,6% Schwefelsäure, 37% Thonerde, 11,4% Kalium und 13% Wasser, gemäß der Formel: $Al_2K_2(SO_4)_4 + 2\,Al_2(OH)_6$. Er ist farblos oder weiß, gelblich oder rötlich und bildet mit Quarz gemengt den Hauptbestandteil des Alaunfeie, kommt auch fein verteilt im trachytischen Tuff, besonders auf Melos, vor. Wird er einige Stunden erhitzt, so zerfällt er in normalen Alaun, Aluminiumoxyd und Wasser:

$$\underset{\text{Alaunstein}}{Al_2K_2(SO_4)_4 + 2\,Al_2(OH)_6} = \underset{\text{Alaun}}{Al_2K_2(SO_4)_4} + \underset{\text{Aluminiumoxyd}}{2\,Al_2O_3} + \underset{\text{Wasser}}{6\,H_2O}.$$

Welches Verfahren die Alten einschlugen, um größere Mengen von Alaun herzustellen, entzieht sich unserer Kenntnis.

Der spaltbare Alaun ist der sogen. Federalaun mit faserig-strahligem oder haarförmigem Gefüge; er findet sich an den bezeichneten Stellen, nach Tournefort (bei Lenz Anm. 280) besonders auf Melos, aber wegen der leichten Löslichkeit nie in großer Menge. Was D. unter dem dem Federalaun ähnlichen Steine verstanden wissen will, ist nicht zu sagen, wohl kaum ist der auch Federalaun genannte Asbest, ein aus Kieselsäure, Kalk und Magnesia bestehendes Mineral, hierher zu ziehen. Ebenso sind wir im Unklaren über das künstliche (χειροποιητός, mit den Händen gemachte) Produkt.

Die Darstellung des Alauns geschieht heute noch aus den Alaunerzen, welche bei der Verwitterung den Hauptbestandteil, das Aluminiumsulfat, liefern, dem zur Bildung des Doppelsalzes Kaliumsulfat zugesetzt wird.

Cap. 123 (124). **Περὶ θείου. Schwefel.** Als bester Schwefel ist der anzusehen, der noch nicht im Feuer gewesen ist, eine glänzende Farbe hat, durchscheinend und steinfrei ist, von dem aber, der mit dem Feuer in Berührung gekommen ist, der gelblichgrüne und sehr fette. Am meisten entsteht er auf Melos und Lipara. Der erstgenannte erwärmt, zerteilt und bringt rasch zur Reife. Er hilft bei Husten, Lungengeschwüren und Asthma, wenn er im Ei genommen und als Räucherung angewandt wird. Außerdem treibt er als Räucherung auch den Embryo aus. Mit Terpentinharz gemischt nimmt er Aussatz, Flechte und krätzige Nägel weg; auch mit Essig eingeschmiert hilft er bei Aussatz und vertreibt weiße Flecken. Ferner heilt er mit Harz gemischt Skorpionstiche, mit Essig auch den Biß des Meerhasen und des Skorpions. Mit Natron aufgestrichen lindert er am ganzen Körper das Jucken. Weiter hilft er bei Gelbsucht, wenn er, einen Eßlöffel voll, mit Wasser getrunken oder mit einem weichen Ei genommen wird, wirkt gut gegen Erkältung und Katarrh und hält, aufgestreut, den Schweiß zurück. Mit Natron und Wasser aufgestrichen ist er ein gutes Mittel bei Podagra. Schwerhörigkeit heilt er, wenn sein Dampf durch ein Rohr (ins Ohr) eingeleitet wird, die Schlafsucht ebenfalls als Räucherung. Endlich stillt er Blutungen und heilt Quetschungen an den Ohren, wenn er mit Honig und Wein aufgestrichen wird.

Der durchscheinende und glänzende Schwefel, das Apyron, ist der in Kristallen oder Körnern in der Nähe von ausgestorbenen oder noch tätigen Vulkanen vorkommende. Plinius XXXV 174 gibt als weitere Fundorte die Gebiete von Neapel und Campanien an; die Romagna liefert heute den größten Teil des in den Handel kommenden Schwefels.

Cap. 124 (125). **Περὶ κισσήρεως. Bimsstein.** Für den besten Bimsstein ist der zu halten, der sehr leicht und porös, spaltbar und steinfrei, dabei auch mürbe und weiß ist. Er wird so gebrannt: Nimm eine beliebige Menge davon und lege sie zwischen glühende Kohlen; wenn er glüht, nimm ihn heraus und lösche ihn in gewürztem Wein ab. Glühe ihn wiederum und lösche ihn ab; nachdem du ihn zum dritten Male herausgenommen hast, laß ihn von selbst erkalten und bewahre ihn zum Gebrauch auf. Er hat die Kraft, zu adstringieren, das Zahnfleisch zu reinigen und zu glätten, die Pupille von Verdunkelungen unter gleichzeitiger Erwärmung zu reinigen. Er füllt Geschwüre aus und vernarbt sie, hält Auswüchse zurück, glättet fein gerieben die Zähne, bildet auf dem Körper eine Kruste (Schorf) und eignet sich zum Entfernen der Haare. Theophrast berichtet, daß, wenn man in ein Faß gährenden Weines Bimsstein werfe, die Gährung des Weines sofort aufhöre.

Theophrast (De lapid. 19) nennt auch die Verdichtung des Meerschaums, τοῦ ἄφρου τῆς θαλάσσης, Bimsstein.

Der Bimsstein ist ein vulkanisches Produkt, entstanden durch das Durchströmen von Gasen und Dämpfen durch trachytische Lavamassen, wodurch diese beim Erstarren ein poröses, schwammiges, zeilig-blasiges Gefüge erhalten. Er findet heute nur noch technische Vorwendung.

Cap. 125 (126). **Περὶ ἁλῶν. Salze.** Von den Salzarten ist das Steinsalz das kräftigste, und von diesem überhaupt das, welches steinfrei, weiß, durchscheinend, dicht ist und gleichmäßige Massen bildet; recht eigentlich ist so das seinem Herkommen nach ammonische[1)], welches gut spaltbar ist und ein gerades Gefüge hat. Vom Seesalz muß man das nehmen, welches dicht, weiß und homogen ist. Das beste findet sich auf Zypern und dort bei Salamis, zu Megaris, auch auf Sicilien und in Libyen; unter den genannten ist aber das Sumpfsalz vorzuziehen, von dein das phrygische, das sogen. Tattaion, das kräftigste ist. Die genannten Salze haben überhaupt eine vielfach nützliche Kraft, sie adstringiert, macht geschmeidig, reinigt, zerteilt, besänftigt, verdünnt und bewirkt Wundschorf. Sie unterscheiden sich nach ihrer kräftigeren und schwächeren Wirkung. Sie halten die Fäulnis ab, werden den Krätzmitteln zugesetzt, beseitigen Auswüchse in den Augen, verhindern das Überwachsen der Nägel, und nehmen die sonstigen Fleischwucherungen weg. Auch sind sie ein nützlicher Zusatz zu Klystieren. Ferner heben sie, mit Öl eingeschmiert, die Mattigkeit auf, sind heilsam gegen Geschwülste bei Wassersucht, auch wirkt eine trockene Bähung derselben in Beuteln schmerzlindernd. Weiter beruhigen sie das Jucken, wenn sie mit Öl und Essig am Feuer eingeschmiert werden, bis Schweiß ausbricht. In gleicher Weise helfen sie bei Flechten, Krätze, Aussatz und Schlundmuskelentzündung, wenn sie mit Öl, Honig und Essig eingestrichen werden, bei Entzündungen der Mandeln und des Zäpfchens, wenn sie mit Honig gekocht werden. Gegen Soor, schwammiges Zahnfleisch und krebsige Geschwüre werden sie gebrannt mit Gerstenmehl aufgestreut, gegen Skorpionstiche mit Leinmehl, gegen Schlangenbisse helfen sie mit Dosten, Honig und Hysop, gegen den Biß der Hornschlange mit Pech, Zedernharz oder Honig, gegen den Stich der Skolopendra mit Honig und Essig, gegen Wespen- und Bienenstiche, gegen Bläschen auf dem Kopfe, gegen Feigwarzen und Geschwülste mit

Rindsfett gemischt. Mit Rosinen, Schweinefett oder Honig zerteilen sie Furunkeln, auch Ödeme der Hoden bringen sie mit Dosten oder Sauerteig schneller zur Reife. Ferner helfen sie bei Krokodilsbissen, wenn sie, fein gestoßen und in Leinen gebunden, in Essig getaucht werden, und dann mit den Bündeln die (leidenden) Teile belegt werden. Auch gegen den Biß giftiger Tiere helfen sie, ebenso mit Honig gegen Sugillationen unter den Augen, ferner, mit Sauerhonig getrunken gegen den Genuß von Mohnsaft und gegen Pilze. Gegen Verrenkungen werden sie mit Mehl und Honig, gegen Verbrennungen mit Öl aufgelegt, sie verhindern dann die Blasenbildung. In gleicher Weise werden sie bei Podagra angewandt, bei Ohrenschmerz mit Essig. Rose und kriechende Geschwüre halten sie auf, wenn sie mit Essig aufgestrichen oder mit Hysop umgeschlagen werden. Man muß sie brennen, indem man sie in einen irdenen Topf wirft, diesen gut zudeckt, damit sie nicht herausspringen und dann mit Kohlen zudeckt, bis sie glühen. Einige schlagen das Steinsalz in einen Teig von Weizenmehl, legen ihn dann auf Kohlen und lassen ihn liegen, bis der Teig verbrannt ist. Man kann aber die gewöhnlichen Salze auch auf folgende Art brennen: Nachdem du sie mit Wasser einmal abgespült und wieder trocken hast werden lassen, wirf sie in einen Topf, decke ihn zu und zünde Feuer darunter an, und rühre um, bis sie nicht mehr aufspringen.

[1] Nach Plinius hat es den Namen nicht von dem in der Nähe des Fundortes stehenden Heiligtum des Juppiter Ammon, sondern weil es eich unter dem Sande, ἄμμος, findet.

Vitruv (De archit. VIII 3) berichtet, daß in Afrika bei Parätonium in der Nähe des Ammontempels, ferner beim Berge Kasius an der Grenze von Ägypten sumpfige Seen sind, deren Wasser so salzig ist, daß auf der Oberfläche eine Salzkruste (sal congelatum) liegt. Plinius XXXI 73 zählt eine Menge Seen und Teiche, sowie auch Bergwerke auf, welche Salz lieferten, die aus Kappadokien kommende Sorte hatte Backsteinform. Die einfachste Art der Gewinnung war, das durch Verdunsten an der Luft aus dem Meere und sonstigen Salzwässern ausgeschiedene Salz herauszunehmen, doch wurden diese auch auf Salzwerke (salinae) gepumpt und in Pfannen über dem Feuer abgedampft. Auch aus der Salzlake von eingemachten Fischen und sonstigen Sachen wurde das Salz wieder gewonnen.

Cap. 126 (127). **Περὶ ἄχνης ἁλός. Salzschaum.** Salzschaum ist der schaumige Absatz des Meeres, welcher sich an den Felsen findet. Er hat eine den Salzen gleiche Kraft.

Cap. 127 (128). **Περὶ ἅλμης. Salzlake**. Die Salzlake hat eine den Salzen gleiche Wirkung, sie reinigt. Sie dient zum Klystier bei Dysenterie gegen die fressenden Geschwüre, ebenso bei chronischem Ischiasleiden. Sie eignet sich sehr zu Übergiessungen, wobei das Meerwasser schicklich angewandt wird.

Unter Salzlake haben wir zunächst die natürliche Salzsole zu verstehen, von der Plinius XXXI 83 sagt, daß sie (muria) in einem Distrikte Spaniens aus Brunnen geschöpft werde, dann auch die Pökelflüssigkeit.

Cap. 128 (129). **Περὶ ἄνθους ἁλός. Salzblüte**. Die Salzblüte fließt vom Nilflusse ab, sie steht aber auch auf gewissen Teichen. Man soll die nehmen, welche eine safrangelbe Farbe und einen etwas üblen Geruch hat, wie etwa das Garon, oft hat sie auch einen viel widrigeren Geruch, einen sehr beißenden und etwas fettigen Geschmack, die mit Röthel gefärbte und harte Stücke enthaltende ist für schlecht zu achten. Es wird auch nur die reine von Öl gelöst, die verfälschte dagegen zum Teil auch von Wasser. Sie hilft gegen bösartige und krebsige Geschwüre, gegen fressende Geschwüre an den Schamteilen, bei eiterflüssigen Ohren, bei Stumpfsichtigkeit, auch nimmt sie Narben und Leukome weg. Sie wird ferner den Pflastern und Salben zum Färben zugemischt, so auch der Rosensalbe. Sie wirkt Schweiß erregend, beunruhigt, in Wein und Wasser genommen, den Bauch, dem Magen ist sie schädlich. Sie wird den stärkenden Salben zugesetzt und den Schmiermitteln, welche zum Dünnmachen[1] des Haarwuchses dienen. Überhaupt ist sie scharf und brennend wie die Salze.

[1] πρὸς λεπτυσμόν nach den älteren Interpreten, eine vulgäre Lesart ist sonst πρὸς λευκασμόν, zum Weißmachen.

Die Salzblüte könnte man dem Wortlaute nach für dos reinste Salz halten, allein der Text und die Parallelstelle bei Plinius führen zu der Annahme, daß es Natron ist, welches vielfache Verunreinigungen von Humus-, empyreumatischen und anderen Stoffen enthält, die der Nil bei der Überschwemmung in stehende Gewässer führt, wo sie sich verdichten. Plinius XXXI 90 sagt, die Salzblüte sei am besten, wenn sie beim Drücken eine Art Öl zeige, welches als Träger der roten Farbe anzusehen sei, denn die Farbe des künstlichen löse sich in Wasser; beim Stehen in Gefäßen bilde der obere Teil der Salzblüte eine weiße Fläche (durch Ausscheidung von Soda), während der mittlere Teil feucht bleibe; sie sei ein sehr wirksames Mittel zur Entfernung der Augenbrauen.

Cap. 129 (130). **Περὶ νίτρου. Natron**. Das Natron verdient den Vorzug, welches leicht ist, eine rötliche oder weiße Farbe hat und durchbrochen ist, als ob es schwammig wäre. Ein solches ist das aus Haufen[1]. Es hat metasynkritische Kraft[2].

[1] ἐκ τῶν [2] Siehe I Cap. 47.

Das Nitron der Alten ist nicht unser Salpeter (Nitrum), sondern eine mit anderen Substanzen, besonders Chlormagnesium. Eisenoxyd, Kochsalz usw. verunreinigte **Soda**, Natrium carbonicum.

Nach Plinius XXXI 106 sqq. wurde das Natron teils als natürliche Auskristallisation sodahaltiger Seen, wie zu Liti in Makedonien, teils künstlich, hauptsächlich in Ägypten in den Nitrarien, gewonnen, indem man das Wasser der Natronseen, deren zwei nach Strabo (Geogr. XVII 1) oberhalb Memphis lagen, in dieselben leitete. Das künstliche, sagt er, sei schlechter, braun und steinig; das Salz selbst werde in Haufen aufgetürmt, welche nach und nach erhärteten. Die Natronseen seien nur bei Naukratis und Memphis, einige lieferten ein braunrotes Natron, das seine Farbe einer erdigen Beimischung verdanke; auf Zusatz von Kalk entwickele es einen starken Geruch. Es besitze eine größere Schärfe als das Salz, denn in den Nitrarien werden die Schuhe rasch zerstört. Aus verbranntem Eichenholze sei es in großer Menge bereitet worden (hier verwechselt er die Soda mit Pottasche).

Cap. 130 (131). **Περὶ ἀφροῦ νίτρου. Natronschaum.** Der beste Natronschaum scheint der zu sein, der sehr leicht, blätterig-krustig, leicht zerreiblich, purpurfarbig und schaumig, dabei beißend ist. Ein solcher ist der aus Philadelphia in Lydien bezogene; an zweiter Stelle kommt der ägyptische, aber auch in Magnesia in Karien wird er erzeugt. Sowohl dieser wie auch das Natron hat eine den Salzen gleiche Kraft und wird auf dieselbe Art gebrannt. Mit außerordentlicher Wirkung besänftigt aber auch das Natron Leibschneiden, wenn es mit römischem Kümmel fein gerieben und mit Wassermeth oder eingekochtem Most oder etwas die Winde Zerteilendem, z. B. Raute oder Dill, getrunken wird. Es dient auch zum Einsalben bei periodischen Fiebern vor dem zu befürchtenden Anfalle. Es wird ferner den zerteilenden, reizenden, Aussatz heilenden und verdünnenden Pflastern zugesetzt. Mit warmem Wasser oder Wein als Eingiessung heilt es Sausen und Brausen sowie Eiterfluß in den Ohren, es reinigt sie auch, mit Essig eingegossen, von Schmutz. Hundsbisse heilt es mit Esels- oder Schweineschmalz; mit Terpentinharz gemischt öffnet es Furunkeln, mit Feigen bildet es ein Kataplasma bei Wassersucht, mit Honig als Salbe macht es scharfsichtig. Mit Essigwasser getrunken ist es ein gutes Mittel gegen (giftige) Pilze, mit Wasser gegen Buprestis, mit Silphion gegen Stierblut. Bei Auszehrung ist es ein heilsames Kataplasma, desgleichen mit Wachssalbe bei Kraftlosigkeit, Opisthotonie und Verrenkungen. Mit Nutzen wird es auch dem Brote bei Lähmung der Zunge zugesetzt. Einige brennen die oben genannten[1], indem sie dieselben auf Kohlen legen, nachdem zuvor eine neue irdene Platte untergelegt war, bis sie glühen.

[1] d. h. den Natronachaum und das Natron, welches D. hier seiner Wirkung nach mitbehandelt.

Nach Plinius XXXI 112 entsteht der Natronschaum (Spuma nitri) auf mehrfache Weise. »Die Alten«, sagt er, »behaupten, er bilde sich nur nach starkem Taufalle, wenn die Nitrarien bereits gesättigt seien, aber noch nichts ausgeschieden hätten. Andere sind der Meinung, er entstehe durch eine Art Gährung in den Haufen; die späteren Ärzte sagen, er werde in Asien in Höhlen, den sogen. Colycae, gesammelt, wo er von den Decken herabtröpfele. Die beste Sorte ist die lydische, welche nicht schwer, leicht zerreiblich und fast purpurfarbig ist, sie kommt in Kügelchen in den Handel, die ägyptische dagegen wird in verpichten Gefäßen, um ein Zerfließen zu verhüten, ausgeführt.«

Der Natronschaum ist auf alle Fälle ein Auskristallisationsprodukt, **unreines Natriumcarbonat**, oder auch das, was wir als **Mauersalpeter** bezeichnen, in der Hauptsache Calciumnitrat, $Ca(NO_3)_2$, ein leicht zerfließliches Salz. Auch könnte man an eine Art Tropfstein denken.

Cap. 131 (132). **Περὶ τρύγος. Weinabsatz**. Am besten nimmt man den Weinabsatz von altem italischem Wein, sonst aber auch von einem anderen ähnlichen, denn der vom Essig hat eine zu große Kraft. Gebrannt wird er nach vorsichtigem Trocknen wie das Halkyonion. Einige legen ihn auf eine irdene Platte und brennen ihn über starkem Feuer, bis er durch und durch glüht, andere legen ihn als einen Klumpen unter glühende Kohlen und tun das Gleiche. Als Beweis für hinreichendes Brennen dient, daß er weiß oder luftfarbig ist, und daß er, an die Zunge gebracht, dieselbe gleichsam brennt. In derselben Weise wird auch der vom Essig gebrannt. Er hat eine heftig brennende Kraft, welche reinigt, vernarbt, adstringiert, stark Fäulnis bewirkt und austrocknet. Man muß aber den Weinabsatz gebrauchen, wenn er frisch ist, denn er vergeht rasch, deshalb darf er weder unverschlossen noch ohne Gefäß aufbewahrt werden. Derselbe wird gewaschen, wie Pompholyx. Der ungebrannte heilt für sich allein oder mit Myrrhe Ödeme; als Umschlag stellt er auch Bauch- und Magenfluß, ebenso hemmt er den Fluß der Frauen als Kataplasma auf den Unterleib und die Scham. Er zerteilt noch nicht schwärende Drüsen an Scham und Achseln und Geschwülste; mit Essig aufgestrichen schränkt er strotzende und die Milch ergießende Brüste ein. Der gebrannte entfernt mit Harz krätzige Nägel, mit Mastixöl eine Nacht lang eingesalbt färbt er die Haare gelb, der gewaschene wird den Augenmitteln zugemischt wie Zinkasche; ein solcher vertreibt Narben und Nebel von den Augen.

Plinius XIV 131 sagt vom Weinabsatz (Faex vini), daß derselbe getrocknet Feuer fange und von selbst ohne Nahrung brenne, die Asche habe die Natur des Natrons (Kalis).

Es ist der Bodensatz in den Weinfässern besonders aus alten Weinen; er besieht aus **Weinstein** (saurem weinsaurem Kalium), gemischt mit Hefe, Farbstoff, Schmutz usw., beim Essig ist es nur Hefe und Schmutz. Beim Brennen entstand eine alkalische und durch Reduction mittelst der gebildeten Kohle auch kaustische Masse, welche begierig Feuchtigkeit und Kohlensäure aus der Luft anzieht; deshalb sollte sie nur in gut verschlossenen Gefäßen aufbewahrt werden.

Cap. 132 (133). **Περὶ ἀσβέστου. Gebrannter Kalk.** Der gebrannte Kalk wird so hergestellt: Nimm Schalen der Meerschnecken, wirf sie unter das Feuer oder gib sie in einen glühenden Ofen, und laß sie darin eine Nacht liegen; am folgenden Tage, wenn sie ganz weiß geworden sind, nimm sie heraus, anderenfalls (brenne sie) wiederum, bis sie vollständig weiß sind. Dann tauche sie in kaltes Wasser und wirf sie in einen neuen Topf, decke ihn mit Lumpen gut zu und laß eine Nacht stehen. Früh Morgens, wenn er (der Kalk) ganz fertig ist, nimm ihn heraus und bewahre ihn auf. Er wird auch aus gebrannten Ufersteinchen[1)] und aus gewöhnlichem Marmor gemacht, und dieser wird den anderen vorgezogen. Jeder Kalk überhaupt hat brennende, beißende, ätzende und schorfmachende Kraft; einigen anderen Substanzen, wie Fett oder Öl zugemischt, wirkt er die Verdauung anregend, erweichend, verteilend und vernarbend. Für wirksamer ist der zu halten, welcher frisch und trocken ist.

[1)] Unter den Ufersteinchen haben wir jedenfalls nicht Kalksteinchen. sondern die Schalen kleiner Seetiere, Muscheln u. dgl. zu verstehen. Das Brennverfahren erklärt sich von selbst; D. erhielt zuletzt ein Pulver von gebranntem Kalk.

Cap. 133 (134). **Περὶ γύψου. Gyps.** Der Gyps hat adstringierende, eine Haut bildende Kraft; er stillt Blutungen und hält den Schweiß zurück; genossen aber tötet er nach Art der Erstickung.

Die Alten wandten den Gyps, das Calciumsulfat, in derselben Weise an, wie es heute geschieht. Plinius unterscheidet XXXVI 182 drei Arten, den aus einem Steine (es ist der Alabastrites oder ein marmorartiger Stein in Syrien) gebrannten, den aus der Erde gegrabenen, wie auf Zypern, und den die oberste Erdschichte bildenden, wie den tymphaischen.

Cap. 134 (135) **Περὶ τρέφας κληματίνης. Weinrebenasche.** Die Weinrebenasche hat ätzende Kraft. Mit Schmalz oder Öl als Salbe hilft sie bei Quetschungen der Sehnen, bei Krümmungen der Glieder und

Geschwulst der Sehnen. Mit Natron und Essig bringt sie Fleischwucherungen des Hodensackes weg; mit Essig als Umschlag heilt sie Schlangen - und Hundsbisse. Sie wird auch den schorfbildenden Mitteln zugesetzt. Ferner wird aus ihr mit Honig, Salz und Essig eine Lauge gemacht gegen Sturz und gegen (giftige) Pilze.

Cap. 135 (136). **Περὶ ἀλκυονίου. Halkyonion**. Vom Halkyonion sind fünf Sorten zu unterscheiden. Die erste ist dicht [und herbe[1]] und von schwammigem Aussehen, dabei stinkend und schwer, mit Fischgeruch ; diese findet sich meist am Ufer. Die zweite gleicht in der Form dem Augenflügelfell[2] oder einem Schwamme[3], sie ist leicht, porös, und hat den Geruch von Algen. Die dritte ist der Gestalt nach wurmförmig und fast purpurfarbig. Einige nennen sie das milesische Halkyonion. Die vierte ist schmutziger Schafwolle ähnlich, porös und leicht. Die fünfte gleicht in der Gestalt einem Pilze, ist geruchlos, innen rauh, in etwa bimssteinartig, außen glatt und scharf. Es wächst am meisten in der Propontis bei der Besbikon genannten Insel, landläufig heißt es Meerschaum. Das erste und zweite wird zu Pomaden der Frauen genommen, auch gegen Leberflecken, Flechten, Aussatz, weiße und schwarze Flecken, Muttermale im Gesicht und am übrigen Körper gebraucht. Das dritte dient gegen Harnverhaltung und entstehende Blasensteine, ferner bei Nierenleiden, Wassersucht und Milzsucht. Gebrannt und mit Wein als Umschlag bewirkt es nach der Fuchskrankheit dichtes Haar. Das letzte vermag die Zähne weiß zu machen; es wird aber auch mit Salz vermischt zu anderen Reinigungs- und zu Enthaarungsmitteln genommen. Wenn du es brennen willst, gib es mit Salz in einen rohen irdenen Topf, verschließe dessen Mündung mit Lehm und setze es in den Ofen. Wenn der Topf glüht, nimm es heraus und bewahre es zum Gebrauch auf. Gewaschen wird es aber wie Kadmeia.

[1] [καὶ στρυφνόν] paßt hier durchaus nicht und wird auch von den älteren Interpreten als eingeschoben betrachtet. [2] πτερυγχίῳ ὀφθαλμικῷ. [3] Im Text heißt es: ἢ σπόγχῳ ἔοικε, κούφόν τέ ἐστι καὶ πολύκενον, nach Serapion würde man lesen: κούφόν τέ ἐστι καὶ πολύκενον ὡς σπόγχος, leicht und porös wie Schwamm.

Halkyonion leitet sich ab von ἀλκυών, der Meeres- oder Eisvogel, *Alcedo Ispida* L. Bei Plinius XXXII 86, X 91 entsteht das Halcyonion nach einigen aus dem Schlamme oder einer Art Wolle des Meeres, nach anderen sind es die wunderbaren Nester der Vögel Halcya und Ceyx (es sollen der männliche und weibliche Eisvogel sein), welche die Gestalt eines Balles haben und wie ein Badeschwamm aussehen. Sie bilden sich aus den Gräten der von den Vögeln verschlungenen Fische, welche von jenen wieder ausgespieen werden (Arist. hist. anim. IX 15). –

Der Eisvogel baut aber kein eigentliches Nest, sondern legt die Eier in ein Loch, welches er in den Uferlehm bohrt, unter Wurzelgestrüpp.

Das Halcyonion gehört zu den Alcyonidae, den Schwamm-, Kork- oder Lederkorallen, Zoophyten, welche besonders im Roten und Mittelmeere leben. Sie bestehen aus Gallerte, Kalk- (Lithion-) und anderen Meeressalzen, denen sie wohl die Anwendung bei Blasenkrankheiten verdanken.

Die erste Sorte hält Sprengel für *Alcyoneum cortoneum* Pall., die zweite für *A. papillosum* Pall., die dritte für *A. palmatum* Pall., die vierte für *Spongia panicea* Pall., die fünfte für *Alc. Ficus* Pall. oder *Alc. Aurantium* Pall.

Cap. 136 (137). **Περὶ ἀδάρκου. Adarkes.** Die sogen. Adarkes entsteht in Galatien; es ist eine Art Salzkruste, welche in feuchten Gegenden bei Trockenheit sich bildet und an Rohr und Grashalmen sich verdichtet. In der Farbe gleicht sie der Blüte des gebrannten assischen Steines, im ganzen Äußeren aber dem weichen und porösen Halkyonion, sie ist auch eine Art Sumpfhalkyonion. Sie eignet sich zum Entfernen des Aussatzes, der Flechten, der weißen Flecken, Leberflecken und dergleichen. Im Ganzen ist sie scharf und metasynkritisch[1)], sie hilft auch bei Ischias.

[1)] Die Gesundheit durch Öffnen der Poren und Ausscheidung verdorbener Säfte durch dieselben befördernd (s. I 47).

Plinius XXXII 140 nennt die Adarca auch Calamochnus, sie entsteht als zarter Schaum aus Meer-und süßem Wasser da, wo beide sich mischen. Es ist wohl kaum etwas anderes als Salzteilchen, die beim Eintrocknen salzhaltiger Gewässer sich ausscheiden.

Cap. 137 (138). **Περὶ σπόγγων. Schwämme.** Einige nennen die Schwämme, welche feinporig und dicht sind, die männlichen und bezeichnen von diesen die härteren als Böcke, die, welche entgegengesetzte Eigenschaften haben, heißen die weiblichen. Die Art, sie zu brennen, ist dieselbe wie beim Halkyonion. Der frische und magere ist ein Wundmittel; er vertreibt auch Geschwülste, mit Wasser oder Essigwasser verklebt er frische Wunden, mit Honig gekocht verschließt er alte Cavernen. Der alte Schwamm ist unbrauchbar. Sie zerteilen [frisch und trocken] schwer aufgehende Geschwüre und Fleischwucherungen, wenn sie mit Leinenfaden umbunden und so trocken wie Charpie eingelegt werden. Fließende, kanalartige und langwierige Geschwüre machen sie trocken, wenn sie frei von Feuchtigkeit frisch eingelegt werden. Blutung stillen sie mit Essig. Gebrannt werden sie gegen Trockenheit der Augen angewandt und da, wo es nötig ist, etwas zu reinigen oder zu adstringieren. Besser zu Augenmitteln wirken sie, wenn sie gewaschen sind. Die gebrannten sind mit Pech ein gutes Mittel gegen Blutfluß. Die weichsten derselben werden in der Hundstagshitze weiß, wenn sie mit Salzschaum, welcher sich an den Felsen gesammelt hat, befeuchtet und an der Sonne getrocknet werden; der hohle Teil derselben muß aber nach oben, der, wo sie abgeschnitten sind, nach unten gerichtet sein. Bei heiterem Himmel werden sie auch in den Mondschein gestellt, indem sie mit Salzschaum oder Meerwasser besprengt werden. Solche werden aber am weißesten.

Euspongia officinalis L., **Feiner Badeschwamm**, und *E. zimocca* L., **Zimokkaschwamm** (Spongidae). Der letztere ist härter und fester und vielleicht der nämliche des D., den Aristoteles als σπόγγος πυκνότατος bezeichnet. Die Schwämme des Handels sind von der schleimigen, kontraktilen Substanz des lebenden Tieres, sowie von Sand und steinigen Konkretionen befreit, getrocknet und zugeschnitten. Die Wundschwämme, Spongiae compressae, fanden früher häufigere Verwendung.

Cap. 138 (139). **Περὶ κοραλλίου. Koralle**. Die Koralle, welche einige auch Steinbaum nennen, scheint ein Meergewächs zu sein, aber zu verhärten, wenn es aus der Tiefe gezogen wird und außerhalb des Meeres sich befindet, also fest wird, wenn es eingetaucht gleichsam wird in die uns umgebende Luft[1]. Sie findet sich am meisten an dem Vorgebirge bei Syrakus, welches Pachynon[2] heißt. Als die beste gilt die, welche eine feurige Farbe hat und dem Sandarach oder der gesättigt roten Mennige ähnlich, auch leicht zerreiblich und in der ganzen Masse homogen ist, welche ferner einen tang- oder algenartigen Geruch hat, dabei vielverzweigt ist nach Art der feinen Zimtzweige. Diejenige, welche in ihrer Masse steinig, rauh, hohl und porös ist, muß man für schlecht halten. Ihrer Kraft nach ist sie adstringierend und sattsam kühlend. Fleisch- [und sonstige] Wucherungen bringt sie zurück und vertreibt Narben in den Augen, füllt aber auch Cavernen aus. Sie wirkt kräftig bei Blutauswurf und ist ein gutes Mittel gegen Harnverhaltung. Endlich erweicht sie, mit Wasser genommen, die Milz.

[1] Vergleich mit dem Härten des Eisens durch Eintauchen in kaltes Wasser. [2] Das südlichste Vorgebirge auf Sicilien, jetzt Capo di Passaro.

Plinius XXXII 22 hält die Korallen für wirkliche Pflanzen, er sagt: »Die Korallen haben die Gestalt eines Strauches und eine grüne Farbe; ihre Beeren sind unter Wasser schneeweiß und weich, herausgenommen werden sie sogleich hart und gleichen in Aussehen und Größe den Früchten des Korallenbaumes, schon durch bloße Berührung sollen sie, wenn sie noch frisch am Stamme hängen, zu Stein werden.«

Corallium rubrum Lam. (*Isis nobilis* Pall.), **Edelkoralle, Rote Koralle**, aus der Familie der Gorgonidae und der Klasse der Anthozoa, Blumentiere, Rinden- oder Achsenkorallen. Der Stock wird bis 30 cm hoch und bewohnt das Mittelländische und Adriatische Meer in Tiefen von 80–200 m (40–100 Faden). Es sind festsitzende, rote Bäumchen mit innerer, ganz kalkiger Achse, die umhüllt wird von einer halbweichen, zerreiblichen, mit Kalkkörpern durchsetzten Rinde, in welche die Polypen eingesenkt sind. Ein solcher Korallenstock ist die dauernde Vereinigung einer großen Zahl von Einzelindividuen zu einem Gesammtorganismus, Cönenchym (κοινός und ἔγχυμα), und entsteht durch die ungeschlechtliche Vermehrung mittelst Teilung und Knospenbildung, wobei alle Einzelindividuen durch ein System von Kanälen mit einander in lebendiger Verbindung bleiben. Der Zusammenhang wird bewirkt durch ein Kalkskelett, welches seine Entstehung einer Verkalkung des äußeren Körperepithels der Tierchen verdankt. Die geschlechtliche Fortpflanzung findet nur bei Bildung eines neuen Individuums zur Gründung eines neuen Stockes statt.

Die Korallen bestehen aus 83% Calciumcarbonat, 3,5% Magnesiumcarbonat, etwas Eisenoxyd und tierischer Substanz.

Cap. 139 (140). **Περὶ ἀντιπαθοῦς. Antipathes.** Das sogen. Antipathes[1] ist auch für eine Koralle zu halten, zeigt jedoch einen wesentlichen Unterschied. Es ist aber von schwarzer Farbe, selbst auch baumartig und mehr ästig. Es hat dieselbe Kraft wie die vorige.

[1] Gegen das Leiden, weil die schwarze Koralle als Schutzmittel gegen Verzauberung von den Asiaten getragen wurde.

Im Mittelmeere kommen etwa 15 Arten Antipathes vor, gemeint ist vielleicht *Antipathes subpinnata* oder *A. Larix* mit dorniger Achse und zarten Zweigen; *Plexaura Antipathes* L., Schwarze Koralle, bewohnt den Indischen Ozean und das Rote Meer. Der Stock ist huschig verzweigt, mit dicker, knolliger Wurzel und hornigem, schwarzem Achsenskelett, welches von einer grauen Rinde überzogen ist, bis 35 cm hoch.

Die Korallen sind schon lange aus dem Arzneischatze verschwunden, sie spielen aber immer noch eine Rolle in den sympathetischen Mitteln gegen Epilepsie.

Cap. 140 (141). **Περὶ φρυγίου λίθου. Phrygischer Stein.** Der phrygische Stein, welchen die Färber in Phrygien verwenden – daher auch sein Name – entsteht in Kappadokien. Der beste ist der, welcher blaßgelb, massig schwer ist, nicht eine homogene Farbe durch die Masse hat, sondern weiße Zonen aufweist wie die Kadmeia. Der Stein wird so gebrannt: Übergieße ihn mit bestem Wein und lege ihn zwischen glühende Kohlen und blase diese unausgesetzt an; wenn er die Farbe verändert hat und heller gelb geworden ist, nimm ihn heraus und lösche ihn in Wein ab. Lege ihn wieder zwischen die Kohlen und tue dasselbe. Brenne ihn aber zum dritten Male und habe Acht, daß er nicht zerbröckelt und ganz zu Russ wird. Roh und gebrannt hat er stark adstringierende Kraft, dabei reinigt er, macht massig Schorf und heilt mit Wachssalbe Brandwunden. Gewaschen wird er wie die Kadmeia.

Plinius XXXVI 143 nennt den Stein eine gleba pumiciosa, die beim Brennen rot wird und nur zum Färben der Kleiderstoffe dient. Nach ADAMS (Comment. in Paul. Aegin. I 3 p. 214) ist es ein lockeres, alaunhaltiges Mineral.

Cap. 141 (142). **Περὶ ἀσσίου λίθου. Assischer Stein.** Vom assischen Steine muß man den nehmen, der die Farbe des Bimssteins hat, der locker und leicht ist, dabei sich gut zerreiben läßt und im Innern gelbe Zonen hat. Seine Blüte ist die auf der Oberfläche der Steine aufsitzende gelbliche Salzmasse von weicherem Gefüge und teils von weißer Farbe, teils von der des Bimssteins, aber ins Gelbe spielend. An die Zunge gebracht heißt er etwas. Beide haben schwach ätzende Kraft, sie zerteilen Geschwülste, wenn sie mit Terpentinbarz oder Teer gemischt worden. Die Blüte ist aber für wirksamer zu halten. Getrocknet heilt sie ganz vorzüglich alte und schwer vernarbende Geschwüre, hält Fleischwucherungen zurück und reinigt mit Honig solche, die pilzähnlich und bösartig sind. Sie füllt auch die Cavernen der Geschwüre aus und reinigt sie mit Honig. Mit Wachssalbe gemischt hält sie fressende Geschwüre auf; bei Podagra ist sie mit Schrot von Hülsenfrüchten ein gutes Kataplasma, bei Milzkrankheit mit Essig und ungelöschtem Kalle. Als Leckmittel mit Honig ist sie heilsam für Phthisiker. Es werden aus dem Steine auch Tröge gemacht, in welche Podagrakranke die Füße stellen und geheilt werden, und fleischverzehrende Särge. Die Blüte macht wohlbeleibte und fette Körper mager, wenn sie im Bade statt mit Natron damit bestreut werden[1]. Wenn jemand die vorgenannten waschen will, so soll er sie waschen wie die Kadmeia.

[1] τὸ δὲ ἄνθος ἰσχναίνοι τὰ πολύσαρκα καὶ πάχεα σώματα, καταπασσόμενον ἀντὶ νίτρου etc. So die von Salmasius nach Serapion und älteren Interpreten hergestellte Lesart gegenüber der vulgären: σαρκόφαγοι γίνονται, ἰσχναίνουσαι τὰ πολύσαρκα καὶ πάχεα σώματα, καταπλασσόμεναι ἀντὶ νίτρου etc. Assus war eine Stadt im alten Troas am Meerbusen von Edremid, auf einem vorspringenden Felsen des Ida, jetzt sind es bedeutende Ruinen unter dem Namen Asso beim Dorfe Behram

Über den assischen Stein ist man siel» nicht klar. Plinius XXXVI 131 nennt ihn Sarcophagus, den Fleischverzehrenden, und sagt, daß die Leichname darin binnen 40 Tagen bis auf die Zähne verzehrt würden. Die meisten Interpreten nehmen an, daß die Totenkisten vielleicht aus gebrannten Marmorplatten bestanden haben oder daß gebrannte Kalksteine in die Särge gelegt seien, welche die Feuchtigkeit der Leichen aufsogen.

Cap. 142 (143). **Περὶ πυρίτου λίθου. Pyritesstein.** Der Pyrites ist eine Art Stein, aus dem Erz gewonnen wird. Man muß den nehmen, der ein erziges Aussehen hat und leicht Funken gibt. Er wird auf solche Art gebrannt: Bestreiche ihn mit Honig, lege ihn in schwaches Kohlenfeuer und blase anhaltend, bis die Farbe eine gelbe geworden ist. Einige legen den mit Honig reichlich bestrichenen Stein in viele glühende Kohlen, wenn er beginnt, die Farbe in gelb zu wenden, nehmen sie ihn heraus. Nachdem sie dann die Asche abgeblasen haben, durchfeuchten und brennen sie ihn wiederum, bis er ganz mürbe geworden ist, denn häufig wird er nur an der Oberfläche angebrannt. Nachdem sie ihn aber so gebrannt und getrocknet haben, bewahren sie ihn auf. Wenn er aber gewaschen Anwendung finden soll, so wird er gewaschen wie Kadmeia. Gebrannt und roh hat er erwärmende, die Haut reinigende Kraft, vertreibt die Verdunkelungen von den Augen, zerteilt Verhärtungen und bringt sie zum Reifen. Mit Harz gemischt hält er Fleischwucherungen zurück, verbunden mit einer gewissen Wärme und Zusammenziehung. Einige nennen den so gebrannten auch Diphryges.

D. verwechselt hier zwei Mineralien, den Kupferkies und Schwefelkies. Letzterer hat Messing- (χαλκός-) Glanz und gibt am Stahl Funken, der Kupferkies, aus dein Kupfer (Messing) gewonnen wird, nicht. Daß D. aber den **Schwefelkies** meint, geht aus dem Röstprozeß hervor.

Plinius XXXVI 137, der offenbar dieselbe Quelle wie D. benutzt hat, schreibt, man nenne den Mühlstein auch Pyrites, weil er viel Feuer enthalte, es gebe einen zweiten, der schwammiger sei, und einen dritten, dem Kupfer ähnlichen, dieser werde auf Zypern bei Acamas gefunden und sei teils silber-, teils goldhaltig; er werde dazu benutzt, um die Funken in Schwefel, trockenen Schwämmen oder Blättern aufzufangen und diese zu entzünden.

Cap. 143 (144). **Περὶ αἱματίτου λίθου. Blutstein.** Der Blutstein ist der beste, welcher leicht zerreiblich, gesättigt dunkel, gar schwarz, an und in sich selbst hart und homogen und frei von irgend Schmutz oder (fremden) Durchsetzungen ist. Er hat leicht erwärmende und adstringierende Kraft, verdünnt, glättet mit Honig die Narben und Rauheiten auf den Augen, heilt mit Frauenmilch Triefäugigkeit, Risse und blutunterlaufene Augen. Mit Wein wird er gegen Harnverhaltung und Frauenfluß, mit Granatapfelsaft gegen Blutspeien getrunken. Es werden aber auch Kollyrien und Augenmittel daraus gemacht, welche gegen Augenleiden sehr dienlich sind. Gebrannt wird er wie der phrygische Stein, indem Wein dazu genommen wird. Der rechte Grad des Brennens soll sein, daß er massig leicht und blasig geworden ist. Einige verfälschen den genannten Stein so: Sie nehmen einen festen und runden Klumpen des Spaltsteins, dieser Art sind die sogen. Wurzeln desselben, und legen ihn in ein irdenes bauchiges Gefäß mit heißer Asche; nach kurzer Zeit nehmen sie ihn heraus und reiben ihn auf dem Reibsteine und prüfen, ob er die Farbe des Blutsteins angenommen hat; hat er diese erhalten, so bewahren sie ihn auf, wenn nicht, legen sie ihn wieder hinein, sehen beständig nach und prüfen, denn wird er zu lange in der Asche gelassen, so verändert er die Farbe, dann fällt er auseinander. Der schlecht gekünstelte wird zunächst durch die Fasern erkannt, denn er spaltet sich in gerader Richtung in Stücke; der Blutstein verhält sich nicht so; dann auch durch die Farbe, denn der auf dem Reibstein geriebene gibt eine blühende Farbe, der Blutstein eine tiefere und dem Zinnober ähnliche. Er wird aber auch im sinopischen Röthel angetroffen, ebenso wird Blutstein aus dem lange Zeit geglühten Magnetstein hergestellt. Der natürliche wird in Ägypten bergmännisch gewonnen.

Der **Blutstein**, Lapis haematitis, ist ein Eisenoxyd, welches sich natürlich findet als roter Glaskopf oder Roteisenstein. Er bildet nierenförmige, traubige, stalaktitische Stücke von spießig-faserigem Gefüge, oft ist er krummschalig mit einer die Schalen durchschneidenden, keilförmigen Absonderung. Sein Bruch ist uneben, splitterig, der Strich blutrot. Welche Masse zum Verfälschen gedient hat, ist schwer zu sagen, es könnte der rote Sandsteinschiefer sein. Der Magneteisenstein ist Eisenoxyduloxyd, Fe_3O_4, er verwandelt sich beim Glühen in rotes Eisenoxyd, Fe_2O_3.

Cap. 144 (145). **Περὶ σχιστοῦ λίθου. Spaltstein**. Der Spaltstein findet sich im westlichen lberien. Der beste scheint der zu sein, der safranfarbig, leicht zerreiblich und gut spaltbar ist, wie es seiner Natur entspricht. Seiner Masse und dem streifigen Gefüge nach gleicht er dem Ammonsalze[1]. Er besitzt dieselbe Kraft wie der Blutstein, nur bleibt er in der Stärke der Wirkung hinter diesem zurück. Er füllt Cavernen aus, wenn er mit Frauenmilch angerührt wird, wirkt vorzüglich gegen Risse und Vorfälle (der Augen ?), auch gegen Verhärtungen der Augenlider und Fehler der Hornhaut.

[1] d. h. dem Steinsalze.

Plinius XXXVI 144 sagt, der Spaltstein, Schistos, sei nach Ansicht der neueren Schriftsteller verwandt mit dem Blutstein; Sotacus, einer der ältesten Autoren, gebe fünf verschiedene Arten Blutstein an und stelle fest, daß der Schistos zu einer anderen Art als der Blutstein gehöre, welche Anthracites heiße.

Hiernach liegt die Vermutung nahe, daß wir es mit einer Art Schiefer zu tun haben, entweder mit einem stark eisenhaltigen Thonschiefer oder dem roten Sandsteinschiefer. Darauf deutet die Bezeichnung Anthracites bei Plinius und der bei D. angegebene Fundort lberien, die pyrenäische Halbinsel, wo das Gebirge, besonders im heutigen Portugal, aus Schiefern und Granit besteht; der Reichtum an Rot- und Spateisenstein sowie anderen Erzen ist bekannt. Es könnten aber auch unter Lapis schistos die langen Stücke des Haematites mit besonders faserigem Gefüge verstanden werden, welche sieb leicht und glatt spalten lassen.

Cap. 145 (146). **Περὶ γαγάτου λίθου. Gagatstein.** Vom Gagatstein soll man den nehmen, welcher sich schnell entzündet und einen asphaltartigen Geruch hat. Im allgemeinen ist er schwarz und dürr, dabei plattenartig und sehr leicht. Er hat erweichende und zerteilende Kraft. Zum Räuchern angezündet ist er ein Mittel zur Entdeckung der Epilepsie, beseitigt auch hysterische Krämpfe. Angezündet verscheucht sein Rauch Schlangen; auch wird er den Mitteln gegen Podagra und den stärkenden Salben zugesetzt. Er entsteht in Lykien bei der Mündung eines Flusses ins Meer, es ist dies nahe bei der Stadt, welche Palaiopolis[1] heißt. Die Gegend und der Fluß aber führen den Namen Gagos, an dessen Mündung werden diese Steine gefunden.

[1] Die alte Stadt.

Sprengel hält den Gagates für Erdpech und stützt sich dabei auf Galen (De fac. simpl. IX p. 203), welcher den Stein in Cölesyrien in der Nähe des Toten Meeres massenhaft angetroffen habe. Es ist aber wohl eher eine **Braunkohle**; auch Plinius XXXVI 141 beschreibt ihn als schwarz, bimssteinartig, plattig, leicht und nicht viel von Holz verschieden (vgl. I cap. 101). Die Franzosen bezeichnen als Gagat, jais, eine in Südfrankreich vorkommende spröde, pechschwarze, wachs- oder fettglänzende Braunkohle mit muscheligem Bruch, welche äußerlich der Steinkohle nahe kommt und sehr hart ist; sie läßt sich schneiden, drechseln und polieren (vgl. Weiteres bei H. Führer, Ber. d. D. Ph. Gesellsch. 1902, Heft 2. S. 90).

Cap. 146 (147). **Περὶ θρακίου λίθου. Thrakischer Stein.** Der sogen. thrakische Stein entsteht bei Sintia in dem Pontus genannten Flusse. Er hat dieselbe Kraft wie der Gagat. Es wird erzählt, derselbe werde durch Wasser entzündet, durch Öl aber ausgelöscht, was auch beim Asphalt der Fall ist.

Plinius XXXIII 94 sagt: Der Kalk und der thrakische Stein wird durch Wasser entzündet, derselbe wird durch Öl gelöscht. Er betrachtet als Tatsache, was D. als Erzählung hinstellt. Es könnte vielleicht eine harte Braunkohle gemeint sein, welche mit Wasser gemischt gut brennt.

Cap. 147 (148). **Περὶ μαγνήτου. Magnetstein.** Der beste Magnetstein ist der, welcher das Eisen leicht anzieht, eine bläuliche Farbe hat, dicht und dabei nicht sehr schwer ist. Er hat die Kraft, den dicken Schleim abzuführen, wenn er im Gewichte von 3 Obolen mit Honigmeth gegeben wird. Einige brennen ihn und verkaufen ihn als Blutstein.

Magneteisenstein oder **Magnetit** ist Eisenoxyduloxyd, Fe_3O_4, und findet sich als körnige Massen in Lagern oder Blöcken in Schiefern, auch kristallisiert in Oktaëdern oder Rhombendodekaëdern. Wie Plinius XXXVI 127 berichtet, hat er nach Nikander den Namen von seinem Entdecker Magnes, der ilm am Ida fand. Sotacus zählte fünf Arten auf, den äthiopischen, den von Magnesia in Makedonien, den von Hyettum in Böotien, den von Alexandrien in Troas und den von Magnesia in Asien. Man unterschied ihn danach, ob er männlich oder weiblich sei und nach der Farbe, der äthiopische von bläulicher Farbe galt als der beste. Der schlechteste kam von Troas (weiblich und daher ohne Kraft) und von Magnesia in Asien, welcher kein Eisen anzog. Vermutlich ist die letztere Sorte Magnes der Braunstein.

Cap. 148 (149). **Περὶ ἀραβικοῦ λίθου. Arabischer Stein.** Der sogen. arabische Stein gleicht fleckenlosem Elfenbein. Wird derselbe fein gerieben aufgestreut, so trocknet er die Hämorrhoiden ein. Gebrannt ist er das beste Zahnreinigungsmittel.

Sprengel hält mit Agricola den arabischen Stein für den weißen Marmor; man sollte aber denken, daß D., wenn er diesen gemeint hätte, ihn mit dem rechten Namen bezeichnet haben würde, wie dies Plinius an vielen Stellen tut. Eher dürfte es der **Speckstein** oder **Talk**, $3\,MgSiO_3 + H_2SiO_3$, sein; er findet sich in derben Massen, Nestern und Knollen und kommt in einer Abart unter dem Namen **Meerschaum** in Kleinasien vor. Er bricht in zähen, dichten, an der Luft härter werdenden Massen.

Cap. 149 (150). **Περὶ γαλακτίτου λίθου. Milchstein.** Der Milchstein hat seinen Namen von der milchigen Verflüssigung. Anderswo ist er zwar aschfarbig, er hat süßen Geschmack. Eingeschmiert ist er ein gutes Mittel gegen Flüsse und Geschwüre der Augen. Man muß ihn mit Wasser zerrieben wegen der ihm anhaftenden Klebrigkeit in einer Büchse aus Blei aufbewahren.

Plinius XXXVII 162 nennt den Milchstein auch Leucogaeas (weiße Erde), Leucographitis (weiße Farbe), Synnephitis (Wolkengedränge), er ist einfarbig und gibt beim Zerreiben einen milchigen und nach Milch schmeckenden Saft (d. h. er reibt sich mit Wasser ab). Den Ammen soll er reichlich Milch verschaffen, den Kindern, um den Hals gebunden, Speichel machen, im Munde zergehen. Er findet sich im Nil und Achelousflusse. Wie reimt sich das zusammen! Agricola (De nat. fossil. p. 255) berichtet, es sei eine Art Tuff (Synnephitis Plin.), welcher zu Goslar a./H. gefunden und dort Milchstein genannt werde, ebenso Matthiolus (Comm. in Diosc. p. 961), er habe einen solchen aus Meissen erhalten. Nachforschungen, die ich zu Goslar anstellte, ergaben nichts. Zweifellos ist der Milchstein ein kohlensaurer oder phosphorsaurer Kalk, letzterer kommt als Phosphorit oder Ostheolith in großen Lagern an der Lahn vor.

Cap. 150 (151). **Περὶ μελιτίτου λίθου. Honigstein.** Der Honigstein gleicht im Ganzen dem Milchstein, unterscheidet sich davon nur durch die Absonderung eines süßen Saftes. Er wirkt in derselben Weise, wie der Milchstein.

Sprengel hält den Honigstein für versüßten Milchstein. Wir kennen als Honigstein ein in Braunkohlenlagern vorkommendes gelbes, wie Honig aussehendes, fettglänzendes Mineral, welches in stumpfen, tetragonalen Pyramiden kristallisiert und aus Thonerde, Mellitsäure und Wasser besteht, nach der Formel $C_6(CO\,.\,O)_6Al_{12} + 18\,H_2O$. Die Fundorte liegen in Türingen, Böhmen und Rußland.

Cap. 151 (152). **Περὶ μορόχθου λίθου. Morochthosstein.** Der Morochthosstein, welchen Einige Galaxia oder Leukographis nennen, entsteht in Ägypten; die Leinweber gebrauchen ihn, da er weich und leicht löslich ist, zum Färben der Gewänder. Er scheint überziehend (hautbildend) zu wirken, ist mit Wasser genommen ein gutes Mittel gegen Blutspeien, Unterleibs- und Blasenleiden, ebenso auch im Zäpfchen gegen Frauenfluß. Ferner wird er den weichen Augenmitteln zugemischt, denn er füllt Cavernen aus und stellt Flüsse. Mit Wachssalbe gemischt vernarbt er feinere Geschwürteile.

Plinius XXXVII 173 sagt, der Morochthos gebe einen lauchgrünen Saft von eich. Galen (De fac. simpl. IX p. 193) dagegen nennt ihn gleichfalls Leukographis, weiße Farbe zum Glätten der Leinwand. Die einen halten ihn für **Talk**, die anderen für **Saponit, Seifenstein**, ein wasserhaltiges Silikat von Magnesium mit Thonerde von weißer bis rötlicher Farbe, weich, mild und fettig anzufühlen, noch andere für **Apatit**, welcher aus phosphorsaurem Calcium mit etwas Fluorcalcium und Chlorcalcium besteht und als Phosphorit farblos, als Spargelstein verschieden gefärbt vorkommt.

Cap. 152 (153). **Περὶ ἀλαβαστίτρου λίθου. Alabasterstein.** Der Alabaster, welcher Onyx genannt wird, zerteilt, mit Harz oder Teer gemischt, Verhärtungen; mit Wachssalbe lindert er Magenschmerzen. Auch bessert er (geschwollenes) Zahnfleisch.

Auch Plinius XXXVI 60 sagt, daß der Onyx auch Alabastritis genannt werde, aus dem man Salbenbüchsen mache, und der gebrannt zu Salben verwandt werde, der beste sei honigfarben, an der Spitze fleckig und undurchsichtig. Wir haben hier nicht an den wesentlich aus Kieselsäure bestehenden Onyx zu denken, sondern es ist der feinkörnig kristallinische, **marmorähnliche Gyps** von schneeweißer, blaßroter und ins Graue übergehender Farbe.

Cap. 153 (154). **Περὶ θυΐτου λίθου. Thyïtesstein.** Der sogen. Thyïtesstein entsteht in Äthiopien, er ist etwas grünlich, dem Jaspis ähnelnd, erscheint beim Verflüssigen milchig und ist stark beißend. Er hat die Kraft, die Pupille von Verdunkelungen zu reinigen.

Wenn man das Wort Thyïtes (θυίτης) von θυΐα, Mörser, ableitet, so würde der Stein zu den Mineralien gehören, von denen Plinius XXXVI 158 sagt: »Die Steine eignen sich zu Mörsern für die Augenmittel am besten, welche etwas Saft abgeben (d. h. welche sich abreiben), so die äthiopischen Steine.« Fuchs (De medicam. praepar. et compon. ratione p. 170) hält den Thyïtes für **Türkis**, ein Aluminiumphosphat. Nach einer Analyse von Liebig (bei Sprengel, Comment. p. 658) sollen die orientalischen Türkise aus phosphorsaurer Thonerde, phosphorsaurem Calcium und Kupfercarbonat bestehen.

Cap. 154 (155). **Περὶ ἰουδαϊκοῦ λίθου. Judenstein.** Der Judenstein entsteht in Judäa, ist eichelförmig, weiß, sehr ebenmäßig gebildet und hat wie nach der Schnur parallellaufende Streifen; verflüssigt ist er geschmacklos. Wird er in der Größe einer Erbse als Kollyrion auf dem Reibsteine mit 3 Bechern Wasser verflüssigt und getrunken, so bat er die Kraft, bei Harnverhaltung zu helfen und die Blasensteine zu zertrümmern.

Plinius XXXVI 143 und XXXVII 184 nennt die in den Meeresschwämmen sitzenden Sternchen (Spongitae) auch Tecolithi, Auflösungssteine, von der Gestalt einer Olive, welche bei Blasenleiden helfen und Blasensteine lösen. Aëtius von Amida (Aëtii medici graeci contractae ex veteribus medizinae tetrabiblos etc. Per Janum Coronar. medic. philos. latin. conscr., Lugduni 1549, lib. II cap. 19) nennt nach Galen den Judenstein lapis judaicus, syriacus und tectolithos. Die meisten Interpreten halten die Judensteine für verkalkte Stacheln des Seeigels, Echinus (Gatt. Cidaridae). Von der in der mittleren Kreide Palästinas vorkommenden Art *Cidaris glandaria* Lang besonders wurden die Stacheln als Judensteine oder »Melonen vom Berge Carmel« viel nach Europa gebracht (Leunis, Synops. II p. 902). Vgl. auch G. D. Coschwitz, Dissert. de lap. judaic., 1724). Es sind eichelförmige, länglich gestreifte, glatt oder körnig aussehende Stückchen.

Cap. 155 (156). **Περὶ ἀμιάντου λίθου. Amiantstein.** Der Amiantstein entsteht auf Zypern, er gleicht dem Spaltalaun. Die, welche ihn bearbeiten, machen, da er riemenartig (biegsam) ist, Gewebe als Schaustücke daraus; diese brennen, ins Feuer geworfen, wohl, aber sie gehen glänzender daraus hervor, da sie nicht verbrennen.

Asbest oder **Federalaun**, eine Art Hornblende, $3\,MgSiO_3 + CaSiO_3$, die auch Alaun enthalten kann, mit besonders feinfaserigem, seidenglänzendem Gefüge. Plinius XIX 19 sagt, es sei ein Flachs entdeckt, welcher durch Feuer nicht verzehrt werde, er heiße der lebendige und werde von den Griechen Asbest (ἀ priv. und σβέννυμι, nicht vertilgt werden) genannt. LENZ (Mineral. d. alten Griechen u. Römer S. 89) berichtet, daß im Jahre 1633 eine Meile von Pozzuolo ein antikes Amiantgewebe aufgefunden sei und in der Galerie Berberini aufbewahrt werde, ebenso daß 1702 vor der Porta major zu Rom ein 1½ m breites und 2 m langes Amiantgewebe ausgegraben sei; es ist grob gesponnen, aber weich und biegsam wie Seide. Ein drittes Gewebe im Museo Borbonico zu Neapel stammt aus Vasto in den Abruzzen, dem alten Histonium.

Cap. 156 (157). **Περὶ σαπφείρου. Sapphir**. Der Sapphirstein scheint getrunken bei Skorpionstichen zu helfen. Er wird auch gegen innere Geschwüre genommen. Ferner vertreibt er Wucherungen in den Augen, Flecken und Blattern auf der Hornhaut; er verbindet auch Hautrisse.

Bei Theophrast (De lapid. 23) ist der Sapphir wie mit Gold bestreut. Plinius XXXVII 120 sagt: »In den Sapphieren glänzt das Gold in Pünktchen hervor; nirgends finden sie sich durchsichtig, eignen sich auch wegen der darin enthaltenen Körner nicht zur Bearbeitung. Die kornblumenblauen hält man für die Männchen.« Der Sapphir der Alten scheint daher mit unserem Edelsteine, welcher reines, mit Kobalt blau gefärbtes Aluminiumoxyd (Al_2O_3) ist, nicht identisch, sondern **Lapis Lazuli** zu sein, Aluminium-Calcium-Natriumsilicat mit eingesprengten Körnern von Schwefelkies.

Cap. 157 (158). **Περὶ μεμφίτου λίθου. Memphitstein**. Der Memphitstein wird in Ägypten bei Memphis gefunden von der Größe kleiner Kiesel, er ist fett und bunt. Man berichtet, daß derselbe, wenn er fein gerieben auf die Stellen gestrichen wird, welche geschnitten oder gebrannt werden sollen, eine gefahrlose Unempfindlichkeit bewirke.

Dieses Mineral ist wohl kaum zu bestimmen; SPRENGEL vermutet, es sei ein Asphalt (Retinasphaltum) von gelber bis brauner Farbe.

Cap. 158 (159). **Περὶ σεληνίτου λίθου. Selenitstein**. Der Selenitstein, welchen einige Aphroselinon nennen, weil er Nachts [voll[1)]] bei wachsendem Monde gefunden wird. Er entsteht in Arabien, ist weiß, durchsichtig und leicht. Geschabt gibt man ihn im Trank den Epileptikern. Die Frauen gebrauchen ihn als Amulett zum Umbinden. Auch scheint er, an die Bäume gegeben, die Fruchtbildung zu befördern.

[1)] νυκτὸς [μεστὸν] ἐν τῇ τῆς σελήνης παραυξήσει. Stattdessen will GESSNER lesen: νυκτὸς στιλπνὸν ἀν τῇ τῆς σελήνης μεστῆς παραυγάσει, Nachts glänzend im Lichte des Vollmonds.

Nicht ohne Wahrscheinlichkeit ist es der unter dem Namen **Marienglas** oder **Fraueneis** bekannte **Gypsspat**, Calciumsulfat, der kristallisierte, in dünne Blättchen spaltbare, durchsichtige Gyps. Den Namen Selenit haben wir noch im Selenitmörtel. Bekannt ist auch der Gyps als Dungmittel. Den Namen Marienglas erhielt das Mineral im Mittelalter; man betrachtete ihn als Symbol der Keuschheit (auch Selene, die Mondgöttin, war die Göttin der keuschen Liebe) und schmückte Marienstatuen damit.

Cap. 159 (160). **Περὶ ἰάσπιδος λίθου. Jaspisstein.** Der Jaspisstein, einer ist smaragdgrün, ein anderer eisähnlich, wie eine Flamme aussehend, ein anderer luftblau, ein anderer, Kapneias, ist gleichsam durchräuchert. Ferner gibt es einen, Astrios genannt, welcher weiß untermischte und glänzende Streifen hat, ein weiterer wird der terpentinähnliche genannt mit einer dem Kallaïs gleichen Farbe. Von allen sagt man, sie würden als Amulette zur Beschleunigung der Geburt getragen, indem sie um die Hüften gebunden werden.

Es sind sämtlich aus Kieselsäure bestehende Mineralien, **Quarze**, der klare Bergkristall, der Prasem, Chalcedon, Achat, gewöhnliche Feuerstein. Der Kapneias ist vielleicht der graue bis braune Quarz, Stinkquarz, welcher fein verteiltes Bitumen enthält und angeschlagen stinkt. Der Callais ist bei Plinius XXXVII 151 ein blaßgrüner Stein, dem Sapphir ähnlich, aber weißer, er gleicht dem Meere in der Nähe der Küste.

Nach H. Führer (Beiträge zur Geschichte der Edelsteinmedizin, Sep.-Abdr. aus dem Bericht der deutsch. Pharm. Gesellsch. 1901) sind unter Jaspis **Nephritsorten** (Verbindungen von Kieselsäure, Magnesia, Kalk und wenig Eisenoxydul) zu verstehen. Die Identität des grünen Jaspis mit Nephrit suchte zuerst der Orientalist Abel-Rémusat (1788–1832) nachzuweisen.

Cap. 160 (161). **Περὶ ἀετίτου λίθου. Aëtitstein.** Der Adlerstein, welcher heim Schütteln ein Geräusch verursacht und wie einen anderen Stein in sich bergend erscheint, ist, um den linken Arm gebunden, ein Mittel zum Festhalten des Embryos, wenn die Gebärmutter schlüpferig ist. Zur Zeit des Gebarens nimm ihn vom Arme weg und binde ihn um die Hüften, und sie wird ohne Schmerzen gebären. Fein gerieben und mit einer Wachssalbe aus Kypros-, Most- oder einer anderen erwärmenden Salbe gemischt hilft er ausgezeichnet bei Epilepsie.

Vom Adlersteine, Lapis aëtites, sagte man, das Adlermännchen suche diesen Stein und schiebe ihn dem Weibchen unter, so oft es ein Ei legen wolle, worauf das Legen ohne Schmerz erfolge. Bei den Persern hieß er auch »Stein der Geburt«, da man glaubte, er beschleunige dieselbe. Nach Sickenberger (Die einfachen Arzneistoffe der Araber, Sep.-Abdr. aus d. Pharm. Post 1893 S. 17) soll es ein **Rollkiesel** (Feuerstein aus der persischen Kreide) sein, der sich in der Wüste nicht selten findet und im Inneren einen hohlen Raum hat, in dem sich ein anderer kleiner Kiesel befindet, den man beim Schütteln klirren hört. Ibn Beithar, der keine Erklärung dafür gibt, zählt nach El Ghafeky vier Arten auf, einen schwarzen gallapfelgroßen aus Yemen, einen ebensolchen, aber längeren und breiteren aus Zypern, der auch als männlicher bezeichnet werde, einen sandsteinfarbigen aus Libyen mit kleinen, weißlichen Steinen und einen weißen abgerundeten aus Antiochien. WITTSTEIN (Plinius X p. 226) hält ihn für unreinen Brauneisenstein aus Lehm- und Thonlagern. Nach DRAGENDORF begegnet man der Adlersteinsage auch auf Rügen. (Vgl. ACHUNDOW, Die pharmakol. Grunds. d. Abu Mansur Muwaffak, Histor. Stud. d. Univ. Dorpat von Kobert III S. 313.)

Cap. 161 (162). **Περὶ ὀφίτου λίθου. Schlangenstein.** Der Schlangenstein; eine Art ist schwer und schwarz, eine andere aschfarbig und bunt gefleckt, eine dritte hat weiße Striche. Alle sind, umgebunden, hilfreich gegen Schlangenbisse und Kopfleiden. Von dem mit weißen Streifen berichtet man ganz besonders, daß er Lethargie und Kopfschmerzen heile.

Plinius XXXVI 55 sagt, der Schlangenstein habe seinen Namen von der mancher Schlange (ὄφις) eigenen Fleckung, es gebe eine weiche weiße und eine harte schwarze Art, es sei ein Marmor.

Man hält das Mineral für den **Serpentin** (von serpens, Schlange). Es ist ein wasserhaltiges Magnesiumsilikat, $3\,MgO \,.\, 2\,SiO_2 + 2\,H_2O$, wobei aber fast immer ein Teil Magnesia durch Eisenoxydul vertreten wird. Der Serpentin ist in der Färbung verschieden, oft mehrfach gefleckt oder geadert, hat dichten, matten oder splitterigen, muscheligen Bruch, wechselnde Härte und verschiedenes specifisches Gewicht. Man unterscheidet den gewöhnlichen und edlen Serpentin; der gewöhnliche bildet oft mächtige Lager, so im Peloponnes mit eingesprengten Labradorkristallen, und läßt sich, frisch gebrochen, auf der Drehbank zu allerlei Geräten und Schmucksachen verarbeiten. Der edle ist heller gefärbt und durchscheinend, er kommt nur in kleinen Massen vor.

Cap. 162 (163). **Περὶ τῶν ἐν τοῖς σπόγγοις λίθων. Schwammsteine.** Die in den Schwämmen sich findenden Steine zertrümmern, mit Wein getrunken, den Blasenstein.

Es sind die kalkartigen Konkretionen in den Badeschwämmen.

Cap. 163 (164). **Περὶ λιθοκόλλης. Steinkitt.** Der Steinkitt ist ein Gemisch von Marmor oder parischem Stein[1] und Stierleim. Mittelst einer glühenden Sonde (angewandt) kann er die Haare in den Augen verkleben[2].

[1] Marmor, welcher auf Paros, einer der Kykladen-Inseln, außerordentlich schön vorkam. [2] Die nach innen gewachsenen Haare der Augenlider sollen durch den Steinkitt in die normale Richtung gebracht werden.

Cap. 164 (165). **Περὶ ὀστρακίτου λίθου. Ostrakitstein**. Der Ostrakitstein ist einer Muschelschale ähnlich, glatt und leicht spaltbar. Die Frauen wenden ihn statt Bimsstein an zum Entfernen der Haare. In der Menge von 1 Drachme mit Wein getrunken stellt er den monatlichen Fluß; trinkt man ihn im Gewichte von 2 Drachmen vier Tage nach der Menstruation, so verhindert er die Empfängnis. Mit Honig aufgestrichen lindert er die Entzündung der Brüste und hält fressende Geschwüre auf.

SPRENGEL hält Ostrakitis für ein Petrefact, es dürfte aber wohl eher die **Sepiaschale**, Os sepiae, sein.

Cap. 165 (166). **Περὶ σμύριδος. Smirgel**. Der Smirgel ist ein Stein, mit dem die Juweliere die Edelsteine polieren, er eignet sich auch zu beizenden und ätzenden Mitteln, ebenso dient er gegen schwammiges Zahnfleisch und zum Putzen der Zähne.

Der **Smirgel** ist ein **Korund** in feinkörnigen, kristallinischen Massen, ein mit Eisen und Kieselsäure verunreinigtes Aluminiumoxyd. Er bildet in Kleinasien und auf Naxos großo Felsmassen und findet als Schleif- und Poliermittel Verwendung.

Cap. 166 (167). **Περὶ ἄμμου. Sand**. Der an den Meeresküsten in der Sonne gedörrte Sand trocknet die Körper der Wassersüchtigen aus, indem sie damit bis auf den Kopf umschüttet werden. Er wird auch zu den trockenen Bähungen statt Hirse und Salz gedörrt.

Cap. 167 (168). **Περὶ ἀκόνης. Schleifstein**. Wird das von dem naxischen Schleifsteine beim Wetzen des Eisens Abgeriebene auf- gestrichen, so befördert es den Haarwuchs nach der Fuchskrankheit, verhindert auch bei Jungfrauen ein Starkwerden der Brüste. Mit Essig getrunken erweicht es die Milz und hilft bei Epilepsie.

Die Höhenzüge auf Naxos, der fruchtbarsten unter den Kykladen, bestanden vorwiegend aus Granit und Marmor. Aus Cap. 165 läßt sich aber schließen, daß die Schleifsteine aus Smirgel hergestellt wurden. Beim Wetzen des Eisens entstand eine Mischung von Smirgel und Eisen bzw. Eisenoxyd.

Cap. 168 (169). **Περὶ λίθου γεώδους. Geodes[1)]-Stein**. Der Erdstern adstringiert, trocknet aus und vertreibt die Verdunkelungen von den Augen. Mit Wasser aufgesclimiert besänftigt er Entzündungen der Brüste und Hoden.

[1] γεώδης, erdig.

Es ist ein Gestein mit mehr oder weniger großen Blasenräumen, in welchen sich Erde oder Sand befindet, besonders wenn noch Kristalldrusen oder Stalaktiten in sie hineinreichen. Man nennt sie heute noch Geoden. Plinius XXXVI 140 nennt den Stein Geodes ex argumento, nach dem tatsächlichen Kennzeichen, weil er nämlich Erde einschließt. Nach SPRENGEL ist es ein braunes oder blaßgelbes, eisenhaltiges Aluminiumsilicat von rundlicher oder nierenförmiger Gestalt, weshalb es auch Eisenniere genannt werde.

Cap. 169 (170). **Περὶ γῆς. Erde.** Jede Erde, welche zum medizinischen Gebrauche dient, hat in erster Reibe kühlende und verschließende Kraft. Nach der Art ist sie verschieden, indem die eine zu diesem, die andere zu jenem nach ihrer Zubereitung nützlich ist.

Gerade in neuerer Zeit hat sich ein Zweig der Therapie, die Lehmbehandlung, einen gewissen Ruf verschafft.

Cap. 170 (171). **Περὶ ἐρετριάδος γῆς. Eretrische Erde.** Von der eretrischen Erde gibt es eine sehr weiße und eine aschgraue Sorte. Als beste erweist sich die aschfarbene und sehr weiche, welche, wenn sie über kupferne Gegenstände gezogen wird, einen veilchenfarbigen Strich hervorbringt. Sie wird gewaschen wie Bleiweiß oder auch so: Reibe davon so viel du willst in geeigneter Weise und zwar mit Wasser fein und laß absetzen; dann seihe das Wasser leicht ab, trockne die Erde in der Sonne, zerreibe sie wieder, indem du über Tag Wasser zugibst, Abends aber es darüber stehen lassest, früh Morgens seihe es ab, zerreibe die Erde an der Sonne und forme sie zu Pastillen, so viel als möglich. Wenn sie aber geröstet zum Gebrauche dienen soll, nimm erbsengroße Stücke der Erde, gib sie in ein durchbohrtes[1] irdenes Gefäß und, nachdem du die Mündung sorgfältig verschlossen hast, setze es in glühende Kohlen und blase sie beständig an. Wenn aber der Staub eingeäschert ist und eine mehr luftförmige Farbe angenommen hat, nimm ihn heraus und bewahre ihn auf. Er hat die Kraft zu adstringieren, zu kühlen, leicht zu erweichen, Cavernen auszufüllen und blutige Wunden zu verkleben.

[1] Um die Wasserdämpfe abziehen zu lassen.

Es ist ein mehr oder weniger reiner Thon, welcher bei Eretria, einer der ältesten Städte auf der Insel Euböa, gegraben wurde. Die Reaction auf Kupferplatten, welche auch Plinius XXXV 192 angibt, läßt einen Gehalt an Alaun oder an Schwefel oder vielleicht Salpetersäure schließen. Es gab auf Euböa schwefelhaltige heiße Quellen.

Cap. 171 (172). **Περὶ σαμίας γῆς. Samische Erde**. Von der samischen Erde soll die sehr weiße und leichte ausgesucht werden, welche, an die Zunge gebracht, leimartig festhaftet, dabei saftig, weich und leicht zerreiblich ist; eine solche ist die, welche Einige Kollyrion nennen. Es gibt nämlich zwei Sorten, die eben genannte und die als Aster[1] bezeichnete, welche plattig und fest ist wie ein Schleifstein. Sie hat dieselbe Kraft, wird auch gebrannt und gewaschen wie die eretrische Erde. Sie hemmt den Blutauswurf und wird gegen Frauenfluss mit der Blüte (unreifen Frucht[2]) des Granatbaumes gegeben. Mit Wasser und Rosensalbe aufgestrichen lindert sie Entzündungen der Hoden und Brüste. Auch den Schweiß hält sie zurück. Mit Wasser getrunken hilft sie gegen den Biß giftiger Tiere und gegen tödliche Gifte.

[1] Stern, welcher als Zeichen der Echtheit den geformten Stücken aufgedruckt wurde. [2] σὺν βαλαυτίῳ.

Es scheint ein reiner **Thon** gewesen zu sein, der auf Samos, einer Insel in der Nähe von Kleinasien, sich fand und besondere zu feinen Töpferarbeiten benutzt wurde.

Cap. 172 (173). **Περὶ τοῦ ἐν τῇ σαμίᾳ λίθου. Stein in der samischen Erde**. In der samischen Erde findet sich ein Stein, welchen die Goldschmiede zum Schleifen und Polieren gebrauchen. Den Vorzug verdient der weiße und feste. Er hat adstringierende und kühlende Kraft, hilft im Tranke den Magenleidenden und stärkt die Sinneswerkzeuge. Mit Milch hat er gute Wirkungen gegen Flüsse und Geschwüre in den Augen, als Amulett scheint er auch die Geburt zu beschleunigen und die Empfängnis (Frucht) zu beschützen.

Sprengel hält die samischen Steine für kristallisierten Gyps mit eingesprengten Quarzkörnern; die technische Verwendung scheint eher auf Korund hinzuweisen.

Cap. 173 (174). **Περὶ χίας γῆς. Erde von Chios**. Auch bei der Erde von Chios soll die, welche weiß und etwas aschfarben und der von Samos ähnlich ist, genommen werden. Sie ist plattig und fein, unterscheidet sich aber in der Form der Zurichtung. Sie hat dieselbe Kraft wie die samische; sie macht das Gesicht, auch den ganzen Körper glatt (runzelfrei), glänzend und sogar schönfarbig. Im Bade reinigt sie statt Natron.

[1] Eine Insel im Aegäischen Meere.

Cap. 174 (175). **Περὶ σελινουσίας. Selinusische Erde.** Dieselbe Wirkung hat die selinusische Erde; am besten ist die sehr glänzende und weiße, die leicht zerreiblich ist und schnell zergeht, wenn sie befeuchtet wird.

Selinus war eine Stadt auf Sicilien. Die beiden zuletzt genannten Erden sind ein feiner Thon oder Mergel.

Cap. 175 (176). **Περὶ κιμωλίας γῆς. Kimolische Erde.** Von der kimolischen Erde ist eine Sorte weiß, eine andere ins Purpurne spielend, mit einer gewissen natürlichen Fettigkeit, und kühl anzufühlen; diese ist für die beste zu halten. Beide, mit Essig angerührt, zerteilen die Drüsen neben den Ohren und die sonstigen Geschwülste. Bei Verbrennungen aufgestrichen sind sie augenblicklich von guter Wirkung, so daß sie die leidenden Stellen vor Blasenbildung bewahren. Ferner lindern sie Verhärtungen der Hoden und Entzündungen am ganzen Körper; auch heilen sie die Rose, haben überhaupt, wenn die echten und nicht die verfälschten genommen werden, eine vielfache nützliche Anwendung.

Kimolos, eine der Kykladen, lieferte eine vorzügliche Walkererde. Die zweite Sorte scheint eisenhaltiger Talk zu sein.

Cap. 176 (177). **Περὶ πνιγίτιδος γῆς. Pnigit-Erde.** Die Pnigit[1)]-Erde gleicht an Farbe in etwa der eretrischen, sie ist aber festschollig, beim Anfassen mit der Hand kühlend, an der Zunge klebt sie so stark, daß sie daran hängen bleibt. Sie hat dieselbe Kraft wie die kimolische Erde, steht aber in der Wirkung etwas zurück. Einige verkaufen sie statt der eretrischen.

[1)] Von πνίγω, ersticken, ängstigen.

Cap. 177 (178). **Περὶ ὀστράκων. Ziegel.** Die stark gebrannten Ziegel aus den Öfen sind schorfbildend; daher heilen sie, mit Essig «aufgestrichen, Jucken und Ausschlag, auch helfen sie den an Podagra Leidenden. Mit Wachssalbe gemischt zerteilen sie Drüsen am Halse.

Der Ziegelthon fand auch bei den Ägyptern schon Verwendung, nämlich die von dem Henna-Krug abgeschlagenen Stücke.

Cap. 178 (179). **Περὶ τῆς ἐκ τῶν καμίνων γῆς. Erde aus den Öfen.** Auch die stark gebrannte rote Erde aus den Öfen[1)] hat dieselbe Kraft wie die Ziegel.

[1] Gemeint ist jedenfalls der Lehm, mit dem die Ziegel gemauert sind.

Cap. 179 (180). **Περὶ μηλίας γῆς. Melische Erde.** Auch die melische Erde ist an Farbe gleich der aschgrauen eretrischen Erde, zwischen den Fingern gerieben ist sie aber auch etwas rauh, als ob sie ein leises Geräusch verursachte, ähnlich dem, wenn auf Bimsstein gerieben wird. Sie hat eine dem Alaun ähnliche, aber viel schwächere Kraft, was sich auch durch den Geschmack offenbart, trocknet auch leicht die Zunge. Ferner vermag sie den Körper zu reinigen und ihm eine gute Farbe zu verschaffen. Sie macht die Haare dünn und beseitigt weiße Flecken und Aussatz. Weiter dient sie den Malern zur größeren Haltbarkeit der Farben und unterstützt die Heilkraft der grünen Mittel. Von dieser wie überhaupt von jeder Erde muß die steinfreie und frische gewählt werden, welche weich, leicht zerreiblich ist und, wenn sie naß gemacht wird, leicht zergeht.

Die Insel Melos, jetzt Milos, eine der Kykladen, ist reich an vulkanischen Gesteinen, heißen Quellen und an Tuffthon. Als ein solcher alaunhaltiger Thon ist jedenfalls die melische Erde zu betrachten, da D. ja auch Cap. 122 das Vorkommen des Alauns auf der Insel Melos angibt. Nach Theophrast (De lapid. 63) und Plinius XXXV 37 bildete die indische Erde Adern im Gestein, welche man liegend (accubantes) ausbeutete. Die Maler zogen sie der samischen, weil fetthaltiger, vor.

Cap. 180 (181). **Περὶ ἀμπελίτιδος γῆς. Weinstockerde.** Von der Weinstockerde, welche einige auch Pharmakitis nennen und die bei Seleukia in Syrien entsteht, muß man die schwarze auswählen, welche großen Fichtenkohlen ähnlich, feinsplitterartig und ebenso glänzend ist, welche ferner nicht schwer zerfließt, wenn sie fein gerieben mit etwas Öl übergossen wird. Die dünne, aschfarbige und nicht zerfließende ist für schlecht zu halten. Sie hat verteilende und kühlende Kraft, wird auch zu den Verschönerungsmitteln der Augen und zum Färben der Haare benutzt und dient zum Bestreichen der Weinreben zur Zeit des Treibens, da sie die daran befindlichen Würmer (Insekten) tötet.

Es ist eine asphalthaltige Erde.

Cap. 181 (182). **Περὶ ἀσβόλης. Russ.** Der Russ, welchen die Maler gebrauchen, wird aus den Glashütten geholt, denn dieser ist der beste. Er hat ätzende, adstringierende Kraft. Mit Rosenwachssalbe bildet er bei Brüchen Narben.

Cap. 182 (183). **Περὶ μέλανος. Tinte.** Die Tinte, mit der wir schreiben, wird aus dem Kienruss gemacht; zu 1 Unze Gummi werden 3 Unzen Russ gemischt. Sie wird aber auch aus dem Harzruss und dem vorhin genannten Malerruss bereitet; man muß 1 Mine Russ, 1½ Pfund Gummi, 1½ Unzen Stierleim und 1½ Unzen Vitriol[1] nehmen. Sie dient gegen Fäulnis und Verbrennungen, wenn sie mit Wasser dick aufgetragen und bis zur Vernarbung liegen gelassen wird. Sie fällt von selbst ab, wenn die Wunden geheilt sind.

[1] Eisen- oder Kupfervitriol.

Und nun, teuerster Areios, laß es genug sein, da wir glauben, sowohl betreffs des Umfanges der Abhandlung als auch betreffs der Menge des Stoffes und der Mittel die Sache gehörig bearbeitet zu haben.

Ende des fünften und letzten Buches der Arzneimittellehre.

Sachregister

Die Seitenangaben beziehen sich auf die Originalseitenzahlen in eckigen Klammern.

1. Griechisches

2. Lateinisches

3. Deutsches